外科疾病临床诊疗策略

王连武　编著

科学技术文献出版社
SCIENTIFIC AND TECHNICAL DOCUMENTATION PRESS
·北京·

图书在版编目（CIP）数据

外科疾病临床诊疗策略 / 王连武编著. —北京：科学技术文献出版社，2018.12
ISBN 978-7-5189-4877-2

Ⅰ.①外…　Ⅱ.①王…　Ⅲ.①外科—疾病—诊疗　Ⅳ.① R6

中国版本图书馆 CIP 数据核字（2018）第 238116 号

外科疾病临床诊疗策略

策划编辑：陈丹云　责任编辑：陈丹云　时辉宁　责任校对：文　浩　责任出版：张志平

出　版　者	科学技术文献出版社
地　　　址	北京市复兴路15号　　邮编　100038
编　务　部	(010) 58882938，58882087（传真）
发　行　部	(010) 58882868，58882870（传真）
邮　购　部	(010) 58882873
官方网址	www.stdp.com.cn
发　行　者	科学技术文献出版社发行　全国各地新华书店经销
印　刷　者	北京虎彩文化传播有限公司
版　　　次	2018 年 12 月第 1 版　2018 年 12 月第 1 次印刷
开　　　本	889×1194　1/16
字　　　数	1077千
印　　　张	40.75
书　　　号	ISBN 978-7-5189-4877-2
定　　　价	168.00元

前 言 》》》

　　外科学是一门实践性、技能性很强的科学，对于初涉临床的医学生及住院医师，虽然已系统学习掌握外科理论知识，但面对繁重、复杂的外科临床问题，仍会感到无所适从，出现"不会看病、治病"的尴尬。本书的目的就是帮助刚入临床的医学生、住院医师掌握外科临床基本要领，快速学会"看病、治病"。

　　本书以临床医师的视角，从临床实际工作出发，简明扼要、重点突出介绍外科医师诊治疾病必须掌握的病史采集要点，诊断、治疗策略、疾病预后评估等内容，以突出临床实用性与指导性，可供广大基层医院外科医师，尤其是初入临床的住院医师学习参考，以帮助他们快速适应临床工作，及时准确地对每一位患者进行诊断与治疗，成为一名合格的医务人员。

　　由于本人能力和知识有限，缺点和错误在所难免，恳请外科同道批评指正。

王连武

2018 年 1 月 16 日

目 录 ▷▷▷

第一篇　普通外科疾病 ……………………………………………………… 1

第一章　水、电解质代谢及酸碱平衡失调 ………………………………… 2
　第一节　等渗性缺水 ……………………………………………………… 2
　第二节　低渗性缺水 ……………………………………………………… 4
　第三节　高渗性缺水 ……………………………………………………… 7
　第四节　水过多 …………………………………………………………… 9
　第五节　低钾血症 ………………………………………………………… 11
　第六节　高钾血症 ………………………………………………………… 14
　第七节　低钙血症 ………………………………………………………… 17
　第八节　高钙血症 ………………………………………………………… 19
　第九节　低镁血症 ………………………………………………………… 20
　第十节　高镁血症 ………………………………………………………… 23
　第十一节　代谢性酸中毒 ………………………………………………… 25
　第十二节　代谢性碱中毒 ………………………………………………… 26
　第十三节　呼吸性酸中毒 ………………………………………………… 28
　第十四节　呼吸性碱中毒 ………………………………………………… 29
　第二章　外科休克 ………………………………………………………… 32
　第三章　器官功能衰竭及多器官功能障碍综合征 ……………………… 38
　第四章　外科感染 ………………………………………………………… 41
　第一节　浅部化脓性感染 ………………………………………………… 41
　第二节　手部急性化脓性感染 …………………………………………… 47
　第三节　全身性外科感染 ………………………………………………… 51
　第四节　有芽孢厌氧菌感染 ……………………………………………… 53
　第五章　创伤 ……………………………………………………………… 58
　第六章　咬蜇伤 …………………………………………………………… 61
　第一节　狂犬病 …………………………………………………………… 61
　第二节　猫抓病 …………………………………………………………… 63

第三节　蛇咬伤 ……………………………………………………… 64

第四节　蜂蜇伤 ……………………………………………………… 66

第七章　烧伤 ………………………………………………………… 68

第八章　甲状腺疾病 ………………………………………………… 74

第一节　急性化脓性甲状腺炎 ……………………………………… 74

第二节　亚急性甲状腺炎 …………………………………………… 75

第三节　慢性淋巴细胞性甲状腺炎 ………………………………… 78

第四节　甲状腺功能亢进症 ………………………………………… 80

第五节　甲状腺腺瘤 ………………………………………………… 88

第六节　甲状腺癌 …………………………………………………… 90

第七节　甲状腺结节 ………………………………………………… 94

第九章　原发性甲状旁腺功能亢进 ………………………………… 98

第十章　颈淋巴结结核 ……………………………………………… 103

第十一章　乳腺外科疾病 …………………………………………… 106

第一节　多乳头、多乳房畸形 ……………………………………… 106

第二节　急性乳腺炎 ………………………………………………… 109

第三节　乳房囊性增生病 …………………………………………… 111

第四节　乳腺纤维腺瘤 ……………………………………………… 114

第五节　乳腺导管内乳头状瘤 ……………………………………… 115

第六节　乳腺癌 ……………………………………………………… 118

第十二章　腹外疝 …………………………………………………… 128

第十三章　腹部损伤 ………………………………………………… 136

第十四章　腹腔感染 ………………………………………………… 142

第一节　急性腹膜炎 ………………………………………………… 142

第二节　腹腔脓肿 …………………………………………………… 146

第十五章　胃十二指肠疾病 ………………………………………… 150

第一节　胃十二指肠溃疡 …………………………………………… 150

第二节　胃癌 ………………………………………………………… 159

第三节　胃的良性肿瘤 ……………………………………………… 164

第四节　十二指肠憩室 ……………………………………………… 165

第五节　良性十二指肠淤滞症 ……………………………………… 168

第十六章　胃肠间质瘤 ……………………………………………… 172

第十七章　肠疾病 …………………………………………………… 176

第一节　肠结核 ……………………………………………………… 176

第二节　克罗恩病 …………………………………………………… 179

第三节　溃疡性结肠炎 ……………………………………………… 184

第四节　急性出血坏死性肠炎 ……………………………………… 188

第五节　肠梗阻 ……………………………………………………… 190

第六节　肠系膜血管缺血性疾病 …………………………………… 194

第七节　小肠肿瘤 …………………………………………………… 197

第十八章 急性阑尾炎 …………………………………………………… 203
第十九章 结直肠肛管疾病 ……………………………………………… 210
　　第一节 肛管直肠周围脓肿 ……………………………………… 210
　　第二节 肛瘘 ……………………………………………………… 213
　　第三节 肛裂 ……………………………………………………… 216
　　第四节 痔 ………………………………………………………… 218
　　第五节 直肠癌 …………………………………………………… 222
　　第六节 结肠癌 …………………………………………………… 228
第二十章 肝脏疾病 ……………………………………………………… 236
　　第一节 细菌性肝脓肿 …………………………………………… 236
　　第二节 肝囊肿 …………………………………………………… 239
　　第三节 肝血管瘤 ………………………………………………… 241
　　第四节 原发性肝癌 ……………………………………………… 245
　　第五节 转移性肝癌 ……………………………………………… 252
第二十一章 梗阻性黄疸 ………………………………………………… 255
第二十二章 门静脉高压症 ……………………………………………… 260
第二十三章 胆道疾病 …………………………………………………… 266
　　第一节 急性胆囊炎 ……………………………………………… 266
　　第二节 慢性胆囊炎 ……………………………………………… 270
　　第三节 胆囊结石 ………………………………………………… 273
　　第四节 胆总管结石 ……………………………………………… 277
　　第五节 肝内胆管结石 …………………………………………… 282
　　第六节 急性梗阻性化脓性胆管炎 ……………………………… 286
　　第七节 胆道蛔虫病 ……………………………………………… 289
　　第八节 胆道损伤与狭窄 ………………………………………… 292
　　第九节 胆囊息肉样病变 ………………………………………… 295
　　第十节 胆囊癌 …………………………………………………… 297
　　第十一节 胆管癌 ………………………………………………… 302
第二十四章 胰腺疾病 …………………………………………………… 308
　　第一节 急性胰腺炎 ……………………………………………… 308
　　第二节 慢性胰腺炎 ……………………………………………… 314
　　第三节 胰腺癌 …………………………………………………… 318
　　第四节 壶腹周围癌 ……………………………………………… 323
第二十五章 脾脏疾病 …………………………………………………… 327
　　第一节 脾功能亢进症 …………………………………………… 327
　　第二节 脾肿瘤 …………………………………………………… 331
第二十六章 消化道出血 ………………………………………………… 333
　　第一节 上消化道出血 …………………………………………… 333
　　第二节 下消化道出血 …………………………………………… 337

第二十七章　血管淋巴疾病 …………………………………………………………… 341
　　第一节　动脉瘤 ……………………………………………………………………… 341
　　第二节　急性动脉栓塞 ……………………………………………………………… 344
　　第三节　血栓闭塞性脉管炎 ………………………………………………………… 348
　　第四节　单纯性下肢静脉曲张 ……………………………………………………… 352
　　第五节　原发性下肢深静脉瓣膜功能不全 ………………………………………… 356
　　第六节　深静脉血栓形成 …………………………………………………………… 359
　　第七节　淋巴水肿 …………………………………………………………………… 365

第二篇　泌尿外科疾病 ………………………………………………………………… 369

第一章　泌尿、男性生殖系统先天性畸形及其他疾病 ……………………………… 370
　　第一节　多囊肾 ……………………………………………………………………… 370
　　第二节　先天性尿道下裂 …………………………………………………………… 373
　　第三节　包皮过长和包茎 …………………………………………………………… 376
　　第四节　隐睾症 ……………………………………………………………………… 377
　　第五节　鞘膜积液 …………………………………………………………………… 379
　　第六节　精索静脉曲张 ……………………………………………………………… 382

第二章　泌尿系统损伤 ………………………………………………………………… 386
　　第一节　肾损伤 ……………………………………………………………………… 386
　　第二节　输尿管损伤 ………………………………………………………………… 390
　　第三节　膀胱损伤 …………………………………………………………………… 393
　　第四节　尿道损伤 …………………………………………………………………… 396
　　第五节　阴囊及其内容物损伤 ……………………………………………………… 401

第三章　泌尿生殖系统感染 …………………………………………………………… 404
　　第一节　肾感染 ……………………………………………………………………… 404
　　第二节　膀胱炎 ……………………………………………………………………… 408
　　第三节　前列腺炎 …………………………………………………………………… 410
　　第四节　睾丸及附睾炎 ……………………………………………………………… 414

第四章　泌尿生殖系统结核 …………………………………………………………… 417
　　第一节　泌尿系统结核 ……………………………………………………………… 417
　　第二节　男性生殖系统结核 ………………………………………………………… 421

第五章　尿路梗阻（泌尿系统梗阻） ………………………………………………… 425
　　第一节　肾盂输尿管交界处梗阻 …………………………………………………… 425
　　第二节　输尿管狭窄 ………………………………………………………………… 428
　　第三节　尿道狭窄 …………………………………………………………………… 431
　　第四节　前列腺增生症 ……………………………………………………………… 433
　　第五节　尿潴留 ……………………………………………………………………… 439

第六章　尿石症 ………………………………………………………………………… 441
　　第一节　肾结石 ……………………………………………………………………… 441

第二节　输尿管结石 ………………………………………………………………… 446

第三节　膀胱结石 …………………………………………………………………… 450

第四节　尿道结石 …………………………………………………………………… 452

第七章　泌尿生殖系统肿瘤 ………………………………………………………… 455

第一节　肾癌 ………………………………………………………………………… 455

第二节　肾盂肿瘤 …………………………………………………………………… 461

第三节　肾母细胞瘤 ………………………………………………………………… 463

第四节　肾血管平滑肌脂肪瘤 ……………………………………………………… 466

第五节　输尿管肿瘤 ………………………………………………………………… 469

第六节　膀胱肿瘤 …………………………………………………………………… 472

第七节　前列腺癌 …………………………………………………………………… 477

第八节　睾丸肿瘤 …………………………………………………………………… 481

第八章　肾上腺疾病 ………………………………………………………………… 487

第一节　皮质醇增多症 ……………………………………………………………… 487

第二节　原发性醛固酮增多症 ……………………………………………………… 492

第三节　儿茶酚胺症 ………………………………………………………………… 495

第三篇　神经外科疾病 ………………………………………………………… 499

第一章　颅脑损伤 …………………………………………………………………… 500

第二章　颅内肿瘤 …………………………………………………………………… 506

第三章　颅脑先天性畸形 …………………………………………………………… 511

第一节　脑积水 ……………………………………………………………………… 511

第二节　脊柱裂 ……………………………………………………………………… 514

第四章　脑脓肿 ……………………………………………………………………… 517

第四篇　胸部疾病 ……………………………………………………………… 521

第一章　胸部损伤 …………………………………………………………………… 522

第一节　肋骨骨折 …………………………………………………………………… 522

第二节　创伤性血气胸 ……………………………………………………………… 524

第二章　胸部肿瘤 …………………………………………………………………… 527

第一节　食管癌 ……………………………………………………………………… 527

第二节　肺癌 ………………………………………………………………………… 532

第五篇　骨科疾病 ……………………………………………………………… 539

第一章　骨折 ………………………………………………………………………… 540

第一节　锁骨骨折 …………………………………………………………………… 540

第二节　肱骨外科颈骨折 …………………………………………………………… 541

第三节　肱骨干骨折 …………………………………………………………………………543

第四节　肱骨髁上骨折 ………………………………………………………………………546

第五节　前臂双骨折 …………………………………………………………………………549

第六节　桡骨远端骨折 ………………………………………………………………………551

第七节　股骨颈骨折 …………………………………………………………………………553

第八节　股骨转子间骨折 ……………………………………………………………………556

第九节　股骨干骨折 …………………………………………………………………………559

第十节　股骨远端骨折 ………………………………………………………………………562

第十一节　髌骨骨折 …………………………………………………………………………563

第十二节　胫骨平台骨折 ……………………………………………………………………566

第十三节　胫、腓骨骨干骨折 ………………………………………………………………569

第十四节　踝关节骨折 ………………………………………………………………………571

第十五节　跟骨骨折 …………………………………………………………………………574

第十六节　骨盆骨折 …………………………………………………………………………576

第十七节　髋臼骨折 …………………………………………………………………………580

第十八节　脊柱骨折 …………………………………………………………………………583

第二章　关节脱位 …………………………………………………………………………590

第一节　肩关节脱位 …………………………………………………………………………590

第二节　肘关节脱位 …………………………………………………………………………592

第三节　髋关节脱位 …………………………………………………………………………594

第四节　膝关节脱位 …………………………………………………………………………596

第三章　颈及腰痛疾病 ……………………………………………………………………599

第一节　颈椎病 ………………………………………………………………………………599

第二节　腰椎间盘突出症 ……………………………………………………………………603

第三节　腰椎椎管狭窄症 ……………………………………………………………………608

第四节　脊柱滑脱症 …………………………………………………………………………610

第四章　骨关节感染性疾病 ………………………………………………………………613

第一节　化脓性骨髓炎 ………………………………………………………………………613

第二节　化脓性关节炎 ………………………………………………………………………618

第三节　骨与关节结核 ………………………………………………………………………622

第五章　骨关节非化脓性疾病 ……………………………………………………………627

第一节　类风湿性关节炎 ……………………………………………………………………627

第二节　骨关节炎 ……………………………………………………………………………631

第六章　骨肿瘤 ……………………………………………………………………………635

第一篇

普通外科疾病

第一章　水、电解质代谢及酸碱平衡失调

第一节　等渗性缺水

一、疾病概述

等渗性缺水，水和钠等比例丧失，血清钠正常，细胞外液渗透压正常，但可造成细胞外液量迅速减少，临床表现为血容量不足。常见原因：①消化液的急性丧失，如大量呕吐和肠瘘等；②体液丧失在感染区或软组织内，如腹腔内或腹膜后感染、肠梗阻和烧伤等。

二、诊断策略

（一）病史采集要点

1. **主诉**　少尿、厌食、恶心、乏力。
2. **现病史**　①病因：重点询问患者有无引起大量失液的病因，如有无大量呕吐和肠瘘，有无水样腹泻，有无腹腔内或腹膜后感染、肠梗阻和烧伤等。②主要症状特点：有无少尿、厌食、恶心、乏力、舌干燥、眼窝下陷、皮肤干燥、皮肤松弛，但不口渴等表现。③饮食情况：有无不能进食病史。④诊治经过：有无补液不当。
3. **既往史**　询问有无肝硬化、肾功能障碍，有无手术病史。

（二）体检要点

1. **全身情况**　是否有精神和神志的改变，生命体征是否稳定，观察口唇的颜色、毛细血管充盈情况，有无脉搏细速、肢端湿冷、血压不稳定或下降、尿量减少等血容量不足表现。
2. **局部情况**　观察有无口舌干燥、眼窝深陷、皮肤干燥、皮肤松弛等脱水体征，有无腱反射减弱或消失等。

（三）辅助检查

1. **血常规**　血液浓缩表现，红细胞计数、血红蛋白和红细胞比容（HCT）增高。
2. **血电解质**　血 Na^+ 135～145mmol/L，血 Cl^- 95～105mmol/L。
3. **血气分析**　判别是否有酸（碱）中毒存在。
4. **尿常规**　尿比重正常或增高。

（四）诊断

1. **诊断依据**
（1）有消化液或其他体液的大量丧失或不能进食病史。

（2）有脱水表现，如少尿、厌食、恶心、乏力、舌干燥、眼窝下陷、皮肤干燥、皮肤松弛，但不口渴。严重者出现血容量不足或休克表现，或伴发代谢性酸中毒。当丧失的体液主要是胃液时，可伴发代谢性碱中毒征象。

（3）辅助检查血液浓缩表现（红细胞计数、血红蛋白、HCT 增高），尿比重增高，血 Na^+ 和 Cl^- 浓度在正常范围内。

2. 缺水程度分度

（1）轻度　口渴、尿少、乏力，失水占体重的 2%～4%。

（2）中度　口唇干燥，脱水征阳性。血容量不足表现，如脉搏细速，血压偏低。失水占体重的 4%～6%。

（3）重度　上述症状加重，出现休克，失水占体重的 6% 以上。

（五）鉴别诊断

1. 休克　失血性休克多有神志淡漠、反应迟钝、四肢厥冷、面色苍白、呼吸增快、脉搏细弱等。感染性休克除上述表现外还伴有发热等表现。

2. 急性肾功能衰竭　等渗性缺水可出现尿少，应与急性肾功能衰竭相鉴别。但急性肾功能衰竭多有肾脏原发病、尿少或无尿、水肿、肌酐升高、电解质紊乱、蛋白尿等。

3. 和高渗性脱水及低渗性脱水鉴别。

三、治疗策略

（一）治疗原则

1. 积极治疗原发病，减少水和钠的丢失。
2. 补液治疗，纠正脱水、纠正休克。

（二）治疗方法

补液量包括已经丢失的液体量、当天继续丢失的液体量和当天的生理需要量。

1. 当日液体输入量

（1）根据临床表现估计补液量　如中度缺水时，先补 3000ml（按体重 60kg 计算），如无血容量不足的表现，给予上述量的 1/2～2/3+ 每日生理需要量 2000ml+ 氯化钠 4.5g。

（2）根据红细胞比容（HCT，正常值：男 0.48，女 0.42）来计算。

补液量（L）=HCT 上升值 /HCT 正常值 × 体重（kg）× 0.2+ 每日生理需要量 2000ml+ 氯化钠 4.5g

2. 注意事项

（1）首先使用等渗液的平衡液或 0.9% 氯化钠纠正脱水。

（2）注意补充血容量，纠正休克，对低血压或休克患者，快速输液的同时，应给予右旋糖酐或血浆，尽快提升血压。血压回升和稳定后，逐渐减慢输液速度和减少输液量。

（3）合并出血时，可根据出血量补给一定量的新鲜血，以免大量输入水分导致血液稀释，降低各种凝血因子和血红蛋白的浓度，加剧出血、组织缺氧和血浆渗出。

（4）重症患者，通过中心静脉压（CVP）监测，动态观察补液效果，调整输液速度和输液量。留置导尿管，监测单位时间的尿量。

（5）纠正缺水后，K^+排泄增加及血容量补足后血清钾相对降低。为预防低钾血症，应在尿量达到40ml/h时，补充氯化钾（见尿补钾）。

（6）纠正合并的低钠、低钙。

（7）如果没有出血，补充1L等渗液体，血细胞比容将减少6%～8%。若达不到这样的程度，应找出原因，予以处理。

（8）对小儿、老年、心脏病、严重心肌损害、肺炎、肾脏损害、肾功能衰竭的患者，严格控制输液量和输液速度。

第二节　低渗性缺水

一、疾病概述

低渗性缺水，缺钠多于缺水，血清钠低于正常。细胞外液渗透压降低，早期抗利尿激素分泌减少，尿量排出增多，血容量不足；后期醛固酮分泌增加，尿量减少。临床表现主要是缺钠，严重者亦可出现休克（低钠性休克）。

二、诊断策略

（一）病史采集要点

1. 主诉　头晕、视觉模糊、无力；严重者神志不清、昏迷等。

2. 现病史　（1）脱水的病因：患者多合并有病程较长的外科基础疾病，应重点询问有无引起持续失液的原因，如有无反复呕吐、胃肠道长期吸引或慢性肠梗阻、合并广泛的创面慢性渗液、应用排钠性利尿药（如氯噻嗪、依他尼酸等）而未注意补充适量钠盐等情况。此外，对于等渗性缺水患者补水过多也可发生上述情况。饮食情况，有无不能进食。（2）主要症状特点：①低钠脱水的表现，如头晕、视觉模糊、无力。②休克表现，如脉细速、晕厥。③神经系统表现：肌痉挛性疼痛、腱反射减弱，严重者神志不清、昏迷等。（3）诊治经过：有无补液不当。

3. 既往史　注意询问患者有无糖尿病、充血性心力衰竭、肾病综合征、肝硬化、重度营养不良等病史。

（二）体检要点

1. 全身情况　注意患者有无精神和神志的改变，测量患者有无脉搏细速、血压不稳定或下降等血容量不足的表现。

2. 局部检查　观察有无口舌干燥、眼窝深陷、皮肤干燥、皮肤松弛等体征，有无腱反射减弱或消失等。

（三）辅助检查

1. 尿常规、尿钠、尿氯测定　尿比重常在1.010以下，尿Na^+和Cl^-明显减少。

2. 血清钠测定　血清钠低于135mmol/L，根据血清钠结果可判定缺钠程度。

3. 血常规　红细胞计数、血红蛋白、红细胞比容增高。

4. 肾功能检查　血非蛋白氮和尿素氮均有增高。

5. 血气分析　判别是否有酸（碱）中毒存在。

（四）诊断

1. 诊断依据

（1）有低渗性缺水的病因，如消化液或其他体液的大量丧失。

（2）症状有头晕、视觉模糊、软弱无力、脉搏细速；严重时出现神志不清、肌痉挛性疼痛、腱反射减弱、昏迷等。

（3）辅助检查　①尿 Na^+ 和 Cl^- 明显减少；②血清钠低于 135mmol/L；③RBC、Hb、HCT、BUN 增高；④尿比重下降至 1.010 以下。

2. 缺钠程度分度

（1）轻度缺钠　乏力、头晕、手足麻木、无口渴。血清钠 130～135mmol/L。缺氯化钠 0.5g/kg。

（2）中度缺钠　皮肤弹性减退，恶心、呕吐，尿少或血容量不足表现。血清钠 120～130mmol/L。缺氯化钠 0.50～0.75g/kg。

（3）重度缺钠　出现休克，神志不清，甚至昏迷。血清钠 120mmol/L 以下。缺氯化钠 0.75～1.25g/kg。

（五）鉴别诊断

1. 低渗性缺水和其他低钠血症鉴别　见表 1-1。

表 1-1　各种低钠血症的鉴别

项目		缺钠性低血钠	稀释性低血钠	慢性消耗性低血钠
病史		缺钠而未限制进水	慢性心、肝、肾病史，急性损伤、大手术、感染性休克	慢性消耗性疾病如肝病病史
症状		低钠引起的低渗性缺水症状	心、肝、肾原发病症状，水肿及水中毒	除各种原发病外，无明显低钠症状
体征	体重	减轻	增加	进行性下降（有胸水、腹水者例外）
	皮肤	松弛，苍白，温度、弹性均降低	多有水肿	弹性差，颜色、温度与原发病有关
	血压	低，脉压小	正常或升高	正常或偏低
	周围血管	脉细速，静脉萎陷	脉搏正常，静脉充盈	脉细速
	肌力	软弱	无力	正常或软弱，与原发病有关
	神志	严重者呈木僵状态	严重时惊厥或昏迷	或出现肝昏迷
	腱反射	减弱	减弱或消失	正常
实验室检查	血钠	低	显著减低	减低，随病情而加重
	血钾	多增高	正常或低	正常或低
	红细胞压积	增高（血浓缩）	降低（血稀释）	正常或偏低（常有贫血）
	CO_2 结合力	低	急性减低，慢性依病情而定	正常或稍高
	尿素氮	升高，可显著升高	多正常，肾血流差时可升高	正常，肾功能不全时可升高

2. 抗利尿激素分泌异常综合征　恶性肿瘤，中枢神经系统疾病，肺部感染，药物如长春新碱、吗啡及哌替啶等均可引起。其临床诊断依据：①可能有上述原发病因存在。②血钠降低，如降到 120mmol/L 以下时出现低血钠的有关症状。③排尿增多，24 小时尿钠排出量大于 80mmol/L，而一般低钠血症时尿 24 小时排钠多小于 20mmol/L。④尿渗透压高于血渗透压。⑤无肾脏及肾上腺疾病存在。⑥水肿不重，限水可纠正低血钠症。⑦水负荷试验，每千克体重饮水 20ml 后，收集 4 小时尿，总量不超过饮水量的 50%，有临床意义。

3. 重症肌无力　本病多有胸腺肥大或胸腺肿瘤，早期症状轻微时可表现为一组肌肉或全身肌肉无力，继而出现吞咽困难、进食减少、呼吸困难及发音障碍等。发病前无低渗脱水病史，影像学检查可见胸腺肿大。

4. 肝昏迷　肝昏迷患者常因限制钠的补充及低蛋白血症致血容量减少、血钠降低，应和低渗性脱水引起的昏迷鉴别。肝昏迷虽然有低血钠，但早期多有烦躁、血氨增高，经治疗肝昏迷后可逐渐清醒。而低渗性脱水则有使用利尿药物、限制钠摄入史，经补充氯化钠后症状缓解。

5. 全胃肠外营养　全胃肠外营养常因未及时补钠导致低钠血症，并有相应的症状。

三、治疗策略

1. 治疗原则　①积极治疗原发病，减少水钠丢失；②补液治疗，纠正细胞外液低渗状态和补充血容量。

2. 补液种类　采用含盐溶液或高渗盐水静脉注射：①纠正轻度或中度低钠血症，首选等渗盐水。②纠正重度低钠血症可选用高渗盐水（3%～5%），并结合胶体溶液，迅速恢复机体有效循环血量。

3. 输液量的计算　根据临床缺钠程度，估计补给量或按公式计算需补充的钠盐量（mmol/L）。

需补充的钠盐量（mmol）= [血钠正常值（mmol/L）- 血钠测得值（mmol/L）] × 体重（kg）× 0.60（女性为 0.50）

4. 注意事项

（1）输注速度应先快后慢，总输入量应分次完成。一般先给一半量，加日需氯化钠量 4.5g 和日需量液体 2000ml。其余一半量，在第二天补给。

（2）出现休克（低钠性休克），应先补足血容量后输入高渗盐水（一般为 5% 氯化钠溶液）200～300ml。

（3）应严格控制液体的输入量，主要治疗目的是提高血液渗透压，增加钠和氯的浓度。应注意大量输入等渗盐水会造成高氯性酸中毒。

（4）低钠的早期，由于水进入细胞内和水分排出增多，导致血清钠测定值降低不明显，甚或在正常水平。因此，不能仅凭血清钠的测定值为依据，更重要的是临床综合判断。

（5）缺钠伴有酸中毒者，经补液治疗，酸中毒仍未完全纠正时，可给 1.25% 碳酸氢钠溶液 100～200ml 纠正酸中毒。在使用碱性药物纠正酸中毒的同时，要防止出现碱中毒。

（6）尿量达到 40ml/h 后，应补充钾盐。有营养不良和低蛋白血症时，要及时提高血浆蛋白浓度。

第三节 高渗性缺水

一、疾病概述

高渗性缺水又称原发性缺水，缺水多于缺钠，血清钠高于正常范围，细胞外液呈高渗状态，细胞内液缺水是造成临床症状的基础。常见病因：①摄入水不足：如食管癌吞咽困难，濒危患者不能进食而又补充不足。②水分丧失过多：如高热、大汗、烧伤暴露疗法、糖尿病昏迷等。

二、诊断策略

（一）病史采集要点

1. 主诉　口渴，严重时出现躁狂、谵妄、昏迷。
2. 现病史　询问有无引起大量失水的病因如高热、大汗、烧伤暴露疗法、糖尿病昏迷，有无摄入水不足如食管癌吞咽困难，濒危患者不能进食而又补充不足等；有无高渗性缺水的临床表现，如口干、口渴、软弱乏力，严重者可出现谵妄、躁狂、昏迷、血压下降及休克；诊治经过，有无补液不当。
3. 既往史　询问患者既往有无糖尿病等。

（二）体检要点

1. 全身情况　是否有精神和神志的改变，有无脉搏细速、肢端湿冷、血压不稳定或下降等血容量不足表现。
2. 脱水体征　有无眼窝深陷，皮肤干燥、弹性差等体征。

（三）辅助检查

1. 尿常规　尿比重升高。
2. 血常规　红细胞计数、血红蛋白、血细胞比容轻度增高。
3. 血电解质　血清钠在150mmol/L以上。
4. 血气分析　可帮助判别是否有酸中毒、碱中毒存在。

（四）诊断

1. 诊断依据
（1）有引起高渗性脱水的病史和表现。
（2）尿比重高。
（3）血清钠在150mmol/L以上。
（4）RBC、Hb、HCT轻度增高。
2. 缺水程度分级
（1）轻度缺水　仅有口渴，缺水量为体重的2%～4%。
（2）中度缺水　严重口渴、尿少；皮肤弹性差、干燥，眼窝下陷。缺水量为体重的4%～6%。

（3）重度缺水　中度症状加重，高热，脑功能（神经系统）障碍如躁狂、幻觉、谵妄，甚至昏迷、抽搐。缺水量超过体重的 6%。

（五）鉴别诊断

除输液不当外，其他引起高渗性脱水的原发疾病鉴别如下：

1. 糖尿病酮症酸中毒　由于大量葡萄糖由尿排出，同时带走大量水分，导致高渗性脱水。根据病史、空腹血糖及尿糖测定，可与其他原因引起的高渗性缺水鉴别。

2. 高渗性非酮症昏迷　患者可因糖尿引起高渗性脱水。血糖可高达 33.3mmol/L，血浆渗透压在 360mmol/L 以上。

3. 鼻饲综合征　鼻饲高糖及高蛋白质流质饮食，由于尿中葡萄糖及尿素增高，形成渗透性利尿，使水分大量丢失而引起高渗性脱水。特别是昏迷患者，失水而无口渴感，发生高渗性脱水，可使昏迷加重。

4. 呼吸道失水过多　临床上常见到呼吸急促，可使水分蒸发过多，尤其在气管切开时，如合并发热，大量水分丢失而导致高渗性脱水。患者若同时行鼻饲，未适当给水，则易发生高渗性脱水。

5. 尿崩症　脑外伤或脑手术后患者发生多尿，每日可达 5 ～ 6L，甚至高达 10L。但尿比重低，均在 1.001 ～ 1.006，尿中氯化钠浓度低，如补充水分不足，则出现高渗性脱水。根据病史及临床特点，而且静脉注射高渗盐水（兴奋试验）仍有多尿，可与其他原因的高渗性脱水相鉴别。

6. 急性肾功能衰竭　高渗性缺水可出现尿少，应与急性肾功能衰竭相鉴别，但急性肾功能衰竭多有肾脏原发病、尿少或无尿、水肿、肌酐升高、电解质紊乱、蛋白尿等。

7. 等渗性缺水和低渗性缺水　高渗性缺水、等渗性缺水和低渗性缺水的鉴别见表 1-2。

表 1-2　高渗性缺水、等渗性缺水和低渗性缺水的鉴别

缺水类型	丢失成分	典型病症	临床表现	实验室检查
等渗性缺水	钠＝水	肠瘘	舌干，不渴	血浓缩，血钠正常
低渗性缺水	钠＞水	慢性肠梗阻	神志差，不渴	血钠↓
高渗性缺水	钠＜水	食管癌梗阻	有口渴	血钠↑

三、治疗策略

1. 治疗原则　尽早去除病因和补充已经丢失的液体量。

2. 补液成分　①补充水分（经口补充）；② 5% 葡萄糖溶液或 0.45% 氯化钠溶液。

3. 计算补液量　①根据临床表现，按体重百分比补充，每丧失体重 1% 补液 400 ～ 500ml。②按血钠计算：补水量（ml）=（血钠测得值－血钠正常值）× 体重（kg）×4。计算量不可一日补完，以免水中毒，分两日补。另外，还要补充日需量 2000ml。

4. 注意事项

（1）因血液浓缩，体内总钠量仍有减少，故补水的同时应适当地补充钠盐；早期以补充 5% 葡萄糖液或 0.45% 氯化钠溶液为主，待脱水基本纠正后再给予等渗盐水、林格液或平衡液。

（2）高渗性脱水是一种慢性细胞内缺水，纠正时要控制好输液速度和输液量，一般情况下可以按照常规输液速度，在 3 ～ 5 日或更长的时间内纠正。

（3）如有低血压表现，可以较快地输液，同时给予低分子右旋糖酐 500 ～ 1000ml，或给予适

量血浆提升胶体渗透压，使血压较快回升到正常水平，然后再按常规速度输液。

（4）纠正高钠血症不宜过快，血钠水平应在 $48 \sim 72$ 小时内恢复正常，以免引起急性脑水肿。

（5）高渗性缺水时一般伴有高钠和高氯，所以应以补充水分为主，但血清钠和氯基本恢复正常后，应同时补充电解质，以免出现因血钠稀释性降低造成的低渗性缺水。

（6）若补液速度过快或短时间超量输入，以至于超过液体向细胞内转移的速度，就将造成液体滞留在血管内和组织间。细胞外液超过正常容量时，可以反射性引起迷走神经兴奋，导致脉搏有力、节律齐、血压稳定的心动过缓。严重时可使血容量增加，引起高血压、急性心力衰竭或急性肺水肿、脑水肿等。

（7）尿量达 40ml/h 后应补充钾盐。经补液后酸中毒仍未能完全纠正者，应给予碳酸氢钠。

四、疗效及预后评估

（一）疗效评估

1. 治愈　病因去除，脱水纠正，症状体征消失。
2. 好转　脱水症状体征好转，或失水、失钠病因未去除。

（二）预后评估

脱水超过体重的 6%，如得不到纠正，将是致命的。早期治疗，病因去除，预后良好。

五、出院医嘱

1. 饮食合理，门诊随访，不适随诊。
2. 原发病因未去除者，继续治疗原发病。

第四节　水过多

一、疾病概述

水过多又称水中毒或稀释性低血钠，是因机体入水总量超过排水总量，导致水潴留，引起血液渗透压下降和循环血量增多。往往出现在抗利尿激素分泌过多或肾功能不全时。

二、诊断策略

（一）病史采集要点

1. 主诉
（1）急性水中毒者可以神经、精神症状如头痛、精神错乱、谵妄，甚至昏迷等就诊。
（2）慢性水中毒可以软弱乏力、恶心、呕吐、嗜睡等症状就诊。

2. 现病史
（1）病因　询问患者有无水分摄入过多，如大汗后饮用大量水，或输液过多；有无肾功能不全，排尿能力下降；有无引起抗利尿激素分泌过多的疾病，许多疾病和药物能够导致抗利尿激素分泌过多综合征。某些疾病如脑外伤、肺癌、慢性肺病都可以引起抗利尿激素的分泌。一些药物与抗利尿激素分泌过多综合征有关，如抗抑郁药、抗焦虑药、抗癫痫药和去氨基精加压素（DDAVP）。

（2）主要症状特点　①原发病的症状。②在原发病的基础上有无急性水中毒的症状如头痛、嗜睡、躁动、精神紊乱、定向力失常、谵妄、昏迷。有无慢性水中毒表现如乏力、恶心、呕吐、嗜睡等。有无唾液、泪液增加。有无体重增加，有无水肿，皮肤水肿的分布范围等。

3. 既往史　询问有无肾功能障碍、排尿能力下降等病史。

（二）体检要点

1. 全身情况　注意患者有无精神和神志的改变，体重检查。
2. 局部检查　检查皮肤湿度、弹性等，注意有无皮肤苍白而湿润，有无水肿，皮肤水肿的分布范围等。

（三）辅助检查

实验室检查，血常规，血浆渗透压测定可有改变。

（四）诊断

1. 有引起水中毒的病史。
2. 有细胞内、外液均增加的表现　RBC、Hb、HCT和血浆蛋白量均降低；血钠降低，血浆渗透压降低；红细胞平均容积升高，红细胞平均血红蛋白浓度下降。

（五）鉴别诊断

1. 缺钠性低钠血症　水中毒时尿钠一般大于20mmol/L，而缺钠性低钠血症的尿钠常明显减少或消失。
2. 贫血　水中毒因血液稀释，红细胞计数减少，易与贫血相混淆。但巨幼细胞性贫血有原发病病史（如胃肠瘘病史），由于维生素B_{12}及叶酸缺乏，红细胞虽然增大（红细胞体积可大于正常），但平均血红蛋白浓度正常而不是减低，而水中毒时平均血红蛋白浓度减低。缺铁性贫血的特点是小细胞低色素性贫血。虽然红细胞平均血红蛋白浓度低于正常，但其红细胞平均体积正常。如果贫血患者合并水中毒（如慢性肾病、胆疾病合并水中毒），则应作骨髓检查加以鉴别。

三、治疗策略

（一）治疗原则

脱水治疗，迅速改善体液的低渗状态和减轻脑水肿。

（二）治疗方法

1. 预防重于治疗　对容易发生抗利尿激素增多的疼痛、失血、休克、创伤和大手术者以及急性肾功能不全和慢性心功能不全的患者，应严格限制入水量。
2. 对水中毒患者　①立即停止水分的摄入；②用利尿药，一般用渗透性利尿药（甘露醇或山梨醇）静脉快速滴注，也可静脉注射袢利尿药（呋塞米和依他尼酸）；③静脉滴注5%氯化钠溶液，迅速改善体液的低渗状态和减轻脑水肿。

四、疗效及预后评估

（一）疗效评估

1. **治愈** 病因去除，症状消失，水肿消退。
2. **好转** 症状好转，水肿减退，或病因未去除。

（二）预后评估

严重水中毒患者，可因急性脑水肿、脑疝或肺水肿、高容量综合征、心衰而危及生命。早期治疗，病因去除，预后良好。

五、出院医嘱

1. 门诊随访，不适随诊。
2. 病因未去除者，继续治疗原发病，对肾功能不全和慢性心功能不全的患者，应适当限制入水量。

第五节 低钾血症

一、疾病概述

血清钾正常值 3.5 ～ 5.5mmol/L，低于 3.5mmol/L，称为低钾血症。常见病因有：（1）长期进食不足；（2）肾排钾过多，利尿药、肾小管性酸中毒、盐皮质激素过多等使钾从肾排出过多；（3）补液不补钾；（4）消化液丢失如呕吐、持续胃肠减压、禁食、肠瘘、结肠绒毛状腺瘤和输尿管乙状结肠吻合术等，钾从肾外途径丢失。

二、诊断策略

（一）病史采集要点

1. **主诉** 乏力、厌食、恶心、呕吐、腹胀等。
2. **现病史**
（1）病因询问 患者是否长期进食不足；是否应用呋塞米和依他尼酸等利尿药；有无采用长期胃肠外营养支持，静脉营养液中钾盐补充不足或大量输注葡萄糖和胰岛素的情况；近期是否有呕吐、持续胃肠减压、禁食、肠瘘、结肠绒毛状腺瘤和输尿管乙状结肠吻合术等，钾从肾外途径丢失情况。
（2）主要症状特点 ①原发病表现：询问相关原发病的症状、治疗情况。②低钾的表现：有无肌无力表现，早期表现为四肢肌无力，继而延及躯干和呼吸肌，然后软瘫、腱反射减弱或消失；有无肠麻痹表现，如厌食、恶心、呕吐、腹胀等；有无心脏受累表现如心律失常；有无伴发缺水缺钠症状等。

（3）诊疗经过　补液情况。

3. 既往史　询问有无充血性心力衰竭、肾功能不全等病史。

（二）体检要点

主要检查有无神经肌肉细胞的兴奋性降低。

1. 肌力检查　骨骼肌（肢体、躯干、呼吸）肌无力，软瘫、腱反射减弱或消失，呼吸困难或窒息。

2. 胃肠道平滑肌　肠鸣音减弱或消失等肠麻痹体征。

3. 循环系统　可有心律失常，如期前收缩、心动过速。由于周围血管扩张可导致血压下降，重症者可发生心力衰竭等。有时可出现心室颤动，可表现为阿-斯综合征，如突发性昏厥、四肢抽搐、发绀及呼吸暂停等。

4. 中枢神经系统　出现全身无力、疲倦、嗜睡、淡漠、精神抑郁，发展为反应迟钝、定向力失常，甚至昏迷。

5. 检查皮肤湿度、弹性等，有无失水体征。

（三）辅助检查

1. 心电图　早期出现 T 波降低、低平或倒置，随后出现 ST 段降低、QT 间期延长和 U 波。

2. 血清钾的测定　血钾浓度低于 3.5mmol/L。

3. 动脉血气分析　低钾性碱中毒，血气 pH 升高，BE 增加，CO_2CP 升高，尿 pH 呈酸性。

（四）诊断

1. 诊断依据

（1）有导致血钾减低的病因。

（2）出现神经肌肉细胞的兴奋性降低的表现如肌无力，软瘫、腱反射减弱或消失，呼吸困难或窒息。厌食、恶心、呕吐和腹胀、肠蠕动消失等肠麻痹表现。

（3）血钾浓度低于 3.5mmol/L。

（4）心电图表现 T 波降低、低平或倒置，随后出现 ST 段降低、QT 间期延长和 U 波。

2. 缺钾程度分度

（1）轻度缺钾　患者无明显缺钾症状体征。血钾 3.0 ～ 3.5mmol/L。

（2）中度缺钾　患者感疲乏、软弱、乏力，恶心、呕吐、厌食、腹胀、便秘等。血钾 2.5 ～ 3.0mmol/L。

（3）重度缺钾　患者全身无力，肢体软瘫，腱反射减弱或消失，肠蠕动减弱或消失、肠麻痹等。可出现碱中毒、心律失常、呼吸困难、昏迷等表现。血钾 2.0 ～ 2.5mmol/L。

（五）鉴别诊断

1. 低钠血症　血钠低于 135mmol/L。低钠血症轻者可无明显临床表现，或只表现疲乏无力、厌食、恶心、嗜睡，重者可出现神志不清、谵妄、喷射性呕吐、惊厥、昏迷。体格检查应注意体重和皮肤的改变，如皮肤的弹性。水肿或脱水的各种症状和体征。如出现心率、颈静脉充盈度和血压的变化，提示已有循环功能的障碍，说明病情已发展到严重阶段。

2. 镁缺乏症　缺镁早期常有恶心、呕吐、厌食、衰弱。缺镁加重常发生神经肌肉及行为异常，如纤维颤动，震颤，共济失调，抽搐和强直，眼球震颤，反射亢进，易受声、光、机械刺激而诱发。患者常有明显的痛性腕足痉挛，Trousseau 症或 Chvostek 征阳性。严重时可出现精神失常，失去定向力。

3. 周期性瘫痪　为遗传性疾病，以低血钾性周期性瘫痪多见，多见于 20 岁左右男性。常于清晨发病，呈周期性发作，出现口渴、肢体无力、软瘫及感觉异常、低血钾，心电图有低血钾表现。每次可延续数小时至数日。发作前常有外伤、感染、剧烈运动及高糖饮食等诱因。

4. 重症肌无力　为自身免疫性疾病，特点为肌肉重复活动后出现疲劳，休息后好转，晨轻而午后重，疲劳试验及新斯的明试验呈阳性可明确诊断。

5. 糖尿病　重症糖尿病患者可出现肌无力、疲乏，甚至行路困难或卧床不起，可误诊为严重低血钾。但有糖尿病病史及多饮、多食等症状，尿糖及血糖升高，可与低钾血症鉴别。

6. 库欣综合征　本病因肾上腺皮质激素分泌增多所致，可发生低血钾，但本病有典型的临床特点，如满月脸、水牛背、向心性肥胖、多毛、腹部及股部皮肤紫纹等。常有糖尿。CT 检查有肾上腺肥大或肿瘤。

7. 原发性醛固酮增多症　临床上以高血压和低血钾为主要表现。可出现周期性瘫痪，手足搐搦，血浆和尿中醛固酮明显升高，血浆肾素、血管紧张素活性降低。本病由于肾上腺皮质球状带肿瘤或增生，大量分泌醛固酮所致。依据上述特征与实验室检查可诊断。

8. 甲状腺功能亢进　可有肌无力症状，但以甲状腺功能亢进的其他症状为主，如代谢率增高、突眼、怕热多汗、多食而消瘦等，甲状腺功能检查阳性，而血清钾正常。

9. 麻痹性肠梗阻　可表现为腹胀、肠鸣音消失，也可合并低血钾，但本病有特定的病因，如腹腔内炎症、腹膜后感染、腹腔手术等。

三、治疗策略

（一）治疗原则

1. 补钾治疗。
2. 积极治疗原发病。

（二）治疗方法

1. 补钾量估计　1g 氯化钾可补充钾离子 13.4mmol（0.53g 钾）。轻度缺钾一天补氯化钾 3g，中度缺钾一天补氯化钾 6g，重度缺钾一天补氯化钾 9g。对于无法进食者，补钾量为上述量加每日生理补钾量氯化钾 6g。

2. 补钾方法

（1）口服补钾　①氯化钾缓释片 1g 口服，3 次 / 日。②枸橼酸钾 1～2 包，3 次 / 日。③ 10% 氯化钾 10～20ml 配牛奶、果汁、温水口服，3 次 / 日。

（2）静脉补钾　① 10% 氯化钾 15ml 加糖水或盐水 500ml 静脉滴注。② 10% 氯化钾 15ml 微量泵加入 35ml 液体静脉泵入，8ml/h，优点安全、补液量少。

（三）注意事项

1. 轻度缺钾应尽量鼓励患者口服钾盐。中、重度缺钾、胃肠不能利用或急危重者，需静脉输液补钾。

2. 注意补钾速度和疗程。高浓度或快速补钾可对心肌产生毒性作用，严重的出现心脏骤停，所以外周静脉补液的含钾浓度宜≤0.3%，补钾速度＜20mmol/h，尿量＞40ml/h。常需连续3～5天治疗，总量3～6g/d。

3. 长期严重低钾血症的补钾措施，应在输液早期选用林格液或生理盐水，尽量避免输注葡萄糖及碱性液体。

四、疗效及预后评估

（一）疗效评估

1. **治愈**　症状体征消失，血钾恢复正常，缺钾病因去除。
2. **好转**　治疗后症状体征缓解，或缺钾病因未去除，持续丢失钾。

（二）预后评估

严重低钾，如不能及时发现和纠正低钾，可发生呼吸困难、窒息，心力衰竭、心律失常等而死亡。早期发现及时治疗，去除病因，预后良好。

五、出院医嘱

1. 门诊随访，不适随诊。
2. 病因未除者，继续病因治疗，监测血钾变化。

第六节　高钾血症

一、疾病概述

血清钾＞5.5mmol/L，即称高钾血症。常见的原因：①体内排钾减少，如肾功能衰竭、盐皮质激素不足，钾不能有效地从尿中排出；②进入体内或血液内的钾增多，如口服或静脉输入氯化钾，服用含钾药物，组织损伤或大量输入库存血等；③体内钾分布异常，如酸中毒、应用琥珀酰胆碱，输注精氨酸等使钾在体内分布异常。

二、诊断策略

（一）病史采集要点

1. **主诉**　四肢乏力、感觉异常、神志模糊等。

2.现病史

（1）询问可能的病因　注意询问患者是否有口服或静脉输液氯化钾、使用含钾药物、大量输注库存血情况，是否有严重组织损伤（如挤压综合征）、溶血情况。

（2）主要症状特点　①原发病的症状，有无相关原发病的症状。②有无高钾血症的表现，即是否在原发病的基础上出现神志模糊，感觉异常和肢体软弱无力等，严重者出现微循环障碍表现。

（3）诊疗经过。

3.既往史　询问患者有无急慢性肾功能衰竭、应用保钾利尿药等病史。

（二）体检要点

1.一般项目　注意观察神志、脉搏、血压、呼吸等。轻度时神志模糊和淡漠，严重者有微循环障碍表现，如皮肤苍白、发冷、青紫等。

2.心血管系统　注意有无心动过缓或心律不齐，心脏扩大，严重高钾血症时心脏停搏于舒张期。血压早期升高，晚期可降低。

3.神经-肌肉系统　患者行走困难，肌张力减低，腱反射减弱或消失，继之肌肉无力向上蔓延，渐变为软瘫。咽喉部肌肉受累可发生呼吸困难或吞咽困难及声音嘶哑。

（三）辅助检查

1.血清钾测定　血钾＞5.5mmol/L，可明确诊断。

2.心电图　早期T波高尖，QT间期延长，随后为QRS波增宽、PR间期延长。

（四）诊断

1.有引起高钾的病因。

2.患者出现高钾血症表现，如肢体异常、麻木，极度疲乏，肌肉酸痛等，严重者可出现微循环障碍表现。

3.心电图早期T波高尖，QT间期延长，随后为QRS波增宽、PR间期延长。

4.血清钾超过5.5mmol/L。

（五）鉴别诊断

1.高血钾性周期性麻痹　本症表现与低血钾性周期性麻痹相似，肌肉无力、麻痹，但发作更为频繁，每次发作持续数分钟至数十分钟。发作时血清钾增高，心电图有相应表现。本病少见，男性较多，通常在10岁前起病，常因剧烈运动后、湿冷环境、服用钾盐后诱发。

2.艾迪生病　由于肾上腺皮质疾病引起肾上腺皮质功能减退，导致醛固酮分泌减少，或因ACTH分泌增多，患者有皮肤色素沉着；头晕、眼花，可晕倒；也可有神经、精神系统受抑制症状，如表情淡漠、易疲劳、晕厥或昏迷。24小时尿17-羟皮质类固醇低于正常。故本病虽有血钾升高，也易与其他疾病引起的高钾血症鉴别。

3.尿毒症　任何原因引起的急、慢性尿毒症均可因尿少而引起高血钾，故凡尿毒症患者，应想到有高钾血症可能。尿毒症患者血钾增高的同时尿素氮、肌酐亦增高。

4.高镁血症　本病症状与高钾血症类似，也多见于肾功能不全、缺水或少尿患者或使用镁剂过多。血清镁高于正常（1mmol/L）可诊断为高镁血症，如大于5mmol/L即可出现镁中毒表现。

三、治疗策略

（一）治疗原则

①立即停止钾盐的摄入；②积极防治心律失常；③迅速降低血清钾浓度；④积极及时处理原发疾病和恢复肾功能。

（二）治疗方法

1. 使 K^+ 转入细胞内，降低血钾浓度　一般有 3 种方法：①输注碳酸氢钠溶液。静脉注射 5% 碳酸氢钠溶液 60 ～ 100ml 后，再继续静脉滴注碳酸氢钠 100 ～ 200ml。②输注高渗葡萄糖溶液及胰岛素。用 10% ～ 25% 葡萄糖溶液 100 ～ 200 ml，每 3 ～ 4 克糖加入 1U 胰岛素，作静脉滴注。必要时，每 3 ～ 4 小时重复使用。③如肾功能不全，不能输液过多时，可用 10% 葡萄糖酸钙溶液 100ml，11.2% 乳酸钠溶液 50ml，25% 葡萄糖溶液 400ml，加入胰岛素 30U，静脉持续滴注 24 小时，每分钟 6 滴。

2. 促进排钾　①经肾排钾：可给予高钠饮食或静脉输入高钠溶液；应用呋塞米、依他尼酸、氢氯噻嗪等排钾利尿药。②经肠排钾：阳离子交换树脂 15g，每日口服 4 次。也可加 10% 葡萄糖溶液 200ml 后作保留灌肠。

3. 补钙　以钙抗钾：①缓慢静脉注射 10% 葡萄糖酸钙 20ml，必要时重复；② 10% 氯化钙 20 ～ 30ml 加入 25% 葡萄糖液静脉滴注或缓慢静脉注射。

4. 减少钾的来源　①停止高钾饮食或含钾药物；②供给高糖高脂饮食或采用静脉营养，以确保足够热量，减少分解代谢所释放的钾；③清除体内积血或坏死组织；④避免应用库存血；⑤控制感染，减少细胞分解。

5. 透析疗法　有腹膜透析和血液透析，可用于肾功能不全者。一般在上述疗法后，血清钾仍高于 6.5mmol/L 时采用。

（三）注意事项

1. 每天供给 1200 千卡以上热量，可以使蛋白分解减少，防止钾的释放。
2. 扩容可以稀释钾离子，降低血钾浓度。
3. 乳酸钠有降低迷走神经兴奋性的作用，使 P-R 间期缩短，心率加快。

四、疗效及预后评估

（一）疗效评估

1. 治愈　症状体征消失，血钾恢复正常，高钾病因去除。
2. 好转　治疗后症状体征缓解，或高钾病因未去除。

（二）预后评估

严重高钾，血清钾 8 ～ 10mmol/L 以上可致死。早期发现，及时治疗，去除病因，预后良好。

五、出院医嘱

1.门诊随访，不适随诊。

2.病因未除者，继续病因治疗，监测血钾变化。

第七节　低钙血症

一、疾病概述

血钙浓度低于 2mmol/L 为低钙血症。低钙血症可发生在急性重症胰腺炎、坏死性筋膜炎、肾功能衰竭、消化道瘘和甲状旁腺功能受损的患者，其临床表现与血清钙浓度降低后神经肌肉兴奋性增强有关。

二、诊断策略

（一）病史采集要点

1.主诉　易激动、口周和指（趾）麻木、手足抽搐、肌肉和腹部绞痛等。

2.现病史

（1）病因与诱因　多发生在急性胰腺炎、坏死性筋膜炎、肾功能衰竭、胰瘘或小肠瘘和甲状旁腺受损的患者，以及快速输注枸橼酸库血、休克复苏时输注大量晶体液的患者，也可发生于恶性肿瘤，维生素 D 代谢障碍，长期应用抗癫痫药物（扑米酮、苯妥英钠、卡马西平）等患者。

（2）主要症状特点　①原发病的症状，有无相关原发病的症状体征。②低血钙的临床表现主要和神经肌肉的兴奋性增高有关，询问有无神经肌肉兴奋性增高症状如易激动、口周和指（趾）麻木、手足抽搐、肌肉和腹部绞痛等症状。

（3）原发病的诊疗情况。

3.既往史　询问患者有无肾功能衰竭、胃肠瘘、甲状腺手术和颈部接受放射治疗等情况。

（二）体检要点

1.神经肌肉系统　腱反射亢进。Chvostek 征和 Trousseau 征阳性。

2.心血管系统　心律失常，严重时可出现心室纤颤等。

3.骨骼与皮肤、软组织　长期低钙可引起骨质钙化障碍，小儿可出现佝偻病、囟门迟闭、骨骼畸形，成人可出现骨质软化、骨质疏松、纤维囊性骨炎等。低血钙使血管痉挛，长期低钙可导致组织供血不足，出现白内障、皮肤角化、牙齿发育不全、指甲及趾甲变脆、色素沉着、毛发脱落等。

4.低血钙危象　当血钙低于 0.88mmol/L（3.5mg/dl）时，可发生严重的随意肌及平滑肌痉挛，导致惊厥、癫痫发作、严重哮喘，症状严重时可引起喉肌痉挛致窒息、心功能不全、心脏骤停。

（三）辅助检查

1.心电图　典型表现为 QT 间期和 ST 段明显延长。

2. 电解质检查　血清钙测定低于 2mmol/L 时即可确诊。

（四）诊断

1. 有引起低钙的病史。

2. 患者出现神经肌肉兴奋性增强的表现，如容易激动，口周和指（趾）尖麻木及针刺感，手足搐搦，肌肉和腹部绞痛。腱反射亢进。Chvostek 征和 Trousseau 征阳性。

3. 血清钙测定低于 2mmol/L。

（五）鉴别诊断

1. 低镁血症　对手足抽搐的患者，如血清钙不低，或注射钙剂无效者，应考虑低镁血症。

2. 甲状旁腺功能低下　常有甲状腺或甲状旁腺手术史，低钙血症多出现于手术后 1～3 天，常难以纠正。若为部分损伤，经过 2～3 周后，未受损伤的甲状旁腺增生、肥大，起到代偿作用，症状可缓解或消失。

三、治疗策略

（一）治疗原则

①积极纠正原发病；②补钙治疗。

（二）治疗方法

1. 静脉补钙　10% 葡萄糖酸钙 20ml 或 5% 氯化钙 10ml 静脉注射，必要时可 8～12 小时重复给药，并纠正碱中毒。

2. 口服补钙　对需长期治疗的患者可口服乳酸钙，同时应补充维生素 D。

四、疗效及预后评估

（一）疗效评估

1. 治愈　症状体征消失，血钙恢复正常，低钙病因去除。

2. 好转　治疗后症状体征缓解，或低钙病因未去除。

（二）预后评估

当血钙低于 0.88mmol/L（3.5mg/dl）时，可发生低钙危象而危及生命。一般低钙血症，早期发现及时治疗，去除病因，预后良好。

五、出院医嘱

1. 门诊随访，不适随诊。

2. 病因未除者，继续病因治疗，监测血钙变化。

3. 对需长期补充维生素 D 治疗者，注意蓄积中毒，可采用间隙疗法。

第八节　高钙血症

一、疾病概述

血钙浓度高于 2.7mmol/L 为高钙血症。主要发生于甲状旁腺功能亢进症，其次是骨转移癌，特别是接受雌激素治疗的骨转移性乳癌。

二、诊断策略

（一）病史采集要点

1. **主诉**　疲乏、无力、厌食、恶心呕吐，重者头痛、背部和四肢疼痛、口渴、多尿等。

2. **现病史**

（1）病因　患者是否有甲状旁腺功能亢进症、骨转移癌，特别是接受雌激素治疗的骨转移性乳癌。

（2）主要症状特点　早期症状为疲乏、软弱、厌食、恶心、呕吐等。中期血钙进一步升高，可出现严重头痛、背和四肢疼痛、口渴、多尿等症状。后期可有肾结石、难治性消化性溃疡、广泛的骨质疏松，甚至病理性骨折。血钙浓度达 4 ～ 5mmol/L，可发生高血钙危象，可有生命危险。

（3）诊治经过

3. **既往史**　询问有无恶性肿瘤病史，有无多发性泌尿系统结石，尤其是反复发作的双肾结石。

（二）体检要点

应注意检查有无神经精神症状，有无甲状旁腺功能亢进和骨关节系统病变，是否合并病理性骨折的情况。

（三）辅助检查

1. **电解质检查**　血清钙浓度高于2.7mmol/L。血清磷多低于正常。24小时尿钙排出量显著升高，可超过 200mg。

2. **X 线检查**　可表现为尿路结石、骨质疏松、病理性骨折等。

（四）诊断

1. 有引起高血钙的病史及表现。

2. 血清钙浓度超过 2.70mmol/L。

（五）鉴别诊断

根据血清钙浓度可做出诊断，重要的是鉴别引起高钙的病因。

1. **原发性甲状旁腺功能亢进**　是引起高钙血症的常见原因，多由于甲状旁腺腺瘤或甲状旁腺增生引起，少数由腺癌引起。主要表现为尿路结石和（或）骨骼的脱钙病变。血清钙增高，血清磷降低，血中甲状旁腺激素明显升高。

2. 骨转移性癌　许多晚期癌症患者出现骨转移时常有高钙血症，特别是使用三苯氧胺治疗的骨转移性乳腺癌。但晚期癌症患者常有恶病质及原发病的表现，易于诊断。

三、治疗策略

（一）治疗原则

治疗原发病，低钙饮食，增加钙的排泄。

（二）治疗方法

1. 治疗原发病　甲状旁腺功能亢进者，手术治疗，切除腺瘤或增生的腺组织。
2. 降低血钙　可采用呋塞米、糖皮质类固醇激素、磷酸盐及乙胺四乙酸（EDTA）等，以暂时降低血钙浓度。

四、疗效及预后评估

（一）疗效评估

1. 治愈　症状体征消失，血钙恢复正常，高钙病因去除。
2. 好转　治疗后症状体征缓解，或高钙病因未去除。

（二）预后评估

甲状旁腺功能亢进者，早期手术切除腺瘤或增生的腺组织，效果良好。病因如不解除，治疗效果不佳，有形成肾结石的可能。

五、出院医嘱

1. 门诊随访，不适随诊。
2. 病因未除者，继续病因治疗，监测血钙变化。
3. 对甲状旁腺功能亢进未手术者，需择期行手术治疗。

第九节　低镁血症

一、疾病概述

血清镁低于0.7mmol/L，称低镁血症。病因主要有严重腹泻、脂肪泻、短肠综合征、溃疡性结肠炎、Crohn病、胆道疾病与坏死性胰腺炎等，以及长期饥饿、进食不足、胃肠减压和肠瘘。长期应用静脉高营养补镁不足，也是引起低镁症的重要原因之一。

二、诊断策略

（一）病史采集要点

1. 主诉 神经紧张、易激动、手足徐动，严重者烦躁不安、谵妄、惊厥等。

2. 现病史

（1）病因 询问是否有严重腹泻、脂肪泻、短肠综合征、溃疡性结肠炎、Crohn 病、胆道疾病与坏死性胰腺炎等，以及是否有长期饥饿、进食不足、胃肠减压和肠瘘等；有无使用如羧苄西林、两性霉素 B 等可使肾小管对镁的重吸收减低的药物；有无甲状腺功能亢进症、长期酗酒及大手术后精神紧张。

（2）主要症状特点 ①有无相关原发病的症状体征。②低镁血症症状与低钙相似：询问有无神经紧张、记忆力减退、易激动、烦躁不安、手足徐动等症状。

（3）诊治经过

3. 既往史 询问患者有无吸收障碍综合征等病史。

（二）体检要点

1. 神经－精神系统 有无面容苍白、表情淡漠或定向力减退，严重者可出现昏迷等。

2. 神经－肌肉系统 有无腱反射亢进、阵发性肌肉抽动、手足徐动，Chvostek 征，Trousseau 征等。

3. 心血管系统 有无心律不齐、血压下降等。

（三）辅助检查

1. 血清电解质测定 血清镁低于 0.75mmol/L，可伴有低钾、低钙。

2. 心电图 可有室性心动过速、室性早搏、ST 段下降、T 波宽而波幅降低、T 波倒置、PR 间期缩短等。

3. 镁负荷试验 正常人静脉滴注氯化镁或硫酸镁 0.25mmol/kg 后，注入量的 90% 从尿中排出；而在低镁血症的患者注入相同量的镁剂后，40%～80% 的镁仍保留在体内，尿中每日仅排出 1mmol。

（四）诊断

1. 具有低镁血症的病因，如严重腹泻、脂肪泻、短肠综合征、溃疡性结肠炎、Crohn 病、胆道疾病与坏死性胰腺炎等，以及长期饥饿、进食不足、胃肠减压和肠瘘等。

2. 具有低镁血症的临床表现，如神经紧张、易激动、手足徐动，严重者烦躁不安、谵妄、惊厥等。

3. 血清镁低于 0.75mmol/L。

4. 诊断困难时，可测定血、尿镁离子浓度或用硫酸镁静脉滴注试验性治疗，如为镁缺乏，则症状明显改善。

（五）鉴别诊断

1. 低钙血症 低镁血症常同时伴有钾和钙的缺乏，在补充钾和钙使低钾血症和低钙血症得到纠正后，症状体征仍然未缓解，应当怀疑低镁血症的存在。

2. 低钾血症　单纯的低钾血症病史短，临床表现与低镁血症相反，肌肉软弱无力、腹胀。也可表现为心律失常，如房性期前收缩或室性期前收缩、房性心动过速或室性心动过速、心室颤动，但在这些表现前常有心电图改变，如 T 波降低、低平或倒置，并有 U 波或 T 波融合。血清钾浓度低于正常。

3. 代谢性碱中毒　有大量胃液丢失，致氯和钾丧失过多，或有长期服用碱性药物史，表现为神经 - 肌肉应激性增高，出现手足抽搐、腱反射亢进、Chvostek 征及 Trousseau 征阳性。但患者呼吸浅慢，常伴有低渗性缺水、低血钾及低血氯，血气分析示二氧化碳结合力升高、血 pH 升高等。

4. 帕金森（Parkinson）病　多见于老年人，起病缓慢，震颤多始于上肢，而后发展到其他肢体、口唇及头部，情绪紧张时加重，睡眠时可完全停止，严重时肌肉强直及运动障碍。血清镁不低，可与低镁血症鉴别。

5. 手足徐动症　本病发生于出生后数月，表现为手指呈强制性乱动、足趾背屈。如面肌受累，则眉眼乱动，呈"鬼脸状"。病情呈持续性，入睡后症状停止，与低镁血症不同。

6. Bartter 综合征（异型继发性醛固酮增多综合征）　本病是因肾小球旁器官增生，使血中肾素活性升高，导致醛固酮增多所致。可表现为手足抽搐、多尿等症状。但本病肾浓缩功能减退，故多尿、多饮，并有低血钾及代谢性碱中毒，血清钠、钾、氯均低。血浆醛固酮增多，可与单纯低镁血症鉴别。

三、治疗策略

（一）治疗原则

①补充镁；②治疗原发病。

（二）治疗方法

常用补镁的药物有氯化镁或硫酸镁溶液。一般按 0.25mmol/（kg·d）的剂量补镁，严重缺镁时，可给予 1mmol/（kg·d），用量按每公斤体重 10% 硫酸镁 0.5ml 计算。

（三）注意事项

静脉补镁时注意急性镁中毒的可能。完全纠正镁缺乏需时较长，在解除症状后仍应补镁 1～3 周。

四、疗效及预后评估

（一）疗效评估

1. 治愈　症状体征消失，血清镁恢复正常，低镁病因去除。
2. 好转　治疗后症状体征缓解，或低镁病因未去除。

（二）预后评估

病因去除，治疗效果良好。病因如不解除，治疗效果不佳。

五、出院医嘱

1.门诊随访，不适随诊。

2.病因未除者，继续病因治疗，监测血镁变化。

第十节　高镁血症

一、疾病概述

血清镁高于 1.1mmol/L 即称高镁血症，或称镁中毒。常见病因：①注射镁盐量过多；②肾排镁减少：肾功能不全；③早期烧伤、大面积损伤或外科应激反应、严重细胞外液不足和酸中毒。

二、诊断策略

（一）病史采集要点

1.**主诉**　乏力、疲倦，甚至嗜睡、昏迷等。

2.**现病史**　（1）病因：是否有引起高镁血症的疾病，如肾功能不全、早期烧伤、大面积损伤或外科应激反应、严重细胞外液不足和酸中毒，因子痫而接受硫酸镁治疗等。（2）主要症状特点：①相关原发病的症状体征；②高镁血症主要表现为神经肌肉兴奋性降低，患者是否出现乏力、疲倦，甚至嗜睡、昏迷等；（3）诊治经过。

3.**既往史**　询问患者有无急慢性肾功能衰竭、甲状旁腺功能减退、多发性骨髓瘤、肺部疾病等病史。

（二）体检要点

1.**神经 - 精神系统**　是否出现中枢神经系统抑制表现，如精神淡漠、嗜睡，严重者可出现昏迷。有时可发生呼吸中枢麻痹。

2.**神经肌肉系统**　有无肌肉软弱无力、张力低下，是否出现腱反射迟钝或消失，重症患者可出现软瘫。

3.**心血管系统**　有无周围血管扩张，血压下降，心率减慢、房室及心室内传导阻滞，严重者心搏可骤停于舒张期。

（三）辅助检查

1.血清镁 > 2mmol/L。

2.肾功能不全者，尿素氮升高、血钾升高。

3.糖尿病酮症酸中毒引起者，血糖升高、尿糖阳性。

4.心电图示 QRS 增宽，ST 段低平，T 波高耸。

（四）诊断

1.**病史**　有引起高镁血症的疾病，如肾功能不全、早期烧伤、大面积损伤或外科应激反应、严重细胞外液不足和酸中毒。

2.临床表现　主要为嗜睡，肌腱反射减低，肌肉软弱，并有进行性瘫痪；严重者呼吸减慢，心动过缓，血压下降，甚至昏迷，呼吸心跳停止。

3.心电图检查　心电图表现类似高钾血症，显示 PR 间期延长，QRS 波增宽和 T 波增高。

4.血清镁测定　血清镁测定多高于 1.5mmol/L。

（五）鉴别诊断

1.高钾血症　高镁血症有些症状与高钾血症相似，如肌肉无力、软瘫，心动过缓，心电图出现 T 波高尖、QRS 波增宽等。但高钾血症可有室性早搏及心室颤动，血清钾升高。高钾血症可与高镁血症并存。

2.急、慢性肾功能不全　由于尿少，肾小球对镁的排出减少而使血镁升高，但多合并高血钾及低血钙。根据病史及血清镁测定，可与其他原因引起的高镁血症鉴别。

三、治疗策略

（一）治疗原则

①降低血镁；②治疗原发病。

（二）治疗方法

1.一般治疗　停止补镁，积极纠正失水和酸中毒，补充细胞外液容量不足。

2.以 Ca^{2+} 拮抗 Mg^{2+}　用 10% 葡萄糖酸钙 10 ~ 20ml 溶于等量葡萄糖溶液静注，10 ~ 20min 注完。

3.透析治疗　经治疗后血清镁仍无明显下降可早行透析疗法。

四、疗效及预后评估

（一）疗效评估

1.治愈　症状体征消失，血清镁恢复正常，高镁病因去除。

2.好转　治疗后症状体征缓解，或高镁病因未去除。

（二）预后评估

高镁血症患者，多有较重的原发病，其预后与原发病有关。血清镁高于 2mmol/L，可导致呼吸抑制和心搏骤停。

五、出院医嘱

1.门诊随访，不适随诊。

2.病因未除者，继续病因治疗，监测血镁变化。

第十一节　代谢性酸中毒

一、疾病概述

代谢性酸中毒是由于体内酸性物质的积聚或产生过多或 HCO_3^- 丢失过多引起。细胞外液 H^+ 增加，pH 下降，BE 呈负值。发生代谢性酸中毒后，机体依靠碳酸氢盐的缓冲调节作用，呼吸加深加快，肾小管分泌 H^+ 增加及 H^+ 转入细胞内等机制调节。

二、诊断策略

（一）病史采集要点

1. **主诉**　疲乏，头晕，嗜睡，昏迷，面色潮红，呼吸深、快等。

2. **现病史**

（1）病因　①丢碱过多：严重腹泻、胆瘘、胰瘘、小肠瘘、输尿管乙状结肠吻合术后或回肠代膀胱术后等均有 HCO^- 的丧失。②产酸过多：腹膜炎、休克、高热、心搏骤停、抽搐等缺血缺氧及糖尿病或长期饥饿都可形成过多有机酸（乳酸、丙酮酸、乙酰乙酸）。③排酸障碍：如肾功能不全时，不能正常地排 H^+ 或排出 HCO_3^- 过多，使体内 H^+ 积聚和 HCO_3^- 减少。④因治疗需要而应用氯化铵、盐酸精氨酸或盐酸过多，引起血清中 Cl^- 增多、HCO_3^- 减少，造成酸中毒。

（2）主要症状特点　突出的临床表现为呼吸深、快，有酮味。面部潮红，心率快，血压偏低，对称性肌张力下降，腱反射减弱或消失，严重者神志不清或昏迷。同时伴有严重缺水表现。

（3）诊治经过。

3. **既往史**　询问有无肾功能障碍病史。

（二）体检要点

1. **神经系统**　患者是否有精神和神志的改变，如嗜睡、感觉迟钝或烦躁不安、神志不清、昏迷等。有无对称性肌张力减退，肢体腱反射减弱或消失等。

2. **呼吸系统**　是否有呼吸深、快，呼吸肌收缩明显，胸廓扩张，有时呼气中有酮味。

（三）辅助检查

1. **动脉血气分析**　pH 正常或下降，血 HCO_3^- 降低，CO_2 结合力降低。代偿期 pH 在正常范围，失代偿期 pH 降低，如除外呼吸性碱中毒，则 CO_2 结合力下降为代谢性酸中毒。

2. **血清电解质测定**　可有高氯、高钾等。

3. **尿液检查**　pH < 5.5，呈酸性反应。

（四）诊断

1. 患者有导致酸中毒的病因，如严重腹泻、肠瘘或休克等病史。

2. 患者出现深而快的呼吸。

3. 血气分析 pH 正常或下降，血 HCO_3^- 降低，CO_2 结合力降低。

（五）鉴别诊断

呼吸性酸中毒 血液 pH 可降低，但 $PaCO_2$ 升高而 HCO_3^- 可正常，且有呼吸系统原发病。

三、治疗策略

（一）治疗原则

消除病因，补充液体，严重者（血浆 HCO_3^- 低于 10mmol/L）应用碱性药物。

（二）治疗方法

1. 消除病因和纠正脱水，轻度酸中毒（$HCO_3^- > 16 \sim 18$mmol/L）可自行纠正。
2. 维持呼吸功能，保持呼吸道通畅和气体的有效交换，给予氧气治疗，改善缺氧状态。
3. 供给足够的热量，减少蛋白质分解代谢，减少酸性产物的产生。
4. 保护肾脏功能，促进排尿。可使用 20% 甘露醇 250ml，静脉滴注，每日 2 次。
5. 严重酸中毒（$HCO_3^- < 10$mmol/L）或血 pH < 7.20 需补碱，常用 5% $NaHCO_3$。

所需 HCO_3^- 量（mmol/L）=（正常值－测量值）× 体重 ×0.4；半量于 2 ~ 4 小时内输完，以后根据情况再输另一半或加减。

（三）注意事项

1. 纠酸时应在 2 小时内先给 1/2 需要量，通常不可过快地提高血浆 HCO_3^- 超过 16mmol/L，以免发生手足搐搦、惊厥和神志改变。
2. 代谢性酸中毒时，离子化钙增多，患者缺钙也可不出现抽搐，但纠酸后，血钙下降，可发生手足搐搦，应及时补钙。
3. 过速纠酸还可致低钾，应随时纠治。

四、疗效及预后评估

预后取决于原发病变，病因去除，预后良好。

第十二节　代谢性碱中毒

一、疾病概述

代谢性碱中毒是由于体内 H^+ 丢失过多或 HCO_3^- 增多引起，如大量丢失胃酸、经口或经静脉摄入大量碱性物质、钾离子减少可以造成低钾性碱中毒，氯离子减少可以造成低氯性碱中毒。机体依靠呼吸变缓变浅，减少 CO_2 的排出；通过肾脏减少排出 H^+，铵盐形成和减少排出，减少酸性物质和 Cl^- 的排出；通过体内缓冲系统予以调节，最终增加体内的 H^+ 含量。

二、诊断策略

（一）病史采集要点

1.主诉　呼吸异常、谵妄、精神错乱或嗜睡等，严重时可发生昏迷。

2.现病史

（1）病因询问　了解患者有无：①酸性胃液丢失过多，如严重呕吐、长期胃肠减压等。②碱性物质摄入过多（长期服用碱性药物），如溃疡病的治疗，现已少见。③缺钾、低钾时，3个K^+从细胞内释出，即有2个Na^+和1个H^+进入细胞，引起细胞内酸中毒和细胞外碱中毒，而远曲小管向尿中排出H^+，尿液呈酸性，即反常性酸性尿。④应用某些利尿药物，如呋塞米和依他尼酸，抑制近曲小管对Na^+和Cl^-的再吸收，但不影响远曲肾小管内$Na^+ - H^+$的交换，排Cl^-大于排Na^+，Na^+和HCO_3^-回入血液的量增加，发生低氯性碱中毒。

（2）临床特点　呼吸异常如呼吸变浅变慢，或有神经精神方面的异常，如谵妄、精神错乱或嗜睡等，严重时可发生昏迷。可有低血钾和脱水的临床表现。

3.既往史　询问有无充血性心力衰竭、肾病综合征、肝硬化、重度营养不良等。

（二）体检要点

注意患者有无精神和神志的改变，患者呼吸有无变浅变慢及检查原发病的体征。

（三）辅助检查

1.动脉血气分析　失代偿时，血液pH值和HCO_3^-明显增高，$PaCO_2$正常；部分代偿时，pH值、HCO_3^-及$PaCO_2$有一定程度增高。

2.血清电解质测定　可有低氯、低钾等。

3.尿液检查　尿液呈碱性反应。但低钾性碱中毒尿液呈酸性。

（四）诊断

1.有引起碱中毒的病史，如大量丢失胃酸、经口或经静脉摄入大量碱性物质等。

2.患者出现呼吸异常如呼吸变浅变慢，或有神经精神方面的异常，如谵妄、精神错乱或嗜睡等，严重时可发生昏迷。

3.血气分析：血浆中HCO_3^-升高，pH上升，BE呈负值。

（五）鉴别诊断

呼吸性碱中毒　有过度通气的病史和血气分析可鉴别。

三、治疗策略

1.积极处理原发病。

2.对丧失胃液所致的代谢性碱中毒，可输注等渗盐水或葡萄糖盐水；因碱中毒几乎都伴有低钾血症，故应及时补充氯化钾，但要在尿量超过40ml/h后进行。

3.治疗严重代谢性碱中毒时，可应用盐酸的稀释液。

四、注意事项

1. 对合并严重脱水、休克的患者，要尽快补充液体，提高血容量，恢复血压，改善肾调节功能。
2. 纠正过程中需要 4 ~ 6 小时检测一次血气分析和电解质。
3. 纠正速度不宜过快，要兼顾机体自身的代偿能力。

五、疗效及预后评估

预后取决于原发病变，病因去除，预后良好。

第十三节　呼吸性酸中毒

一、疾病概述

呼吸中枢受到损害或外周性呼吸功能障碍导致肺泡通气功能减弱，不能充分排出体内生成的 CO_2，造成 CO_2 潴留，血液中 CO_2 含量增多，$PaCO_2$ 上升，H_2CO_3 增多，pH 下降。

二、诊断策略

（一）病史采集要点

1. **主诉**　气促、发绀、头痛、胸闷，严重者出现谵妄、昏迷。
2. **现病史**
（1）询问病因　常见原因有两类：①能引起急性、暂时性的高碳酸血症的原因：如全身麻醉过深、镇静剂过量、心搏骤停、气胸、急性肺水肿、支气管痉挛和呼吸机使用不当等。这些原因均能显著影响呼吸，致肺泡通气不足，造成 CO_2 潴留。②能引起持久性的 $PaCO_2$ 增高的原因：慢性阻塞性肺疾病，如肺组织广泛纤维化、重度肺气肿等。这些疾病或有换气功能障碍，或有肺泡通气 - 血流比例失调，引起 CO_2 在体内潴留，导致高碳酸血症。
（2）主要症状特点　患者可有呼吸困难、换气不足和全身乏力。有时有气促、发绀、头痛、胸闷。重症患者可有血压下降、谵妄、昏迷等。

（二）体检要点

重点检查神志、脉搏、血压、呼吸、体温等。注意检查呼吸系统和神经、精神系统体征。

（三）辅助检查

1. **血气分析**　急性呼吸性酸中毒时，血液 pH 明显下降，$PaCO_2$ 增高，血浆 HCO_3^- 正常；慢性呼吸性酸中毒时，血液 pH 下降不明显，$PaCO_2$ 增高，血浆 HCO_3^- 有增加。
2. **血电解质**　可有高氯、高钾等。

（四）诊断

1. 有呼吸功能受影响的病史。

2. 具备呼吸性酸中毒的症状和体征，如气促、发绀、头痛、胸闷，严重者出现谵妄、昏迷。

3. 辅助检查血液 pH 下降 < 7.35，$PaCO_2$ 增高，血浆 HCO_3^- 增高。

（五）鉴别诊断

1. 代谢性酸中毒　有典型病史，结合血气分析可鉴别。

2. 急性呼吸窘迫综合征（ARDS）　有重症胰腺炎、大手术、严重外伤、肺部感染、休克或弥散性血管内凝血等病史。表现为呼吸困难、发绀等。X 线检查可见肺部有广泛性点、片状影。血气分析除呼吸性酸中毒外，还有严重的低氧血症。

3. 严重急性呼吸道综合征（SARS）　即非典型性肺炎，是一种冠状病毒引起的严重传染病。有与发病者密切接触史。起病急，以发热为首发症状，体温一般大于 38℃，可伴有头痛、关节酸痛、肌肉酸痛、乏力、腹泻等。多无上呼吸道卡他症状，可有咳嗽，多为干咳，少痰，偶有血丝痰。可有胸闷，严重者出现呼吸加速、气促，或明显呼吸窘迫。肺部体征不明显，部分患者可闻及少许湿啰音，或有肺实变体征。胸部 X 线检查肺部有不同程度的片状、斑片状浸润性阴影或呈网状改变。抗菌药物治疗无明显效果。

三、治疗策略

（一）治疗原则

去除各种诱因和原发病，改善患者通气功能。

（二）治疗方法

1. 吸氧　动脉血氧饱和度低于 0.85mmol/L 时应给予氧治疗，氧浓度不宜超过 40%。

2. 改善通气，增加潮气量。必要时气管插管、气管切开并使用呼吸机。

3. 慢性呼吸性酸中毒，可采取控制感染、扩张小支气管、促进咳痰等措施。

（三）注意事项

1. 防止 $PaCO_2$ 下降过快，使 pH 迅速上升，导致碱中毒。

2. 不应单纯给高浓度氧，防止氧中毒和影响呼吸中枢对 CO_2 的敏感度。

3. 经常检查血液的 pH、$PaCO_2$、BE、PO_2，及时调整治疗措施。

四、疗效及预后评估

预后取决于原发病变，病因去除，预后良好。

第十四节　呼吸性碱中毒

一、疾病概述

呼吸性碱中毒主要是由于呼吸增强，肺通气量过度增加，CO_2 排出过多，使血中 $PaCO_2$ 降低，

H_2CO_3 含量减少，pH 上升所致。机体在代偿过程中，细胞外钾离子、钠离子转入细胞内，使血中钾离子和钠离子降低，血中氯离子含量增高。血中结合钙增加，游离钙减少。

二、诊断策略

（一）病史采集要点

1. 主诉　眩晕，手、足、口周麻木和针刺感或呼吸急促。

2. 现病史

（1）询问可能的病因　①低氧血症：常见原因是肺部疾病如间质性肺病变、肺动脉栓塞、早期 ARDS、肺不张等，以及高原反应、充血性心力衰竭、右向左分流的先天性心脏病。②精神性过度通气：如情绪激动、癔症等。③中枢神经系统疾病：如蛛网膜下腔出血、延髓呼吸中枢功能失常、颅脑损伤。④水杨酸盐中毒。⑤高代谢状态：如体温升高、甲状腺功能亢进、贫血等。⑥肝硬化。⑦呼吸机使用不当，辅助通气过度。⑧革兰阴性菌脓毒血症。

（2）主症特点　可表现为呼吸运动加深，频率加快。急性呼吸性碱中毒有时可伴有眩晕，手足和口周麻木、针刺感，肌肉震颤，手足抽搐，手足痉挛。

（二）体检要点

重点观察神志、脉搏、血压、呼吸、体温等，注意检查呼吸系统和神经、精神系统体征。

（三）辅助检查

1. 血气分析　血液 pH 增高，$PaCO_2$ 和血浆 HCO_3^- 下降。
2. 血清电解质测定　可有钾、氯的异常。

（四）诊断及诊断依据

1. 有造成呼吸性碱中毒的病史，如引起肺泡过度通气，体内生成的 CO_2 排出过多，导致血 $PaCO_2$ 降低，最终引起 pH 上升的因素，如发热、疼痛、创伤、低氧血症、呼吸机辅助通气过度等。

2. 有呼吸性碱中毒的症状和体征，如呼吸运动加深，频率加快。急性呼吸性碱中毒有时可伴有眩晕，手足和口周麻木、针刺感，肌肉震颤，手足抽搐，手足痉挛等。

3. 血气分析：血液 pH 升高（大于 7.45），$PaCO_2$ 小于 35mmol/L，血浆 HCO_3^- 下降。

（五）鉴别诊断

与其他酸碱平衡紊乱如代谢性碱中毒鉴别，代谢性碱中毒常有低氯、低钾和使用碱性药物的病史，血气分析可明确诊断。见表1-3。

表1-3　酸碱失衡的鉴别诊断

酸碱平衡紊乱	急性（失代偿性）			慢性（部分代偿性）		
代谢性酸中毒	pH ↓↓	$PaCO_2$ 正常	HCO_3^- ↓↓	pH ↓	$PaCO_2$ ↓	HCO_3^- ↓
代谢性碱中毒	pH ↑↑	$PaCO_2$ 正常	HCO_3^- ↑↑	pH ↑	$PaCO_2$ ↑?	HCO_3^- ↑
呼吸性酸中毒	pH ↓↓	$PaCO_2$ ↑↑	HCO_3^- 正常	pH ↓	$PaCO_2$ ↑↑	HCO_3^- ↑
呼吸性碱中毒	pH ↑↑	$PaCO_2$ ↓↓	HCO_3^- 正常	pH ↑	$PaCO_2$ ↓↓	HCO_3^- ↓

三、治疗策略

1. 积极去除各种诱因和原发病。

2. 增加呼吸道死腔以提高 $PaCO_2$，必要时可吸入含有 CO_2 的氧气，如为呼吸机使用不当者，调整呼吸机。

3. 静脉注射葡萄糖酸钙，可消除手足抽搐。

四、疗效及预后评估

预后取决于原发病变，病因去除，预后良好。

第二章　外科休克

一、疾病概述

　　休克是一种由多种病因引起的，最终以有效循环血容量减少、组织和脏器灌注不足、细胞代谢紊乱和功能受损为主要病理生理变化的综合征。临床表现为血压明显下降、脉压减少、心率增快、脉搏细弱、全身乏力、皮肤苍白或发绀、尿量减少、烦躁不安、反应迟钝、神志模糊，甚至昏迷及代谢性酸中毒，若不及时治疗，最终出现多器官功能不全综合征，可很快危及生命。氧供给不足和需求增加是休克的本质，恢复对组织细胞供氧，促进氧有效利用，重新建立氧的供需平衡和正常细胞功能是治疗休克的关键环节。休克常分为低血容量性（失液性和创伤性）休克、感染性休克、心源性休克、神经源性休克、过敏性休克五种。

二、诊断策略

（一）病史采集要点

　　1. **主诉**　口渴、心慌、尿少、四肢湿冷等。

　　2. **现病史**

　　（1）病因　常见病因，如严重创伤、出血、重度感染、过敏、心脏病史等。患者如有严重外伤史，如骨折、挤压伤、撕脱伤者应考虑到创伤性休克。患者如果有呕血或黑便，既往有溃疡病史，则应考虑溃疡引起上消化道出血所致失血性休克。患者若以腹痛为主要症状，应注意腹痛的部位、性质及程度等。如上腹部剧痛，应怀疑为急性胰腺炎或胆道感染；全腹痛，则可能为腹膜炎；女性下腹痛，应怀疑宫外孕破裂腹腔内出血所致失血性休克。以寒战、发热为主要症状者，应考虑为感染性休克，如中毒性痢疾。若患者长期使用免疫抑制剂、肾上腺皮质激素或体内长期留置导管过程中出现休克，应考虑继发感染导致的感染性休克。中老年患者出现胸骨后或心前区压榨样疼痛，伴大汗淋漓、恶心、呕吐，且疼痛时间超过半小时者，应高度怀疑心肌梗死所致心源性休克。过敏性休克多发生于接触致敏物质的过程中，起病迅速，如注射青霉素后发生休克。有内分泌疾病如脑垂体、肾上腺、甲状腺疾病者多为内分泌性休克。肺栓塞、夹层动脉瘤等可引起血流阻塞性休克。强烈的神经刺激可导致神经源性休克。

　　（2）主要症状特点及演变

　　①休克早期（休克代偿期）　患者神志清楚，但可出现精神紧张、兴奋或烦躁不安。心率加速、脉压差小，血压正常或稍增高，皮肤苍白、出冷汗、四肢发冷。呼吸加快，尿量减少。

　　②休克中期（休克抑制期）　患者神情淡漠，反应迟钝，意识模糊，昏迷。心率增快，可大

于 120 次 / 分，脉搏细数无力或脉搏摸不出，血压进行性下降或测不到，皮肤发绀或出现淤斑，四肢厥冷或肢端青紫，尿量明显减少，在 20ml/h 以下。

③休克晚期　患者常有神志模糊、嗜睡或昏迷。皮肤湿冷，黏膜可有淤点，皮肤有出血点或淤斑。呼吸急促，发绀，心率明显增快，心音弱而低钝，可有奔马律、心律不齐。脉搏细弱甚至不能触及。大动脉搏动减弱。血压明显降低，甚至不能测出。尿极少或无尿。或出现弥散性血管内凝血（DIC），多器官功能障碍综合征。

3. 既往史　询问有无过敏史及高血压、心脏疾病等病史。

（二）体检要点

1. 生命体征　重点观察神志、精神状态，脉搏的快慢，是否有力，呼吸次数和深浅，血压的变化，以及体温等情况。

2. 外伤体征　有无严重创伤造成的大出血，有无明显的创伤面。

3. 头颈部检查　口唇有无发绀，面色有无苍白，有无黄疸及蜘蛛痣（肝硬化体征），有无颈静脉怒张（心源性休克），皮肤黏膜有无淤点及淤斑等。

4. 胸腹部检查　胸廓有无畸形。两肺叩诊是否不一致。有血胸或气胸时呼吸或急促、局部叩呈浊音，呼吸音减低，有湿啰音，如伴有发热，则提示肺部感染。心律是否整齐，瓣膜区有无杂音，瓣膜病变血栓脱落致大血管阻塞可引起休克。肝脾肿大、腹水及腹壁静脉怒张、上消化道出血提示休克与食管下段胃底静脉曲张破裂出血有关。腹部有无腹膜刺激征（腹膜炎），腰背部蓝棕色斑多见于出血坏死性胰腺炎。中下腹压痛体征多与妇科疾病有关，如宫外孕破裂。

5. 其他部位检查　肢体温度、色泽、四肢、皮肤、皮下有无出血，神经系统、泌尿系统有无异常。

（三）辅助检查

1. 血常规　红细胞、血红蛋白和血细胞比容在出血、创伤性休克时可有明显下降，常于出血后数小时出现，24 ～ 36 小时达高峰。由失水引起的休克，则血液浓缩，红细胞、血红蛋白和红细胞比容升高。白细胞在各种感染时常显著升高。

2. 尿常规　休克时尿量一般在 20ml/h 以下，比重增加。尿量每小时少于 25ml，比重增加，表明肾血管收缩仍存在或血容量仍不足；血压正常，但尿量仍少，比重降低，则可能已发生急性肾功能衰竭。尿量稳定在每小时 30ml 以上时，表示休克纠正。

3. 中心静脉压（CVP）　中心静脉压的变化一般比动脉压的变化早。CVP 的正常值为 5 ～ 10cmH$_2$O。在低血压情况下，中心静脉压低于 5cmH$_2$O 时，表示血容量不足；高于 15cmH$_2$O 时，则提示心功能不全、静脉血管床过度收缩或肺循环阻力增加；高于 20cmH$_2$O 时，则表示有充血性心力衰竭。

4. 肺动脉压（PAP）和肺动脉楔压（PCWP）　测定肺动脉压和肺动脉楔压，可了解肺静脉、左心房和左心室的压力，反映肺循环阻力的情况。肺动脉压的正常值为 10 ～ 22mmHg（1mmHg ≈ 0.133kPa）。肺动脉楔压的正常值为 6 ～ 15mmHg，6mmHg 时，提示血容量不足，增高表示肺循环阻力增加。肺水肿时，肺动脉楔压超过 30mmHg。当肺动脉楔压已增高，中心静脉压虽无增高时，即应避免输液过多，以防引起肺水肿，并应考虑降低肺循环阻力。

5. 心排出量和心脏指数　心排出量成人正常值为 4 ～ 6L/min。休克时，心排出量一般都有降低。但在感染性休克时，心排出量可能较正常值高。心脏指数的正常值为（3.20 ± 0.20）L ／（min · m^2）。

6. 动脉血气分析　动脉血氧分压（PaO$_2$）正常值为 75 ～ 100mmHg，动脉血二氧化碳分压

（PaCO$_2$）正常值为 40mmHg，动脉血 pH 正常为 7.35～7.45。休克时，如患者原无肺部疾病，由于常有过度换气，PaCO$_2$ 一般都较低或在正常范围内。如超过 45～50mmHg 而通气良好时，往往是严重的肺功能不全的征兆。PaO$_2$ 低于 60mmHg，吸入纯氧后仍无明显升高，常为呼吸窘迫综合征的先兆。通过血气分析，还可了解休克时代谢性酸中毒的演变，能发现血氧饱和度降低（反映组织缺氧），pH、标准碳酸氢盐和碱剩余降低（反映代谢紊乱导致的酸中毒），以及有无代偿性呼吸性碱中毒（PaCO$_2$ 降低）或肺泡功能不全（ARDS）。

7. 动脉血乳酸盐测定　正常值为 1～2mmol/L。乳酸盐浓度持续升高，表示病情严重，预后不良。乳酸盐浓度超过 8mmol/L 者，病死率达 100%。

8. 弥散性血管内凝血（DIC）的检测　对疑有 DIC 的患者，应进行有关血小板和凝血因子消耗程度的检查，以及反映纤维蛋白溶解性的检查。①血小板计数低于 80×10^9/L；②纤维蛋白原少于 1.5g/L；③凝血酶原时间较正常延长 3 秒以上；④鱼精蛋白副凝试验（3P）阳性；⑤血液涂片中破碎红细胞超过 2%。上述结果三项以上即可确诊为 DIC。

9. 胃肠黏膜内 pH 测定　休克时胃肠道较早处于缺血、缺氧状态，而全身血流动力学检测常不能反映缺血严重器官组织的实际情况。测量胃肠黏膜的 pH 不但能反映该组织局部灌注和供氧情况，也可能发现隐匿性休克。

10. 心电图　心电图可用于排除急性心肌梗死所致心源性休克。

11. X 线片　胸部 X 线片可见肺淤血征象，严重者可有间质性肺炎或肺泡性肺水肿。X 线检查可发现骨折、血气胸、胃肠穿孔等。

12. B 超　B 超可发现腹腔内有无积血、积液。

13. CT　可发现有无颅脑损伤、出血。内脏实质性脏器如肝、脾、肾、胰有无损伤及出血情况。

（四）诊断

1. 诊断依据
（1）有引起休克的病史，如严重损伤、大量出血、重度感染、心脏病、过敏等。
（2）四肢湿冷，皮肤苍白，发绀或出现花纹，意识异常。
（3）脉率增快，无心脏疾病者心率增至 100 次/分或 100～120 次/分。休克指数测定：脉率/收缩压（mmHg）＞ 1.0～1.5（有休克）或＞ 2.0（严重休克）。
（4）收缩压＜ 80mmHg 或脉压＜ 20mmHg，或在原有高血压基础上，收缩压下降 30% 以上。
（5）尿量常＜ 30ml/h 或无尿，比重增高。

2. 临床分类
（1）低血容量休克

1）出血性休克　即大量丢失血液所引起的休克，主要表现为血容量急剧减少所致的急性贫血与循环衰竭。常见原因：①上消化道出血，如消化性溃疡出血，有消化性溃疡病史，胃镜检查可确诊。肝硬化食管下段胃底静脉曲张破裂出血，多有乙肝病史，肝硬化、脾肿大、脾功能亢进，可见肝掌、蜘蛛痣、腹水等。急性胃黏膜出血、应激性溃疡出血，可有大手术、创伤病史，胃镜检查可确诊。胆道出血，患者多有腹痛、黄疸、出血交替出现的临床表现。②下消化道出血，如结肠憩室出血、缺血性结肠炎出血、急性坏死性出血肠炎、消化道肿瘤、血管畸形出血等。③咯血，如支气管扩张、空洞型肺结核、肺癌等。④腹腔内脏自发性破裂或外伤性出血。⑤凝血机制障碍，可引起全身性出血，有明确的出血病史。

2）非出血性低血容量性休克　有严重的体液丢失病史，如幽门梗阻、肠梗阻、高位肠瘘、糖尿病酮症酸中毒、急性重症胰腺炎等。其共同特点是皮肤干燥、皱缩、CVP、PCWP、心排血量降低。

（2）感染性休克　感染性休克是指由于病原微生物及其代谢产物引起的以微循环障碍为特征的急性循环功能不全。诊断主要依据是原发感染疾病的表现伴休克、血或体液培养可阳性。

（3）过敏性休克　对某些药物或免疫血清等生物制品过敏，导致急性周围循环灌注不足为主的全身性速发性变态反应。除休克外，常伴喉头水肿、支气管痉挛、肺水肿等，如不紧急处理，常导致死亡。最常见的是青霉素过敏。多在给药后数分钟或半小时内发病，但也有延迟反应的，即在给药后数小时或数日内才发病，发病越早，病情越重。

（4）创伤性休克　常发生于严重的外伤，如撕裂伤、挤压伤、骨折、烧伤的患者。其临床表现较为复杂，早期表现为出血性休克，后期由于创面继发感染而表现为感染中毒性休克。有多种因素参与其发生、发展，严重水肿、大出血、剧烈疼痛与血管活性物质释放有关。多数病因诊断容易，少数如迟发性脾破裂或肝破裂不一定能问出明确的外伤史。

（5）心源性休克　由于心脏搏出衰竭，不能维持最低限度的心排出量，导致器官和组织供血不足。常见的有急性心肌梗死、心律失常、心肌炎等。

（6）神经源性休克　临床较少见，多有神经刺激，如严重创伤、剧痛。临床上常发生于胸腔、腹腔穿刺及心包穿刺，以及脊髓麻醉、脊髓创伤等。

（五）鉴别诊断

1. 晕厥　晕厥和休克都是急性循环障碍的结果，但二者发作速度、严重程度和持续长短不尽相同。休克时，虽心输出量明显降低，但四肢和内脏小血管代偿性收缩，血压相对维持，而血容量重新再分配，急需氧和血供的心、脑相对获得多些，故休克期尽管血压下降，四肢厥冷，但意识相对完好。晕厥时，由于血容量大幅度下降或心输出量急骤降低，使内脏和皮肤小血管收缩作用不能及时发生，导致血压下降，血容量再分配得不到保证，脑得不到最低限度供应以致发生意识障碍。

2. 昏迷　昏迷是多种疾病发展过程中出现的神志丧失的临床现象，其病因复杂，临床表现不尽一致，但其生命体征可正常。

三、治疗策略

（一）治疗原则

①尽早去除引起休克的原因；②尽快恢复有效循环血容量；③纠正微循环障碍；④增进心脏功能；⑤恢复人体的正常代谢。

（二）治疗方法

1. 一般紧急治疗

（1）止血　体表伤口或四肢的出血，可利用加压包扎、填塞、指压、止血带等止血。有时可使用休克服（裤），不但可止住下肢出血，还可以压迫下半身，起到自体输血的作用。

（2）保持呼吸道通畅　必要时可作气管插管或气管切开。吸氧可增加动脉血含氧量，有利于减轻组织缺氧状态。一般可间歇给氧，给氧量为每分钟 6 ～ 8L。

（3）固定止痛　伤肢制动，避免过多的搬动，患者保持安静，适当应用镇痛剂。

（4）患者的体位　一般应采取头和躯干抬高 20°～30°，下肢抬高 15°～20° 的体位，以增加回心静脉血量和减轻呼吸的负担。

（5）保暖　但不加温，以免皮肤血管扩张而影响生命器官的血流量和增加氧的消耗。

2. 补充血容量　扩容应适当，避免过量，对未控制出血的失血性休克，扩容以收缩压达90～100mmHg为度，避免血压过高。补液种类的选择应根据具体病情而定，输血量以不超过正常血细胞比容为宜。补充血容量可根据CVP、PCWP进行指导和调节：①当CVP＜6.8cmH$_2$O，PCWP＞8mmHg，可以适当快速补液；②CVP＞20.4cmH$_2$O，PCWP＜15mmHg，可在5～10分钟内输入100ml液体，如PCWP不增高，组织灌流好转和（或）血压回升，则继续补液；如PCWP增高，组织灌流无改善或更坏，则应停止补液，并给予血管扩张剂。

3. 积极处理原发病　对需要手术处理的原发病变，如内脏大出血的控制、坏死肠袢的切除、消化道穿孔的修补和脓液的引流等，应在尽快恢复有效循环血量后，及时施行手术去除原发病变，才能有效治疗休克。但在不去除原发病变，而估计又不能纠正休克的情况下，则应在积极进行抗休克治疗的同时，及早进行手术。

4. 纠正酸碱平衡失调　虽然休克时因存在组织缺氧而常有不同程度的酸中毒，但在休克早期常因过度换气引起低碳酸血症，反而有发生呼吸性碱中毒的情况。故一般不宜在早期即用缓冲剂，以免加重碱中毒。重度休克在扩容后仍存在明显酸中毒时，适当应用碱性药物，如5%碳酸氢钠。一般可根据患者的二氧化碳结合力计算用量。

5. 心血管药物的应用　严重休克时，单用扩容治疗不易迅速改善循环和升高血压。如血容量已基本补足但循环状态仍未好转，如表现发绀、皮肤湿冷时，则应选用血管活性药物。常用的血管活性药物有去甲肾上腺素、间羟胺、去氧肾上腺素、酚苄明、苄胺唑啉、多巴胺、异丙肾上腺素、毛花苷C、山莨菪碱等。

6. 治疗DIC改善微循环　DIC的处理原则：（1）积极治疗休克，改善缺氧状态，及时纠正酸中毒，防止输血反应和溶血。（2）高凝状态时可选用：①阿司匹林100mg和双嘧达莫400～600mg，每日口服；②肝素10000U/h静脉滴注。（3）纤溶亢进时可选用6-氨基己酸4～6g静脉滴注。（4）适当补充新鲜血、凝血因子或纤维蛋白原等。

7. 皮质类固醇和其他药物的应用

（1）皮质类固醇　一般用于感染性休克和严重休克。一般主张应用大剂量，如甲泼尼龙30mg/kg或地塞米松1～3mg/kg，加入5%葡萄糖溶液内，静脉滴注，一次滴完。为了防止多用皮质类固醇后可能产生的不良反应，一般只用1～2次。

（2）其他药物　①三磷腺苷-氯化镁：有增加细胞内能量，恢复细胞膜的钠-钾泵作用，使细胞肿胀得以清除，恢复细胞功能。②鸦片拮抗剂纳洛酮：可改善组织血液灌流和防止细胞功能失常的发生，可能有助于休克的治疗。③调节前列腺素的合成或输注PGI$_2$可降低休克的死亡率。④钙通道阻滞剂（维拉帕米、硝苯地平）。⑤氧自由基清除剂。

四、疗效与预后评估

（一）疗效评估

1. 治愈　①尿量稳定在每小时30ml以上；②动脉血乳酸盐恢复正常；③血乳酸清除率正常；④各器官功能正常。

2. 好转　患者神志清楚、四肢温暖、皮肤干燥，血压回升，收缩压＞90mmHg，脉压＞20mmHg，尿量增加，表示休克好转。

3. 未愈　患者症状体征无改善，或继续加重，进入休克晚期，最终可出现多器官功能衰竭。

（二）预后评估

休克如不予治疗，通常是致命的。休克的预后取决于下列因素：①原发病及其对机体的损害程度；②治疗是否及时、恰当和患者对治疗的反应；③患者是否患其他严重伴随疾病。

第三章　器官功能衰竭及多器官功能障碍综合征

一、疾病概述

多器官功能障碍综合征（MODS）指机体遭受严重创伤、休克、感染及大手术等急性损害 24 小时后，原无器官功能障碍的患者同时或在短时间内相继出现两个以上器官系统的功能障碍。MODS 的临床过程有两种类型：①速发型：是指原发急症发病 24 小时后有两个或更多的器官系统同时发生功能障碍。发病 24 小时内因器官衰竭死亡者，一般归于复苏失败，未列入 MODS。②迟发型：是先发生一个重要系统或器官的功能障碍，常为心血管、肾、肺的功能障碍，经过一段近似稳定的维持时间，继而发生更多的器官系统功能障碍。此型的形成往往由于继发感染持续存在毒素或抗原。过去称为多器官功能衰竭（MOF），目前把 MOF 视为 MODS 的终末阶段。

二、诊断策略

（一）病史采集要点

1. 询问引起 MODS 的病因及诱因　凡能引发大范围急性炎症反应的疾病，均有可能导致MODS。常见病因包括严重感染，各种原因引起的休克，严重创伤、烧伤、坏死性胰腺炎，局部或全身缺血再灌注损伤等。原有某种疾病，如慢性器官疾病（冠心病、肝硬化、慢性肾病等），免疫功能低下（糖尿病，使用免疫抑制剂、皮质激素、抗癌药物，营养不良等）遭受严重外伤、感染等上述急性疾病后更易发生 MODS。输血、输液、用药或呼吸机使用不当，也是 MODS 的诱因。

2. MODS 的临床表现特点　是否在全身炎症反应过程中出现或加重器官功能障碍，且为序贯性发生。需注意的是各系统器官的功能障碍，有的脏器如心血管、肺、脑和肾的功能障碍表现得较明显，而有的脏器如肝、胃肠道、凝血系统的功能障碍严重时才有明显的临床表现。

（二）体检要点

1. 检查有无原发病的体征。

2. 检查机体是否处于应激状态或是否有全身炎性反应综合征表现，如持续性高热、窦性心动过速、呼吸频数、全身有无消瘦或水肿等。

（三）辅助检查

监测危重患者，及时准确地发现器官功能障碍。监测项目包括：

1. 心血管系统　①ECG；②血流动力学监测 CVP、平均肺动脉楔压（PCWP）、心排出量

（CO）、心衰指数（CI）。

2. 呼吸系统　①血气分析；②监测 PAP、肺泡－动脉氧分压差（A-aDO$_2$）、Qa/Qt、有效动态顺应性（EDC）、功能残气量（FRC）及吸气力。

3. 消化系统　①胃液 pH 与隐血；②肝功能。

4. 泌尿系统　①尿量与比重；②肾功能。

5. 血液系统　①血小板；②凝血酶原、纤维蛋白原。

（四）诊断

1. 全身炎症反应综合征（SIRS）的诊断依据　①体温＞38℃或＜36℃；②心率＞90次/分；③呼吸频率＞20次/分，或过度通气，$PaCO_2$＜32mmHg；④ WBC ＞12×10^9/L 或＜4×10^9/L 或幼稚细胞＞10%。

2. 多器官功能障碍综合征（MODS）　两个或两个以上器官功能不全（器官功能超出正常范围即为不全）。

（1）呼吸系统　①呼吸频率＞25次/分；② PaO_2＜60mmHg，$PaCO_2$＞35mmHg；③ Pao_2/FiO_2＜300mmHg；④需呼气末正压通气（PEEP＜8cmH$_2$O）；⑤肺 X 线片显示一侧或两侧肺叶有肺泡渗出物。

（2）心血管系统　①收缩压＜80mmHg；② CO＜3L/min。

（3）肝功能　①血胆红素≥34.2μmol/L；②血凝血酶原活动度＜25%；③ GPT、ALT＞正常2倍。

（4）肾功能　①尿量≤500ml/24h；②血尿素氮（BUN）≥36mmol/L；③肌酐（Cr）＞176.8μmol/L。

（5）凝血功能　①血小板＜100×10^9/L；② HCT＜30%；③血 WBC＜3×10^9/L。

（6）代谢功能　①代谢性酸中毒；②血糖升高；③血白蛋白降低；④低钠血症。

（7）神经系统　意识障碍、嗜睡。

3. 多器官功能衰竭（MOF）

（1）心血管系统　①休克：在输液用药下收缩压＜80mmHg 或平均血压的2/3；②心力衰竭、急性心肌梗死，心衰指数 CI＜1.5L/（min·m^2）；③严重心律失常（室速、室颤、心脏骤停），急性心肌梗死。

（2）呼吸系统　①急性呼吸窘迫综合征（ARDS）：呼吸次数，轻度＞28次/分，中度＞40次/分，同时伴有发绀；②机械通气持续5天以上。

（3）消化系统　①应激性溃疡与出血，24 小时内需输血 1000ml 以上；②中毒性肠麻痹；③肝昏迷。

（4）泌尿系统　①急性肾小管坏死（少尿型尿量平均＜20ml/h，非少尿型持续增多）；②血肌酐、尿素氮、尿酸急剧增高，碳酸氢根降低。

（5）血液系统　① DIC（血小板＜50×10^9/L，PT 延长，纤维蛋白原减少）；②白细胞＜3×10^9/L 或＞60×10^9/L。

（6）神经系统　①意识障碍（Glasgow 评分＜7分）；②瞳孔反应失常。

（五）鉴别诊断

多器官功能障碍综合征应与多病因所致的慢性疾病器官功能障碍失代偿晚期，如脑出血＋糖尿病肾功能衰竭＋哮喘呼吸衰竭鉴别；与器官障碍所造成的相邻系统器官并发症，如心力衰竭引起的肾功能衰竭，呼吸衰竭引起的肺性脑病等疾病鉴别。此类疾病不是多个器官功能障碍的简单相加，是疾病的终末阶段，病情往往不可逆转。而 MODS 具有以下特点：①发病前大多数器官功能良好，受损器官往往不是原发因素直接损伤的器官，从最初打击到器官功能受损，常有几天间隔；②病理表现为广泛的急性炎症反应；③器官功能障碍的进行性和可逆性，一经治愈不留器官永久损害。

三、治疗策略

（一）治疗原则

治疗应早期发现，预防为主。积极治疗原发病，器官功能支持改善全身情况。及早治疗任何一个首先继发的器官功能不全，阻断病理的连锁反应以免形成 MODS。

（二）治疗方法

1. 病因治疗　去除病因如去除坏死组织、脓肿引流等。

2. 合理使用抗菌药物　在正确处理感染源的基础上，尽早开始经验性抗感染治疗。首选广谱、高效抗菌药，及时正确收集有关标本，作病原菌培养及药敏试验，然后根据病原学检查结果选择窄谱抗菌药物治疗。

3. 改善全身情况，维持内环境稳定　包括维持水、电解质、酸碱平衡，控制血糖，消除患者紧张焦虑或抑郁情绪等。

4. 脏器功能的支持治疗　①呼吸功能支持；②循环功能的支持；③肾功能的支持；④肝功能的支持；⑤胃肠功能的支持；⑥脑细胞保护治疗。

四、疗效及预后评估

（一）疗效评估

1. 治愈　症状消失，器官功能恢复正常。
2. 好转　症状缓解，器官功能改善。

（二）预后评估

对 MODS 的发病机制了解较少，目前尚无特效的治疗方法。一旦演变为 MODS，预后不良，病死率很高，其病死率随衰竭器官数目的增多而上升，2 个器官衰竭的病死率可达 45% ～ 55%，3 个器官衰竭的病死率则增至 83%，4 个或 4 个以上器官衰竭若持续 4 天以上病死率几乎 100%。

五、出院医嘱

1. 注意休息，加强营养。
2. 按时服用护心、护肾、护肝等药物。
3. 门诊复查，不适随诊。

第四章 外科感染

第一节 浅部化脓性感染

一、疖和疖病

（一）疾病概述

疖是单个毛囊及其周围组织的化脓性感染。不同部位同时发生几处疖或者在一段时间内反复发生疖称为疖病。致病菌以金黄色葡萄球菌和表皮葡萄球菌为主。

（二）诊断策略

1. 病史采集要点

（1）主诉 局部皮肤出现红、肿、痛小结节或伴结节中央脓栓。

（2）现病史 ①病变部位：以面颈部和项背部多见。②演变经过：初起时局部皮肤有红、肿、痛小硬结，呈锥形隆起，范围仅 2cm 左右。继而患处可出现肿痛范围扩大，触之稍有波动，中心处可见黄白色脓栓，破溃则脓栓脱落，有脓液。③伴随症状：是否伴有全身症状，如畏寒、发热、食欲减退、全身不适等。鼻、上唇及周围之危险三角区疖被挤碰时，可出现化脓性海绵状静脉窦炎，有头痛、寒战、高热，甚至昏迷等。疖病患者常伴有糖尿病。

（3）既往史 有无糖尿病、低蛋白血症、免疫功能低下等疾病。

2. 体检要点 皮肤红、肿、痛小硬结，部位、范围、大小，有无脓栓形成，有无波动感，是否伴有全身症状。

3. 辅助检查

（1）血常规 如有发热应行血常规或白细胞计数检查。

（2）血糖、尿糖 疖病患者应常规检查。

（3）细菌培养及药敏试验 疖病严重者行细菌培养及药敏试验，以指导抗菌药物治疗。

4. 诊断

（1）局部皮肤有红、肿、痛小硬结，呈锥形隆起，范围仅 2cm 左右，中心处可见黄白色脓栓，破溃则脓栓脱落，有脓液。

（2）可伴有全身症状如发热等。

（3）疖病患者常伴有糖尿病。

5. 鉴别诊断

（1）皮脂腺囊肿伴感染 皮脂腺囊肿发生感染有红、肿、热、痛的表现。但皮肤表面多可见黑色脓头，内容物为豆腐渣样油脂。

（2）化脓性汗腺炎 多见于青年女性，皮损好发于腋下、腹股沟、生殖器、肛周、脐周等。

为皮下硬结，形成皮下脓肿，随后表皮红、肿、热、痛，破溃后形成瘢痕。

（3）头部乳头状皮炎　最初为毛囊炎，病程中出现增殖性瘢痕，全身症状不明显，无坏死灶。

（三）治疗策略

1. 治疗原则　早期促使炎症消退，局部化脓时及早排脓，应用抗菌药物。

2. 治疗方法

（1）早期红肿阶段　促进炎症消退，热敷、超短波、红外线等物理治疗。

（2）已有脓点者　苯酚（石炭酸）点涂脓点，或用针头、尖刀挑破，将脓栓剔出，脓头排出，伤口换药。危险三角区疖及疖病禁忌挤压。

（3）全身反应重时使用抗生素，如青霉素、头孢类。

（4）有糖尿病者应注意同时治疗糖尿病。

（四）疗效及预后评估

1. 疗效评估　治愈：症状消失，创面愈合。

2. 预后评估　疖病的转归：消散吸收、化脓局限、炎症扩散，取决于机体的免疫能力、细菌的毒力和治疗效果。大多预后良好。部分患者在合并有糖尿病及其他免疫力低下的疾病时可能反复发作，迁延不愈。

（五）出院医嘱

1. 注意个人卫生，保持皮肤清洁。

2. 有糖尿病者，注意控制血糖变化。

二、痈

（一）疾病概述

痈是邻近多个毛囊及其周围组织的急性化脓性感染，可由多个疖融合而成，致病菌以金黄色葡萄球菌为主。

（二）诊断策略

1. 病史采集要点

（1）主诉　局部皮肤出现红、肿、热、痛或伴中央脓栓、坏死、脱落、溢脓。或伴有畏寒、发热、食欲减退、全身不适等。

（2）现病史　多见于中年人和老年人。可能原有糖尿病。好发于项部和背部，初起皮肤硬肿，色暗红，可见数个凸出点或脓点，局部疼痛。可伴有畏寒、发热、食欲减退、全身不适。日久病变部位脓点增大、增多，中心破溃流脓、坏死、溶解、塌陷，疮口呈蜂窝状，皮肤可呈紫褐色。唇痈可引起颅内海绵状静脉窦炎，危险性大。

（3）既往史　注意询问患者有无糖尿病、低蛋白血症、心脑血管疾病等。

2. 体检要点　皮肤红、肿、热、痛的部位、范围、大小，有无脓栓形成，有无波动感，是否伴有全身症状。

3. 辅助检查

（1）血常规　如有发热应行血常规或白细胞计数检查。

（2）血糖、尿糖　应常规检查，以排除糖尿病。

（3）血白蛋白、尿蛋白　排除低蛋白血症。

（4）细菌培养及药敏试验　严重者行细菌培养及药敏试验，以指导抗菌药物治疗。

（5）心电图　排除心肌损害可能。

4. 诊断

（1）局部皮肤出现红、肿、热、痛或伴中央脓栓、坏死、脱落、溢脓。或伴有畏寒、发热、食欲减退、全身不适等。

（2）检查见皮肤硬肿，色暗红，可见数个凸出点或脓点。

（3）血常规白细胞计数升高。

5. 鉴别诊断

（1）疖　炎症较浅，浸润较轻，呈锥体形，中心有脓栓。全身症状轻微，坏死组织不明显，无蜂窝状脓孔。

（2）头部乳头状皮炎　最初为毛囊炎，病程中出现增殖性瘢痕，全身症状不明显，无坏死灶。

（3）脓癣　常见于头皮，无溃疡，坏死组织不多，皮损为毛囊性脓疱，患处有断发，可以查见真菌。

（三）治疗策略

1. 治疗原则　促使炎症消退，及早排脓，应用抗菌药物。

2. 治疗方法

（1）一般治疗　注意休息，加强营养等全身治疗。

（2）局部治疗　早期可使用 50% 硫酸镁或 70% 乙醇湿敷，鱼石脂软膏外涂，碘伏稀释 10 倍后涂布，3 次 / 日。病灶中央有皮下坏死，软化者行"+"或"++"切开引流。以后每日换药。

（3）抗菌药物治疗　及时使用抗生素，一般选用青霉素，第一、二代头孢菌素等。

（四）疗效及预后评估

1. 疗效评估　治愈：症状消失，创面愈合。

2. 预后评估　痈为严重的感染，基础疾病如糖尿病等控制不好，治疗效果会不理想，切开引流后切口的生长亦较为棘手，甚至需再手术或植皮可能。

（五）出院医嘱

1. 注意个人卫生，保持皮肤清洁。及时治疗疖病。

2. 切开引流创面未愈合者，门诊换药。较大创面，待创面肉芽组织长出后，可行植皮术，以加快修复。

三、丹毒

（一）疾病概述

丹毒是皮肤淋巴管网的急性炎症感染，致病菌为溶血性链球菌。特点是蔓延很快，很少有组织坏死或化脓，全身反应强烈和容易复发，好发部位为下肢和面部。

（二）诊断策略

1. 病史采集要点

（1）主诉　局部皮肤出现片状红疹、烧灼样疼痛或伴水疱，严重时有头痛、畏寒、高热等症状。

（2）现病史　①病因与诱因：常先有皮肤或黏膜的某种病损，如皮肤损伤、足癣、口腔溃疡、鼻窦炎等。②主要症状特点：本病好发于下肢及面部。局部烧灼样疼痛，局部片状皮肤红疹、微隆起、色鲜红、中间稍淡、边界清楚，有的可起水疱，病变向外周扩展，中央红肿消退可变为棕黄色。附近淋巴结肿大、触痛。反复发作可致淋巴水肿，可发展成"象皮肿"。③伴随症状：是否伴有畏寒发热、全身不适等。④诊疗经过。

（3）既往史　有无糖尿病、低蛋白血症、心脑血管疾病等。

2. 体检要点　皮肤红、肿、热、痛的部位、范围、大小，边界是否清楚，指压是否可退色，有无水疱形成，有无波动感，肢体是否肿胀，是否伴有全身症状等。

3. 辅助检查

（1）血常规　如有发热应行血常规或白细胞计数检查。

（2）细菌培养及药敏试验　严重者行细菌培养及药敏试验，以指导抗菌药物治疗。

4. 诊断

（1）本病好发于下肢及面部。局部烧灼样疼痛，可伴有畏寒发热、全身不适等。

（2）局部片状皮肤红疹、微隆起、色鲜红、中间稍淡、边界清楚，有的可起水疱，病变向外周扩展，中央红肿消退可变为棕黄色。

（3）附近淋巴结肿大、触痛。反复发作可致淋巴水肿，可发展成"象皮肿"。

（4）血常规白细胞计数升高。

5. 鉴别诊断

（1）接触性皮炎　有接触史。局部皮肤瘙痒、红肿、边界不清楚，皮疹有丘疹、水疱、大疱、糜烂、渗液、结痂等。白细胞计数不升高。

（2）蜂窝织炎　发病部位较深，为皮下组织的炎症。患处略微红肿并有触痛，边界不明显，炎症迅速加重扩展，以中央炎症明显，有显著的指压性水肿，以后变软，溃破化脓，排出脓液及坏死组织。

（3）多形日光疹　是发生在面部及暴露部位的多形皮疹。皮损有红斑、毛细血管扩张、水肿性红斑、斑丘疹、丘疱疹及水疱或苔藓样等多形皮疹。

（4）血管神经性水肿　为一种暂时性、局限性、无痛性的皮下或黏膜下水肿。多发生在组织疏松而易肿胀的部位，如眼睑、口唇、耳垂、外生殖器、喉头等处。

（三）治疗策略

1. 治疗原则　抗菌药物治疗，积极治疗相关疾病。

2. 治疗方法

（1）卧床休息，抬高患肢。

（2）局部以50%硫酸镁湿热敷。同时治疗足癣、溃疡、鼻窦炎等。

（3）全身使用抗生素，如青霉素、磺胺类等，在全身和局部症状消失后仍继续应用3～5日，以免丹毒再发。

（4）下肢丹毒伴有足癣者，应积极治疗足癣，以免丹毒复发。

（四）疗效及预后评估

1. **疗效评估** 治愈：局部及全身症状消失。

2. **预后评估** 丹毒治疗好转后易反复发作。丹毒反复发作之后，局部皮肤可发生"象皮肿"，最终可能需要植皮等手术。

（五）出院医嘱

1. 注意皮肤清洁，及时处理皮肤小创伤。

2. 足癣、溃疡、鼻窦炎等与丹毒相关疾病应积极治疗，以避免复发。

四、急性蜂窝织炎

（一）疾病概述

急性蜂窝织炎是皮下、筋膜下、肌间隙或深部疏松结缔组织的急性细菌感染。致病菌多为溶血性链球菌、金黄色葡萄球菌、大肠杆菌或其他型链球菌等。由于受侵组织质地较疏松，病菌释放毒性强的溶血素、链激酶、透明质酸酶等，可使病变扩展较快，与正常组织无明显界限。常可侵及病变附近淋巴结，可有明显的毒血症。

（二）诊断策略

1. **病史采集要点**

（1）**主诉** 局部红、肿、热、痛，严重时有头痛、畏寒、高热等症状。

（2）**现病史** ①病因与诱因：一般性皮下蜂窝织炎，常继发于皮肤损伤，手、足等处化脓性感染。致病菌以溶血性链球菌、金黄色葡萄球菌多见。产气性皮下蜂窝织炎，以厌氧菌为主要致病菌。多见于下腹及会阴部，常在皮肤受损伤且污染较重情况下发生。②主要症状特点：一般性皮下蜂窝织炎，局部红、肿、热、痛明显，指压可退色，红肿边界不清。重者皮肤部分变成褐色，可起水疱或破溃流脓。邻近淋巴结肿痛，可伴畏寒、发热及全身不适。产气性皮下蜂窝织炎，病变仅限于皮下，不侵及肌层，初起症状如一般性皮下蜂窝织炎，常伴全身状况恶化。

（3）**既往史** 注意询问患者有无皮肤或黏膜的某种病损，如皮肤损伤、足癣、口腔溃疡、鼻窦炎等。有无糖尿病、低蛋白血症、心脑血管疾病等。

2. **体检要点** 皮肤红、肿、热、痛的部位、范围、大小，境界是否清楚，指压是否可退色，有无水疱形成，有无波动感，有无捻发音，肢体是否肿胀，有无皮肤坏死溢脓，脓液有无恶臭，是否伴有全身症状等。

3. **辅助检查**

（1）**血常规** 如有发热应行血常规或白细胞计数检查。

（2）**细菌培养及药敏试验** 严重者行脓液或血细菌培养及药敏试验，以指导抗菌药物治疗。

4. **诊断**

（1）常继发于皮肤损伤，手、足等处化脓性感染。致病菌以溶血性链球菌、金黄色葡萄球菌多见。

（2）患处红、肿、热、痛，红肿边界不清。产气性皮下蜂窝织炎，可出现蜂窝组织、筋膜、皮肤的坏死，脓液恶臭，局部可检出捻发音。

（3）邻近淋巴结肿、痛，可伴畏寒、发热及全身不适。

（4）辅助检查　血常规白细胞计数升高、脓和血细菌培养阳性。

5. 鉴别诊断

（1）丹毒　丹毒损害边界清楚、表浅，局部水肿轻、不化脓。

（2）气性坏疽　气性坏疽常有创伤史，病变累及肌肉。病变以产气荚膜杆菌引起的坏死性肌炎为主，伤口常有某种腥味，X线摄片肌肉间可见气体影。脓液涂片检查可大致区分病菌形态，细菌培养有助确认致病菌。

（3）急性咽喉炎　小儿颌下急性蜂窝织炎引起呼吸急促、不能进食时，应与急性咽喉炎区别。后者颌下肿胀稍轻，而口咽内红肿明显。

（三）治疗策略

1. 早期可使用50%硫酸镁或70%乙醇湿敷，鱼石脂软膏外涂，碘伏稀释10倍后涂布，3次/日。有脓肿形成者则切开排脓，伤口以3%过氧化氢溶液冲洗、湿敷。

2. 颌下急性蜂窝织炎，早期切开减压，以防喉头水肿、压迫气管。

3. 全身使用抗生素，如青霉素、磺胺类、头孢类等。

4. 全身支持疗法，维持营养和体液平衡。

（四）疗效及预后评估

1. 疗效评估　治愈：局部及全身症状消失，创面愈合。

2. 预后评估　若无严重并发症，经积极、规范治疗，预后较好。免疫力低下、糖尿病患者等有再发可能及并发脓毒血症、中毒性休克可能。

（五）出院医嘱

1. 注意皮肤清洁卫生，皮肤损伤后应及时处理。

2. 糖尿病患者严格控制血糖。

五、浅部急性淋巴结炎及淋巴管炎

（一）疾病概述

致病菌从皮肤、黏膜破损处或其他感染病灶侵入淋巴流，导致淋巴管与淋巴结的急性炎症。致病菌常为金黄色葡萄球菌和溶血性链球菌。

（二）诊断策略

1. 病史采集要点

（1）主诉　淋巴结炎：局部红、肿、热、痛。淋巴管炎：红、肿、痛呈条索状，或伴有发热、头痛、全身不适等症状。

（2）现病史　主要症状特点及演变：淋巴结炎表现为局部淋巴结肿大，轻压痛。重者则局部红、肿、热、痛，甚或伴有全身症状。可以几个淋巴结粘连成团，也可发展成脓肿，则疼痛加剧，局部皮肤变暗红、水肿，压痛明显。浅层淋巴管受累，则出现条索状红肿，硬而有压痛。如深层淋巴管受累，则患肢肿胀、压痛。两种淋巴管炎都可有全身不适，如畏寒、发热、头痛、乏力和食欲不振症状。如为网状淋巴管炎则称为丹毒。

2. 体检要点　有无原发感染病灶如皮肤破损、疖、足癣等。皮肤红线的位置、数目、延伸方向，有无压痛，所属淋巴结是否肿大、疼痛，有无波动感，肢体是否肿胀，有无皮肤坏死溢脓，脓液有无恶臭，是否伴有全身症状等。

3. 辅助检查

（1）血常规　如有发热应行血常规或白细胞计数检查。

（2）细菌培养及药敏试验　严重者行脓液或血细菌培养及药敏试验，以指导抗菌药物治疗。

4. 诊断

（1）局部淋巴结肿大，轻压痛。或局部红、肿、热、痛，甚或伴有全身症状。

（2）可以几个淋巴结粘连成团，也可发展成脓肿，则疼痛加剧，局部皮肤变暗红、水肿，压痛明显。

（3）浅层淋巴管受累，则出现条索状红肿，硬而有压痛。如深层淋巴管受累，则患肢肿胀、压痛。两种淋巴管炎都可有全身不适如畏寒、发热、头痛、乏力和食欲不振症状。

5. 鉴别诊断　深部淋巴管炎需与急性静脉炎鉴别，急性静脉炎也有皮下索条状触痛，沿静脉走行分布，常与血管内留置导管处理不当或输注刺激性药物有关。

（三）治疗策略

1. 治疗原则　局部处理及全身应用抗菌药物，形成脓肿侧切开引流。

2. 治疗方法

（1）休息，抬高患肢，治疗原发病如外伤、足癣等。

（2）已形成脓肿则切开引流。

（3）抗生素应用，如青霉素、磺胺类、头孢类等。

（四）疗效及预后评估

1. 疗效评估　治愈：局部及全身症状消失。

2. 预后评估　抗感染治疗多有好转，但有些不见好转，尤其非红、肿、疼痛表现的淋巴结，在抗感染无效后，要警惕淋巴瘤或转移癌的可能，必要时行淋巴结活检术。如确诊为慢性淋巴结炎则无需特殊治疗。

（五）出院医嘱

1. 注意皮肤清洁卫生，皮肤损伤后应及时处理。

2. 原发感染病灶如扁桃体炎、中耳炎、口腔龋齿、足癣等应积极治疗。

第二节　手部急性化脓性感染

一、甲沟炎

（一）疾病概述

甲沟炎是指甲沟及周围组织的感染。致病菌以金黄色葡萄球菌为主。

（二）诊断策略

1. 病史采集要点

（1）主诉　指（趾）甲一侧或双侧甲沟的近端红、肿、疼痛或继而出现脓点。

（2）现病史　①病因：询问外伤史，多由微小创伤引起，如手指轻微小刺伤、挫伤或倒刺或剪指甲过深等。②主要症状特点：指甲一侧皮下组织红、肿、痛或化脓。炎症蔓延至甲根或另一侧甲沟，形成半环形脓肿或甲下脓肿。向深层蔓延可形成脓性指头炎。感染加重时常有疼痛加剧和发热等全身症状。甲沟肉芽增生，指甲嵌入肉芽中形成慢性甲沟炎。

2. 体检要点　注意甲沟的感染是否形成脓肿，甲沟有无肉芽增生、指甲畸形，有无全身症状如发热等。

3. 辅助检查

（1）血常规　出现全身症状时，血常规检查白细胞计数升高。

（2）X 线片　怀疑并发慢性指骨骨髓炎时可行 X 线摄片检查。

4. 诊断

（1）指（趾）甲一侧或双侧甲沟的近端红、肿、疼痛或继而出现脓点。

（2）炎症蔓延至甲根或另一侧甲沟，形成半环形脓肿或甲下脓肿。向深层蔓延可形成脓性指头炎。

（3）感染加重时常有疼痛加剧和发热等全身症状。

（4）甲沟肉芽增生，指甲嵌入肉芽中形成慢性甲沟炎。

（三）治疗策略

1. 早期热敷、物理治疗。鱼石脂软膏外用。

2. 已有脓液者，切开引流。

3. 甲下积脓者拔甲。

4. 使用抗生素如青霉素、磺胺类、头孢类等。

（四）疗效及预后评估

1. 疗效评估　治愈：症状消失，创面愈合。

2. 预后评估　一般治疗后效果良好，但甲沟炎加重可引起脓性指头炎，甚至末节指骨骨髓炎。

（五）出院医嘱

生产生活中注意劳动保护，重视处理手的轻微外伤。

二、脓性指头炎

（一）疾病概述

脓性指头炎是指手指末节掌面的皮下组织化脓性感染，致病菌以金黄色葡萄球菌为主。

（二）诊断策略

1. 病史采集要点

（1）主诉　指端刺伤后肿胀、疼痛加重。

（2）现病史　①病因与诱因：多由刺伤引起。②主要症状特点：初起指尖针刺样疼痛，继而剧烈疼痛，为持续性跳痛，患肢下垂时加重。严重时可出现局部组织坏死，骨髓炎。疼痛可减轻，皮色由红转白。

2. 体检要点　指尖组织有无肿胀，皮肤张力大小，皮肤色泽、感觉变化，有无坏死、溢脓；有无全身症状如发热等。

3. 辅助检查

（1）血常规　出现全身症状时，血常规检查白细胞计数和中性粒细胞升高。

（2）X线片　指骨X线摄片检查可发现指骨骨髓炎或死骨存在。

4. 诊断

（1）多由刺伤引起。

（2）初起指尖针刺样疼痛，继而剧烈疼痛，为持续性跳痛，患肢下垂时加重。严重时可出现局部组织坏死，骨髓炎。疼痛可减轻，皮色由红转白。

（3）检查见指端组织肿胀，张力增高，轻触指尖即产生剧痛。

（4）严重者可伴有全身症状，如发热、全身不适。

（5）白细胞计数升高。

（6）指骨X线摄片检查发现指骨骨髓炎或死骨存在。

5. 鉴别诊断

（1）指端感染及皮下脓肿　指端红肿，皮下白色脓点，疼痛轻微，无跳痛、红肿及压痛在外伤周围，无全身症状及实验室检查阳性结果。

（2）指关节结核　多发生于手指中节，初起皮色不红，皮温不高，无疼痛，中期局部肿胀坚硬，病程缓慢，历经数月或数年才见稀薄脓液溃出。X线摄片可见典型干酪样坏死。

（三）治疗策略

1. 治疗原则　初期外敷药物及理疗，应用抗生素。肿胀明显时，即应切开减压、引流。

2. 治疗方法

（1）局部制动，抬高患肢。

（2）早期热敷、物理治疗。鱼石脂软膏外用。

（3）一旦出现疼痛剧烈，肿胀明显，即应切开减压：在患指侧面作纵切口，不可超过末节横纹，避免伤及腱鞘，剪去突出的脂肪，切口内放置乳胶片引流。如有死骨片应取出。

（4）抗感染治疗　使用青霉素、磺胺类、头孢类等抗感染治疗。

（四）疗效及预后评估

1. 疗效评估　治愈：症状消失，创面愈合。

2. 预后评估　脓性指头炎积极治疗后一般效果良好，如治疗不及时，常可引起指骨缺血性坏死，形成慢性骨髓炎，伤口经久不愈。

（五）出院医嘱

生产生活中注意劳动保护，重视处理手的轻微外伤。

三、急性化脓性腱鞘炎和化脓性滑囊炎

（一）疾病概述

手的掌面屈指肌腱鞘因深部刺伤后感染或附近组织感染蔓延引起。由于拇指与小指腱鞘分别与桡侧、尺侧滑液囊相通，因此，两处化脓性感染可蔓延桡侧、尺侧滑液囊。致病菌多为金黄色葡萄球菌。

（二）诊断策略

1.病史采集要点

（1）主诉　患者掌指关节剧烈疼痛，关节肿胀、屈曲。

（2）现病史　①病因：多因深部刺伤感染后引起。②主要症状特点：腱鞘炎表现为患指除末节外明显均匀性肿胀，皮肤极度紧张。沿患指整个腱鞘均有压痛，各关节轻度弯曲，任何被动伸指运动均能引起中、重度疼痛。病情发展迅速。24小时后症状即很明显，出现发热、头痛、不适等全身症状。尺侧滑囊感染时，小鱼际处及小指腱鞘区压痛。小指及无名指呈半屈位，如试行伸直可引起剧烈疼痛。桡侧滑囊感染时，拇指肿胀微屈，不能外展和伸直，拇指及大鱼际区压痛。

2.体检要点

手指组织有无肿胀，皮肤张力大小，皮肤色泽、感觉变化，有无坏死、溢脓；手指各关节活动情况；有无全身症状如发热等。

3.辅助检查

（1）血常规　出现全身症状时，血常规检查白细胞计数和中性粒细胞升高。

（2）细菌培养及药敏试验　严重者行脓液或血细菌培养及药敏试验，以指导抗菌药物治疗。

（3）超声检查　可显示肿胀腱鞘和积存的液体。

（4）X线片　指骨X线摄片检查有助于鉴别诊断。

4.诊断

（1）有手部外伤感染史。

（2）患部肿胀明显、疼痛剧烈、手部功能障碍。严重者出现全身症状。

（3）超声检查可显示肿胀腱鞘和积存的液体。

（三）治疗策略

1.治疗原则　早期应用抗菌药物及局部理疗。肿痛较重时，应及时切开引流，以免发生肌腱坏死。

2.治疗方法

（1）局部制动，抬高患掌。

（2）早期热敷、物理治疗。鱼石脂软膏外用。

（3）早期切开减压，以防肌腱受压坏死。当已化脓或手指软组织肿胀剧烈、张力高、有血运障碍时，应及时切开引流。切口纵行于中、近两指节侧面。

（4）抗生素抗感染治疗，如青霉素、磺胺类、头孢类等。

（5）急性感染后手指置功能位并作被动关节活动，以防止肌腱粘连和关节僵直。

（四）疗效及预后评估

1.**疗效评估**　治愈：症状消失，创面愈合，手指功能良好。

2.**预后评估**　化脓性腱鞘炎，治疗及时，措施正确，疗效比较满意。如治疗不当，肌腱可发生坏死或粘连，切口皮肤瘢痕挛缩，可影响患指功能。

（五）出院医嘱

1.患者红肿消退，疼痛减轻后，即应开始做手指功能锻炼，以免肌腱粘连、瘢痕挛缩而造成功能障碍。

2.生产生活中注意劳动保护，重视处理手的轻微外伤。

第三节　全身性外科感染

一、疾病概述

病原菌侵入人体血液循环，生长繁殖或产生毒素，引起严重的全身感染症状或中毒症状，称为全身性感染。通常为继发性，可继发于污染或损伤严重的创伤和各种化脓性感染，如大面积烧伤创面感染、开放性骨折合并感染、急性弥漫性腹膜炎、急性梗阻性化脓性胆管炎等。

二、诊断策略

（一）病史采集要点

1.**主诉**　畏寒、发热、呼吸急促、神志改变等。

2.**现病史**　（1）病因与诱因：①可能的原发感染病灶，如大面积烧伤创面感染、开放性骨折合并感染、急性弥漫性腹膜炎、急性梗阻性化脓性胆管炎、静脉留置导管等。②可能的感染诱因，如糖尿病、尿毒症、长期或大量应用皮质激素或抗癌药。③严重创伤的危重患者，注意有无肠源性感染。（2）主要症状特点：①骤起寒战，继以高热，可达 $40 \sim 41$℃，或低温，起病急，病情重，发展迅速。②头痛、头晕、恶心、呕吐、腹胀、面色苍白或潮红、出冷汗。神志淡漠或烦躁、谵妄和昏迷。③心率加快，脉搏细数，呼吸急促或困难。④肝脾肿大，严重者出现黄疸或皮下出血、淤斑等。

3.**既往史**　既往的健康及用药情况。

（二）体检要点

1.**局部病灶情况**　局部病灶是否处理得当，如脓肿未及时引流，清创不彻底，伤口引流不畅，异物存留或死腔。体内有无长期置管等。

2.**全身情况**　是否有全身炎症反应表现，如体温、循环、呼吸等明显改变，有无黄疸、贫血、休克、多器官功能衰竭。

（三）辅助检查

1.血白细胞分析　白细胞计数明显增高，一般可达 $20 \times 10^9/L$，或降低、左移、幼稚型增多，出现毒性颗粒。

2.血生化、血气分析等检查　可有不同程度的酸中毒、氮质血症，尿中出现蛋白、白细胞、酮体，肝、肾功能改变。

3.血细菌培养　寒战发热时抽血细菌培养，较易发现细菌。

（四）诊断

1.诊断依据

（1）多有原发感染灶，起病多呈急性、亚急性或慢性。

（2）有寒战、高热，体温呈弛张热型，体温可达 $40 \sim 41$℃，或低热。

（3）在身体其他部位出现转移性脓肿。

（4）白细胞及中性粒细胞计数明显增高，可达（$20 \sim 30$）$\times 10^9/L$，左移、幼稚型增多或出现毒性颗粒。

（5）寒战、发热时抽血细菌培养，发现细菌。

2.临床类型

（1）脓毒症　有全身炎症反应表现，如体温、循环、呼吸、神志等明显改变的外科感染。

（2）菌血症　脓毒症的一种，即血培养检出病原菌者。

（3）全身炎性反应综合征（SIRS）　细菌、毒素等刺激机体产生多种炎症介质，这些介质适量时可起防御作用，过量时可造成组织损害。如感染不能控制，炎症介质失控，发生级联或网络反应导致全身炎性反应综合征。

三、治疗策略

（一）治疗原则

综合性治疗，包括处理原发感染病灶、抗感染、支持治疗。

（二）治疗方法

1.原发感染灶的处理　明确感染灶，作及时、彻底的处理，如清除坏死组织和异物、消灭死腔、脓肿引流等。

2.抗菌药物应用　早期、大量、广谱、联合用药。细菌培养阳性者，根据药敏试验指导抗生素的选用。对真菌性感染，应尽可能停止原用的广谱抗生素或换用对原来化脓性感染有效的窄谱抗生素，并开始全身应用抗真菌药物。

3.对症支持治疗　包括补充血容量、输血、纠正低蛋白血症、维持水电解质酸碱平衡及器官功能支持等。

四、疗效及预后评估

（一）疗效评估

1. 治愈　症状消失，原发灶及转移性脓肿均治愈，创面愈合。
2. 好转　全身症状改善，原发病灶及转移性脓肿未治愈。

（二）预后评估

发生脓毒血症是疾病的严重阶段，死亡率高。当脓毒血症达到一定程度后，在全身损伤不可逆转时，可致多器官功能障碍综合征。

五、出院医嘱

1. 注意休息，加强营养，不适随诊。
2. 原有糖尿病、肝硬化、尿毒症等患者到相应科室继续治疗、随访。

第四节　有芽孢厌氧菌感染

一、破伤风

（一）疾病概述

破伤风是由专性厌氧革兰染色阳性的破伤风梭菌引起的特异性感染。在缺氧环境中，破伤风梭菌的芽孢发育为增殖体，迅速繁殖并产生大量外毒素，主要是痉挛毒素引起患者一系列临床症状和体征。痉挛毒素与联络神经细胞的突触相结合，抑制突触释放抑制性传递介质，致使随意肌紧张与痉挛。毒素阻断脊髓对交感神经的抑制，交感神经过度兴奋，引起血压波动、心率增快、体温升高、大汗淋漓等。

（二）诊断策略

1. 病史采集要点
（1）主诉　乏力、张口不便，阵发性痉挛等。
（2）现病史　①外伤史：一般有外伤史，询问有无外伤史和手术史，受伤时间，场所，受伤后的处理情况，发病时间，病情发展过程，有无破伤风预防免疫注射史。对女性患者应询问分娩或流产史，新生儿应询问分娩史及脐带处理情况等。②潜伏期：潜伏期7天左右，个别1～2天，也有伤后数月或数年因清除病灶或异物而发病。潜伏期越短，预后越差。③前驱期：症状有乏力、头晕、头痛、咀嚼无力、烦躁不安、打哈欠等，一般持续1～2天。④发作期：典型症状是在肌紧张性收缩基础上，阵发性强烈痉挛。最初是咀嚼肌，随后顺序是面部表情肌、颈、背、腹、四肢肌，最后是膈肌、肋间肌。患者开始感觉咀嚼不便、张口困难（牙关紧闭），随之为"苦笑"面容、颈项强直、"角弓反张"。四肢肌群收缩，肢体出现屈膝、弯肘、半握拳等姿势。以上症状可因光、声、接触、饮水等诱发。⑤病程：病程一般3～4周。病程中患者始终神志清楚，一般无高热。⑥并发症情况：可并发尿潴留、呼吸骤停。死亡原因多为窒息、心力衰竭或肺部并发症。

2. 体检要点

（1）检查受伤部位、创口情况，创口周围有无痉挛、抽搐，创口是否有渗出物或脱落组织块、异物。

（2）检查患者意识情况，生命体征变化，有无肌紧张及反射亢进，注意有无牙关紧闭、阵发性全身肌肉抽搐、苦笑、角弓反张、颈项强直，呼吸道是否通畅，有无喉头痉挛，有无肺炎、肺不张等。

3. 辅助检查

（1）血常规、血气分析　患者早期可有呼吸性酸中毒，后期可并发代谢性酸中毒。

（2）细菌学检查　创面分泌物涂片，厌氧菌培养及病理学检查。

（3）特殊检查　血清中破伤风抗毒素抗体水平测定，被动血凝分析测定抗毒素滴度超过0.01U/ml，可排除破伤风。

4. 诊断

（1）有外伤史及无破伤风预防免疫注射史。

（2）典型的临床症状包括牙关紧闭、"苦笑"面容、"角弓反张"等表现。

（3）外伤后出现肌紧张，局部肌肉扯痛，角弓反张、反射亢进等，均应考虑此病的可能性。

5. 鉴别诊断

（1）狂犬病　有被疯狗、疯猫咬伤史，以吞咽肌抽搐为主，咽肌应激性增强，患者听见水声或看见水，咽肌立即发生痉挛、剧痛，喝水不能下咽，并流大量口涎。

（2）化脓性脑膜炎　虽有"角弓反张"和颈项强直等症状，但无阵发性痉挛。患者有剧烈头痛、高热、喷射性呕吐等。神志有时不清。脑脊液检查有压力升高，白细胞计数增多。

（3）低钙性抽搐　有引发低钙性抽搐的原发病存在，注射钙剂后能缓解。

（4）口腔及咽部疾病　如咽后壁脓肿、牙周及颞颌关节炎等，可引起张口困难，但此类疾病除局部炎症病变外，一般没有全身肌张力增高和阵发性肌痉挛。

（5）癔症　患者可表现为破伤风的张口困难等症状，一般经暗示治疗或镇静治疗后，其痉挛表现可明显缓解。

（三）治疗策略

1. 治疗原则

（1）安静、避光环境。应住隔离房间。

（2）清除毒素来源，中和游离毒素，控制和解除痉挛，保持呼吸道通畅，防治并发症。

2. 治疗方法

（1）伤口处理　①开放污染伤口：清除异物及坏死组织，用3%过氧化氢溶液冲洗伤口，充分引流伤口。如伤口已愈合，应仔细检查有无窦道和死腔。②产后破伤风：清除宫内异物，保持引流通畅。可采用1 : 5000高锰酸钾溶液阴道内冲洗。③耳源性破伤风：3%过氧化氢溶液滴耳，同时可滴入氯霉素或林可霉素眼药水。④新生儿破伤风：3%过氧化氢溶液或1 : 5000高锰酸钾溶液洗涤脐部，保持脐部清洁、干燥。

（2）使用抗毒素中和游离毒素　尽早使用破伤风抗毒素（TAT）或人破伤风免疫球蛋白（TIG），应首选TIG。用法：TIG 500～6000U一次性肌内注射。TAT首剂用2万～5万U加入5%葡萄糖溶液500ml内静脉滴注，以后每日1万～2万U肌内注射或静脉滴注，共3～5天，直至症状缓解。

（3）控制和解除痉挛　①病情轻者，成人给予地西泮 10mg 静脉注射，每日 3 次，痉挛控制后改为 2.5 ～ 5.0mg 口服，每日 3 次，连续 3 ～ 4 天。水合氯醛 10 ～ 15ml 口服或 20 ～ 40ml 直肠内灌注，每日 3 次。②病情重者，可采用人工冬眠疗法，给予氯丙嗪、异丙嗪各 50 ～ 100mg，哌替啶 50 ～ 100mg 加入 5% 葡萄糖溶液 500 ～ 1000ml 中静脉缓慢滴注 2 ～ 3 天。③严重抽搐不能控制者，可用硫喷妥钠 0.10 ～ 0.25g 加入 25% 葡萄糖溶液 20ml 中静脉注射，或用肌松剂如氯化琥珀胆碱、粉肌松等静脉给药，应注意防止呼吸肌麻痹。

（4）使用抗生素　青霉素和甲硝唑对破伤风杆菌最有效，青霉素 120 万 U 每 6 ～ 8 小时 1 次，肌内注射或静脉滴注，亦可加用甲硝唑或替硝唑静脉滴注，疗程 5 ～ 7 天。

（5）营养支持　给予高热量、高蛋白、高维生素的流质饮食。对严重不能进食者可采用全胃肠外营养（TPN）支持治疗。

（6）保持口腔和呼吸道通畅　应给予雾化吸入，每日 4 ～ 6 次，协助患者翻身拍背咳痰，必要时用吸引器吸出呼吸道分泌物。对频繁抽搐的危重患者，或有喉头痉挛、呼吸道分泌物排出困难以及不能进食者，均可行气管切开。

（四）预防

1. 自动免疫　皮下注射破伤风类毒素 3 次，间隔 4 ～ 6 周。正确处理伤口。
2. 被动免疫　伤后尽早肌内注射 TAT 1500U，伤口污染较重或受伤超过 12 小时，剂量可加倍。注射前皮试，阳性者脱敏注射或用人破伤风免疫球蛋白 250U 肌注。

（五）疗效及预后评估

1. 疗效评估
（1）治愈　症状消失，不留任何后遗症。
（2）好转　全身症状改善，或留有后遗症。

2. 预后评估　破伤风如经早期确诊和恰当治疗，一般预后较好。仅在恢复期明显消瘦，或全身肌肉发僵而活动不便，一般需经 2 ～ 3 个月后逐渐恢复，不留任何后遗症。新生儿及老年患者、重型破伤风患者，病死率较高，10% ～ 40%，平均约 20%。病死率还与受伤的部位及处理是否及时恰当，潜伏期及初痉期长短，以及医生的经验有密切关系。

二、气性坏疽

（一）疾病概述

气性坏疽是由梭状芽孢杆菌（革兰阳性厌氧杆菌）引起的一种严重的急性特异性感染，主要发生在肌肉组织广泛损伤或伴血管损伤以致局部组织供血不良的伤员，少数发生在腹部或会阴部手术后的伤口处。病原菌停留在伤口内繁殖，产生 A 毒素、胶原酶、透明质酸酶、溶纤维酶等，引起溶血、尿少、肾组织坏死、循环衰竭、组织液化而致病变迅速扩散、恶化。可致糖类分解产生大量气体使组织膨胀，蛋白质分解和明胶的液化产生硫化氢，使伤口发生恶臭。

（二）诊断策略

1. 病史采集要点
（1）主诉　患部沉重、紧束感，严重者突然出现胀裂样剧痛，伴有表情淡漠、头晕、头痛、恶心、呕吐、出冷汗、烦躁不安、高热、呼吸迫促等。

（2）现病史　①外伤史：询问有无外伤史和手术史，常发生开放性创伤，如大血管损伤、大块肌肉坏死、开放性骨折、深部穿入伤及有异物存留的盲管伤等。偶尔也可发生于择期手术，尤其是下肢、结肠和胆囊手术后。②潜伏期：一般1～4天，常在伤后3日发病，亦可短至6～8小时，长至3～6个月。③主要症状特点：早期局部出现患肢沉重感，伤口剧痛、呈胀裂感。患者神志清醒，可出现不安、淡漠及恐惧感。体温可突然升高，达40℃，呼吸急促、心率增快。患者可有恶心、呕吐等。常有进行性贫血，病情进展，全身症状迅速恶化。晚期有严重中毒症状，可出现溶血性黄疸、外周循环衰竭、多器官功能衰竭。

2. 体检要点

（1）局部检查　伤口周围肿胀、皮肤苍白，紧张且发亮。伤口有稀薄、浆液样渗出液，可带恶臭。轻触伤口周围可以感到捻发音，压迫时有气体与棕色渗液同时从伤口溢出。伤口暴露的肌肉失去弹性与收缩力，切割时不出血。

（2）注意患者全身情况，有无黄疸、贫血，有无生命体征改变、多器官功能衰竭。

3. 辅助检查

（1）血常规　红细胞计数可迅速降至（1.0～2.0）×10^{12}/L，血红蛋白迅速下降至30%～40%。

（2）伤口内分泌物涂片检查　可见大量革兰阳性粗大杆菌，但白细胞很少。

（3）X线摄片　伤口肌群间存在气体。

（4）细菌培养　伤口内分泌物厌氧菌培养可见梭状芽孢杆菌。

（5）病理学检查　病理活检可见肌肉纤维大量坏死，结构紊乱，大量芽孢杆菌存在和少量白细胞浸润。

4. 诊断

（1）外伤或手术史，潜伏期1～4天。

（2）伤肢沉重、疼痛，持续加剧，如胀裂样，止痛药不能奏效。

（3）局部肿胀与创伤所致程度不成比例。进展迅速可以小时记。局部肿胀及皮肤张力增高区超出皮肤红斑范围，而周围淋巴结无明显肿大。

（4）伤口周围皮肤水肿、苍白，很快变为紫红色；伤口内肌肉坏死，失去弹性；伤口周围常触及捻发音，挤压患部有气泡溢出，伤口中有大量稀薄，并有恶臭、浆液性、浆液血性渗出物。

（5）全身症状重，早期中毒症状明显，迅速恶化，表情淡漠、出冷汗、高热、进行性贫血等。

（6）X线摄片检查伤口肌群中有气体存在。

（7）伤口分泌物的涂片检查有大量革兰染色阳性粗短杆菌，而白细胞很少。

5. 鉴别诊断

（1）芽孢菌性蜂窝织炎　感染局限于皮下蜂窝组织，沿筋膜间隙迅速扩散，但不侵犯肌肉。一般起病较慢，潜伏期为3～5日。虽然有伤口疼痛及伤口周围捻发音，但局部疼痛和全身症状较轻，皮肤很少变色，水肿也很轻。

（2）厌氧性链球菌性蜂窝织炎　发病较缓慢，往往在伤后3日才出现症状。毒血症、疼痛、局部肿胀和皮肤改变均较轻。气肿仅局限于皮下组织和筋膜。伤口周围有一般的炎性表现。渗出液呈浆液脓性，涂片检查有链球菌。

（3）大肠杆菌性蜂窝织炎　可出现组织间气肿，且有高热和谵妄等毒血症。但局部肿胀发展较慢，脓液具有大肠杆菌感染的特征，即脓液稀薄、呈浆液性。脓液涂片检查可发现革兰阴性杆菌。

（三）治疗策略

1. 治疗原则　气性坏疽发展迅速，预后较差，应尽快积极治疗，以挽救患者生命，降低截肢率。

2. 治疗方法

（1）隔离，器具专用，敷料用后焚毁。

（2）急症清创　彻底清创，病变区作广泛、多处切开，彻底切除坏死肌组织，应整块切除肌肉，包括肌肉起止点。如感染限于某一筋膜腔，应切除该筋膜腔的肌群。如整个肢体感染，应果断截肢以挽救生命。

（3）使用抗生素　首选青霉素，大剂量1000万U/d，分3～4次静脉滴注，甲硝唑0.5g每日2次静脉滴注，或选用氯霉素，克林霉素和第三、四代头孢菌素。氨基苷类无效。

（4）全身支持治疗　输血，纠正水、电解质失调，营养支持，对症处理，高压氧治疗等。

（四）疗效及预后评估

1. 疗效评估

（1）治愈　症状消失，伤口愈合良好，不留任何后遗症。

（2）好转　全身症状改善，或留有后遗症。

2. 预后评估　气性坏疽发展迅速，如不及时处理，患者常丧失肢体，甚至在20～48小时内死亡。严重肌坏死型死亡率可达20%。

第五章　创伤

一、疾病概述

创伤是指机械力作用于人体所造成的组织连续性破坏和功能障碍。根据损伤原因、形态、受伤部位和致伤因素的不同，创伤有不同的分类方法，如按致伤原因可分为摔伤、挫伤、扭伤、切伤、刺伤、撕裂伤、火器伤等，按受伤部位和组织器官可分为颅脑伤、胸部伤、腹部伤、肢体伤等，按损伤处与外界的关系可分为开放伤、闭合伤、穿透伤、贯通伤等，根据受伤者的生理状态分为轻度、中度、重度和特重度等。

二、诊断策略

（一）病史采集要点

1. 主诉　伤处疼痛、流血，相应器官功能障碍如呼吸困难、昏迷等。

2. 现病史

（1）受伤史　了解致伤原因、创伤类型、性质和程度，受伤时间和场所，伤力大小、着力部位、作用方式（直接或间接）、持续时间，受伤时的体位。

（2）伤后表现及其演变过程　颅脑伤的意识变化，胸部伤有无呼吸困难、咯血，腹部伤的疼痛程度和范围，肢体伤的肢体畸形、功能障碍，开放伤的失血量等。对多发伤患者，伤后第一主诉往往是最严重的的地方。其临床演变过程同样重要，变好或变坏均要有客观指标。

（3）伤前情况　有无饮酒，有无高血压、糖尿病、肝硬化、肾病、血液病等。

（二）体检要点

1. 全身情况的检查　首先观测生命体征、意识情况、精神状态。注意有无窒息、大出血休克等。

2. 伤口检查　①伤口位置。②伤口大小、深度、形状，可提示致伤原因和损伤类型。③伤口出血情况，是否有活动性出血。④伤口的沾污情况。⑤伤口性状，有无继发感染，颅脑伤有脑脊液从外耳道、鼻腔流出，表明有颅底骨折；伤口组织有捻发音、肌肉呈粉红色、有异味，预示有厌氧菌感染；伤口有黄色稠厚无臭的脓液为葡萄球菌感染；有暗红色稀薄无臭味脓液为链球菌感染；有灰白色黏稠无臭味脓液并有假膜覆盖者为大肠埃希菌感染；有绿色脓液及臭味者为铜绿假单胞菌感染。⑥伤口内有无异物存留。

（三）辅助检查

1. 实验室检查　如血常规、尿常规等检查。

2. 穿刺检查　胸腔穿刺发现有血胸或气胸，表明有肺或胸膜损伤。腹腔穿刺发现有血液、胆汁、气体或污物，表明有血管、胆道、肠管或其他脏器损伤。

3. 导管检查　放置导尿管有助于诊断泌尿系统损伤，如尿道断裂。

4. 影像学检查　对创伤有重要的诊断价值。

（1）X线检查　适用于骨折、脱位、金属异物存留和胸腹腔的游离气体等。

（2）超声检查　适用于肝、脾、肾等脏器和局部积液，还可用于引导穿刺检查。

（3）CT检查　主要用于颅脑损伤的检查及胸腹腔脏器损伤检查。

（4）MRI检查　MRI可清晰显示内脏器官，可用于脊髓、颅凹、骨盆等处损伤的检查。

（5）DSA检查　适用于血管损伤的检查。

5. 腹腔镜检查或手术探查　对高度怀疑有内脏破裂等严重创伤时，可选择腹腔镜探查或手术探查。

（四）诊断

1. 浅表皮肤及软组织损伤诊断依据

（1）浅表软组织挫伤诊断依据

①钝性外力碰撞或打击史。

②局部疼痛、肿胀、触痛或皮肤发红，皮下青紫淤斑，但无皮肤破损。

③深部组织器官无损伤，经X线片证实无骨折、关节脱位。

（2）浅表小刺伤诊断依据

①有刺条、木刺、缝针、铁钉等刺伤史。

②局部皮肤点状伤痕。继发感染则点状损伤处红、肿、压痛。

③检查是否有异物存留。

（3）浅表刀割伤诊断依据

①有刀刃、玻璃片、铁片等伤及史。

②伤口多呈线状或唇状，边缘较整齐，伤口出血。

③受伤时间长者可有炎症反应或继发感染。

2. 颅、胸、腹腔脏器损伤诊断依据（详见相关章节）

3. 创伤诊断注意事项

（1）发现危重情况，如窒息、大出血，必须立即抢救。

（2）检查应简捷，边问病史边检查，动作轻巧，勿加重损伤。

（3）重视症状明显的部位，并仔细寻找隐蔽的损伤。

（4）接收多个患者时，要重视不出声的患者。

（5）一时难以诊断清楚的损伤，要密切观察。

三、治疗策略

（一）治疗原则

抢救生命，修复创伤的组织和恢复生理功能，防治并发症。

（二）治疗方法

1. 现场急救复苏　①除去致伤因素，避免继续损伤。②优先抢救心搏骤停、窒息、大出血、开放气胸、休克、内脏脱出等，以挽救生命。③伤口包扎与止血。④临时固定骨折与关节损伤、止痛。⑤及时转运后送。

2. 全身治疗　着重维持伤员的循环及呼吸功能，补充血容量，保持呼吸道通畅，维持体液及电解质平衡和能量代谢，保护肾功能等。

3. 局部处理

（1）闭合伤处理原则　除合并有重要脏器伤或血管伤需紧急手术处理外，一般采用对症处理，如局部休息，抬高患肢，制动，早期用冷敷以减轻肿胀，1～2日后用热敷、理疗等，以促进消肿和损伤愈合。可口服或局部外敷活血化瘀、消肿止痛的中草药等。

（2）开放伤处理原则　对新鲜污染伤口主要是早期彻底清创，转化为闭合伤。对感染伤口主要保持引流通畅，换药直到愈合。

4. 特殊情况处理　如多发伤、复合伤、放射伤、化学伤等，应分清主次，统筹兼顾，妥善处理。战伤则要适应战伤实际，实行分级救治。

5. 防治并发症　包括全身和局部的并发症，如休克、肾功能衰竭、感染等。

四、疗效与预后评估

（一）疗效评估

1. 治愈　症状体征消失，伤口愈合，无任何并发症。
2. 好转　症状体征好转。

（二）预后评估

创伤的预后取决于创伤的部位和性质、患者的原有机体条件，以及正确的急救处理方法。轻度创伤未累及重要器官者，局部治疗为主，一般预后良好。创伤损及重要器官及休克时间较长、处理不当等可能预后不良，详见相应脏器损伤章节。

第六章　咬蜇伤

第一节　狂犬病

一、疾病概述

狂犬病是狂犬病毒所致的急性传染病，人畜共患，多见于犬、狼、猫等肉食动物，人多因病兽咬伤而感染。临床表现为恐水、怕风、咽肌痉挛、进行性瘫痪等。因恐水症状突出，故又名恐水病。

二、诊断策略

（一）病史采集要点

1. 主诉　犬、猫等动物咬伤后恐水、怕风、咽肌痉挛、进行性瘫痪等。

2. 现病史

（1）病因　有被携带致病棒状病毒感染的动物咬伤史。询问咬伤后处置情况，动物发病情况。有无受寒、过度劳累等诱发因素。

（2）主要症状特点　①潜伏期：10天至数个月，也有长达1～5年者，多数为30～60天。②病情演变：发病初起时伤口周围麻木、疼痛，渐扩散到整个肢体；继而发热、烦躁、易兴奋、乏力、吞咽困难、恐水、喉痉挛，伴流涎、多汗、心率快；最后出现肌瘫痪、昏迷、循环衰竭而死亡，死亡率极高。

（二）体检要点

1. 动物咬伤的伤口情况　伤口部位、深浅、是否感染、是否清创等，伤口周围有无感觉异常。
2. 兴奋期体征　发作性咽肌痉挛、声音嘶哑、脱水、发热、精神失常等。
3. 麻痹期体征　患者安静，弛缓性瘫痪，呼吸、脉搏、血压改变。

（三）辅助检查

1. 血、尿、脑脊液常规　血常规白细胞计数升高，可达（12～30）×10^9/L，中性粒细胞一般占80%以上。尿常规可发现轻度蛋白尿，偶有透明管型。脑脊液压力可稍增高，细胞数稍增高，主要为淋巴细胞及蛋白质增高，糖及氯化物正常。

2. 免疫学检查　血清中和抗体于病后6日测得，病后8日50%阳性，15日全部阳性。疫苗注射后，中和抗体大多低于10U，临床患者可达640U。

3. 病毒分离检查　可明确诊断，活检时可从患者唾液、脑脊液、尿沉渣或脑活检分离出病毒，以脑组织活检阳性率最高。尸检时，咬伤局部、心包、肾上腺、胰、肝等均可获阳性培养。

4. 动物接种和内基小体检查 均于死后进行，将10%脑组织悬液接种于2～3周龄乳鼠脑内，阳性者小鼠于6～8日出现震颤、竖毛、尾强直、麻痹等现象，10～15日内因衰竭而死亡。小鼠脑内可发现内基小体。以死者或动物脑组织作病理切片或压片，用Seller染色法及直接免疫荧光法检查内基小体，阳性率约70%。

（四）诊断

1. 有被携带致病棒状病毒感染的动物咬伤史。

2. 潜伏期10天至数个月，也有长达1～5年者，多数为30～60天。

3. 发病初起时伤口周围麻木、疼痛，渐扩散到整个肢体；继而发热、烦躁、易兴奋、乏力、吞咽困难、恐水、喉痉挛，伴流涎、多汗、心率快；最后出现肌瘫痪、昏迷、循环衰竭而死亡，死亡率极高。

4. 实验室检查 荧光抗体染色检测唾液中狂犬病毒抗原阳性。

（五）鉴别诊断

1. 破伤风 破伤风的潜伏期短，有牙关紧闭及角弓反张，无恐水症状。

2. 脊髓灰质炎 脊髓灰质炎无恐水症状，肌痛较明显，瘫痪时其他症状大多消退。

3. 病毒性脑膜脑炎 病毒性脑膜脑炎有严重神志改变及脑膜刺激征，脑脊液异常，免疫学试验及病毒分离等均有助于鉴别。

4. 狂犬病性癔症 患者在被动物咬伤后不定时间内出现喉紧缩感，不能饮水和兴奋，但无怕风、流涎、发热和瘫痪，经暗示、说服、对症治疗后，常可迅速恢复。接种狂犬疫苗后，可出现发热、关节酸痛、肢体麻木、运动失调、各种瘫痪等，与本病瘫痪型不易鉴别，但类狂犬病性癔症经停止接种，采用肾上腺皮质激素后大多恢复。

三、治疗策略

（一）治疗原则

严格单室隔离，保持安静。对症处理，防治各种并发症。

（二）治疗方法

1. 确认动物是否健康 若动物存活10日以上，可以排除狂犬病。

2. 立即处理伤口 局部伤口处理越早越好，要求彻底冲洗，消毒处理，只要未伤及大血管，尽量不缝合，也不应包扎。伤口较大或面部重伤影响面容时，确需缝合者，在完成清创消毒后，应先用动物源性抗血清或人免疫球蛋白作伤口周围浸润注射，数小时（不少于2小时）后缝合和包扎。伤口深而大者，应放置引流。

3. 免疫治疗 原则上越早越好。狂犬病免疫球蛋白（RIG）20U/kg，伤口周围浸润注射。使用动物源性RIG，用药前须做过敏试验。如为阳性，应在注射肾上腺素后再给予RIG，如使用人源制剂RIG则不必使用抗过敏药物。采用狂犬疫苗主动免疫在伤后第1、3、7、14、28日各注射1剂，共5剂，称五针法。也可用四针法，即伤后第1天注射2剂，第8、21天各注射1剂全程免疫共4剂。两种免疫程序效果相同。如曾接受过全程主动免疫，则咬伤后不需被动免疫治疗，仅在伤后当天与第 3 天强化主动免疫各一次。

4. 治疗重点　减轻患者兴奋性，呼吸支持、预防破伤风，及时处理各器官并发症。

四、疗效及预后评估

本病缺乏有效治疗手段，一旦发病，死亡率基本上达 100%，罕有存活者。预防接种对防止发病有肯定价值，应加强预防措施以控制疾病的蔓延。

第二节　猫抓病

一、疾病概述

猫抓病为巴尔通体感染所致。病原菌为革兰阴性小棒杆菌，猫为主要储存宿主。

二、诊断策略

（一）病史采集要点

1. 主诉　猫抓咬伤后皮肤丘疱疹、发热、不适、局部淋巴结肿大。
2. 现病史
（1）病因　猫抓咬伤史。询问咬伤后处置情况。有无受寒、过度劳累等诱发因素。
（2）主要症状特点　主要表现为发热、不适、皮肤病损（丘疱疹）与局部淋巴结肿痛。病程为自限性，但在免疫低下或有心脏瓣膜病的患者中可引发心内膜炎或脑病、眼病、肺炎等疾病。

（二）体检要点

1. 猫抓咬伤的伤口情况　伤口部位、深浅、是否感染、是否清创等，伤口周围有无感觉异常。
2. 皮肤病损（丘疱疹）与局部淋巴结肿大情况。
3. 全身检查情况　有无发热、心内膜炎或脑病、眼病、肺炎等。

（三）辅助检查

1. 实验室检查　血沉加快，血中 IgG 水平增高，血清学检查抗巴尔通体抗体滴度显著增高可确诊。涂片银染色可见多形性棒状杆菌。
2. 病理检查　淋巴结活检示肉芽肿样增生，有多数微小脓肿形成。

（四）诊断

1. 患者有猫抓咬伤史。
2. 主要表现为发热、不适、皮肤病损（丘疱疹）与局部淋巴结肿痛。病程为自限性，但在免疫低下或有心脏瓣膜病的患者中可引发心内膜炎或脑病、眼病、肺炎等疾病。
3. 辅助检查血沉加快，血中 IgG 水平增高，血清学检查抗巴尔通体抗体滴度显著增高。淋巴结活检示肉芽肿样增生，有多数微小脓肿形成。涂片银染色可见多形性棒状杆菌。

三、治疗策略

（一）治疗原则

伤口清创，抗感染治疗。

（二）治疗方法

1. 浅而小的伤口消毒后包扎。深的伤口应清创，不作一期缝合。
2. 注射 TAT 及狂犬病疫苗，以预防破伤风和狂犬病。
3. 使用抗生素利福平或多西环素口服，有全身反应者使用庆大霉素静滴治疗。

四、疗效及预后评估

（一）疗效评估

1. 治愈　症状体征消失，伤口愈合，无并发症。
2. 好转　症状体征好转，或并发症未愈。

（二）预后评估

本病常为自限性，预后良好。但免疫力低下或有心脏瓣膜病的患者，可引发心内膜炎等严重后果，少数患者可引起脑病、眼病、肺炎等。

五、出院医嘱

1. 不饲养或玩弄猫、犬等宠物，避免抓伤。
2. 接触宠物后要及时洗手，被猫等宠物抓伤后及时正确处理伤口，出现较明显的症状时应及时就医。

第三节　蛇咬伤

一、疾病概述

蛇分有毒、无毒两种，大体从形状和齿痕上进行区别。（1）有毒蛇：头呈三角形，体粗而短、颈部较细，自肛门至尾部突然变尖变细，尾短而钝，斑纹鲜明，唇腭上有 1 对毒腺和毒牙，毒牙粗而长，休息时常蟠团，性凶猛。（2）无毒蛇：头部钝圆，体态相称，色泽不鲜明，尾长而尖细，爬行敏捷，休息不蟠团。毒蛇咬伤痕迹可见 2 个明显大而深的牙痕，无毒的牙痕为锯齿状。毒蛇排出的毒液有三类。（1）神经毒为主：如金环蛇、银环蛇、海蛇等。（2）血液毒为主：如竹叶青、五步蛇、烙铁头等。（3）混合毒：如蝮蛇、眼镜蛇、眼镜王蛇等。

二、诊断策略

（一）病史采集要点

1. 主诉 蛇咬伤，或发现皮肤留下细小齿痕，或伴有全身中毒症状如呼吸困难、全身瘫痪等。

2. 现病史

（1）患者是否蛇咬伤 因其他动物也能致伤，如蜈蚣咬伤、蝎子蜇伤，所以必须明确患者有无蛇咬伤史。蜈蚣咬伤局部有横行排列的两个点状牙痕，蝎子伤后局部为单个散在的伤痕。一般情况下，蜈蚣等致伤后，伤口较小，且无明显的全身症状。

（2）是否为毒蛇咬伤

1）无毒蛇咬伤 可见咬伤局部有 1 ～ 2 排牙痕，而无全身中毒症状，局部可合并感染。

2）毒蛇咬伤 ①神经毒为主的蛇咬伤者，毒素作用于延髓和脊神经节细胞，出现呼吸麻痹及肌肉瘫痪，局部组织损伤轻。伤后 0.5 ～ 2 小时出现头昏、昏睡、恶心、呕吐、乏力、步态不稳、视物模糊、语言不清、呼吸困难，以致全身瘫痪、惊厥、昏迷、血压下降、呼吸麻痹、心力衰竭甚至死亡。②血液毒者，局部有剧痛、流血不止、牙痕处肿胀、皮肤发绀、皮下出血、淤斑、水疱、血疱，很快出现组织坏死。明显淋巴管炎和淋巴结炎。③混合毒者：兼有上述 2 种表现，局部和全身均严重。

（3）蛇咬伤后的处置情况

（二）体检要点

1. 全身情况 检查患者气道、呼吸及循环情况。

2. 局部情况 患者伤口情况，牙痕形状。有无水疱、坏死、感染。

（三）辅助检查

取毒牙痕中毒液与抗蛇毒血清进行琼脂免疫双向扩散检查，或放射免疫法测患者体液蛇毒。

（四）诊断

1. 患者有蛇咬伤史。

2. 临床特点

（1）无毒蛇咬伤：可见咬伤局部有 1 ～ 2 排牙痕，而无全身中毒症状，局部可合并感染。

（2）毒蛇咬伤：有明显而深的牙痕。①神经毒为主的蛇咬伤者，可出现呼吸麻痹及肌肉瘫痪，局部组织损伤轻。伤后 0.5 ～ 2 小时出现头昏、昏睡、恶心、呕吐、乏力、步态不稳、视物模糊、语言不清、呼吸困难，以致全身瘫痪、惊厥、昏迷、血压下降、呼吸麻痹、心力衰竭甚至死亡。②血液毒者，局部有剧痛、流血不止、牙痕处肿胀、皮肤发绀、皮下出血、淤斑、水疱、血疱，很快出现组织坏死。明显淋巴管炎和淋巴结炎。③混合毒者，兼有上述 2 种表现，局部和全身均严重。

（五）鉴别诊断

黄蜂蜇伤仅有很小伤口；蚁咬伤呈散在红点；蜈蚣咬伤为横排两点，楔形，小而浅，两点很近；无毒蛇咬伤只有上颌 4 列、下颌 2 列锯齿状小牙痕。

三、治疗策略

（一）治疗原则

尽快排除毒素，减少毒素吸收，减轻局部和全身损害。

（二）治疗方法

1. **局部处理**　①伤后立即于伤口处上方 5～10cm 处用止血带或布条阻断静脉回流和淋巴回流。②立即以牙齿痕为中心切开伤口挤出或吸出毒液。③用 1：5000 高锰酸钾、过氧化氢溶液及生理盐水反复冲洗伤口。④胰蛋白酶 2000U+2% 利多卡因 10ml 作伤口周围深达肌肉的浸润注射。必要时 12～24 小时可重复注射。

2. **全身治疗**
（1）口服蛇药　南通蛇药片 20 片伤后立即服，以后每 6 小时服 10 片；或广州蛇药片 5g 口服，3 小时 1 次，重症加倍；或上海蛇药片，立即服 10 片，以后每 4 小时服 5 片。
（2）注射抗蛇毒血清。
（3）对症支持治疗，防止继发感染。

四、疗效及预后评估

（一）疗效评估

1. **治愈**　全身和局部症状消失，创面愈合。
2. **好转**　全身症状消失，局部症状基本消失，创面尚未愈合。

（二）预后评估

毒蛇咬伤的预后，关键在于急救与自救，治疗及时预后良好。

第四节　蜂蜇伤

一、疾病概述

蜜蜂和黄蜂的尾部有毒腺和刺，蜇入时将尾刺刺入皮肤并释放毒液，蜂毒内的活性物质可致过敏反应和组织损害，引起局部及全身症状。

二、诊断策略

（一）病史采集要点

1. **主诉**　蜂蜇伤后局部出现红肿、瘙痒、疼痛，或伴有全身症状，如发热、头晕、恶心、呕吐、胸闷、四肢麻木等。
2. **现病史**
（1）患者有蜂蜇伤史，蜂的种类，是单个或群蜂蜇伤，蜇伤时间等。常见有蜜蜂蜇伤和黄蜂蜇伤。

（2）主要症状特点　局部剧痒、疼痛。群蜂蜇伤者可于半小时内出现过敏症状,可有发热、头晕、恶心、呕吐、胸闷、四肢麻木等,可出现脉搏细弱、面色苍白、出冷汗、血压下降、过敏性休克。

（二）体检要点

1. 全身检查　检查体温、脉搏、呼吸,注意有无休克。
2. 局部检查　检查被蜇局部有无蜂刺,有无红肿、水疱形成等。

（三）诊断

1. 患者有蜂蜇伤史。
2. 局部剧痒、疼痛。严重者可伴有过敏症状,可有发热、头晕、恶心、呕吐、胸闷、四肢麻木等,可出现脉搏细弱、面色苍白、出冷汗、血压下降、过敏性休克。

三、治疗策略

（一）治疗原则

取出尾刺,中和毒素,防治过敏反应。有全身危重症状出现时采取相应急救措施。被蜂蜇伤20分钟后无症状者,可无须治疗。

（二）治疗方法

1. 局部处理　取出蜂刺。蜜蜂毒为酸性,可用弱碱溶液（3%氨水、5%碳酸氢钠溶液）,肥皂水等湿敷中和毒素。黄蜂毒为碱性,可用醋酸、0.1%稀盐酸中和。局部红肿处可外用炉甘石擦剂、皮质类固醇制剂、蛇药等。
2. 全身治疗　有全身反应者应补液,用肾上腺皮质激素和抗组胺药,或注射葡萄糖酸钙。有低血压者,皮下注射 1 ：1000 肾上腺素 0.5ml;有血红蛋白尿者,应用碱性药物碱化尿液,加大输液量,20% 甘露醇利尿;如已发生少尿、无尿者,则按急性肾功能衰竭处理。局部症状严重或群蜂蜇伤者应用抗菌药物。

四、疗效及预后评估

（一）疗效评估

治愈　拔出蜇针,治疗后全身和局部症状消失。

（二）预后评估

蜂蜇伤的预后,关键在于急救与自救,治疗及时预后良好。被蜂蜇伤20分钟后无症状者,无须特殊治疗。

第七章 烧伤

一、疾病概述

烧伤是由热力（火焰、热液、蒸汽、热金属），化学物质，电能和射线等各种理化因素作用于人体而造成的组织损伤、坏死，并引起全身一系列病理改变的损伤。

二、诊断策略

（一）病史采集要点

1. 主诉　烧伤原因 + 接触时间。

2. 现病史

（1）询问烧伤的时间（烧伤时间越长越严重），原因（热力伤如沸水、蒸汽、热油、钢水、日光、白热金属、火焰等，化学伤如酸、碱、磷、氨水、气体等，电力伤、闪电伤、触电，放射能烧伤如深度 X 线、原子能等，热压伤），经过，受伤时环境（如火焰伤，在密闭环境下就有可能引起吸入性损伤，高空电击伤可能引起复合伤），衣着，灭火方法，有无其他外伤及中毒，确定有无休克、吸入性损伤。了解转送工具与路途、时间等。电烧伤患者注意询问电压、电流接触部位，现场抢救情况及当时有无昏迷等。有无疼痛、口干，如出现这些症状要考虑是否有休克。

（2）注意来院前及到达急诊室期间的病情变化及其处理，包括输液、用药、创面处理、全身情况与尿量等。

3. 既往史　询问有无低血糖、癫痫等病史。

（二）体检要点

1. 一般检查　重点检查神志、血压、脉搏、心率、呼吸、末梢循环及充盈情况等，判断是否休克，有无呼吸道损伤、出血、骨折、脑外伤等并发症的体征。

2. 烧伤外科情况　着重检查烧伤部位、面积、深度，是否有环状焦痂，肢（指、趾）端循环情况，创面渗出及伴有的症状，如呼吸道烧伤。如来院时创面已感染，应记录创面感染情况。如系电烧伤，应记录电流出、入口。

（1）烧伤面积的估算

①手掌法　患者五指并拢，一个手掌面积约占体表面积的 1%。

②中国九分法　将全身体表面积划分为 11 个 9% 的等分，另加 1% 构成 100% 的体表面积。成人头颈部占体表面积 9%；双上肢各占 9%；躯干前后（各占 13%）及会阴部（占 1%）占

3×9%（27%）；臀部及双下肢占 5×9%+1%（46%）。儿童头大下肢小，随着年龄的增长，各部位的体表面积所占比例也不同，可按下列简易公式计算：

头颈部面积＝[9＋（12－年龄）]%

双下肢面积＝[46－（12－年龄）]%

（2）烧伤深度的判断　采用三度四分法，即依照热力损伤的组织层次，将烧伤深度分为Ⅰ°、浅Ⅱ°、深Ⅱ° 和Ⅲ°。一般称Ⅰ°、浅Ⅱ° 烧伤为浅度烧伤，深Ⅱ°、Ⅲ° 烧伤为深度烧伤。

①Ⅰ° 烧伤（红斑性烧伤）仅伤及表皮浅层，表面红斑状，干燥、疼痛、无水疱。

②浅Ⅱ° 烧伤（水疱性烧伤）　伤及表皮生发层、真皮乳头层，疼痛明显，烧伤局部红肿、皮温增高，有大小不一的水疱，疱液淡黄澄清，去水疱皮创面红润。

③深Ⅱ° 烧伤（水疱性烧伤）　伤及表层、全层和部分真皮网状层，皮肤附件深部结构残留，表皮和真皮胶原纤维凝固坏死后形成干痂，可有或无水疱形成。去水疱皮后创面微湿，呈浅红和红白相间，疼痛感迟钝。

④Ⅲ° 烧伤（焦痂性烧伤）　为皮肤全层损伤，甚至可达皮下、肌肉或骨骼。创面无水疱，皮肤凝固脱水后形成焦痂，呈蜡白和焦黄炭化，触之皮革样，无痛觉，局部皮温低。痂下可见树枝状栓塞血管。

（三）辅助检查

1. 血、尿常规检查，肝、肾功能，电解质，创面分泌物培养及血培养＋药物敏感试验等检查。

2. 酌情施行心电图及 X 线检查。

（四）诊断

1. 诊断依据　根据烧伤史、体格检查，一般能做出正确的诊断（烧伤面积和深度）。

2. 烧伤严重性分度　我国常用下列分度法估计烧伤严重程度。

①轻度烧伤　Ⅱ° 烧伤面积 9% 以下。

②中度烧伤　Ⅱ° 烧伤面积 10%～29% 或Ⅲ° 烧伤面积不足 10%。

③重度烧伤　烧伤总面积 30%～49%；或Ⅲ° 烧伤面积 10%～19%；或Ⅱ°、Ⅲ° 烧伤面积虽不到上述百分比，但已发生休克等并发症，或有吸入性损伤、较重的复合伤。

④特重度烧伤　总面积在 50% 以上；或Ⅲ° 烧伤面积 20% 以上。

3. 临床分期　可分为三期，以突出临床处理的重点。

（1）急性体液渗出期（休克期）烧伤后创面立即发生体液渗出，局部水肿，伤后 2～3h 明显，6～8h 小时达峰值，随后逐渐减缓，一般持续 36～48h。大面积烧伤后的急性体液渗出造成循环血量下降，加之其他血流动力学的变化，烧伤患者可迅速发生休克，故临床又称该期为"休克期"。

（2）感染期　烧伤患者常有不同程度的局部和全身感染。创面细菌繁殖，肠道菌群移位，呼吸道、泌尿道等处的感染，烧伤或长时间血管内插管引起的化脓性血栓性静脉炎，气管插管、导尿管所致的医源性感染均是细菌入侵的重要途径。

（3）修复期　在烧伤创面出现炎症改变的同时即进入修复期。

三、治疗策略

（一）治疗原则

小面积浅表烧伤：清创、保护创面，自然愈合。大面积烧伤：早期及时补液，维持呼吸道通畅，纠正低血容量休克，防治感染，促进创面早日愈合。对 II° 以上的烧伤创面进行清创，选用包扎疗法或暴露疗法。深度烧伤，应尽可能积极去痂，及早植皮。

（二）治疗方法

1. 现场急救

（1）迅速脱离热源。

（2）保持呼吸道通畅　要随时注意面颈部烧伤和疑有吸入性损伤患者的呼吸状况，出现呼吸困难时要及时行环甲膜切开，给予氧气。合并 CO 中毒者应移至通风处，必要时应吸入氧气。

（3）积极处理危及生命的创伤　如合并有大出血、开放性气胸、严重中毒等，应迅速进行处理与抢救。

（4）保护受伤部位，防止和尽量清除外源性沾染。

（5）防治休克和感染　高度口渴、烦躁不安者常提示休克严重，应建立静脉输液通道，加快输液，只可少量口服盐水；疼痛剧烈者可酌情使用地西泮、哌替啶等。中、重度烧伤患者口服或注射广谱抗生素。

2. 烧伤休克的防治

（1）早期补液方案　按照患者的烧伤面积和体重计算，伤后第一个 24 小时，每 1% 烧伤面积（II°、III°）每公斤体重应补液 1.5ml（小儿 2.0ml）。胶体（血浆）和电解质（平衡盐液）的比例为 1：2，广泛深度烧伤者其比例可改为 1：1。另加以 5% 葡萄糖溶液补充水分 2000ml（小儿另按年龄、体重计算）。第二个 24 小时，胶体和电解质为第一个 24 小时的一半，水分补充仍为 2000ml。

（2）高渗氯化钠液在复苏中的应用　在烧伤复苏中应用高渗氯化钠液，可以减少水摄取量，通过将组织间隙与肿胀细胞中的水吸出，减轻水肿，增加淋巴液，扩充血容量，改善微循环及脏器灌流，增强心功能。输入高渗氯化钠液时，血浆钠离子浓度不应超过 160mmol/L。

（3）治疗中应根据下列临床反应或指标，随时调整输液的速度和成分　①成人应维持每小时尿量 30～50ml。小儿尿量每公斤体重不低于 1ml。此外，有血红蛋白尿者，尿量要求偏多；有心血管疾患、复合脑外伤或老年患者，则要求偏低。②患者安静、神志清楚、合作，末梢循环良好（肤色红润、肢体温暖、静脉和毛细血管充盈良好等），脉搏、心跳有力。③呼吸平稳。如呼吸增快应究其原因，如缺氧、代谢性酸中毒、肺水肿、急性肺功能不全等，并及时纠正。④维持收缩压在 90mmHg 以上、脉压 20mmHg 以上、心率 120 次 / 分以下、中心静脉压 8～12mmH$_2$O；⑤测定血红蛋白和红细胞比容，血 pH 和 CO$_2$ 结合力等，了解血容量和酸碱平衡的变化。

（4）其他治疗措施　维持良好的呼吸功能，镇静、镇痛药物的应用可作为防治休克的辅助措施。

3. 全身性感染的防治措施

（1）加强抗感染　创面感染是烧伤全身性感染的重要来源，应及时清除感染源。对深度烧伤创面应早期实施切痂、削痂植皮。应切除化脓性血栓性静脉炎病变静脉。针对肠源性感染，可应用新霉素、卡那霉素等肠道不易吸收的抗生素，可选择性清除某些耐药细菌；应用双歧杆菌等有恢复肠道菌群平衡的作用。

（2）抗生素的应用　应根据创面菌种和细菌药物敏感试验选择针对性强的抗生素。对小面积浅度烧伤患者一般不全身应用抗生素；对大面积或深度烧伤，尤其是并发重度休克者，应选用有效的广谱抗生素，一般可联合应用抗生素（三代头孢菌素＋氨基糖苷类）。一旦全身感染基本控制，要及时停用抗生素。较长时期应用广谱抗生素者，可伴真菌感染，应酌情应用抗真菌药物，如酮康唑、氟康唑等。

（3）加强支持治疗　应加强烧伤患者的营养补充。烧伤患者处于高代谢状态，每日需要热量可达 10 460 ～ 20 920J（2500 ～ 5000cal），蛋白质消耗在 100g 以上。经胃肠道营养兼有刺激肠黏膜增殖，维持肠道微生态环境稳定，减少肠源性感染发生的作用。采用高价免疫球蛋白、抗绿脓杆菌免疫血浆，可提高烧伤患者的免疫能力，伤后可定期注射金黄色葡萄球菌、多价绿脓杆菌疫苗，有助于预防全身感染。

4. 烧伤创面的处理

（1）包扎疗法　适用于小面积四肢和躯干烧伤。应用 3 ～ 5cm 厚的吸水敷料包扎。包扎时要注意肢体位于功能位，不易过紧。感染创面包扎内层可用聚维酮碘或抗生素纱布，水剂较油剂利于引流。如包扎局部和全身无感染迹象，可在包扎后 7 ～ 10d 打开敷料。如创面已感染，应勤换敷料，保持创面清洁。

（2）暴露疗法　多用于大面积烧伤，头颈、面、会阴、臀部烧伤或污染严重者。室温要保持在 30℃ 以上，使创面保持干燥，即使有创面感染也易于清创引流。

（3）手术去痂　尽早清除深度烧伤创面的坏死物质，去除焦痂是减轻感染与功能障碍、促进愈合的根本措施。

①切痂　主要用于Ⅲ°及手、关节等功能部位的深度烧伤。切痂平面除手背及颜面外，一般达深筋膜，若筋膜和肌肉有坏死应一并切除。切除后应彻底止血。创面可立即或延期移植自体皮片。

②削痂　对深Ⅱ°烧伤可行早期削痂。将深度烧伤的坏死组织削除，使成为健康或接近健康的创面，然后用皮片覆盖或敷料包扎。

（4）脱痂　可分为自然脱痂与药物脱痂。药物脱痂为采用蛋白酶、胶原酶或中药制剂，加速脱痂过程。待痂壳与肉芽面基本分离后，将其分区、分批剪除或手术锐性剥离后植皮。焦痂脱落分离时可出现全身感染中毒症状，治疗时间延长。

（5）皮肤移植　深度烧伤创面和其他原因的皮肤缺损需要皮肤移植。按皮肤移植的方法分为游离皮片移植和带蒂皮瓣移植。

5. 皮肤移植方法

（1）游离皮片移植

1）移植的皮肤组织　①取自患者的自体皮，移植后能长期存活；②取自他人的同种异体皮，由于排斥反应，只能短期存活；③异种皮，多用小猪皮，更易引起排斥反应，存活时间更短。

2）皮片厚度　①刃厚皮片：成人厚度为 0.15 ～ 0.25mm，含表皮和部分真皮乳头层。移植后易存活，但成活后易收缩，容易擦伤。供皮区受损伤轻微，易愈合，可重复取皮。②中厚皮片：厚度为 0.30 ～ 0.75mm，含表皮和真皮的 1/2 ～ 1/3，移植后较易成活。由于其弹性与耐磨性均优于刃厚皮片，适用于关节、手背等功能部位移植。③全厚皮片：含皮肤全层，除超厚皮片含皮下浅层血管网外，一般不含皮下组织。皮片存活后弹性、色泽、功能接近正常皮肤，耐磨性好，但取皮区不能自愈，需用较厚皮片移植。

3）取皮　用滚轴式切皮刀或鼓式切皮器切取中厚皮片皮。全层皮片和小面积薄层皮片可采用手术刀切取。

4）植皮方法

①大张中厚（或薄）自体皮移植　常用于手等功能部位切（削）痂后的创面和清创彻底的肉芽创面，颜面部深度烧伤创面也较常用。将覆盖于创面的皮片边缘缝合，使之紧贴创面，然后加压包扎。

②小片或邮票状自体皮移植　将较大的刃厚或薄中厚皮片剪成如邮票状大小，移植于受区创面，间距可为 0.5 ～ 1.0cm。此法多用于自体皮源充足的中小面积的深度烧伤。愈合后瘢痕增生较少。

③点状植皮　将刃厚皮剪（或压皮机压切）成 0.3 ～ 0.5cm 小方形皮片，散在移植于创面，皮片间距 0.5 ～ 1.0cm。主要优点是易存活，节约皮源，大面积烧伤较适用。但瘢痕增生多，不适于颜面、功能和关节部位。

④自、异体皮相间混植　将异体皮剪成宽 0.7 ～ 1.0cm 条状或邮票状，自体皮剪成条状或 0.3 ～ 0.5cm 点状，两者相间密植于非功能部位的烧伤创面，使创面得到初步覆盖。

⑤大张异体皮开洞嵌植小片（点状）自体皮　适用于广泛深度烧伤大面积切（削）痂后。方法是先将大张戳洞（可用洞滚刀压成多数 "U" 形皮片，洞大小约 0.5cm，间隔 1cm）异体皮移植于已切（削）痂的创面，缝合包扎。2 ～ 4 日后打开观察，若发现皮已存活，即于戳洞处嵌植小片自体皮，0.2cm×0.2cm 至 0.5cm×0.5cm，待异体皮溶解脱落时，自体皮多已扩展并覆盖创面。用此方法植皮一般可扩大自体皮面积 8 ～ 10 倍。

⑥网状植皮　方法是将切取的大张中厚皮，在网状切皮机上切出密集的孔洞（也可用尖刀戳出均匀密集的孔洞），拉开皮片成为网状，移植于创面。外用纱布覆盖包扎。适合于切（削）痂后的大面积创面覆盖。

⑦微粒皮移植　用于大面积深度烧伤切痂治疗中，将自体皮片用剪刀或碎皮机剪成 1mm 以下的微小皮粒，放置于等渗盐水中做成悬液，将皮浆均匀涂布于异体（异种）皮真皮表面，再植于切痂创面，自体皮粒即在异体（异种）皮保护下生长并扩展融合成片。此法可增加自体皮覆盖 6 ～ 8 倍，愈后瘢痕增生较多，易遗留残余创面，需多次补植自体皮。

（2）皮瓣移植　适于修复软组织严重缺损，暴露血管、肌腱、神经、血管的深度创面，尤其是功能部位的烧伤晚期修复整形。皮瓣的分类按形态分可分为扁平皮瓣与管型皮瓣；按取材部位及修复缺损部位远近可分为局部皮瓣与远位（带蒂皮瓣）皮瓣；按皮瓣血循环类型分为任意型与轴型皮瓣。任意型皮瓣又称单纯皮瓣。手术游离供皮区的皮肤与皮下组织，依皮瓣弹性向前滑行或旋转移植于缺损部位。由于皮瓣来自于邻近部位，创面修复后皮肤质地和功能均较良好。远位移植常用于腹部皮瓣修复前臂和手部的皮肤缺损，此法需将腹部皮瓣与前臂或手部的创面缝合，3 ～ 4 周后离断腹壁皮瓣蒂部。轴型皮瓣移植皮瓣内含解剖命名动脉及其伴行静脉，包括岛状皮瓣、肌皮瓣、吻合血管的游离皮瓣等，移植后皮肤有良好的血供。

皮瓣移植注意事项：切取皮瓣不能损伤重要血管；皮瓣转移至受区后一般全层缝合，皮瓣张力要适中；皮瓣的蒂部不能过度扭曲、受压，以免影响皮瓣血液循环。

（3）术后处理　①创面用抗生素纱布和无菌纱布覆盖。包扎压力应均匀，松紧适当。如为四肢可加压包扎并制动，对于不适于加压包扎的眼睑及口唇等部位，可用打包加压法。新鲜创面植皮，若经过顺利，手术后 7 ～ 10 天拆线。肉芽创面植皮可于术后 3 ～ 4 天更换敷料。②供皮区，如无感染，术后 2 周左右即可愈合，去除包扎后，再以无菌纱布保护数日。若发生感染，及时更换敷料。

四、疗效及预后评估

（一）疗效评估

1. 治愈　创面愈合良好，无功能障碍，无各种并发症。
2. 好转　创面愈合，留有瘢痕或畸形，留下不同程度的功能障碍。
3. 无效　创面未愈合，或出现各种烧伤并发症，甚至死亡。

（二）预后评估

预后因病因，受伤面积大小、深度，有无复合伤及年龄等而不同，小面积烧伤或浅Ⅱ° 烧伤患者，一般治疗效果好。如受伤面积越大，深度越深，死亡率越高，年龄越大或越小死亡率也越高。重度及特重度烧伤者或休克不能纠正、并发症多的烧伤患者，死亡率高。烧伤创面的修复时间与烧伤深度等因素有关，烧伤越浅，修复越早、越快。Ⅰ° 烧伤，2～3日内症状消失，2～5日痊愈，脱屑，无瘢痕。浅Ⅱ° 烧伤，如无感染，1～2周痊愈，不留瘢痕。深Ⅱ° 烧伤，一般3～4周痊愈，可留瘢痕。Ⅲ° 烧伤，3～4周焦痂脱落后需植皮愈合，遗留瘢痕、畸形。

五、出院医嘱

1. 烧伤引起功能不全或轻度障碍，需加强功能锻炼，门诊定期复查。
2. 创面治愈后应给予保护，防止再次破溃感染。
3. 预防瘢痕增生治疗。抗瘢痕敷料贴敷，如瘢痕敷贴等；加压包扎，如弹力绷带、弹力套包扎等。

第八章　甲状腺疾病

第一节　急性化脓性甲状腺炎

一、疾病概述

急性化脓性甲状腺炎是甲状腺的化脓性感染，可由口腔或颈部感染引起。病原菌多为链球菌、葡萄球菌、肺炎球菌。

二、诊断策略

（一）病史采集要点

1.主诉　颈前红、肿、疼痛或伴寒战、高热、吞咽不适。

2.现病史

（1）询问起病情况、疾病进展速度　多急性发病，近期有口腔或颈部感染，继而出现颈前甲状腺区肿胀、疼痛。可伴有全身急性感染如寒战、高热等症状。

（2）询问甲状腺肿大相关症状　甲状腺体积增大，严重的可引起压迫症状，气促、声音嘶哑，甚至吞咽困难。颈部淋巴结肿大。

（3）有无甲状腺功能减退症状　腺组织的坏死和脓肿形成可引起甲状腺功能的减退，出现易疲劳、怕冷、乏力或黏液性水肿等甲状腺功能减退症状。

（二）体检要点

1.颈部检查　甲状腺表面常有红肿、皮温升高。甲状腺体积增大，压痛明显。颈部淋巴结是否肿大。检查器官有无受压移位，有无声音嘶哑，必要时需要检查声带功能。

2.全身情况　注意有无发热或甲减表现。

（三）辅助检查

1.血常规　白细胞总数和中性粒细胞增高。

2.甲状腺功能检查　严重者出现甲减。

3.B超检查　甲状腺B超检查提示为炎症。

（四）诊断

1.急性发病，可伴有全身急性感染如寒战、高热等症状。

2.甲状腺表面常有红肿、皮温升高。甲状腺体积增大，压痛。严重的可引起压迫症状，气促、声音嘶哑,甚至吞咽困难。颈部淋巴结肿大。

3. 白细胞总数和中性粒细胞增高。

4. B 超检查甲状腺提示为炎症。

（五）鉴别诊断

急性化脓性甲状腺炎需与亚急性甲状腺炎鉴别:亚急性甲状腺炎常继发于上呼吸道感染或流行性腮腺炎,其疼痛较轻,不侵及颈部邻近组织,血沉快。基础代谢率增高,血清 T_3、T_4 升高,而甲状腺摄碘率显著降低的分离现象是其特点。

三、治疗策略

1. 局部早期冷敷、晚期宜用热敷。

2. 给予抗生素。

3. 有脓肿形成时应早期切开引流。

四、疗效评估与预后

（一）疗效评估

1. 治愈　症状消失,甲状腺功能正常。

2. 好转　症状缓解。

3. 无效　症状未缓解甚至加重。

（二）预后评估

急性化脓性甲状腺炎一般预后良好。少数患者可出现甲状腺功能减退。

五、出院医嘱

1. 门诊随访,如有不适,及时就诊。

2. 有甲状腺功能减退者可用甲状腺素片 40 ～ 80mg po qd 或左甲状腺素片 50 ～ 100μg po qd。定期复查甲状腺功能。

第二节　亚急性甲状腺炎

一、疾病概述

亚急性甲状腺炎又称 De Quervain 甲状腺炎或巨细胞性甲状腺炎,常继发于上呼吸道感染或流行性腮腺炎。可能是由于病毒感染破坏了部分甲状腺滤泡,释出的胶体引起甲状腺组织内的异物样反应;在组织切片上可见到白细胞、淋巴细胞及异物巨细胞浸润,其特征性病理改变是滤泡周围出现巨细胞性肉芽肿。

二、诊断策略

（一）病史采集要点

1. 主诉　颈前肿胀、疼痛或伴吞咽不适。

2. 现病史

（1）病因　询问近 1～2 周有无上呼吸道感染、扁桃体炎或流行性腮腺炎病史。

（2）主要症状特点及演变

1）早期　①起病多急骤，呈寒战、发热。②甲状腺部位疼痛和压痛，常向颌下、耳后或颈部等处放射，吞咽时加剧。③甲状腺腺体肿大，质较硬，压痛明显。④病变广泛时，尚可伴有甲状腺功能亢进的表现。

2）中期　当甲状腺腺泡内甲状腺激素由于感染破坏而发生耗竭，甲状腺实质细胞尚未修复前，血清甲状腺素浓度降低，可发生甲状腺功能减低表现。

3）恢复期　各种症状缓解，甲状腺肿或（和）结节渐消失。大多数患者经治疗可完全恢复，极少数患永久性甲状腺功能减退症。

（二）体检要点

1. 颈部检查　甲状腺肿大伴单个或多个结节，质地较硬，压痛明显。颈部淋巴结是否肿大。检查器官有无受压移位，有无声音嘶哑，必要时需要检查声带功能。

2. 全身情况　注意有无甲亢或甲减表现。

（三）辅助检查

1. 基础代谢率（BMR）测定　基础代谢率一般正常，极少数患者早期可有甲亢表现，基础代谢率升高，晚期出现甲状腺功能减退，基础代谢率降低。

2. 血常规、血沉　血沉明显增快，白细胞计数正常或略减少。

3. 甲状腺摄 ^{131} 碘率测定　正常人甲状腺 24 小时内摄取 ^{131} 碘量为注入人体总量的 30%～40%。亚急性甲状腺炎患者放射性碘摄取率显著降低，可降到 5%～10% 以下。

4. 甲状腺功能测定　早期甲亢时，血清 T_3、T_4 均可增高，中期甲减时降低。血清甲状腺免疫球蛋白测定初期升高，恢复正常比甲状腺激素要迟。

5. 超声检查　B 超可以判断肿物的大小、囊实性、血供、有无钙化、与周围组织的关系，还可发现触诊不能发现的肿物。亚急性甲状腺炎患者 B 超显示压痛部位常呈低密度病灶，对于诊断和判断其活动期有一定的意义。

6. 病理学检查　细针穿刺细胞学检查或组织活检可发现巨核细胞存在。

（四）诊断

1. 病前 1～2 周有上呼吸道感染史。病程一般 3 个月。

2. 甲状腺肿大伴疼痛，甲状腺触痛。吞咽困难及疼痛，疼痛可牵涉到颈前、耳后、颈枕部和下颌、咽喉、甚至手臂等处。

3. 体温可增高，白细胞总数正常或偏低。

4. 基础代谢率增高，血清 T_3、T_4 升高，而甲状腺摄碘率显著降低的分离现象可以基本确诊。

5. 诊断有困难时，可用泼尼松进行试验性治疗。

（五）鉴别诊断

1. 急性甲状腺炎　临床罕见，少数情况下也可由甲状腺穿刺细胞学检查引起。其临床特点包括以下几点。①病史：起病急，数日内可出现甲状腺肿胀、疼痛，疼痛可波及耳、枕部，且在吞咽、颈部转动或后仰时加重。炎症波及颈、胸部时可有明显的压迫症状，引起气促、声音嘶哑，甚至吞咽困难等症状。常伴发热、寒战及乏力等全身感染表现。②体征：常有颈前区肿胀或伴局部红、肿、热、痛。甲状腺一叶或两侧肿大，触痛明显。如有脓肿形成，可有波动感。③实验室检查：白细胞计数增多、中性粒细胞比例增高。④ B 超：显示甲状腺肿大，血供丰富。如已化脓，可见低回声区。⑤局部穿刺细胞学检查：发现急性炎症细胞或抽出脓液可确诊。

2. 慢性淋巴细胞性甲状腺炎　慢性淋巴细胞性甲状腺炎可表现为甲状腺肿块，10% ～ 30%的患者在疾病早期可有心慌、怕热、多汗等甲亢症状。但随病程延长，逐渐有易疲劳、怕冷、乏力或黏液性水肿等甲减表现，对泼尼松进行试验性治疗亦有效等可类似亚急性甲状腺炎表现。但慢性淋巴细胞性甲状腺炎是一种自身免疫性疾病，其临床特点包括以下 3 点。①病史：本病 40 岁以上女性多见，起病隐匿，病程缓慢。疼痛不明显，或仅表现为轻度压迫感或吞咽不适。②体征：80% ～ 90% 的患者有甲状腺肿大，多数为双侧弥漫性，也可局限于一侧或局部肿大。肿大的甲状腺质地如硬橡皮状，病变早期表面光滑，无压痛或仅有轻压痛，而病程后期则呈结节状改变。③实验室检查：血清 T_3、T_4 正常或偏低，而促甲状腺激素（TSH）升高。50% ～ 90% 的患者血中甲状腺球蛋白抗体（TGAb）和甲状腺微粒体抗体（TMAb）阳性（后者更敏感），可确诊。

三、治疗策略

（一）治疗原则

减轻症状，对症治疗，预防复发。

（二）治疗措施

1. 泼尼松 5mg，每日 4 次，2 周后减量，共用 1 ～ 2 个月。或泼尼松 10mg po tid，1 周后改为 5mg po tid，10 天之后每 10 天递减 1 片，即 5mg qd 10 天后停服。

2. 同时加用甲状腺干制剂。甲状腺素片 40mg po qd 或左甲状腺素 50μg po qd，症状缓解后维持 1 ～ 2 个月。

3. 特殊治疗　小剂量 X 线照射（8 ～ 10GY）适用于停药后复发者。

四、疗效与预后评估

（一）疗效评估

1. 治愈　症状消失，甲状腺功能正常。
2. 好转　症状缓解。
3. 无效　症状未缓解，甚至加重。

（二）预后评估

亚急性甲状腺炎有自限性，预后良好，一般不遗留甲状腺功能减退。极少数患者，病重广泛时，早期可并发甲亢表现，晚期出现永久性甲状腺功能减退症。

五、出院医嘱

1. 门诊随访，如有不适，及时就诊。

2. 有甲状腺功能减退者可用甲状腺素片 40 ～ 80mg po qd 或左甲状腺素片 50 ～ 100μg po qd。定期复查甲状腺功能。

第三节　慢性淋巴细胞性甲状腺炎

一、疾病概述

慢性淋巴细胞性甲状腺炎又称桥本甲状腺肿，是一种自体免疫性疾病，患者血液中存在效价很高的抗甲状腺球蛋白自身抗体，组织学上的特征性病理改变是腺组织被大量淋巴细胞和浆细胞所浸润，并形成淋巴滤泡及生发中心。病程发展缓慢，病程早期可出现甲亢表现，后期可出现甲状腺功能减退表现。

二、诊断策略

（一）病史采集要点

1. **主诉**　颈前无痛性逐渐增大的弥漫性肿物数月或数年，可伴轻度的呼吸困难或吞咽困难。

2. **现病史**　询问患者颈部肿块的发现经过、增长速度或病程长短，是否伴有压迫症状或吞咽不适。疾病的早期是否伴有甲亢症状，如性情急躁、易激动、坐卧不宁、双手颤动、惊悸失眠、怕热多汗、食欲亢进但消瘦、腹泻、闭经等甲状腺功能亢进症状。随着病程延长，是否出现易疲劳、怕冷、乏力或黏液性水肿等甲状腺功能减退症状。有无声音改变、呼吸不畅、吞咽困难等压迫症状。

3. **既往史**　询问以往有无自身免疫性疾病史，有无下丘脑 - 垂体疾病、甲状腺肿物及甲亢、高血压、心脏病等病史，有无使用糖皮质激素、多巴胺等药物治疗史。

（二）体检要点

1. **颈部检查**　甲状腺肿大，多数为双侧弥漫性，也可局限于一侧或局部肿大。肿大的甲状腺质地坚如硬橡皮状，病变早期表面光滑，无压痛或轻压痛，而病程后期则呈结节状改变。肿块随吞咽上下移动。检查颈部淋巴结是否肿大。检查器官有无受压移位，有无声音嘶哑，必要时需要检查声带功能。

2. **全身情况**　注意有无甲亢或甲减表现。

（三）辅助检查

1. **基础代谢率（BMR）测定**　基础代谢率一般正常，部分患者早期并发甲亢表现，基础代谢率升高，后期发生甲状腺功能减退，基础代谢率降低。

2. 甲状腺摄 ^{131} 碘率测定　正常人甲状腺 24 小时内摄 ^{131} 碘量为注入人体总量的 30% ～ 40%。若在 2 小时内甲状腺摄 ^{131} 碘量超过入体总量的 25%，或在 24 小时内超过入体总量的 50%，且摄取 ^{131} 碘高峰提前出现，都表示有甲亢。慢性淋巴细胞性甲状腺炎摄 ^{131} 碘率多数正常。

3. 甲状腺功能测定　血清 T_3、T_4 正常或偏低，甲亢时可增高，随病程进展 T_3、T_4 可下降而 TSH 升高。

4. ^{131} 碘扫描或 γ - 核素照相　可提示甲状腺增大，但摄碘减少，分布不均，较大的结节呈"冷结节"。

5. 甲状腺球蛋白抗体（TGAb）、甲状腺微粒体抗体（TMAb）测定　以后者更敏感，若阳性可确诊。

6. B超　B超是甲状腺疾病最常用的辅助检查，可以判断肿物的大小、囊实性、血供、有无钙化、与周围组织的关系，还可发现触诊不能发现的肿物。慢性淋巴细胞性甲状腺炎B超示甲状腺弥漫性肿或结节性肿，回声不均匀，常见低回声。

7. 甲状腺穿刺细胞学检查　细针穿刺细胞学检查（FNAC）镜下可见弥漫性实质萎缩，大量淋巴细胞浸润，可见 Hurthle 细胞。

（四）诊断

1. 患者常为 30 ～ 50 岁的女性。

2. 无特异性弥漫性对称甲状腺肿，表面平滑、质较硬，可出现轻度的呼吸困难或吞咽困难。

3. 血沉增快，甲状腺功能多减退，基础代谢率降低，甲状腺摄碘量减少，血清中有多种抗甲状腺抗体。

4. 进行甲状腺干制剂试验性治疗，如果甲状腺肿胀明显减轻，诊断可确定。

（五）鉴别诊断

1. 甲状腺癌　本病有时与甲状腺癌难于鉴别或与甲状腺癌同时存在，必要时行穿刺细胞学检查。

2. 结节性甲状腺肿　甲状腺肿大伴有子结节者，易误诊为结节性甲状腺肿。

3. 精神疾病　合并甲状腺功能减退，以抑郁、淡漠等症状为主要表现时，易误诊为精神疾病。

三、治疗策略

（一）治疗原则

主要治疗并发症，如甲状腺肿大不明显，无压迫症状，随访观察。

（二）治疗方法

1. 药物治疗

（1）甲状腺素片　如优甲乐，每日 50 ～ 100μg，根据病情可适度增减，使 TSH 达到稳定滴度，常有疗效。

（2）抗甲状腺药物　伴有甲状腺功能亢进者可给予抗甲状腺药物治疗，可用甲巯咪唑或丙硫氧嘧啶治疗，但剂量应小于一般甲亢的治疗剂量。服药时间不宜过长。如为一过性甲亢（临床症状型），仅用β受体阻滞剂（普萘洛尔）对症治疗即可。

2. 手术治疗

（1）手术指征　①甲状腺弥漫性肿大合并单发结节，且有压迫症状者。②单发结节为冷结节，可疑恶性病变者。③颈部淋巴结肿大并有粘连，FNAC或活组织检查证实为恶性病变者。④甲状腺明显肿大，病史长，药物治疗效果不佳，本人要求手术者。

（2）注意事项　①手术中应常规行冰冻切片检查，如证实为本病，只应行甲状腺叶部分切除和峡部切除手术。以去除较大单发结节、解除压迫为主要目的，尽量保留可复性的甲状腺组织。如病理确诊为恶性，应按甲状腺癌的处理原则处理。②术后应常规应用甲状腺素继续治疗，防止甲减发生。

四、疗效与预后评估

（一）疗效评估

1. 治愈　全身症状消失，甲状腺局部检查正常或基本正常，甲状腺功能正常。
2. 好转　全身症状消失或基本正常，甲状腺局部检查有改善，甲状腺功能接近正常。
3. 无效　症状未缓解甚至加重。

（二）预后评估

本病无病因治疗措施，手术的目的是解除压迫，手术后甲减发生率高。

五、出院医嘱

1. 如有不适，及时就诊。门诊定期复查，预防癌变。
2. 继续用甲状腺素片40～80mg po qd或左甲状腺素片50～100μg　po qd。定期复查甲状腺功能。

第四节　甲状腺功能亢进症

一、疾病概述

甲状腺功能亢进症，简称甲亢，是由多种原因引起的甲状腺功能增强、甲状腺激素水平增高，而机体又失去反馈抑制机能所致的临床综合征。外科常见的甲亢有三种：①毒性弥漫性甲状腺肿（即Gravers病），属器官特异性自身免疫性疾病，好发于20～40岁的女性，男女之比为1：4左右。表现为甲状腺对称性弥漫性肿大和功能亢进综合征，常伴有眼球突出，故又称突眼性甲状腺肿。老年和小儿患者临床表现常不典型。②毒性甲状腺腺瘤（又称自主性功能性甲状腺结节），少见，是继发性甲亢的一种特殊形式，腺体内出现单个或多个自主性高功能结节，结节周围腺体萎缩，无突眼。③毒性多发结节性甲状腺肿，较少见，指在多年结节性甲状腺肿基础上发生甲亢，并发功能亢进综合征，患者年龄多在40岁以上，多无突眼，但容易发生心肌损害。

二、诊断策略

（一）病史采集要点

1. **主诉** 发现颈部肿块，伴心悸、怕热、多汗、食欲亢进但消瘦等症状。

2. **现病史** 询问患者颈部肿块的发现经过、增长速度，有无短期内迅速增大病史。肿块增大的同时是否伴有甲亢症状，如性情急躁、易激动、坐卧不宁、双手颤动、惊悸失眠、怕热多汗、食欲亢进但消瘦、腹泻、闭经等。是否伴有眼突，有无多泪、畏光、眼胀、眼内异物感以及眼睑肿胀等眼部症状。

3. **既往史** 询问以往有无自身免疫性疾病史，有无下丘脑－垂体疾病、甲状腺肿物及甲亢、高血压、心脏病等病史，有无使用糖皮质激素、多巴胺等药物治疗史。

4. **个人史** 询问患者居住区是否为单纯性甲状腺肿流行区。

5. **家族史** 直系亲属中有无甲状腺疾病患者。

（二）体检要点

1. **一般情况** 有无面色潮红、皮肤温湿、神色紧张、消瘦多汗、手指震颤、肌肉萎缩与腱反射亢进。

2. **眼征** 有无眼球突出及凝视。典型的表现是双眼球突出、眼裂增宽和瞳孔散大。其他少见眼征还有：①Stellwag征：瞬目（眨眼）减少；②Graefe征：眼球下转时上睑不能相应下垂；③Mobius征：表现为集合运动减弱，即目标由远处逐渐移近眼球时，两侧眼球不能适度内聚；④Joffroy征：上视时无额纹出现。

3. **颈部检查** 甲状腺肿大，多呈不同程度的对称性弥漫性肿大，质软，病程长者质地硬。可有甲状腺部位震颤或血管杂音，甲状腺肿大程度与甲亢轻重无明显关系。检查器官有无受压移位，有无声音嘶哑，必要时需要检查声带功能。

4. **心血管系统** 脉快有力，100次/分以上，静息或入睡时仍快。心脏扩大。心律失常，以房性期前收缩多见。心尖部第一心音亢进，常有1～2级收缩期杂音。脉压增大。

（三）辅助检查

1. **基础代谢率（BMR）测定** 可根据脉压和脉率计算，一般在患者清晨空腹静卧时测量血压、脉率。常用计算公式为：基础代谢率＝（脉率＋脉压）－111。基础代谢率正常为±10%，+20%～30%为轻度甲亢，+30%～60%为中度，+60%以上为重度。基础代谢率的高低与临床症状的严重程度相平行。

2. **甲状腺摄 ^{131} 碘率测定** 正常人甲状腺24小时内摄 ^{131} 碘量为注入人体总量的30%～40%。若在2小时内甲状腺摄 ^{131} 碘量超过入体总量的25%，或在24小时内超过入体总量的50%，且摄取 ^{131} 碘高峰提前出现，都表示有甲亢。

3. **血清 T_3 和 T_4 测定** 甲亢时，血清 T_3、T_4 均可增高。T_3 测定对甲亢的诊断具有较高的敏感性。另外，测定游离 T_3、T_4 更能反映甲状腺的功能状态。

4. **^{131}I扫描或 γ-核素照相** 能发现高功能腺瘤及隐藏在腺体内的"凉结节""冷结节"，以发现甲亢并甲状腺癌。

5. **促甲状腺激素释放激素（TRH）兴奋试验** 在诊断有困难时选用，静脉注射TRH200μg后TSH增高者可排除本病，如不增高（无反应），则支持甲亢诊断。

6. 甲状腺刺激性抗体（TSAb）测定　TSAb 是 Gravers 病的致病性抗体，在原发性甲亢中的检出率可高达 80% ～ 95%。对早期诊断、判断病情活动、是否复发有意义，可作为治疗停药的重要指标。

7. B 超　甲状腺呈弥漫性、对称性、均匀性增大，边缘规则，内部回声呈密集增强光点，分布不均匀。多普勒彩色血流显示甲状腺腺体内血流呈弥漫性分布，为红蓝相间的簇状或分支状图像（火海征）。

8. CT、MRI　在诊断和鉴别诊断方面具有重要价值。可排除肿瘤，可观察到眼外肌受累情况，对眼部病变有较好的诊断意义。

9. FNAC　组织细胞学诊断，可与慢性淋巴细胞性甲状腺炎合并甲亢鉴别。

（四）诊断

1. 临床甲亢的诊断　①临床高代谢的症状和体征；②甲状腺体征：甲状腺肿和（或）甲状腺结节，少数病例无甲状腺体征；③血清激素：TT_4、FT_4、TT_3、FT_3 增高，TSH 降低，一般 < 0.1 mIU/L。T_3 型甲亢时仅有 TT_3、FT_3 升高。

2. Graves 病的诊断标准　①临床甲亢症状和体征；②甲状腺弥漫性肿大（触诊和 B 超证实），少数病例可以无甲状腺肿大；③血清 TSH 浓度降低，甲状腺激素浓度升高；④眼球突出和其他浸润性眼征；⑤胫前黏液性水肿；⑥甲状腺 TSH 受体抗体（TRAb 或 TSAb）阳性。以上标准中，①②③项为诊断必备条件，④⑤⑥项为诊断辅助条件。临床也存在 Graves 病引起的亚临床甲亢。

3. 高功能腺瘤或多结节性甲状腺肿伴甲亢　患者除临床有甲亢表现外，触诊甲状腺有单结节或多结节。甲状腺核素静态显像有显著特征，有功能的结节呈"热"结节，周围和对侧甲状腺组织受抑制或者不显像。

（五）鉴别诊断

1. 单纯性甲状腺肿　无甲亢症状，^{131}I 摄取率虽高，但高峰不提前，FT_3、FT_4 正常或 TT_3 偏高，TSH（或 STSH）和 TRH 兴奋试验正常。

2. 亚急性甲状腺炎　典型亚急性甲状腺炎患者常有发热、颈部疼痛，为自限性，早期血中 TT_3、TT_4 水平升高，TSH 降低，^{131}I 摄取率明显降低（即血清甲状腺激素升高与 ^{131}I 摄取率减低的分离现象）。在甲状腺毒症期过后可有一过性甲减，然后甲状腺功能恢复正常。对激素治疗有特殊效果。

3. 安静型甲状腺炎　是自身免疫性甲状腺炎的一个亚型，大部分患者要经历一个由甲状腺毒症至甲减的过程，然后甲状腺功能恢复正常，甲状腺肿大不伴疼痛。

4. 单纯血清 TT_3、TT_4 升高或血清 TSH 降低　使用雌激素或妊娠可使血中甲状腺激素结合球蛋白升高，从而使 TT_3、TT_4 水平升高，但其 FT_3、FT_4 及 TSH 水平不受影响；甲状腺激素抵抗综合征患者也有 TT_3、TT_4 水平升高，但是 TSH 水平不降低；使用糖皮质激素、严重全身性疾病及垂体病变均可引起 TSH 降低。

5. 桥本甲亢　少数 Graves 甲亢可以和桥本甲状腺炎并存，可称为桥本甲亢，有典型甲亢的临床表现和实验室检查结果，血清 TgAb 和 TPOAb 高滴度。甲状腺穿刺活检可见两种病变同时存在。当甲状腺刺激抗体（TSAb）占优势时表现为 Graves 病；当 TPOAb 占优势时表现为桥本甲状腺炎或（和）甲减。也有少数桥本甲状腺炎患者在早期因炎症破坏滤泡、甲状腺激素漏出而引起一过性甲状腺毒症，可称为桥本假性甲亢或桥本一过性甲状腺毒症。此类患者虽临床有甲状腺毒症症状，

TT_4、TT_3升高，但^{131}I摄取率降低，甲状腺毒症症状通常在短期内消失，甲状腺穿刺活检呈典型桥本甲状腺炎改变。

6. 外源甲状腺激素引起的甲状腺毒症　如果怀疑服用过多甲状腺激素引起的甲状腺毒症时，常可找到过多使用甲状腺激素的病史，并可通过测定血中甲状腺球蛋白（Tg）进一步鉴别，外源甲状腺激素引起的甲状腺毒症 Tg 水平很低或测不出，而甲状腺炎时 Tg 水平明显升高。

7. 神经官能症　有与甲亢相似的神经精神症状，但无甲亢的高代谢症群、突眼及甲状腺肿大。甲状腺功能检查正常。

8. 其他疾病　消瘦、低热应与结核、癌症鉴别，尤其是髓样癌，部分也可表现为甲亢症状。甲亢患者主要表现为肌萎缩者应与原发性神经性肌病鉴别。心律失常应与风湿性心脏病、冠状动脉硬化性心脏病及心肌病鉴别。单侧突眼应与眶内肿瘤鉴别。

三、治疗策略

（一）治疗原则

抗甲状腺药物、放射性^{131}碘、手术是甲亢的主要治疗方法。国外首选^{131}碘治疗。近年来，国内选择放射性^{131}碘治疗的比例升高，而外科手术的比例则明显下降。目前，在我国外科手术仍是治疗 Gravers 病的常用而有效疗法，尤其是较严重的病例。如何选择治疗方法取决于患者的年龄、一般健康状况、甲状腺的大小、潜在的病理变化及患者得到随诊照顾的可能性。

（二）治疗方法

1. 抗甲状腺药物（ATD）治疗

（1）ATD 治疗适应证　①病程较短、病情轻、甲状腺肿亦较轻者；②年龄 20 岁以下的青少年和儿童；③孕妇、年迈体弱或合并严重心、肝、肾等的疾病不宜手术者；④甲状腺手术后复发而不宜用^{131}I放疗者；⑤^{131}I放疗前、后的辅助治疗；⑥手术前准备。

（2）禁忌证　①有气管压迫症状的患者或胸骨后甲状腺肿的病例；②高度突眼的病例；③妊娠和哺乳的妇女。

（3）常用抗甲状腺药物　①硫脲类：丙硫氧嘧啶（PTU）、甲基硫氧嘧啶（MTU）；②咪唑类：甲巯咪唑（MMI）、卡比马唑（CMZ）。可以抑制腺体组织结合碘或碘化酪氨酸。

（4）剂量与疗程　需长期治疗，分下列三期。

①初治期　PTU 300～400mg/d，MMI 30～40mg/d，分 3～4 次口服，待病情完全缓解即甲亢症状基本消失，FT_3（或TT_3）、FT_4（或TT_4）恢复正常，即可进入减量期。

②减量期　2～4 周减量 1 次，每次减 1/3～1/2，PTU 50～100mg/d，MMI 5～10mg/d，待症状消失、体征好转后减至最小维持量。

③维持期　如 PTU 50～100mg/d，MMI 5～10mg/d，维持约 1.5～2.0 年或更久。长期治疗中如无严重不良反应，不能任意中断治疗，减量或维持期间如果又有加重者，可适当再加大抗甲状腺药物剂量。

（5）ATD 的不良反应及处理

①粒细胞缺乏症　外周血粒细胞绝对计数低于 $0.5 \times 10^9/L$ 者定义为粒细胞缺乏症。ATD 引起的粒细胞缺乏症发生率为 0.3%～0.6%，多发生在用 ATD 后 2～8 周。粒细胞缺乏症的典型表现为发热、咽痛，其他可有口腔溃疡，肺部、皮肤、肛周、阑尾感染症状或败血症。部分病例无任

何感染症状和体征。粒细胞缺乏症发生后，不宜再换用另一种 ATD 药，因两种药物常有交叉反应。粒细胞缺乏症的治疗可予糖皮质激素、碳酸锂及外源性粒细胞集落刺激因子。

②皮疹 发生率为 2%～3%，轻者可用抗组胺药，不必停药；皮疹严重时应及时停药，以免发生剥脱性皮炎。

③中毒性肝病 肝损害可发生在服药的任何阶段，但多见于用药后 3 周发生。PTU 引起的肝损害主要表现为转氨酶升高，而 MMI 引起的肝损害主要表现为胆红素升高。肝穿刺病理可有汇管区不同程度肝细胞坏死，肝内淤胆，严重者可有亚大片坏死。如肝损害较轻，患者无相应的症状，仅有肝功能异常，平均谷丙转氨酶（ALT）升高幅度为正常上限的 3 倍以内，持续时间较短，不需停药，可减少剂量继续治疗，但要密切观察肝功能情况。如果肝损害显著（患者常有相应症状，如厌食、恶心、呕吐、右上腹痛、黄疸，实验室检查肝功能持续明显异常，或进行性加重，肝穿刺病理汇管区不同程度肝细胞坏死或有亚大片坏死），应立即停药。停药后多数患者肝功能有望恢复，少数患者可能由于停药太晚或肝损害过重，停药后病情仍持续进展，最终死于肝衰竭。

（6）停药指标 主要依据临床症状和体征。一般维持治疗 18～24 个月可以停药。治愈指标：①甲状腺肿明显缩小。② TSAb 或 TRAb 转为阴性。

2. 放射性碘治疗

（1）适应证 ①中度甲亢、年龄在 25 岁以上的患者；②对抗甲状腺药有过敏等反应而不能继续使用，或长期治疗无效，或治疗后复发者；③合并心、肝、肾等脏器的疾病不宜手术，或手术后复发，或不愿手术者；④某些结节性高功能性甲亢。

（2）禁忌证 ①妊娠、哺乳期妇女（^{131}I 可进入胎盘和乳汁）；②年龄在 25 岁以下者；③有严重心、肝、肾等功能衰竭或活动性肺结核者；④白细胞在 $3×10^9$/L 以下或中性粒细胞低于 $1.5×10^9$/L 者；⑤重症浸润性突眼症；⑥甲状腺危象；⑦以往曾用过大量碘剂治疗而甲状腺不能摄碘者。

（3）治疗方法 剂量根据甲状腺估计重量及最高摄 ^{131}I 率推算 ^{131}I，每克甲状腺组织投 ^{131}I 3.7MBq（100uCi），空腹 1 次口服。治疗后 2～4 周症状减轻，甲状腺缩小，体重增加，3～4 个月后 60% 以上可治愈。如半年后仍未缓解可进行第 2 次治疗。病情较重者特别是合并甲亢性心脏病伴心力衰竭者先用抗甲状腺药物治疗 3 个月，待症状减轻后，停药 3～5d，然后服 ^{131}I。

3. 手术治疗

（1）手术指征 ①毒性甲状腺腺瘤和毒性多发结节性甲状腺肿；②中度以上的 Gravers 病；③腺体较大，伴有压迫症状；④胸骨后甲状腺肿；⑤抗甲状腺药物或 ^{131}碘治疗后复发者；⑥妊娠早、中期具有上述指征者，应考虑手术治疗。

（2）手术禁忌证 ①青少年甲亢患者；②症状较轻者；③老年患者或有严重器质性疾病不能耐受手术者。

（3）术前准备

1）一般准备 对精神过度紧张或失眠者可适当应用镇静剂或安眠药，消除患者的恐惧心理。心率过快者，可口服普萘洛尔。发生心力衰竭者，应予以毛洋地黄制剂。如非全麻手术，患者术前 2～3 天练习头后仰体位。

2）术前检查 除常规检查外，还应包括：①颈胸部摄片，了解腺体位置，有无气管受压、移位、软化，心脏大小；②喉镜检查，了解声带功能，需要谨慎的是一侧喉返神经受累在临床上呼吸及发音可以没有明显症状；③测定基础代谢率，了解甲亢的控制程度，选择手术时机；④心电图检查，了解心脏有无并发症；⑤测定血钙和血磷浓度，检查神经肌肉的应激性。

3）药物准备 ①碘剂准备：采用复方碘溶液（Lugol 溶液），每日 3 次，第 1 日每次 3 滴，第 2 日每次 4 滴，此后逐日每次增加 1 滴，至每次 16 滴为止，该剂量维持 2 周左右，待甲状腺缩小变硬，血管震颤减小，动脉充血减轻后手术。②硫氧嘧啶类药物加碘剂：先用硫氧嘧啶类药物，丙硫氧嘧啶每日 200 ～ 400mg，一般 1 ～ 3 个月，甲亢症状控制后（脉率 90 次 / 分以下，基础代谢率 +20% 以下）停用，再用碘剂 2 周左右后手术。此法安全可靠，缺点是准备时间较长，硫氧嘧啶类药物能使甲状腺肿大和动脉性充血，有一定的药物不良反应。因此必须加用碘剂 2 周，待甲状腺缩小变硬，动脉性充血减轻后手术。③普萘洛尔：一般认为可用于甲亢症状不严重，腺体体积不太大，不存在心律失常的患者，高功能腺瘤患者的术前准备。普萘洛尔除可作为碘剂准备的补充外，对不能耐受抗甲状腺药物及碘剂者，或严重患者需紧急手术而抗甲状腺药物无法快速起效时可单独使用。剂量从每次 20mg 开始，每 6 小时给药 1 次。所用剂量随心率的控制水平而调节，可增加到每次 40 ～ 60mg，服药 4 ～ 7 日后脉率可降至正常，激动、双手颤动、心悸症状好转，即可以施行手术。由于普萘洛尔在体内半衰期不到 8 小时，因此，术前 1 ～ 2 小时必须口服 1 次普萘洛尔，术后继续服用 4 ～ 7 日。术前不用阿托品，以防心动过速。哮喘患者及心动过缓者禁用。

（4）手术时机选择 患者情绪稳定，睡眠良好，体重增加，复查 FT3、FT4、TSH 正常，服碘时间已达 2 周，BMR 正常（＜ +20%），脉搏＜ 90 次 / 分，且脉搏快慢相差不超过 10 次，一般情况良好，即可手术。

（5）麻醉 可用颈丛神经阻滞。优点是术时患者处于清醒状态，术中可了解患者的发声情况，避免喉返神经损伤；不足的是有时麻醉不全。对腺体较大，并有气管受压、移位、气管软化，胸骨后甲状腺肿，以及精神紧张或惧怕疼痛者，应采用气管插管全身麻醉，以保证术中呼吸道通畅和良好的麻醉状态。

（6）手术简要步骤

①体位 患者取仰卧位，上身抬高 15°～ 20°，肩部垫高，头后仰，充分暴露颈前区。

②切口 一般取胸骨柄切迹上方 2cm 处，顺皮纹切口。切开皮肤、皮下、颈阔肌，显露颈前筋膜。于颈前筋膜表面游离皮瓣，上至甲状软骨，下至胸骨柄切迹。切开颈白线，沿甲状腺表面分离颈前肌群，一般不横断肌群。游离甲状腺。

③切除腺体 切除腺体的多少，应根据甲状腺大小和甲亢程度而定，通常需切除腺体的 80% ～ 90%，同时切除峡部，保留甲状腺两叶腺体背面部分，每侧残留部分约如成人拇指大小。因颈部的空间小，少量的积血即可压迫气管，甲状腺床常规放置引流管 24 ～ 48 小时。

手术操作必须做到 3 点：①严格止血；②保护甲状旁腺；③避免损伤喉返神经。

（7）术后处理

①一般处理 注意观察生命体征的变化，尤其是呼吸的变化，观察切口引流液的量和性状。颈部制动。患者采取半卧位，以利呼吸和引流创口内积血。帮助患者及时排痰，保持呼吸道通畅。如脉率过快、体温升高应充分注意，可肌内注射苯巴比妥钠 0.1g 或冬眠合剂 Ⅱ 号半量。

②术后要继续服碘剂 由每日 3 次，每次 16 滴开始，逐日每次减少 1 滴，7 ～ 10 日后停用。同时服用甲状腺片，每日 3 次，每次 10 ～ 20mg。

（8）手术中意外与术后主要并发症

1）术后呼吸困难和窒息 是术后最危急的并发症，多发生在术后 48 小时内。常见原因：①出血及血肿压迫；②喉头水肿；③气管塌陷；④双侧喉返神经损伤；⑤气管痉挛。各种原因引起的呼吸困难，其症状产生的时间及发展的速度有所不同。双侧喉返神经损伤及气管软化症状出现快，进展也快。血肿压迫及喉头水肿多发生在手术后 24 小时左右，发展也较和缓，但对这种情况更应警惕。手术后近期出现的呼吸困难，宜先试行插管，插管失败后再作气管切开。血肿压迫所致呼吸困难，多数是甲状腺创面或周围软组织渗血，发展较慢，但也应重视。若出现颈部疼痛、肿胀，甚至颈部皮肤出现淤斑者，应立即返回手术室，在无菌条件下拆开创口。如患者呼吸困难严重，已不允许搬动，则就在床边拆开切口缝线，清除血肿，结扎出血的血管，严密止血。喉头水肿的轻症病例无须治疗，中等度的病例应嘱其不说话，可采用皮质激素雾化吸入，静脉滴注氢化可的松 200～400mg/d，对严重病例应作紧急气管切开。

2）喉返神经损伤　多数为手术直接损伤，如神经被切断、缝扎、钳夹、挤压及牵拉等。少数为术后血肿压迫或瘢痕组织牵拉所致。手术时应做到靠近颈总动脉、远离腺体的背面分离、结扎甲状腺下动脉的主干或尽量靠近甲状腺在甲状腺被膜囊内结扎分支。切除甲状腺时保留腺体背面部分的完整。术中误夹、过分牵拉喉返神经、术后血肿压迫喉返神经所致者为暂时性损伤，可在手术后 3～6 个月内恢复其功能。神经切断或缝扎则为永久性损伤。一侧喉返神经损伤引起的声音嘶哑，可由健侧声带过度地内收代偿，喉镜检查虽仍可见患侧声带外展，但无明显的声音嘶哑。压迫牵拉者可作理疗，切断者可试作神经吻合术。两侧喉返神经损伤会导致声带麻痹，引起失音或严重的呼吸困难甚至窒息，须立即作气管切开。

3）喉上神经损伤　多数是分离切断甲状腺上动、静脉时未贴近甲状腺，或是将神经和甲状腺上动、静脉一起集束结扎所致。在甲状腺侧方分离后，将甲状腺向内侧牵引，先分离甲状腺悬韧带，甲状腺上动、静脉分支时，紧贴腺体表面分别结扎各分支，可避免损伤喉上神经。喉上神经内支为感觉支，支配咽喉黏膜，损伤后易引起误咽，尤其是饮水时呛咳。喉上神经外支为运动支，支配环甲肌，损伤后声带松弛，患者发音产生变化。患者感到发音弱、音调低、无力、缺乏共振，最大音量降低。

4）甲状旁腺功能减退　手术时甲状旁腺被误切、挫伤或血液供应受损，均可引起甲状旁腺功能减退。预防措施：①手术时必须保留甲状腺背面部分；②结扎甲状腺下动脉应在其主干进行或尽量靠近甲状腺在甲状腺被膜囊内结扎分支；③仔细检查离体的手术标本，若发现切除的标本中有甲状旁腺，经病理切片证实后，可取下洗净，将其切成 1mm×1mm 左右的小块，移植于胸锁乳突肌内或前臂肌肉内。术后出现低钙表现者轻症患者给予适量的镇静剂，口服乳酸钙或葡萄糖酸钙，同时给予维生素 D_3 每日 5 万～10 万 U，以促进自肠道钙的吸收和钙在组织中的蓄积，限制肉类、乳品和蛋类等食品（因其含磷较高，影响钙吸收）。重症患者手足抽搐时，应立即静脉给予钙剂，采用 10% 葡萄糖酸钙 10～20ml 在 5～10 分钟内缓慢注入，可重复使用。定期监测血清钙浓度，以调节钙剂的用量。最有效的治疗是服用二氢速固醇，开始每日 5～7ml，连服 3～4 日后测定血清钙浓度，一旦血钙浓度正常，应减至每周 3～6ml。二氢速固醇对提高血钙有特殊的作用，作用缓慢但持久，口服 2～3 日后开始发挥作用，一般可维持 6～7 日之久。进行同种异体甲状旁腺移植可获得一定的疗效。

5）甲状腺危象　甲亢手术后危及生命的并发症之一。危象发生与下列三方面因素密切相关：①术前准备不充分；②甲亢症状未能很好控制；③手术应激。临床表现为因甲状腺素过量释放引起的暴发性肾上腺素能神经兴奋现象。表现为中枢神经、心血管、胃肠道三个系统功能紊乱，常见症状为高热、脉率加速而弱、大汗、极度焦虑不安、烦躁、谵妄，甚至昏迷。常伴有恶心、呕吐、腹泻、水电解质紊乱。重者可伴有肺水肿、心力衰竭、休克而死亡。预防甲状腺危象的关键在于甲亢手术前应有充分、完善的术前准备，使血清甲状腺激素水平及基础代谢率达到或接近正常，脉率降低至 90～100 次/分钟以下，体重增加，其他甲亢的症状有明显减轻。治疗：①应用碘剂，口服 Lugol 溶液，首次 60 滴，以后每 4～6 小时服 30～40 滴，紧急时可用 Lugol 溶液 2ml 或碘化钠 1～2g，加入 10% 葡萄糖液 500ml 中滴注。一般应在给予抗甲状腺药物使用后 1 小时应用为宜，二者可同时应用。②肾上腺皮质激素的应用，一般用氢化可的松 200～400mg 于 24 小时内静脉滴注。③应用抗甲状腺药物，阻断甲状腺激素的合成，一般首选丙基硫氧嘧啶，每次 200～300mg，每 6 小时口服 1 次，神志不清者可经鼻饲管中注入。④降低周围组织对甲状腺素的反应。应用肾上腺素能 β 受体阻滞剂，可用普萘洛尔口服每次 20～80mg，每 4～6 小时 1 次。危急病例可用普萘洛尔 5mg 溶于葡萄糖中静脉滴注，但应监控血压及心电图。⑤应用镇静剂，物理或药物降温，充分供氧，预防性应用抗生素。⑥静脉输入大量葡萄糖溶液。⑦有心力衰竭者加用洋地黄制剂。

6）甲状腺功能减退　甲状腺组织切除过多或残余腺体血液供应不足引起。术中应注意保留腺体大小适宜。已出现甲状腺功能低下患者应给予甲状腺素片治疗。

7）甲亢术后复发　多出现在术后 6～10 年，复发因素主要是腺体残留过多，椎体叶或峡部未切除。可给予抗甲状腺药物治疗或放射性碘治疗。

四、疗效及预后评估

（一）疗效评估

术后甲状腺功能检查正常，为痊愈；术后甲状腺素水平又升高伴有甲亢症状为复发；甲状腺素水平降低伴有甲减症状为功能减退。

（二）预后评估

抗甲状腺药物应用最广，疗效肯定，一般不会引起永久性的甲状腺功能减退。但仅能获得 40%～60% 治愈率，且疗程较长，需 1～2 年或更长，停药后复发率较高。药物的不良反应时有发生。手术长期治愈率达 95% 以上，死亡率低于 1%。手术复发率为 10% 左右，近全切除者则更低。甲亢复发随时间延长而增加，最长可在术后 10 年再出现。即使临床无甲亢复发，仍有部分患者 T_3 升高。TRH 兴奋试验和 T_3 抑制试验存在异常的亚临床病例，应该严密随访。适当扩大切除甲状腺并术后加用小剂量甲状腺素片可减少复发，达到长期缓解的目的。甲状腺功能减退（甲减）发生率为 6%～20%，主要与残留腺体的大小有关。永久性甲减多发生在术后 1～2 年。^{131}I 治疗甲亢的优点是安全简便，效益高，总有效率达 95%，不良反应是甲减，甲减发生率达 10%，晚期达 59.6%。

五、出院医嘱

1. 拆线后注意练习颈部动作，防止瘢痕收缩。
2. 针对并发症，出院带药治疗，如甲状腺功能减退，可口服甲状腺制剂；甲状旁腺功能减退，补充钙剂。
3. 术后 2～4 周复查甲状腺功能，不适随诊。
4. 对采取药物治疗的甲亢患者应进行终身随访。

第五节　甲状腺腺瘤

一、疾病概述

甲状腺腺瘤是最常见的甲状腺良性肿瘤，多见于 40 岁以下的妇女。腺瘤多为单发，呈圆形或椭圆形结节，大小数毫米至数厘米不等。质地较周围甲状腺组织稍硬，表面光滑，无压痛，能随吞咽上下移动。腺瘤生长缓慢，大部分患者无任何症状。腺瘤发生囊内出血时，肿瘤体积可在短期内迅速增大，局部出现胀痛。

二、诊断策略

（一）病史采集要点

1. 主诉　多以颈部无痛性单发肿块就诊。

2. 现病史　询问甲状腺肿大的期限，新近生长速度，局部症状（吞咽困难、疼痛或声音改变），以及全身症状（与甲状腺功能亢进症、甲状腺功能低下或甲状腺转移瘤鉴别）。

3. 既往史　询问有无颈部放射史，在婴幼儿及儿童期，小剂量治疗性照射，与后来一生中甲状腺癌的发病率增加有关。

4. 个人史　出生地、是否是地方性结节性甲状腺肿流行区，是鉴别结节性甲状腺肿的重要依据。

5. 家族史　家族成员中有无类似疾病。

（二）体检要点

颈前区有无局限性隆起，颈部肿块的部位、大小、质地及其与周围组织的关系，气管有无移位。颈部有无肿大淋巴结，部位、质地、数量。

（三）辅助检查

1. B 超　有助于区别多发或单发结节、囊性或实性等。

2. 同位素扫描　应用同位素 ^{131}I 或 ^{99} 锝扫描，一般为温结节；囊性变或囊腺瘤多为冷结节或凉结节。

3. 细针穿刺、细胞学检查　有助于确定肿瘤性质。

（四）诊断

1. 甲状腺无痛性单发肿块，呈圆形或椭圆形结节。质地较周围甲状腺组织稍硬，表面光滑，无压痛，能随吞咽上下移动。

2. 生长缓慢，腺瘤发生囊内出血时，肿瘤体积可在短期内迅速增大，局部出现胀痛。

3. 较大时可有压迫症状，伴有声音嘶哑或呼吸困难，偶有疼痛。

4. B 超、核素扫描等检查发现甲状腺内肿块呈良性表现。

（五）鉴别诊断

1. 结节性甲状腺肿　甲状腺腺瘤与结节性甲状腺肿的单发结节在临床上较难区别。以下两点可供鉴别时参考：①甲状腺腺瘤多见于非单纯性甲状腺肿流行的地区。②甲状腺腺瘤经过数年或更长时间，仍保持单发；结节性甲状腺肿的单发结节经过一段时间后，多演变为多个结节。病理上两者的区别较为明显：腺瘤有完整包膜，周围组织正常，分界明显；结节性甲状腺肿的单发结节则无完整包膜，且周围甲状腺组织不正常。

2. **甲状腺舌管囊肿** 甲状腺舌管囊肿为在颈部中线、舌骨下、球形、无痛的肿物。囊肿一般不大，吞咽或伸舌时随之向上移动。在青春期，由于囊内分泌物的潴留或受感染，可以向上破溃，紧贴舌骨前后或穿过舌骨，直达舌盲孔，形成瘘管。手术需要将囊肿或瘘管全部切除。必要时需要将舌骨中段一并切除，以防复发。

3. **甲状腺癌** 甲状腺癌结节多表面不平，质地较硬，吞咽时活动度小，且在短期内生长较快。有时虽然甲状腺内结节较小，但可出现同侧颈部淋巴结肿大。甲状腺瘤表面光滑，质地较软，吞咽时上下活动度大，生长缓慢，多无颈部淋巴结肿大。甲状腺癌核素扫描多表现为冷结节，而甲状腺瘤可表现为温结节、凉结节或冷结节，且冷结节行 B 超检查多为囊性表现。手术中可见甲状腺癌没有包膜，与周围组织粘连或浸润表现。甲状腺腺瘤多有完整包膜，周围甲状腺组织正常。

三、治疗策略

（一）治疗原则

尽早行包括腺瘤的患侧甲状腺大部或部分（腺瘤小时）切除治疗，包括周围少量正常甲状腺组织。术中行冰冻切片检查，以判定有无恶变。近来为了颈部的美容，甲状腺腺瘤患者可采用腹腔镜下甲状腺切除术，其疗效同常规手术。目前，国内多数医院均主张甲状腺腺瘤应行病侧腺叶切除术，理由为隐匿性甲状腺癌的发生率增加，临床有时区别不易。

（二）手术治疗方法

1. **手术要点**
（1）患者取仰卧位，上身抬高 15°～20°，肩部垫高，头后仰充分暴露颈前区。
（2）切口，一般取胸骨柄切迹上方 2cm 处，顺皮纹切口。切开皮肤、皮下、颈阔肌，显露颈前筋膜。于颈前筋膜表面游离皮瓣，上至甲状软骨，下至胸骨柄切迹。切开颈白线，沿甲状腺表面分离颈前肌群，一般不横断肌群。游离显露甲状腺。全面细致检查，明确病变的部位、数目及性质。根据肿瘤情况选择单纯腺瘤切除或患侧甲状腺近全切除术及患侧甲状腺全切除术。甲状腺床常规放置引流管 24～48 小时。
（3）手术操作必须做到 3 点：①严格止血；②保护甲状旁腺；③避免损伤喉返神经。

2. **术后处理**
（1）一般处理 术后监测生命体征，床旁备气管切开包等一般处理同甲状腺功能亢进手术。
（2）并发症处理
①喉上神经损伤 喉上神经喉内支损伤可出现饮水呛咳，喉外支损伤可出现音调降低改变。预防发生喉上神经损伤的关键在于处理甲状腺上极时要靠近甲状腺并且远离甲状腺包膜。
②喉返神经损伤 单侧喉返神经损伤出现声音嘶哑，预防的关键在于处理甲状腺下极时采用包膜内分支结扎法，或远离甲状腺结扎甲状腺下动脉，或喉返神经显露后再结扎切断甲状腺下动脉。

四、疗效及预后评估

（一）疗效评估

1. 治愈　肿瘤完整切除，无并发症。
2. 好转　腺体未完整切除，切口愈合。TSH 抑制治疗可能病情出现好转，但疗效不确切，不做推荐。

（二）预后评估

甲状腺腺瘤行腺叶大部切除术后，一般预后良好，亦不会发生甲状腺功能减退。仅行腺瘤摘除术后可有术后复发。

五、出院医嘱

1. 术后练习颈部动作，防止瘢痕收缩。
2. 门诊随访，不适随诊。定期复查，以防癌变。
3. 对腺瘤较小，随访观察的患者，如有增大倾向，建议手术治疗。

第六节　甲状腺癌

一、疾病概述

甲状腺癌是最常见的甲状腺恶性肿瘤，约占全身恶性肿瘤的 1%。男女之比为 1：2，儿童至老年人均可发病，但以 40～50 岁多见。发病原因可能与放射性损伤、摄碘过量或不足、甲状腺腺瘤以及慢性甲状腺炎癌变、遗传因素等有关。除髓样癌外，绝大部分甲状腺癌起源于滤泡上皮细胞。病理学分为乳头状癌、滤泡状腺癌、髓样癌和未分化癌四型。（1）乳头状癌：约占成人甲状腺癌总数的 70% 和儿童甲状腺癌的全部，常见于中青年女性，以 21～40 岁的妇女最多见。此型分化好，生长缓慢，恶性度低，预后较好。（2）滤泡状腺癌：约占 20%，多见于 50 岁左右妇女。此型发展较快，属中度恶性，且有侵犯血管倾向，三分之一血行转移至肺、肝、骨及中枢神经系统。颈淋巴结转移仅占 10%，因此，预后不如乳头状腺癌。（3）髓样癌：约占 5%。发生于滤泡旁细胞（C 细胞），可分泌降钙素。恶性程度中等，可有颈淋巴结转移和血行转移。另外，约有 25% 髓样癌为家族遗传性，有的散在，有的合并多发性内分泌肿瘤。（4）未分化癌：约占 3%，多见于老年人。发展迅速，高度恶性，且 50% 早期则有颈淋巴结转移，或侵犯喉返神经、气管或食管，常经血运向远处转移。预后很差。

二、诊断策略

（一）病史采集要点

1. 主诉　多以甲状腺结节或肿块就诊。晚期可伴有耳、枕和肩部疼痛，声音嘶哑、呼吸困难、吞咽困难等压迫症状。少数患者可伴有甲亢的相关表现。
2. 现病史　患者年龄和性别，颈部肿块出现的时间，发生的部位，生长速度，是否短期内迅速增大，是否伴有疼痛，有无耳、肩和枕部疼痛；有无声音嘶哑、吞咽困难、呼吸困难，何时出现；是否伴有面色潮红、心动过速、顽固性腹泻等。

3. 既往史　有无放射线接触史、放射性碘的摄入及有无缺碘病史，及家族遗传病史。结节性甲状腺肿、甲状腺瘤因有癌变的可能，也应注意询问病史。

（二）体检要点

1. 全身情况　有无面色潮红、贫血、消瘦、心律失常、声音嘶哑、呼吸困难等。
2. 颈部检查　颈前区有无局限性隆起，颈部肿块的部位、大小、质地及其与周围组织的关系，气管有无移位。颈部有无肿大淋巴结，部位、质地、数量。

（三）辅助检查

1. 实验室检查
（1）甲状腺功能测定　如 TSH、TT_3、TT_4，虽然绝大多数甲状腺肿瘤的甲状腺功能正常，但有的甲状腺腺瘤和癌可伴有甲亢，需进行血中有关激素的测定。

（2）甲状腺癌相关基因检测　①甲状腺球蛋白（Tg）测定：甲状腺球蛋白在甲状腺活动增加的疾病如甲状腺肿、Graves 病、亚急性甲状腺炎、甲状腺瘤及甲状腺癌等中均可升高。在甲状腺癌已行全甲状腺切除，或虽有甲状腺体残存，但已用过 ^{131}I 内切除时，若再出现 Tg 升高，则表明体内有癌复发或转移，可用于术后检测。②血清降钙素（CT）及五肽胃泌素兴奋试验：血清 CT 升高是甲状腺髓样癌的较特异标志物。髓样癌患者在滴注钙剂后，血 CT 进一步升高，而正常人无此反应。如持续性增高，可基本确定诊断。

2. X 线胸片　可确定气管有无压迫、移位和肺内有无转移。

3. 超声检查　彩色 B 超能显示直径仅 0.3cm 的甲状腺结节，能鉴别囊性与实质性、单发与多发结节，钙化情况，并能显示结节的血流情况及颈部淋巴结有无肿大等情况，对甲状腺良恶性鉴别有较大价值。可作为首选的检查方法。

4. CT　显示肿块大小，囊性或实性，与周围器官组织的关系，了解甲状腺癌是否侵犯颈动脉鞘血管和气管等情况，对指导麻醉及手术有较大意义。

5. MRI　MRI 检查具有分辨率高、图像清晰的特点，能较好地观察甲状腺癌与周围组织器官的关系，对甲状腺癌的诊断有一定价值。

6. 核医学检查　^{131}I 甲状腺扫描，癌多为冷结节，因甲状腺囊肿、腺瘤亦可为冷结节，应注意鉴别诊断。

7. 针吸涂片细胞学检查　正确率在 90% 以上。但对滤泡状癌正确率只有 40%，因滤泡状肿瘤很难区别其良恶性。

8. 冰冻切片检查　是确定病变性质的重要手段，诊断准确率达 98% 以上，同时还能发现隐匿性甲状腺癌。对防止漏诊和手术方式的选择有关键作用，可作为常规检查。

9. PET/CT　在确诊原发灶后，PET/CT 有助于一次性全面了解评估潜在区域淋巴结及远处转移灶并完善分期；还可用于术后的评估；残留病灶或复发。PET/CT 颈淋巴结定性诊断灵敏度较高，可为外科精确制定治疗方法提供有益参考。

（四）诊断

1. 诊断依据
（1）病史：既往有头颈部的 X 线照射史，85% 的儿童甲状腺癌有头颈部放射史。有多发性内分泌腺瘤病的家族史，常提示甲状腺髓样癌。

（2）甲状腺肿块质硬、固定，颈淋巴结肿大，或有压迫症状者，或存在多年的甲状腺肿块，在短期内迅速增大。

（3）血清降钙素测定可协助诊断髓样癌。

（4）^{131}I甲状腺扫描、B超、细胞学检查、颈部X线片等检查可明确诊断。

（5）确诊应依靠冰冻切片或石蜡切片检查。

2. 临床分期

目前国际和国内最通用的是TNM分期（UICC）和美国癌症协会（AJCC）修订的TNM分期标准（表1-4）。影响甲状腺癌分期的因素有病理类型、肿瘤的大小和淋巴结受侵犯程度等。年龄则对分化性甲状腺癌的分期有重要影响，以最大的肿瘤为标准进行分期。一般将无远处转移、年龄＜55岁、肿瘤限于甲状腺内、原发灶＜5cm者列为低危组，预后较好；将出现远处转移、肿瘤侵及甲状腺包膜外、原发灶＞5cm、年龄＞55岁者列为高危组，预后较差。

表1-4　AJCC对甲状腺癌的分期

	乳头状癌或滤泡状癌		髓样癌	未分化癌
	年龄＜55岁	年龄＞55岁	任何年龄	任何年龄
Ⅰ期	任何TN，M_0	T_1-$T_2N_0M_0$	$T_1N_0M_0$	—
Ⅱ期	任何TN，M_1	T_1-$T_3N_1M_0$	T_2-$T_3N_0M_0$	—
Ⅲ期	—	T_4任何N，M_0	T_1-$T_3N_1M_0$	—
Ⅳ期	—	任何TN，M_1	任何TN，M_1	全部

注：T，原发肿瘤大小（$T_1 \leqslant 2cm$，$2cm < T_2 \leqslant 4cm$，$T_3 > 4cm$，T_4超出甲状腺包膜外）；N_0，无区域淋巴结转移，N_1，有区域淋巴结转移；M_0，无远处转移，M_1，有远处转移。

（五）鉴别诊断

1. 慢性淋巴细胞性甲状腺炎　多见于40岁以上患者，病程缓慢，甲状腺呈弥漫性肿大、质地坚韧有弹性，如橡皮样，表面光滑，无明显结节。一般不压迫喉返神经，无声音嘶哑现象。血清学检查甲状腺球蛋白抗体和甲状腺微粒体抗体增高。鉴别不难，确诊依靠组织学检查证实。

2. 表现为甲状腺结节的亚急性甲状腺炎　本病有明显的局部疼痛病史，有的伴有发热，或2周前曾经有上呼吸道感染史。体检发现结节质地硬，与周围组织粘连，有明显压痛。实验室检查白细胞可增高，血沉增快，或基础代谢率增高而摄碘率降低，ECT示冷结节或放射碘分布稀疏或不显影。

3. 结节性甲状腺肿　多见于30～45岁中年女性，病程缓慢、病史较长。甲状腺双侧均有结节，较光滑，极少数有喉返神经受压症状。部分结节可发生恶变，临床鉴别不易。依靠组织病理检查证实。

4. 甲状腺囊腺瘤　囊内出血使肿瘤数日内迅速增大，随后逐渐缩小，症状减轻。病史中常有重体力劳动或剧烈咳嗽史。肿块相对光滑，可随吞咽活动。B超显示为囊性，可鉴别。

三、治疗策略

（一）治疗原则

手术是除未分化癌以外各型甲状腺癌的基本治疗方法，并辅助应用核素、甲状腺激素及外照射等治疗。

（二）手术治疗

1. 手术治疗方法　甲状腺癌的手术治疗包括甲状腺切除、颈淋巴结清扫。甲状腺的切除自范围最小的腺叶加峡部切除，至最大的甲状腺全切。应根据患者年龄、性别、甲状腺肿块大小以及侵犯的范围做出切除方案。对各型甲状腺癌的年轻患者的预后好，列为低危险组，手术范围可适当保守；乳头状腺癌老年患者预后居中，列为中等危险组，手术范围适中；滤泡状腺癌老年患者的预后差，列为高危险组，手术治疗要积极些。目前，多数不主张作预防性淋巴结清扫，一般对低危组患者，若手术时未触及肿大淋巴结，可不作颈淋巴结清扫。如发现肿大淋巴结，应切除后作快速病理检查，证实为淋巴结转移者，可作中央区颈淋巴结清扫或改良颈淋巴结清扫。对高危组患者应作改良颈淋巴结清扫，若病期较晚，颈淋巴结受侵范围广泛者，则应作传统颈淋巴结清扫。

2. 术后处理

（1）一般处理　注意观察生命体征的变化，尤其是呼吸的变化，观察切口引流液的量和性状。颈部制动。患者采取半卧位，以利呼吸和引流创口内积血。帮助患者及时排痰，保持呼吸道通畅。

（2）注意钙代谢状态，如有低钙血症，应补充钙。

（3）并发症处理

①出血　为术中止血不彻底、结扎不牢或术后结扎线脱落所致。一旦发生应及时拆除缝线，清除血块，妥善止血。

②窒息　多因气管软化、喉头水肿及血肿压迫所致，或因创面包扎过紧所致。处理同甲亢术后并发窒息的处理。

③喉返神经损伤、喉上神经损伤、低钙抽搐等并发症的预防与处理同甲亢术后并发症的处理。

④乳糜瘘　主要发生在左侧颈廓术时胸导管损伤，少数发生在右侧淋巴管损伤后，多在术后2～3日后出现，此时局部加压包扎，停止负压吸引并禁食，多在1周左右自愈；若压迫无效，应拆开伤口，于静脉角处填塞纱条压迫，多数渗液停止，1周后将纱条逐步拔除。

（三）内分泌治疗

甲状腺癌作次全或全切除者应终身服用甲状腺素片，以预防甲状腺功能减退及抑制 TSH，减少肿瘤复发。可用左甲状腺素片，每天 $50 \sim 100\mu g$ ，并定期测定血浆 T_4 和 TSH，以此调整用药剂量。对应用甲状腺素治疗的患者，TSH 血浓度可维持在 $0.1 \sim 0.5mU/L$ 。对于大多数能够耐受的患者，TSH 维持在 $0.1mU/L$ 以下，能够达到理想的治疗效果。对于癌肿复发可能性高的患者，TSH 浓度可维持在 $0.01mU/L$ 以下。

（四）放射性核素治疗

对乳头状腺癌、滤泡状腺癌，术后应用 ^{131}I 适合于 45 岁以上患者、多发性癌灶、局部侵袭性肿瘤及存在远处转移者。建议对大于 1.5cm 的高分化甲状腺癌患者在手术后接受放射性碘治疗。分化良好甲状腺癌患者最好在术后 1 ～ 3 个月行 ^{131}I 扫描。同时接受 ^{131}I 和甲状腺激素抑制治疗的患者复发率和死亡率最低。

（五）外照射治疗

主要用于未分化型甲状腺癌。

四、疗效及预后评估

（一）疗效评估

1. 治愈　根治术后，切口愈合，无并发症。
2. 好转　姑息性切除后，切口愈合，无并发症。药物或核素治疗后，病情稳定。

（二）预后评估

年龄和是否存在远处转移（如肺转移、骨转移等）是影响分化型甲状腺癌患者预后的两个最主要因素。年龄是重要因素，根据患者年龄，将分化型甲状腺癌分为高危组和低危组。女 40 岁、男 50 岁以上为高危组，高危组复发率为 20%，病死率为 15%；低危组复发率为 5%，病死率为 1%。预后差。未分化癌发展迅速，高度恶性，预后很差，平均存活 3 ～ 6 个月，一年存活率仅 5% ～ 15%。

五、出院医嘱

1. 术后练习颈部动作，防止瘢痕收缩。
2. 甲状腺激素替代治疗，左甲状腺素片 50 ～ 100μg 每日口服。监测甲状腺功能，TSH 控制在低界以下。
3. 长期随访　①对临床治愈者进行监控，以便早期发现复发肿瘤和转移；②对复发或带瘤生存者，动态观察病情的进展和治疗效果，调整治疗方法。

第七节　甲状腺结节

一、疾病概述

甲状腺结节是指各种原因导致甲状腺内出现一个或多个组织结构异常的团块，是甲状腺疾患中最常见的一种临床表现。结节有良性和恶性之分，但两者都具有进一步增大的共同特性，可以压迫或侵及气管，导致呼吸困难甚至窒息死亡。所以，除亚急性甲状腺炎和部分甲状腺结节肿大外，均需采用手术治疗。成人中约 4% 可发生甲状腺结节。甲状腺结节可以单发，也可以多发，多发结节比单发结节的发病率高，但单发结节甲状腺癌的发病率高。良性中主要包括良性腺瘤、局灶性甲状腺炎、多结节性甲状腺肿的突出部分，甲状腺、甲状旁腺和甲状腺舌管囊肿，单叶甲状腺发育不全导致对侧叶增生，手术后或 ^{131}I 治疗后甲状腺残余组织的瘢痕增生等。恶性的甲状腺结节则以甲状腺癌为主，另外，还包括甲状腺淋巴瘤、转移瘤等。恶性病变虽然不常见，但是术前难以鉴别，术前最重要的工作是如何避免漏诊癌肿。

二、诊断策略

（一）病史采集要点

1. 主诉　体检或 B 超发现甲状腺结节，少数有压迫表现或甲状腺功能异常，如甲亢或甲减。
2. 现病史　①发生甲状腺结节时的年龄：成人（＞ 20 岁）甲状腺结节多为良性病变，儿童和老年人（＞70岁）的甲状腺结节50%是恶性病变。女性更易发生甲状腺结节，但男性发生恶性变的危险性增加。②病程进展情况：即甲状腺结节生长方式，稳定存在多年的结节多提示为良性病变，但不能除外缓慢生长的恶性病变；迅速进行性增大的病变恶性可能性增加；几小时或几日内迅速增大的结节并伴有疼痛则很可能是良性肿瘤或囊性变出血所致；若过去存在甲状腺结节，近日突然快速、无痛性增大，应考虑癌肿可能。③伴随症状：有无局部症状（吞咽困难、疼痛或声音改变），以及全身症状（与甲状腺功能亢进症、甲状腺机能低下或甲状腺转移瘤鉴别）。虽然良性病变也可发生呼吸困难，吞咽困难，声带麻痹或Horner综合征，但多提示甲状腺恶性病变已侵犯局部组织。

3. **既往史**　有无放射线接触史、放射性碘的摄入，以及有无缺碘病史和家族遗传病史。有分化型甲状腺癌家族史者，发生癌肿的可能性较大。双侧甲状腺髓样癌较少见，但有此家族史者应十分重视，因该病为自主显性遗传型。头颈部放射线检查治疗史，甲状腺如接受小剂量放疗也增加了甲状腺癌发生的风险。

（二）体格检查

重点注意结节的数目、大小、质地、活动度、压痛、局部淋巴结肿大等。明显的孤立结节是最重要的体征。约4/5分化型甲状腺癌及2/3未分化癌表现为单一结节，有一部分甲状腺癌表现为多发结节。癌肿患者常于颈部下1/3处触及大而硬的淋巴结，特别是儿童及年轻乳头状癌患者。发现结节质硬，表面不规则，与周围组织固定并且同侧颈淋巴结肿大者是甲状腺恶性病变的特征。

（三）辅助检查

1. **甲状腺功能检查**　所有甲状腺结节患者都应行血清TSH和甲状腺激素水平测定。绝大多数恶性结节者甲状腺功能正常，如果血清TSH低于正常提示结节可能分泌甲状腺激素，进一步行甲状腺核素扫描，如核素显像提示高功能结节时，该结节几乎都是良性的。如果血清TSH升高，提示甲状腺功能减退，结节有恶性可能，需要进一步测定甲状腺自身抗体或细针穿刺检查。

2. **血清TPOAb和TgAb检查**　TPOAb和TgAb是桥本甲状腺炎的临床诊断指标，但确诊桥本甲状腺炎仍不能完全排除恶性肿瘤存在的可能，少数桥本氏甲状腺炎可合并甲状腺乳头状癌或甲状腺淋巴瘤。

3. **血清降钙素水平测定**　对髓样癌有诊断意义，有甲状腺髓样癌家族史或MEN2家族史者，应测基础或刺激状态下血清降钙素水平。

4. **核素扫描**　能提供甲状腺功能活动情况，还可发现异位甲状腺。恶性甲状腺结节通常不能对碘有机化，所以低功能结节较功能正常结节更有可能恶性病变，而高功能结节却很少是恶性的。

5. **B超**　B超可确定甲状腺结节的大小、数量、位置、质地（实性或囊性）、形状、边界、包膜、钙化、血供和与周围组织的关系等，同时评估颈部区域有无淋巴结和淋巴结的大小、形态和结构特点。超声表现低回声、微钙化、边界不清或形态不规则，结节纵横比大于1，彩色多普勒超声显示血液信号增多、不规则等，提示恶性危险性增高，可在超声引导下对甲状腺结节进行定位、穿刺、治疗和随诊。

6. **CT和MRI检查**　甲状腺CT和MRI检查在甲状腺结节发现和性质的判断方面不如甲状腺超声敏感，但在评估甲状腺结节与周围的关系，特别是用于发现胸骨后甲状腺肿上有特殊诊断价值。

7. **针吸活检**　针吸活检有助于确定甲状腺结节性质，对较小结节，可在超声引导下穿刺活检。

针吸活检包括细针穿刺及粗针穿刺活检两种，前者为细胞学检查，后者为组织学检查。细针穿刺抽吸活检（FNAB）是用 21～25 号细针穿刺提供细胞学检查标本。穿刺肿块时应多方向穿刺，至少应穿刺 6 次，以保证取得足够的标本。

（四）诊断

1. 体检触及甲状腺结节。
2. B 超等影像学检查证实结节。

（五）鉴别诊断

主要是对甲状腺结节良恶性的鉴别。

1. 以下情况良性可能性大　①有桥本氏甲状腺炎；②有甲状腺肿的家族史；③有甲亢或甲减的症状；④触及痛性结节或质地柔软的结节；⑤甲状腺功能检查如明确有甲亢或亚临床甲亢常提示结节为良性。

2. 以下情况恶性可能性大　①年轻（小于 20 岁）或老年（大于 70 岁），儿童期出现的甲状腺结节 50% 为恶性；②男性；③儿童或青春期颈部外照射史；④有甲状腺癌既往史；⑤近期有发声、呼吸或吞咽改变；⑥有甲状腺癌或 Ⅱ 型多发性内分泌肿瘤家族史；⑦甲状腺查体时触及坚硬的形状不规则、活动度差的结节；（8）甲状腺超声检查发现实性低回声结节；结节血供丰富（TSH 正常情况下）；结节形态和边缘不规则、晕圈缺如；微小钙化，针尖样弥散分布或簇状的钙化；伴有颈部淋巴结超声影像异常，如淋巴结呈圆形边界不规则或模糊，内部回声不均，内部出现钙化，皮髓质分界不清，淋巴门消失或囊性变等。

三、治疗策略

（一）治疗原则

多数良性甲状腺结节仅需定期随访，无须特殊治疗。少数情况下，可选择手术治疗、TSH 抑制治疗、^{131}I 治疗、超声引导下经皮无水酒精注射、经皮激光消融术和射频消融等。

（二）治疗方法

1. 随访观察　对良性结节或结节性质无法确定者可随访观察。第一年每 3～6 个月查一次彩超，若结节无变化，第二年开始 6～12 个月复查一次彩超。随访中出现以下现象，建议手术治疗。出现局部压迫症状如气管或消化道压迫，结节生长过快，超声有恶性可能等。

2. TSH 抑制治疗　应用 L-T_4 将血清 TSH 水平抑制到正常低限甚至低限以下，以求通过抑制 TSH 对甲状腺细胞的促生长作用，达到缩小甲状腺的目的。一般采用 TSH 部分抑制方案用于小结节甲状腺肿的年轻患者，并嘱患者在 3 个月后复查。3 个月后如结节增大，则不管 TSH 受抑是否足够，有手术指征。但若结节变小或无变化，可仍予以 TSH 抑制治疗，隔 3 个月后再次复查，如总计 6 个月结节不变小，则有手术指征。对于甲状腺多发结节，多为良性，若无甲亢表现，甲状腺功能正常者，可先试行甲状腺干制剂治疗，无改善者仍应考虑行腺叶大部分切除术，因为多发结节有继发甲亢和恶变的可能。术中最好行快速冰冻切片以获得病理诊断。

3. 酒精介入治疗　适于囊性结节，应注意排除囊肿未与血管相通，不良反应有局部疼痛。

4. 激光凝固治疗、射频消融治疗　适于良性结节，具有微创特点，但价格昂贵。

5. 核素治疗　^{131}I 治疗：主要用于治疗有自主摄取功能并伴有甲亢的良性甲状腺结节。^{131}I 治疗 2～3 个月，有自主功能的结节可逐渐缩小、甲状腺体积平均缩小 40%；伴有甲亢者结节缩小的同时，甲亢症状、体征和相关并发症可逐渐改善，甲状腺功能指标逐渐恢复正常。如 ^{131}I 治疗 4～6 个月后甲亢仍未缓解、结节无缩小，应结合临床表现、相关实验室检查和甲状腺核素显像复查结果，考虑再次予 ^{131}I 治疗或采用其他治疗方法。

6. 手术治疗

（1）手术适应证　①出现与结节明显相关的局部压迫症状；②合并甲状腺功能亢进，内科治疗无效者；③肿物位于胸骨后或纵隔内；④结节进行性生长，临床考虑有恶变倾向或合并甲状腺癌高危因素；⑤因外观或思想顾虑过重影响正常生活而强烈要求手术者。

（2）手术原则　良性甲状腺结节，在彻底切除甲状腺结节的同时，尽量保留甲状腺组织，结节弥漫性分布于双侧甲状腺，可选择全或近全甲状腺切除术。经手术证实的单个囊性结节，可作单纯囊肿摘除。对甲状腺可疑结节的手术，一般选择腺叶及峡部切除，并作快速病理检查。结节位于峡部时，应以活检证实两侧均为正常甲状腺组织。若术中冰冻切片报告为良性腺瘤，而术后石蜡切片报告为腺癌时，应根据第一次手术情况确定进一步治疗方法，只作结节切除或患侧腺体大部分切除者，应再次手术。

（3）术后处理

①一般处理　注意观察生命体征的变化，尤其是呼吸的变化，观察切口引流液的量和性状。颈部制动。患者采取半卧位，以利呼吸和引流创口内积血。帮助患者及时排痰，保持呼吸道通畅。

②并发症处理　应观察手术的并发症如出血、感染、喉返神经损伤、甲状腺旁腺损伤等的发生情况。相关并发症的处理同甲状腺癌手术。

7. 腹腔镜甲状腺手术，因其良好的术后外观效果，可用于良性甲状腺结节的治疗，手术路径包括胸骨上切迹路径、锁骨下路径、前胸壁路径、腋窝路径等。

四、疗效及预后评估

（一）疗效评估

1. 治愈　结节为良性，切除术后恢复良好，甲状腺功能正常。

2. 好转　结节为恶性，切除术后恢复良好，甲状腺功能正常。需进一步治疗及随访者。

（二）预后评估

甲状腺结节多为良性，少有复发，预后较好。

五、出院医嘱

1. 定期随访　多数甲状腺良性结节的随访间隔为 6～12 个月；暂未接受治疗的可疑恶性结节，可以缩短随访间隔。

2. 监测甲状腺功能　手术治疗后，由于切除了部分或全部甲状腺组织，患者术后可能发生不同程度的甲状腺功能减退，伴有高滴度甲状腺过氧化物酶抗体（TPOAb）和（或）甲状腺球蛋白抗体（TgAb）者更易发生甲状腺功能减退，术后定期监测甲状腺功能，首次检测时间为术后 1 个月，如监测发现甲状腺功能减退，要及时给予 L-T$_4$ 替代治疗。疗程一般半年。

第九章　原发性甲状旁腺功能亢进

一、疾病概述

原发性甲状旁腺功能亢进（PHPT）简称甲旁亢，是甲状旁腺分泌过多的甲状旁腺激素（PTH）引起的钙、磷和骨代谢紊乱的一种全身性疾病。表现为骨吸收增加和骨骼病变、肾结石、高钙血症和低磷血症等。病理有腺瘤、增生和腺癌三种。

二、诊断策略

（一）病史采集要点

1. **主诉**　多数无症状，部分以高血钙、骨骼病变和泌尿系统 3 组症状就诊。

2. **现病史**　询问有无以下症状：

（1）高血钙症状　血钙水平增高所引起的症状可影响多个系统。①中枢神经系统：淡漠、消沉、性格改变、智力迟钝、记忆力减退、烦躁、过敏、多疑多虑、失眠、情绪不稳定和突然衰老等。偶见明显的精神病，幻觉、狂躁，严重者甚至昏迷。②神经肌肉系统：易疲劳、四肢肌肉软弱，近端肌肉尤甚，重者发生肌肉萎缩。可伴有肌电图异常。③消化系统：高血钙致神经肌肉激惹性降低，胃肠道平滑肌张力降低，胃肠蠕动缓慢，引起食欲不振、腹胀、便秘，严重高钙可刺激胃泌素分泌，胃酸增多，溃疡病较多见。钙离子易沉着于有碱性胰液的胰管和胰腺内，激活胰蛋白酶原和胰蛋白酶，引起急性或慢性胰腺炎发作。一般慢性胰腺炎时血钙降低，如患者血钙值正常或增高，应除外原发性甲旁亢。

（2）骨骼病变　典型表现是广泛骨丢失、纤维性囊性骨炎、囊肿棕色瘤形成、病理性骨折和骨畸形。主要表现为广泛的骨关节疼痛，伴明显压痛。多由下肢和腰部开始，逐渐发展至全身，以致活动受限，卧床不起，翻身亦困难。重者有骨畸形，如胸廓塌陷变窄、椎体变形、骨盆畸形、四肢弯曲和身材变矮。

（3）泌尿系统　尿钙、磷排出增多，患者常有烦渴、多饮和多尿。可发生反复的肾结石或输尿管结石。对反复发作的肾结石，特别是双肾结石，就应考虑到此病。

（4）其他症状　软组织钙化影响肌腱和软骨等处，可引起非特异性关节痛，累及手指关节，有时主要在近端指间关节。皮肤钙盐沉积可引起皮肤瘙痒。新生儿出现低钙性手足抽搐要追查其母有无甲旁亢的可能。

（5）高血钙危象　严重病例可出现重度高钙血症，伴明显脱水，威胁生命，应紧急处理。

3. **既往史**　有无颈部及纵隔手术史，有无头部或颈部放射史。当前和既往药物使用史，特别是噻嗪类利尿药，以及含有钙或维生素 D 等药物。有无家族遗传病史。

（二）体检要点

1. 一般情况　发育、营养、体重、精神、血压、脉搏。

2. 局部检查　颈部检查有无颈部肿块，肿块的部位、大小、质地、边界、活动等。多数病例无特殊体征，在颈部可触及肿物者约占 10%～30%。

3. 全身检查　有无急、慢性胰腺炎体征，有无心动过速、心律失常、心功能不全体征。骨骼有压痛、畸形、局部隆起和身材矮小等，有无关节活动受限。少数患者钙沉积在角膜。早期需用裂隙灯方能检出。

（三）辅助检查

1. 血清钙　血清总钙值呈现持续性增高或波动性增高，少数患者血清总钙值持续正常。血清游离钙测定结果较血清总钙测定对诊断更敏感和正确。PHPT 若伴有维生素 D 缺乏、软骨病、肾功能不全、胰腺炎及罕见的甲状旁腺腺瘤坏死出血时，血清总钙值正常，但游离钙值常增高。

2. 血清磷　典型的 PHPT 者血磷降低，但血磷受饮食、年龄及肾功能等多种因素影响，PHPT 时仅有半数以上患者血磷降低，其余患者在正常低限。本病后期若发生慢性肾功能衰竭，则血磷可正常甚或偏高，但血磷＞1.83mmol/L 则不支持 PHPT 的诊断。高血钙伴低血磷更支持 PHPT 诊断，可与恶性肿瘤骨转移引起的高血钙伴血磷正常或增高者相鉴别。

3. 血清碱性磷酸酶　有骨病变时，血清碱性磷酸酶增高。骨病变愈严重，血清碱性磷酸酶值愈高。

4. 血 PTH　血增高，结合血钙值分析有利于鉴别原发性和继发性甲旁亢，前者血钙浓度增高或正常高限，后者血钙降低或正常低限。因肿瘤或维生素 D 过量等非甲旁亢引起的高钙血症时，由于 PTH 分泌受抑制，血 PTH 低于正常或测不到。

5. 尿钙　尿钙常增加。

6. 尿环磷腺苷　PTH 可与肾小管上皮细胞内的特异性受体结合，使环腺苷酸（cAMP）的生成增高。

7. X 线检查　X 线表现和病变的严重程度相关，典型表现为普遍性骨质疏松，常为全身性，表现为密度减低，骨小梁稀少，皮质亦薄呈不均匀板层状，或骨小梁粗糙呈网状结构。头颅相显示毛玻璃样或颗粒状，少见局限性透亮区。指（趾）有骨膜下吸收，皮质外缘呈花边样改变。牙周膜下牙槽骨硬板消失。纤维囊性骨炎在骨的局部形成大小不等的透亮区，长骨干多见。腹部平片示肾或输尿管结石、肾钙化。

8. 骨密度测定和骨超声速率检查　显示骨丢失和骨强度降低。皮质骨的骨量丢失早于松质骨，且丢失程度更为明显。

9. 颈部超声波检查　高分辨率的 B 超检查有 70% 以上的诊断正确率，但不易发现直径小于 1cm 及异位甲状旁腺的腺瘤。

10. CT 扫描　可检出直径大于 1cm 的纵隔腺瘤及恶性肿瘤引起的异位 PHTH 综合征。

11. 放射性核素检查　^{125}I、^{99m}Tc、^{201}TI、^{75}Se 蛋氨酸扫描，可发现 90% 以上的病变。

（四）诊断

1. 甲旁亢的定性诊断　（1）具有骨骼病变、泌尿系统结石和高钙血症的临床表现，可单独存在或两三个征象复合并存。（2）血钙＞3.0mmol/L，血磷值＜0.65mmol/L，甲状旁腺激素测定值升高。（3）原发性甲旁亢时，尿中cAMP排出量明显增高。（4）骨X线检查有骨吸收增加的特征性表现。

2. 定位诊断　（1）B超：可显示较大的病变腺体。（2）颈部和纵隔CT扫描：可发现直径大于1cm的病变。（3）放射性核素检查：可检出迷走于纵隔的病变，显像符合率在90%以上。

（五）鉴别诊断

1. 高钙血症

（1）恶性肿瘤　①局部溶骨性高钙血症（LOH）：原发性血液系统肿瘤或非血液肿瘤伴骨骼转移，最常见为多发性骨髓瘤（可有局部和全身骨痛、骨质破坏、特异的免疫球蛋白增高、红细胞沉降率增快、尿中本周蛋白阳性、尿轻链Kap和Lam增高，骨髓可见瘤细胞），也可见于淋巴瘤和乳腺癌。②恶性肿瘤体液性高钙血症：由于肿瘤释放甲状旁腺激素相关蛋白（PTHrP）入血，作用于PTH/PTHrP受体所致，由多种鳞癌、腺癌、内分泌肿瘤等所引起。③肿瘤产生过量1,25双羟维生素D：为多种不同病理类型的淋巴瘤。④肿瘤伴真正的异位PTH分泌：经敏感而特异PTH测试法及PTH、PTHrP分子探针检查等证实。甚少见，为小细胞肺癌、肺鳞癌、胸腺癌、未分化神经内分泌瘤、卵巢腺癌、甲状腺乳头状癌。

（2）结节病　有高血钙、高尿钙、低血磷和碱性磷酸酶增高（累及肝引起），与甲旁亢相似，但无普遍性脱钙。有血浆球蛋白升高。鉴别可摄胸片，血PTH是正常或降低。类固醇抑制试验有鉴别意义。

（3）维生素A、维生素D过量　有明确的病史可供帮助，此症有轻度碱中毒，而甲旁亢有轻度酸中毒。皮质醇抑制试验可以帮助鉴别。

（4）甲状腺功能亢进　由于过多的甲状腺激素使骨吸收增加，约20%的患者有高钙血症（轻度），尿钙亦增多，伴有骨质疏松。但甲亢的临床表现容易鉴别。

（5）家族性低尿钙性高钙血症　家族性低尿钙性高钙血症是一种良性的常染色体显性遗传病。其临床特点：①患者自幼儿时期即出现高血钙；②尿钙排出减少；③不引起肾功能障碍；④不合并其他内分泌肿瘤；⑤血浆PTH正常或降低。

2. 继发性甲状旁腺功能亢进　继发性甲状旁腺功能亢进是由于各种原因所致的低钙血症，刺激甲状旁腺，使之增生肥大，分泌过多的PTH，见于肾功能不全、骨质软化症和小肠吸收不良等。继发性甲旁亢多见于肾功能衰竭，但一些甲旁亢的晚期也可出现衰竭，此时不易鉴别，但继发性甲旁亢可以出现血磷升高或正常，尿钙正常或降低。

3. 代谢性骨病

（1）骨质疏松症　血清钙、磷和碱性磷酸酶都正常，为普遍性脱钙和骨质疏松。

（2）骨质软化症　血清钙、磷正常或降低，血清碱性磷酸酶和PTH均可增高，尿钙和磷排量减少。骨X线有椎体双凹变形、假骨折等特征性表现。

（3）骨性营养不良　骨骼病变有纤维性囊性骨炎、骨硬化、骨软化和骨质疏松4种。血钙值降低或正常，血磷增高，尿钙排量减少或正常，有明显的肾功能损害。

三、治疗策略

（一）治疗原则

有症状或有并发症的原发性甲旁亢应采用手术治疗。无症状而仅有轻度高钙血症（血清钙＜3mmol/L）的甲旁亢病例需随访观察，或给予西咪替丁 200mg 口服，每 6 小时 1 次，可阻滞 PTH 的合成和（或）分泌，血钙可降到正常。

（二）手术治疗

1. **手术适应证** ①骨吸收病变的 X 线表现；②肾功能减退；③活动性尿路结石；④血钙水平≥3mmol/L；⑤血中甲状旁腺激素较正常增高 2 倍以上；⑥骨密度降低，低于同性别、同年龄平均值的 2 个标准差，或低于同性别青年人平均值 2.5 个标准差（腰椎、髋部和腕部）；⑦严重的精神病、溃疡病、胰腺炎和高血压等。

2. **手术治疗方法** ①甲状旁腺腺瘤：切除腺瘤，对早期病例效果良好。必要时作双侧探查，检查所有 4 个甲状旁腺，同时注意异位甲状旁腺腺瘤发生的可能，以免遗漏病变。术中常规进行冰冻切片检查。②甲状旁腺增生：有两种手术方法，一是作甲状旁腺次全切除，即切除 3 个或 3 个半腺体，保留半个血供良好的腺体。另一种方法是切除所有 4 个甲状旁腺，同时作甲状旁腺自体移植，并冻存部分腺体，以备后用。③甲状旁腺癌：应作整块切除，且应包括一定范围的周围正常组织。

3. **术后处理**

（1）一般处理 注意观察生命体征的变化，尤其是呼吸的变化，观察切口引流液的量和性状。颈部制动。患者采取半卧位，以利呼吸和引流创口内积血。帮助患者及时排痰，保持呼吸道通畅。

（2）注意钙代谢状态，如有低钙血症，应补充钙。甲状旁腺手术后可出现低钙血症，多在术后数小时至 7 天发生，大部分患者在术后 1～2 个月之内血钙可恢复正常水平。轻者手、足、唇和面部发麻，重则手足搐搦。一般术前碱性磷酸酶很高，又有纤维性囊性骨炎者则术后会有严重的低钙血症。轻者给予高钙饮食或口服钙剂。严重低钙血症，如血清钙持续在 2mmol/L 以下，或出现 Chvostek 征与 Trousseau 征或有手足搐搦，可静脉注射 10% 葡萄糖酸钙 10～20ml，必要时一日内可重复 2～3 次，或置于 5% 葡萄糖溶液中静脉滴注。如 2～3 天内仍不能控制，可加用维生素 D 制剂。如同时伴有低镁血症，应加以纠正。

四、疗效及预后评估

（一）疗效评估

1. **治愈** 手术后 6 个月血钙水平正常。
2. **治疗失败** 术后 6 个月内 PHPT 持续性存在。
3. **复发** 术后 6 个月 PHPT 反复发作。

（二）预后评估

手术切除病变的甲状旁腺组织后 1～2 周，骨痛开始减轻，6～12 个月明显改善。骨结构修复需 2～4 年或更久。如术前活动受限者，大都术后 1～2 年可正常活动。手术切除后高钙血症和高 PTH 血症被纠正，不再形成新的泌尿系统结石，但已形成的泌尿系统结石不会消失，已造成的肾功能损害和高血压也不易恢复了。若术后 3 天以上血钙＞ 2.5mmol/L，提示手术切除不足。术后甲旁减发生率＜ 0.5%，若术后血钙降低，经替代治疗数月，且补镁纠正低血镁后，血钙仍不回升，提示残存甲状旁腺不足并发永久性甲旁减。

对于甲状旁腺癌患者的局部复发率可达 67%，但 5 年生存率可达 77% ～ 85%，10 年生存率可达 49% ～ 71%。

五、出院医嘱

1. 定期随访，监测甲状旁腺功能 6 个月，术后治疗失败与术后 6 个月再次发作的患者，应评估再次手术的可能性。

2. 有骨痛者予对症治疗，有泌尿系统结石者需体外冲击波碎石或药物排石，必要时手术治疗。

第十章　颈淋巴结结核

一、疾病概述

颈淋巴结结核多见于儿童和青年人，30 岁以上的比较少见。结核杆菌大多经扁桃体、龋齿侵入，近 5% 继发于肺和支气管病变，并在人体抵抗力低下时发病。临床上多数患者在侵入部位无结核病变。

二、诊断策略

（一）病史采集要点

1. 主诉　颈部淋巴结肿大，或伴结核中毒症状。
2. 现病史　①询问有无其他部位结核病史如肺结核史。②询问肿块的发现经过、部位、肿块演变经过和全身症状等。颈部淋巴结结核表现为颈部一侧或两侧有多个大小不等的肿大淋巴结，一般位于颌下及胸锁乳突肌的前、后缘。初期，肿大的淋巴结较硬，无痛，可推动。随病程发展，出现淋巴结周围炎，淋巴结与皮肤周围组织发生粘连；淋巴结之间也可相互粘连、融合，形成不易推动的结节性肿块。晚期，淋巴结发生干酪样坏死、液化，形成寒性脓肿；脓肿破溃后形成一经久不愈的窦道或慢性溃疡。破溃的淋巴结易继发感染，致急性炎症。临床上同一患者常出现上述不同阶段病变的淋巴结症状。③有无结核中毒症状，多数患者无明显的全身症状；少部分患者可有低热、盗汗、食欲不振、消瘦等全身中毒症状。④诊治经过，一般抗生素治疗是否有效。
3. 既往史　应重点询问有无癌症及外科手术史；了解既往已行检查的情况，如 B 超、CT、X线等检查情况，注意询问药物应用情况。

（二）体检要点

1. 局部检查　注意检查淋巴结肿大的部位、数目、质地、活动度、有无压痛、波动感、表面皮肤情况，有无皮肤破溃、窦道形成。皮肤破溃、窦道形成者观察有无米汤样或豆渣样脓液。
2. 全身检查　注意有无其他部位、器官结核证据。

（三）辅助检查

1. 结核菌素试验　对儿童和幼儿有较大临床意义，但对成人意义不大。
2. 血沉　增快提示结核活动。
3. 血清免疫学检查　通过测定人体的抗结核抗体及结核抗原的一种快速简单检查技术。

4. **分子生物学检查**　聚合酶链反应（PCR）具有快速、特异、灵敏和无培养依赖等优点。

5. **脓液结核杆菌培养**　有确诊意义。

6. **X 线检查**　胸部平片检查有无肺结核。如有颈部脓肿形成，应摄颈椎片排除颈椎结核。

7. **病理检查**　诊断困难时，可穿刺或切除一个或数个淋巴结做病理检查。

（四）诊断

1. 结核病接触史及既往结核病史。

2. 颈部淋巴结慢性肿大，淋巴结质硬、粘连成团，或可触及波动感，或溃破形成经久不愈的窦道或溃疡。

3. X 线胸片显示肺部或纵隔有活动性结核病灶。

4. 血沉可增快。

5. 结核菌素可为阳性或强阳性。

6. 淋巴结穿刺脓液中找到抗酸杆菌。

7. 淋巴结穿刺或切除活检见典型结核病变。

8. 淋巴结组织或脓汁做聚合酶链反应（PCR）找结核杆菌 DNA 阳性。

（五）鉴别诊断

1. **慢性淋巴结炎**　初期的颈部淋巴结结核不易与慢性淋巴结炎鉴别，尤其在引起慢性淋巴结炎的原发病灶已不存在时。慢性淋巴结炎的临床特点为：①病史：常有头、面、颈或口咽部慢性炎症病灶。②体征：颈侧方或颌下区散在淋巴结肿大，达绿豆至蚕豆大小，扁平，质中偏软，表面光滑，可活动。可有轻压痛或无压痛。一般颌下区淋巴结肿大，多提示咽部病灶，而颈侧方淋巴结肿大，常反映头颈部炎症病灶。若诊断困难，可试用抗生素治疗，若肿块明显缩小，则淋巴结炎的可能性大。③针吸细胞学检查：可见慢性炎症细胞，淋巴结活检确诊。

2. **恶性淋巴瘤**　增至很大而不发生干酪样变和液化的结核病变淋巴结群，可误诊为恶性淋巴瘤。恶性淋巴瘤都伴有腋窝、腹股沟等处的淋巴结肿大，肝、脾也往往肿大。

3. **颈部转移癌**　颈部癌转移的淋巴结非常坚硬，无压痛。原发癌多在口腔、鼻咽和喉等处。尤其是转移的鼻咽癌，其原发癌多隐匿在鼻咽腔内，不易发现；多数患者先发现颈部淋巴转移。因此，怀疑有颈部淋巴结的恶性肿瘤时，须作详细的鼻咽部检查。

三、治疗策略

1. **全身治疗**　注意适当营养、休息，同时给予抗结核药物。口服异烟肼 6 ～ 12 个月，伴有全身中毒症状或身体他处有结核病变者，加服乙胺丁醇、利福平。继发感染者应用广谱抗生素治疗。

2. **局部治疗**　①少数局限的、较大的、没有液化的、能推动的淋巴结，可考虑手术切除。术时注意保护副神经。②寒性脓肿尚未穿破者，可行穿刺抽吸治疗，应从脓肿周围的正常皮肤处进针，尽量抽尽脓液，然后向脓腔内注入5%异烟肼溶液，并留适量于脓腔内，每周2次。③对溃疡或窦道，如继发感染不明显，可行刮除术，伤口不加缝合，开放引流，局部用链霉素或异烟肼溶液换药。④寒性脓肿继发脓性感染者，需先行切开引流，待感染控制后，必要时再行刮除术。⑤病变广泛、界限不清、没有液化的淋巴结结核可以考虑放射治疗，以促进其钙化或液化。

四、疗效及预后评估

（一）疗效评估

1. **治愈**　经抗结核治疗后颈部淋巴结肿大完全消退，或颈部淋巴结结核病灶已切除，切口愈合，无并发症；身体其他部位无结核病灶存在。

2. **好转**　已行抗结核治疗，颈部淋巴结结核肿块缩小、但未完全消退，或颈部淋巴结结核病灶已切除，术后出现切口未完全愈合。

3. **未愈**　结核病灶未彻底切除，或颈部淋巴结肿块形成脓肿、窦道，迁延不愈。抗结核治疗后肿块未消退。

（二）预后评估

颈部淋巴结结核如未形成脓肿、窦道，经抗结核治疗或手术切除联合抗结核治疗可以痊愈，预后良好。

五、出院医嘱

1. 坚持服药，定期督导抗结核治疗 6 ～ 12 个月。
2. 定期复查肝、肾功能，及时发现和处理药物不良反应及结核有无恶化。

第十一章　乳腺外科疾病

第一节　多乳头、多乳房畸形

一、疾病概述

胎儿体长 9mm 时，在腹侧两旁，自腋窝至腹股沟线上（乳线），由外胚层的上皮组织发生 6～8 对的乳头状局部增厚，即为乳房的始基。正常情况下，除胸部的一对外，其余始基均在出生前退化、消失。如有不退化者，则形成多乳头或多乳房，亦称多乳房症、多乳头症、多乳头多乳房症、副乳或多余乳房、多乳腺病，临床上多称副乳。其发生率一般为 1%～5%，男女皆可发生，女多于男（5：1），且常有遗传性。多乳头或多乳房一般位于正常乳房的下内侧或正常乳房上方近腋窝处。与正常乳腺一样，副乳在内分泌影响下呈周期性变化。在经期、妊娠期或哺乳期可出现肿胀、疼痛，甚至分泌乳汁。

二、诊断策略

（一）病史采集要点

1. **主诉**　发现乳线上肿块或伴肿胀、疼痛，甚至分泌乳汁。
2. **现病史**　重点询问：①肿块出现时间，肿块的出现和变化是否与青春期、妊娠和哺乳期有关。②肿块出现的部位、性质，是否出现在乳线上，是否伴有疼痛，疼痛是否与经期、妊娠及哺乳有关。③肿块在哺乳期是否有乳汁分泌。
3. **家族史**　询问是否有多乳头、多乳房畸形及乳腺癌家族史。

（二）体检要点

1. **一般情况**　发育、营养、体重、精神、血压和脉搏。
2. **局部检查**
（1）肿块的性质，肿块的位置、大小、形状、质地。肿块与皮肤、深部组织及周围组织有无粘连，肿块呈扁平、分叶还是结节状。
（2）肿块表面有无典型的乳头及乳晕。肿块是否有触痛、压痛。
（3）肿块分布是否呈对称性。
（4）在哺乳期是否伴有乳汁样液体。
（5）肿块位于腋窝，检查乳腺是否存在病变。肿块所属区域淋巴结是否肿大，尤其是腋窝及腹股沟淋巴结。

（三）辅助检查

1. 超声检查　可作为首选检查，可了解肿块质地、内容、边界及与周围组织的关系。典型的腋窝的副乳超声征象为位于皮下脂肪层内，呈长椭圆形或梭形，形态不规则，边界欠整齐，无包膜，回声与正常乳腺组织回声近似，多为中等回声，高于脂肪组织回声，后方回声可无改变或轻度衰减。

2. 钼靶X线检查　副乳的钼靶X线检查很有特征性，如条件允许可行该项检查。

3. 近红外线扫描　对肿块的诊断有一定帮助。

4. CT、MRI检查　可协助诊断肿块的性质，对明确肿块的范围及周围组织的关系有帮助。

（四）诊断

1. 诊断依据

（1）病史　典型表现者肿块位于乳腺始基上，具有周期性胀痛，肿块有乳头、乳晕。而对于肿块不明显者，妊娠、哺乳或月经来潮时，才因肿胀或疼痛而发现。有少数患者哺乳期可发现乳头溢液。

（2）体征　肿块呈圆形或扁平形，大小不一，触之质软，有条索感或腺体样肿块；部分患者可见肿块表面皮肤上有小乳头或乳头痕迹，米粒大小，多呈凹陷状，乳晕不明显。

（3）辅助检查　超声、钼靶X线等检查提示腺体组织。

2. 临床类型

（1）Kajava将副乳分为8型　①完整乳房，即有乳晕、乳头和乳腺组织；②乳腺组织的乳头；③乳腺组织和乳晕；④仅有乳腺组织；⑤乳头、乳晕和脂肪组织代替腺组织（假乳）；⑥仅有乳头；⑦仅有乳晕；⑧仅有毛发斑。

（2）通常将副乳分为2种类型　①完全型：指腺体、乳头及乳晕俱全；②不完全型：指乳头、乳晕、腺体三者不完全的结合。

（五）鉴别诊断

1. 慢性淋巴结炎　以腋窝、腹股沟多见，淋巴结炎可有触痛或胀痛，但与月经、妊娠等情况无关，多伴有炎性病史，肿物质硬或韧，界限清，活动度可，详细询问病史及超声检查可鉴别。

2. 脂肪瘤　乳腺仅有乳腺组织而无乳头、乳晕时，易与脂肪瘤混淆，脂肪瘤触之柔软，边界清，光滑，与皮肤无明显粘连。无触痛及条索感，常见于颈、肩、背及腹部的皮下组织，腋窝少见。脂肪瘤于经期、妊娠等生理变化时，不发生胀痛、压痛等症状；必要时通过乳腺摄片、B超检查一般可区别开来。

3. 正常乳房腺尾部增生　乳腺尾部往往向外延伸至腋前皱襞处及腋窝内，两者易混。但仔细检查局部肿块与乳腺有关，必要时通过乳腺摄片可帮助诊断。

4. 皮脂腺囊肿　为皮脂腺排泄受阻所致潴留性囊肿，多见于皮脂腺分布密集部位如头面部及背部。皮脂腺囊肿有完整包膜，多呈圆形或椭圆形，由于其内含豆渣样物质，质硬韧，增大缓慢，亦并发感染，质地与副乳有明显区别，一般易鉴别。

5. 乳腺尾叶癌　乳腺尾叶是乳腺的延续部分，癌肿与正常部分乳腺有关，而副乳与乳腺无关，可行超声检查鉴别。

6. 副乳癌　副乳癌多表现在腋前缘有质硬的结节肿块，活动，边界不清，压痛不明显或无压痛，肿块可有随月经周期变化的胀痛史。必要时可通过X线摄片加细针穿刺细胞学检查明确诊断。

7. 乳腺的腋窝淋巴结转移癌 多有乳腺癌的病史或乳腺部位原发癌，转移癌组织多见于淋巴结内。

三、治疗策略

（一）治疗原则

由于其所含乳腺组织有发生各种乳房疾病的可能，对人体无功能，可手术切除。

（二）治疗方法

1. 非手术治疗

（1）非手术治疗的适应证 ①仅有乳头、乳晕型者；②副乳小无明显症状者；③副乳较小，触之柔软，有轻度周期性胀痛症状，B超或钼靶X线检查提示仅有少量腺体组织，无明显肿块等异常征象者，可随访观察。

（2）非手术治疗措施 定期随访，对有轻度不适者可予以中成药疏肝理气、活血化瘀，可选用逍遥丸、小金丹、天冬素片等药物治疗。

2. 手术治疗

（1）手术指征 ①副乳腺体积较大或有乳晕影响外观、着装，患者有手术要求的；②伴有周期性胀痛或有不规律痛者，按期增大显著，服药治疗效果不佳者；③在妊娠期或哺乳期明显增大疼痛、乳汁积存，且不能排出者；④副乳内触及异常肿块不能与其他肿瘤鉴别，或有恶变，或乳头溢液者；⑤有乳癌易患因素，如乳癌家族史者。

（2）手术方法 ①单纯副乳行副乳切除术；②副乳内存在良性肿瘤的行包括肿瘤在内的全部腺体和周围部分脂肪组织切除；③副乳恶变者则行根治性切除，切除肿瘤加同侧区域淋巴结清扫，位于腋窝的病变行改良根治术宜切除同侧乳房。

（3）术后处理

1）一般处理 ①良性的腋窝病变，术后腋窝敷料应堵塞饱满，上肢适当制动，胸带包扎，防止皮下积液。②术后术野放置胶片引流或胶管引流、负压吸引，并保持引流通畅，以防止形成皮下积液。③腋窝恶性肿瘤的改良根治术，术后观察患者呼吸情况，注意上肢的动脉搏动是否良好，有无静脉回流障碍等表现。④术后根据病理类型和淋巴结转移情况选择辅助化疗、放疗等治疗措施。

2）并发症及处理 副乳术后常见的并发症为皮下积液，主要是术后引流不通畅、拔除引流过早引起，少量积液可自行吸收，积液较多时可行穿刺抽吸后加压包扎。

四、疗效及预后评估

（一）疗效评估

治愈：副乳切除，切口愈合，无并发症。

（二）预后评估

副乳手术效果满意，良性病变预后良好。副乳腺癌多发生在腋下和腹股沟区等淋巴血管丰富的区域，容易发生早期浸润和转移，因此预后较差，综合治疗可提高生存率。

五、出院医嘱

患者为良性病变者，不适时门诊随诊。恶性肿瘤可根据病理结果予以化疗和（或）放疗，终身随访。

第二节　急性乳腺炎

一、疾病概述

急性乳腺炎是乳腺的急性化脓性感染，多见于产后哺乳的妇女，初产妇更多见，往往发生在产后 3 ～ 4 周。其发病有乳汁淤积和细菌入侵两个原因。乳头破损或皲裂，使细菌沿淋巴管入侵是感染的主要途径。最常见的病原菌为葡萄球菌。临床表现为乳腺局部出现红、肿、热、痛症状，腋窝淋巴结可肿大、压痛，可伴有全身发热等中毒症状。如未能及时治疗，可形成脓肿或窦道。

二、诊断策略

（一）病史采集要点

1. 主诉　乳房胀痛、红肿，或伴发热。

2. 现病史

（1）病因　是否哺乳期，产后时间，泌乳是否通畅，哺乳后是否排空乳房。有无乳头破损或皲裂。

（2）主要症状特点　初期主要是乳房的胀痛、皮温高、压痛、乳房某一部位出现边界不清的硬结，为单纯性乳腺炎表现。随着炎症发展同时出现寒战、高热、头痛、无力、脉快等全身症状。

（二）体检要点

1. 全身情况　体温、脉搏、呼吸变化，注意有无脓毒血症表现。

2. 局部检查　检查乳房是否有红、肿、热、痛肿块，肿块是否有波动感、有无脓肿形成。腋窝淋巴结是否肿大、有无压痛。检查乳管是否通畅，有无乳头凹陷，有无乳头破损或皲裂。

（三）辅助检查

1. 实验室检查　血常规检查显示白细胞计数增多、中性粒细胞比例增高，严重者出现核左移。脓毒血症者血培养可阳性。

2. B 超检查　未形成脓肿前 B 超检查显示为实性肿块，回声增强，无明显边界，脓肿形成后可显示液性暗区。

3. 疑有脓肿形成时可用细针穿刺抽液证实，并作细菌培养。

（四）诊断

1. 哺乳期多见，有乳房红、肿、热、痛等症状。

2. 乳房局部有压痛的肿块，脓肿形成，浅表脓肿可触及波动感，深部脓肿可经穿刺或 B 超检查发现。

3. 白细胞计数增多、中性粒细胞比例增高。

4. 未形成脓肿前 B 超检查显示为实性肿块，回声增强，无明显边界，脓肿形成后可显示液性暗区。

（五）鉴别诊断

如果在哺乳期，并有乳房红、肿、热、痛等症状，急性乳腺炎易于诊断。但在非哺乳期，要与下列疾病鉴别。

1. 炎性乳癌　不多见，年龄 40 岁左右，特点是发展迅速、预后极差。局部皮肤也可呈炎症样表现，开始比较局限，逐渐扩展到乳房大部分皮肤，皮肤发红、水肿、增厚、粗糙、橘皮样改变，表面温度升高，就诊时半数以上腋窝及锁骨上有肿大淋巴结。乳腺钼靶 X 线摄片检查显示界限不清，大片致密阴影，皮肤增厚，皮下血运丰富。细针穿刺抽吸或皮肤活检可见癌细胞。

2. 浆细胞性乳腺炎　又称乳腺导管扩张症，是因乳腺大导管阻塞，淤滞物的分解产物刺激引起的无菌性炎症，炎性细胞以浆细胞为主。发病年龄常见于绝经前后或 30 ～ 40 岁，主要表现为乳房肿痛、乳头溢液、乳头凹陷、乳腺肿块和乳房皮肤发红，腋窝淋巴结呈炎症反应并伴有触痛。本病常反复发作。急性期，抗感染后皮肤红肿可消退，有时肿块逐步软化形成脓肿，如自行破溃可形成瘘管，慢性期抗感染效果不佳。细针穿刺抽吸可见大量炎症细胞。

三、治疗策略

（一）治疗原则

消除感染、排空乳汁。早期以非手术治疗为主，一旦形成脓肿，则需手术治疗。

（二）治疗方法

1. 早期治疗　停止患侧乳房哺乳。以吸乳器吸尽患侧乳汁，促使患侧乳汁通畅排出。局部热敷。

2. 药物治疗

（1）抗生素的应用　可应用耐青霉素酶的新青霉素 Ⅱ，每次 0.5g，每日 4 次肌注或静注。若患者对青霉素过敏，则应用红霉素。

（2）断奶处理　可口服己烯雌酚 1 ～ 2mg，每日 3 次，共 2 ～ 3 日，或苯甲酸雌二醇 2mg，肌内注射，每日 1 次，至乳汁停止分泌为止。

3. 手术治疗　脓肿形成后，及早行脓肿切开引流术。

（三）注意事项

1. 早期呈蜂窝织炎表现时不宜手术，应用抗生素可获得良好的结果，如治疗后病情无明显改善，则应在压痛最明显的炎症区进行重复穿刺以证明有无脓肿形成，穿刺抽到脓液应作细菌培养和药敏试验，根据细菌培养结果选用抗生素。

2. 抗菌药物可被分泌至乳汁，因此，如四环素、氨基糖苷类、磺胺药和甲硝唑等药物应避免使用，因其能影响婴儿，而青霉素、头孢菌素和红霉素是安全的。

3. 脓肿形成后，应及时作脓肿切开引流。手术时要有良好的麻醉，为避免损伤乳管而形成乳瘘，应做放射状切开，乳晕下脓肿应沿乳晕作弧形切口。深部脓肿或乳房后脓肿可沿乳房下缘作弧形切口，经乳房后间隙引流。切开后以手指轻轻分离脓肿的多房间隔，以利引流。脓腔较大时，可在脓腔的最低部位另加切口作对口引流。术后每日换药，直至切口愈合。

4.乳腺脓肿较大切开引流手术，有可能影响乳房外形，还可能造成乳瘘。

四、疗效及预后评估

（一）疗效评估

1.**治愈**　经非手术治疗，全身及局部体征消失，或脓肿切开引流术后，切口愈合良好。全身症状消失。

2.**好转**　全身症状好转，炎性肿块未完全消退，或脓肿切开引流术后，切口未完全愈合。

3.**未愈**　症状未改善，红、肿、热、痛症状持续存在。

（二）预后评估

急性乳腺炎早期经排空乳汁、应用抗生素可获得良好的结果，脓肿形成时及时切开引流，一般预后良好。

五、出院医嘱

1.注意保持乳头清洁，每日以清水清洗乳头。同时注意婴儿口腔卫生。

2.哺乳后应排空乳房内剩余乳汁。

第三节　乳房囊性增生病

一、疾病概述

乳腺囊性增生症是妇女常见病、多发病，以25～40岁妇女多见，主要与内分泌紊乱有关，性激素对乳腺发育及病理变化起着重要作用。雌激素促进乳管及管周纤维组织生长，孕酮促进乳腺小叶及腺泡组织发育。正常乳腺组织结构随着月经周期激素水平的变化，发生生理性周期性的增生 – 复旧（复原）。如果雌激素与孕酮二者之间比例失调，可引起乳腺实质增生过度和复旧不完全，组织结构发生紊乱，乳管上皮和纤维组织不同程度的增生和末梢腺管或腺泡形成囊肿。也可能是部分乳腺实质成分中女性激素受体的质和量异常，使乳房各部分的增生程度参差不齐。此外，还与不合理的妊娠、哺乳史、生活水平、精神因素等有关。乳腺增生具有疼痛、触痛、结节三大主要特征。

二、诊断策略

（一）病史采集要点

1.**主诉**　周期性乳房胀痛和肿块。

2. 现病史

（1）肿块及乳房疼痛特点　乳房胀痛和肿块具有周期性，疼痛与月经有一定关系，经前疼痛加重（一般月经来潮前7日左右），囊肿增大，压痛明显，月经来潮后疼痛减轻或消失，囊肿缩小，压痛减轻。少部分患者整个月经期间都有疼痛。疼痛可向腋下放射，疼痛程度常与情绪紧张有关，严重者可影响患者工作、学习，甚至行走时震动都可加剧疼痛。

（2）乳头溢液　有无乳头溢液，少数患者可有此症状，一般为双侧，为无色或黄色，无血性液体。

3. 月经生育史　重点询问有无流产史。

（二）体检要点

常规检查乳房有无乳头内陷、乳头湿疹、皮肤酒窝征、炎性改变、乳房肿块、乳头有无溢液，腋下淋巴结有无肿大。乳腺囊性增生病表现为一侧或两侧乳腺有弥漫性增厚，呈颗粒状、结节状或片状，增厚区与周围组织分界不明显，质地韧，有弹性，可活动，以外上象限为多，可伴有触痛。少数患者可有乳头溢液，为无色或黄色。腋窝淋巴结不肿大。

（三）辅助检查

1. 钼靶X线检查　增生的乳腺组织呈棉絮状或毛玻璃状密度增强影，如有囊性增生可见增强影中有圆形透亮阴影。

2. 超声检查　可见病变腺体组织与导管结构错乱，失去正常排列，呈筛状或蜂窝状结构，无包膜回声，内有散在而大小不一的圆形无回声区。病变组织厚度较正常乳腺组织明显增加，与正常乳腺组织界限不清。

3. MRI检查　显示乳腺导管扩张，形态不规则，边界不清，导管的信号强度在T1加权像上低于正常乳腺组织。

4. 乳腺导管造影　主要用于有乳头溢液患者的病因诊断。

5. 病理活检　细针穿刺细胞学检查、切除或切取活检是可靠的诊断方法。对有乳头溢液的患者，行乳头溢液涂片细胞学检查，有助于确定溢液的性质。

（四）诊断

1. 多为育龄期妇女，但青年和老年妇女亦可见。

2. 有周期性经期乳腺胀痛，可向肩部放射，月经过后减轻或消失。病史长者周期性规律可消失。

3. 乳腺检查乳腺肿块可单发或多发，以双侧乳房多发性结节较为常见。肿块呈结节状、片状，可有压痛，边界不清，但活动度可。严重者肿块可分布于多个象限或整个乳房。月经过后可减轻。少数可伴有乳头溢液。

4. B超、钼靶X线摄片等检查提示乳腺增生征象。

（五）鉴别诊断

局限性乳腺增生症的肿块应与乳腺癌相鉴别，乳腺癌肿块比较明确，质地偏硬，与周围乳腺有较明显的区别，有时有腋窝淋巴结肿大，无法确诊时应定期复查，有怀疑时应行活检。

三、治疗策略

（一）治疗原则

对症处理，减轻疼痛和排除恶性肿块可能。

（二）治疗方法

1. 一般治疗　生活规律，合理安排饮食结构，多食含碘食物如海带、紫菜及海产鱼等，少食辛辣食物，减少脂肪摄入，调整身心健康状况，均有利于减少或预防本病的发生。

2. 药物治疗

（1）中医中药　以疏舒肝理气、活血化瘀、调和冲任及调整卵巢功能为主。常用药物有逍遥丸、小金丹、天冬素片等。

（2）维生素类药物　大剂量维生素 E、维生素 A、维生素 B_6 等有一定疗效。用药方法：维生素 B_6 100mg 每日 3 次口服，维生素 A 1500 万 U 每日 3 次口服，维生素 E 100mg 每日 1 次口服。均为每次月经结束后连用 2 周。

（3）碘剂　5%～10% 的碘化钾 5ml，每日 3 次口服。

（4）激素类药物　仅在疼痛严重而影响工作或生活时考虑使用。用法：经前 1 周内口服甲睾酮 5mg，每日 3 次，或丙酸睾酮 25mg 肌内注射，每日 1 次，共 3～4 日。丹那唑 100～200mg，每日 1 次，月经结束后第二天开始服用，3～6 个月为一疗程。

3. 手术治疗　对一些局限性肿块，不能排除恶性可能时，可考虑手术切除。

（三）注意事项

1. 乳腺囊性增生症没有特效治疗，呈慢性过程、反复发作，治疗上很大程度依靠患者本人的调节，一部分患者可能会自愈。所以，治疗应以心理治疗为主，药物治疗为辅。症状较重者，可给予中药治疗。严重者可使用他莫昔芬或丹那唑等。外科治疗对本病无效，只有在不能排除恶性可能的情况下作为确诊的手段。

2. 临床上不能轻易将一些乳房肿块诊断为乳腺增生症，应首先排除乳腺癌的可能。对诊断不明者，应行钼靶 X 线摄片、B 超检查、细针穿刺细胞学检查等，并密切观察，定期复查。必要时手术切除。

四、疗效及预后评估

（一）疗效评估

1. 治愈　症状消失，肿块缩小。
2. 好转　症状体征减轻，但持续存在。
3. 未愈　症状无改善。

（二）预后评估

乳腺囊性增生症属于自限性疾病，预后良好，经孕、哺的生理过程可自愈，即使持续存在，绝经后症状也多逐渐消失。但也有研究认为乳腺囊性增生症是乳腺癌的多种危险因素之一。

五、出院医嘱

1.嘱患者保持心态平和、心情舒畅，工作生活有规律。能自行排解烦恼，减轻压力。

2.定期复查　对局限性乳腺囊性增生病，应在月经后 7～10 天内复查，若肿块变软、缩小或消退，则可予以观察并继续中药治疗。并嘱患者每隔 2～3 个月到医院复查。对于 35 岁以上、具有发生乳腺癌高危因素者，若肿块月经前后无明显变化，肿块边界清楚，或在观察过程中，对局部病灶有恶性病变可疑时，应予切除并作快速病理检查，以排除恶性可能。如果病理结果为不典型上皮增生，则可结合其增生程度、年龄、患者的要求决定手术范围。如果对侧有乳腺癌或有乳腺癌家族史等高危因素者，以及年龄大、肿块周围乳腺组织增生也较明显者，可作单纯乳房切除术。若无上述情况，可作肿块切除后密切随访。

第四节　乳腺纤维腺瘤

一、疾病概述

本病产生的原因可能是小叶内纤维细胞对雌激素的敏感性异常增高，可能与纤维细胞所含雌激素受体的量或质的异常有关。本病多见于 20～25 岁，其次为 15～20 岁和 25～30 岁。好发于乳房外上象限，约75% 为单发，少数呈多发。除肿块外，患者常无明显自觉症状。肿块增大缓慢，表面光滑，易于推动。月经周期对肿块的大小并无影响。

二、诊断策略

（一）病史采集要点

1.主诉　乳房无痛性肿块就诊。

2.现病史　询问肿块发生的时间,肿块的位置、大小、形状、数目、质地,是否随月经周期而变化。肿块自发现后有什么变化,生长速度如何,有无伴随症状,腋下是否发现肿块。多为无意中发现乳房内有无痛性肿块,单发多见,亦可为多发。好发于外上象限,一般乳腺上方较下方多见,外侧较内侧多见。除肿块外有无其他自觉症状。

3.个人史　可能和高脂高糖饮食和遗传有关。

（二）体检要点

重点检查乳腺肿块的位置、大小、形状、数目、质地、活动度,腋窝淋巴结是否肿大。双侧锁骨上、下有无肿大淋巴结。乳腺纤维腺瘤肿块增大缓慢,质似硬橡皮球的弹性感,表面光滑,易于推动。

（三）辅助检查

1.钼靶X线检查　乳腺纤维腺瘤表现为卵圆形、圆形密度增强影,边缘清楚,少数有粗大钙化。

2.超声检查　显示肿块形状为卵圆形、圆形,实质,边缘清楚,内部回声均质,肿块后方回声增强。

3.红外透照检查　显示乳腺内有一边缘清楚肿块影,血管影正常。

（四）诊断

1.青年女性乳房内单个（偶有多个）肿块，肿块呈卵圆形、圆形，质实而不硬，表面光滑，活动度大。无痛，与月经关系不大，生长缓慢。

2.除肿块外患者无其他自觉症状。

3.影像学检查提示乳腺内卵圆形、圆形肿块影，边缘清楚。

（五）鉴别诊断

根据典型的临床特征，乳腺纤维腺瘤的诊断一般较易，但有时与乳腺囊性增生病或乳腺癌鉴别困难。通常20～30岁妇女，其乳腺内肿块多为纤维腺瘤，30～40岁多为囊性增生病，至于与早期乳腺癌的鉴别，则需通过手术切除肿块作病理学检查才能确定诊断。

三、治疗策略

（一）治疗原则

手术切除治疗，应将肿瘤连同其包膜整块切除，以周围包裹少量正常乳腺组织为宜。

（二）治疗方法

1.乳腺肿物切除术　适于不同大小以及不同数量的乳腺纤维腺瘤。根据肿瘤部位选择弧形切口或放射状切口。

2.麦默通（真空辅助乳腺微创旋切）手术　适合最大直径≤2.5cm的肿物。特点是准确、微创、美观。

四、疗效及预后评估

（一）疗效评估

1.治愈　肿瘤完整切除，切口愈合。

2.好转　部分切除肿瘤（多发性肿瘤者）。

（二）预后评估

肿瘤完整切除后，甚少复发，但如病因持续存在，可在同则或对侧乳腺内发生同样的肿瘤。

第五节　乳腺导管内乳头状瘤

一、疾病概述

乳管内乳头状瘤多见于经产妇，多发生于40～50岁。75%病例发生在大乳管近乳头的膨大部，发生于中小乳管的乳头状瘤常位于乳房周围区域。主要表现为乳头溢液，溢液可为血性，暗棕色或黄色液体。肿瘤小，常不能触及，偶有较大的肿块。大乳管乳头状瘤，可在乳晕区扪及直径为数毫米的小结节，多呈圆形、质软、可推动，轻压此肿块，常可从乳头溢出血性液体。乳管内乳头状瘤一般为良性，恶变率为 6%～8%，尤以起源于小乳管的乳头状瘤常有一定恶变率。

二、诊断策略

（一）病史采集要点

1. 主诉　乳头溢液或发现乳房肿块就诊。

2. 现病史　①溢液的性状：是血性、浆血性、浆液性、乳汁样、水样、脓性、黏液性还是其他。②溢液方式：是自发的还是挤压溢液，是间歇性还是持续性溢液。③有无疼痛及其他不适，乳房有无肿块。④视力有无异常改变（排除垂体病变），有无甲状腺功能亢进或低下，胸壁带状疱疹的相关临床表现或病史。

3. 月经和妊娠哺乳史　有无停经或闭经，有无近期哺乳史。

4. 药物史　有无口服避孕药、抗高血压药、抗抑郁药等药物服用史。

5. 外伤及手术史　有无过度的乳房机械性刺激、胸部外伤、剖胸手术史。

（二）体检要点

除常规检查乳房有无乳头内陷、乳头湿疹、皮肤酒窝征、炎性改变、乳房肿块，双侧腋窝有无肿大淋巴结，双侧锁骨上、下有无肿大淋巴结外，重点检查乳房有无溢液，可沿乳房周边部，顺乳腺导管引流方向由外向内至乳头根部轻挤压，逐一检查乳房各象限，观察有无溢液自乳头溢出。如有溢液，应查明溢液导管的开口部位，以及是单乳孔还是多乳孔溢液，是单侧乳房乳头溢液或是双侧乳房乳头溢液，同时观察溢液的性质，并取溢液送检。

（三）辅助检查

1. 溢液隐血试验　可帮助判断溢液是血性或非血性。

2. 乳头溢液细胞学检查　将乳头溢液进行涂片，偶可见肿瘤细胞，但存在一定的假阳性和假阴性。

3. 乳头溢液 CEA 检测　帮助排除恶性病变，尤其是对仅有乳头溢液而扪不到肿块的早期癌。

4. 乳腺 B 超检查　可发现轻度的导管扩张，以及有无乳腺肿块。

5. 乳腺导管 X 线造影　可在乳头沿溢液的乳管开口，插入钝头细针，注射碘油或泛影葡胺，可在钼靶 X 线上显示扩张的导管及其树状分枝影。

6. 乳管内镜检查　可见乳管内乳头状瘤，为黄色或充血样实体肿物，其表面呈颗粒状，突入腔内，质脆易出血。

（四）诊断

1. 中年女性，乳头自发性、间歇性或持续性溢液，可为鲜红色或暗红色血性，也可为淡黄色浆液性液体，多无疼痛感觉，常在更换内衣时发现有少许污迹。

2. 可伴有乳房肿块，一般肿块较小，直径一般不超过 1cm（常不能触及），多位于乳晕周围，质地中等，边界清楚，按压肿块乳头即有液体溢出。

3. 辅助检查如乳腺导管 X 线造影及乳管内镜等提示乳管内乳头状瘤表现。

（五）鉴别诊断

以乳头溢液为主要表现时应和下列情况鉴别：

1. 溢乳　指非怀孕和哺乳期间的乳头多孔溢乳，常见于以下几种情况。①青春期女性：可能出现双侧乳头溢乳，可以持续数月至 1 年而无任何潜在病变。②脑垂体肿瘤：多伴闭经溢乳，部分患者可有视力异常，血催乳素测定及 CT 检查可以帮助诊断。③甲状腺功能亢进或低下：除与本病的相关临床表现外，甲状腺功能的定量检查可以鉴别。④药物：如口服避孕药、三环类抗抑郁药、抗高血压药、吩噻嗪类药及大麻等都可导致血中催乳素过多，引起溢乳。⑤过度的乳房揉摸、乳头吸吮、胸壁外伤、剖胸手术等。⑥胸壁带状疱疹：剧烈的疼痛可以使催乳素增多引起溢乳。

2. 生理性乳头溢液　多见于双侧乳房、多乳孔，溢液常呈浆液性。常见于补充外源性雌激素及性刺激。

3. 乳腺囊性增生病　其临床特点：①溢液大多为浆液性（可呈绿色、草绿色或褐色）。常伴有不同程度的乳房疼痛，多为隐痛、胀痛、针刺样痛，甚至放射至肩、腋、背等部位。②单侧或双侧乳房腺体增厚，可有轻重不一的压痛，表面稍有不平或小结节感，质韧，边界不清楚。

4. 乳腺导管扩张症（浆细胞性乳腺炎）　其临床特点：①溢液以浆液性多见，部分为血性、浆血性或脓性。多数以乳房肿块为首发症状。②肿块多位于乳晕及周围区，边界不清，质地中等。③部分患者可伴有局部炎性表现，甚至脓肿形成。④少数患者肿块与皮肤粘连，甚至"橘皮样"改变、表现酷似乳腺癌。⑤腋窝淋巴结可呈炎性增大，病变后期可逐渐缩小。

5. 乳管内乳头状癌　其临床特点：①溢液以血性或浆血性多见。②瘤体一般较大，常大于 1cm，表面不光滑，可与皮肤粘连。可能扪及腋窝淋巴结肿大。③早期与乳管内乳头状瘤难以区别。

6. 乳头管腺瘤（乳头腺瘤）　其临床特点：①溢液以血性、浆液性多见。②可见乳头膨大或朝向改变，部分可有乳头糜烂、结痂。③乳头或乳晕下方可扪及质硬结节。

7. 乳腺结核　其临床特点：①溢液多为脓性、血性、浆液性。②乳房内可扪及质偏硬肿块，部分区域可有囊性感。③部分患者可有皮肤发红、溃破、窦道形成，可伴有同侧腋窝淋巴结肿大。④一般多有其他部位的结核病灶。

8. 乳房脓肿　其临床特点：①溢液为脓性（脓肿突破大导管）。②多见于产后哺乳期妇女。③有明显急性乳腺炎病史。

9. 乳腺癌　乳腺癌伴有乳头溢液者不多见，可能由于癌肿坏死、出血所致。年龄越大，溢液呈血性、浆血性或浆液性者，患乳腺癌的危险性越高。

三、治疗策略

（一）治疗原则

手术治疗，切除病变的乳管系统。常行乳段切除，切除该乳管及周围的乳腺组织。

（二）手术治疗方法

1. 术前定位　亚甲蓝 1ml 沿溢液乳管开口注入病变乳管。
2. 手术切除　一般选择乳晕外弧形切口沿导丝寻找病变乳管，按蓝染范围切除病变组织。

四、疗效及预后评估

（一）疗效评估

1. 治愈　肿瘤完整切除，切口愈合。
2. 好转　部分切除肿瘤（多发性肿瘤者）。

（二）预后评估

肿瘤完整切除后，预后良好。

第六节　乳腺癌

一、疾病概述

乳腺癌是妇女最常见的恶性肿瘤之一，多发生于 40 ～ 60 岁。乳腺癌的病因是多因素的，和初潮年龄、绝经年龄、初产年龄、家族史、遗传因素、内分泌因素及雌激素水平、环境因素、生活方式等有一定关系。临床以乳腺肿块为主要表现。治疗包括手术、化疗、放疗、内分泌治疗组成的全身性综合治疗。

二、诊断策略

（一）病史采集要点

1. 主诉　多以无痛单发的乳腺肿块就诊，其次是乳腺皮肤改变，如酒窝征、卫星结节、溃疡等，也可为乳房触痛、乳头溢液、乳头内陷、同侧腋窝淋巴结肿大等。

2. 现病史

（1）询问有无乳腺癌发病的高危因素　①家族遗传因素，有者是正常人群的 3 倍。②初潮年龄小于 13 岁，绝经年龄大于 35 岁，行经期大于 30 年，初产年龄大于 30 岁，终身未育或未哺乳也是乳腺癌危险因素。③营养过剩、肥胖、脂肪饮食、有烟酒嗜好均可加强或延长雌激素对乳腺上皮细胞的刺激，增加发病的危险。④胸部受过电离辐射者。⑤过度精神紧张者。⑥部分有乳腺良性疾病如乳腺纤维瘤。⑦病毒感染、口服避孕药等。

（2）发现肿物的时间、部位、大小。

（3）疼痛特点　肿块有无疼痛，乳腺内肿块是乳腺癌的首要症状。往往无意中发现，高发年龄的妇女出现无痛性肿块，首先想到乳腺癌可能。如果有疼痛，那么疼痛进展情况，疼痛程度月经前后有无不同。有无胸痛、胸闷、腹痛、腹胀、食欲欠佳、乏力、腰痛、头痛等。

（4）乳头有无溢液，量及颜色。

（5）绝经前妇女月经是否规律，肿物与月经的关系。

（6）诊疗经过。

3. 既往史　既往有无乳腺炎症、外伤、增生性疾病，以及有无良、恶性肿瘤病史等。

（二）体检要点

1. 视诊　观察两侧乳房的形状、大小是否对称，有无局限性隆起或凹陷，乳房皮肤有无发红、水肿及"橘皮样"改变，两侧乳头是否在同一水平等。乳头内陷若是近期出现，则有临床意义。还应注意乳头、乳晕有无糜烂、湿疹样改变。

2. 触诊　患者端坐，两臂自然下垂，乳房肥大下垂者，可取平卧位。应循序对乳房外上（包括腋尾部）、外下、内下、内上各象限及中央区作全面检查。先查健侧，后查患侧。发现乳房肿块后，应注意肿块大小、硬度、表面是否光滑、边界是否清楚及活动度，是否与皮肤粘连。良性肿瘤的边界清楚，活动度大。恶性肿瘤的边界不清，质地硬，表面不光滑，活动度小。肿块较大者，还应检查肿块与深部组织的关系。可让患者两手叉腰，使胸肌保持紧张状态，若肿块活动度受限，表示肿瘤侵及深部组织。最后轻挤乳头，若有溢液，依次挤压乳晕四周，并记录溢液来自哪一乳管。腋窝淋巴结有四组，应依次检查。先让患者上肢外展，以手伸入其腋顶部，手指掌面压向患者的胸壁，嘱患者放松上肢，搁置在检查者的前臂上，用轻柔的动作自腋顶部从上而下扪查中央组淋巴结，然后将手指掌面转向腋窝前壁，在胸大肌深面扪查胸肌组淋巴结。检查肩胛下组淋巴结时宜站在患者背后，扪摸背阔肌前内侧。最后检查锁骨下及锁骨上淋巴结。

（三）辅助检查

1. X 线检查　可用于乳腺癌的早期诊断，常用方法是钼靶 X 线摄片及干板照相。钼靶 X 线摄片的射线剂量小，致癌危险率接近自然发病率。干板照相的优点是对钙化点的分辨率高，但 X 线剂量较大。乳腺癌的 X 线表现为密度增高的肿块影，边界不规则，或呈毛刺征。有时可见钙化点，颗粒细小、密集，有人提出每平方厘米超过 15 个钙化点时，则乳腺癌的可能性很大。在乳腺内的一些细沙样钙化，根据钼靶 X 线的异常发现行立体定位穿刺活检，有助于乳腺癌的早期诊断。

2. B 超　B 超的检查在乳腺癌筛查中的特异性不如 X 线检查，主要用于鉴别肿块是囊性的还是实性的。在发现肿块之后，可以在 B 超定位下做细针穿刺细胞学检查，做出病理诊断。

3. CT、MRI 检查　CT 和 MRI 的检查价格比较昂贵，一般不作为乳腺癌的筛查应用。

4. 乳腺导管内窥镜　通过内窥镜，直接观察乳腺导管内的肿瘤。也可以通过内窥镜直接取得病理，特别适用于乳头溢液的患者，有助于乳腺导管增生、乳腺导管扩张、良性乳头状瘤、大导管的乳头状癌等的诊断。

5. 热图像检查　热图像系根据癌细胞代谢快，产热较周围组织高，红外线可显示异常热区而诊断。近红外线扫描系利用红外线透照乳房时，各种密度组织有不同的灰度影，从而显示乳房肿块。

6. 肿瘤标志物和癌基因检查　包括 CEA、HCG、降钙素、铁蛋白等，但特异性和敏感性均不高。用于乳腺癌诊断的单克隆抗体 CA-153 的诊断符合率为 30%～60%，可以作为复发监测的指标之一。

7. 激素受体　ER、PR、Her-2/neu、p53、EGFR、MDR 等。

8. 正电子发射断层显像（PET）　能早期检测出其他影像检查方法无法发现的异常病变，能检测出直径小于 1cm 的肿瘤。

9. 乳腺癌的病理检查

（1）细胞学检查　细胞学检查又包括活细胞检查和脱落细胞的检查。乳头溢液未扪及肿块者，可作乳腺导管内视镜及乳头溢液涂片细胞学检查。乳头糜烂疑为湿疹样乳腺癌时，可作乳头糜烂部刮片或印片细胞学检查。穿刺活细胞的检查，应用细针（直径 0.7～0.9mm）穿刺吸出组织内含有的细胞检查，要比脱落细胞学检查好，阳性率较高。

（2）组织学检查　组织学检查可以分为快速的病理切片和常规的石蜡切片，可明确诊断。乳腺癌手术属于破坏性的手术，故实施前一定要有确切的病理诊断。

（四）诊断

1. 诊断依据

（1）乳腺癌大多发生于 40 ～ 50 岁妇女。月经初潮早、绝经晚、未生育、乳腺癌家族史、长期高脂饮食等患者均为高危人群。

（2）发现乳腺无痛性肿块，少数可有疼痛，肿块质地较硬，边界不清，活动度差，表面不光滑。

（3）局部皮肤凹陷、水肿，呈"橘皮样"改变，晚期可破溃、感染、坏死，呈"火山口"样改变并伴有恶臭，肿瘤细胞向皮肤扩散而形成卫星结节。

（4）乳头凹陷、抬高，可有乳头溢液（血性或浆液性）。乳晕可有糜烂、渗出、皲裂、增厚等湿疹样病变。

（5）淋巴结肿大，同侧腋窝淋巴结肿大，质硬，无压痛，分散分布或融合成团或锁骨上淋巴结肿大。

（6）B超、CT、钼靶摄片、MRI 等辅助检查显示乳腺肿瘤性病变。穿刺细胞学检查及病理活检可明确诊断。

2. 临床分期

（1）TNM 临床分期

0 期：$TisN_0M_0$；

Ⅰ期：$T_1N_0M_0$；

Ⅱa 期：$T_0N_1M_0$，$T_1N_0M_0$，$T_2N_0M_0$；

Ⅱb 期：$T_2N_1M_0$，$T_3N_0M_0$；

Ⅲa 期：$T_0N_2M_0$，$T_1N_2M_0$，$T_2N_2M_0$，$T_3N_1M_0$，$T_3N_2M_0$；

Ⅲb 期：$T_4N_0M_0$，$T_4N_1M_0$，$T_4N_2M_0$；

Ⅲc 期：任何 TN_3M_0；

Ⅳ期：任何 T 任何 NM_1。

原发肿瘤（T）分期　Tx：原发肿瘤大小无法测量（隐匿性乳腺癌）；T_0：没有原发肿瘤的证据；Tis：原位癌（导管内癌、小叶原位癌、无肿块的乳头 Paget 病）；T_1：原发病灶最大径≤2.0cm，T_{1mic}：微小浸润性癌（肿瘤超过基底膜），最大径≤0.1cm，T_{1a}：肿瘤最大径＞0.1cm，但≤0.5cm，T_{1b} 肿瘤最大径＞0.5cm，但≤1.0cm，T_{1c}：肿瘤最大径＞1.0cm，但≤2.0cm；T_2：肿瘤最大径＞2.0cm，但≤5.0cm；T_3：肿瘤最大径＞5.0cm；T_4：肿瘤大小不论，但直接侵犯胸壁或皮肤，T_{4a}：肿瘤直接侵犯胸壁，包括肋骨、肋间肌、前锯肌，但不包括胸肌，T_{4b}：肿瘤表面皮肤水肿（包括橘皮征），乳房皮肤溃疡或微型结节，限于同侧乳房，T_{4c}：包括 T_{4a} 和 T_{4b}，T_{4d} 炎性乳腺癌（皮肤广泛浸润，表面红肿，但不一定触摸到其下的肿块）。

（注：除了 T_{4b} 和 T_{4c} 外，皮肤粘连、酒窝征、乳头回缩和其他皮肤改变可以出现在 T_1 ～ T_3 中，但不影响 T 分期）

淋巴结转移（N）分期　Nx：淋巴结情况不确定（如已被手术切除）；N_0：无区域淋巴结肿大；N_1：同侧腋淋巴结肿大、转移，但能活动；N_{2a}：同侧腋淋巴结肿大、转移，互相融合，或与其他附近组织粘连，N_{2b}：肿瘤转移至同侧内乳淋巴结，但无同侧腋淋巴结肿大、转移；N_{3a}：同侧锁骨下窝淋巴结肿大转移，N_{3b}：同侧内乳淋巴结转移并伴有同侧腋淋巴结肿大转移，N_{3c}：同侧锁骨上窝淋巴结肿大转移。

远处转移（M）分期   Mx：无法评价有无远处转移；M_0：无远处转移；M_1：有远处转移。

（2）术后病理分期

乳腺癌病理学分类（pTNM）：原发性肿瘤（pT）分期与临床分期相同。对区域淋巴结（pN）的病理分为：

pNx：淋巴结情况不确定（未切除或曾切除淋巴结）。

pN_0：无区域淋巴结转移。

pN_1：同侧淋巴结转移，可活动。

pN_{1mic}：微小转移＞0.2mm，但≤2.0mm。

pN_{1a}：转移至1～3个同侧腋淋巴结。

pN_{1b}：微小同侧内乳淋巴结转移（仅限前哨淋巴结清扫时发现的转移）。

pN_{1c}：包括pN_{1a}和pN1b。

pN_{2a}：转移至同侧4～9个腋淋巴结（至少一枚淋巴结≥2.0mm）。

pN_{2b}：转移至同侧内乳淋巴结但不伴有同侧腋淋巴结转移。

pN_{3a}：转移至10个以上同侧淋巴结（最大径至少＞2.0mm），或转移至锁骨上窝淋巴结。

pN_{3b}：同侧内乳淋巴结并伴有一个以上同侧腋淋巴结转移；或前哨淋巴结清扫时发现内乳淋巴结转移并伴有三枚以上同侧腋淋巴结转移。

pN_{3c}：同侧锁骨上窝淋巴结转移。

（五）鉴别诊断

1. 乳腺纤维腺瘤   常见于青年妇女，肿瘤大多为圆形或椭圆形，边界清楚，活动度大，发展缓慢。

2. 乳腺囊性增生病   多见于中年妇女，特点是乳房胀痛，肿块可呈周期性，与月经周期有关。肿块或局部乳腺增厚与周围乳腺组织分界不明显。可观察1至数个月经周期，若月经来潮后肿块缩小、变软，则可继续观察，如无明显消退，可考虑作手术切除及活检。

3. 乳腺结核   好发于中青年女性。病程较长，发展较缓慢。局部表现为乳房内肿块,肿块质偏韧,部分区域可有囊性感。肿块境界有时不清楚，活动度可受限。可有疼痛，但无周期性。治疗包括全身抗结核治疗及局部治疗，可作包括周围正常乳腺组织在内的乳腺区段切除。

4. 浆细胞性乳腺炎   是乳腺组织的无菌性炎症，炎性细胞中以浆细胞为主。临床上60%呈急性炎症表现，肿块大时皮肤可呈"橘皮样"改变。40%患者开始即为慢性炎症，表现为乳晕旁肿块，边界不清，可有皮肤粘连和乳头凹陷。急性期应抗感染治疗，炎症消退后若肿块仍存在，则需手术切除，作包括周围正常乳腺组织的肿块切除术。

5. 乳腺炎   炎性乳腺癌应与急性乳腺炎鉴别，急性乳腺炎常发生于中青年妊娠或哺乳期妇女，起病急，病程短，伴高热，乳腺局部出现红、肿、热、痛，压迫则疼痛加剧，炎症发展可形成乳腺脓肿、皮肤坏死、破溃、溢脓，伴有病变同侧腋窝淋巴结肿大、疼痛，血常规检查表现为白细胞增高。慢性乳腺炎常常由于急性乳腺炎治疗不及时或治疗不彻底转化而来，在原病变区域形成肿物或硬结、脓肿，界限不清，可有皮肤粘连，腋窝淋巴结肿大，部分病例可伴有乳头乳汁样溢液，临床上很难与乳腺癌鉴别。常需通过细针穿刺抽取脓汁或针吸细胞学检查进行确诊，对于细胞学检查不能确诊者必须进行肿物活检。

6. 乳腺脂肪坏死   多因乳腺受外伤撞击后导致局部脂肪组织坏死、纤维组织增生、局部钙化而形成的小结节。好发于老年妇女,以肥胖的较大乳腺为多见。临床常须手术活检方能明确诊断。

7. 乳腺单纯囊肿 多发生于妊娠哺乳期妇女,由于各种原因造成的输乳管的断裂、管腔狭窄、导管阻塞或哺乳时乳汁流出不畅或完全滞积形成积乳囊肿。临床表现为乳腺肿块,单侧发病、肿块孤立单发,多为椭圆形,表面光滑,界限清楚。细针穿刺可抽出乳汁样液体即可确诊。

8. 乳腺其他恶性肿瘤性病变

(1)乳腺叶状囊肉瘤 是乳腺纤维上皮型恶性肿瘤,认为与纤维腺瘤有相关的发病因素,亦或由纤维腺瘤发展而来。以中年女性多见,病史较长,多单侧发病,一般就诊时体积较大,呈圆形或不规则形或分叶状,质地较硬韧有弹性。临床诊断须与巨大乳腺纤维腺瘤鉴别。治疗宜行单纯乳腺切除术,必要时可加做腋窝淋巴结清扫。

(2)乳腺恶性淋巴瘤 乳腺淋巴瘤较少见,可为全身淋巴瘤的一部分。临床上仅表现迅速增大的乳腺肿块,肿块巨大时可破溃。诊断主要根据手术活检病理学检查进行诊断。治疗亦以淋巴瘤系统治疗为主,必要时进行手术治疗。

三、治疗策略

(一)治疗原则

以手术为首选的全身性的综合治疗。手术个体化的原则要求根据不同年龄的患者制定不同的手术方案。0期:全乳切除或乳段切除术;Ⅰ期:保乳手术或改良根治术;Ⅱ期:保乳手术或改良根治术或根治术;Ⅲ期:根治术或扩大根治术;Ⅳ期:放疗去势+局部切除+术中化疗;妊娠或哺乳期乳腺癌:扩大根治+术中化疗。

(二)手术治疗方法

1. 手术指征 手术是乳腺癌重要的综合治疗手段之一。除非患者不能耐受手术或肿瘤已经侵犯周围重要血管,都可采用手术方法。

2. 禁忌证

(1)全身性禁忌证 ①肿瘤已有远处转移(乳腺癌远处转移最常见的依次是肺转移、骨转移和肝转移);②一般情况较差,有恶病质者;③重要脏器有严重疾病,不能耐受手术者;④年老体弱,不适合手术者。

(2)局部病灶的手术禁忌证

1)有以下情况之一者 ①皮肤"橘皮样"水肿,超出乳房面积一半;②皮肤有卫星结节;③肿瘤直接侵犯胸壁;④胸骨旁淋巴结转移者;⑤锁骨上淋巴结转移者;⑥患侧上肢水肿;⑦炎性乳腺癌。

2)有以下情况中任意两项者 ①肿瘤破溃;②皮肤"橘皮样"水肿,超出乳房面积 1/3 以上;③肿瘤与胸大肌固定;④腋窝淋巴结最大直径超过 2.5cm;⑤淋巴结彼此粘连或与皮肤或与深部组织粘连。

3. 术前准备

(1)血、尿、大便常规,凝血功能,肝肾功能,血生化,心电图,胸片等检查。

(2)手术野及同侧腋窝皮肤准备,供皮区皮肤准备。

(3)如乳房癌肿皮肤已溃烂,术前应加强感染创面的换药处理,控制感染。同时使用抗生素。

(4)孕妇应终止妊娠,哺乳期应给予回乳药物并断奶。

4. 手术要点

（1）保留乳房的乳癌切除术　病变所在乳房区段切除术。切缘距肿瘤1cm，术中行切缘冰冻病理检查。另取切口行腋窝前哨淋巴结活检术或腋窝淋巴结清扫术。如有可能亦可选择乳房手术与腋窝淋巴结清扫同一切口。

（2）乳癌区段切除术　将病变所在乳房区段切除，切缘距肿瘤1cm，术中行切缘冰冻病理检查。

（3）乳房单纯切除术　根据病变部位选择横形或纵形梭形切口，切除范围上至乳腺上缘，下至乳腺组织下缘，内至胸骨旁，外至腋中线。

（4）乳癌改良根治术　简要手术步骤：①切口选择依肿瘤所在部位及乳房大小、形态设计。可采用横月牙形、纵梭状切口，切口应距肿瘤边缘3cm以上。②切开皮肤后，可用电刀游离皮瓣。皮瓣厚度以不保留或保留少许薄层脂肪组织为宜。③自下内开始向上外将乳腺连同其深面的胸大肌筋膜一并分离，直至胸大肌外缘下。④将翻起的乳腺向外拉紧，将胸大肌、胸小肌向内牵拉，沿胸大肌外缘与乳腺组织分界处纵向切开，显露胸大肌、胸小肌间的脂肪及淋巴组织，将其全部清除。⑤将胸小肌向内向上提起，锁骨下血管，腋血管全程暴露，从锁骨下静脉入胸处开始，沿锁骨下静脉下缘解剖，结扎切断所有向下分支。将腋静脉周围的淋巴、脂肪组织连同肩胛下肌群的筋膜全部清除。⑥冲洗手术创面，于腋下置一硅胶管引流，接负压吸引。胸部加压包扎，术后患肢取内收位，以便腋窝腔隙缩小。

5. 注意事项

（1）正确切口设计，即要充分考虑切除足够的病灶，防止局部复发，又要兼顾伤口缝合张力不要过大。

（2）游离皮瓣时分离层次应在皮下脂肪的浅层，皮瓣分离厚薄要均匀，要正确使用电刀，不要灼伤皮肤。

6. 乳腺前哨淋巴结活检术（SLND）

（1）SLND指征　①早期浸润性乳腺癌（$T_{1\sim2}N_0M_0$），尤其是拟行保留乳房手术者；②单个病灶；③临床触诊淋巴结阴性；④针吸细胞学或切除活检术后的患者。

（2）SLND禁忌证　①肿瘤大小为T_3期；②多灶性病变；③临床检查腋窝淋巴结肿大者（N_2期）；④术前做过放疗者；⑤乳腺或腋窝曾经做过手术的患者；⑥孕妇；⑦炎性乳腺癌。

（3）SLN检测方法　①染料法；②同位素法；③染料和同位素联合应用法。

（4）SLND操作要点

1）注射部位　①肿瘤表面的皮内或皮下；②乳晕下组织；③肿瘤周围；④肿瘤内或原发肿瘤切除后的残腔周围乳腺组织。乳腺皮内浅淋巴网与乳腺实质淋巴网在乳晕区有丰富吻合，皮内或皮下注射更易发现SLN。

2）注射剂量　示踪剂的注射剂量与示踪剂种类、颗粒大小、注射部位、肿瘤大小和注射与手术间隔时间等因素有关。肿瘤较大，注射剂量应适当增加，注射与手术间隔时间也应相应延长。有机染料注射量一般为3.0～5.0ml。放射性同位素的常用剂量在0.05～10.00mCi之间（生理盐水或1%利多卡因稀释到0.2～16.0ml后注射）。注射时将示踪剂分为2～4等份，均匀注射在肿瘤周围。

3）注射与手术间隔时间　注射与手术间隔时间与肿瘤位置、大小、示踪剂种类、注射部位、注射剂量和容量等因素有关。有机染料注射时间一般在术前3～5min效果最好。外上象限紧靠腋窝的肿瘤，术前3min注射；外上、外下、内上象限的肿瘤，术前5min注射，内下象限肿瘤术前7min注射。放射性同位素时间间隔变化较大，注射后15min到8h均可行SLN的检测（通常为2～4h）。

7. 术后处理

（1）一般处理　①密切观察患者生命体征变化，若扩大根治术后出现呼吸困难应排除气胸可能，必要时行胸部 X 线检查。②术后伤口处理，加压包扎松紧要适度，注意患侧上肢的动脉搏动是否良好，有无静脉回流障碍等表现。③负压引流管的处理：保持引流通畅，3～5 天后拔除引流管。④术后可输液 3 日，并适当给予抗生素。⑤鼓励患者早期进行患侧上肢的功能锻炼，一般在引流管拔除后即可开始。

（2）并发症及处理（注意事项）　①皮瓣下积液：少量积液可自行吸收；积液较多时可行穿刺抽吸后加压包扎；如在切口下方亦可撑开切口置半管或皮片引流；如是积血或血块，则要切开皮肤，清除血块，彻底止血。②皮瓣坏死：可采用早期切痂、清创、一期植皮。③患侧上臂水肿：主要是淋巴结被切除后，上肢淋巴回流受阻或是静脉血栓性炎症，或是静脉受压反流，治疗困难。可用按摩、弹力绷带包扎，以促使回流，亦可行星形神经节封闭，必要时需手术治疗。

（三）放射治疗

放射治疗是乳腺癌综合治疗的一个重要部分。对早期的乳腺癌，如 I、II 期的乳腺癌手术后一般不需要放射治疗。对早期乳腺癌做了保乳手术（部分乳腺切除）的患者主张进行放射治疗。对于做了腋窝清扫且没有淋巴结转移的患者，可以不进行放射治疗。对于没有做腋窝淋巴结清扫的患者，要对腋窝进行放射治疗。肿块比较大的 IIIb 期、IV 期的乳腺癌和有转移的乳腺癌要进行术前照射（经射线照射，肿瘤缩小后再做手术）。对于肿块比较大，胸肌和皮肤都有粘连的乳腺癌，进行术前照射对预后是有好处的。对晚期乳腺癌在进行术前照射外，还需要术后照射。

（四）化学治疗

1. 新辅助化疗　是指在手术前给予全身的化疗药物治疗。可以使肿瘤降期以利手术，或变不可手术为可手术，能对原发肿瘤的化疗反应做出评估，是可靠的体内药敏试验，为术后辅助化疗提供指导。若能达到病理完全缓解，可能提高远期生存率。部分乳腺癌对新辅助化疗初始治疗方法不敏感。若 2 个周期化疗后肿瘤无变化或反而增大时，及时更换化疗方案或其他疗法。接受新辅助化疗有效之后，即便临床上肿瘤完全消失，也必须进一步接受手术治疗，并根据手术结果来决定进一步辅助治疗的方案。

（1）适应证　一般适合临床 IIb、III 期患者。I、IIa 期患者行术前化疗的意义尚不肯定。IV 期患者化疗为主要治疗手段，而非辅助治疗手段。

（2）禁忌证　未经组织病理学确诊的浸润性乳腺癌；妊娠妇女，尤其是妊娠早、中期发生的乳腺癌必须终止妊娠；年老体衰且伴有严重心、肺器质性病变等预期无法耐受化疗者。

（3）常用新辅助化疗方案

1）FAC 或 CAF 方案　环磷酰胺 500mg/m^2 静脉注射，第 1 天；氟尿嘧啶 500mg/m^2 静脉注射，第 1、8 天；阿霉素 50mg/m^2（48h 输注）静脉注射第 1～2 天。21 天为一周期，共 3 个周期。

2）AC 方案　阿霉素 60mg/m^2 静脉注射，第 1 天；环磷酰胺 600mg/m^2 静脉注射，第 1 天，21 天为一周期，共 4 个周期。

3）AC-D 方案　阿霉素 60mg/m^2 静脉注射，第 1 天；环磷酰胺 600mg/m^2 静脉注射，第 1 天，21 天为一周期，共 4 个周期。紧接着多西紫杉醇 75mg/m^2 静脉注射，第 1 天，21 天为一周期，共 4 个周期。

2. 早期乳腺癌术后辅助化疗

（1）对乳腺癌复发风险的评估　根据患者年龄、肿瘤大小、激素受体状态、肿瘤细胞分级、脉管瘤栓、HER2 状态、淋巴结状态而将其分为低、中、高危复发风险人群。所谓高风险通常是指乳腺癌 5 年的复发转移风险在 50% 以上，而低风险则指在 10% 以下。在乳腺癌的治疗中，强调了乳腺癌对内分泌治疗的反应性，将其分为激素敏感型、不敏感型和不确定型。根据上述风险评估和对内分泌治疗的反应性，针对低危患者，采用以内分泌治疗为主的综合治疗（表 1-5）。对于高危患者，采取以含紫杉和蒽环类药物联合化疗为主的综合治疗。对于绝经后患者，给予芳香化酶抑制剂及他莫昔芬（Tam）内分泌治疗。

表 1-5　乳腺癌危险分级及术后全身辅助治疗方法的选择

危险度分级	特征	ER/PR 阳性	内分泌治疗反应不确定	ER 和 PR 阴性
低度危险	腋淋巴结阴性，并同时具备以下所有特性：标本中病灶直径大小（pT）≤ 2cm，分级 1 级，肿瘤脉管未见肿瘤侵犯，Her-2 基因没有过度表达或扩增，且年龄 ≥ 35 岁	内分泌治疗或不用	内分泌治疗或不用	不适用
中度危险	腋淋巴结阴性，且具备下列至少一条：标本中病灶直径大小 pT ≥ 2cm，或分级 2～3 级，或有瘤周脉管肿瘤侵犯，或 Her-2 基因过度表达或扩增，或年龄 ≤ 35 岁	单用内分泌治疗或化疗→内分泌治疗	化疗→内分泌治疗	化疗
高度危险	腋淋巴结 1～3 个阳性，且 Her-2 基因过度表达或扩增，腋淋巴结 4 个或以上转移者	化疗→内分泌治疗	化疗→内分泌治疗	化疗

（2）常用术后辅助化疗的方案

1）CMF 方案　环磷酰胺（C）500mg/m² 静脉注射，第 1、8 天；甲氨蝶呤（M）50mg/m² 静脉注射，第 1、8 天；氟尿嘧啶（F）400mg/m² 静脉注射，第 1、8 天。28 天为 1 个周期，共 6 个周期。适用于：①低度及中度复发危险病例；②老年患者，尤其是 70 岁以上者；③以往有心脏功能不全或高血压病史的患者。

2）蒽环类方案　蒽环类药物的化疗已作为乳腺癌术后常用的方案，尤其对术后淋巴结有转移、有高危复发危险的患者，但由于其对心脏有一定的毒性，有心脏疾病的患者慎用。

①AC 方案：多柔比星（A）60mg/m² 静脉注射，第 1 天；环磷酰胺（C）600mg/m² 静脉注射，第 1 天。21 天为 1 个周期，共 4 个周期。

②CAF 方案：多柔比星（A）50mg/m² 静脉注射，第 1 天；环磷酰胺（C）500mg/m² 静脉注射，第 1 天；氟尿嘧啶（F）500mg/m² 静脉注射，第 1 天。21 天为 1 个周期，共 6 个周期。

③CEF 方案：表柔比星（E）70mg/m² 静脉注射，第 1、2 天；环磷酰胺（C）600mg/m² 静脉注射，第 1、8 天；氟尿嘧啶（F）500mg/m² 静脉注射，第 1、8 天；从第 8 天算起，21 天为 1 个周期，共 6 个周期。

3）含紫杉类药物辅助化疗

①TAC 方案：多西紫杉醇（T）75mg/m² 静脉注射，第 1 天；多柔比星（A）60mg/m² 静脉注射，

第 1 天；环磷酰胺（C）600mg/m^2 静脉注射，第 1 天；21 天为 1 个周期，共 6 个周期。

②TA 方案：紫杉醇（T）175mg/m^2 静脉注射，第 1 天；多柔比星（A）60mg/m^2 静脉注射，第 1 天；21 天为 1 个周期，共 4 ~ 6 个周期。

③AC → T 方案（适用于转移、复发高危患者）：多柔比星（A）60mg/m^2 静脉注射，第 1 天；环磷酰胺（C）600mg/m^2 静脉注射，第 1 天；序贯以紫杉醇 175 ~ 225mg/m^2 静脉注射，第 1 天。21 天为 1 个周期，共 4 周期。

4）含长春瑞滨的辅助化疗　长春瑞滨（NVB）用于治疗有心脏合并症的乳腺癌患者，可以单药或多药联合应用，主要不良反应为骨髓抑制、静脉炎及中性粒细胞下降。

①NA 方案：长春瑞滨（N）25mg/m^2 静脉注射，第 1、8 天；多柔比星（A）60mg/m^2 静脉注射，第 1、8 天；或长春瑞滨（N）25mg/m^2 静脉注射，第 1、8 天；表柔比星（Epi）70mg/ m^2 静脉注射，第 1、8 天。21 天为 1 个周期，共 2 个周期。

②NT 方案：长春瑞滨（N）25mg/m^2 静脉注射，第 1、8 天；多西紫杉醇（T）75mg/m^2 静脉注射，第 1 天。21 天为 1 个周期，共 2 个周期。

5）吉西他滨（健择）　吉西他滨单药主要用于晚期乳腺癌，吉西他滨的剂量为 500 ~ 2500mg/m^2，根据单用和联合用药而不同，常用量为 1000 mg/m^2，每周 1 次，第 1、8、15 天应用，以 4 周为 1 个疗程。

6）卡培他滨（希罗达）　卡培他滨作为难治性乳腺癌的一线化疗，特别是部分蒽环类及紫杉类药物治疗无效的乳腺癌患者，能达到较好的疗效。卡培他滨 1000 ~ 1250mg/m^2，分早晚两次口服，21 天为一周期，第 1 ~ 14 天使用，然后停药 7 天。联合用药时可根据不同的方案，剂量范围可从每日 500 ~ 1200mg/m^2 不等。对蒽环类辅助治疗失败的患者，可以选择的方案有 XT（卡培他滨联合多西紫杉醇）、GT（吉西他滨联合紫杉醇）。

3. 晚期乳腺癌的化疗

晚期乳腺癌的化疗方案包括：未用过蒽环类药物的患者可采用 AC、FAC、FEC、AT、AD 方案；对蒽环类耐药的患者可选用 TP、DP、NP、DX 方案；对蒽环和紫杉类均耐药的患者首选希罗达，可采用 X、GP、IX、NX、NP 方案；H-er2 阳性的患者，可采用 DH、TH、NH、GH、XH 方案。

（五）内分泌治疗

雌激素受体（ER）阳性是内分泌治疗的适应证，不受年龄、腋淋巴结状态等因素的影响。治疗方法有手术和药物治疗两种。

1. 手术治疗　根据患者情况选择手术切除卵巢、肾上腺或垂体，手术治疗目前基本被药物治疗所替代。另外，不切除卵巢，而用射线照射，破坏卵巢的功能，也是过去常用的一种方法。这种方法不良反应很大。

2. 药物治疗

①绝经前激素受体阳性患者，术后辅助内分泌治疗可以选择：先用他莫昔芬 2 ~ 3 年，如进入绝经后可以改用芳香化酶抑制剂治疗。如果他莫昔芬 2 ~ 3 年后依然未绝经，可以继续使用他莫昔芬至 5 年，如 5 年后进入绝经后，再用来曲唑强化治疗 5 年。对部分不适合用他莫昔芬治疗，或有高危复发转移因素的绝经前患者，可以考虑在卵巢去势后使用芳香化酶抑制剂辅助治疗。

②对于绝经后激素受体阳性患者可以选择：术后芳香化酶抑制剂阿那曲唑或来曲唑治疗 5 年；他莫昔芬 2 ~ 3 年后再序贯使用 2 ~ 3 年的依西美坦或阿那曲唑；他莫昔芬 5 年后继续强化使用来曲唑 5 年；各种原因不能承受芳香化酶抑制剂治疗的患者，使用他莫昔芬 5 年。

③绝经的标准 双侧卵巢切除术后；年龄≥60岁；年龄<60岁，停经≥12个月，没接受化疗、内分泌和抑制卵巢功能治疗，且FSH和雌二醇水平在绝经后范围内；年龄<60岁，在服用内分泌制剂且FSH和雌二醇水平在绝经后范围内；正在接受LH-RH类似物或激动剂治疗者无法判定；正在接受辅助化疗的绝经前妇女，停经不能作为判断绝经的依据。

（六）分子靶向治疗

对 *Her-2* 基因高表达者，可应用曲妥珠单抗治疗。

四、疗效及预后评估

（一）疗效评估

1. 治愈　Ⅰ、Ⅱ期乳腺癌，已行根治性手术，无转移灶残留，5年内无复发。
2. 好转　Ⅲ期乳腺癌，已行根治或扩大根治术，但仍有残留病灶，Ⅳ期患者行放化疗后，原发灶和（或）转移灶缩小。
3. 未愈　晚期无法手术治疗，放化疗等疗效不佳。

（二）预后评估

随着辅助治疗的进步，乳腺癌复发转移率下降；选择个体化的单药或联合化疗方案，H-er2阳性患者的靶向治疗使其疗效大为提高；晚期乳腺癌目前尚不能治愈；中位生存期24～30个月；延长生存期，改善患者生活质量，使之成为可控制的慢性疾病是治疗晚期乳癌的目的。

五、出院医嘱

1. 根据病理诊断及免疫组化检查结果，对有淋巴结转移的患者，出院后需同时进行放疗和化疗以及内分泌治疗。
2. 定期随访，监测辅助治疗的并发症，早期发现可手术的局部复发。
3. 开始的2年每3～4个月随访1次，然后每6个月1次，直到5年，以后每年1次。
4. 每年可行1次乳腺X线片筛查第二原发乳腺癌。部分患者需评估骨质疏松风险和查子宫内膜超声。

第十二章　腹外疝

一、疾病概述

腹外疝是指腹腔内的脏器或组织连同壁层腹膜，经腹壁薄弱点或间隙，向体表突出所形成。典型的腹外疝由疝囊、疝内容物和疝外被盖组成。其发生原因主要是腹壁强度降低和腹内压力增高。腹外疝最基本的治疗方法是疝修补手术。近代腹股沟疝外科以1887年Bassini施行首例腹股沟疝修补术为标志，发展近一个多世纪以来经历了四个主要阶段。即由有张力到低张力，最后为无张力疝修补术乃至腹腔镜疝修补术的历史演变。由于有张力疝修补术所致的高复发率和给患者带来的诸多不便，现在正逐步被弃用。

二、诊断策略

（一）病史采集要点

1. 主诉　腹股沟区有可复性肿块，难复性斜疝时肿块不能完全回纳；嵌顿时疝块突然增大，不能还纳并伴有明显疼痛；绞窄性疝可以有剧烈腹痛，严重时可发生脓毒症。

2. 现病史　询问患者肿块突出的时间，发生的部位，是否随体位改变，能否回纳，是否伴有局部胀痛和肠梗阻症状，以及泌尿系统和消化道症状。

3. 既往史　腹壁强度降低和腹内压增高是腹外疝的两大发病原因，应详细询问有无慢性咳嗽，便秘，排尿困难（如包茎、良性前列腺增生症、膀胱结石）等引起腹内压增高的病因。有无腹部手术、外伤史和家族史。

（二）体检要点

1. 一般情况　发育、营养、体重、精神、血压和脉搏。

2. 局部检查

（1）是否有肿块，肿块在腹部的位置、大小、形状、质地、张力，以及是否有压痛、红肿、波动和肠鸣音、气过水声等。

（2）腹股沟区突出的肿块　肿块是否具有可复性，若随体位改变或加压还纳肿块后，可否再现，其突出的途径及毗邻关系如何；疝环的位置、大小、强度；肿块近腹腔侧是否有蒂状组织。易复性斜疝肿块常在站立、行走、咳嗽或劳动时出现，用手按肿块并嘱患者咳嗽，可有膨胀冲击感；嵌顿性疝平卧或用手推送不能使肿块回纳，肿块紧张发硬，且有明显触痛；绞窄性疝可有腹膜炎体征。

（3）检查疝环直径大小，腹横筋膜张力大小，有无缺损。

（4）直肠指诊　是否触及肿块、直肠前突或前列腺增生及其程度。

3. 全身检查　腹壁有无手术瘢痕，是否有腹胀、肠型，腹部是否有压痛、肌紧张、反跳痛等腹膜刺激征，有无肠鸣音亢进和气过水声，有无移动性浊音。是否有耻骨上压痛、肾区叩击痛，肾脏是否肿大。有无慢性支气管炎、肺气肿体征，如杵状指、桶状胸、呼吸音粗糙或过清音。有无循环系统体征。

（三）辅助检查

1. 实验室检查　疝发生嵌顿或绞窄引起肠梗阻时可出现白细胞计数升高，若疝内容物为膀胱时，则可出现血尿。发生肠梗阻时，也可出现水、电解质及酸碱平衡紊乱。

2. X线检查

（1）腹平片　嵌顿性或绞窄性腹外疝站立时，可见肠胀气、阶梯状气液平等肠梗阻征象。

（2）全胸片　检查有无慢性支气管炎、肺气肿等改变。

（3）疝造影术　对疝可做出精确诊断。其适应证为：①病史中有可复性腹股沟肿块，但临床检查不能证实者；②下腹部有外伤史，经常隐痛不适，不能用其他原因解释者；③复发性疝，可准确显示疝囊数目、腹横筋膜破口或哆开处的部位、大小；④疝手术后的随访；⑤其他如腹股沟区、下腹部或会阴部肿块诊断不明、需要鉴别诊断时。

（4）胃肠钡剂造影　对腰疝诊断有重要价值。

3. 超声检查　有助于对疝的诊断，特别适用于隐匿性或隐蔽性疝的诊断和鉴别诊断，了解有无前列腺增生、尿潴留等。彩色多普勒超声检查还可观察疝内容物的血供情况、血流速度，以了解有无绞窄及坏死。

4. CT检查　CT检查可见疝内容物自内环经腹股沟管突出。

5. 腹腔镜检查　主要适用于局部表现不明显的隐蔽部位的腹外疝或早期隐匿型腹外疝。

（四）诊断

1. 诊断标准

（1）腹股沟区有突出的肿块，常在站立、行走、咳嗽或劳动时出现，用手按肿块并嘱患者咳嗽，可有膨胀冲击感；平卧时大多可回纳。

（2）肿块嵌顿时，局部疼痛伴恶心、呕吐，甚至可出现肠穿孔、腹膜炎。

（3）B超、CT检查可见疝内容物自内环经腹股沟管突出。

2. 临床类型（即疝的分类）

（1）根据疝内容的病理变化和临床表现，腹外疝被分为易复性、难复性、嵌顿性、绞窄性等类型。

①易复性疝　凡疝内容很容易被回纳入腹腔的疝，称为易复性疝。

②难复性疝　疝内容不能回纳或不能完全回纳入腹腔内，但并不引起严重症状者，称难复性疝。

③嵌顿性疝　疝门较小，当腹内压突然增高时，疝内容物可强行扩张疝囊颈而进入疝囊，随后疝囊颈收缩，又将内容物卡住，使其不能回纳，这种情况称为嵌顿性疝或箝闭性疝。

④绞窄性疝　嵌顿疝如不及时被解除，疝内容物发生血运障碍者，即为绞窄性疝。

（2）根据疝门（疝环）所在解剖部位不同，腹外疝可分为以下几类。

①腹股沟斜疝　腹股沟斜疝是疝囊从腹壁下动脉外侧的腹股沟管深环（内环）处突出，通过腹股沟管向内下前方斜行，再穿过腹股沟管浅环（外环）形成的疝，可下降至阴囊。

②腹股沟直疝　疝囊从腹壁下动脉内侧的 Hesselbach 三角区向前突出，不经过内环，亦不进入阴囊。

③股疝　疝囊经过股环进入股管或通过股管向股部卵圆窝突出。

④切口疝　腹腔脏器经过手术后的腹壁缺损突出于皮下形成的疝，是一种医源性疝。

⑤脐疝　疝囊经脐环突出形成的疝称为脐疝，分婴儿脐疝和成人脐疝。婴儿脐疝是一种先天性发育缺陷，有一定的自愈率。成人脐疝多为后天获得（获得性脐疝），不能自愈，需手术治疗。

⑥白线疝　所有发于腹部中线的疝，除脐疝外都统称为白线疝。

⑦半月线疝　经腹直肌外缘半月线突出的疝，称为半月线疝。

⑧闭孔疝　腹腔内脏经髋骨的闭孔中突出形成的疝，属骨盆疝。

（3）中华外科学会疝和腹壁外科学组提出的腹股沟疝分型　根据疝环缺损大小，疝环周围组织完整性及腹股沟管后壁的坚实程度，将腹股沟疝分成 Ⅰ、Ⅱ、Ⅲ、Ⅳ 型。Ⅰ 型：疝环缺损最大直径＜ 2.5cm，疝环周围组织完整性好，腹股沟管后壁坚实；Ⅱ 型：疝环缺损最大直径＞ 2.5cm，疝环周围组织完整性尚好，腹股沟管后壁还坚实；Ⅲ 型：疝环缺损最大直径＞ 2.5cm，疝环周围组织不完整，腹股沟管后壁缺损；Ⅳ 型：复发疝、滑疝。疝环周围组织是指腹横筋膜。腹横肌腱弓下缘和腹股沟韧带上缘的间隙即耻骨肌孔的上半侧内无腱膜及肌肉组织时，则视为腹股沟管后壁结构缺损。通过对疝的分型，有利于使疝修补治疗规范化，有助于随访时对不同病变使用不同无张力修补手术方法的效果做出准确判断。

（五）鉴别诊断

1. 腹股沟直疝与斜疝的鉴别　可以从以下几点鉴别：①发病年龄：斜疝多见于儿童及青少年，直疝多见于老年；②突出途径：斜疝经腹股沟管突出，可进阴囊，直疝由直疝三角突出，不进阴囊；③疝块外形：斜疝呈椭圆或梨形，上部呈蒂柄状，直疝呈半球形，基底较宽；④斜疝回纳疝块后压住内环，疝块不再突出，而直疝疝块仍可突出；⑤精索与阴囊的关系：斜疝精索在疝囊后方，直疝精索在疝囊前外方；⑥疝囊颈与腹壁下动脉的关系：斜疝在腹壁下动脉外侧，直疝在腹壁下动脉内侧；⑦嵌顿机会：斜疝较多，直疝较少。

2. 睾丸鞘膜积液　鞘膜积液肿块完全局限在阴囊内，其上界可以清楚地摸到，无蒂柄进入腹股沟管内；发病后，从来不能回纳，透光试验检查时，鞘膜积液多为透光（阳性），而疝块则不能透光。应注意的是，幼儿的疝块，组织菲薄，常能透光，勿与鞘膜积液混淆。腹股沟斜疝时，可在肿块后方扪及实质感的睾丸；鞘膜积液时，睾丸在积液中间，故肿块各方均呈囊性而不能扪及实质感的睾丸。

3. 精索鞘膜积液　肿块位于腹股沟区睾丸上方，无回纳史，肿块较小，边缘清楚，有囊性感、牵拉睾丸时，可随之而上下移动。但无咳嗽冲击感，透光试验阳性。

4. 交通性鞘膜积液　肿块的外形与睾丸鞘膜积液相似。于每日起床后或站立活动时肿块缓慢地出现并增大。平卧或睡觉后肿块逐渐缩小，挤压肿块，其体积亦可逐渐缩小。透光试验阳性。

5. 睾丸下降不全　隐睾多位于腹股沟管内，肿块小，边缘清楚，用手挤压时有一种特殊的睾丸胀痛感，同时，患侧阴囊内摸不到睾丸。

6. 髂窝部寒性脓肿　肿块往往较大，位置多偏右腹股沟外侧，边缘不清楚，但质软而有波动感。腰椎或骶髂关节有结核病变。

7. 股疝应与下列疾病鉴别

（1）腹股沟疝　斜疝位于腹股沟韧带的上内方，呈梨形；而股疝位于其下方，多呈半球形。

疝块回纳后，紧压内环口处，嘱患者站立或咳嗽，斜疝时疝不再出现，而股疝则复现。直疝位于腹股沟韧带上方，手指检查腹股沟三角，腹壁有缺损。

（2）大隐静脉曲张结节　卵圆窝处结节样膨大的大隐静脉，在站立或咳嗽时增大，平卧时消失，可能被误诊为易复性股疝。压迫股静脉近心端可使结节样膨大进一步增大，而股疝则不然。此外，下肢其他部分同时有静脉曲张，对鉴别诊断有重要意义。

（3）淋巴结肿大　嵌顿性股疝应与急性淋巴结炎鉴别，后者常可在同侧下肢找到原发感染灶，外形多呈椭圆形；股疝常呈半球形，嵌顿时常伴有急性机械性肠梗阻。

（4）脂肪瘤　其基底并不固定且活动度较大；股疝基底固定而不能被推动。

（5）髂腰部结核性脓肿　脊柱或骶髂关节结核所致的寒性脓肿，可沿腰大肌流至腹股沟区，并表现为一肿块。这一肿块在咳嗽时也可有冲击感，且平卧时也可暂时缩小，可与股疝相混淆。仔细检查，可见这种脓肿多位于腹股沟的外侧部分、偏髂窝处，且有波动感。检查脊柱（拍脊柱X线片）常可发现腰椎有病征。

（6）急性肠梗阻　急性肠梗阻患者应常规检查双侧腹股沟区，明确是否由嵌顿疝引起。

三、治疗策略

（一）治疗原则

腹外疝的有效治疗措施就是手术治疗，除少数特殊情况外，腹股沟疝一般均应尽早施行手术治疗。

（二）治疗方法

1. 非手术治疗

（1）1岁以下婴幼儿可暂不手术。可采用棉线束带或绷带压住腹股沟管内环，防止疝块突出。

（2）年老体弱或伴有其他严重疾病而禁忌手术者，可使用医用疝带。

2. 手术治疗　腹股沟疝最有效的治疗方法是手术修补。如有慢性咳嗽、排尿困难、便秘、腹水、妊娠等腹内压力增高情况或糖尿病存在时，手术前应先予处理，否则术后易复发。

（1）腹外疝修补术式的选择

Ⅰ型：疝囊高位结扎和内环修补术；也可用平片无张力疝修补术（Lichtenstein手术）。

Ⅱ型：疝环充填式无张力疝修补术（Mesh-plug手术）；平片无张力疝修补术；如果缺乏人工修补材料时，也可用Bassini、McVay、Halsted和Shouldice手术，并尽可能做到组织减张。

Ⅲ型：疝环充填式无张力疝修补术；平片无张力疝修补术；巨大补片加强内脏囊手术（Stoppa手术）；无人工修补材料时可考虑使用自身材料并注意减张。

Ⅳ型：疝环充填式无张力疝修补术；巨大补片加强内脏囊手术；或行腹腔镜疝修补术。

（2）手术要点

1）传统的疝修补术　手术的基本原则是疝囊高位结扎、加强或修补腹股沟管管壁。

①疝囊高位结扎术（Marcy法）　适用于婴幼儿或小儿。疝囊高位结扎，并用缝合腹横筋膜缩小内环治疗腹股沟斜疝。应在精索的内前方寻找疝囊。切开疝囊，还纳疝内容，将疝囊予以高位结扎、贯穿缝扎或荷包缝合，然后切去疝囊。应在显露腹膜外脂肪并剥离脂肪后高位结扎疝囊颈部。较小的疝囊应完全剥除；较大的疝囊行部分切除，远侧疝囊应敞开旷置。直疝的疝囊不需切除，也不必切开，可将其内翻还纳入腹腔，再用腹横筋膜埋入缝合。内环用腹横筋膜间断缝合修补，其

松紧程度以通过一个止血钳尖为度。此方法适用于婴幼儿,单纯疝囊高位结扎常能获得满意的疗效,术后复发率小于10%。

②Ferguson法 是加强腹股沟管前壁最常用的方法(又称Ferguson-Andrews法),即在精索前方将腹外斜肌腱膜重叠缝合。仅适用于腹横筋膜无显著缺损、腹股沟管后壁尚健全的病例,或者作为其他疝修补术的组成部分,很少单独使用。

③Bassini法 加强腹股沟管后壁。把精索提起,高位结扎疝囊;并平行切开腹横筋膜,在精索后方把腹内斜肌和腹横肌下缘、联合腱和腹横筋膜缝至腹股沟韧带上,置精索于腹内斜肌与腹外斜肌腱膜之间。

④Halsted法 与上法很相似,但把腹外斜肌腱膜也在精索后方缝合,从而把精索移至腹壁皮下层与腹外斜肌腱膜之间。1893年,Halsted又改进了该术式,将腹外斜肌腱膜于精索前重叠缝合,称为Ⅱ式。

⑤McVay法 是在精索后方把联合腱和腹横筋膜缝至耻骨梳韧带(Coopers韧带)上,同时将Coopers韧带与腹股沟韧带缝合在一起,关闭股管。从外侧开始缝合,重建内环,保护股静脉勿损伤。适用于腹股沟斜疝、直疝和股疝。

⑥Shouldice法 将腹横筋膜自耻骨结节外向上切开,直至内环,然后将切开的腹横筋膜予以重叠缝合,先将外下叶连续缝于内上叶的深面,再将内上叶的边缘连续缝于髂耻束上,以再造合适的内环,发挥其括约肌作用。然后按Bassini法将腹内斜肌下缘和联合腱连续缝于腹股沟韧带深面。该术式适合于腹股沟斜疝和直疝,并且被评价为腹股沟疝治疗的金标准。一些回顾性调查表明其术后直疝的发生率很低。

注意事项:外环通常在修补术中被切开,缝合腹外斜肌腱膜时可重建,重建外环的张力以可通过一止血钳尖为度。

2)无张力疝修补术操作要点

①平片无张力疝修补术(Lichtenstein手术)即使用一相当大小的补片材料置于腹股沟管后壁。该术式强调对构成内环的腹横筋膜的缺损进行修补,或对破损的腹横筋膜(直疝)进行修补;用网片对薄弱的腹股沟管后壁进行修补,依靠人工合成网片内增生的纤维组织而形成较为坚实的组织结构,达到有效修补的目的。

②疝环充填式无张力疝修补术(Mesh-plug手术) 即使用一个锥型网塞置入已返纳疝囊的疝环中并予以固定,再用一成形补片置于精索后以加强腹股沟管后壁,以预防在原发疝区域下的腹股沟底部再形成疝。其要点为:a.高位游离疝囊(见到腹膜外脂肪)。回纳疝囊,检查疝环大小,确认腹横筋膜紧张度(即评估腹横筋膜承受网塞的张力程度)和疝环周围的解剖结构:腹内斜肌、腹横肌腱弓、凹陷韧带、反转韧带、腹直肌缘、髂耻束或腹股沟韧带。b.选用合适的网塞。将网塞全部塞入至疝环内,使网塞的外瓣与疝环平齐。c.视疝的分型确定网塞和周围组织的固定方法和固定针数。Ⅰ型疝,若使用网塞的话,则可以把网塞间断缝合固定4~6针。Ⅱ型疝的间断缝合针数更多或用连续缝合固定。Ⅲ型疝用连续缝合固定。如估计腹横筋膜无法承受网塞的缝线张力时,应固定于周围坚韧的组织上,如腹内斜肌、腹横肌腱弓、凹陷韧带、反转韧带、腹直肌缘、髂耻束或腹股沟韧带。Ⅳ型如同Ⅲ型固定。d.成形补片应置于精索后部并予固定。Ⅱ、Ⅲ、Ⅳ型疝应采用Lichtenstein补片固定法。尤其是老年患者。

③巨大补片加强内脏囊手术即Stoppa手术 此术式是在腹股沟处用一较大的补片来替代腹横筋膜。主要用于伴有巨大腹壁缺损的复杂疝和多次复发疝,通过巨大补片挡住内脏囊,后经结缔组织长入,补片与腹膜发生粘连得以实现修补结果。

3）腹腔镜腹股沟疝修补术（Laparoscopy 手术）经腹腔镜腹股沟疝修补术属微创外科范畴，具有创伤小、痛苦少、恢复快、美观等优点。经腹腔镜作疝修补的另一个重要特点是能够发现隐匿疝，可避免由于遗漏小疝囊而导致术后疝复发。

①经腹膜前法（TAPP）在腹腔内切开并游离腹股沟区腹膜，处理疝囊后，在腹膜前间隙植入网片，固定在腹横肌腱膜弓、髂耻束和耻骨梳韧带上，然后关闭腹膜切口，使包括股环、内环及直疝三角在内（耻骨肌孔）的整个腹股沟薄弱区均得以加强。

②完全腹膜外法（TEP）手术基本方法与 TAPP 相同，但不进入腹腔，而是用球囊扩张器在腹膜前间隙内建立一可视和可操作空间来完成修补。无 TAPP 干扰腹腔的弊端。

③腹腔内网片贴置法（IPOM）植入网片的部位与上述两种方法一致，不同的是后者是将网片直接固定在腹膜上，操作虽然简便，但网片不易固定，裸露的网片易引起纤维粘连和肠梗阻，临床少用。

（3）嵌顿性和绞窄性疝的处理原则

1）手法复位 适应证：①嵌顿时间在 3～4 小时以内，局部压痛不明显，也无腹部压痛或腹肌紧张等腹膜刺激征者；②年老体弱或伴有其他较严重疾病，估计肠袢尚未绞窄坏死者。复位方法是让患者取头低屈髋仰卧位，注射吗啡或哌替啶，止痛和镇静并使腹肌松弛。然后托起阴囊，持续缓慢地将疝块推向腹腔，同时用左手轻轻按摩外环和内环以协助疝内容物回纳。此法可使早期嵌顿性斜疝复位。复位手法必须轻柔，切忌粗暴；复位后还需严密观察腹部情况，注意有无腹膜炎或肠梗阻的表现，如有这些表现，应尽早手术探查。

2）急诊手术治疗 除上述情况外，原则上嵌顿性疝需要紧急手术治疗，以防止疝内容物坏死并解除继发的肠梗阻。绞窄性疝的内容物已坏死，更需手术治疗。术中根据病情确定处理办法。在扩张或切开疝环、解除疝环压迫的前提下，凡肠管呈紫黑色，失去光泽和弹性，刺激后无蠕动和相应肠系膜内无动脉搏动者，即可判定为肠坏死。如肠管尚未坏死，则可将其送回腹腔，按易复性疝处理。不能肯定是否坏死时，可在其系膜根部注射 0.5%～1% 利多卡因 40～80ml，再用温热等渗盐水纱布覆盖该段肠管，或将其暂时送回腹腔，10～20 分钟后，再行观察。如果肠壁转为红色，肠蠕动和肠系膜内动脉搏动恢复，则证明肠管尚具活力，可回纳腹腔。如肠管确已坏死，或经上述处理后病理改变未见好转，或一时不能肯定肠管是否已失去活力时，则应在患者全身情况允许的前提下，切除该段肠管并进行一期吻合。患者情况不允许肠切除吻合时，可将坏死或活力可疑的肠管外置于腹壁外，并在其近侧段切一小口，插入一肛管，以期解除梗阻；7～14 日后，全身情况好转，再施行肠切除吻合术。绞窄的内容物如系大网膜，应予切除。

3）手术处理中应注意 ①如嵌顿的肠袢较多，应特别警惕逆行性嵌顿的可能。不仅要检查疝囊内肠袢的活力，还应检查位于腹腔内的中间肠袢是否坏死。②切勿把活力可疑的肠管送回腹腔，以图侥幸。③少数嵌顿疝或绞窄疝，临手术时由于麻醉的作用疝内容物自行回纳腹腔内，以致在术中切开疝囊时无肠袢可见。④凡施行肠切除吻合术的患者，因手术区污染，在高位结扎疝囊后，一般不宜作疝修补术，以免因感染而致修补失败。

（4）术后处理

1）一般处理

①监测生命体征变化，必要时吸氧 6 小时。

②体位 平卧位，手术侧下肢略屈曲，以减少腹股沟切口张力，除巨大疝修补术外，一般可早期下床活动。

③切口沙袋压迫 压迫 24 小时，有利于保护切口和止血作用。

④防止腹内压增高 术后防止腹胀，宜保持大便通畅，防止便秘，饮食中应少食产气食物。预防肺部并发症，防止肺部感染、支气管炎等并发症，以免咳嗽增加腹内压，使切口疼痛并影响愈合。

2）并发症及处理

①阴囊血肿及水肿 原因多为术中止血不彻底、巨大疝囊的广泛游离切除或内环口缝合过紧。术后应将阴囊托起，予以热敷或理疗，穿刺抽液。血肿及水肿可消退吸收。对于严重的血肿，应再次手术止血。

②切口感染 疝手术后切口感染可导致手术失败，绞窄性疝污染严重时可造成感染，修补材料也有造成感染的可能。

③牵拉感和异物感 传统的疝修补术，由于是有张力的缝合，将腹股沟管上下壁缝合在一起，正常解剖间隙消失，患者术后会有牵拉感。对于无张力疝修补术，修补材料形成局部硬块，亦可出现异物感。这些症状在一定时间后可逐渐消失。

④顽固性疼痛 一般情况下，因术中组织分离、补片固定等操作，术后患者可出现程度不等的术侧下腹壁、腹股沟区疼痛，多能忍受。如疼痛剧烈，与体位和活动无关，呈烧灼、放电样或伴随区域性皮肤麻木感，则应考虑相关神经损伤，最常见的髂腹下神经、髂腹股沟神经、股外侧皮神经、生殖股神经等。轻微神经损伤，短期疼痛缓解明显者可以非手术治疗。如疼痛剧烈持续或伴有显著的皮肤感觉和下肢运动功能障碍，则需立即手术探查，去除固定、缝线，切除受累的髂腹下神经、髂腹股沟神经、股外侧皮神经等。如果患者术后数周或数月后出现腹股沟区疼痛并逐渐加重，应考虑补片或瘢痕挛缩刺激腹股沟区神经，可采用非甾体抗炎止痛药物、神经营养药物、局部神经阻滞等方法治疗。如非手术方法治疗无效，疼痛持续半年以上，在排除精神因素、血肿、疝复发等情况后，可行手术探查去除补片、固定物或行相关神经切除术。

⑤精索静脉曲张和睾丸萎缩 主要由精索血运障碍造成。术中注意保护精索血管，重建内环、外环时其孔径应容纳一示指尖，不可过紧以避免造成睾丸缺血。如症状体征明显，应手术松解受压的精索。

四、疗效及预后评估

（一）疗效评估

1. 治愈 行疝修补术后，切口愈合良好，无疝内容物再突出。

2. 好转 疝未行手术，经保守治疗如压迫治疗，疝环不再扩大，甚至缩小，无疝嵌顿者，或嵌顿疝行手法复位治疗者。

3. 未愈 症状体征无改善，需择期再行手术治疗。

（二）预后评估

预后取决于疝的分型、手术方式，以及对造成腹内压增高疾病的控制情况。传统的有张力疝修补术的复发率在 10%～15% 左右，术后并发症发生率为 7%～12%。疝无张力修补术式的复发率小于 1%。腹腔镜疝修补术复发率与并发症率小于 1%。

五、出院医嘱

1. 注意休息，避免引起腹内压增高的因素存在。3 个月内避免重体力劳动。

2. 积极治疗慢性咳嗽，便秘，排尿困难（如包茎、良性前列腺丧生症、膀胱结石）等引起腹内压增高的病因。

第十三章　腹部损伤

一、疾病概述

腹部损伤是较为常见的损伤，可分为开放性和闭合性两大类。开放伤多由枪弹、弹片或利器刺伤所致，如腹膜同时破损为穿透伤，无腹膜破损则为非穿透伤。腹部损伤如刺伤、枪弹伤等既有入口又有出口者为贯通伤，只有入口没有出口者为盲管伤。闭合伤多见于交通、生活意外时由碰撞、冲击、挤压、坠落及殴打等钝性暴力所致，如损伤仅限于腹壁，通常临床表现较轻；若伴腹内脏器损伤，则能导致明显的临床征象及严重后果。此外，各种穿刺、内镜、灌肠、腹部手术操作等均可导致一些医源性损伤。常受累的内脏在开放性损伤中依次为肝、小肠、胃、结肠、大血管等；在闭合性损伤中依次为脾、肾、小肠、肝、肠系膜等。胰、十二指肠、膈、直肠等由于位置较深，损伤发病率较低。腹部损伤可引起腹腔实质性脏器和（或）腹内大血管损伤，致大出血及空腔脏器破裂，造成腹腔感染而严重威胁患者生命。腹部损伤的关键问题在于有无内脏器官的损伤，单纯腹壁损伤通常不会出现恶心、呕吐或休克等表现。伴有腹腔内脏器损伤时，其临床表现取决于受损脏器的性质和受损程度。大体上说，腹内实质性脏器（肝、脾、肠系膜等）破裂的主要临床表现是内出血，常表现以休克为主，腹内空腔脏器损伤（肠胃、胆囊、膀胱等）破裂的主要临床表现是腹膜炎等。

二、诊断策略

（一）病史采集要点

1. **主诉**　腹部外伤后疼痛，严重者伴有腹胀、恶心、呕吐、休克等表现。

2. **现病史**　询问受伤的时间、地点；暴力的性质、大小、方向、速度、作用部位和着力点的面积；伤前是空腹或是饱餐后；伤后腹痛出现的部位、时间；疼痛性质和程度；是否有恶心、呕吐，呕吐物的性质；是否有肛门排气、排便等；是否有腹胀和腰、背、肩部的疼痛；是否有血尿和血便等；受伤后到就诊时的病情发展经过和就诊前的急救处理方法、时间等。伤者有意识障碍或因其他情况不能回答问话时，应向现场目击者或护送人询问。

（二）体检要点

1. **全身情况**　注意神志、呼吸、血压和脉搏的测定，注意有无休克。迅速依次对头颈部、胸部、腹部、四肢、脊柱做全面的检查。以确定腹部损伤的同时有无腹部以外脏器受损，受损的性质、程度等。要特别注意腹部以外对患者生命威胁较大、需紧急处理的多发伤或复合伤。

2. 腹部检查　注意腹部膨胀和腹式呼吸的变化，腹部有无皮肤挫伤、裂口及出血，有无下胸部肋骨骨折或骨盆骨折。腹部压痛、肌紧张和反跳痛的程度和范围，最明显的部位多是受损所在。有无触及痛性肿块。是否有肝浊音界改变或移动性浊音，肠鸣音减弱，直肠指诊是否有阳性发现等。

（三）辅助检查

1. 血常规　红细胞计数、血红蛋白和红细胞比容进行性下降提示有失血。早期白细胞计数和中性粒细胞比例升高提示腹腔内出血，而过后出现白细胞计数升高提示空腔器破裂出现的腹膜炎所致。

2. 尿常规　如出现血尿是泌尿系统损伤的重要标志。严重肾损伤可为全血尿，但肾蒂或输尿管断裂可无血尿。

3. 淀粉酶　血、尿淀粉酶可升高，提示有胰腺损伤，但胃肠道破裂，尤其是腹膜后的十二指肠破裂，血清淀粉酶可升高。

4. X线检查　胸部平片可观察到下位肋骨骨折。腹部平片可观察到膈下积气，某些脏器的大小、形态和位置的改变。这些对于腹内脏器损伤的诊断有一定帮助。如脾破裂时可见左膈升高，胃受压右移，胃结肠间距增宽，左侧下位的肋骨骨折等。口服水溶性造影剂可以显示十二指肠破裂的部位，尤其是对腹膜后十二指肠破裂的患者，可以早期做出诊断。尿道膀胱造影可帮助诊断尿道膀胱损伤；有条件的地方还可行选择性动脉造影，对内脏出血的部位有一定的诊断价值。

5. 超声波检查　对内脏的外形、大小，腹腔内积液的检查有一定帮助。

6. CT　对实质性脏器损伤及其范围和程度有重要诊断价值。

7. MRI　对血管等特殊部位有重要价值。

8. 选择性血管造影　对实质性脏器破裂有帮助，但仅用于上述检查未能确诊者。

9. 腹腔穿刺或腹腔灌洗　诊断性腹腔穿刺阳性率可达 90% 以上，一般检查方法尚难明确诊断的情况下均可进行此项检查。但在严重腹胀或有肠麻痹，或既往有腹腔严重感染及做过大手术、疑有广泛腹腔粘连的情况应慎重。腹腔穿刺的部位：①脐和髂前上棘连线的中、外 1/3 交界处；②脐水平线与腋前线交界处；③肋缘下腹直肌外缘。穿刺部位选定后，让患者先排空膀胱并向穿刺侧侧卧 5 分钟，然后在局麻下用普通 8～9 号针头或 16～20 号腰穿刺针进行腹腔穿刺，亦可用带针芯的套管针进行穿刺。抽到液体后，应观察其性状以推断哪类脏器损伤。如疑有胰腺损伤，可测定抽出液的淀粉酶含量。若诊断性腹腔穿刺阴性而又高度怀疑腹内有严重损伤，可采取诊断性腹腔灌洗术进一步检查。穿刺部位常于腹中线，在脐与耻骨联合连线上方处。穿刺方法与诊断性腹腔穿刺相同。用带针芯套管针刺入腹腔，将有侧孔的塑料管置入腹腔。塑料管尾端连接无菌输液瓶，将 500～1000 毫升的生理盐水缓缓注入腹腔。当液体流完后，把输液瓶转移至床面以下，借助虹吸作用使灌洗液流回输液瓶。然后，取瓶中液体三管，每管约 10 毫升，分送化验检查红细胞与白细胞计数、淀粉酶测定、细菌培养及涂片染色查细菌，有符合以下任何一项结果者为阳性：①肉眼观为血液，胃肠道内容，胆汁或尿液；②显微镜下红细胞计数超过 $100 \times 10^9/L$ 或白细胞计数超过 $0.5 \times 10^9/L$；③淀粉酶含量超过 100 索氏化单位；④灌洗液中发现细菌。

10. 腹腔镜检查　主要应用于临床上难以确诊者。

（四）诊断

腹部创伤诊断需明确以下问题：

1. 有无内脏伤　结合外伤病史，当有以下情况之一者，应考虑有腹内脏器损伤：①早期出现休克征象者（尤其是出血性休克）；②持续性剧烈腹痛、恶心、呕吐和腹胀等症状者；③有腹膜刺激征者；④有移动性浊音、肝浊音界消失和肠鸣音减弱或消失等表现者；⑤有呕血、尿血或便血者；⑥直肠指诊在直肠前壁有触痛、波动或指套有血迹者；⑦受伤当时临床症状不明显，但以后逐渐加重者。

2. 何种脏器伤　外伤后腹部都有固定压痛区，且伴有不同程度腹肌紧张，常可根据压痛部位来判断什么脏器损伤。实质脏器如肝、脾、肾等的损伤，主要表现为出血，出血量多则逐渐呈休克状态，单纯实质脏器损伤时，腹痛一般不重，压痛和肌紧张也不很明显。出血量多时常有腹胀和移动性浊音。空腔脏器如胃肠、胆道、膀胱等的损伤，主要表现为腹膜炎。临床上出现剧烈腹痛、恶心、呕吐，全腹有明显的压痛、反跳痛和肌紧张，肝浊音界消失，肠鸣音减弱或消失，白细胞增多等征象。以下各项表现对于确定哪一类脏器破裂有一定价值：①有恶心、呕吐、便血、气腹者多为胃肠道损伤，再结合暴力作用部位，腹膜刺激征最明显的部位和程度确定损伤在胃、上段小肠、下端小肠或结肠；②有排尿困难、血尿、外阴或会阴部牵涉痛者，提示泌尿系统脏器损伤；③有膈面腹膜刺激表现（同侧肩部牵涉痛）者，提示上腹部脏器损伤，其中尤以肝和脾的破裂多见；④有下位肋骨骨折者，提示有肝或脾破裂的可能。

3. 是否有多发性损伤　各种多发损伤可能有以下几种情况：①腹内某一脏器有多处破裂；②腹内有一个以上脏器受到损伤；③除腹部损伤外，尚有腹部以外的合并损伤；④腹部以外受损累及腹内脏器。

（五）鉴别诊断

1. 单纯腹壁挫伤　单纯腹壁挫伤疼痛局限，无休克，无恶心、呕吐等胃肠道症状。其程度和范围不随时间的推移而加重或扩大，却常渐缓解或缩小范围。

2. 腹膜后血肿　脊柱压缩性骨折所致的腹膜后血肿，也可引起腹痛，但腹部柔软，有压痛，无反跳痛。骨盆骨折腹膜后血肿所致的腹痛仅限于下腹部，多无胃肠道症状。

3. 腹膜后脏器破裂　腹膜后实质性脏器有胰腺和肾脏，空腔脏器有十二指肠降部和水平部、结肠、直肠腹膜外部分，这些脏器的破裂由于有腹腔胃肠道相隔，故腹膜刺激症状较轻，可有深部压痛。肾脏损伤出血，腹部可有隆起，有血尿，如肾蒂及输尿管断裂则无血尿。直肠破裂常合并有骨盆骨折、后尿道损伤，直肠指诊指套上可有血染。

4. 多发性损伤　临床表现复杂。各种多发性损伤可能有以下若干种情况：腹腔内某一脏器有多处破裂；腹腔内有一个以上脏器受损伤；除腹部损伤外，尚有腹部以外的合并损伤；腹部以外损伤累及腹内脏器。

三、治疗策略

（一）治疗原则

1. 强调全局观念，优先处理危及生命的情况　治疗顺序：心肺复苏→控制外出血→处理开放和张力性气胸→恢复有效循环量，控制休克→处理颅脑外伤→处理腹部创伤。

2. 防治休克是治疗中重要环节　无休克者，保持安静，输液，确诊后可用镇静剂或止痛药。有休克的内出血，积极抗休克，力争血压回升至90mmHg后手术。积极抗休克而未能纠正示腹内进行性大出血，抗休克同时剖腹止血。空腔脏器损伤，休克晚，多为失液性休克，纠正休克前提下手术。伴感染性休克者，休克不易纠正，纠正休克的同时手术，并用大量抗生素。

（二）手术治疗

腹腔内脏损伤常需要进行手术治疗——剖腹探查术。

1. 剖腹探查的适应证　①有明显的腹腔内脏损伤的征象者；②休克经治疗，血压仍不升，或上升后又下降，未能查出腹部外出血征象者；③有腹膜炎表现者；④观察中的伤员出现上述情况者。

2. 手术前准备　手术前准备主要是抗休克，其措施为：①保持呼吸道通畅、吸氧；②立即建立一条通畅的输液通路，并抽血行血型鉴定，交叉配血；③立即静脉快速滴注平衡盐溶液或右旋糖酐 500 ～ 1000 毫升，随即输血，多数患者血压能够回升；④安放留置导尿，记录每小时尿量；⑤放置胃管，接吸引器进行胃肠减压；⑥术前使用有效的抗生素，开放性腹部外伤者，应注射破伤风抗毒素。

3. 麻醉选择　腹腔内出血的伤员，以气管内插管全身麻醉较为安全，一般损伤可行连续硬膜外阻滞麻醉。

4. 手术要点

（1）手术切口　一般剖腹探查多采用正中或正中旁切口。

（2）探查步骤　剖腹探查手术要求动作迅速、准确、轻柔，既有重点，又要按一定次序进行，以免遗漏。特别要注意探查胃后壁，贲门附近，胰腺，十二指肠和升、降结肠后壁及外侧壁，结肠肝、脾曲部位，肠系膜连接处的肠壁等损伤。开腹后，可根据腹腔内容物判断哪一类内脏损伤，切开腹膜时，有大量血液自腹腔溢出，表示有实质性脏器或大血管破裂；有气体或消化道内容物溢出，表示胃肠道破裂；有胆汁样液体时，表示有胆道系统或十二指肠破裂；有粪样液体或粪臭时，表示有回肠下端或结肠损伤；有尿液或闻到尿味时，表示有输尿管或膀胱损伤。内脏损伤的处理是按"先止血，后修补"的原则，腹腔内的大量血液，应迅速吸出，并用手捧出血块，然后逐一检查实质脏器。探查的顺序：脾、肝、肠系膜，盆腔脏器，再切开胃结肠韧带进入网膜囊检查胰腺；如发现出血来自腹膜后，应切开后腹膜清除血肿，并探查肾脏及腹膜后大血管。找出出血点彻底止血。然后再顺序检查空腔脏器。从上腹部开始检查胃之前后壁，十二指肠、空肠，回肠逐段向下，最后检查结肠或直肠。发现胃肠壁破裂时，应暂时用肠钳夹住裂口，防止更多的胃肠内容物流入腹腔，待检查完毕后再行处理。一般先处理结肠和末端回肠的裂口，然后再处理胃和空肠。在火器伤中，必须找到伤道全程，以免遗漏伤情。对腹腔内的异物和失去活力的组织，血块均应清除，如污染严重，应用大量盐水冲洗腹腔，腹腔内置双套管引流负压吸引，并在腹膜外放置橡皮片引流。切口缝合，切口污染不严重者可分层缝合。切口污染严重，肠线缝合腹膜后，其余各层组织用金属线或粗丝作全层减张缝合以利切口引流，又可防止切口裂开。对腹壁有较大缺损无法缝合时，可用大网膜覆盖内脏，外用凡士林纱布缝于缺损腱膜、肌肉边缘以保护内脏，等纱布下有新生肉芽覆盖，即可拆除纱布。

（3）常见的腹部损伤处理

1）脾破裂的处理　脾破裂一经诊断，原则上应紧急手术处理。手术方式有脾切除术、保脾手术如脾纤维蛋白黏合剂黏合止血、脾破裂口修补、脾部分切除、脾动脉结扎、脾切除后自体皮片移植术。对于部分患者无休克或容易纠正的一过性休克，影像学检查证实脾破裂较局限、表浅，无其他腹腔脏器合并伤，可在严密观察生命体征、腹部体征、红细胞比容及影像学变化的条件下行非手术治疗。

2）肝破裂的处理　肝破裂的手术处理原则是彻底清创、确切止血、清除胆汁溢漏和建立通畅的引流。手术治疗方式有单纯缝合法、清创止血、肝动脉结扎、填塞止血、肝部分切除及门静脉修复等手术。对部分刺伤和钝挫伤、血流动力学稳定或经补充血容量后保持稳定的伤员,可在严密观察生命体征、腹部体征、红细胞比容及影像学变化的条件下行非手术治疗。

3)胰腺损伤的处理 胰腺损伤,伤情较轻、无腹膜刺激征者可用非手术治疗,有腹膜刺激征且伤情较重者均应积极手术探查。手术的目的是妥善止血、彻底清创、充分引流、控制胰腺外分泌及处理合并伤。手术中处理原则:①胰体部分破裂而主胰管未断者,可用丝线作褥式缝合修补术。②胰体尾部断裂者,可结扎头侧胰管断端并缝合断面,切除胰尾部分。③胰腺头部断裂者,结扎头侧主胰管断端并缝合断面,尾侧断端可与空肠 Roux-Y 吻合。④胰头损伤合并十二指肠破裂者,可施行十二指肠憩室化手术。⑤胰头严重毁损,无法修复时可行胰头十二指肠切除术。

4)胃损伤的处理 胃损伤手术方式:①挫伤血肿及非全层的撕裂伤:清除血肿、彻底止血、缝合裂伤。②胃裂伤缝合修补术。③胃幽门管破裂:可作幽门成形术。严重幽门损伤或幽门管完全横断者,清创后可行毕Ⅰ式胃十二指吻合术或毕Ⅱ式胃空肠吻合术。④胃部分切除术:仅用于大面积的胃撕裂伤、胃大块缺损或位于幽门的较大裂伤。

5)十二指肠损伤的处理 手术方式可酌情选用单纯修补术、带蒂肠片修补术、损伤肠段切除吻合术、十二指肠憩室化、胰头十二指肠切除术、浆膜切开血肿清除术等手术。

6)小肠破裂的处理 小肠损伤手术以简单修补为主。下列情况应采用部分小肠切除吻合术:①裂口较大或裂口边缘部肠壁组织挫伤严重者;②小肠管有多处破裂者;③肠管大部分或完全断裂者;④肠系膜损伤影响肠壁血循环者。

7)结肠破裂的处理 ①大多数结肠破裂者需先行结肠外置或修补后近端造瘘,待二期行关瘘术。②少数裂口小、腹腔污染轻、全身情况良好的患者可行一期修补或一期切除吻合术。

8)直肠损伤的处理 直肠损伤在腹膜反折以上,宜修补行乙状结肠双腔造瘘术,二期行关瘘术;损伤在腹膜反折以下,可引起严重的直肠周围感染,应充分引流直肠周围间隙并行乙状结肠造瘘术。

9)腹膜后血肿的处理 如腹膜后血肿大小无变化,可不予切开,因完整的后腹膜对血肿可起压迫作用。如血肿有扩展,应切开后腹膜,寻找破损血管,予以结扎或修补。剖腹探查如后腹膜已破损,则应探查血肿。

5. 术后处理

(1)术后体位 麻醉尚未完全清醒时取平卧位,清醒、血压正常后取半卧位,并尽量鼓励患者早期床上活动。在病情稳定后,宜早期下床活动,以防术后肠粘连。

(2)补液治疗及恢复饮食 术后禁食,静脉输入适量的液体和电解质溶液,维持营养和水电解质平衡。有贫血和低蛋白血症者要适当地输入血浆、全血或白蛋白,待胃肠功能恢复后,才能逐步口服流质、半流质食物。

(3)抗生素的应用 使用抗生素防治感染,一般延续到炎症消退为止。

(4)保持各引流管引流通畅,并注意引流液颜色和量,腹腔引流物应在术后 4～5 天取出。为止血用的填塞物,可在术后 4～5 天每天抽出一小段,10～12 天完全取出。

四、疗效及预后评估

(一)疗效评估

1. 治愈 腹腔内脏损伤修复,术后症状体征消失,切口愈合,无并发症。

2. 好转 经手术治疗后一般状况好转,伤口感染或窦道形成。或形成空腔脏器瘘,需二期手术处理。

（二）预后评价

1. **单纯性腹壁损伤**　一般预后良好。

2. **实质性脏器损伤**　肝、脾、肾、肠系膜等腹内实质性脏器损伤后主要为内出血，经补充血容量、预防感染和（或）手术等治疗，疗效较好，可康复出院，如有并发症则康复时间长，甚至预后不良。严重肝破裂的死亡率极高，早期主要死于失血性休克，晚期主要死于胆汁化脓性腹膜炎或继发性出血与感染。单纯脾破裂的死亡率为10%，若有多发伤，死亡率可达15%～25%。胰腺损伤常并发胰瘘，死亡率可高达20%左右，死亡的主要原因是难以控制的大出血或所造成的休克、败血症和多器官功能衰竭。

3. **空腔脏器损伤**　肠、胃、胆囊、膀胱等空腔脏器损伤主要表现为腹膜炎，多数伤者术后恢复良好，少数出现肠瘘或吻合口瘘、腹腔脓肿等并发症。一般空腔脏器损伤诊断往往较为及时，手术治疗后预后较好，十二指肠损伤属于腹内脏器的严重损伤，诊断和处理较为困难，死亡率可高达10.0%～27.8%。结肠损伤如诊断处理不及时，也可因出现严重感染而死亡。

五、出院医嘱

1. 改善生活质量，合理加强营养，注意休息，加强功能练习，术后3个月内避免过度劳累或重体力劳动。

2. 根据不同脏器损伤，进行相关的复查。如肝、肾、胰腺等腹内实质性脏器损伤术后需注意复查肝功能、肾功能、尿常规、血尿淀粉酶、B超等。

第十四章　腹腔感染

第一节　急性腹膜炎

一、疾病概述

急性腹膜炎是由细菌感染、化学刺激或损伤所引起的炎症反应。多数是继发性腹膜炎，源于腹腔的脏器感染、坏死穿孔、外伤等。其主要临床表现为腹痛、腹部压痛、腹肌紧张，以及恶心、呕吐、发热、白细胞升高，严重时可致血压下降和全身中毒性反应，如未能及时治疗可死于中毒性休克。部分患者可并发盆腔脓肿、肠间脓肿、膈下脓肿、髂窝脓肿及粘连性肠梗阻等。

二、诊断策略

（一）病史采集要点

1. 主诉　腹痛伴恶心、呕吐、发热等。

2. 现病史　继发性腹膜炎病因多种多样，病史各不相同。其常见病因有急性阑尾炎穿孔、消化道溃疡穿孔、外伤性肠破裂等，都有原发病的演变及外伤病史，应详细询问其病史特点：腹痛的部位、性质、有无转移及放射；腹痛持续时间，其加重或缓解的因素等；呕吐物的性质和量；腹痛与发热的先后关系等。

3. 既往史　询问有无消化性溃疡、阑尾炎等病史。

（二）体检要点

1. 一般情况　多为急性病容，体温升高。病情恶化时体温可不升，脉搏细速，注意血压、脉搏，是否处于休克状态。

2. 腹部检查　腹式呼吸受限，常呈屈曲体位。可见板样腹，腹部有明显压痛、反跳痛、肌紧张，以原发病处最明显。腹肌紧张程度与患者胖瘦、年龄、病因、感染性质等有关。叩诊可因结肠、小肠充气而呈鼓音，胃肠道穿孔，肝浊音区可缩小或消失，腹腔积液多时，可出现移动性浊音，听诊肠鸣音减弱或消失。

（三）辅助检查

1. 实验室检查　血常规检查可发现白细胞计数增高（＞12×10^9/L），中性粒细胞比例增高（＞80%），年老体弱者及病情极重者也可能不增高，仅有中性粒细胞比例升高或毒性颗粒出现。进一步可做血培养及腹腔穿刺液培养和药敏试验等检查。

2. X线检查　腹部X线检查可见肠腔普遍胀气并有多个小气液面等肠麻痹征象，胃肠穿孔时，立位片多数可见膈下游离气体存在。体质衰弱的患者，或因有休克而不能站立的患者，行侧卧拍片也能显示有无游离气体存在。

3. B超检查　可发现腹腔内积液，了解肝、胆、胰、脾状况，确定有无胆石症，胆囊是否肿大，胰腺是否肿大，轮廓是否清晰等。

4. CT检查　CT对于确定腹腔内少量积气及判断手术时机价值较大。腹腔脓肿显示为边界清楚的圆形或椭圆形低密度影，有异常气体聚积，周围脂肪间隙消失，胃肠道被推挤等。

5. 诊断性腹腔穿刺　多选择右下腹，根据穿刺抽出液体的性质、颜色、气味和涂片检查来确定腹膜炎病因。也可做细菌培养。腹腔抽出的液体大致有透明、混浊、脓性、血性和粪水样几种。结核性腹膜炎为草黄色透明黏性。上消化道穿孔为黄绿色混浊液，含有胃液、胆汁。急性阑尾炎穿孔为稀薄带有臭味脓液。而绞窄性肠梗阻肠坏死，可抽出血性异臭液体。急性出血坏死性胰腺炎可抽出血性液，而且胰淀粉酶定量很高。若腹腔穿刺为完全新鲜不凝血则考虑为腹腔内实质性脏器损伤。一般空腔脏器穿孔引起的腹膜炎多是杆菌为主的感染。只有原发性腹膜炎是球菌为主的感染。如果腹腔液体在100ml以下，诊断性腹腔穿刺不易成功，可进一步行诊断性腹腔灌洗术检查。

6. 腹腔镜检查　腹腔镜可兼作诊断与治疗之用，诊断不明时可选用。

（四）诊断

1. 病史　有突发腹痛或在原有腹痛的基础上突然加重的病史。原发性腹膜炎常发生于儿童呼吸道感染期间，患儿突然腹痛、呕吐、腹泻，并出现明显的腹部体征，病情发展迅速。而继发性腹膜炎的病因很多，如急性阑尾炎穿孔、溃疡病穿孔、急性胆囊炎穿孔、创伤性胃肠破裂等。

2. 临床表现　腹痛剧烈，多为持续性，伴有恶心、呕吐。有腹部肌紧张、压痛及反跳痛等。幼儿、老人和体弱者腹部体征可不明显。肠鸣音减弱或消失。

3. 辅助检查　血常规检查白细胞计数增高，中性粒细胞比例增高。X线、B超、CT等检查发现腹腔积液或原发病变。或腹腔穿刺阳性。

（五）鉴别诊断

1. 内科疾病　有不少内科疾病具有与腹膜炎相似的临床表现，如肺炎、胸膜炎、心包炎、冠心病等都可引起反射性腹痛，疼痛也可因呼吸活动而加重。因此，呼吸短促、脉搏变快，有时出现上腹部腹肌紧张而被误认为腹膜炎。但详细追问疼痛的情况，细致检查胸部，加以腹部缺乏明显和肯定的压痛及反跳痛，且体征限于一侧，不超过中线，即可作出判断。急性胃肠炎、痢疾等也有急性腹痛、恶心、呕吐、高热、腹部压痛等，易误认为腹膜炎，但有饮食不当的病史、腹部压痛不重、无腹肌紧张、听诊肠鸣音增强等，均有助于排除腹膜炎的存在。其他，如急性肾盂肾炎、糖尿病酮症酸中毒、尿毒症等也均可有不同程度的急性腹痛、恶心、呕吐等症状，但此类患者腹痛前常先有高热，体检全腹有压痛，但肌紧张不明显，无腹膜炎的典型体征。

2. 急性肠梗阻　多数急性肠梗阻具有明显的阵发性腹部绞痛、肠鸣音亢进、腹胀，而无肯定压痛及腹肌紧张，易与腹膜炎鉴别。但如梗阻不解除，肠壁水肿淤血，肠蠕动由亢进转为麻痹，临床可出现肠鸣音减弱或消失，易与腹膜炎引起肠麻痹混淆。除细致分析症状及体征，并通过腹部X线摄片和密切观察等予以区分外，必要时需作剖腹探查，才能明确。

3. 急性胰腺炎　水肿性或出血坏死性胰腺炎均有轻重不等的腹膜刺激症状与体征，但并非腹膜感染。在鉴别时，血清或尿淀粉酶升高有重要意义，从腹腔穿刺液中测定淀粉酶值有时能肯定诊断。

4. 腹腔内或腹膜后积血　各种病因引起腹内或腹膜后积血，可以出现腹痛、腹胀、肠鸣音减弱等临床现象，但缺乏压痛、反跳痛、腹肌紧张等体征。腹部 X 线摄片、腹腔穿刺和观察往往可以明确诊断。

5. 腹膜后炎症　多为肾周炎、肾盂积脓、结肠周围炎或腹膜后位阑尾炎。这些疾病引起前腹壁的触痛和肌紧张较轻，有腰大肌刺激征及腰背叩击痛。肾脏 B 超检查有一定价值。

6. 脊柱和脊髓病变　脊髓痨、脊柱结核可引起腹痛，无明显肌紧张或肠鸣音消失，无急性全身感染症状。

7. 其他　泌尿系统结石症引起的腹痛多呈突然发作，为阵发性剧烈绞痛，可向会阴部、外生殖器放射，沿输尿管径路有深压痛，可有血尿，尿中有大量的红细胞，B 超或 X 线检查可发现结石。

三、治疗策略

（一）治疗原则

去除引起腹膜炎的病因，并彻底清洗吸尽或引流腹腔内脓液和渗出液，或促使渗出液尽快吸收、局限。

（二）治疗方法

1. 非手术治疗

（1）适应证　①原发性腹膜炎或盆腔器官感染引起腹膜炎；②急性腹膜炎的初期尚未遍及全腹，或因机体抗病力强，炎症已有局限化的趋势，临床症状也有好转，可暂时不急于手术。③急性腹膜炎病因不明，病情也不重，全身情况也较好，腹腔积液不多，腹胀不明显，可以采取短期的非手术治疗并进行观察（一般 4 ～ 6 小时）。观察其症状、体征和化验，以及特殊检查结果等，然后根据检查结果和发展情况决定是否需要手术。

（2）非手术治疗方法

①体位　在无休克时，患者应取半卧位。半卧位时要经常活动两下肢，改换受压部位，以防发生静脉血栓形成和褥疮。

②禁食　对胃肠道穿孔患者必须绝对禁食，以减少胃肠道内容物继续漏出。对其他病因引起的腹膜炎已经出现肠麻痹者，进食能加重肠内积液、积气，使腹胀加重。必须待肠蠕动恢复正常后，才可开始进饮食。

③胃肠减压　有胃肠道梗阻或胃肠道穿孔需胃肠减压，可以减轻胃肠道膨胀，改善胃肠壁血运，减少胃肠内容物通过破口漏入腹腔，是腹膜炎患者不可少的治疗。

④静脉输入晶胶体液　腹膜炎禁食患者必须通过输液以纠正水电解质和酸碱失调，防治休克。

⑤补充热量与营养　急性腹膜炎患者，其代谢率为正常的 140%，每日需要热量达 3000 ～ 4000 千卡。除输葡萄糖供给部分热量外，尚需输给复方氨基酸液以减轻体内蛋白的消耗，对长期不能进食的患者应考虑深静脉高营养治疗。

⑥抗生素的应用　由于急性腹膜炎病情危重且多为大肠杆菌和粪链球菌所致的混合感染，早期即应选用大量广谱抗生素，之后再根据细菌培养结果调整。

⑦镇痛　对于诊断已经明确，治疗方法已经决定的患者，为减轻患者痛苦，可适当地应用镇静止痛药如哌替啶或吗啡等。但如果诊断尚未明确，患者还需要观察时，不宜用止痛药，以免掩

盖病情。

2. 手术治疗

（1）手术适应证 ①腹腔内原发病灶严重者，如腹内脏器损伤破裂、绞窄性肠梗阻、炎症引起肠坏死、肠穿孔、胆囊坏疽穿孔、术后胃肠吻合口瘘所致腹膜炎；②弥漫性腹膜炎较重而无局限趋势者；③患者一般情况差，腹腔积液多，肠麻痹重，或中毒症状明显，尤其是有休克者；④经保守治疗（一般不超过12小时），腹膜炎症与体征均不见缓解，或反而加重者；⑤原发病必须手术解决的，如阑尾炎穿孔，胃、十二指肠穿孔等。

（2）手术方式

①清除病灶、去除病因 感染源消除得越早，则预后越好，原则上手术切口应该越靠近病灶的部位越好，以直切口为宜，便于上下延长，并适合于改变手术方式。探查要轻柔细致，尽量避免不必要的解剖和分离，防止因操作不当而引起感染扩散。对原发病灶要根据情况做出判断后再行处理，如胃十二指肠溃疡穿孔时行穿孔修补术，坏疽性阑尾炎和胆囊炎应予切除，若局部炎症严重，解剖层次不清或病情危重而不能耐受较大手术时可简化操作，只做病灶引流或造瘘术，待全身情况好转、炎症愈合后3～6个月来院做择期胆囊切除或阑尾切除术。对于坏死肠段必须切除。条件实在不允许时可做坏死肠段外置术。

②清理腹腔 在消除病因后，应尽可能地吸尽腹腔内脓汁，清除腹腔内食物和残渣、粪便、异物等。若有大量胆汁，胃肠内容物严重污染全腹腔时，可用大量生理盐水进行腹腔冲洗，冲洗到水清亮为止，若患者体温高时，亦可用4～10℃的生理盐水冲洗腹腔，兼能收到降温效果。当腹腔内大量脓液已被形成的假膜和纤维蛋白分隔时，必须将假膜和纤维蛋白等分开，去除以达到引流通畅的目的。

③引流 引流的目的是使腹腔内继续产生的渗液通过引流物排出体外，以便残存的炎症得到控制、局限和消失，防止腹腔脓肿的发生。弥漫性腹膜炎手术后，只要清洗干净，一般不须引流。但在下列情况下必须放置腹腔引流：坏疽病灶未能切除，或有大量坏死组织未能清除时；坏疽病灶虽已切除，但因缝合处组织水肿影响愈合，有漏的可能时；腹腔内继续有较多渗出液或渗血时；局限性脓肿。通常采用的引流物有烟卷引流、橡皮管引流、双套管引流、潘氏引流管、橡皮片引流，引流物一般放置在病灶附近和盆腔底部。

（3）术后处理

1）一般处理 术后患者取半卧位，以便脓液流入盆腔。鼓励患者尽早下床活动，注意呼吸道管理，协助拍背，鼓励咳嗽。输液、补充营养及维持水、电解质平衡。术后继续胃肠减压至排气，应用有效抗生素。

2）并发症处理

①脓肿 急性腹膜炎发病过程中，感染可由大网膜、肠袢和纤维蛋白等相互粘连所包围，形成脓肿，大都位于膈下、左右下腹及盆腔等处。如腹膜炎症状好转，而持续发热、有胃肠道症状，应注意局限性脓肿形成。体检早期全身状况良好，但多有痛苦面容，病程较长者消瘦，营养状况差。腹部检查可有不同程度的腹胀、膈下脓肿，盆腔脓肿多无腹部压痛，肠间隙脓肿可有腹部压痛，但不易触及腹部包块。膈下脓肿可有季肋部或背部叩痛。小网膜囊脓肿上腹正中有压痛，肠鸣音不规则或减弱。盆腔脓肿患者可触及直肠前饱满，有压痛及波动感。实验室检查白细胞计数增多、中性粒细胞比例增高，血培养可为阳性。X线检查膈下脓肿可见患侧胸腔积液，基底部肺不张或肺炎。腹部X线平片有肠麻痹表现。脓腔含气时可见一液气平。腹部B超和CT检查可明确诊断。治疗主要为穿刺引流，必要时可手术引流。

②肠梗阻　腹膜炎渗出液中的纤维蛋白如未被吸收，经过相当时间后，形成纤维粘连或系带，可引起部分或完全性肠梗阻，如为完全性肠梗阻，必要时须再次手术。

四、疗效及预后评估

（一）疗效评估

1. 痊愈　去除了原发病，腹膜炎症状消失，切口一期愈合。
2. 好转　症状缓解，需进一步治疗。
3. 无效　症状未缓解，或术后有严重的并发症，视为无效。需进一步明确病因，选择最佳治疗方法。

（二）预后评估

继发性腹膜炎大多数患者经过手术或非手术治疗后病情明显好转或痊愈。死亡率小于 3%。但如果不能控制原发病灶，病死率可能超过 40%。肝硬化患者发生原发性腹膜炎后，病死率可达50%，主要死于肝衰竭，免疫功能受抑制的患者病死率亦高，儿童患者的病死率较低。

五、出院医嘱

1. 治疗病因　胃十二指肠溃疡患者需要抗酸治疗；急性胰腺炎非手术治疗后，对原有胆道疾病者，建议发作 3 个月后，行手术治疗。
2. 纠正不良生活习惯　进食不定时、定量和暴饮暴食等引起溃疡及多种消化系疾病，应告诫患者改正不良生活习惯。
3. 门诊复查　门诊定期复查，了解病情变化，及时处理。

第二节　腹腔脓肿

一、疾病概述

感染的液体积于腹腔内称之为腹腔脓肿，常见于胃肠道穿孔、腹部手术后、穿通性外伤及泌尿生殖系统的感染。约 1/3 的病例发生于急性化脓性腹膜炎术后，脓肿可位于脏器周围、肠系膜及肠管间。腹腔脓肿按所在部位又可分为膈下脓肿、盆腔脓肿、肠间脓肿。

二、诊断策略

（一）病史采集要点

1. 主诉　腹痛、腹胀、发热、里急后重或尿频、尿急。
2. 现病史　询问近期有无腹膜炎或腹部手术史。发热的程度、持续时间；是否有腹痛、腹胀、腹泻或里急后重、黏液便、尿频、尿急等症状。
3. 既往史　是否有糖尿病、胃十二指肠溃疡、阑尾炎、附件炎等病史。

（二）体检要点

1. 一般情况　发热、热型。精神状态，病程长者可有消瘦。发生败血症或感染性休克时，患者冷漠、烦躁、心慌、气促、尿少、四肢厥冷。

2. 腹部检查　肠间脓肿可有腹部压痛但不易触及腹部包块，膈下及盆腔脓肿多无压痛，膈下脓肿可有季肋部及背部叩痛。

3. 直肠指诊　盆腔脓肿可触及直肠饱满，有触痛及波动感。

（三）辅助检查

1. 实验室检查　白细胞计数增高，中性粒细胞比例增加，血糖升高，可有肝肾功能的异常，但无特异性。多次血培养阳性诊断价值较大。

2. X线检查　患者取立位，从前后和侧位拍片，可发现病侧横膈运动消失或减弱，示有膈下感染，但不一定积脓。还可发现病侧横膈抬高，和肋膈角消失，肺野模糊，表示有反应性胸腔积液或肺实质变化，可以看到膈下有气液面，约10%的膈下脓肿有产气菌的感染，及胃、十二指肠穿孔之气体，左膈下脓肿可见胃受压移位。肠间脓肿腹部平片可有肠麻痹表现。

3. B超检查　B超可明确显示脓腔大小、部位、深浅度、数目，又可在B超引导下做穿刺抽脓或将穿刺点标于体表做诊断性穿刺。

4. CT检查　CT准确性较高，可行定性定位诊断。它不受肠气干扰及手术切口的限制，特别在增强时可显示出内脏器官与脓肿的区别。

（四）诊断

1. 诊断依据

（1）病史方面有腹腔感染经积极治疗原发病后，病情一度好转，随后又出现感染征象时，应高度怀疑腹腔内脓肿。

（2）患者有腹痛、腹胀、发热、里急后重或尿频、尿急等表现。

（3）体检肠间脓肿可有腹部压痛但不易触及腹部包块，膈下及盆腔脓肿多无压痛，膈下脓肿可有季肋部及背部叩痛。盆腔脓肿可触及直肠饱满，有触痛及波动感。

（4）白细胞计数和中性粒细胞比例明显增高。

（5）影像学检查彩超、CT等显示腹腔有局限性积液。

2. 临床类型

（1）膈下脓肿　凡是脓液积聚在横膈下的任何一处均称为膈下脓肿。膈下脓肿诊断标准：①毒血症状如出现持续发热、乏力；②上腹部疼痛；③膈下和季肋区有叩击痛、压痛；④患侧的呼吸动度变小；⑤肝浊音界升高；⑥约25%的病例脓腔中含有气体；⑦患侧肺底部呼吸音减弱或消失；⑧白细胞计数升高及中性粒细胞比例增加。

（2）盆腔脓肿　盆腔位于腹膜最低部位，盆腔脓肿的全身中毒症状较轻，而局部症状相对显著，一般表现体温弛张不退或下降后又回升，有里急后重即下腹坠胀不适感，大便次数增多，粪便常带有黏液，尿频和排尿困难等征象。直肠指诊可发现肛管括约肌松弛，直肠前壁可扪及包块有触痛，有时有波动感。

（3）肠间脓肿　由于脓肿周围有较广泛的粘连，常伴发不同程度的粘连性肠梗阻，如脓肿穿入肠管或膀胱，则形成内瘘，脓液随大小便排出。临床上可表现有弛张热，腹胀或不完全性肠梗阻，有时可扪及压痛包块。脓液被包围在肠管、肠系膜与网膜之间，可形成单个或多个大小不等的脓肿。B超可以测出脓腔部位、大小和数目。

（五）鉴别诊断

1.腹腔残余感染　如膈下或肝下感染处于蜂窝组织炎期，有膈下或肝下脓肿相似的症状和体征，但影像学检查不能显示明显的脓肿形态。

2.肝脓肿　多发性散在肝脓肿影像学检查不难显示。靠近横膈的单一肝脓肿则不易鉴别。有时由于脓肿的穿破、扩散，膈上和膈下、肝内和肝外可以同时有脓肿存在。

三、治疗策略

（一）治疗原则

根据脓肿所在位置及患者的全身状况，采用手术切除并引流或经皮肤穿刺置管引流。盆腔脓肿和肠间脓肿可行抗生素治疗，同时辅以物理治疗。肠间脓肿非手术治疗无效或出现梗阻时可考虑手术治疗。

（二）治疗方法

1.经皮肤穿刺引流　适用于单个、表浅、局限且无内瘘的脓肿。在B超或CT定位下，穿刺针穿入脓腔内，吸出脓液同时送培养，并置入一尽可能粗的引流管至脓腔。术后每日用生理盐水或抗生素溶液灌洗，直至脓腔容纳灌洗液量少于10ml，且经B超或CT检查证实脓肿缩小后，即可拔除引流管。此方法不宜用于多发性深部、坏死组织较多、脓液稠厚的脓肿。并发症包括败血症、瘘道形成、出血、感染播散至腹腔其他部位等。

2.切开引流　不适宜穿刺引流或穿刺引流效果不佳者可采用此方法。根据B超、CT确定脓肿位置后，选择不同的手术切口。

（1）前腹壁肋缘下切口　适用于右腹下、右肝下及左膈下脓肿。在硬膜外麻醉下，切开腹壁至腹膜，经穿刺确定脓肿位置后，用血管钳沿穿刺针位置插入脓腔，撑开脓肿壁，吸尽脓液，用含抗生素的生理盐水低压灌洗脓腔，然后置入一双套管低负压吸引，术后定时灌洗。

（2）后腰部切口　适用于右肝下、左膈下背侧的脓肿。沿第12肋作切口，或切除12肋，进入腹膜后间隙，穿刺证实脓肿后，切开脓肿吸尽脓液，灌洗后置入一双套管低负压吸引，术后定时灌洗。

（3）盆腔脓肿可经直肠或阴道后穹隆穿刺，确定脓肿位置后，切开一小口，放置乳胶管引流。

（4）腹腔脓肿切开引流术　肠间脓肿较小的脓肿可用抗生素治疗，待其自行吸收；如脓肿较大或出现完全性肠梗阻时需手术治疗，术中多见肠管粘连严重，分离时极易分破肠管导致肠瘘，需仔细解剖。

四、疗效及预后评估

（一）疗效评估

1.治愈　治疗后症状、体征消失，无并发症。
2.好转　治疗后症状、体征减轻。

（二）预后评估

腹腔脓肿患者的病死率主要取决于原发病的严重程度，诊断和处理是否及时，引流是否充分。膈下深部脓肿或腹腔多发脓肿预后差，病死率为 25% ～ 40%。经治疗仍长期存在腹腔残余脓肿的患者，预后极差，病死率可达 30%。

五、出院医嘱

1. 加强营养，注意休息。
2. 定期复查，不适随诊。
3. 如有腹壁窦道形成，可行窦道造影检查并择期行窦道切除。

第十五章　胃十二指肠疾病

第一节　胃十二指肠溃疡

一、疾病概述

　　胃、十二肠溃疡是一种界限清楚的局限性黏膜组织缺损，累及黏膜、黏膜下层和肌层，治愈后遗留瘢痕。十二指肠溃疡（DU）发病率明显高于胃溃疡（GU），但在一些西方国家这种差异有逐渐减小的倾向。传统认为，胃酸和胃蛋白酶的消化作用是溃疡形成的基本因素，因此称之为消化性溃疡（PU）。近年来认为本病病因是多因素的，是全身疾病的局部表现，是多种因素共同作用的结果。消化性溃疡的发生是因胃酸、胃蛋白酶（损害因素）和黏膜保护因素间的失衡造成的。幽门螺杆菌（Hp）感染和非甾体类抗炎药物（NSAIDs）的应用也是溃疡形成的重要因素。此外，遗传、体质、吸烟、精神、神经、体液和应激等也与消化性溃疡的发生有关。外科治疗主要用于急性穿孔、出血、幽门梗阻或药物治疗无效的患者及胃溃疡恶性变等情况。

二、诊断策略

（一）病史采集要点

　　1. 主诉　慢性周期性上腹部饱胀、疼痛，进食后恶心、呕吐。
　　2. 现病史　询问腹痛特点，有无慢性周期性上腹部疼痛，疼痛与饮食关系，是空腹痛还是餐后痛。疼痛的节律性：DU 进食→疼痛缓解→疼痛（多为空腹痛，可伴有夜间疼痛）。GU：进食→疼痛→缓解（多为餐后痛，一小时左右发作）。有无反酸、嗳气、食欲不振、进食后饱胀、恶心、呕吐等伴随症状。呕吐的特点，持续时间，与进食的关系，能否缓解，呕吐物的性状和量，是否呕吐隔夜宿食，是否含有胆汁。有无呕血和（或）黑便史。有呕血和黑便时，应注意有无头晕、冷汗、心悸、血压下降、脉率增快等表现。症状与情绪、季节有无关系，有无规律，发作间隔时间，药物治疗效果如何。注意患者近期体重变化，大便次数及性状，有无头晕、乏力、血红蛋白或红细胞进行性下降等表现。

　　3. 并发症评估
　　（1）出血　发生率 15%～25%，其中 DU 多于 GU。临床表现为呕血、黑便和失血，多数可找出诱因，出血后疼痛减轻。
　　（2）穿孔　可分急性、慢性和亚急性穿孔。穿透性溃疡是指溃疡深至浆膜层时，与邻近组织发生粘连，穿孔时胃内容物不流入腹腔，称为慢性穿孔。急性穿孔时表现为突发上腹部剧痛，呈刀割样，从上腹部开始很快扩散到全腹，伴有恶心、呕吐、出冷汗、四肢发冷、脉搏细速等。
　　（3）幽门梗阻　常为十二指肠溃疡的并发症，幽门管或近幽门的胃溃疡也有发生，溃疡引起幽门梗阻的因素有痉挛、炎性水肿、瘢痕三种。瘢痕性梗阻突出表现为进行性上腹饱胀不适和呕吐酸宿食。瘢痕性梗阻需通过外科手术予以解除。

（4）癌变　多见于 45 岁以上患者，新近出现上腹疼痛，或者上腹疼痛的规律性发生改变，内科治疗无效。

4. 既往史　询问患者既往是否有类似发作史，有无胆囊炎或胆囊结石病史。

（二）体检要点

1. 一般检查　体形，营养状况，有无贫血。溃疡大出血者注意检查生命体征，呕血及大便的量。
2. 腹部检查　缓解期无明显体征，发作期上腹部有稳定而局限的压痛点，胃溃疡压痛点多在剑突下或其左方，十二指肠溃疡压痛多偏向右侧。压痛多较局限，且浅表。幽门梗阻时可见胃型、胃蠕动波、振水音。急性穿孔时有压痛，肌紧张、反跳痛等腹膜炎体征，肝浊音界消失或缩小，移动性浊音，肠鸣音减弱或消失。大出血时腹胀，肠鸣音活跃。

（三）辅助检查

1. 内镜检查和黏膜活检　可在直视下观察病变的部位、大小、深度，有无坏死和出血，组织活检可确定病理性质，通过胃镜还能对幽门螺杆菌进行检查。内镜下溃疡多呈圆形或椭圆形，底部平整，覆盖有白色或灰白色苔膜，边缘整齐，周围黏膜充血、水肿，分活动期（A1、A2），愈合期（H1、H2）和瘢痕期（S1、S2）。

2. 幽门螺杆菌（Hp）检测
（1）侵入性试验　快速尿素酶试验（首选）、黏膜涂片染色、组织学检查、微需氧培养。
（2）PCR 非侵入性试验　^{13}C、^{14}C 尿素呼气试验（根除治疗后复查的首选方法）、血清学试验。

3. 胃液分析　GU 胃酸分泌正常或低于正常，部分 DU 胃酸分泌增高。胃液分析 PU 的诊断与鉴别诊断价值不大，主要用于胃泌素瘤的辅助诊断。胃酸、胃泌素同时升高，基础胃酸分泌量（BAO）> 15mmol/h，最大胃酸分泌量（MAO）> 60mmol/h，BAO/MAO > 60%，提示有胃泌素瘤可能。

4. 血清胃泌素测定　血清胃泌素一般与胃酸分泌成反比，胃酸低，胃泌素高；胃酸高，胃泌素低。胃泌素瘤时，两者同时升高，胃泌素 > 200pg/ml，常 > 500pg/ml。PU 时血清胃泌素稍高，无诊断意义。

5. X 线钡餐双重造影　胃溃疡可表现为龛影或壁龛形成，十二指肠溃疡可出现球部变形等。在透视下还可见到十二指肠球部激惹现象、幽门痉挛、胃蠕动增强、胃液过多和滞留。

6. B 超、CT 检查　对溃疡发生穿孔或梗阻有一定意义。

（四）诊断

1. 诊断依据
（1）慢性周期性上腹部饱胀、疼痛，进食后恶心、呕吐等表现。
（2）X 线钡餐检查：80% ～ 90% 有阳性发现。直接征象：溃疡龛影（发现溃疡龛影可确诊）。间接征象：激惹、局部压痛、变形、胃大弯侧痉挛性切迹不能作为确诊依据。
（3）内镜检查和黏膜活检可以确诊。
2. 胃十二指肠溃疡有关并发症的诊断
（1）胃十二指肠溃疡大出血
①病史　有典型的溃疡病史，或既往有消化性溃疡病史，突然出现呕血或黑便，伴周身无力、

心慌、口渴、皮肤黏膜苍白等低血容量表现。

②实验室检查　血红蛋白和红细胞降低。

③急诊胃镜检查　发现溃疡灶出血，DSA 检查发现某一支血管的出血。

（2）胃十二指肠溃疡穿孔

①既往有溃疡病史。

②突然出现上腹部剧痛，并很快蔓延至全腹。

③体检有腹膜刺激征，肝浊音界缩小或消失。

④站立位 X 线检查可见膈下游离气体。

（3）胃十二指肠溃疡瘢痕性幽门梗阻

①有长期溃疡病史的患者和典型的胃潴留及呕吐症状。

②清晨胃肠减压，可抽出大量酸臭味液体和食物残渣。

③X 线或胃镜检查，可证实幽门梗阻，并确定是否为机械性。

（五）鉴别诊断

1. **功能性消化不良（胃神经官能症）**　有消化不良的症状，无器质性病变病情明显受精神因素影响，常伴有消化道以外的神经官能症，心理治疗、安定剂、对症处理常能收效。X 线、内镜检查为阴性结果。

2. **慢性胆囊炎和胆石症**　疼痛与进食油腻食物有关，疼痛位于右上腹，疼痛往往向右肩背部放射，可伴有发热、黄疸，B 超、内镜或经内镜逆行胰胆管造影（ERCP）检查有助鉴别。

3. **胃下垂**　有慢性上腹疼痛，但无明显周期性和节律性，且疼痛性质和程度常有变化；身体较弱，瘦长无力型，同时伴有肝肾下垂。X 线钡餐检查胃小弯最低点在髂嵴水平以下。

4. **肥厚性胃炎**　其症状和实验室检查常与十二指肠溃疡相似，X 线和胃镜可帮助确诊。

5. **胃癌**　疼痛无节律性，但病情呈进行性、持续性发展，上腹部包块，体重下降，内科药物疗效不佳，借助内镜加活检或钡餐造影（GI）区别。怀疑恶性溃疡一次活检阴性者，短期内复查并再次活检。强力抑酸剂治疗后，溃疡缩小或愈合不能排除恶性溃疡。胃癌晚期可出现恶病质，有淋巴结转移，可发现腹部包块、腹水。直肠指诊直肠膀胱陷凹处可触及转移结节。

6. **胃泌素瘤（Zollinger-Ellison 综合征）**　胰腺非 B 细胞瘤分泌大量胃泌素所致，肿瘤一般很小（＜1cm），生长缓慢，半数为恶性、多发性溃疡，溃疡发生于不典型部位，难治。高胃酸分泌，空腹血清胃泌素＞200pg/ml，常＞500pg/ml。

7. **钩虫病**　钩虫寄生于十二指肠，可引起十二指肠炎、渗血，甚至出现黑便，症状可类似十二指肠溃疡。胃镜在十二指肠降部可找到钩虫和出血点。凡来自农村而有消化不良及贫血者，应常规大便检查寻找钩虫卵，阳性者进行驱虫治疗。

8. **胃十二指肠溃疡并发大出血时应与下列疾病鉴别：**

（1）**门静脉高压、食管或胃底静脉破裂出血**　多以呕血为主，往往量大，为新鲜全血或血块，便血多在呕血之后。有血吸虫病或接触史、慢性肝炎史、肝脾肿大史，检查可有腹壁静脉怒张、皮肤有蜘蛛痣、巩膜黄染等体征。全血，尤其是血小板及白细胞计数减少，钡餐检查可见食管胃底静脉曲张。

（2）**胃癌出血**　呕血多为黑褐或黑红胃液，多为小量出血。有胃病史，可有消瘦贫血，胃痛多为胀痛，或刺痛，少数上腹部可触及肿块。钡餐检查或胃镜检查可发现胃癌。

（3）**胆道出血**　可有胆道感染、胆道蛔虫史，寒战发热，周期性出血，出血时可伴胆绞痛，或黄疸，接着出现冷汗、心慌，以后出现黑便为主，呕血不多，或无。肝脏常有肿大，胆囊可能触得，右上腹常有压痛；B超示胆囊肿大；出血期十二指肠镜检查可能有阳性发现。

（4）Mallory-Weiss综合征　即食管贲门黏膜撕裂综合征，出血前有剧烈呕吐，严重者可出现失血性休克表现，仅少数患者出血量不多，仅为黑便而无呕血。大部分患者表现为无痛性呕血。急诊内窥镜检查有助于诊断。

9. 胃十二指肠溃疡并发急性穿孔时应与下列疾病鉴别：

（1）急性胰腺炎　也表现为突然出现的上腹部剧痛，伴有呕吐和腹膜刺激征。但疼痛多在中上腹，呈横条状，向腰背部放射。X线检查无膈下游离气体，血清淀粉酶超过500索氏单位。

（2）急性胆囊炎　为右上腹剧烈绞痛或持续性疼痛阵发性加重，向右肩部放射，伴畏寒发热。体检主要表现为右上腹局部压痛、反跳痛，Murphy征阳性。B超提示胆囊炎和（或）结石。

（3）急性阑尾炎　溃疡穿孔的漏出物顺右结肠旁沟流至右下腹，类似急性阑尾炎的转移性右下腹痛。但转移性右下腹痛的确切含义是指原中上腹或脐周疼痛缓解或消失而代之以阑尾部位即右下腹痛。胃十二指肠溃疡穿孔其特点是突发右上腹剧痛后迅速涉及右下腹，是疼痛和压痛范围的扩大，并非是疼痛部位的转移。原发病灶部位的疼痛和压痛只有加剧，不可能减轻或消失。且阑尾炎的压痛主要在右下腹麦氏点，也没有气腹。X线及B超有助于鉴别。

（4）胃癌急性穿孔　进展期胃癌溃疡较深时可发生急性穿孔，临床表现同消化性溃疡穿孔。其特点：①患者年龄较大，可有进展期胃癌表现，有时上腹部可扪及肿块。腹水、锁骨上淋巴结肿大、直肠指诊扪及膀胱直肠陷窝肿块。② CT检查示胃壁局限性增厚。

（5）肝癌自发性破裂　原发性肝癌大约10%会发生自发性破裂出血，多发生在巨块型肝癌时。可表现为右上腹疼痛并迅速扩散至全腹，全腹压痛、肌紧张，反跳痛，以右上腹明显，类似溃疡病穿孔表现，但患者有乙型肝炎、肝硬化病史，可以有轻微的不自觉的外伤史，可伴有失血性休克表现，检查肝区叩痛，肝大，辅助检查：腹腔穿刺可抽出不凝血，B超、CT检查可提示肝脏实性占位性病变。

10. 胃十二指肠溃疡并发瘢痕性幽门梗阻时应与下列疾病鉴别：

（1）活动期溃疡所致幽门痉挛和水肿　有溃疡病疼痛症状，梗阻为间歇性，呕吐虽然很剧烈，但胃无扩张现象，呕吐物不含宿食。经内科治疗梗阻和疼痛症状可缓解或减轻。

（2）胃癌所致的幽门梗阻　病程较短，胃扩张程度较轻，胃蠕动波少见。晚期上腹可触及包块。X线钡餐检查可见胃窦部充盈缺损，胃镜取活检能确诊。

（3）贲门痉挛或食管裂孔疝　呕吐时轻时重，症状逐渐加重，X线检查有助于诊断。

（4）神经官能症　如胃神经官能症、癔症等。常有高度暗示性，呕吐与精神因素密切相关，可有恶心、进食后呕吐、呕吐不费力、量不多、吐完后可再进食。

（5）十二指肠球部以下的梗阻性病变　如十二指肠肿瘤、环状胰腺、十二指肠淤滞症均可引起十二指肠梗阻，伴呕吐，胃扩张和潴留，但其呕吐物多含有胆汁。X线钡餐或内窥镜检查可确定梗阻性质和部位。

三、治疗策略

（一）治疗原则

消除病因，解除症状，愈合溃疡，防止复发，治疗及避免并发症。

（二）治疗方法

1. 内科保守治疗

（1）一般治疗　生活规律，工作劳逸结合，避免过劳和精神紧张，改变不良的生活习惯，合理饮食，避免对胃有刺激的食物和药物。戒烟酒，停服 NSAID 类药物。

（2）药物治疗

1）PU 药物治疗原则　①常规抑酸治疗（H_2RA 或 PPI）或加黏膜保护治疗，对 Hp 感染者还需同时抗 Hp 治疗。②疗程：抗 Hp 治疗 1～2 周。抑酸治疗：DU 4～6 周；GU 6～8 周。

2）常用药物　①抑酸药物 H_2RA（西咪替丁、雷尼替丁、法莫替丁、尼扎替丁），PPI（奥美拉唑、兰索拉唑、泮托拉唑、拉贝拉唑），碱性抗酸药（氢氧化铝、氢氧化镁、铝碳酸镁）。②黏膜保护剂：硫糖铝、胶体铋、前列腺素类、麦滋林。③治疗 Hp 感染的药物主要是抗生素，包括阿莫西林、甲硝唑、替硝唑、克拉霉素、诺氟沙星、呋喃唑酮、氨苄西林、庆大霉素等。铋剂、PPI、硫糖铝等也有一定的抗菌活性。中药乌梅、大黄、黄连等也有抗菌作用。

3）根除 Hp 治疗　根除 Hp 感染的有效方法是联合用药，常用方案有三联疗法和四联疗法。①三联疗法：质子泵抑制剂＋两种抗生素，铋剂＋两种抗生素。如 Losec40mg/d＋克拉霉素 500mg/d＋甲硝唑 800mg/d，枸橼酸铋钾 480mg/d＋阿莫西林 1.0/d＋甲硝唑 800mg/d。②四联疗法：PPI＋铋剂＋两种抗生素。用于初次治疗失败者。治疗过程中有些患者会出现腹部不适、恶心、腹泻等，极少数出现头晕、头痛等反应，属抗生素的消化道反应，停药后可消失，严重者可更换抗生素。

2. 手术治疗

（1）PU 手术治疗适应证　①上消化道大出血经内科紧急处理无效者；②急性穿孔；③瘢痕性幽门梗阻；④内科治疗无效的顽固性溃疡 [内科治疗（8～12 周）经久不愈或愈后复发，症状较重，影响正常生活和工作]；⑤胃溃疡疑有癌变。

（2）常规术前准备　①全身情况及营养差者，应在术前改善全身情况，纠正营养不良、贫血、低蛋白血症。②有脱水及电解质紊乱者，应在术前输液及补充水、电解质，纠正水、电解质平衡紊乱。③幽门梗阻者，应在术前 2～3 日开始禁食、胃肠减压、输液，每日洗胃 2～3 次，排空存留的食物及分泌物、减轻胃黏膜的炎症水肿，以利术后恢复。④溃疡大出血者，术前应采取各种抗休克措施，积极输血，尽量补足血容量。⑤择期手术者，术前禁食，灌肠 1 次，术晨插胃管。

（3）胃十二指肠溃疡的外科术式

①胃大部切除术　（胃远端 2/3～3/4）Billroth Ⅰ 式：残胃与十二指肠吻合；Billroth Ⅱ 式：残胃与近端空肠吻合。

②迷走神经切断术　迷走神经干切断、选择性及高度选择性迷走神经切断术。

（4）胃十二指肠溃疡的外科术式选择

①首选 Billroth Ⅰ 式胃大部切除术。高位溃疡者可作旷置式胃大部切除术或近端胃切除术。如癌变按胃癌根治术治疗。

②特殊情况处理　胃溃疡合并穿孔，需手术治疗者可选择腹腔镜手术。对于腹腔镜胃溃疡修补术，术中未作溃疡及周围组织活检者，术后 1 个月胃镜检查，以排除胃癌。需外科治疗的应激性溃疡出血，死亡率极高。要根据胃镜提示作近端胃切除、远端胃切除或半胃切除。应激性溃疡术后再出血率高达 30%～50%。

（5）术后处理

①心电监护，注意观测血压、脉搏、呼吸变化，6 小时平稳后可停测。

②麻醉清醒后改半卧位。

③禁食，持续胃肠减压 2～3 日，记排出量。静脉输液，维持营养、水电解质平衡。

④应用广谱抗生素。

⑤术后 3～4 日胃肠功能恢复后，可开始进流质饮食，5～6 日开始进半流质饮食。

⑥术后 7～8 日拆线（营养状况差者要适当推迟拆线时间）。

3. 并发症及处理

（1）胃手术后近期并发症

1）胃腔内出血　胃切除术后第 1 天，从鼻胃管吸出少量血性液体（24 小时不超过 300ml），多属正常现象。如果持续不断或吸出大量血液，则表示有胃内出血。出血原因：发生时间 24h 内：止血不彻底；术后 4～6 天：吻合口黏膜脱落坏死；术后 10～20 天：吻合口缝线处感染。治疗：禁食、止血、补液。保守无效、失血性休克，需再次手术。

2）十二指肠残端瘘　是毕 Ⅱ 式胃切除术后的严重并发症之一，其发生率为 1%～4%，如未及时诊断和及时处理可危及患者生命。容易发生十二指肠残端瘘的情况：①幽门和十二指肠球部周围广泛炎症导致十二指肠残端封闭有明显张力；②巨大溃疡（＞2.5cm）深入穿透十二指肠后壁的病例，十二指肠、胰腺和胆道的解剖关系因炎症和瘢痕发生变形；③缝合过密造成残端血供不佳；④残端周围积血或积液造成局部感染；⑤输入襻梗阻。破裂通常发生于术后 2～5 天。主要症状是疼痛，伴有高热和休克。腹腔引流可引出含胆汁的混浊液体，可在右上腹积液部位抽出胆汁。CT 或超声检查可发现膈下积液。一旦确诊，应立即手术，术中尽量妥善关闭十二指肠残端，行十二指肠造口与腹腔引流。如有输入襻的梗阻，应行输入–输出襻的侧侧吻合。术后肠内、肠外营养支持，全身应用抗生素治疗。对十二指肠残端缝闭困难的病例，进行十二指肠残端造瘘是预防残端瘘行之有效的办法。

3）梗阻性并发症

①吻合口梗阻　行胃部分切除或 Roux-en-Y 重建术后早期吻合口梗阻的常见原因是吻合口水肿。梗阻可引起残胃扩张、食物和液体滞留。大多数病例应用鼻胃管吸引减压，静脉输液补充水和电解质，纠正低蛋白血症，数天后梗阻往往可缓解。梗阻时间长且胃镜和吞钡证实不能通过吻合口，则大多为手术技术不当、粘连导致吻合口扭曲、内疝等原因引起，需要再次手术。

②急性输入襻梗阻　输入襻梗阻一般是由于胃空肠吻合时空肠襻过长所致。粘连、扭曲、内疝、胃肠吻合口扭结成角等也可导致急性输入襻梗阻。该类梗阻基本属于闭襻型梗阻。梗阻引起的腹痛和体征常常不相称。血清碱性磷酸酶浓度升高，淀粉酶和脂肪酶亦可升高，易与急性胰腺炎混淆。若梗阻不缓解，则心率加快，白细胞升高，发热和局部压痛或随后发现其他腹部体征，甚至出现休克。若诊断可疑，可行超声和 CT 扫描。诊断明确后经适当的处理和术前准备后必须及时剖腹探查。

4）术后胃排空障碍　胃切除术后功能性胃排空障碍又称术后胃瘫，通常出现于手术后最初 2 周内，亦可延迟发生。此并发症亦可发生于迷走神经切断术后。其确切的发病原因至今未明，可能是手术创伤所引起的吻合口水肿或迷走神经切断后运动功能紊乱所致。临床症状常在流质饮食改为半流质时发生。表现为上腹饱胀、恶心、呕吐，吐出物为大量含胆汁的胃液，无排便排气，肠鸣音减弱。不少患者有反复插胃管的经历。实验室检查也无明显低血钾、水电解质紊乱和低蛋白血症。X 线上消化道造影显示胃无张力并稍扩张，蠕动减弱，造影剂滞留于胃内 24 h 以上。胃瘫的处理以保守治疗为主，应留置胃管进行胃肠减压，维持水电解质和酸碱平衡，给予肠外营养支持。治疗药物包括甲氧氯普胺、多潘立酮、西沙必利和红霉素等。针灸治疗也有一定的效果。经过上述处理，多数患者在 3～4 周后可恢复。除非有胃出口机械性梗阻，否则一般不轻易采用手术治疗，因再次手术不但难以奏效，且延长了胃瘫的恢复时间。

5）早期倾倒综合征　倾倒综合征有早期和后期两种形式。根据进食和症状发生时间间隔长短，发生于餐后 20min 内为早期倾倒。胃肠道症状包括腹痛、腹胀、恶心、呕吐和腹泻；心血管系统的症状包括出汗、头晕、无力、心悸和面色潮红。内科治疗主要为饮食调节：①增加餐次，减少餐量；②避免进食高浓度的碳水化合物；③进食固体食物，30 min 后饮液体；④进食后卧床休息。大多数的倾倒综合征患者在术后 6 个月内症状逐渐改善。症状严重经饮食调节、内科治疗后无效需要手术治疗者不足 1%。手术指征是术后 6 个月后症状持续，影响工作能力和生活质量。手术方式：①曾作幽门成形术的患者重建人工幽门；②胃空肠吻合转换成胃十二指肠吻合，重建生理性胃十二指肠通道；③在胃残端和十二指肠间间置顺蠕动 10cm 空肠襻（Henley loop）或间置一双襻空肠囊袋；④改行 Roux-en-Y 胃空肠吻合术。间置 Henley 空肠襻和 Roux-en-Y 手术均需加迷走神经干切断术以防止溃疡发生。

（2）胃手术后远期并发症

1）复发性溃疡　复发性溃疡（RU）有时称吻合口溃疡和边缘溃疡，大多数复发溃疡发生在吻合口边缘或其远端。复发原因：①迷走神经切断不全；②毕Ⅱ式胃部分切除术后的胃窦残留、胃切除不足或输入襻过长；③G 细胞增生；④胃泌素瘤；⑤术后胃滞留；⑥长期或最近应用非甾体类抗炎药物。偶尔复发溃疡和出血可由门腔分流术引起。症状大多发生于手术后数月至 2 年内。主要症状是腹痛，其次是出血、梗阻和穿孔等并发症的表现。上腹痛见于 80% 的病例。腹痛的部位和性质可与初发溃疡相似，药物治疗疗效差。宜针对病因，重做合适的胃大部切除术，同时加做迷走神经切断术，或施行全胃切除，食管空肠 Roux-en-Y 吻合。

2）慢性输入襻梗阻　慢性输入襻梗阻是指输入襻排空至输出襻的通道慢性梗阻。通常发生于毕Ⅱ式胃部分切除时输入襻过长等情况。过长的输入襻易于扭结、屈曲或扭转。肠襻因胆汁和十二指肠液积聚而扩张并引起症状。当腔内压力上升到一定程度时，储积的分泌液被迫排出残胃，梗阻暂时得以缓解。其症状是上腹痛继以喷射性胆汁性呕吐，呕吐物中混有食物和胆汁，呕吐后疼痛缓解。一旦诊断确定，必须施行手术以纠正异常的解剖。可采用缩短输入襻，将输入襻悬吊和固定于腹膜壁层；或将输入襻与输出襻做侧侧吻合等手术方法治疗。后者适用于在暴露整个输入襻有困难时，但有导致肠道细菌过度生长的危险。

3）慢性输出襻梗阻　慢性输出襻梗阻的主要临床表现与小肠梗阻类似，以呕吐最为多见，症状持续，但程度较轻。梗阻多由于粘连或内疝形成所致。此类并发症一经确诊，宜积极采取手术治疗。

4）碱性反流性胃炎　是胃切除术最常见的远期并发症。5% ～ 15% 胃手术患者有碱性反流性胃炎的症状。最常发生于毕Ⅱ式胃切除术后。症状包括上腹部烧灼样痛、恶心、呕吐胆汁，呕吐后腹痛不能缓解。须与输入襻综合征的疼痛相鉴别，后者呕吐胆汁物后症状缓解。呕吐物含有食物是反流性胃炎的另一征象，反流物的量与症状的严重程度不一定相平行。诊断标准：①上消化道内镜检查和活检，必须显示残胃有胆汁，组织学上有黏膜炎症证据和胃腺肠上皮化生；② CT 扫描和胃肠道钡餐造影检查，显示无输入襻扩张或梗阻。一般推荐作固相核素胃排空试验。抑酸药物治疗无效，治疗可服用胃黏膜保护剂、胃肠动力剂及结合胆盐的药物如考来烯胺散。症状严重，诊断明确者可行手术治疗。手术方案应根据初次手术方式进行选择。原则是消除反流病因。如原手术是毕Ⅱ式胃切除，可将其改为 Roux-en-Y 吻合。

5）后期倾倒综合征　后期倾倒综合征是由于小肠内高碳水化合物负荷导致肠高血糖素的释放所致。肠高血糖素刺激胰 β 细胞，因而进餐引起胰岛素分泌过多和延长。症状常发生于餐后 2 ～ 4h，表现为出汗、心悸、震颤、饥饿感、乏力，偶尔有精神错乱、昏厥等。治疗包括调节饮食，如增加餐次、低碳水化合物和高蛋白饮食。低血糖症发作时可在用餐间隔时间增加点心。对症状严重的患者可在餐前给予胰岛素，抑制餐后早期高血糖素血症以减轻症状。奥曲肽可能有一定的效果。对顽固性餐后低血糖症，可选择逆蠕动空肠襻间置于胃残端和十二指肠之间的手术方式。

6）贫血和铁缺乏 胃切除后由于铁缺乏可导致低血色素小细胞贫血。缺乏 $VitB_{12}$ 常合并巨细胞贫血。全胃切除 2～5 年内如不给予维生素代替疗法，不可避免要发生恶性贫血。胃 3/4 切除后恶性贫血的发生率是 1%，更少量的胃切除一般不发生恶性贫血。对全胃或近全胃切除患者，术后应对其进行随诊，包括血常规检查。术后膳食中补充铁和叶酸，每年注射 $VitB_{12}$ 2～3 次，并每年检查 $VitB_{12}$ 和叶酸水平。

7）代谢性骨病 老年人胃切除后脱钙过程明显加速，全胃切除更为严重，而迷走神经切断不加胃切除不会使骨的脱钙加速。脱钙可引起骨质疏松和引起骨软化症，实验室检查可发现血碱性磷酸酶增高、血清钙降低、血清 25- 羟维生素 D 和 1，25 羟维生素 D 浓度升高。血清甲状旁腺素亦可升高。胃切除术后患者病理性骨折尤其是脊椎骨折的发生率升高。骨软化症的病因不明，可能与进食的钙不足有关。预防措施包括膳食补充钙，给患者补充维生素 D 等。此类患者应每两年测定血清钙和碱性磷酸酶、骨密度、手部 X 线照片。

8）胃小弯侧缺血性坏死 一般发生于高选择性迷走神经切断术后，高选择性迷走神经切断术主要在胃小弯侧操作，在胃小弯侧分离神经时，需要同时切断伴行的血管，导致局部胃黏膜的血运减少，加上分离时常使小弯侧浆膜甚至肌层受损，若未及时修补，可发生局部缺血坏死。术中常规在切断迷走神经胃支后，将胃小弯侧切开的前后壁浆膜重新缝合"浆膜化"，可避免该并发症的发生。

9）吞咽困难 为高选择性迷走神经切断术后常见的并发症，发生率约 10%～15%。其原因在于高选择性迷走神经切断术要求将食管下段 5～7cm 的迷走神经完全分离，致食管下段失去神经支配，食管下段及贲门舒张力减弱、张力增高而出现吞咽困难。食管下段剥离操作较多引起局部水肿也可能引起吞咽困难。于术后 1～2 周内发生，多数患者症状在术后 2～4 周逐渐消失。少数患者症状较重，长期不能缓解，可试行食管扩张治疗，一般无须手术。

10）腹泻 迷走神经切断术后腹泻与小肠失去迷走神经支配、肠蠕动加快及胆汁酸吸收不良有关。另外，附加的幽门成形术或胃窦切除术使幽门功能丧失也是术后腹泻的原因之一。迷走神经干切断术后腹泻的发生率可高达 20%，而选择性迷走神经切断术和高选择性迷走神经切断术后腹泻的发生率分别为 3% 和 1%。在迷走神经干切断术后，腹泻严重者每天大便 10～20 次，患者常出现体重下降和贫血。多数患者的腹泻为暂时性，随着时间的推移可逐渐缓解。治疗措施：饮食调节，应控制碳水化合物和牛奶的摄入，并适当减少食物所含的水分。短期内口服新霉素和四环素可使症状得到缓解，考来烯胺散对减轻症状也有一定作用。绝大多数患者经过保守治疗后症状明显改善或消失，仅不到 1% 的患者需要手术治疗。

11）残胃癌 胃十二指肠溃疡患者行胃大部切除术后五年以上，残余胃发生的原发癌称残胃癌。一旦确诊应手术治疗。

（三）注意事项

1. 有 10%～15% 的消化性溃疡临床上无症状，称为"沉默溃疡"，有些患者常以上消化道出血或溃疡穿孔就诊。因此不能因为没有溃疡病史而排除此病。

2. 近年由于纤维内镜技术的日益完善、胃酸分泌机制的阐明、HP 作为溃疡病因的认识，溃疡病的内科治疗效果明显提高，所谓"难治性溃疡病"很少见到，故外科治疗的重点是对溃疡病并发症的处理。

3.需外科处理的病例，也有部分可经非手术治疗而缓解，再经内科规则治疗而痊愈。包括：①活动性溃疡所致的痉挛性和炎症性水肿性幽门梗阻。②溃疡少量出血，可在内、外科严密观察下止血。③空腹溃疡小穿孔，患者一般情况好、年轻、主要脏器无疾患、病史较短，症状和体征轻的患者，可采用半卧位、胃肠减压、输液及抗生素治疗。

四、疗效及预后评估

（一）疗效评估

1. **治愈**　手术治疗后症状消失，切口愈合，无并发症。幽门螺杆菌检查为阴性。

2. **好转**　经治疗后症状减轻。或因胃十二指肠溃疡并发症手术治疗后并发症的症状、体征消失，但溃疡病的表现仍存在，如单纯溃疡穿孔修补术治疗。

3.疗效评估亦可参照 visick 标准，从优到差分为四级。Ⅰ级：术后恢复良好，无明显症状；Ⅱ级：偶有不适及上腹饱胀、腹泻等轻微症状，饮食调整即可控制，不影响日常生活；Ⅲ级：有轻到中度倾倒综合征，反流性胃炎等症状，需要药物治疗，可坚持工作，能正常生活；Ⅳ级：中、重度症状，有明显并发症或溃疡复发，无法正常工作与生活。

（二）预后评估

胃大部切除术是治疗胃、十二指肠溃疡最常用的方法，甚至是治愈其并发症如出血、穿孔、梗阻的唯一方法，其远期疗效满意，良好者达 80%～90% 以上，复发率 2%～5%，与手术切除范围是否恰当有关。缺点是手术较大，技术操作较复杂，破坏性大；由于切除了大量的胃体，可引起术后小胃症状；切除全部胃窦，虽然减少了胃泌素分泌，但也丧失了胃泌素营养消化道黏膜作用，致胃黏膜容易发生萎缩；丧失了幽门或贲门括约肌功能，以致胆汁反流；Billroth Ⅱ式还改变了正常的生理解剖关系。胃大部切除手术主要是切除了大部分泌胃酸和胃蛋白酶的腺体及分泌促胃液素的整个胃窦部黏膜，从而减少胃酸的分泌作用，而不是针对十二指肠溃疡发病的主要因素，即迷走神经功能亢进，故手术治疗有一定的复发率。迷走神经切断术加胃窦切除术后复发率最低，为 0～2%。迷走神经切断术加幽门成形术为主的引流术，复发率为 10%～15%，壁细胞迷走神经切断术的复发率为 10%～17%。

五、出院医嘱

1.休息 2～3 个月，加强营养支持，少食多餐（每顿 50～100 克，每日 7～8 餐），不要进甜食，特别是含糖较高的稀甜饮食。从流质、半流质逐渐过渡到正常饮食。

2.如术前胃镜检查幽门杆菌为阳性，应进行药物根除 Hp 治疗。

3.胃切除术后有反流性食管炎、吻合口炎、复发溃疡、营养不良、残胃癌发生可能，应定期复查。

第二节 胃癌

一、疾病概述

胃癌是最常见的消化道恶性肿瘤，男性多于女性，其致病过程与多种体内、体外因素密切相关。体内因素包括种族、性别、年龄、遗传、血型、免疫状态、营养与精神状态等。而体外因素系指生活习惯与饮食习惯、职业、居住环境、社会经济状况等。以腺癌多见，占95%。早期胃癌的临床症状与良性胃十二指肠溃疡或慢性胃炎的症状相似，如上腹部不适、隐痛、嗳气、食欲减退、轻度贫血等，缺乏特异性，经对症治疗后多可缓解，故易被疏忽或漏诊。随着病期的发展，上述症状可进一步加重，出现营养不良、贫血明显、体重减轻等；发展至晚期阶段，胃窦区癌可致幽门梗阻而发生呕吐宿食；贲门区癌肿则进食梗阻；癌肿溃破导致上消化道出血或穿孔，并出现其他转移性症状或体征，如黄疸、腹块、腹水、消瘦、左锁骨上淋巴结肿大，直肠前凹转移性肿块，渐呈恶病质等。早期诊断、早期手术是治疗胃癌最有效的方法。

二、诊断策略

（一）病史采集要点

1. **主诉** 慢性上腹部疼痛或不适，晚期可有上腹部肿块、恶心呕吐、呕血或便血等。
2. **现病史** 询问有无上腹疼痛，疼痛有无规律，与饮食的关系。有无餐后腹胀、恶心呕吐、呕血或便血等症状，有无乏力、消瘦。是否有腹部肿块，诊断及治疗情况。
3. **既往史** 询问是否有慢性胃炎、胃溃疡、胃息肉等病史。
4. **家族史** 直系亲属中有无胃癌、胃病史及其他癌症史。

（二）体检要点

精神、营养状况，有无贫血，有无皮肤巩膜黄染及左锁骨上淋巴结肿大。腹部是否有压痛，有无肿块，肿块大小、活动度，有无移动性浊音，肝脏是否肿大。直肠指诊直肠膀胱凹陷处是否触及肿块。

（三）辅助检查

1. **实验室检查** 血红蛋白降低（早期意义不大），大便隐血试验阳性等。CEA、CA199、CA125、TAG72在晚期胃癌患者血清中可增高。
2. **X线检查** 适用于无完全性梗阻和无活动性出血疑有胃癌的患者。可以判断胃癌部位、大小和有无梗阻。采用双重对比造影技术胃癌诊断率在90%以上。
3. **胃镜检查** 直接观察定位，病理检查定性，能发现早期胃癌。超声胃镜还能借胃壁五层声带差别，判断胃癌浸润深度及壁外淋巴结肿大程度，提高诊断的准确性。
4. **B超检查** 帮助判断肿块大小、区域淋巴结是否肿大，有无肝转移、腹水及盆腔转移。
5. **CT及MRI检查** 对胃癌的定位、范围的确定、浸润深度、周围器官的侵犯、淋巴结的转移有极大的临床价值；在肿瘤的定性诊断和鉴别诊断方面亦有一定意义。特别在术前帮助判断肿瘤能否切除有肯定价值。

（四）诊断

1. 诊断依据

（1）慢性上腹部疼痛或不适，晚期可有上腹部肿块、恶心呕吐、呕血、便血、消瘦等。

（2）实验室检查　血常规检查可有贫血表现，CEA 可能升高。

（3）胃镜 + 活检　明确病变的性质、范围。

（4）B 超、CT、MRI 检查　了解肿块周围的浸润转移情况。

2. 病理分型

（1）大体类型

①早期胃癌　癌组织局限于胃壁的黏膜层或黏膜下层，不论病变表面浸润范围的大小。分为Ⅰ型（隆起型）、Ⅱ型（平坦型）、Ⅱa 型（浅表隆起型）、Ⅱb 型（浅表平坦型）、Ⅱc 型（浅表凹陷型）和Ⅲ型（凹陷型）。

②进展期胃癌　指癌组织超出黏膜下层侵入胃壁肌层，为中晚期胃癌。分为Ⅰ型（结节覃伞型）、Ⅱ型（局部溃疡型）、Ⅲ型（浸润溃疡型）、Ⅳ型（弥漫浸润型）和Ⅴ型（未定型）。

（2）国际胃癌协作组的大体类型　结节覃伞型、盘状覃伞型、局部溃疡型、浸润溃疡型、局部浸润型、弥漫浸润型（革袋胃）、表面扩散型、混合型（≥2 型）、多发癌（多灶性，互不相连）。

（3）组织学类型　①腺癌，占临床病例的大多数，包括乳头状腺癌、管状腺癌、黏液腺癌、印戒细胞癌等；②鳞状细胞癌；③腺鳞癌；④未分化癌；⑤类癌。此外，Lauren 分型在临床上应用较普遍，可分为：①肠型胃癌：多属分化程度较高的管状腺癌或乳头状腺癌，癌周黏膜常伴有广泛的肠化生和萎缩性胃炎，预后相对较好。②弥漫型胃癌：癌细胞呈弥漫性生长，多为低分化或未分化型癌，癌周黏膜少有肠化生和萎缩性胃炎，预后不良。③其他型：不属上述两型者。

3. TNM 临床分期

0 期　　　$TisN_0M_0$

ⅠA 期　　$T_1N_0M_0$

ⅠB 期　　$T_1N_1M_0$

　　　　　$T_{2a,b}N_0M_0$

Ⅱ 期　　　$T_1N_2M_0$

　　　　　$T_{2a,b}N_1M_0$

　　　　　$T_3N_0M_0$

ⅢA 期　　$T_{2a,b}N_2M_0$

　　　　　$T_3N_1M_0$

ⅢB 期　　$T_3N_2M_0$

Ⅳ 期　　　$T_4N_{1\sim3}M_0$

　　　　　$T_{1\sim3}N_3M_0$

　　　　　任何 T 任何 NM_1

T 原发肿瘤　Tx 原发肿瘤无法评估；T_0 无原发肿瘤证据；Tis 原位癌、上皮内肿瘤，未侵犯固有层；T_1 肿瘤侵及固有层或黏膜下层；T_2 肿瘤侵及肌层或浆膜层，T_{2a} 肿瘤侵及固有肌层，T_{2b} 肿瘤侵及浆膜下层；T_3 肿瘤穿透浆膜、未侵及邻近组织及器官；T_4 肿瘤侵及邻近组织和器官。

N 区域淋巴结　N_x 无法评估区域淋巴结；N_0 无淋巴结转移；N_1 1～6 枚区域淋巴结转移；N_2 7～

15枚区域淋巴结转移；N₃有15枚以上区域淋巴结转移。

M 远处转移　M$_x$无法评估远处转移；M$_0$无远处转移；M$_1$有远处转移。

（五）鉴别诊断

1.**胃溃疡**　多见于青壮年，病程缓慢，有反复发作史，长期典型的溃疡疼痛，用制酸剂可缓解。一般无食欲减退。体格检查一般情况良好，如无出血、幽门梗阻等并发症，全身情况改变不大。无腹部肿块出现。左锁骨上淋巴结及直肠指诊正常。胃酸过多或正常，查不出癌细胞，大便隐血试验治疗后可转阴性。X线检查壁不僵硬，蠕动波可通过，溃疡直径常小于2.5 cm，为圆形或椭圆形龛影，边缘平滑，无充盈缺损。

2.**胃良性肿瘤**　又分为两类：一类为胃黏膜的腺瘤或息肉样腺瘤；另一类为胃黏膜下中胚层组织的平滑肌瘤、纤维瘤、神经纤维瘤、脂肪瘤、血管瘤等。临床良性肿瘤常不引起症状，多在X线、胃镜检查或手术时偶尔发现。一部分由于发生出血、梗阻而出现症状。X线检查充盈缺损边缘整齐，有蒂时充盈阴影可移动，肿瘤溃烂时可出现龛影，很难与胃癌区别。中胚层病变胃镜很难活检确诊。胃良性肿瘤有恶变可能。

3.**胃肉瘤**　其中以胃恶性淋巴肉瘤为最常见，其次为胃平滑肌肉瘤。平均发病年龄稍低于胃癌。症状多与胃癌相似。X线、胃镜检查阳性率低。典型的恶性淋巴瘤X线表现为胃黏膜上多数不规则圆形充盈缺损。平滑肌肉瘤X线表现为边缘整齐的圆形充盈缺损，有时在充盈缺损中央存在典型的"脐样"的溃疡龛影。

4.**其他疾病**　当上腹部摸到肿块时尚须与横结肠或胰腺肿块区别。有肝转移时应与原发性肝癌区别。晚期发生腹水时应与门静脉高压性腹水及结核性腹膜炎区别。在胃癌没有得到病理证实时，要考虑某些少见病的可能，如间质性胃炎、胃浆细胞瘤、胃壁内异位胰腺、胃内膜异位症、胃类癌及胃嗜酸细胞肉芽肿等。

三、治疗策略

（一）治疗原则

依据胃癌临床病理分期和肿瘤的生物学特性，施行合理的外科手术，并辅以化疗、放疗、生物免疫治疗及中医中药等综合治疗。

（二）手术治疗

1.**手术指征**　确诊为胃癌，无锁骨上淋巴结转移，无腹水，直肠指诊直肠膀胱（子宫）凹陷未触及肿块，无严重心肺肝肾功能不全，术前B超及CT检查无肝、肺等远处转移，应尽早手术切除。

2.**术前准备**

（1）纠正贫血、腹水和低蛋白血症，可酌情给予输血或人血白蛋白，以及短期的静脉营养改善营养状况。

（2）对伴有幽门梗阻者，应禁食，必要时给予洗胃。

（3）胃底贲门癌者要做好开胸准备。

（4）术前晚禁食，术晨放置胃管及空肠营养管。

3. 手术要点

（1）根治性切除术　包括胃大部切除术、全胃切除术或联合脏器切除术。

①胃切除范围　原则以镜下切缘阴性为准，术中肉眼距离距肿瘤 6～8cm，并依据肿瘤的 TNM 分期和组织学分型适当调整。

②淋巴清除范围　原则上达到 D_2 根治。

③胃肠道重建　胃大部切除术时，可行 Billroth I 式或 Billroth II 式胃空肠吻合及 Roux-en-Y 胃空肠吻合，原则上吻合口应无张力且血运良好。胃全切除术后宜食管空肠吻合，多行食管空肠端侧吻合，同时做空肠袢的侧侧吻合。也可做 Y 形吻合。

（2）姑息性切除术　仅行胃癌原发病灶的局部姑息性切除。常用于年老体弱患者或胃癌大出血、穿孔，病情严重不能耐受根治性手术者。

（3）短路手术　如肿瘤不能切除但伴有幽门梗阻者，可行胃空肠吻合，以解决患者进食问题。

4. 术后处理

（1）一般处理

①心电监测，注意观测血压、脉搏、呼吸、氧饱和度变化，6 小时平稳后可停测。平卧 6 小时，麻醉清醒，血压平稳后患者取半卧位。对以上生命体征有异常者继续观察并找出原因作相应处理。

②持续有效的胃肠减压，并观察引流量、颜色，以判断是否有出血和胃肠吻合口通畅情况。胃液引流量多者应注意水、电解质平衡。术后 2～3 日肠功能恢复后拔除胃管。

③放置腹腔引流管者观察引流量、颜色。待体温正常、进食、无液体引出后拔出，一般在术后 3～7 日。

④术前 30 分钟可 1 次给予广谱抗生素，必要时术后继续使用 1～2 日后停用。

（2）并发症及处理（注意事项）

①吻合口出血　多发生在 24 小时内，如胃管内引出新鲜血液，且有脉搏增快、血压下降、保守治疗效果不明显时，考虑手术止血。

②吻合口梗阻　进食后出现饱胀、呕吐食物且无胆汁，可能是吻合口过小或水肿所致，对症处理无效要手术治疗。

③瘘　可发生于十二指肠残端或吻合口。表现为腹痛、发热，有引流管者有胃液或食物引出。轻者可通过禁食、引流、抗感染治疗治愈。重者要立即手术或经一段时间的营养支持、引流、感染控制后手术。

④倾倒综合征和低血糖综合征　倾倒综合征表现为在进食后出现上腹饱胀、心悸、出汗、恶心、呕吐、腹泻等症状，而低血糖综合征在进食后比倾倒综合征出现晚，表现为无力、出汗、饥饿、瞌睡、眩晕等。为防止此并发症的发生，对胃大部切除术患者要进行饮食指导，少食多餐、宁咸不甜、宁干不稀、食后休息。有此症状者大部分随自我适应、时间推移，在 3～12 个月内消失。

（三）胃癌术后的综合治疗

1. 术后辅助化疗　术后的辅助化疗有助于提高患者术后的五年生存率。以下为常用的术后的辅助化疗方案。

（1）FAM　5-FU＋阿霉素（表柔比星）＋丝裂霉素（MMC）10mg/m² 静脉滴注 d1；多柔比星（ADM）20mg/m² 静脉滴注 d1、d8；或表柔比星（EPI）25～30mg/m²；5-FU 300～350mg/m²d2～d6；4 周重复，3 周期为一疗程。

（2）紫杉醇 +5FU+ 亚叶酸钙　紫杉醇 135～175mg/m² 静脉滴注 3h d1；CF 200mg/m² d1～5；

5-FU 375mg/m^2 d1～5。3周为一疗程，经适当休息可重复。

（3）DCF 泰索蒂 750mg/m^2 d1；顺铂 75mg/m^2 d1；5-FU 750mg/m^2 d1～5 q3w。

（4）CF 顺铂 100mg/m^2 d1；5-FU 750mg/m^2 d1～5 q4w。

（5）FOLFOX6（L-OHP+5-Fu/CF） 奥沙利铂 130mg/m^2 静脉滴注 d1，亚叶酸钙 200mg/m^2 静脉滴注 d1～3，5-Fu400mg/m^2 静脉推注 d1，5-Fu2400～3000mg/m^2 持续静脉滴注 46h，q2w（备注：用完 FOLFOX6 的患者不能遇冷，不能碰冷水，不能吹风）。

（6）FOLFOXIRI（CPT-11+5-Fu/CF） 伊立替康 150mg/m^2 静脉滴注 d1、d15，亚叶酸钙 200mg/m^2 静脉滴注 d1、d2、d15、d16。需采用序贯疗法，先用 CPT-11 再用 CF，最后用 5-Fu，用药前 2 天开始口服蒙脱石散，预防腹泻。

2. 术后早期腹腔内化疗（EPIC） 常用 CDDP 和 5-FU 腔内化疗。化疗时，CDDP 和 5-FU 的量分别按 40mg/m^2 和 500mg/m^2 计算，各自溶解于 500ml 等渗盐水中，30 分钟内自引流管注入腹腔。夹闭引流管直到下一天的化疗剂量开始前，才将腹腔内存留的液体引流出来。连续三天重复相同的治疗。每一个疗程，5-FU 和 CDDP 总累积用量分别为 1500mg/m^2 和 120mg/m^2。每 4 周重复一个疗程，最少不能低于 6 个疗程，最多 12 个疗程。

（四）胃癌的免疫治疗

非特异性免疫制剂如香菇多糖注射液、BP 素（核糖核酸）、干扰素、胸腺肽、贞芪扶正胶囊具有增强机体免疫力的作用。

四、疗效及预后评估

（一）疗效评估

1. 治愈 行根治性手术后，症状消失，切口愈合，无严重手术并发症。
2. 好转 经姑息性手术或药物、放疗等治疗后，症状改善或病灶缩小。
3. 未愈 治疗无效或未予治疗。

（二）预后评估

未经治疗的胃癌自出现症状后平均生存期约 1 年，90% 的患者在 1 年内死亡。胃癌治疗的早晚对预后影响甚大。浅表性胃癌治疗后的 5 年生存率在 90% 以上。各期胃癌生存率：I 期为 83.0%，II 期为 59.3%，III 期为 22.1%，IV 期为 1.8%。各期生存率有显著差异，病期越早，预后越好。

五、出院医嘱

1. 注意休息，进易消化食物，避免暴饮暴食。对于胃大部切除以及全胃切除的患者消化吸收功能都比较差，应该少量多餐逐步适应。必要的时候要辅助健胃消食的药品。全胃切除的患者由于造血因子的缺乏，应该常规补充维生素 B$_{12}$。
2. 如有不适及时就诊。
3. 指导化疗 告知患者化疗的必要性以及化疗可能发生的化疗反应，根据患者目前的状况，决定化疗的时间及制定具体的化疗方案。观察化疗反应。
4. 定期复查 术后第 1 年内每 3 个月复查 1 次胃镜、胸片、肝脏 B 超、胃肠肿瘤标志物等。

术后第 2 年每 6 个月复查一次以上项目。术后第 3 年开始每年复查 1 次以上项目。

第三节　胃的良性肿瘤

一、疾病概述

胃的良性肿瘤是指胃的上皮组织或间叶组织发生的良性肿瘤。来自黏膜的良性上皮细胞瘤，如胃腺瘤、腺瘤性息肉；来自胃壁间叶组织的良性肿瘤，如平滑肌瘤、纤维瘤、神经纤维瘤、脂肪瘤、血管瘤等，以息肉和平滑肌瘤多见。临床上常无症状，多在 X 线钡餐、胃镜等检查或手术时偶然发现。也可因并发症而出现症状，与肿瘤的大小、部位和表面情况有关。肿瘤位于贲门或幽门附近时可产生梗阻症状。肿瘤表面溃疡形成或肿瘤有坏死时可有上腹部不适、疼痛或消化道出血等类似慢性胃炎或溃疡病的症状。

二、诊断策略

（一）病史采集要点

1. **主诉**　无症状，体检时发现或反复上腹疼痛、饱胀、嗳气、恶心呕吐，呕血或黑便就诊。
2. **现病史**　询问上腹疼痛的性质，疼痛规律，与饮食关系，症状持续的时间。有无餐后上腹饱胀、嗳气、恶心呕吐、消化道出血等症状，是否出现上腹部肿块，有无乏力、消瘦、体重下降等。诊断及治疗情况。
3. **既往史**　询问患者既往是否有胃溃疡及其他疾病史。

（二）体检要点

早期体检常无阳性发现，肿瘤较大时腹部检查可扪及肿块，注意肿块的质地、活动度。

（三）辅助检查

1. **X 线钡餐检查**　钡餐检查时胃内可见形状规则、边缘整齐的半圆形充盈缺损阴影，但周围黏膜和胃蠕动正常。
2. **CT 及 MRI**　可发现肿块大小、位置。
3. **内镜检查**　胃镜检查及活检可确诊。

（四）诊断

1. 上腹部不适、腹痛、腹胀、消化道出血等。若肿瘤位于贲门或幽门口附近，临床上可出现不完全性梗阻症状。
2. 较大的肿瘤可在腹部检查时扪及肿块。
3. X 线钡餐造影、胃镜或内镜 B 超、CT 检查等可发现肿瘤的大小、位置。

（五）鉴别诊断

主要与胃炎、十二指肠溃疡和胃癌鉴别，除依据病史、体征得出初步诊断外，主要依靠胃镜活检鉴别。

三、治疗策略

(一)治疗原则

手术治疗,可根据肿瘤具体情况选择胃部分切除或全胃切除术等。因故暂不能手术者,应定期作胃镜复查。

(二)治疗方法

1. 胃镜下切除　单发的、带蒂的、直径< 1cm者,可通过胃镜电切,也可行胃镜下微波治疗,使腺瘤汽化或凝固脱落。

2. 手术治疗　多发的、无蒂的、直径> 2cm和细胞学检查有恶变可疑者应予手术切除。

(1)手术方式　胃部分或全胃切除术。

(2)术后处理　参阅胃十二指肠溃疡术后处理。

四、疗效及预后评估

(一)疗效评估

治愈:肿瘤完全切除,无并发症,切口愈合。

(二)预后

肿瘤切除后预后良好。

五、出院医嘱

1. 注意休息,进易消化食物,避免暴饮暴食。

2. 定期胃镜复查,如有不适及时就诊。

第四节　十二指肠憩室

一、疾病概述

十二指肠憩室,多认为是先天性肠壁部分肌层发育不良,肠壁薄弱,当肠内长期持续或反复压力增高,使肠壁薄弱处的黏膜或黏膜下层组织向外突出而形成憩室。十二指肠憩室以单发性多见。憩室的大小、形态各异。憩室颈部大小与临床症状有关,当憩室颈部狭窄时,肠内容或食物进入憩室后不易排出而发生潴留,久之可继发憩室炎症、溃疡、出血及穿孔并发症;反之,颈部开口较宽时,憩室内容物容易排出,可长期无症状发生。

二、诊断策略

（一）病史采集要点

1. **主诉** 上腹部胀感不适或疼痛，或仅是在 X 线钡餐检查时发现。

2. **现病史** ①一般消化道症状：是否有上腹部胀感不适或疼痛、恶心呕吐、嗳气、呕血、腹泻等症状，症状是否在饱食后加重，空腹时减轻，服解痉药物、制酸药物或改变体位时是否能缓解。②出血或穿孔：憩室可引起出血或穿孔，经常少量出血可引起贫血，大量出血可引起呕血或便血。憩室穿孔引起腹膜炎，十二指肠降部憩室穿孔至腹膜后可引起腹膜后严重感染。③梗阻症状：十二指肠乳头附近的憩室，特别是乳头在憩室内者，可以并发胆道感染、胆石症、梗阻性黄疸和急性或慢性胰腺炎而出现相应症状。十二指肠内憩室多位于十二指肠乳头附近，也可并发十二指肠降部梗阻或急性胰腺炎。④全身症状：贫血、脱水、营养不良。

3. **既往史** 是否有胃炎、胃十二指肠溃疡、肠梗阻、胆囊结石等病史。

4. **家族史** 家族成员中是否有类似病史。

（二）体检要点

1. **一般情况** 发育、体重、精神、血压和脉搏。

2. **腹部检查** （1）腹部是否有压痛，有无包块，如合并有胆道梗阻可出现皮肤黄染。如憩室穿孔后，可呈现腹膜炎体征。（2）直肠指诊：是否触及肿块或前列腺增生及其程度，指套有无染血。

3. **全身检查** 注意营养情况，有无贫血、黄疸、失水。有无老年慢性支气管炎及肺气肿体征，如杵状指、桶状胸、呼吸音粗糙或过清音。有无循环系统体征。

（三）辅助检查

1. **实验室检查**

（1）血、尿、大便常规 憩室并发穿孔、出血、感染时，血常规、大便常规可有改变；并发胆道梗阻时尿常规可有改变。

（2）血生化 并发梗阻时，可出现水、电解质及酸碱平衡紊乱。

（3）肝功能 胆道梗阻时肝功能可有改变。

（4）淀粉酶 并发胰腺炎时可升高。

2. **X 线检查**

（1）胃肠钡餐检查 X 线所见为与十二指肠相连的圆形或分叶状充钡阴影，轮廓齐，外形可能随时改变，阴影内可能有气液面影。十二指肠钡剂排空后，憩室内可仍有钡剂存留。

（2）低张十二指肠造影 能发现一些较小而隐蔽的憩室。

（3）腹部平片 X 线腹部平片对十二指肠憩室穿孔的诊断有一定的帮助。X 线片上可见十二指肠部位有不规则的积气，其形状不随体位的改变而变化。

（4）全胸片 可发现老年慢性支气管炎、肺气肿等改变。

3. **十二指肠镜** 以侧视镜较为方便和准确。

（四）诊断

1. **病史** 长期慢性消化道不适症状。

2.典型临床表现　上腹部疼痛、饱胀、嗳气、腹泻等。继发胆管炎、胆道梗阻、胰腺炎时，则出现腹痛、黄疸、体温上升等相应症状。若并发憩室穿孔，则可导致腹膜炎等症状，憩室内如有异位胃黏膜、胰腺组织或溃疡，也可并发上消化道出血。

3.X线钡餐造影、纤维内镜　X线钡餐造影、纤维内镜等检查可加以证实。

（五）鉴别诊断

1.在X线检查时，先天性憩室须与后天原因所形成的憩室鉴别　后者多为十二指肠溃疡愈合过程中瘢痕收缩或十二指肠外炎性粘连牵扯肠壁所形成，因而最常见于十二指肠第一部，外形狭长，憩室颈部宽，周围肠壁有不规则变形。

2.胃的良性肿瘤和十二指肠溃疡、慢性胆管炎、胰腺炎等疾病鉴别　多数意见认为单纯性憩室并无症状，单纯滞留不能作为憩室引起症状的依据。如憩室与腹腔内其他病变同时存在，症状多为后者所致，如患者有腹部症状，而仅发现有憩室存在，则应进一步详细检查，有无其他疾病，并排除胃肠道功能性疾病的可能。如有胆道和胰腺疾病，同时发现十二指肠乳头旁有憩室存在，应考虑胆道和胰腺疾病与憩室的关系。

三、治疗策略

（一）治疗原则

无症状的憩室，可不治疗。对有症状的憩室，首选非手术治疗。如有症状而未发现其他病变，症状可能为憩室所致，可先采用非手术治疗。如有症状，憩室和其他腹内病变同时存在，应先按其他疾病进行治疗，如治疗后症状缓解，即不需对憩室进行手术治疗。但如十二指肠乳头旁憩室和胆道或胰腺疾病同时存在，则为手术治疗的指征。如有症状，且发现憩室有并发病变证据，未发现腹腔内有其他病变可进行手术治疗。

（二）治疗方法

1.非手术治疗

（1）控制饮食、适当休息。利用体位引流以助憩室内容物的排空。

（2）症状严重者宜禁食，并发十二指肠梗阻时应予胃肠减压、胃肠外营养支持，待症状减轻后逐渐恢复饮食。

（3）应用抗酸、解痉止痛、抗生素等药物治疗。

2.手术治疗

（1）手术指征　①憩室颈部狭小，憩室内容排空障碍，有憩室炎等明显症状。②憩室并有出血、穿孔或脓肿形成。③憩室巨大，造成胆总管或胰管受压、梗阻等，并引发胆、胰系统疾病者。

（2）手术方法

①憩室切除术　最理想。

②憩室内翻缝合术　适于憩室较小时。

③Oddi括约肌切开成形术　适于反复发作的憩室炎导致十二指肠乳头狭窄时。

④憩室成形术　将憩室入口扩大，使腔内食物等易于排出。适于乳头旁憩室、切除困难、憩室较大者。

⑤转流手术　毕Ⅱ式胃部分切除术和选择性迷走神经切断术等，适于同时存在多个憩室并遇

有切除困难时。

（3）术前准备

①手术前肠道准备，术晨禁食，插鼻胃管。

②注意纠正水、电解质和酸碱平衡紊乱，纠正贫血、黄疸、营养不良。

③如并发感染、穿孔，术前应给予抗革兰阴性杆菌及抗厌氧菌的抗生素。

（4）术后处理

1）一般处理

①维持有效的十二指肠减压，注意观察引流液量及性状，及时发现十二指肠瘘、胰瘘或胆瘘。

②肠外和（或）肠内营养。

③预防性或治疗性使用抗生素。

④预防肺部并发症。

2）并发症及处理

①切口感染　术后应严密观察切口是否有感染征象，给予抗生素及理疗，一旦切口化脓应及早切开引流，保持引流通畅，防止感染扩散。

②腹腔内感染　术后腹胀、发热、白细胞升高。B超及CT可明确诊断，视积液部位及量进行B超引导穿刺或引流，行穿刺液培养。应用抗生素。

③十二指肠瘘、胰瘘或胆瘘　严密观察各引流管引流情况，确定消化道瘘时应及时通畅引流，生长抑素减少消化液分泌，肠内和（或）肠外营养加强支持治疗。

四、疗效及预后评估

（一）疗效评估

1. 治愈　术后症状消失，切口愈合，无并发症。

2. 好转　非手术治疗后症状减轻。

3. 未愈　症状未缓解。

（二）预后评估

憩室合并炎症、溃疡、结石、出血、梗阻、恶变等时手术后大多疗效确切，但有一定的术后并发症发生率。若术后症状无减轻则需另寻原因。

五、出院医嘱

门诊随访，不适随诊。随访术前症状是否减轻或消失，是否出现术后并发症。

第五节　良性十二指肠淤滞症

一、疾病概述

良性十二指肠淤滞症是指十二指肠第三段（横部）受肠系膜上动脉压迫所致的肠梗阻，又称肠系膜上动脉综合征。发生原因与十二指肠悬韧带过短、肠系膜上动脉起源于腹主动脉的位置过低、脊柱过伸、体重减轻或高分解状态致腹主动脉与肠系膜上动脉间的脂肪垫消失等有关。动脉硬化也被认为是易于引起压迫性梗阻的因素。患者通常有较长期的反复呕吐史。典型的症状为餐后腹部隐痛饱胀，进食 2～3 小时后即出现恶心呕吐，呕吐物为含胆汁的食物或宿食。减少进食后呕吐次数亦减少。进食后取侧卧位或俯卧位可减轻症状。久病后可出现营养不良、消瘦、贫血等。

二、诊断策略

（一）病史采集要点

1. **主诉** 呕吐间歇性反复发作，可伴有上腹闷胀不适或腹痛。

2. **现病史** 是否有间歇性反复发作的恶心呕吐、上腹胀感不适或疼痛、腹泻等症状，呕吐是否在饭后出现，呕吐物的性质，是否含有胆汁及所进食物，包括前夜所进食物。呕吐后不适症状是否消失，服解痉药物或改变体位时是否能缓解。症状对食欲有无影响。

3. **既往史** 询问是否有胃炎、胃十二指肠溃疡及胆囊结石病史。是否有腰椎前凸畸形的病史，或能导致近期显著消瘦的疾病。

（二）体检要点

1. **全身情况** 体型是否消瘦，有无腰椎前凸畸形。有无贫血、失水。有无老年性慢性支气管炎及肺气肿体征，如杵状指、桶状胸、呼吸音粗糙或过清音。有无循环系统体征。

2. **腹部检查** 发作期主要体征是胃扩大、胃蠕动波以及胃内容物滞留所致的振荡声。缓解期可无明显体征。

（三）辅助检查

1. **实验室检查**
（1）血常规 病程长者可有贫血、血浓缩。
（2）血生化 可出现水、电解质及酸碱平衡紊乱。
（3）肝功能 病程长者可有营养不良、低蛋白血症。

2. **X 线检查**
（1）腹平片 X 线腹部平片可见胃潴留表现。
（2）X 线钡餐检查 造影片上可见十二指肠第一、第二段扩张或有胃扩张；造影剂不能通过脊柱串线的十二指肠第三段，透视下可见十二指肠近端逆蠕动频繁，嘱患者取左侧卧位或俯卧位时十二指肠钡剂潴留即可消失。
（3）全胸片 可发现老年慢性支气管炎、肺气肿等改变。

3. **B 超** 可探测肠系膜上动脉与腹主动脉之间夹角大小，如小于13°有诊断价值。

4. **动脉造影** 腹主动脉和肠系膜上动脉同时插管进行动脉造影，侧位可显示二者之间的角度大小，也有助于诊断。

（四）诊断

1. **诊断依据**
（1）长期反复呕吐胆汁与胃内容物，典型的症状为餐后腹部隐痛饱胀、进食 2～3 小时后即出现恶心呕吐，呕吐物为含胆汁的食物或宿食。减少进食后呕吐次数亦减少。进食后取侧卧位或俯卧位可减轻症状。久病后可出现营养不良、消瘦、贫血等。

（2）胃十二指肠钡餐 X 线造影可见十二指肠第三部钡剂中断，十二指肠第一、二段扩张。俯卧位时钡剂通过顺利。

2. 分型

（1）急性型　①突然发生剧烈上腹痛；②频繁呕吐黄绿色液体；③上腹胀满；④无力型体质；⑤易呈虚脱状态；⑥站立位腹部 X 线片显示左上腹有一扩大胃泡，及右上腹见一大液平。

（2）慢性型　①反复发生进食后上腹胀痛不适；②进食后恶心、呕吐大量所进食物及胆汁；③胃肠钡餐检查可见十二指肠第三部钡剂中断，十二指肠第一、二段扩张。

（五）鉴别诊断

1. 良性十二指肠瘀滞症和引起十二指肠横段或上升段排空障碍的其他疾病如癌肿、结核、节段性肠炎等鉴别　这些病变的钡餐造影检查所见与肠系膜上动脉压迫的 X 线征明显不同。

2. 先天性巨十二指肠症、硬皮症伴有十二指肠扩张鉴别　这些疾病的排空障碍是动力性的，不存在机械性梗阻，临床也多见。

三、治疗策略

（一）治疗原则

疾病初期首选非手术治疗，包括禁食、洗胃、输液、纠正水电解质紊乱及营养状态，症状缓解后少量多餐、增加体重。非手术治疗无效时可进行手术治疗。

（二）手术方案

1. 十二指肠悬韧带松解术　适用于韧带过短、肠系膜上动脉与腹主动脉之间夹角过小及高位十二指肠。悬韧带切断松解后，十二指肠第三部位置下移 3～4cm，达到解除梗阻的目的。

2. 十二指肠血管前移位术　十二指肠第三部在肠系膜上动脉后方游离切断，移至肠系膜上动脉前行端端吻合术。

3. 十二指肠空肠 Roux-en-Y 式吻合术　吻合口应靠近肠系膜上动脉压迫处，空肠袢不宜过长，吻合口不应小于 5cm。

4. 胃切除胃空肠吻合术　适用于合并溃疡者。

（三）术后处理

1. 一般处理

（1）胃肠减压，注意观察腹腔引流液量及性状，及时发现吻合口瘘。

（2）肠外和（或）肠内营养。

（3）合理使用抗生素，预防肺部并发症。

2. 并发症的观察及处理

（1）切口感染　术后严密观察切口是否有感染征象，一旦切口感染化脓，及早切开引流，保持引流通畅，防止感染扩散。

（2）腹腔内感染　术后腹胀、发热、白细胞升高。B 超及 CT 检查可明确诊断，必要时可在 B 超或 CT 引导下穿刺或引流，行穿刺液培养。应用抗生素。

（3）吻合口瘘　严密观察引流管引流情况，确定吻合口瘘时应及时通畅引流，生长抑素减少消化液分泌，肠内和（或）肠外营养加强支持治疗。

四、疗效及预后评估

（一）疗效评估

1. 治愈　术后症状消失，切口愈合，无并发症。
2. 好转　非手术治疗后症状缓解。
3. 未愈　症状仍持续存在，或术后复发。

（二）预后评估

十二指肠空肠吻合术是最有效的手术方法，如无并发症预后良好。

五、出院医嘱

1. 加强锻炼、改善营养，饮食规律，少食多餐，进易消化稀软食物。避免暴饮暴食或进食对胃刺激性大的食物。如有不适及时就诊。常规用药，抗酸药如西咪替丁、奥美拉唑等。
2. 随访术前症状是否减轻或消失，是否出现术后并发症。

第十六章　胃肠间质瘤

一、疾病概述

胃肠间质瘤（GIST）是一组独立起源于胃肠道间质干细胞的肿瘤，属于消化道间叶性肿瘤，多呈 CD117 免疫组化染色阳性。GIST 主要依赖于早期发现和争取手术切除，但 85% 的患者术后会复发。不能手术者和已有转移者对常规的放疗、化疗均不敏感，预后不良，酪氨酸激酶抑制剂甲磺酸伊马替尼疗效突出，控制肿瘤效果良好。同时，由于对 GIST 基因突变认识的进一步提高，使 GIST 的诊断率显著提高。

二、诊断策略

（一）病史采集要点

1. 主诉　多以消化道出血、腹部包块、上腹胀满不适等症状就诊，或因体检或在求诊其他疾病时发现。

2. 现病史　①有无消化道出血表现，是否有黑便、血便、呕血等消化道出血表现，出血的量、缓急、部位等，并注意排除常见的消化道出血原因。②是否有腹部肿块，肿块的部位、起病时间、近期有无明显增大趋势，是否伴有局部胀痛和肠梗阻症状及泌尿系统症状。③有无腹部不适、腹胀、吞咽困难、阻塞性黄疸、低热和贫血相关症状如乏力、心悸等。④极少数患者表现为急腹症，是由于肿物致消化道穿孔或浆膜下肿物破溃出血所致。

（二）体检要点

1. 全身检查

发育、营养、体重、精神、血压、脉搏等。消化道出血的患者有贫血的相关体征，如皮肤黏膜苍白、心率加快，急性大出血的患者可出现低血容量性休克。

2. 局部检查

（1）腹部外形，腹壁是否有手术瘢痕，是否有肿块，腹部肿块的位置、大小、形态、质地、表面情况、移动度、压痛及搏动。

（2）消化道出血者肠鸣音活跃。急腹症的患者有腹部压痛、肌紧张、反跳痛等腹膜刺激征。

（3）直肠指诊。直肠间质瘤患者多数可在直肠指诊时发现肿物。指套退出是否带血。

（4）术后复发的患者腹部瘢痕是否有转移结节，注意有无腹胀、腹水征、恶病质，有无远处转移的表现。本病极少发生淋巴结转移，如扪及外周淋巴结肿大、无压痛，不支持本病诊断，须注意鉴别。

（三）辅助检查

1. 实验室检查

（1）血、尿、大便常规 消化道出血时红细胞计数、血红蛋白下降，白细胞升高，大便潜血阳性，少尿或尿液浓缩。腹部肿块的患者可有慢性贫血表现。

（2）血生化检查 晚期肿瘤患者可出现水、电解质及酸碱平衡失调。

2. 影像学检查

（1）X线检查 腹部巨大肿块的患者可见腹部软组织影。肠梗阻的患者站立位时，可见肠胀气、阶梯状气液平等征象。

（2）X线钡剂造影 根据不同部位选择上消化道、全消化道或钡灌肠造影。通过钡餐或者钡灌肠检查，可显示胃肠道受肿块压迫或被推移的情况，采用侧位或斜位摄片检查间位器官的移位情况，可推测腹膜后胃肠外间质瘤（EGIST）的部位。如胃肠道造影检查显示有黏膜破坏、充盈缺损、管壁僵硬或管腔狭窄等改变，说明肿块已侵及胃肠道，便于术前对病变程度做出恰当的判断。

（3）B超检查 B超一般可分辨肿块的个数、大小、部位及囊实性，以及肿块的血供情况。

（4）CT检查 平扫EGIST多呈囊实性软组织密度，肿块内可有黏液样变性或出血、坏死、囊变等，钙化少见。肿瘤多呈类圆形或分叶状，肿瘤直径较大，黏液变、囊变及坏死常见，具有侵袭性，与周围组织及器官粘连紧密，尤其是与胃肠道粘连较密切，但胃肠多呈推压、移位改变。均质实性及囊性为主的病灶相对少见，而以周边实性、中央囊性为特征的囊实性病灶相对多见。CT增强扫描，动脉期肿块实性部分轻度不均匀强化，静脉期则呈中度到明显不均匀强化，静脉期强化程度高于动脉期，肿瘤内坏死、黏液变区未见明显强化；动脉期病灶内可见包绕侵蚀的血管影。

（5）MRI检查 MRI检查理论上发现病变和对肿块的定位较CT更确切，但MRI检查对腹内脏器扫描图像易受呼吸、心跳和胃肠蠕动等生理运动的影响，故其作用仍较有限。

（6）内镜检查 ①电子胃镜及电子结肠镜：间质瘤可向腔内生长或腔外生长，腔内生长的间质瘤有蒂或无蒂，基底较宽，黏膜多数光滑，但有部分可出现中央溃疡，腔外生长的间质瘤有时在内镜下不易发现，体积较大的可出现外压性改变，黏膜完整。由于肿物起源于胃壁或肠壁的黏膜层以下，内镜下活检常为阴性。②内镜超声：适用于胃十二指肠间质瘤及结直肠间质瘤的检查，特别对于腔外生长型的间质瘤，可相对准确地测量肿物大小，包膜是否完整及毗邻脏器的关系。并可行内镜超声引导下的针吸活检术（EUS-FNA），是术前诊断的最好方法，诊断准确性达90%以上。

（7）腹主动脉造影 可观察肿瘤的血供和血管异常，也可区分肿块在腹腔内或腹膜后。下腔静脉造影可显示下腔静脉有无受压、移位或被侵犯情况，有助于术前设计血管的处理方法。

（8）穿刺活检 经B超或CT引导下细针穿刺活检，术前常可获得确诊，但是由于EGIST易于播散，不适当的操作还有引起出血的危险，故其应用仍有较大争议。

3. 病理免疫组化检查 对EGIST的诊断具有重要意义，常用的标记物有CD117（阳性率95%）、CD34（阳性率70%）、SMA（阳性率40%）、S-100（阳性率5%）、desmin（阳性率2%）、DOG1（阳性率为92%）。

（四）诊断

1. 临床表现 消化道出血、腹部包块、上腹胀满不适等。

2. 辅助检查　X 线造影示肿瘤引起局部黏膜隆起，呈凸向腔内的类圆形充盈缺损。内镜可见黏膜下肿块，顶端可有溃疡。CT、MRI 等检查发现向胃肠腔外生长结节状肿块等。

3. 免疫组化检查　CD117 和 CD34 过度表达。

（五）鉴别诊断

1. 胃肠道上皮来源肿瘤

（1）息肉　蒂部明显，多数柔软，单个或多个，好发于大肠，上皮来源，GIST 好发于胃及小肠，基底宽，一般无明显蒂部，质地较韧，为实性肿物，超声内镜可见其起自黏膜下层或肌层。

（2）胃肠道癌　胃肠道癌好发于胃和结直肠，病史较短，恶病质出现较早；形态上有典型的癌性溃疡、菜花样隆起或胃肠壁僵硬浸润，活检阳性率高。

2. 其他胃肠道间叶组织肿瘤

（1）平滑肌瘤或平滑肌肉瘤　该类肿瘤 CD117 和 CD34 阴性，Actin 多为弥漫强阳性，电镜下可见不同分化程度的肌丝和密体。

（2）神经鞘瘤　其典型特征是肿瘤外周可见淋巴细胞袖套，可伴有生发中心。肿瘤细胞 S-100弥漫呈阳性，CD117 阴性。

三、治疗策略

（一）治疗原则

手术治疗为主，分子靶向治疗为辅。

（二）治疗方法

1. 手术治疗

（1）手术指征　①肿瘤局限无远处转移者。②肿瘤并发大出血、肠梗阻和继发感染者急诊行手术切除。

（2）术前准备

①术前常规肠道准备，包括应用肠道抗生素、禁食、口服泻药清洁肠道、灌肠等。

②对消化道大出血者，纠正休克，补充血容量，纠正水、电解质代谢及酸碱平衡失调。

③对老龄患者，有效控制心肺疾病，改善营养状态，增加手术耐受程度。

（3）手术方式及要点　胃肠间质瘤的手术方式强调整块完全切除肿瘤，切缘阴性即可，切缘不需要达到 5cm，切缘 2 ～ 3cm 已经足够。其转移方式经腹腔种植和血行转移为主，淋巴转移发生率低于 10%，故不主张进行淋巴结清扫。

（4）术后处理　①一般处理：同胃肠道癌术后。②并发症及处理（注意事项）：同胃肠道癌术后。

2. 分子靶向治疗

甲磺酸伊马替尼是一种选择性酪氨酸蛋白抑制剂，可选择性作用于胃肠间质瘤细胞 c-kit 酪氨酸激酶，阻断其介导的细胞信号传导途径，从而起到治疗作用。用法：400 ～ 600mg，口服，每日一次。如有效，则持续服用，直到疾病进展、出现耐药或患者不愿服用后才停用。

四、疗效及预后评估

（一）疗效评估

1. 治愈　根治性切除术后，原有临床症状消失，无严重手术并发症。
2. 好转　姑息性手术后原有临床症状消失或缓解。
3. 未愈　治疗无效或未治疗。

（二）预后评估

GIST 术后复发率高，为 40%～85%，绝大多数复发于首次切除的 2 年内，通常复发部位在局部、肝脏或腹腔转移，但是周围淋巴结转移很少见。GIST 完全切除后 5 年生存率为 40%～65%。姑息切除或不能手术的患者预后极差。但随着分子靶向药物的出现，晚期 GIST 患者的生存期显著延长。GIST 的预后指标尚有争议，肿瘤大小、部位、细胞核分裂数是主要的预后指标。风险分级可归纳为以下几点：（1）任何部位的 EGIST，肿瘤直径＜2.0cm，每 50 个高倍视野核分裂数≤5 为极低危险度；（2）任何部位的 EGIST，肿瘤直径在 2.1～5.0cm，每 50 个高倍视野核分裂数≤5 为低危险度；（3）任何部位的 EGIST，肿瘤直径＜5.0cm，每 50 个高倍视野核分裂数在 6～10，为中等危险度；（4）肿瘤破裂，肿瘤直径＞5cm，每 50 个高倍视野核分裂数＞10，为高危险度。

五、出院医嘱

1. 继续治疗　对于肿瘤直径大于 10cm、腹腔内肿瘤破裂的高危患者，建议至少服用伊马替尼 1 年。

2. 定期随访腹盆腔增强 CT 或 MRI　扫描可作为常规随访项目：①中、高危患者，应该每 3 个月进行 CT 或 MRI 扫描，持续 3 年，然后每 6 个月一次，直至 5 年；②低危患者，应每 6 个月进行 CT 或 MRI 扫描，持续 5 年；③对复发转移、不可切除或新辅助治疗患者，应该密切监测肿瘤反应及病情进展。合理的随访时间表推荐：①治疗前必须有基线增强 CT 资料，作为疗效评估的依据；②开始治疗后至少应每 3 个月做增强 CT 扫描或 MRI 随访；③如果直接与治疗决策相关，可以适当增加随访次数；④治疗后 3 个月的密切监测非常重要，必要时应做 PET-CT。

第十七章　肠疾病

第一节　肠结核

一、疾病概述

肠结核是结核杆菌侵犯肠道引起的一种慢性特异性感染。原发性肠结核少见，多因饮用了污染结核杆菌的牛奶所致。继发性肠结核多源于肺结核，感染途径主要是活动性肺结核患者吞入了含有大量结核杆菌的痰液。由于回盲部具有丰富的淋巴组织，因此，约85%的肠结核病变位于回盲部和回肠。病理分三型：溃疡型（占60%）、增生型（占10%）和混合型（30%）。

二、诊断策略

（一）病史采集要点

1. **主诉**　右下腹及脐周慢性隐痛、钝痛或腹泻－便秘交替出现，伴有午后低热、盗汗、乏力、消瘦等全身症状。

2. **现病史**　询问腹痛特点，胀痛发生的时间及与进餐的关系，大便性状。排便后腹痛是否缓解。有无腹胀、阵发性腹痛、呕吐和肛门停止排气、排便等肠梗阻表现。是否有肠炎症状，如有无排便习惯和粪便性状改变，腹泻和便秘交替，粪便是否伴有黏液和脓液，血便。有无不规则低热、面色潮红、盗汗、乏力、消瘦等。

3. **既往史**　是否患有肺结核或结核接触史。

（二）体检要点

1. **全身检查**　注意体温，皮肤有无多汗，有无贫血、消瘦。精神、血压、脉搏。

2. **腹部检查**　腹部外形，腹壁有无瘘口，腹股沟区有无肿块，腹部有无压痛，腹部有无肿块，肿块的位置、大小、形状、质地、张力，是否有压痛、红肿、波动，有无腹膜炎及肠梗阻体征。

3. **直肠指诊**　是否触及肿块。

4. **肺部检查**　肺部有无异常体征，如听诊闻及呼吸音粗糙或湿啰音。

（三）辅助检查

1. **实验室检查**　通常血沉加快。溃疡型肠结核粪便多为糊状，镜下可见少量脓细胞与红细胞，隐血试验阳性。粪便找到抗酸杆菌对诊断有帮助。但伴有肺结核者则意义不大。结核菌素试验强阳性有助于本病诊断。

2. **X线检查**　少数患者腹部X线平片可以见到腹部的结核钙化灶，有助于诊断。肠结核伴有肠管狭窄患者可以在腹部 X 线平片看到肠管扩张、气液平等肠梗阻征象。X 线钡餐和钡剂灌肠检查可有一定帮助，显示为肠管变形、肠段扩张、僵硬狭窄、结肠袋消失。胸部 X 线检查，明确有无肺结核。

3. B 超、CT 检查　区别脓肿和末端回肠壁增厚、淋巴结肿大等。

4. 纤维结肠镜　有助于回肠末段和结肠结核病变的诊断。

5. 组织学检查　干酪性肉芽肿、结核杆菌。

（四）诊断

1. 临床表现长期发热、盗汗、腹痛、腹泻或便秘 . 的青壮年患者。

2. 肺结核或其他肠外结核患者原病灶已好转，但消化道症状和结核毒血症状反见加重。

3. 右下腹肿块伴压痛，或出现原因不明的不完全性肠梗阻表现者。

4. 胃肠 X 线检查回盲部有激惹、钡剂充盈缺损或狭窄征象者。

5. 血象与血沉、粪便检查及纤维肠镜检查有助于同其他疾病相鉴别。

6. 活检组织及脓液行结核杆菌 PCR 检查，结核杆菌 DNA 阳性，可提供诊断参考。

7. 对有些结核病的早期症状不明显，诊断困难，又高度怀疑肠结核时可给予试验性治疗，观察应用抗结核药物治疗（2～6 周）有效可做出肠结核临床诊断。

（五）鉴别诊断

1. 克罗恩（Crohn）病　其临床、X 线、内镜表现常和肠结核酷似。克罗恩病与肠结核区别：①无肠外结核证据；②病程更长，缓解和复发交替；③ X 线发现病变以回肠末端为主，可有其他肠段受累，并呈节段性分布；④瘘管或肛门直肠周围病变较肠结核多见；⑤抗结核药物治疗无效；⑥手术病理见非干酪坏死性肉芽肿，镜检、动物接种均无结核菌发现。

2. 右侧结肠癌　本病年龄多在 40 岁以上，一般无发热、盗汗等结核中毒表现。结肠镜及活检可确诊。

3. 小肠肿瘤　小肠肿瘤和肠结核临床表现有相似之处，但小肠肿瘤钡剂造影显示肠腔充盈缺损和软组织阴影、狭窄肠管近侧扩张、肠管受压；而肠结核常伴肺部活动性或陈旧性病灶、全身中毒症状等，必要时行小肠镜病理活检。

4. 溃疡性结肠炎　溃疡性结肠炎好发于远端结肠和直肠，肠结核则常累及回盲部和近端结肠，少有黏膜和黏膜下层急性血管浸润，粪便中可找到结核杆菌。纤维内镜和 X 线钡剂灌肠能发现结肠炎症和溃疡病变，但在急性期不宜检查。

5. 阿米巴病或血吸虫病性肉芽肿　既往有相应感染史，脓血便常见。粪便常规或孵化检查可发现相关病原体。结肠镜检查多有助于鉴别诊断。相应特效治疗有效。

6. 其他　与肠恶性淋巴瘤、耶尔森杆菌及一些少见的感染性肠病如非结核分枝杆菌、性病性淋巴肉芽肿、梅毒侵犯肠道、肠放线菌病等鉴别。

三、治疗策略

（一）治疗原则

早期治疗，消除症状，改善全身情况，促使病灶愈合，防止并发症。

（二）治疗方法

1.一般治疗

①休息　活动性者，卧床休息。

②饮食　高营养、富含维生素、易消化饮食。不能进食者，静脉营养支持治疗。

③全身支持治疗　应特别注意纠正贫血、低蛋白血症、营养不良和维生素缺乏，并补充钙质。需手术治疗的肠结核患者多不能经口服一般营养，可应用肠内要素饮食或肠外营养支持，改善患者的营养状况，增加患者对手术的耐受性。

2.抗结核化学药物治疗　为治疗的关键，用药方法同肺结核的治疗。

3.对症治疗　腹痛可用抗胆碱能药物。摄入不足或腹泻严重者应注意纠正水、电解质、酸碱平衡紊乱。不完全性肠梗阻者，需行胃肠减压。

4.手术治疗

（1）手术指征　①有穿孔、梗阻、出血、肠瘘等并发症；②不能除外恶性肿瘤；③诊断不明，影响治疗；④回盲部增生型结核，病变局限。

（2）禁忌证　伴有活动性肺结核的患者一般不宜采取手术治疗，因为此类患者通常病变广泛，不易全部切除病灶，术后容易复发，且手术容易造成结核播散。

（3）手术时机　除紧急情况外，手术前应进行一段时间的抗结核药物和营养支持，待病情稳定、全身情况改善后再施行手术。术后继续抗结核治疗。

（4）手术方式　手术方式应视术中探查情况决定，通常行病变肠段切除术及端端肠吻合术。伴有穿孔性腹膜炎的患者可行肠切除术和腹腔引流术。伴有肠瘘的患者需根据肠瘘的处理原则进行治疗。

（5）常规准备　①手术前需灌肠1～2次，排空肠道。②术前注意纠正水、电解质及酸碱平衡紊乱，尤其是伴有肠梗阻时。

（6）术后处理　①同一般肠道手术后处理。②患者手术后仍应继续常规抗结核治疗一年。

（7）并发症及处理　术后并发症有其他部位的结核病变进入活动期。手术部位肠段愈合不良形成腹膜炎或瘘。术后注意观察有无结核活动期表现，如低热、乏力、血沉快等。术后注意观察腹腔引流情况，如有肠瘘除按一般治疗肠瘘的原则处理外，术后继续抗结核治疗。

四、疗效及预后评估

（一）疗效评估

1.治愈　病变肠段切除或经治疗后症状、体征消失，血沉正常，粪便浓缩法镜检及聚合酶链反应检查结核菌阴性。X线钡餐检查、纤维结肠镜检查病变愈合或消失。

2.好转　症状、体征显著改善，血沉接近正常，粪便浓缩法镜检及聚合酶链反应检查结核菌阴性。X线钡餐检查、纤维结肠镜检查病变明显好转。

3.未愈　未治疗或治疗后症状、体征无改善，粪便浓缩法镜检及聚合酶链反应检查结核菌阳性。X线钡餐检查、纤维结肠镜检查病变无明显好转。

（二）预后评估

本病的预后取决于早期诊断、及时治疗。当病变尚处在渗出阶段，及时治疗可以痊愈，预后良好。

肠结核若病变局限，行病变肠段切除吻合手术疗效较好，术后复发机会很少。后期治疗效果不佳。合理选用抗结核药物，保证充分剂量与足够疗程，也是决定预后的关键。

五、出院医嘱

1. 注意休息，全身支持治疗，定期复诊。
2. 继续抗结核治疗。

第二节　克罗恩病

一、疾病概述

克罗恩病（Crohn 病）又称局限性肠炎、节段性肠炎、肉芽肿性肠炎，Crohn 病可累及胃肠道从口腔到肛门的任何部位，但以末端回肠和右半结肠最常见，可同时侵及小肠、结肠，病变局限在结肠者少见。病变可以是单发或多发，呈节段性改变，中间间隔正常肠管，因此又称之为局限性肠炎。其病理特征是肉芽肿性炎症病变，伴不同程度的纤维化。炎症病变波及全层肠壁和局部淋巴结，可形成脓肿、内瘘、外瘘、组织粘连、肠腔狭窄等改变。临床出现腹痛、腹泻、腹部肿块、瘘管形成和肠梗阻等症状，可伴有发热、营养障碍和关节炎等全身症状。重症患者多迁延不愈，常有复发，预后不良。

二、诊断策略

（一）病史采集要点

1. **主诉**　反复发作腹泻、腹痛，偶有便血，或伴有恶心、食欲缺乏、乏力、消瘦、贫血。
2. **现病史**
（1）患者起病和病程，是否为缓慢起病，慢性反复发作或出现急性发作。
（2）消化道症状，如有无腹痛、腹泻、腹部肿块、腹胀、恶心、呕吐，大便的性状，有无大便习惯的改变等。
（3）消化道外症状，如有无关节炎、杵状指、结节性红斑、虹膜睫状体炎、泌尿系统结石。
（4）全身症状，如有无发热、贫血、乏力、消瘦、食欲下降、儿童发育迟缓。
（5）并发症　①肠梗阻：甚至中毒性巨结肠；②出血：有无便血；③穿孔：急性穿孔需注意有无急性腹膜炎、腹腔脓肿的临床表现；慢性穿孔需注意有无回肠乙状结肠瘘、肠膀胱瘘、肠阴道瘘的表现。
3. **既往史**　询问有无结核感染史、长期服用抗生素病史、血吸虫疫水接触史，有无胃肠道手术史。
4. **家族史**　询问有无结肠癌家族史。

（二）体检要点

1. **一般情况**　患者有无贫血、消瘦等体征。

2. 腹部检查　望诊要裸露全腹，注意有无手术瘢痕，腹部外形，有无隆起、肠型及蠕动波。舟状腹常见于严重营养不良，全腹膨胀表示有腹水、低位肠梗阻等，腹部有无肿块及肿块的位置、大小、形态、质地、活动度、有无压痛等。注意腹痛的部位和有无腹肌紧张。注意腹部有无瘘管外口，有无分泌物流出及其性质、量。

3. 肛门直肠检查　肛周区有无脓肿、溃疡，有无压痛；有无慢性肛裂；有无肛周皮赘。直肠指诊有无肛管硬化和狭窄；有无扪及肛裂或瘘管的内口。有无触及包块，指套有无血迹。

（三）辅助检查

1. 实验室检查

（1）血、尿、大便常规及隐血检查　可出现缺铁性贫血且常与疾病严重程度平行；周围血白细胞轻度增高见于活动期，明显增高常提示合并感染；如出现蛋白尿需注意有无继发性淀粉样变可能；粪便有红、白细胞及黏液。粪便隐血试验常呈阳性。

（2）血生化　若合并严重腹泻可发生脱水，引起水、电解质及酸碱平衡紊乱；白球蛋白降低出现低蛋白血症。

（3）血清免疫球蛋白　IgG、IgA、IgM 可能异常。

（4）血清 C-反应蛋白（CRP）、血沉（ESR）　与疾病的活动性有关，治疗后 ESR、CRP 均明显下降。

2. X 线检查

（1）腹部平片　可提示肠梗阻，腹腔内游离气体以及钙化斑。

（2）钡餐和钡灌肠检查　小肠病变作胃肠钡剂造影，结肠病变作钡剂灌肠检查。X 线表现为肠道炎性病变，可见黏膜皱襞粗乱、纵行性溃疡或裂沟、鹅卵石征、假息肉、多发性狭窄或肠壁僵硬、瘘管形成等 X 线征象，病变呈节段性分布。由于肠壁增厚，可见填充钡剂的肠袢分离。

（3）瘘管造影　并发瘘时可行瘘管造影、肾盂造影、膀胱造影等检查。

3. 腹部 B 超、CT、MRI、选择性血管造影等检查　可显示肠壁增厚，腹腔或盆腔脓肿、包块、出血等。

4. 内镜检查

（1）结肠镜检查　结肠镜作全结肠及回肠末段检查。病变呈节段性、非对称性分布，见阿弗他溃疡或纵行溃疡、鹅卵石样改变，肠腔狭窄或肠壁僵硬，炎性息肉，病变之间黏膜外观正常。

（2）胶囊内镜、双气囊小肠镜等技术 有助于对小肠病变的诊断。

5. 活组织检查　对诊断和鉴别诊断有重要价值。本病的典型病理组织学改变是非干酪性肉芽肿，还可见裂隙状溃疡、固有膜底部和黏膜下层淋巴细胞聚集、黏膜下层增宽、淋巴管扩张及神经节炎等。

（四）诊断

1. 诊断依据

（1）反复发作腹泻、腹痛，偶有便血，体重下降，可伴有肠梗阻、瘘管、腹腔或肛周脓肿等并发症。伴或不伴系统性症状，如发热、多关节炎、硬化性胆管炎、皮肤病变等。

（2）钡餐和钡灌肠检查表现为肠道炎性病变，可见黏膜皱襞粗乱、纵行性溃疡或裂沟、鹅卵石征、假息肉、多发性狭窄或肠壁僵硬、瘘管形成等 X 线征象，病变呈节段性分布。

（3）结肠镜作全结肠及回肠末段检查。病变呈节段性、非对称性分布，见阿弗他溃疡或纵行溃疡、鹅卵石样改变，肠腔狭窄或肠壁僵硬，炎性息肉，病变之间黏膜外观正常。

（4）活组织检查病理组织学改变是非干酪性肉芽肿，还可见裂隙状溃疡、固有膜底部和黏膜下层淋巴细胞聚集、黏膜下层增宽、淋巴管扩张及神经节炎等。

2. 临床分型

（1）临床类型依疾病行为分型，可分为狭窄型（以肠腔狭窄所致的临床表现为主）、穿通型（有瘘管形成）和非狭窄非穿通型（炎症型）。各型可有交叉或互相转化。

（2）病变部位参考影像和内镜结果确定，可分为小肠型、结肠型和回结肠型。如消化道其他部分受累亦应注明。

3. 并发症 肠梗阻最常见，其次是腹腔内脓肿，偶可并发急性穿孔或大量便血。直肠或结肠黏膜受累者可发生癌变。

（五）鉴别诊断

1. 急、慢性阑尾炎 由于 Crohn 病常累及回肠末段，腹痛也常在右下腹，可有右下腹压痛或肌紧张，易被误诊为急性或慢性阑尾炎。注意询问以往有无腹泻史，有助于鉴别诊断。阑尾炎可出现便秘而腹泻少见。克罗恩病的起病症状很少明确，典型症状是病程长，通常出现腹泻。腹部超声和 CT 有助于鉴别诊断。当高度怀疑阑尾疾病须做剖腹探查或腹腔镜检查。

2. 溃疡性结肠炎 如病变局限于结肠，则需与溃疡性结肠炎鉴别，主要依靠纤维结肠镜和活检。

3. 肠结核 肠结核患者既往或现有肠外结核病史；临床表现少有瘘管、腹腔脓肿和肛门周围病变；内镜检查见病变主要涉及回盲部，可累及邻近结肠，但节段性分布不明显，溃疡多为横行，浅表而不规则；活检组织抗酸杆菌染色阳性有助于肠结核诊断，干酪样肉芽肿是肠结核的特征性病理组织学改变；结核菌素试验（PPD）强阳性、血清结核杆菌相关性抗原和抗体检测阳性等倾向肠结核诊断。对鉴别有困难不能除外肠结核者，应先行诊断性抗结核治疗，肠结核经抗结核治疗 2～6 周后症状有明显改善，治疗 2～3 个月后内镜所见明显改善或好转。有手术指征者可行手术探查，病变肠段或肠系膜淋巴结病理组织学检查发现干酪性肉芽肿可获确诊。

4. 小肠恶性淋巴瘤 原发性小肠恶性淋巴瘤可较长时间内局限在小肠，部分患者肿瘤可呈多灶性分布，此时与克罗恩病鉴别有一定困难。如 X 线胃肠钡剂造影见小肠、结肠同时受累，节段性分布、裂隙状溃疡、鹅卵石征、瘘管形成等有利于克罗恩病诊断；如 X 线检查见一肠段内广泛侵蚀、呈较大的指压痕或充盈缺损，B 型超声或 CT 检查肠壁明显增厚、腹腔淋巴结肿大，有利于小肠恶性淋巴瘤诊断。小肠恶性淋巴瘤一般进展较快。双气囊小肠镜下活检或必要时手术探查可获病理确诊。

5. 其他 如血吸虫病，阿米巴肠炎，其他感染性肠炎（耶尔森菌、空肠弯曲菌、艰难梭菌等感染），贝赫切特病，药物性肠病（如 NSAIDs），嗜酸性粒细胞性肠炎，缺血性肠炎，放射性肠炎，胶原性结肠炎，各种肠道恶性肿瘤，以及各种原因引起的肠梗阻，在鉴别诊断中均需考虑。

三、治疗策略

（一）治疗原则

以内科治疗为主，外科治疗的目的是解除并发症。因手术后有较高复发率（30%～80%）、并发症发生率及再手术率（30%～60%），因此应采取控制性手术原则，严格掌握手术适应证。

（二）治疗方法

1. 一般治疗

戒烟、营养支持，一般给予高营养低渣饮食，适当给予叶酸、维生素 B_{12} 等多种维生素。重症患者予要素饮食或全胃肠外营养。腹痛、腹泻必要时可酌情使用抗胆碱能药物或止泻药，合并感染者静脉途径给予广谱抗生素。

2. 药物治疗

（1）活动期治疗

①氨基水杨酸制剂　柳氮磺吡啶仅适用于病变局限在结肠的轻、中度患者。美沙拉嗪能在回肠末段、结肠定位释放，适用于轻度回结肠型及轻、中度结肠型患者。

②糖皮质激素　对控制病情活动有较好疗效，适用于各型中、重度患者，以及上述对氨基水杨酸制剂无效的轻、中度患者。布地奈德全身不良反应较少，疗效则略逊于糖皮质激素，有条件可用于轻、中度小肠型或回结肠型患者，剂量 3mg/ 次，每日 3 次，口服。

③免疫抑制剂　硫唑嘌呤或巯嘌呤适用于对激素治疗无效或对激素依赖的患者，加用这类药物后可逐渐减少激素用量乃至停用。剂量为硫唑嘌呤 1.5 ~ 2.5mg/（kg·d）或巯嘌呤 0.75 ~ 1.50mg/（kg·d），该类药显效时间约需 3 ~ 6 个月，维持用药可至 3 年或以上。

④抗菌药物　某些抗菌药物如硝基咪唑类、喹诺酮类药物应用于本病有一定疗效。

⑤生物制剂　英夫利昔（infliximab）是一种抗 TNF-α 的人鼠嵌合体单克隆抗体，为促炎性细胞因子的拮抗剂，对传统治疗无效的活动性克罗恩病有效，重复治疗可取得长期缓解。

（2）缓解期治疗　用氨基水杨酸制剂或糖皮质激素取得缓解者，可用氨基水杨酸制剂维持缓解，剂量与诱导缓解的剂量相同。因糖皮质激素无效 / 依赖而加用硫唑嘌呤或巯嘌呤取得缓解者，继续以相同剂量硫唑嘌呤或巯嘌呤维持缓解。使用 infliximab 取得缓解者继续定期使用以维持缓解。维持缓解治疗用药时间可至 3 年以上。

3. 手术治疗

（1）手术指征　①完全性肠梗阻；②瘘管与腹腔脓肿；③急性穿孔；④不能控制的大量出血。

（2）术前准备

①改善全身情况，合理选用抗生素，预防可能发生的并发症。

②诊断明确，了解全消化道情况，可酌情选用消化道造影，内镜、B 超、CT 等影像学检查。

③交代病情，说明复发、癌变及多次手术的可能性；腹内脓肿切开引流者，有可能出现肠瘘。

（3）手术要点

①短路及旷置术　在病变肠管近端将肠切断，远端内翻缝合，近端与病变远侧的肠管行端侧吻合。手术简单、安全，主要适用于病情重，严重粘连或腹腔感染不宜肠切除患者，待稳定后再行二期手术。

②肠切除术　病变肠管一期切除吻合术，目的是除去引起并发症的肠段，疗效好，在条件许可时此术式为首选。切除长度和范围：切除长度为距病变 5 ~ 10cm，太近可能遗留病变，术后容易复发，太远可以发生短肠综合征。结肠克罗恩病，结直肠切除的复发率最低，适用于广泛、弥漫的结直肠疾病；结肠区段切除的术后复发率最高，适用于结肠孤立病变，5 年内复发率在 30% ~ 50%，10 年则为 60%，再手术率为 45%。

③狭窄肠段成形术　肠的切口在系膜对侧纵行自近端正常肠开始，通过狭窄处至远端正常肠段。切口每侧中间缝支持线或组织钳牵开两侧，通常在肠的系膜侧可见溃疡。切口近远端褥式横

行缝合使切口合拢，连续一层可吸收合成线横行缝合闭合肠切口。此术式能够充分保留肠管长度，较适用于多处梗阻切除后易致短肠综合征的病例。

④回肠造口术　适用于回肠结肠吻合口瘘或预防吻合口瘘而采取的暂时性措施，患者体质差、病变肠段切除困难或为解除远端梗阻时，待患者情况改善后再行二期病变切除术。

（4）术后处理

①术后禁食、补液、抗炎、纠正贫血和低蛋白，行 TPN 支持等，胃肠减压，待肠功能恢复后拔除胃管。

②术后复发的预防至今仍是难题。一般选用美沙拉嗪；甲硝唑可能有效，但长期使用不良反应多；硫唑嘌呤或巯嘌呤在易于复发的高危患者可考虑使用。预防用药推荐在术后 2 周开始，持续时间不少于 3 年。

（5）并发症及处理

①穿孔　Crohn 病致游离穿孔并发腹膜炎占 1% ～ 2%，多发生在末端回肠，多在对肠系膜缘，结肠游离穿孔少见，一旦诊断明确，应立即手术行病变肠段切除，依具体情况或行近端回肠外置造口术或行一期肠管吻合术，单纯修补穿孔往往失败，不宜施行。

②大出血　Crohn 病并大出血少见。如保守治疗无效时应积极手术切除病变肠段。术前可行结肠镜检查或血管造影检查，明确出血部位及病变程度。血管介入栓塞法也可阻止病变肠段的继续出血。

③腹腔脓肿和腹内瘘　Crohn 病腹腔脓肿的发生率占 20%，除很小脓肿行非手术治疗外，较大脓肿或治疗无效时，应在 B 超或 CT 引导下经皮穿刺置管引流，或剖腹探查术中病变部位充分引流。病变穿向临近的小肠、结肠、膀胱等器官形成内瘘，手术需切除病变肠段行肠吻合术，被穿透、无病变的组织器官只需剪除瘘管周围的炎症组织后单纯修补即可。

④肠管皮肤瘘　肠管皮肤瘘发生率较低，一旦发生应早期积极引流和抗感染治疗。待病情稳定、局部炎症消退，病变在非活动期时行病变肠段切除肠吻合术、皮肤窦道切除术。

四、疗效及预后评估

（一）疗效评估

1. **好转**　急性活动性病变发作或复发的症状控制或基本控制，腹痛、腹泻等肠道症状消失或好转，体温正常，营养状况改善，脓肿、窦道、瘘管等得到治疗。

2. **未愈**　未治疗或症状未缓解。

（二）预后评估

本病可经治疗好转，也可自行缓解。但多数患者反复发作，迁延不愈，其中部分患者在其病程中因出现并发症而手术治疗，预后较差。据统计，10 年病死率为 10% 左右，手术死亡率为 4%。其死亡原因，多数是由于合并并发症，如腹腔内感染、脓肿、腹膜炎、肠瘘等，特别是对其处理不当，慢性消耗衰竭以及癌变等引起。

五、出院医嘱

1.注意休息，精神放松，少渣、非乳性、高蛋白饮食。

2.继续柳氮磺吡啶和糖皮质激素类药物治疗。

第三节　溃疡性结肠炎

一、疾病概述

溃疡性结肠炎是一种原因不明的直肠和结肠黏膜及黏膜下层炎症性疾病。病变常累及全部结肠，主要限于结肠黏膜，以溃疡为主。病变几乎不侵犯肌层及浆膜。临床表现为腹泻、黏液脓血便、腹痛。病情轻重不等，多呈反复发作的慢性病程。

二、诊断策略

（一）病史采集要点

1.**主诉**　持续反复发作的黏液血便、腹痛或伴不同程度的全身症状（如恶心、食欲缺乏、乏力、消瘦、贫血）。

2.**现病史**　①病因与诱因：部分患者在发作间隙期可因饮食失调、劳累、精神刺激、感染等诱发或加重症状。②起病情况：溃疡性结肠炎起病大多缓慢，但可表现为慢性、急性、慢性急性发作和暴发型等。③主要症状特点：临床上以血性腹泻为最常见的早期症状，多为脓血便，偶有大量出血。腹痛常位于左下腹，表现为轻到中度的痉挛性疼痛，排便后腹痛稍缓解。当直肠受累时，常伴有里急后重。④伴随症状：本病症状多变。病情严重者可出现高热、多汗、大量便血、腹胀、腹痛，甚至休克等全身中毒症状，即中毒性巨结肠症。病程较长者，可伴体重下降、贫血、恶变等。并发穿孔时出现腹膜炎症状体征。轻者仅有大便变稀或次数增多，呈周期性发作。个别患者没有腹泻症状，仅有诸如关节炎、脓皮病等与免疫有关的全身性并发症。

3.**既往史**　询问有无结核感染史、长期服用抗生素病史、血吸虫疫水接触史，有无胃肠道手术史。

4.**家族史**　询问有无结肠癌家族史。

（二）体检要点

1.**一般情况**　患者有无贫血、消瘦等体征。有无肠道外表现如关节损害、皮肤黏膜损害、生长发育延迟等。

2.**腹部检查**　中型患者仅有左下腹轻压痛，有时可触及痉挛的降结肠或乙状结肠。重型和暴发型患者常有明显压痛和鼓肠。若有腹肌紧张、反跳痛、肠鸣音减弱应注意中毒性巨结肠、肠穿孔等并发症。

3.**直肠指诊**　直肠指诊对于诊断和鉴别诊断有重要价值，直肠癌的患者可触及包块，指套有血迹。

（三）辅助检查

1.**便常规及便隐血检查**　粪便肉眼检查可见脓、血和黏液。涂片镜检可见多数红细胞、白细胞或脓细胞。隐血试验阳性。溶组织阿米巴原虫、血吸虫卵、致病细菌和真菌培养等均阴性。

2. 血常规 贫血常见，常为小细胞低色素性贫血。白细胞计数在活动期可有增高。血沉加快和 C 反应蛋白增高是活动期的标志。

3. 蛋白电泳 严重者血清蛋白降低，α_1 和 α_2 球蛋白明显升高，缓解期 α_2 球蛋白明显升高，常为复发信号。发作时如球蛋白下降提示预后不良。

4. 钡灌肠检查 是诊断本病的重要手段之一，早期表现为病变肠段张力高致使钡柱在局部中断，黏膜皱襞紊乱。有溃疡形成时，可见肠壁边缘呈锯齿样，并见大小、深浅不一的溃疡。晚期肠壁纤维组织增生致结肠袋消失，管壁平滑变硬，肠腔变窄，肠管缩短、僵直，称为水管状结肠。有假息肉形成时，可见肠腔多发性圆形缺损。气钡双重造影可显示微小溃疡及糜烂，亦可显示黏膜微小颗粒像。重型或暴发型病例不宜做钡剂灌肠检查，以免加重病情或诱发中毒性巨结肠。

5. 内镜检查 应作全结肠及回肠末段检查，直接观察肠黏膜变化，取活组织检查，并确定病变范围。本病病变呈连续性、弥漫性分布，从肛端直肠开始逆行向上扩展，内镜下所见重要改变有：①黏膜血管纹理模糊、紊乱或消失、充血、水肿、易脆、出血及脓性分泌物附着，并常见黏膜粗糙，呈细颗粒状；②病变明显处见弥漫性糜烂和多发性浅溃疡；③慢性病变见假息肉及桥状黏膜，结肠袋往往变浅、变钝或消失。

6. 病理检查 溃疡性结肠炎主要侵犯直肠和乙状结肠，可累及整个结肠，偶可累及回肠末端，病变呈连续性分布。炎症限于黏膜层及黏膜下层。浆膜层一般完整或仅少量充血。结肠镜下黏膜活检组织学见弥漫性慢性炎症细胞浸润，活动期表现为表面糜烂、溃疡、隐窝炎、隐窝脓肿；慢性期表现为隐窝结构紊乱、杯状细胞减少和潘氏细胞化生。

（四）诊断

1. 诊断依据
（1）持续反复发作的黏液血便、腹痛或伴不同程度的全身症状（低热、乏力、消瘦贫血等）。
（2）消化道的影像学检查可见结肠袋形消失，肠壁不规则，假息肉形成，以及肠腔变细、僵直、溃疡和内瘘。
（3）纤维结肠镜检有以下改变：①黏膜血管纹理模糊、紊乱或消失、充血、水肿、易脆、出血及脓性分泌物附着，并常见黏膜粗糙，呈细颗粒状；②病变大多从直肠开始，病变明显处见弥漫性糜烂和多发性浅溃疡；③慢性病变见假息肉及桥状黏膜，结肠袋往往变浅、变钝或消失。
（4）结肠镜下黏膜活检组织学见弥漫性慢性炎症细胞浸润，活动期表现为表面糜烂、溃疡、隐窝炎、隐窝脓肿；慢性期表现为隐窝结构紊乱、杯状细胞减少和潘氏细胞化生。

2. 临床分型 按本病的病程、程度、范围及病期进行综合分型。
（1）临床类型 ①初发型，指无既往史的首次发作；②慢性复发型，临床上最多见，发作期与缓解期交替；③慢性持续型，症状持续，间以症状加重的急性发作；④急性暴发型，少见，急性起病，病情严重，全身毒血症状明显，可伴中毒性巨结肠、肠穿孔、败血症等并发症。上述各型可相互转化。
（2）临床严重程度 ①轻度：腹泻每日 4 次以下，便血轻或无，无发热、脉速，贫血无或轻，血沉正常；②中度：介于轻度与重度之间；③重度：腹泻每日 6 次以上，并有明显黏液脓血便，体温 > 37.5℃，脉搏 > 90 次 / 分，血红蛋白 < 100g/L，血沉 > 30mm/h。
（3）病变范围 可分为直肠炎、直肠乙状结肠炎、左半结肠炎（结肠脾曲以远）、广泛性或全结肠炎（病变扩展至结肠脾曲以近或全结肠）。
（4）病情分期 分为活动期和缓解期。

（五）鉴别诊断

1. **急性自限性结肠炎**　各种细菌感染，如痢疾杆菌、沙门菌、耶尔森菌、空肠弯曲菌等。急性发作时发热、腹痛较明显，粪便检查可分离出致病菌，抗生素治疗有良好效果，通常在4周内痊愈。

2. **阿米巴肠炎**　病变主要侵犯右侧结肠，也可累及左侧结肠，结肠溃疡较深，边缘潜行，溃疡间的黏膜多属正常。粪便或结肠镜取溃疡渗出物检查可找到溶组织阿米巴滋养体或包囊。血清抗阿米巴抗体阳性。抗阿米巴治疗有效。

3. **血吸虫病**　有疫水接触史，常有肝脾大，粪便检查可发现血吸虫卵，孵化毛蚴阳性。直肠镜检查在急性期可见黏膜黄褐色颗粒，活检黏膜压片或组织病理检查发现血吸虫卵。免疫学检查亦有助于鉴别。

4. **克罗恩病（Crohn 病）**　克罗恩病的腹泻一般无肉眼血便，结肠镜及X线检查病变主要在回肠末段和邻近结肠且呈非连续性、非弥漫性分布并有其特征改变，与溃疡性结肠炎鉴别一般不难。但要注意，克罗恩病可表现为病变单纯累及结肠，此时与溃疡性结肠炎鉴别诊断十分重要，必要时可参考自身抗体的检测鉴别。少数情况下，临床上会遇到两病一时难于鉴别者，此时可诊断为结肠IBD类型待定（IBDU），观察病情变化。

5. **大肠癌**　多见于中年以后，经直肠指诊常可触到肿块，结肠镜或X线钡剂灌肠检查对鉴别诊断有价值，活检可确诊。须注意溃疡性结肠炎也可发生结肠癌变。

6. **肠易激综合征**　粪便可有黏液但无脓血，显微镜检查正常，隐血试验阴性。结肠镜检查无器质性病变证据。

7. **其他**　其他感染性肠炎（如抗生素相关性肠炎、肠结核、真菌性肠炎等），缺血性结肠炎，放射性肠炎，过敏性紫癜，胶原性结肠炎，贝赫切特病，结肠息肉病，结肠憩室炎，以及HIV感染合并的结肠炎等，应和本病鉴别。

三、治疗策略

（一）治疗原则

控制急性发作，维持缓解，减少复发，防治并发症。

（二）治疗方法

1. 一般治疗

（1）**休息、饮食和营养**　活动期患者应充分休息，给予流质或半流质饮食，待病情好转后改为富营养少渣饮食。重症或暴发型患者应注意纠正水、电解质平衡紊乱，贫血者可输血，低蛋白血症者输注入血清白蛋白。病情严重应禁食，并予完全胃肠外营养治疗。患者的情绪对病情会有影响，可予心理治疗。

（2）**对症治疗**　对腹痛、腹泻的患者使用抗胆碱能药物或止泻药，如地芬诺酯或洛哌丁胺对症治疗，但重症患者应禁用，因有诱发中毒性巨结肠的危险。

（3）**抗生素治疗**　对重症有继发感染者给予广谱抗生素，静脉给药，合用甲硝唑对厌氧菌感染有效。

2. 药物治疗

（1）**氨基水杨酸制剂**　柳氮磺吡啶（SASP）4g/d，分4次口服。适用于轻、中度患者或重度经糖皮质激素治疗已有缓解者。病情完全缓解后仍要继续用药长期维持治疗。对SASP不能耐受者，可口服5-ASA新型制剂美沙拉嗪、奥沙拉嗪和巴柳氮等。5-ASA的灌肠剂适用于病变局限在直肠、乙状结肠者，栓剂适用于病变局限在直肠者。

（2）糖皮质激素　适用于对氨基水杨酸制剂疗效不佳的轻、中度患者，特别适用于重度患者及急性暴发型患者。一般予口服泼尼松40～60mg/d；重症患者先予较大剂量静脉滴注，如氢化可的松300mg/d、甲泼尼龙48mg/d或地塞米松10mg/d，7～10天后改为口服泼尼松60mg/d。病情缓解后每1～2周减少5～10mg用量，直至停药。减量期间加用氨基水杨酸制剂逐渐接替激素治疗。病变局限在直肠、乙状结肠患者，可用琥珀酸钠氢化可的松100mg或地塞米松5mg加生理盐水100ml作保留灌肠，每晚1次。病变局限于直肠者如有条件也可用布地奈德泡沫灌肠剂2mg保留灌肠，每晚1次。

（3）免疫抑制剂　硫唑嘌呤或巯嘌呤适用于对激素治疗效果不佳或对激素依赖的慢性持续型病例，加用这类药物后可逐渐减少激素用量甚至停用。对严重溃疡性结肠炎急性发作静脉用糖皮质激素治疗无效的病例，应用环孢素4mg/（kg·d）静脉滴注，大部分患者可取得暂时缓解而避免急症手术。

3. 手术治疗

（1）手术指征

1）紧急手术指征　并发大出血、肠穿孔、重型患者，特别是合并中毒性巨结肠经积极内科治疗无效且伴严重毒血症状者。

2）择期手术指征　①并发结肠癌变；②慢性持续型病例内科治疗效果不理想而严重影响生活质量，或虽然用糖皮质激素可控制病情，但糖皮质激素不良反应太大不能耐受者。

（2）手术方式

①肠造瘘术　包括横结肠造瘘术及回肠造瘘术，适合于病情严重，不能耐受作一期肠吻合者。

②肠切除术　包括结肠部分或直结肠全切除术、回肠造瘘术。或全结肠切除加直肠黏膜剔除，保留直肠肌鞘，将回肠末端做成贮袋经直肠肌鞘，与肛管在齿线处吻合。

（3）术后处理

①一般处理　维持水、电解质、酸碱平衡，纠正贫血、低蛋白血症。

②并发症处理　结肠大部切除或全大肠切除术后初期可能出现大便次数较多、腹泻，严重者可引起休克，可用盐酸洛哌丁胺控制腹泻。

四、疗效及预后评估

（一）疗效评估

1. 完全缓解　临床症状消失，结肠镜检查发现黏膜大致正常。
2. 有效　临床症状基本消失，结肠镜检查发现黏膜轻度炎症或假息肉形成。
3. 无效　经治疗后症状、内镜及病理检查结果均无改善。

（二）预后评估

本病呈慢性过程，大部分患者反复发作，轻度及长期缓解者预后较好。急性暴发型、有并发症及年龄超过60岁者预后不良，但近年由于治疗水平的提高，病死率已明显下降。慢性持续活动或反复发作频繁者，预后较差，但如能合理选择手术治疗，亦有望恢复。

五、出院医嘱

1. 饮食以清淡、高热量、少油腻、少纤维、易消化、富营养为宜。
2. 保持乐观的心态。
3. 继续服用柳氮磺吡啶等药物维持治疗，预防复发。疗程 1～2 年。
4. 门诊随访。病程漫长者癌变危险性增加，应注意随访，推荐对病程 8～10 年以上的广泛性或全结肠炎和病程 30～40 年以上的左半结肠炎、直肠乙状结肠炎患者，至少两年 1 次行监测性结肠镜检查。

第四节　急性出血坏死性肠炎

一、疾病概述

本病是一种原因不明的肠管炎症病变，病变局限于小肠，少数累及结肠。病理表现为急性出血性坏死性炎症。血便是主要临床症状之一。多见于小儿。

二、诊断策略

（一）病史采集要点

1. **主诉**　腹痛或伴有腹泻、便血等全身症状。
2. **现病史**　①病因、诱因：发病前多有不洁饮食史。受冷、劳累、肠道蛔虫感染及营养不良为诱发因素。②腹痛特点：突然出现腹痛，腹痛位于脐周或上腹部，疼痛多呈阵发性绞痛，可逐渐转为全腹持续性疼痛，并阵发性加剧。③伴随症状：有恶心、呕吐、腹泻、便血、全身不适、乏力和发热等全身症状。粪便少而且恶臭，但无里急后重。严重者可有脱水、休克表现。
3. **既往史**　询问是否有 Crohn 病和阿米巴感染。

（二）体检要点

1. **全身检查**　检查生命体征，注意有无发热、脱水、休克等表现。
2. **腹部检查**　腹部饱胀，脐周和上腹部明显压痛，早期肠鸣音可亢进而后可减弱或消失。注意检查有无麻痹性肠梗阻、腹膜炎、肠穿孔等体征。
3. **肛门直肠检查**　肛周区有无脓肿、溃疡，有无压痛；有无慢性肛裂；有无肛周皮赘。直肠指诊有无肛管硬化和狭窄；有无扪及肛裂或瘘管的内口。有无触及包块，指套有无血迹。

（三）辅助检查

1. **血常规**　周围血白细胞明显增多，甚至高达 $40 \times 10^9/L$ 以上，以中性粒细胞增多为主，常有核左移；红细胞及血红蛋白常降低。
2. **粪便检查**　外观呈暗红色或鲜红色，或隐血试验阳性，镜下见大量红细胞。
3. **X 线检查**　腹部 X 线平片可显示肠麻痹或轻、中度肠扩张。
4. **钡剂灌肠检查**　可见肠增厚，显著水肿，结肠袋消失；部分病例还可见到肠壁间有气体。

（四）诊断

1.突然腹痛、腹泻、便血及呕吐，伴中等度发热，严重者出现休克症状。

2.腹部压痛，重症出现麻痹性肠梗阻、腹膜炎、肠穿孔等体征。

3.实验室检查白细胞计数升高，有血性便或大便隐血阳性。

4.X线检查，腹部X线平片可显示肠麻痹或轻、中度肠扩张。肠坏死时显示不规则的致密阴影团。

（五）鉴别诊断

需与中毒性菌痢、过敏性紫癜、急性Crohn病、绞窄性肠梗阻、肠套叠、阿米巴病、肠息肉病等鉴别。

1.**肠套叠** 表现为阵发性腹部绞痛，间断发作每次持续数分钟，缓解期病儿嬉戏如常，腹痛发作时右下腹可扪及肠壁肿块，肛门指诊可见指套染有血液，无特殊腥臭味。对于回结肠套叠的病例常在早期出现果酱样大便，但小肠型套叠发生便血较晚。

2.**过敏性紫癜** 系变态反应性疾病，主要累及毛细血管壁而发生出血症状。肠道反应多系肠黏膜水肿、出血引起，临床上多表现为突发性腹部绞痛，多位于脐周及下腹，有时甚为剧烈，但多可伴有皮肤紫斑、关节肿胀及疼痛，尿检查可发现蛋白尿、血尿或管型尿。

3.**细菌性痢疾** 临床上以发热、腹泻、腹痛、里急后重及排脓血便为主要特征。中毒性菌痢多发生在体质较好的儿童中，起病以重度毒血症、休克或中毒性脑炎为主要症状，而肠道症状不明显或出现较晚。大便培养发现痢疾杆菌可明确诊断。

4.**克罗恩病** 多数患者表现为腹痛不适，呈间歇性发作，大便次数增多，常为不成形稀便，很少排黏液血便，且可有口腔溃疡等肠外表现。X线钡餐或钡灌肠可见黏膜皱襞增宽变平，走行紊乱，纵行或横行的线行溃疡呈现出刺状或线条状影像及"鹅卵石"征、Kantor"线状"征等典型表现。

三、治疗策略

（一）治疗原则

以内科非手术治疗为主，出现腹膜炎、肠穿孔、肠坏死时行手术治疗。

（二）治疗方法

1.**非手术治疗**

（1）禁食、胃肠减压，输液、输血及适当的静脉营养。

（2）应用广谱抗生素及甲硝唑以抑制肠道细菌特别是厌氧菌的生长。

2.**手术治疗**

（1）手术指征 经非手术治疗，全身中毒症状不见好转且有休克倾向，局部体征加重者；有明显腹膜刺激征考虑肠坏死穿孔者；有肠梗阻表现经非手术治疗不见好转者；反复肠道大出血非手术治疗无法控制者。

（2）手术方式 如肠管表现为充血和浆膜下出血，无坏死穿孔，亦无大量消化道出血，仅给予局麻药肠系膜封闭即可。有肠穿孔或有不可控制的消化道出血，病变部可行一期切除吻合术。

病变广泛，远端肠管无坏死，可切除坏死肠段，行双腔造瘘，待恢复后再行二期吻合。也可行一期吻合后远端做导管造瘘，待肠功能恢复后再将导管拔除。

（3）术后处理　见有关肠手术处理。

四、疗效及预后评估

（一）疗效评估

1. 治愈　临床症状消失，或手术后恢复良好，无并发症。
2. 好转　经治疗后病情好转。大便次数、性状及常规检查接近正常。
3. 未愈　未治疗或经治疗后症状、体征无改善，或出现严重并发症。

（二）预后评估

病死率20%，非手术死亡率5%～20%，60%～80%病例可经非手术治愈。近20%～30%病例需手术治疗，手术死亡率可达12%～30%。

五、出院医嘱

1. 注意休息，精神放松，逐步恢复饮食。
2. 增强体质，饮食卫生。
3. 口服抗生素。针对性使用抗生素，控制肠道细菌及厌氧菌的生长。

第五节　肠梗阻

一、疾病概述

肠内容物部分或完全受阻，不能正常运行和顺利通过肠道者称为肠梗阻。按病因可分为机械性肠梗阻、动力性肠梗阻、血运性肠梗阻。按肠壁有无血运障碍分为单纯性肠梗阻、绞窄性肠梗阻。按梗阻部位可分为高位小肠梗阻、低位小肠梗阻、结肠梗阻。按梗阻程度可分为完全性肠梗阻、不完全性肠梗阻。按病程可分为急性肠梗阻、慢性肠梗阻。机械性肠梗阻最常见，可由于肠腔堵塞、肠管受压、肠壁病变等引起。肠梗阻不但可引起肠管本身解剖和功能上的改变，还可引起全身性生理紊乱。以腹痛、腹胀、呕吐、便闭为主要表现，但病情多变，发展迅速，若处理不当，后果严重。

二、诊断策略

（一）病史采集要点

1. 主诉　以腹痛、呕吐、腹胀，肛门停止排气排便就诊。
2. 现病史　询问腹痛的部位（全腹痛或是局限性腹痛），性质（是持续性疼痛或阵发性疼痛或持续性疼痛阵发性加剧，是绞痛或是隐痛），间隔和持续时间，以及发作的诱因（如饱食后剧烈活动）、缓解方式。有无放射性、牵涉性腹痛，有无伴肠鸣。询问呕吐出现的时间、频度、呕吐物的性质和量、有无蛔虫等。腹胀程度，是全腹胀或是不对称性腹胀。肛门停止排气、排便时间。有无乏力、发热等全身感染中毒症状。患者的诊治经过和治疗效果。

3. 既往史　既往有无类似发作史。有无腹部外伤史、手术史、腹腔感染史等。询问是否患有高血压、血管栓塞。有无糖尿病史、便秘、腹胀病史。家族肿瘤患病史。

（二）体检要点

1. 一般情况　注意血压、脉搏、神志，是否处于休克状态，注意皮肤弹性，判断脱水程度，有无发热等。

2. 腹部检查　观察腹部有无陈旧手术瘢痕，有无局部隆起，有无胃肠型及蠕动波，能否触及腹部肿块，腹部压痛、肌卫的范围和程度，检查双侧腹股沟处有无不可回纳伴有压痛的肿块，直肠指诊可否触及直肠肿块和盆腔肿块。腹部听诊肠鸣音亢进或减弱、消失，有无气过水声、金属音，有无腹部移动性浊音。

（三）辅助检查

1. 实验室检查　化验检查有助于了解肠梗阻的全身情况。当体液丢失严重时，血液浓缩，血红蛋白以及红细胞比容增高，尿液浓缩，尿比重增加。单纯性肠梗阻后期或绞窄性肠梗阻时，血白细胞计数和中性粒细胞百分比增高。血气分析、血电解质测定有助于纠正水、电解质紊乱及酸碱失衡。血尿素氮、肌酐测定有助于了解肾功能。呕吐物和粪便有红细胞以及隐血试验阳性提示有肠管血供障碍。

2. 腹部 X 线检查　包括透视和腹部平片。正常时肠道内的气体和液体在运行时互相混合，故在腹部 X 线平片上看不到气液平。但肠梗阻发生后，内容物不能顺利运行，肠腔内的气体和液体逐渐分离，一般在梗阻后 4 ～ 6h 即可在腹部 X 线平片上看到气液平。腹部 X 线平片应摄立、卧位各一张，如患者不能站立，可将立位改为侧卧位。立位片可观察到小肠内的气液平。卧位片主要了解肠管扩张的程度及其分布，借以判断梗阻部位和程度。空肠由于黏膜皱襞密而深，故在腹部 X 线平片表现为"鱼骨刺"样形态。而回肠则无此表现。结肠由于解剖上有结肠袋，故在腹部 X 线平片可见结肠袋影。除 X 线腹部平片外，X 线钡剂灌肠检查有助于结、直肠肿瘤以及肠套叠的诊断。

3. 腹部 B 超检查　可见扩张肠袢，梗阻以上部位常可见大量液体潴留。对肿瘤或结石引起的肠梗阻，可探及肿块或结石阴影。尤其适用于小儿肠套叠的诊断。

4. CT 检查　可发现肠管扩张及肠内气液平，对腹部扪及肿块或考虑肿瘤引起的肠梗阻，可行腹部 CT 检查。

5. 纤维结肠镜检查　怀疑肿瘤引起的肠梗阻，尤其是结肠肿瘤引起的慢性肠梗阻，可行纤维结肠镜检查。

（四）诊断

肠梗阻的诊断需明确下列问题：

1. 有无肠梗阻　根据病史，患者有腹痛、腹胀、呕吐和肛门停止排气排便，结合体检腹部见腹胀、胃肠型或蠕动波，肠鸣音亢进，压痛和腹肌紧张及腹部 X 线检查见多个阶梯状气液平面，可以明确肠梗阻诊断。

2. **梗阻的性质** 急性机械性肠梗阻早期肠动力增强，临床表现为明显的阵发性腹痛，听诊肠鸣音亢进，可闻气过水声、金属音。麻痹性肠梗阻早期腹痛程度轻，肠鸣音减弱或消失。应注意的是，急性机械性小肠梗阻后期，由于肠襻血供障碍，转变为绞窄性肠梗阻，则肠鸣音减弱或消失。麻痹性肠梗阻腹部 X 线平片可见小肠全部充气，结肠内也可看到气体，肠腔扩张比较均匀。而急性机械性小肠梗阻仅近端肠段扩张，通常结肠不胀气。

3. **梗阻段肠壁的血供** 绞窄性肠梗阻病情严重，一经诊断需要尽早手术。有下列情况者应疑有绞窄性肠梗阻发生：①腹痛发生急骤，且为持续性疼痛，或阵发性绞痛间歇期仍有持续性疼痛。呕吐出现早，剧烈且频繁。有时伴腰背部疼痛。②病情发展快，迅速出现休克表现，抗休克治疗效果差。③有明显腹膜炎体征，可伴有发热、脉率加快、白细胞计数增高。④腹部不对称，有局部隆起的肿块并伴有明显触痛。⑤呕吐物、胃肠减压液体以及肛门排泄物呈血性。腹腔穿刺液为血性。⑥腹部 X 线平片显示孤立性的肠襻扩张。⑦经积极保守治疗后，症状无缓解。

4. **梗阻部位** 高位小肠梗阻腹痛多位于上腹部，通常程度较轻。呕吐症状出现早、频繁，容易导致脱水，腹胀不明显。低位小肠梗阻腹痛位于脐周，也可位于梗阻部位，程度较剧烈。腹胀明显，呕吐出现晚，呕吐物含有粪汁样物。结肠梗阻症状腹痛多位于脐下，早期疼痛不显著。结肠梗阻呕吐出现较晚，不频繁，腹胀位于结肠行径区域。腹部 X 线平片有助于梗阻部位的判断，小肠梗阻可见到呈阶梯状的气液平面，小肠肠腔扩张，结肠多无气体。在腹部 X 线平片上区别结肠还是小肠，主要依靠扩张的肠襻是否有结肠袋，而不是肠襻的直径。

5. **梗阻的程度** 完全性肠梗阻呕吐频繁，低位完全性小肠梗阻腹胀明显，肛门排气、排便停止。腹部 X 线平片显示梗阻近端小肠扩张，远端小肠和结肠内无积气。不完全性肠梗阻无呕吐或程度较轻，腹胀不明显，有肛门排气、排便。腹部 X 线平片显示肠腔扩张不明显，结肠内有气体。

6. **肠梗阻的病因** 既往有腹部手术、腹腔感染、腹部外伤以及放疗史的患者应考虑为粘连性肠梗阻。有腹外疝史的患者应注意有无疝嵌顿。女性肥胖患者需注意有无股疝嵌顿。老年患者结肠梗阻多为结直肠癌或粪块。农村地区患者肠梗阻伴腹部团块应怀疑蛔虫所致。新生儿肠梗阻多为先天性畸形。小儿肠梗阻伴血便应疑有肠套叠。

（五）鉴别诊断

1. **急腹症** 肠梗阻早期有时症状不典型，需与某些腹部和腹部以外急性疾病鉴别，如急性胰腺炎、急性胆囊炎、急性坏死性肠炎、过敏性紫癜。特别是绞窄性肠梗阻，在临床表现不典型时，需要与急性坏死性胰腺炎、卵巢囊肿扭转、输尿管结石、阑尾穿孔等急腹症鉴别。

2. **慢性肠假性梗阻** 一般认为慢性肠假性梗阻是肠壁神经变性的结果，并与遗传有关。在病理检查中有些病例表现为肠神经丛的节细胞病变。患者的症状多始于儿童或青春期，少数在 30～40 岁时才出现发病。病程通常是急性发作与缓解反复交替，发作时的症状和机械性梗阻相似，缓解期可无或只有较轻的症状。肠假性梗阻可影响到全消化道，或某一孤立的器官。X 线检查可见受累的食管、胃、小肠和结肠显著扩张、运行迟缓。治疗多采用对症支持疗法，应尽量避免外科手术。

3. **术后早期炎性肠梗阻** 发病时间确定为术后 2 周左右，有以下特点：①发生在腹部手术后早期，肠蠕动曾一度恢复。②常见于腹腔内创面范围广、创伤重、年龄大、体质差者。③肠梗阻的症状及体征十分典型，但以腹胀为主，一般不发生肠绞窄。④采取保守治疗可取得良好效果。

三、治疗策略

（一）治疗原则

①解除梗阻；②矫正全身生理紊乱。

（二）治疗方案

1. 非手术治疗

（1）禁食、胃肠减压 胃肠减压可吸出梗阻近端肠腔内的气体和液体，减轻腹胀，降低胃肠道的腔内压，改善肠壁的血液循环，减少细菌易位和毒素吸收。

（2）纠正水、电解质紊乱及酸碱失衡 肠梗阻患者均有不同程度的脱水和电解质丧失，因此无论手术与否，均应纠正水、电解质紊乱和酸碱失衡。液体通常采用5%的葡萄糖盐水或等渗盐水。通过心率、血压、每小时尿量、尿比重、血细胞比容以及中心静脉压测定调节和控制输液量。呕吐频繁的患者要注意补充钾，有酸中毒的患者可输注碳酸氢钠或乳酸钠溶液。绞窄性肠梗阻因丢失了大量血浆和血液，应予输血或补充血浆。

（3）防治感染 梗阻近端肠襻内细菌大量繁殖，特别是绞窄性肠梗阻，除需氧菌生长外，也有大量厌氧菌，故需同时选用针对厌氧菌的药物。

（4）止痛 腹痛明显的患者可以应用解痉剂和镇静剂予以对症治疗。对诊断明确者可使用止痛药治疗。

（5）肠套叠 早期可行空气或钡剂灌肠复位治疗。

2. 手术治疗

（1）手术指征 ①绞窄性肠梗阻；②肿瘤性肠梗阻；③先天性肠道畸形引起的肠梗阻；④各种非手术治疗无效的肠梗阻。

（2）手术方式 应根据不同的病因、术中探查的情况以及患者对手术、麻醉的耐受程度来决定手术方式和范围。通常手术可以分成以下4大类：

1）松解、复位手术 包括粘连松解术，肠切开异物取出术，内疝、肠扭转或肠套叠复位术等。

2）肠切除术 适合肠坏死、肠肿瘤、炎症狭窄等病变。绞窄性肠梗阻的手术原则是先解除梗阻，恢复血运，争取保留更多的小肠。判断小肠有无生机，可遵循以下原则：①肠壁色泽：有生机的肠管呈粉红色，有血运障碍的肠管初期色泽为暗紫色，此时应用等渗盐水纱垫热敷，或应用2%利多卡因在肠系膜根部封闭，可望恢复生机。无生机的肠管为黑色。②肠壁弹性：有生机的肠管弹性好，有蠕动。无生机的肠管壁塌陷、扩张、无蠕动。③肠管相应的肠系膜终末小动脉：有生机的肠管动脉搏动好，无生机的肠管无动脉搏动。

3）捷径手术 即将病变两侧的肠管行侧侧吻合术。适用于梗阻不能解除或病变不能切除的患者，如肿瘤浸润广泛等。

4）肠造口或肠外置术 患者全身情况差或病变局部不能切除的患者，可采取肠造口或肠外置以解除梗阻。对于左半结肠肿瘤引起的急性梗阻，可先行梗阻近端肠造口，然后二期切除肿瘤，再做肠吻合。梗阻病因未解除，如肿瘤未切除，应采用襻式或双筒造口。

3. 术后处理

（1）一般处理

①观察生命体征，注意血压、脉搏、呼吸情况，可持续心电监护8小时平稳后停。

②生命体征平稳后改半卧位，多翻身活动。

③注意腹腔引流管有无渗血或出血，根据量、色和速度，给予相应处理。

④术后有效的胃肠减压或保持肛门排气通畅，直至患者消化功能恢复，一般术后 4～5 日可进流质饮食。以后改为半流质饮食。

⑤继续合理使用抗生素 3～5 日。

（2）并发症及处理

①膈下感染或肠祥间脓肿　由于腹腔污染、引流不畅，常在术后 1 周左右出现腹痛、腹胀、发热，肠功能恢复迟缓。应保持引流通畅，选用有效抗生素，如膈下、肝下包裹性积液，可在 B 超引导下穿刺引流。

②吻合口瘘　如肠坏死，结肠癌行肠切除，术后 5～7 日引流管有肠液或粪便样液体引流出，患者发热，则发生吻合口瘘，根据不同部位的吻合口瘘，采用充分引流、生长抑素和 TPN 应用，低位瘘行近端造瘘。

③短肠综合征　如肠系膜血管栓塞，大量小肠坏死切除，患者发生消化营养不良，需长期应用 TPN。

四、疗效及预后评估

（一）疗效评估

1. 治愈　非手术治疗或手术治疗后，梗阻原发病因去除，症状、体征消失，进正常饮食。术后切口愈合，无并发症。

2. 好转　梗阻症状缓解，体征好转，梗阻病因未解除。

3. 未愈　梗阻未解除，症状体征继续加重。

（二）预后评估

大多数肠梗阻患者预后良好，少数晚期肿瘤患者引起的肠梗阻则预后较差。

五、出院医嘱

1. 注意调整饮食结构，避免暴饮暴食。继续治疗引起肠梗阻的原发疾病。

2. 肿瘤引起的肠梗阻行一期切除或姑息性手术的患者，一般术后 1 个月左右开始行全身化疗或腹腔内化疗，也可行介入化疗。

3. 肠结核引起的肠梗阻术后 2 周开始行抗结核治疗，一般疗程为半年。

4. 结肠癌行暂时性造瘘患者一般 3～5 个月后行造瘘口还纳术。

第六节　肠系膜血管缺血性疾病

一、疾病概述

本病是指发生于肠系膜上动脉或静脉的血运障碍性疾病，亦属于一种绞窄性肠梗阻。分为：①肠系膜上动脉栓塞；②肠系膜上静脉上动脉血栓形成；③肠系膜上静脉血栓形成。急性肠系膜上动脉栓塞或肠系膜上静脉血栓形成造成肠壁缺血甚至坏死，肠蠕动消失，肠腔扩张，大量血性液体渗入肠腔或腹腔。长时间缺血后，循环血量锐减，出现休克的临床表现，并发生水、电解质、酸碱平衡紊乱，细菌移位、毒素吸收可造成毒血症或中毒性休克等临床表现。

二、诊断策略

（一）病史采集要点

1. **主诉** 突发性脐周或全腹部疼痛，多为剧烈绞痛，伴频繁呕吐，或伴有腹泻、血便。

2. **现病史** 询问腹痛的性质、间隔和持续时间，以及发作的诱因、缓解方式；腹胀程度、是否频繁呕吐，注意询问呕吐物的性状。肛门停止排气、排便时间。患者早期表现为突然发生剧烈的腹部绞痛，伴有频繁的恶心、呕吐、腹泻。随着肠坏死和腹膜炎的发展，腹胀渐趋明显，呕吐血性液体，或出现血便。

3. **既往史** 询问有无高血压心脏病史，如风湿性心脏病、心房纤颤、冠心病史等，有无心导管手术史，有无肝硬化、糖尿病、血液病等易形成血栓的疾病史，有无腹部外伤史等。

（二）体检要点

1. **一般情况** 注意血压、脉搏、神志，是否处于休克状态，注意观察呕吐物的性状，有无发热等。
2. **腹部检查** 观察腹部体征是否与腹痛程度相符，有无腹膜刺激征、肠鸣音减弱或消失。

（三）辅助检查

1. **实验室检查** 可有白细胞计数增多，血液浓缩和代谢性酸中毒的表现。
2. **腹腔穿刺** 肠坏死时可抽出暗红色血性液。
3. **影像学检查**
（1）腹部 X 线平片 可显示大、小肠内有中等或轻度胀气。
（2）B 超 肠坏死时可显示腹腔内积液和肠胀气。彩色多普勒超声可见缺血肠段血流明显少于正常，有助于确定缺血范围和发现静脉血栓。
（3）CT 肠坏死时可显示腹腔内积液和肠胀气。增强 CT 可发现肠系膜上静脉增宽，其中可见低密度信号，强化阶段可见周边强化，呈"牛眼征"。
（4）选择性腹腔动脉造影 对诊断有重要价值，能鉴别是动脉栓塞、血栓形成，或是血管痉挛。动脉栓塞时出现血管影中断、闭塞，血管痉挛时显示血管影有缩窄但无中断。

（四）诊断

1. 急性起病，严重的症状与体征不相称。
2. 影像检查 X 线平片提示肠梗阻，肠坏死时 B 超、CT 显示腹腔内有大量积液，可显示肠系膜上静脉内血栓。选择性腹腔动脉造影动脉栓塞时出现血管影中断、闭塞。

（五）鉴别诊断

1. **胆道结石** 胆道结石与肠系膜上动脉栓塞鉴别，胆道结石病疼痛症状多有间隙期，给予解痉药物后症状可减轻，辅助检查 CT 可有助于诊断。
2. **慢性胆囊炎** 与肠系膜上静脉血栓形成鉴别，慢性胆囊炎多有固定的疼痛部位，Murphy

征多呈阳性。血栓患者多有心、脑血管病史，B超、CT等辅助检查有助于鉴别。

3. 急性缺血坏死性肠炎　急性缺血坏死性肠炎主要累及肠系膜下动脉。

4. 某些绞窄性疾病　与肠扭转、肠套叠、卵巢囊肿蒂扭转等某些绞窄性疾病相鉴别。

三、治疗策略

（一）治疗原则

早期以抗凝、溶栓治疗为主，如疗效不显著，尽早行手术治疗。

（二）治疗方案

1. 非手术治疗

（1）一般治疗措施，如胃肠减压、输液、输血、吸氧等。

（2）溶栓治疗　诊断明确时，可输注尿激酶，40万～60万 U/h。若2小时内栓子不能溶解，或病情加重，或无条件溶栓，则应及早剖腹探查术。

（3）抗凝治疗　可静脉滴注肝素5000～10 000U，4～6小时1次，或肝素100U/kg，每4小时1次，使血液肝素化。

（4）足量使用有效抗生素防治感染。

2. 介入治疗　有诊断及治疗作用。

3. 手术治疗

（1）手术指征　①有心血管疾病如动脉粥样硬化、心内膜炎、风湿性心脏病的患者，突然出现剧烈腹痛，而临床体征轻微。高度怀疑肠系膜血管栓塞，如果没有造影设备及其他检查条件，有剖腹探查指征。②动脉造影显示肠系膜上动脉栓塞。③患者出现肠坏死、急性腹膜炎。

（2）手术方式

①肠系膜血管栓塞　受累肠管未完全坏死时，可将肠系膜上动脉主干切开取栓，并清除远端血块或行搭桥术。对肠管已坏死者行肠切除术。

②血栓形成可行血栓内膜切除术，或者取自体大隐静脉行腹主动脉-肠系膜上动脉搭桥术。如有肠坏死则必须行肠切除术。肠系膜上静脉血栓形成一般需切除受累肠管。

（3）术后观察及处理

一般处理

①观察生命体征，持续监测血压、脉搏、呼吸、血氧饱和度情况。

②生命体征平稳后改半卧位，多翻身活动。

③注意腹腔引流管有无渗血或出血，根据量、色和速度，给予相应处理。密切观察内脏功能情况，如腹痛、腹胀情况，有无腹膜刺激征、肠功能恢复及排便情况。一旦出现腹痛，明显腹胀、腹膜刺激征，肠鸣音减少或消失、排血便，表明肠系膜上动脉可能再次栓塞或移植血管闭塞，可能已发生肠坏死，应及时处理。

④纠正水、电解质紊乱和酸碱失衡。

⑤术后有效的胃肠减压或保持肛门排气通畅，直至患者消化功能恢复，一般术后4～5日可进流质饮食。以后改为半流质饮食。

⑥继续合理使用抗生素3～5日。感染常为胃肠源性感染。联合应用抗生素需针对需氧菌和厌氧菌的混合感染。

⑦术后抗凝治疗 术后常规给予低分子肝素抗凝治疗，低分子肝素 5000 U 皮下注射，每日 1～2 次，并监测凝血功能，以指导用药。术后加用抗凝治疗 3 个月，以防病变进一步扩展。

⑧术后控制血管痉挛 一般给予罂粟碱 30mg 静脉注射，每 4 小时 1 次，用 24～48 小时。

⑨继续治疗原发病。

四、疗效及预后评估

（一）疗效评估

1. 治愈 经溶栓或手术治疗后，症状消失，无并发症。

2. 好转 经治疗后，病情好转。

3. 未愈 未经治疗或治疗后症状、体征无改善。

（二）预后评估

肠系膜上动脉栓塞早期诊断困难，当明确诊断时多已肠管坏死，同时多数患者有较严重的心脏病，无论是介入治疗还是手术治疗都有很大风险，死亡率在 85% 左右，即使手术成功，术后再发血栓的概率仍高达 50%，疗效不佳。肠系膜静脉血栓形成经手术或抗凝治疗后，其预后较动脉栓塞好，死亡率在 20% 左右。

五、出院医嘱

1. 注意休息，低脂饮食。

2. 继续治疗基础疾病，主要是心血管疾病。

3. 可给予降低血黏滞度的药物治疗。

4. 术后继续抗凝治疗 3 个月，以防病变进一步扩展。

第七节 小肠肿瘤

一、疾病概述

小肠肿瘤的发病率占胃肠道肿瘤的 3%～6%，有良性及恶性两类。良性肿瘤较常见的有腺瘤、平滑肌瘤、脂肪瘤、纤维瘤、血管瘤等。大部分属于恶性肿瘤。恶性肿瘤以恶性淋巴瘤、腺癌、平滑肌肉瘤、类癌等多见。小肠还有转移性肿瘤，可由胰、结肠和胃癌直接蔓延，也可从远处经淋巴管或血行转移而来，如卵巢癌、黑色素瘤等。小肠良性肿瘤主要表现为腹痛、消化道出血、肠梗阻、腹部肿块等症状。恶性肿瘤还可表现为消瘦、乏力、食欲减退、呕吐、腹泻、肠穿孔、腹部肿块多较硬等。

二、诊断策略

（一）病史采集要点

1. **主诉**　以腹痛、消化道出血、腹部肿块及肠梗阻等症状就诊。

2. **现病史**　询问有无以下表现：

（1）腹痛　腹痛是常见症状，可为隐痛、胀痛，有肠梗阻时可表现为绞痛。

（2）腹块　部分患者可以扪及活动度大的腹部肿块。无继发感染时，一般无触痛。

（3）消化道出血　肿瘤位于近端小肠，可以表现为柏油样血便，远端小肠肿瘤引起的血便色泽为暗红色、紫色。部分患者反复、小量出血，不易察觉，导致严重贫血。大量出血，严重者出现失血性休克，血压下降、大汗淋漓、四肢冰冷等循环衰竭征象。

（4）肠梗阻　造成肠梗阻的原因多为肿瘤引起的肠套叠，少数为肿瘤生长所致的肠腔狭窄、肿瘤压迫或肠扭转。十二指肠肿瘤也可出现梗阻性黄疸等。

（5）肠穿孔　多见于晚期患者，以平滑肌肉瘤和恶性淋巴瘤居多。急性穿孔有腹膜炎的临床表现。慢性穿孔多表现为肠瘘。

（6）类癌综合征　见于类癌患者。由类癌细胞产生的 5- 羟色胺和血管舒缓素所致，表现为阵发性面部、颈部、胸部皮肤潮红，腹泻以及哮喘等。多因按压肿瘤而触发，也见于进食、饮酒、情绪激动时。

（7）全身症状　除肿瘤反复出血导致贫血外，小肠恶性肿瘤可引起消瘦、乏力等全身症状。

3. **既往史**　询问有无肺结核、肠结核等病史。

（二）体检要点

一般腹部肿块活动度较大，位置多不固定，临床触诊时有时无，常提示小肠肿瘤，尤其是小肠良性肿瘤的特点。如为恶性肿瘤则腹部肿块多较硬，有的呈结节状，常伴有压痛，且活动度相对较小。

（三）辅助检查

1. **实验室检查**　小肠肿瘤伴有慢性出血时红细胞及血红蛋白降低，大便隐血为阳性，十二指肠癌堵塞 Vater 壶腹时引起梗阻性黄疸，血中胆红素及碱性磷酸酶及尿胆红素增高。疑为类癌者可测定血 5- 羟色胺水平以及尿液中 5- 羟色胺代谢产物 5- 羟吲哚乙酸（5-HIAA）含量。

2. **X 钡餐检查**　为首选检查，肿瘤较大向腔内突出或肿瘤浸润肠壁范围较广或引起肠套叠可见充盈缺损、近端小肠扩张和钡剂受阻、狭窄、杯影等。如疑十二指肠病变，可作低张十二指肠肠造影。完全性或接近完全梗阻者，不可作钡剂检查，以免促使完全梗阻。

3. **选择性肠系膜血管造影**　血管造影（DSA）通过显示异常血管或造影剂外溢来定位病变。当出血量达到 0.5ml/min 以上时才能显示造影剂外溢征象，对血供丰富的肿瘤或肿瘤伴消化道出血时，选择性肠系膜上动脉造影可发现肿瘤和出血的部位。

4. **纤维内镜检查**　纤维十二指肠镜可以窥视十二指肠升部。病变部位的黏膜破坏、表面有坏死、糜烂，必要时可取活检。小肠镜虽可检出部分上段空肠病变，但对整个小肠的检查尚受限。

5. **肠道微型摄像系统（胶囊内镜）**　可全面观察肠道情况。

6. **CT、MRI 检查**　可发现呈肿块性生长的肿瘤。可显示小肠肿瘤的大致部位、大小和与肠壁的关系，有无肝脏转移及腹主动脉前和肝门淋巴结肿大等。肿瘤直径大于 2cm 时较易诊断。腺癌常在病灶直径大于3cm时才易诊断。

7. PET-CT　PET-CT可根据肿瘤内部糖代谢变化反映肿瘤细胞的代谢状况,辅助区分坏死、肿瘤、瘢痕组织或肿瘤复发等,功能代谢与影像诊断增加了诊断小肠肿瘤的价值。

8. 针吸穿刺　细针穿刺活检目前有争论,因小肠肿瘤往往质脆、易出血,为防止播散,应尽量避免穿刺。但对胃肠道间质瘤如需行伊马替尼治疗,应行活检。

9. 腹腔镜　腹腔镜是一种安全的微创检查。

（四）诊断

1. 诊断依据
（1）腹痛、消化道出血、肠梗阻症状、腹部肿块、贫血、消瘦、类癌综合征等表现。
（2）腹部扪及肿块,时有时无,肿块体积较大,活动度大,位置多不固定。
（3）影像学或内镜检查显示小肠肿瘤性病变。

2. 临床分类
（1）小肠恶性肿瘤

①原发性小肠恶性淋巴瘤　原发性小肠恶性淋巴瘤是指原发于小肠肠壁淋巴组织的恶性肿瘤。多位于回肠,其次为空肠,十二指肠少见。常为单发,多发性小肠淋巴瘤约占20%。大体形态上可分为息肉型、溃疡型、狭窄型及动脉瘤型。主要临床表现有腹痛、恶心、呕吐、腹泻、便秘、出血、食欲减退、消瘦、乏力、发热、贫血等。60%～70%的患者可扪及腹部肿块,40%的患者可出现不完全性肠梗阻,15%～20%的患者可发生肠穿孔,肠套叠发生率为8%。各类并发症的发生与肿瘤类型有关,狭窄型易致肠梗阻,息肉型好发于回肠末端,易致肠套叠,溃疡型多见于空肠及上段回肠,易引起肠穿孔。

②小肠癌　原发于小肠的黏膜层,因早期发现困难,故预后最差。大体形态上可分为溃疡型和狭窄型,其临床表现与肿瘤类型及部位有关。以溃疡为主的病变可出现阵发或持续的消化道出血,多数为慢性失血,以黑便为主,有时病变累及较大血管,可表现为较大量的血便。环形狭窄病变以慢性不全肠梗阻为主要表现,不同部位的肿瘤可出现高低不等的肠梗阻。

③小肠平滑肌肉瘤　以空肠和回肠最多见,主要临床表现为腹痛、消化道出血、腹部肿块,肿块常较大而有一定活动性。另有少数患者可发生肠套叠、肠梗阻,偶有肠穿孔。

④小肠类癌　小肠类癌来源于肠壁Lieberkuhn腺泡的Kulehitsky细胞,好发于小肠远端。70%的患者可无任何症状,随肿瘤缓慢增大可出现腹痛、腹泻、恶心、食欲减退、消瘦,亦可引起肠套叠、肠梗阻,出血及穿孔少见。8%可发生类癌综合征。

⑤间质瘤　是起源于小肠的Cajal细胞,CD-117及CD-34染色阳性,病理类型可表现为多形性,即不同区域可分别出现梭形细胞型、上皮样细胞型、混合型的镜下特点。间质瘤的症状无特异性,与肿瘤的部位、大小和生长方式有关,常表现为腹部不适、腹痛、呕血、便血、穿孔、肠梗阻、腹部肿块等。约有20%的患者无任何症状,47%的患者有症状时已发生转移。间质瘤的恶性标准包括以下几点：①肿瘤大于5cm;②出现肿瘤性坏死;③核分裂大于10个/高倍视野;④肿瘤细胞围绕血管排列。

（2）小肠良性肿瘤

①小肠腺瘤　小肠腺瘤多无明显症状,有症状者多为出血,长期慢性出血可导致贫血,部分患者因肠套叠而引起间歇发作性肠梗阻。

②小肠平滑肌瘤　好发于空肠和回肠,十二指肠少见。主要临床表现有消化道出血、慢性小

肠梗阻、腹部肿块、肠套叠等。

③小肠脂肪瘤　以回肠多见，一般无明显症状，临床发现的病例中，50%是以肠套叠就诊。其临床可有肠梗阻、消化道出血等表现。

④小肠血管瘤　小肠血管瘤仅1/3患者有症状，以消化道出血最常见，偶有腹部剧痛或肠套叠、肠梗阻。

⑤小肠神经纤维瘤及神经鞘瘤　以回肠多见，症状以消化道出血为最多见，其次为肿瘤引起的肠套叠或梗阻。

（五）鉴别诊断

1. **胆道系统肿瘤**　由于胆道系统早期也可出现黄疸，十二指肠壶腹部癌难与胆道系统肿瘤鉴别。但胆道系统肿瘤可伴有发热，黄疸症状出现早，梗阻症状不缓解，不易出现呕吐等，胰胆管造影、CT、MRI等检查可有帮助。

2. **肠结核**　肠结核患者可有结核病史，或饮用未经消毒的含有结核杆菌的牛乳或乳制品。好发于回盲部，病变也较广泛，往往在较长一段的肠管出现病变，腹痛多为胀痛，易伴有腹泻，粪便多为糊状，罕见脓血便。增生型结核则以便秘为主要表现。实验室检查结核菌素试验强阳性，粪便浓缩找到结核杆菌。X线显示回盲部激惹征象。肠结核多为年轻人，可有消瘦、盗汗等全身结核病征象。

3. **Crohn病**　该病与小肠肿瘤相似，但其临床症状有明显发作与缓解交替现象。患者较消瘦，体检腹壁常较薄，X线征象在回盲末端有边缘不齐的线条状阴影，肠曲病变呈现节段分布，间以扩张的肠曲。肠梗阻与肠瘘等并发症也较小肠肿瘤多见。

4. **肠系膜肿瘤**　该肿瘤难与小肠肿瘤鉴别，但此肿瘤活动度更大，常无出血、肠梗阻等表现。肿块增大，但症状不明显，甚至无明显腹痛，行钡剂造影肠管可无异常，B超及CT检查常发现肿物呈实质性，较小肠肿瘤的全身症状少，如贫血、体弱等少见。

5. **阑尾脓肿**　位于回盲部的肿瘤有时难与阑尾脓肿鉴别，但阑尾脓肿常有发热史，腹痛较固定，白细胞增高，病程在一个月内逐渐加重。用抗菌药物后，肿块可缩小，发热可减轻。B超及CT常可见此区域有液性物，并有脓肿外壳包绕。查体见肿块活动度小，触痛明显，无贫血及肠梗阻等征象。

三、治疗策略

（一）治疗原则

手术治疗，术后根据肿瘤的病理性质进行化疗或放射治疗。抗组胺药及氢化可的松可改善类癌综合征。

（二）手术治疗

1. 手术方式

（1）局部肿瘤切除术　对于良性肿瘤或病变局限于黏膜层、无淋巴结转移的小癌灶患者可行此手术，但易于复发。

（2）小肠节段性切除　适用于空回肠肿瘤。切除范围包括肿瘤在内的上下10～15cm肠段及区域淋巴结。

（3）胰十二指肠切除术　主要适用于十二指肠恶性肿瘤，因十二指肠与胰腺关系密切，恶性肿瘤易浸润胰头。因此十二指肠恶性肿瘤一般应行胰十二指肠切除术。若肿瘤未侵及十二指肠球部，可行保留幽门的胰十二指肠切除术。

（4）右半结肠切除术　适用于回肠末端的肿瘤。

（5）短路手术　仅限于晚期肿瘤患者治疗或预防肠道梗阻，若为十二指肠恶性肿瘤，还应包括胆肠吻合。

2. 术前准备

（1）一般情况差者，需行营养支持治疗，可静脉输入白蛋白。急腹症患者需注意水、电解质紊乱的纠正。

（2）肠梗阻患者必须行胃肠减压，以减轻腹胀。

（3）合并出血者，血容量不足，应输血。休克者应积极抗休克，或边纠正休克边手术。

（4）全身使用广谱抗生素，以控制感染。

（5）择期手术，行肠道准备。于术前日改用流质饮食，手术前晚灌肠，手术日晨放置胃肠减压管。

3. 术后处理

（1）取半卧位。

（2）持续胃肠减压，肠蠕动恢复以后停止，一般需 2～3 天，然后可给流质饮食，渐增加至普通饮食。

（3）静脉输液，维持水、电解质平衡，可适当给予胶体。

（4）全身使用广谱抗生素。

（5）一周后拆线。

（三）后续治疗

1. 化学治疗

小肠腺癌对化疗不甚敏感，对无法切除或术后病理证实淋巴结转移者，可试行化疗，每月 1 次，持续 6 个月。常用化疗药物有氟尿嘧啶（5-Fu）、丝裂霉素（MMc）、顺铂（DDP）、奥沙利铂等。一般采用联合化疗；小肠肉瘤对化疗有一定的敏感性，术前应用多柔比星（ADM）、DDP 等联合化疗可提高切除率。术后化疗，可预防肝转移的发生。小肠淋巴瘤对化疗、放疗均敏感，术后一般共联合化疗 4～6 次，药物有环磷酰胺（CTX）、长春新碱（VCR）、ADM 等。

2. 分子靶向治疗

（1）酪氨酸激酶受体抑制剂——伊马替尼（格列卫），它能选择性地作用于间质瘤细胞的 c-kit 酪氨酸激酶受体，抑制酪氨酸激酶的活性，从而阻止肿瘤的发生、发展。伊马替尼主要用于不可切除的、复发的和已转移的 c-kit 阳性的间质瘤患者。常用剂量 400～800mg/d，术后辅助治疗 1～2 年。

（2）选择性环氧合酶 -2（COX-2）抑制剂——塞来昔布（Celecoxib），它能选择性地抑制肿瘤细胞和血管上皮细胞 COX-2 的活性，从而抑制肿瘤细胞的增殖和侵袭，抑制肿瘤新生血管生成，促进肿瘤细胞的凋亡，能够降低消化道肿瘤的发病危险性。用量剂量 400～800mg/d。

3. 内分泌治疗

奥曲肽和 α- 干扰素可以明显抑制多种激素的释放和肿瘤生长速度，多用于类癌晚期全身多处转移或类癌综合征患者。

4. 放射治疗

小肠腺癌对放射治疗不敏感；小肠肉瘤对放疗有一定的敏感性，巨大小肠平滑肌瘤可行术前放疗，增加手术切除机会；小肠恶性淋巴瘤经手术证实有系膜淋巴结转移、多发病灶、伴有肠穿孔或瘘管形成者及病理证实有肿瘤切缘残留者均应行术后追加放疗。每次 1.8Gy，每周 5 次，总剂量 40Gy 左右。

四、疗效及预后评估

（一）疗效评估

1. 治愈　手术切除肿瘤，切口愈合，无并发症。
2. 好转　肿瘤姑息性手术切除后，症状改善。
3. 未愈　未治疗，或肿瘤未切除，症状无改善。

（二）预后评估

影响小肠恶性肿瘤预后的主要因素是肿瘤类型、肿瘤大小和淋巴结转移情况，因小肠恶性肿瘤诊断困难，发现较晚，病情较重，因此治疗效果多不满意。一般认为腺癌预后最差，恶性淋巴瘤、肉瘤次之。肿瘤的生长部位越高，预后越差。手术后 5 年生存率十二指肠癌为 5%～37%，空肠和回肠癌为 6%～33%，小肠恶性淋巴瘤为 40%，小肠恶性间质瘤和小肠平滑肌肉瘤为 30%～50%，小肠类癌为 40%。

五、出院医嘱

1. 注意休息和营养。
2. 定期复查，及早发现复发和转移灶的可能。
3. 继续化疗或放疗。

第十八章　急性阑尾炎

一、疾病概述

急性阑尾炎为最常见的急腹症，发病率 0.1%。病因主要是阑尾管腔阻塞，占 70% ～ 80%，其次是细菌入侵。阑尾管腔阻塞和发生炎症后，上皮完整性遭破坏，腔内致病细菌侵入壁内并沿黏膜下层扩散，使感染发生并加剧，阑尾可坏疽、穿孔。化脓、坏疽或穿孔性阑尾炎可以大网膜包裹，炎症局限化形成阑尾周围脓肿。如果阑尾炎症严重，发展迅速，未及时手术治疗，又未能被大网膜包裹，则发展为弥漫性腹膜炎、感染中毒性休克，部分患者可能并发化脓性门静脉炎。

二、诊断策略

（一）病史采集要点

1. **主诉**　多数以转移性右下腹痛或右下腹痛就诊，少数患者开始以发热、腹泻、腰痛为首发症状，阑尾炎早期，某些患者可能仅表现为恶心或者厌食等。

2. **现病史**　腹痛的部位、性质及持续时间，有无典型的转移性右下腹痛病史，腹痛转移至右下腹的时间。是否伴有恶心、呕吐、腹胀、腹泻等胃肠道症状及寒战、发热等全身症状。

3. **既往史**　了解有无胃十二指肠溃疡病史，女性患者有无盆腔炎病史，儿童近期有无上呼吸道感染病史，以往有无类似发作史，以便与其他疾病鉴别。

4. **个人史**　女性患者注意询问月经、妊娠史，特别是停经史。

（二）体检要点

1. **一般情况**　早期全身情况变化不大。

2. **步态与姿势**　患者喜采取上身前弯且稍向患侧倾斜的姿势，或以右手轻扶右下腹部，减少腹肌的动度来减轻腹痛，而且走路时步态也缓慢。这些特点在患者就诊时即可被发现。

3. **腹部检查**

（1）腹部外形与动度　急性阑尾炎发病数小时后，查体时就能发现下腹部呼吸运动稍受限，穿孔后伴弥漫性腹膜炎时，全腹部动度可完全消失，并逐渐出现腹部膨胀。

（2）腹膜刺激征　包括腹部压痛、肌紧张和反跳痛。尽管各患者之间腹膜刺激征在程度上有差异，但几乎所有的患者均有腹部压痛。

1）压痛及压痛点：是最常见的最重要的体征，当感染还局限于阑尾腔以内，患者尚觉上腹部或脐周疼痛时，右下腹就有压痛存在。感染波及阑尾周围组织时，右下腹压痛的范围也随之扩大，压痛的程度也加重。穿孔性阑尾炎合并弥散性腹膜炎时，虽然全腹都有压痛，但仍以感染最重的右下腹最为明显。盲肠后或腹膜后的阑尾炎，前腹壁的压痛可能较轻。阑尾炎压痛点都是以阑尾根部在体表的投影为基础，常见的压痛点如下：①麦氏点：在脐与右侧髂前上棘连线与右侧腹直肌外缘相交处；②兰氏点：在两侧髂前上棘连线与中、右1/3交界处；③苏氏点：在脐和右髂前上棘连线与右侧腹直肌外缘相交处；④中立点：在麦氏点和兰氏点之间的区域内，距右髂前上棘约7cm的腹直肌外侧缘处。各压痛点的阳性率差异很大，右下腹部固定压痛区的存在，要比压痛点的阳性更有诊断价值。

2）腹肌紧张：约有70%的患者右下腹有肌紧张存在。一般认为腹肌紧张是由于感染扩散到阑尾壁以外，局部的壁层腹膜受到炎症刺激的结果，多见于化脓性和穿孔性阑尾炎，是机体的一种不受意识支配的防御性反应。腹肌紧张常和腹部压痛同时存在，范围和程度上两者也大体一致。肥胖者、多产妇和年老体弱的患者，因腹肌软弱，肌紧张常不明显。

3）反跳痛：急性阑尾炎的患者可出现反跳痛，以右下腹较常见，右下腹反跳痛阳性，表示腹膜炎肯定存在。当阑尾的位置在腹腔的深处，压痛和肌紧张都较轻时，而反跳痛却明显者，也表示腹腔深部有感染存在。

（3）腹部包块　化脓性阑尾炎合并阑尾周围组织及肠管的炎症时，大网膜、小肠及其系膜与阑尾可相互粘连形成团块；阑尾穿孔所形成的局限性脓肿，均可在右下腹触到包块。炎性包块的特点是境界不太清楚，不能活动，伴有压痛和反跳痛。包块的出现表示感染已趋于局限化，发炎的阑尾炎已被大网膜等组织紧密的包绕，此时不宜急诊手术。

4.间接体征

（1）罗氏征（又称间接压痛）　患者仰卧位，检查者用手掌按压左下腹部，或沿降结肠向上腹用力推挤，如右下腹疼痛加重即为阳性，说明右下腹部有感染存在；或用力的方向是朝右腹部，出现同样结果时也为阳性，迅速松去按压力量的同时疼痛反而加重，更能说明右下腹有炎症存在。阳性结果只能说明右下腹部有感染存在，不能判断阑尾炎的病理类型和程度。当右下腹疼痛需要与右侧输尿管结石等疾病鉴别时，罗氏征的检查可能有一定的帮助。

（2）腰大肌征　让患者左侧卧位，检查者帮助患者将右下肢用力后伸，如右下腹疼痛加重即为阳性。腰大肌征阳性，提示阑尾可能位于盲肠后或腹膜后，当下肢过伸时，可使腰大肌挤压到发炎的阑尾。

（3）闭孔肌征　患者仰卧后，当右侧髋关节屈曲时被动内旋，右下腹疼痛加重即为阳性，表示阑尾位置较低，炎症波及闭孔内肌。

（4）皮肤感觉过敏　少数患者在急性阑尾炎的早期，尤其是阑尾腔内有梗阻时，右下腹壁皮肤可出现敏感性增高象。表现为咳嗽、轻叩腹壁均可引起疼痛，甚至轻轻触摸右下腹皮肤，也会感到疼痛，当阑尾炎穿孔后，过敏现象也随之消失。过敏区皮肤的范围是三角形分布，其边界由右侧髂棘最高点、耻骨嵴及脐三点依次连接而构成。皮肤感觉过敏区不因阑尾位置而改变，故对不典型患者的早期诊断可能有帮助。

5.肛指检查　盆位急性阑尾炎，直肠右侧壁有明显触痛，甚至可触到炎性包块。阑尾穿孔伴盆腔脓肿时，直肠内温度较高，直肠前壁可膨隆并有触痛，部分患者伴有肛门括约肌松弛现象。未婚女性患者，肛指检查还能除外子宫和附件的急性病变。

（三）辅助检查

1.血、尿、便常规化验　血白细胞总数和中性粒细胞有不同程度的升高。老年患者因反应能力差，白细胞总数增高可不显著，但仍有中性粒细胞核左移现象。尿常规多数患者正常，但当发炎的阑尾直接刺激到输尿管和膀胱时，尿中可出现少量红细胞和白细胞。如尿中有大量异常成分，应进一步检查，以排除泌尿系统疾病的存在。盆位阑尾炎和穿孔性阑尾炎合并盆腔脓肿时，大便中也可发现血细胞。

2. X 线检查 胸腹透视列为常规，合并弥漫性腹膜炎时，为除外溃疡穿孔、急性绞窄性肠梗阻，立位腹部平片是必要的，如出现膈下游离气体，阑尾炎基本上可以排除。急性阑尾炎在腹部平片上有时也可出现阳性结果：5% ～ 6% 的患者右下腹阑尾部位可见一块或数块结石阴影，1.4% 患者阑尾腔内有积气。

3. 腹部 B 超检查 病程较长者应争取行右下腹 B 超检查，了解是否有炎性包块存在。在决定对阑尾脓肿切开引流时，B 超可提供脓肿的具体部位、深度及大小，便于选择切口。

4. CT 检查 CT 对急性阑尾炎的诊断特别是对临床表现不甚典型的阑尾炎及其并发症的诊断，具有很高准确率。急性阑尾炎的 CT 直接征象为阑尾肿大增粗（直径＞ 6mm）、阑尾壁增厚和阑尾粪石，间接征象有阑尾 - 盲肠周围脂肪内条索影等。

（四）诊断

1. 诊断依据

（1）转移性右下腹痛 转移性腹痛是急性阑尾炎的重要特点，因内脏转位盲肠和阑尾位于左下腹时，出现转移性左下腹痛，也应考虑到左侧阑尾炎的可能。关于初发疼痛的部位和转移过程所需时间，因人而异，但转移时间不小于 2 小时。但要注意约 1/3 的患者开始就是右下腹痛，特别是慢性阑尾炎急性发作时，因此无转移性右下腹痛，不能完全除外急性阑尾炎的存在，必须结合其他症状和体征综合判断。

（2）右下腹有固定的压痛区和不同程度的腹膜刺激征 特别是急性阑尾炎早期，自觉腹痛尚未固定时，右下腹就有压痛存在。而阑尾穿孔合并弥漫性腹膜炎时，尽管腹部压痛范围广泛，但仍以右下腹最为明显。有时为了掌握压痛的准确部位，应该仔细多次和有对比地对全腹部进行检查。急性阑尾炎的压痛始终在右下腹部，并可伴有不同程度的腹肌紧张和反跳痛。

（3）辅助检查 白细胞总数和中性粒细胞数可轻度或中度增加。B 超、CT 检查示阑尾增大，可了解有无炎性包块，对判断病程和决定手术有一定帮助。

2. 临床病理分型 根据发病过程和病理解剖学所见，急性阑尾炎可分为四种病理类型。

（1）急性单纯性阑尾炎 发病数小时内，炎症从黏膜和黏膜下层开始，渐向肌层和浆膜层扩散。外观肿胀充血，失去光泽，表面附少量纤维素渗出物，腔内少量渗液。镜下见黏膜有小溃疡和出血点，各层均有中性粒细胞浸润。临床症状和体征较轻。

（2）急性化脓性阑尾炎 亦称蜂窝织炎性阑尾炎。发病 12h 后，炎症加剧，阑尾明显肿胀，浆膜高度充血，表面有脓性渗出物，腔内积脓，黏膜溃疡面加大，各层有小脓肿形成。镜下见大量中性粒细胞聚集于各层中，出现血管栓塞。周围腹腔有脓液渗出，形成局限性腹膜炎。临床症状和体征较重。

（3）急性坏疽性阑尾炎 发病 24h 后，炎症进一步加剧，阑尾管壁坏死发黑，腔内严重阻塞，黏膜糜烂脱落，如不治疗约有 2/3 病例可发生穿孔，穿孔后如感染继续扩散，可引起急性弥漫性腹膜炎。

（4）阑尾周围脓肿 为急性阑尾炎的并发症，急性阑尾炎化脓或穿孔，如大网膜将其包裹并粘连，则形成炎性肿块或阑尾周围脓肿。脓肿经支持、抗感染治疗后可吸收，亦可扩大破裂，形成腹膜炎。

（五）鉴别诊断

急性阑尾炎临床误诊率仍然相当高，国内统计为 4% ～ 5%，国外报道高达 30%。需要与阑尾炎鉴别的疾病很多，其中最主要的有下列十几种疾病。

1. 需要与内科急腹症鉴别的疾病

（1）右下肺炎和胸膜炎　右下肺和胸腔的炎性病变，可反射性引起右下腹痛，有时可误诊为急性阑尾炎。但肺炎及胸膜炎常常有咳嗽、咳痰及胸痛等明显的呼吸道症状，而且胸部体征如呼吸音改变及湿啰音等也常存在。腹部体征不明显，右下腹压痛多不存在。胸部 X 线可明确诊断。

（2）急性肠系膜淋巴结炎　多见于儿童，常继发于上呼吸道感染之后。由于小肠系膜淋巴结广泛肿大，回肠末端尤为明显，临床上可表现为右下腹痛及压痛，类似急性阑尾炎。但本病伴有高热，腹部压痛较为广泛，范围不太固定，可随体位改变，有时尚可触及肿大的淋巴结。

（3）局限性回肠炎　病变主要发生在回肠末端，为一种非特异性炎症，20 ～ 30 岁的青年人较多见。本病急性期时，病变处的肠管充血、水肿并有渗出，刺激右下腹壁层腹膜，出现腹痛及压痛，类似急性阑尾炎。位置局限于回肠，无转移性腹痛的特点，腹部体征也较广泛，有时可触及肿大的肠管。另外，患者可伴有腹泻，大便检查有明显的异常成分。

（4）急性胃肠炎　急性胃肠炎时，恶心、呕吐和腹泻等消化道症状较重，无右下腹固定压痛和反跳痛的体征。

（5）腹型紫癜　有药物过敏史。因腹膜或肠系膜广泛点状出血而引起腹痛，为阵发性剧烈绞痛，多在脐周或下腹部，腹痛常突然发生，无转移性腹痛史，压痛范围广，无肌紧张。因肠黏膜有点状出血，可能有血便。皮肤口腔黏膜可同时有出血点。但皮疹未出现时有时鉴别困难。

2. 需要与妇产科急腹症鉴别的疾病

（1）右侧输卵管妊娠　右侧宫外孕破裂后，腹腔内出血刺激右下腹壁层腹膜，可出现急性阑尾炎的临床特点。但宫外孕常有停经及早孕史，而且发病前可有阴道出血。患者继腹痛后有会阴和肛门部肿胀感，同时有内出血及出血性休克现象。妇科检查可见阴道内有血液，子宫稍大伴触痛，右侧附件肿大和后穹隆穿刺有血等阳性体征。

（2）卵巢囊肿扭转　右侧卵巢囊肿蒂扭转后，囊肿循环障碍、坏死、血性渗出，引起右下腹部的炎症，与阑尾炎临床相似。但本病常有盆腔包块史，且发病突然，为阵发性绞痛，可伴轻度休克症状。妇科检查时能触到囊性包块，并有触痛，腹部 B 超证实右下腹有囊性包块存在。

（3）卵巢滤泡破裂　多发生于未婚青年，常在月经后两周发病，因腹腔内出血，引起右下腹痛。本病右下腹局部体征较轻，诊断性腹腔穿刺可抽出血性渗出液。

（4）急性附件炎　右侧输卵管急性炎症可引起急性阑尾炎相似的症状和体征。但输卵管炎多发生于已婚妇女，有白带过多史，发病多在月经来潮之前。虽有右下腹痛，但无典型的转移性，而且腹部压痛部位较低，几乎靠近耻骨处。妇科检查可见阴道有脓性分泌物，子宫两侧触痛明显，右侧附件有触痛性肿物。

3. 需要与外科急腹症鉴别的疾病

（1）溃疡病急性穿孔　溃疡病发生穿孔后，部分胃内容物沿右结肠旁沟流注入右髂窝，引起右下腹急性炎症，可误诊为急性阑尾炎。但本病多有慢性溃疡病史，发病前多有暴饮暴食的诱因，发病突然且腹痛剧烈。上腹痛至右下腹痛时间可小于 2 小时。查体时见腹壁呈木板状，腹膜刺激征以剑突下最明显。腹部透视膈下可见游离气体，诊断性腹腔穿刺可抽出上消化道液体。

（2）急性胆囊炎、胆石症　急性胆囊炎有时需和高位阑尾炎鉴别，前者常有胆绞痛发作史，伴右肩和背部放射痛；而后者为转移性腹痛。检查时急性胆囊炎可出现墨菲征阳性，甚至可触到肿大的胆囊，急诊腹部 B 超检查可显示胆囊肿大和结石声影。

（3）急性梅克尔（Meckel）憩室炎　梅克尔憩室为一种先天性畸形，主要位于回肠的末端，其部位与阑尾很接近。憩室发生急性炎症时，临床症状极似急性阑尾炎，不容易鉴别。但 Meckel 憩室炎往往无转移性腹痛，局部压痛点也多在阑尾点内侧，多见于儿童，有或者曾经有过黑便史。当临床诊断阑尾炎而手术中的阑尾外观基本正常时，应仔细检查末段回肠至 1 米，以免遗漏发炎的憩室。

（4）右侧输尿管结石　输尿管结石向下移动时可引起右下腹部痛，有时可与阑尾炎混淆。但输尿管结石发作时呈剧烈的绞痛，难以忍受，疼痛沿输尿管向外阴部、大腿内侧放射。腹部检查，右下腹压痛和肌紧张均不太明显，腹部平片有时可发现泌尿系统有阳性结石，而尿常规有大量红细胞。

（5）急性胰腺炎　急性胰腺炎引起弥漫性腹膜炎时与坏疽穿孔性阑尾炎有相似之处，但胰腺炎有血尿淀粉酶升高，且 CT 可发现胰腺异常。

（6）结肠肿瘤　一般病史较长，临床有腹部肿块、便血、腹泻或顽固性便秘，也可以有脓血便与黏液便。CT 表现为肠腔内不规则软组织块影，显著强化，周围脂肪间隙存在。

（7）克罗恩病　病变主要发生在回肠末端，为一种非特异性炎症，20～30 岁的青年人较多见。本病急性期时病变处的肠管充血、水肿并有渗出，刺激右下腹壁层腹膜，出现腹痛及压痛，类似急性阑尾炎。位置局限于回肠，无转移性腹痛的特点，腹部体征亦较广泛，有时可触到肿大的肠管。另外，患者可伴有腹泻，大便检查有明显的异常成分。

三、治疗策略

（一）治疗原则

1. 急性单纯性阑尾炎　条件允许时可先行中西医相结合的非手术治疗，但必须仔细观察，如病情有发展应及时中转手术。经保守治疗后，可能遗留有阑尾腔的狭窄，且再次急性发作的机会很大。

2. 化脓性、穿孔性阑尾炎　原则上应立即实施急诊手术，切除病理性阑尾，术后应积极抗感染，预防并发症。

3. 发病已数日且合并炎性包块的阑尾炎　暂行保守治疗，促进炎症尽快吸收，待 3～6 个月后如仍有症状者，再考虑切除阑尾。保守期间如脓肿有扩大并可能破溃时，应急诊引流。

4. 高龄患者、小儿及妊娠期急性阑尾炎　原则上应和成年人阑尾炎一样，急诊手术。

（二）非手术治疗

主要适用于急性单纯性阑尾炎、阑尾脓肿、妊娠早期和晚期急性阑尾炎、高龄合并有主要脏器病变的阑尾炎。

1. 基础治疗　包括卧床休息，控制饮食，适当补液和对症处理等。
2. 抗菌治疗　选用广谱抗生素（如氨苄西林）和抗厌氧菌的药物（如甲硝唑）。

（三）手术治疗

主要适用于各类急性阑尾炎、反复发作的慢性阑尾炎、阑尾脓肿保守 3～6 个月后仍有症状者及非手术治疗无效者。

1. 术前准备　术前 4～6 小时应禁饮食，确定手术时间后可给适量的镇痛药，已化脓和穿孔者应给予广谱抗生素。有弥漫性腹膜炎者，需行胃肠减压，静脉输液，注意纠正水、电解质紊乱。心和肺等主要脏器功能障碍者，应与有关科室协同进行适当处理。

2. 手术要点

（1）手术切口　一般采用右下腹麦氏点斜切口，可根据患者体型及压痛部位做调整。对部分伴有腹膜炎或诊断不明的患者可采用剖腹探查切口，如右下腹经腹直肌切口。

（2）开腹　选择切口后依层切开皮肤、皮下脂肪组织、腹外斜肌腱膜，用血管钳撑开腹内斜肌和腹横肌，并拉开。如此部位为腱膜，应当顺切口方向切开，不可暴力牵拉。提起腹膜，确认未夹住腹内脏器后切开腹膜。

（3）寻找阑尾　一般可先将大网膜和回肠向左上方推开，找到盲肠，并沿结肠带寻找阑尾根部，多能找到阑尾。如显露不清或有粘连，阑尾不能提起，可用手指沿盲肠探查，并分离粘连。如仍未找到阑尾，应考虑盲肠后位阑尾，或切开盲肠外侧腹膜寻找。寻找时尽量使用器械，并注意保护切口。

（4）处理阑尾系膜　寻找到阑尾后，尽量将其提出切口外，游离阑尾系膜，于阑尾根部处结扎、切断阑尾系膜，也可分次钳夹、切断、结扎或缝扎系膜。

（5）处理阑尾根部　在距盲肠 0.5cm 处用丝线结扎阑尾，再于结扎线远侧 0.5cm 处切除阑尾，残端碘酒、酒精涂擦处理后盲肠壁荷包缝合包埋或仅作单纯结扎。

3. 腹腔镜阑尾切除术　腹腔镜下阑尾切除术与传统阑尾切除术相比，具有创伤小、恢复快、术野宽阔等优点。有条件者可首选腹腔镜下手术。

4. 术后处理

（1）一般处理　术后注意呼吸、血压、脉搏、体温等生命体征变化，有腹腔引流者注意引流的量、颜色及性状等。引流量减少后给予拔管，一般情况下引流管放置不超过 72 小时。术后注意体温有无下降趋势，一般 3 日后降至正常。肛门有无排气，若有排气可进流质饮食。

（2）继续支持治疗，包括静脉输液、止痛、镇静及抗感染等。切口按时拆线，注意防治各种并发症。

5. 术后并发症的防治　术后并发症与阑尾的病理类型和手术时间的迟早有密切关系。未穿孔阑尾炎切除后，并发症发生率仅 5%，而穿孔后手术者增加到 30% 以上，发病后 24 小时和 48 小时后手术者，阑尾穿孔率分别为 20% 和 70%。所以，发病 24 小时内，应及时切除阑尾以降低并发症的发生率。

（1）内出血　术后 24 小时内的出血为原发性出血，多因阑尾系膜止血不完善或血管结扎线松脱所致。主要表现为腹腔内出血的症状，如腹痛、腹胀、休克和贫血等，应立即输血并再次手术止血。有时出血可能自行停止，但又继发感染形成脓肿，也需手术引流。

（2）盆腔脓肿　穿孔性阑尾炎术后，腹腔脓液吸收不完全，可在腹腔的不同部位形成残余脓肿。盆腔脓肿最常见，大多发生在术后 7～10 天，表现为体温再度升高，大便次数增多，伴里急后重，肛门指检可见括约肌松弛，直肠前壁隆起。应及时抗感染、理疗，无效时切开引流。

（3）粘连性肠梗阻　阑尾炎术后肠粘连的机会较多，与手术损伤、异物刺激和引流物拔出过晚有关。临床统计，阑尾切除粘连性肠梗阻的发生率约为 2%，为手术后粘连性肠梗阻总数的首位

（占32%）。一般先行综合的保守治疗，无效时应手术。

（4）粪瘘　可发生在处理不当的阑尾残端，也可因手术粗暴误伤盲肠和回肠而引起。主要表现为伤口感染久治不愈，并有粪便和气体溢出，由于粪瘘形成时感染已局限于回盲部周围，体液和营养丢失较轻。可先行保守治疗，多数患者粪瘘可自行愈合，如病程超过了3个月仍未愈合，应手术。

（5）切口的并发症　包括切口感染、慢性窦道和切口疝，三者有一定的内在联系。切口感染多发生在术后4～7天，也有在两周后才出现。主要表现为切口处跳痛、局部红肿伴压痛、体温再度上升。应立即拆除缝线，引流伤口，清除坏死组织，经敷料交换促使其愈合，或待伤口内肉芽组织新鲜时二期缝合治愈。如伤口内异物（如线头）清除不干净，引流不畅，可长期不愈，遗留有一处或几处深而弯曲的肉芽创道，即为慢性窦道。病程可持续数月，有的甚至一年以上，伤口时好时坏。如经保守治疗3个月仍不愈合者，可再次手术切除窦道，重新缝合。感染的伤口虽已愈合，但腹膜和肌层已裂开，小肠袢和网膜可由切口处突出于皮下瘢痕组织处，称为切口疝。如有明显症状，影响劳动，应行手术修补。

（6）大网膜粘连综合征　腹部炎症或手术后，大网膜与下腹部的脏器或壁层腹膜间可发生粘连，网膜发生纤维化和缩短，横结肠受其牵拉压迫而向下移位，加上腹膜也受到牵拉，以致引起一些特殊症状。对病程长、症状显著、影响生活者，可行手术切除部分大网膜，解除对横结肠的牵拉和压迫，一般可获满意效果。故在阑尾切除术时不可将网膜覆盖固定于阑尾残端，以防上述症状的发生。

四、疗效及预后评估

（一）疗效评估

1.治愈　手术切除阑尾，症状体征消失，切口愈合，无并发症。非手术治疗，症状、体征消失。
2.好转　症状、体征减轻，阑尾未切除，需二期手术治疗者。
3.未愈　未经治疗或治疗后症状、体征未改善，或出现严重并发症如肠瘘、肠梗阻、脓肿破溃形成腹膜炎等。

（二）预后评估

急性阑尾炎如能早期诊断，及时手术，预后良好；而延误诊断，可发生腹膜炎等严重并发症甚至死亡。

五、出院医嘱

1.阑尾切除术后，仍反复发作右下腹痛者，排除相关病因后，可考虑为阑尾残株炎，行钡灌肠以确诊。
2.阑尾脓肿行保守治疗者，3个月后可行阑尾切除，或仅作随访观察。

第十九章　结直肠肛管疾病

第一节　肛管直肠周围脓肿

一、疾病概述

肛管直肠周围脓肿多由肛腺感染引起。因肛窦开口向上,腹泻、便秘时易引发肛窦炎,感染延及肛腺后首先发生括约肌间感染。肛管周围间隙内为疏松的脂肪结缔组织,感染极易蔓延、扩散。以肛提肌为界将肛管直肠周围脓肿分为肛提肌下部脓肿和肛提肌上部脓肿,前者包括肛门周围脓肿、坐骨直肠间隙脓肿,后者包括骨盆直肠间隙脓肿、直肠后间隙脓肿、高位肌间脓肿。肛管直肠周围脓肿也可继发于肛周皮肤感染、损伤、肛裂、内痔药物注射后,骶骨骨髓炎、克罗恩病、溃疡性结肠炎及血液病患者也易并发肛管直肠周围脓肿。肛管直肠周围脓肿破溃或切开后常形成肛瘘。脓肿是急性期,而肛瘘则为慢性期。

二、诊断策略

(一)病史采集要点

1. **主诉**　肛周疼痛、发热,可伴有肛门下坠感、里急后重,浅表者可有触痛性肿块。
2. **现病史**　询问是否有肛周疼痛,疼痛的性质如何,是否为持续性疼痛;有无肛周肿块,肿块是否破溃、流脓;是否有乏力、发热、食欲不振等全身症状;是否有直肠内坠胀感,是否有排便或排尿困难;是否有直肠炎、直肠溃疡或直肠外伤史。
3. **既往史**　询问既往有无类似发作史,有无骶骨骨髓炎、克罗恩病、溃疡性结肠炎、血液病等病史。

(二)体检要点

肛周皮肤是否有红肿,是否有硬结和触痛,是否有波动感。直肠指诊在肛周或肛管、直肠内能否触及压痛性肿块,甚至波动感。

(三)辅助检查

1. **血常规检查**　可有白细胞计数升高,中性粒细胞比例增高。
2. **便常规可**　出现黏液便,脓肿破溃后可出现大量的脓细胞。
3. **局部穿刺**　局部穿刺抽得脓液可确诊。
4. **B超、CT**　必要时作肛管直肠腔内超声检查或CT检查证实。
5. **脓液培养及血培养**　必要时可行脓液培养及血培养。

（四）诊断

1. 诊断依据

（1）肛周疼痛、坠胀感，或伴发热等全身症状。

（2）肛旁皮肤局部红肿、硬结或直肠指诊时触及肿块，有压痛和波动感。

（3）B超、CT发现肛管周围或直肠坐骨间隙、骨盆直肠间隙积液。

（4）血常规检查可有白细胞计数升高，中性粒细胞比例增高。

（5）局部穿刺抽得脓液可确诊。

2. 临床分类

（1）肛门周围脓肿　以肛门周围皮下脓肿最多见，多由肛腺感染经外括约肌皮下部向外或直接向外扩散所致。特点：痛、肿、红、热明显。

（2）坐骨肛管间隙脓肿　多由肛腺感染经外括约肌向外扩散到坐骨直肠间隙而成。特点：①持续性胀痛或跳痛，排便或行走时加重。②明显的全身感染症状。③局部的红肿。④深压痛和波动感，穿刺有脓液。

（3）骨盆直肠间隙脓肿　较为少见，常由直肠炎、直肠溃疡和直肠外伤所致，也可由肌间脓肿或坐骨肛管间隙脓肿波及。特点：①全身症状，如寒战、高热、乏力等；②局部表现为直肠下坠感，排便时有不尽感，常伴有排尿困难；③直肠指诊时可触及肿块，有压痛和波动感（CT、B超可协诊）；④穿刺抽出脓液可以确诊。

（五）鉴别诊断

1. 结核性脓肿　发病缓慢，局部无急性炎症，疼痛不如非特异性脓肿明显，常与全身其他部位结核并存，破溃后流出脓汁，质稀薄呈淘米水样和白絮样，混有干酪样坏死组织。

2. 放线菌性脓肿　多发生在臀部皮下或肛管直肠黏膜下，一般脓肿、窦道、溃疡三者并存，脓液稀薄，其中有硫黄色小颗粒，同时全身有较重的中毒消耗症状。

3. 化脓性汗腺脓肿　多在肛门与臀部皮下，脓肿较浅而病变范围广，病变区皮肤变硬，急性炎症与慢性窦道并存，脓液黏稠，呈白粉粥样，并有臭味，全身有慢性消耗症状，呈慢性病容。

4. 毛囊炎　好发于尾骨及肛门周围，有排脓的外口及短浅窦道，特点是在外口内有毛发和小毛囊。

5. 平滑肌瘤　肿块呈圆形或椭圆形，表面光滑，质地坚硬，与肛窦无关系，无全身感染症状。

三、治疗策略

（一）治疗原则

未形成脓肿时非手术治疗为主，形成脓肿后切开引流。

（二）治疗方法

1. 非手术治疗

（1）应用抗生素，控制感染。

（2）温水坐浴。

（3）局部理疗。

（4）口腹缓泻剂或液状石蜡，减轻排便时的疼痛。

2.手术治疗

（1）手术指征　除少数肛周感染早期经抗感染、热水坐浴及局部理疗等可以消散外，一般肛管、直肠周围脓肿一经确诊均需手术治疗。

（2）术前准备　脓肿如位置表浅一般不需特殊准备，如需行肛内操作者，术前应清洁灌肠。

（3）手术要点

①肛周脓肿　单纯性脓肿，在脓肿部位做放射状切口，放出脓液后，以手指分开脓腔间隙，用纱条引流；脓腔与肛窦相通时，可在切开脓肿后，用探针探查内口，然后切开窦管，适当切除皮肤和皮下组织、内口周围组织，使引流通畅。

②坐骨肛管间隙脓肿　脓肿部位平行于肛缘作弧形切口，切口距肛缘 3 ～ 5cm，以免损伤括约肌，应置管或放置油纱条引流。

③骨盆直肠间隙脓肿　切口部位因脓肿来源而不同：源于括约肌间脓肿，应在肛镜下行相应部位直肠壁切开引流，切缘用肠线缝扎止血。若经坐骨直肠间隙引流，日后易出现肛门括约肌外瘘。源于坐骨直肠间隙的脓肿，引流方式与坐骨直肠间隙脓肿相同，若经直肠壁切开引流，易导致难以治疗的肛管括约肌上瘘。其他部位的脓肿，若位置较低，在肛周皮肤上直接切开引流。若位置较高，则在肛镜下切开直肠壁引流。

④对较深部位的脓肿，脓腔跨越直肠肛管环，如内口明确，亦可行切开挂线术　切开皮肤及皮下组织，敞开内口和脓腔，暴露肛管直肠环，用探针引出橡皮筋，勒紧并结扎橡皮筋于肛管直肠环，留置纱条引流，定期紧线。

（4）术后处理　术后注意体温与血象变化。保持引流通畅，必要时可给予脓腔冲洗。去除引流后，1 ：5000 高锰酸钾温水坐浴，每天 2 ～ 3 次。全身和局部使用抗生素。

（5）并发症及处理

①术后创面出血　常由术中止血不彻底或创面感染引起，可用碘仿纱条填塞止血，加压包扎。不能止血者，需重新打开创面缝扎止血。

②肛管括约肌损伤　术后导致大便失禁，应注意预防。

③肛瘘　肛管、直肠周围脓肿切开引流后常形成肛瘘。肛瘘形成后，需二期手术治疗。为避免形成肛瘘后手术长切口，引流切口时应尽量靠近肛门。

四、疗效及预后评估

（一）疗效评估

1.治愈　治疗后全身情况改善，局部症状、体征消失，创面愈合。
2.好转　症状基本消失，创口未完全愈合或形成肛瘘。
3.未愈　症状体征无改善。

（二）预后评估

肛周脓肿切开引流术后或自行破溃，均可导致肛瘘形成，需继续治疗。

五、出院医嘱

1.多吃高纤维素食物，多饮水，避免长期饮酒及吃刺激性食物。

2.保持会阴部清洁。

3.形成肛瘘后，3个月后考虑手术治疗。

第二节　肛瘘

一、疾病概述

肛瘘是直肠或肛管与肛周皮肤相通的肉芽肿性管道，由内口、瘘管、外口三部分组成，多为肛门直肠周围脓肿引起，是常见的肛管、直肠疾病之一，发病率仅次于痔，多见于青壮年男性。多数患者有直肠肛管周围脓肿切开引流或自行破溃史。如瘘管外口暂时封闭，则重新出现局部红、肿、热、痛等直肠肛管周围脓肿的症状，并可再次破溃流脓。

二、诊断策略

（一）病史采集要点

1.**主诉**　肛周不适，有分泌物或反复流脓，肛旁有单个或多个外口，严重者经外口排气、粪渣或分泌物污染内裤。

2.**现病史**　是否有直肠肛管周围脓肿、结核、溃疡性结肠炎、恶性肿瘤、肛管外伤感染的病史。瘘外口流出的分泌物的性状、反复发作及缓解的原因、治疗的情况等。

3.**既往史**　有无肛周脓肿破溃或切开引流术病史。

（二）体检要点

1.**一般检查**　多数患者全身情况良好，少数患者伴有深部脓肿时可有发热。

2.**局部检查**　肛门视诊，注意观察外口的位置、数目、距肛缘的距离，以及瘘外口周围有无红肿、分泌物。肛门周围有无湿疹。肛管直肠指诊，自瘘外口至肛管是否可扪及条索状物，即瘘管，挤压瘘管是否有疼痛，是否有脓性分泌物从瘘外口溢出。

3.**探针检查**　用软质探针从瘘外口插入，以探明瘘管的走行及瘘内口位置。

（三）辅助检查

1.**直肠镜**　直肠镜下可发现内口。肛瘘的内口常在肛隐窝，局部可有充血、水肿，有时可见分泌物。

2.**瘘管造影**　用碘油或泛影葡胺瘘管造影可发现瘘管的数目、分支、深浅及其与邻近器官的关系等情况。

3.**亚甲蓝染色检查**　将干纱布放入直肠内，将亚甲蓝由外口注入，然后拉出纱布，如有亚甲蓝染色，即证明内口存在，并帮助确定内口位置。

4.**MRI检查**　可帮助复杂性肛瘘的诊断。

（四）诊断

1.诊断依据

（1）有直肠、肛管周围脓肿破溃或手术引流的病史，肛周反复流脓。

（2）肛旁见到肛瘘外口。肛管直肠指诊，自瘘外口至肛管扪及条索状物，即瘘管。

（3）直肠镜或造影等检查发现有瘘管存在。

2.分类

（1）按瘘管位置高低分类　①低位肛瘘：瘘管位于外括约肌深部以下。又分为低位单纯性肛瘘（只有一个瘘管）和低位复杂性肛瘘（有多个瘘口和瘘管）。②高位肛瘘：瘘管位于外括约肌深部以上。也分为高位单纯性肛瘘和高位复杂性肛瘘。

（2）按瘘管与括约肌的关系分类　①括约肌间肛瘘：多为低位，约占70%，为肛管周围脓肿的后果。②经括约肌肛瘘：约占25%，为坐骨直肠窝脓肿的后果。瘘管穿过内括约肌、外括约肌浅部和深部之间，外口常有数个，并有支管互相沟通。③括约肌上肛瘘：为高位肛瘘，少见，占5%。由于瘘管常累及肛管直肠环，故治疗较困难，常需分期手术。④括约肌外肛瘘：最少见，占1%，为骨盆直肠脓肿合并坐骨直肠窝脓肿的后果。

（五）鉴别诊断

1.肛门周围化脓性汗腺炎　该病外口较多，侵犯广泛，但无内口，与肛管无联系。

2.直肠尿道瘘、直肠膀胱瘘、直肠阴道瘘等　有相应病史，易与肛瘘鉴别。

三、治疗策略

（一）治疗原则

手术治疗，原则是将瘘管全部切开，形成敞开的创面，促使愈合。非手术治疗只适用于脓肿形成初期及术前准备。

（二）治疗方法

1.非手术治疗

（1）保持大便通畅，防止腹泻或便秘，以减少粪便对肛瘘内口的刺激。

（2）清洁肛门，每日用温盐水或高锰酸钾1∶5000的溶液坐浴，每日1～2次，勤换内裤。

（3）药物治疗可适当使用小檗碱口服，以控制炎症，也可使用药膏等局部涂抹。

2.手术治疗

（1）手术方式　手术方式很多，手术应根据内口位置的高低、瘘管与肛管括约肌的关系来选择。手术关键是尽量减少肛管括约肌的损伤，防止肛门失禁，同时避免瘘的复发。

①瘘管切开术　将瘘管全部切开开放，靠肉芽组织生长使伤口愈合，只能用于低位肛瘘，防止肛门失禁。方法：首先由外口注入美兰溶液，确定内口位置，再用探针从外口插入瘘管内，在探针引导下，切开探针上的表层组织，直到内口。刮去瘘管内的肉芽组织及坏死组织，修剪皮缘，使伤口呈内小外大的V形创面，创口内填入油纱布，以保证创面由底向外生长。

②挂线疗法　利用橡皮筋或有腐蚀作用的药线的机械性压迫作用，缓慢切开瘘管，适用于距肛门3～5cm内，有内外口低位或高位单纯性肛瘘，或作为复杂性肛瘘切开、切除的辅助治疗。

优点是不会造成肛门失禁。被结扎肌肉组织逐渐坏死、断开，因为炎症反应肌肉不会收缩过多且逐渐愈合，从而可防止被切断的肛管直肠环回缩引起的肛门失禁。挂线同时亦能引流瘘管内的渗液，防止急性感染的发生。如结扎组织较多，在3～5天后再次扎紧挂线，一般术后10～14天被扎组织自行断裂。

③肛瘘切除术　切开瘘管并将瘘管壁全部切除至健康组织，创面不缝。填入油纱布，使创面由底向上生长至愈合。适用于低位单纯性肛瘘。

④对于复杂性肛瘘，需合并应用几种手术方法，如先使之成为单纯性肛瘘，再用挂线疗法处理。

（2）术后处理

①观察患者对全身或局部用药的反应，发热是否减轻，局部疼痛、感染、肛门瘙痒是否减轻等。

②注意观察术后是否有出血、伤口疼痛、尿潴留等。

（3）并发症及处理

①出血　肛瘘手术创面大，伤口深时易出血。预防措施：遇活动性出血应结扎止血，深部不易结扎的出血点可用电灼止血，伤口可用纱布压迫。术后仍有出血应打开创面重新止血。

②尿潴留　麻醉、伤口疼痛、不习惯床上排尿均可引起尿潴留，可给予下腹部热敷、针灸等方法，仍无效可留置尿管1～2日。

③肛门失禁　早期暂时性肛门失禁常发生，多与炎症、组织畸形、疼痛及敷料有关。若括约肌受损，则有不同程度的肛门失禁，轻者为暂时性，一般在2～3周内恢复。重者则有不同程度的永久性肛门失禁，如排气失禁、稀便失禁及成形便失禁。因此，对有侵犯多层括约肌的肛瘘，最好行挂线治疗，或分期手术。

④创面不愈　肛瘘手术后由于瘘管切开形成创面，引流通畅，正常肉芽组织逐渐生长形成创面二期愈合。如创面长期不愈，肉芽不健康，则需详细查明原因，及时处理。其常见原因有：a. 内口未切开，如内口未切开，使一部分瘘管残留，创面无法愈合。b. 瘘管壁瘢痕过多，未将瘘管壁瘢痕切除，仅简单切开未能使创面敞开易于引流及正常肉芽组织生长。c. 复杂肛瘘未能发现，手术仅处理其中一部分。d. 结核性感染。e. 外瘘口周围皮肤组织癌变。处理：彻底切开瘘管，彻底引流，术中探查寻找到内口并正确处理是手术成败的关键，如内口未切开，再次手术予以切开。再次手术将需要切除的瘘管切开，复杂肛瘘按原则进行处理。由于结核性感染而使创面不愈时，可将瘘管的结核感染组织予以切除，但切忌因切除过度而损伤括约肌。同时根据情况予以抗结核治疗。由于癌变而引起创面不愈时，则应彻底切除，或根据病理情况考虑是否行放射治疗或激光治疗。

⑤直肠黏膜脱垂　常无症状，不需切除，若并发失禁则需手术治疗。

⑥复发　肛瘘术后复发，多因术中未找到内口，一般复发率为10%（1%～9%）。

⑦慢性肛瘘癌变　偶有在肛管处发生癌变的报道，癌肿位于肛门周围或直肠周围组织处，多为黏液腺癌，其处理与原发性肛管直肠癌相同。

（4）注意事项

①肛瘘的诊断需仔细，忽略肛门视诊与直肠指诊往往遗漏诊断。

②肛瘘的治疗周期相对较长，需患者积极配合治疗，应向患者交代治疗的注意事项。

③肠结核、溃疡性结肠炎、肠克罗恩病、糖尿病患者常伴发肛瘘，久治不愈者要想到上述疾病的可能，应予以明确诊断。

④探针检查因可能穿破瘘管壁，造成假内口形成复杂性肛瘘，一般只在治疗中应用，不能作为常规诊断用。

⑤术后排便后换药。每隔数日做直肠指诊可以扩张肛管，防止桥形粘连，避免假性愈合。

四、疗效及预后评估

（一）疗效评估

1. 治愈　去除病灶，症状、体征消失，切口愈合，无并发症。
2. 好转　局部炎症控制，瘘管可能暂时愈合。
3. 未愈　未予治疗或治疗后创面不愈合。

（二）预后评估

肛瘘一般需手术治愈，手术治疗不当则可引起创面不愈或复发，一般复发率为10%（1%～9%）。近年来有报道采用纤维蛋白胶、脱细胞异体真皮基质材料填塞治疗肛瘘，成功率50%～80%。具有创伤小、痛苦轻、愈合快、并发症发生率低、失败后不影响其他治疗的效果等优点。

五、出院医嘱

1. 保持肛门部清洁，养成每日或便后清洗肛门的习惯。
2. 养成良好的排便习惯。
3. 出院继续用药，常用药物1：5000高锰酸钾溶液、缓泻剂和抗生素。

第三节　肛裂

一、疾病概述

肛裂是齿线下肛管皮肤层裂伤后形成的小溃疡，方向与肛管纵轴平行，长0.5～1cm，呈梭形或椭圆形，常致肛周剧痛。多见于中年人，因肛管外括约肌浅部在肛门后方形成肛尾韧带，较坚硬，伸缩性差，且肛门后方承受压力大，后正中处易受损伤，故绝大多数肛裂位于肛管的后正中线上，少数在前正中线上，侧方出现极少。若侧方有肛裂应想到肠道炎性疾病（如结核、溃疡性结肠炎及克罗恩病）或肿瘤的可能。急性肛裂发病期短，色红、底浅、裂口新鲜、整齐、无瘢痕形成。慢性肛裂病程较长，反复发作，底深不整齐，上端常有肥大乳头，下端常有前哨痔，一般称为肛裂"三联征"。在晚期还可并发肛周脓肿及皮下肛瘘。

二、诊断策略

（一）病史采集要点

1. 主诉　周期性排便疼痛或便秘、便血。
2. 现病史　询问有无周期性排便疼痛，疼痛的性质，疼痛与排便的时间关系。疼痛是否向会阴部、臀部、大腿内侧或骶尾部放射。是否有便秘。是否有便血，出血量如何，与大便的关系如何。
3. 既往史　询问有无肠道炎性疾病如结核、溃疡性结肠炎及克罗恩病等，有无结肠癌。

（二）体检要点

是否有典型的肛裂"三联征"，即前哨痔、肛裂和肥大乳头。肛裂的部位、数目。是否有肛缘压痛及肛瘘。

（三）辅助检查

肛门镜检查：明确肛裂后不宜做肛门镜检查，以免引起难以忍受的剧痛。

（四）诊断

1. 患者有排便疼痛史，有典型的疼痛间歇期和疼痛周期。
2. 局部检查见肛管后正中处的肛裂"三联征"。

（五）鉴别诊断

1. 肛管浅层裂伤　常无症状，能很快自愈，体检时无典型的肛裂"三联征"。
2. 肠道炎性疾病　肛裂位于侧方者少见。如侧方有肛裂，或有多个裂口，应想到是肠道炎性疾病如克罗恩病、溃疡性结肠炎、癌或结核的可能，可作组织学检查鉴别。

三、治疗策略

（一）治疗原则

软化大便，保持大便通畅，制止疼痛，解除内括约肌痉挛，中断恶性循环，促使创面愈合。

（二）治疗方法

1. 非手术治疗
（1）保持大便通畅　口服缓泻剂，使大便松软、润滑，多饮水及增加纤维食物改变大便习惯，逐步纠正便秘的发生。
（2）局部坐浴　保持肛门部清洁。
（3）肛管扩张　适用于急性肛裂或慢性肛裂不并发乳头肥大及前哨痔者。方法：在局麻下先用两食指用力扩张肛管，以后逐渐伸入两中指，维持扩张 5 分钟。扩张后，肛裂创面扩大并开放，引流通畅，浅表创面能很快愈合。但此法可并发出血、肛周脓肿、痔脱垂及短期大便失禁，复发率较高是其不足。

2. 手术治疗
（1）手术方法　对经久不愈，非手术疗法无效的慢性肛裂可采用以下手术治疗。
①肛裂切除术　局麻或腰麻下梭形或扇形切除肛裂及周围的皮肤，切除前哨痔和肥大乳头。
②内括约肌切断术　内括约肌具有消化道不随意环形肌的特性，易发生痉挛及收缩，这是造成肛裂疼痛的主要原因，故可用部分内括约肌切断术治愈肛裂。一般部分内括约肌切断术很少引起大便失禁。
（2）术前准备　①术前口服卡那霉素或庆大霉素及甲硝唑。②术前 3 日进流质饮食。③术前口服泻药或清洁灌肠。
（3）术后处理　①术后短期内进无渣流质饮食，避免大便。②每日 1∶5000 高锰酸钾温水坐浴 3 次。并在每次大便前后坐浴,以保持创面清洁。③口服抗生素。

（4）并发症及处理（注意事项）①出血:多由于术中止血不彻底所致,如发生应立即再次手术止血。②大便失禁:较少发生。③肛瘘:可发生在继发感染后。

四、疗效及预后评估

（一）疗效评估

1. 治愈　症状消失,创面愈合。
2. 好转　症状减轻。
3. 未愈　症状无改善,创面未愈合。

（二）预后评估

非手术疗法治疗不彻底,易复发。手术可获得较好疗效。内括约肌切开术复发率 1% ～ 6%,大便失禁发生率 30%,但永久性失禁的发生率低于 1%。便秘未能纠正者,治愈后可复发。

五、出院医嘱

1. 多吃高纤维素食物,多饮水,避免长期饮酒及吃刺激性食物。
2. 保持大便通畅,养成定时大便的习惯,出现便秘情况及时处理。
3. 注意会阴部清洁。

第四节　痔

一、疾病概述

痔是人类最常见的疾病之一,其发病率国内外报告不一。痔的症状是疼痛、出血和脱出肛门外,所以传统认为痔是曲张的静脉团块,但是目前多数学者认为痔是"血管性肛管垫",是正常解剖的一部分,普遍存在于所有年龄、性别及各种族人群中,不能认为是一种病,只有合并出血、脱垂、疼痛等症状时,才能称为病。因此,Keighley 认为有痔症状者,应称为痔病,以示区别。痔病仅指所有肛垫肥大并有症状者,但通常仍称为痔。

二、诊断策略

（一）病史采集要点

1. 主诉　便血可伴有肛门疼痛、肛门瘙痒、潮湿或痔块脱出。
2. 现病史　是否有便后出鲜血,是否有痔块脱出,痔块脱出后是否可自行回复,是否有疼痛、肛周皮肤瘙痒等症状。
3. 既往史　是否有肛周感染、营养不良及长期便秘等疾病。

（二）体检要点

外痔一般通过视诊就可以看到，让患者向下使劲屏气，内痔就会脱出。直肠指诊一般摸不到内痔且无疼痛。

（三）辅助检查

1. 肛门镜检查　不突出的内痔需用肛门镜检查。肛门镜检查可见痔块部位、大小、数目及直肠黏膜有无充血、水肿、溃疡和肿块等。

2. 乙状结肠镜　如需排除高位大肠疾病则需行乙状结肠镜检查。

（四）诊断

1. 诊断依据
（1）便血或伴有肛门疼痛、肛门瘙痒、潮湿或痔块脱出。
（2）肛门镜检查可见痔块部位、大小、数目。

2. 临床类型
（1）内痔　由直肠上静脉丛形成，位于齿线上方，表面为直肠黏膜所覆盖。常见于左正中、右前和右后。内痔分四期：Ⅰ期：无明显临床症状，排便时有时有出血，在肛镜下可见肛垫肥大充血。Ⅱ期：排便时肛垫脱出，排便结束肛垫自行回纳，时有便血，或较严重便血。Ⅲ期：排便时肛垫脱出，排便结束后须用手回纳，劳累或腹压增高亦可脱出，便血或严重便血。Ⅳ期：痔长期脱出在外，不能还纳，多为环形痔或混合痔，肛垫多已纤维化，便血，但少有严重便血。

（2）外痔　表面由皮肤覆盖，位于齿线下方，由痔外静脉形成。常见的有血栓性外痔、结缔组织外痔（皮垂）、静脉曲张性外痔及炎性外痔。

（3）混合痔　在齿线附近，为黏膜皮肤交界组织覆盖，内痔发展到第三期以上时多形成混合痔。

（4）其他　当脱出痔块在肛周呈梅花状时，称为环形痔。脱出痔块被痉挛的括约肌嵌顿、水肿、淤血，甚至坏死，临床上称为嵌顿性痔或绞窄性痔。

（五）鉴别诊断

1. 直肠癌　临床上最常见的是将直肠癌误诊为痔病，主要原因是仅仅依靠症状做出诊断，没有进行仔细的直肠指诊和肛门镜检查，也是延误治疗的主要原因。直肠癌在直肠指诊时可扪到高低不平的硬块；而痔为暗红色圆形柔软血管团。

2. 直肠息肉　低位带蒂的直肠息肉脱出肛门外，往往被误诊为内痔脱出。但息肉多为圆形、实质性、有蒂、可活动。

3. 直肠脱垂　直肠脱垂呈环行，表面黏膜光滑，直肠指诊可发现往往有肛门括约肌松弛，环状内痔脱出一般呈梅花瓣状，括约肌不松弛。

4. 肛乳头肥大　肛管不适及排便时疼痛感，检查时发现在齿线上方有质硬的乳头状物，可从肛门脱出，一般不出血。

三、治疗策略

（一）治疗原则

1. Ⅰ、Ⅱ期内痔临床上一般没有症状，故无须治疗，如有出血，可采取内科保守治疗。

2. 对于Ⅲ、Ⅳ期的脱垂痔或出血严重的重度痔则需要手术治疗。

3. 对嵌顿性痔，如超过 48 小时，有炎症，应先进行消炎、止痛、还纳等保守治疗，等炎症好转后再进行手术。

（二）治疗方法

1. **注射治疗**　治疗Ⅰ、Ⅱ期出血性内痔的效果较好。注射硬化剂的作用是使痔和痔块周围产生无菌性炎症反应，黏膜下组织纤维化，致使痔块萎缩。硬化剂常用的有 5% 石炭酸植物油、5% 鱼肝油酸钠、聚桂醇等。

注射方法：插入肛门镜，观察痔核部位，主要在齿状线上直肠壁左侧、右前和右后，在痔上方 0.5cm 处黏膜下层内注入 5% 石炭酸植物油 2～3ml。避免将硬化剂注入黏膜或肌层，以防黏膜坏死及感染。回抽无血后注入硬化剂。如果一次注射效果不够理想，可在 5～7d 重复一次。如果痔块较多，也可分 2～3 次注射。

2. **红外线凝固疗法**　适用于Ⅰ、Ⅱ期内痔，但复发率高，目前临床上应用不多。

3. **胶圈套扎疗法**　可用于治疗Ⅰ、Ⅱ、Ⅲ期内痔。原理是将特制的胶圈套入到内痔的根部，利用胶圈的弹性阻断痔的血运，使痔缺血、坏死、脱落而愈合。优点是操作简单、迅速，术前不需特别准备，有报道治愈率达 69%～95%。

4. **手术治疗**

（1）痔单纯切除术（外剥内扎法）　主要用于Ⅱ、Ⅲ期内痔和混合痔的治疗。可取侧卧位、截石位或俯卧位。骶管麻醉或局麻后，先扩肛至 4～5 指，显露痔块，在痔块基底部两侧皮肤上作 Ｖ 形切口，分离曲张静脉团，直至显露肛管外括约肌。用弯止血钳于底部钳夹，贯穿缝扎后，切除结扎线远端痔核。创面敷以凡士林油纱布。皮肤切口一般不缝合，以利引流。

（2）痔环形切除术（软木塞或纱布卷方法）　适用于严重脱垂环行内痔。优点是一次将环行痔全部切除。缺点是手术创面较大，若术后感染将形成肛门狭窄，并发症较多，因此目前不常采用。

（3）PPH 手术　PPH 手术是在痔上方齿线上方约 3～4 cm 使用吻合器环行切除直肠黏膜约 3 cm，并同时完成吻合，从而使下移的肛垫恢复到正常的生理位置，改善肛门的自制功能，降低肛管内压，消除痔核脱垂的症状；不破坏肛垫组织，保留直肠对肠内容物的识别能力，并不会发生传统手术所发生的肛门狭窄、失禁、控便功能障碍等并发症；切断了直肠下动脉的终末分支，减少痔核的血供，使痔核缩小，有利于出血痔的治疗；吻合口在齿状线上方 1.5～2.0 cm处，此处感觉神经少，术后不会发生明显的肛门疼痛和不适。

1）PPH 的适应证　Ⅲ、Ⅳ期的脱垂性环状痔，严重出血的Ⅱ期痔，直肠黏膜脱垂，早期嵌顿性内痔（48h 以内）。

2）PPH 的禁忌证　直肠肛管纤维化导致的整个肛垫不能顺利移动及肛管狭窄者、肛门外痔及肛门失禁者。

3）手术简要步骤　骶麻或腰硬联合麻醉；在痔块脱垂较少且肛膜外翻较轻的四处肛缘皮肤用四把无创伤钳固定撑开，使支撑套及肛塞导入肛门，用缝线固定好扩张器；导入的支撑套及肛塞能使痔脱垂或肛管黏膜脱垂部分复位，也可先用肛塞使脱垂部分复位，再导入支撑套及肛塞，固定好支撑套后，抽出肛塞，脱垂的黏膜部分落入支撑套内；通过窥视套，在距齿状线上 3.5 ～ 4.5cm 处进针，直肠黏膜下层均匀缝合一圈，一般为 6 ～ 8 针形成荷包线，必要时可作 2 个荷包线；将一次性使用的吻切组件去除保护盖，装到肛肠吻合器身上，旋紧，将垫刀圈平面朝外装抵钉座中，将针钉座芯轴与吻合器弹簧管对接，逆时针旋转调节螺母至最大张开位，将吻合器头端抵钉座插入至荷包线处上方，进行环扎打结，使组织均匀扎在中心杆上；用带线棒通过器械两侧孔将缝线分别引出并打结，以手指能钩上长度为宜；保持痔吻合器头端抵钉座位置，顺时针旋转调节螺母，使器械向前运动而合拢。同时适当牵拉荷包缝线，使脱垂的黏膜组织匀速进入器械内腔，切勿暴力牵拉。当调节螺母处指示杆进入视窗后，继续顺时针旋动调节螺母，此时看固定手柄上的刻度，指示箭头，根据黏膜组织的厚度，确定击发的刻度位置。确保指示杆与调节螺母后定位杆的间隙及刻度指示箭头的刻度，打开保险块，用双手握紧器械手柄击发，并保持至少 30 秒以上，以帮助止血；保持器械击发完成后位置，逆时针旋转调节螺母 2 ～ 3 圈，缓慢退出器械；检查切口有无出血现象，发现有活动性出血时必须跨吻合线作 8 字形缝合；退出支撑套，肛管内处理。

4）PPH 的并发症及其预防和处理

①疼痛　原因：荷包缝合过深以致切除组织中混杂有肌肉；吻合口靠近齿线引起体感觉神经性疼痛；术后吻合口水肿性疼痛；外痔皮赘切除后疼痛。

②血栓形成　Ravo 报告发生率为 2.3%，一般经保守治疗后好转。

③尿潴留　有报告 PPH 术后 50% 患者出现尿潴留，原因尚不清楚，可能与麻醉等多方面因素有关，一般短期自行恢复。

④其他并发症　吻合口裂开、直肠阴道瘘、直肠壁血肿等。只要操作仔细，一般不会发生。

（4）血栓性外痔剥离术　用于治疗血栓性外痔。在局麻下将痔表面的皮肤棱形切除，摘除血栓，伤口内填入油纱布，不缝合创面。

四、疗效及预后评估

（一）疗效评估

1. 治愈　症状消失，创面愈合，无并发症。

2. 好转　症状减轻，体征改善。

3. 未愈　症状、体征无改善。

（二）预后评估

痔切除术的并发症较轻，但发生率高。其并发症发生率有尿潴留 2% ～ 36%，出血 0.03% ～ 6%，肛门狭窄 0 ～ 6%，感染 0.5% ～ 5.5%，肛门失禁 2% ～ 12%。

五、出院医嘱

1. 多食富含纤维素食物，保持肛门部清洁，养成良好的排便习惯。

2. 避免长期饮酒、食入大量刺激性食物。

3. 每天坚持适量运动，尤其对长久站立或端坐工作的人，应加强肛门括约肌的舒缩功能。

4. 继续药物治疗　常用药物：高锰酸钾溶液、缓泻剂，保护黏膜的栓剂、膏剂等。

第五节 直肠癌

一、疾病概述

直肠癌是齿线至乙状结肠、直肠交界之间的癌。由于直肠癌位置较低，易被直肠指诊及乙状结肠镜检查发现，容易诊断。但由于其深入盆腔，手术困难，不如结肠癌易得到根治，术后局部复发率高。中、下段直肠癌与肛管括约肌接近，不易保留肛门，仍是手术上一大难题。由于消化道吻合器的应用，使许多原来需要做肠造口的直肠癌患者免去了人工肛门的苦恼，提高了患者的生活质量。

二、诊断策略

（一）病史采集要点

1. **主诉** 多以大便带血或黏液便就诊，少数以腹痛、腹胀等肠梗阻症状就诊。

2. **现病史**

（1）有无直肠刺激症状，如便意频繁、排便习惯改变、便前肛门有下坠感、里急后重、排便不尽感，晚期有下腹痛。

（2）有无肠腔狭窄症状，如大便变形、变细，当肠管部分梗阻后，有腹胀、腹痛、呕吐、肠鸣音亢进等肠梗阻表现。

（3）有无癌肿破溃感染症状，如便血、黏液便、脓血便等。

（4）有无局部浸润表现，如侵犯前列腺、膀胱，可出现尿频、尿痛、血尿；侵犯骶前神经可出现骶尾部剧烈持续疼痛。

（5）有无远处转移表现，如肝转移可有腹水、肝大、黄疸；肺转移可有咳嗽、胸痛、咯血等。

3. **既往史** 重点询问既往大便情况，有无直肠腺瘤及溃疡性结肠炎等致癌病史。

（二）体检要点

1. **一般检查** 营养状况，有无贫血、浮肿、黄疸及左锁骨上淋巴结肿大情况。

2. **腹部检查** 腹部有无肠梗阻征象，如肠型、蠕动波、听诊有气过水声；腹部有无肿块，肿块的部位、大小、质地及活动度等；腹部有无压痛；晚期患者可有腹水征；肝转移者，可有肝大、黄疸等表现。

3. **直肠指诊** 是最简单而有效的方法。可直接扪及直肠内的肿瘤，此时应了解肿瘤的大小、部位，在肠壁周径中所占的范围、形状、下界距肛缘的距离，局部浸润情况（活动度）等，以判断肿瘤的病期。还可了解有无盆腔种植和转移（卵巢），从直肠指诊指套上的血迹和粪便色泽来判断病变的存在和可能的部位。直肠指诊对肿瘤浸润的判断可分三个等级：①活动，指肿瘤可以推动，与周围组织无浸润；②融合，指肿瘤活动度降低，但尚未完全不能推动，表示肿瘤已浸润至肠外，累及周围器官结构；③固定，指肿瘤完全不能推动，表明肿瘤已浸润至周围组织结构并累及盆腔。

（三）辅助检查

1. 实验室检查

（1）三大常规检查　癌肿破溃慢性失血、感染、毒素吸收等患者可出现贫血、白细胞升高、血便等。侵犯泌尿系统可出现血尿。粪便隐血试验，针对消化道少量出血有重要价值。

（2）血生化、血气分析、肝功能　伴有肠梗阻时，可出现水、电解质及酸碱平衡紊乱。晚期可出现黄疸、低蛋白血症。

（3）肿瘤标志物　癌胚抗原（CEA），血清 CEA 水平与 Dukes 分期呈正相关，DukesA、B、C、D 期患者的血清 CEA 阳性率依次为 25%、45%、75% 和 85%。CEA 主要用于预测直肠癌的预后和监测复发。

2. 心电图、肺功能　了解心肺功能情况。

3. X 线检查

（1）腹部 X 线平片　了解有无肠梗阻表现；有无腹部软组织包块影。

（2）全胸片　了解有无肺部转移结节或其他疾病。

（3）钡剂灌肠、气钡双重造影　对直肠癌的诊断意义不大，主要在无条件作结肠镜时使用此检查方法，以排除结肠多原发癌及息肉病。

4. 腔内 B 超检查　用腔内探头可检测癌肿浸润肠壁的深度及有无侵犯邻近脏器，可在术前对直肠癌的局部浸润深度进行评估。是当前判断肿瘤局部浸润深度最有价值的方法，其正确率可达 95%，同时还能检测淋巴结肿大、受侵的情况。对淋巴结的判断准确率在 80% 左右。

5. CT 检查　可了解直肠癌在盆腔内扩散情况，有无侵犯膀胱、子宫盆壁，是术前常用的检查方法。腹部 CT 也可了解有无肝转移癌。

6. MRI　通常情况下，CT 与 MRI 检查的价值区别不大，故两项检查中只需选做一项即可。但对软组织显影来说，MRI 比 CT 更清晰。因此，对肠外浸润较著者及术后复发性病变选做 MRI 可能更有助于对病情的了解。

7. PET-CT　能够对肿瘤细胞代谢活动的特异成分以同位素进行标记，在体外通过对特异成分显示来评价肿瘤，对诊断直肠癌有无盆腔复发方面明显优于 B 超、CT、超声内镜等，诊断正确率可达到 77%。

8. 内镜检查　包括直肠镜、乙状结肠镜及纤维结肠镜。内镜除直视下协助诊断，更重要的是取活组织行病理检查以确定诊断，这是术前必须做的检查。

9. 其他检查　低位直肠癌伴有腹股沟淋巴结肿大时，应行淋巴结活检。女性直肠前壁癌应做阴道检查及双合诊检查。男性直肠癌有泌尿系统症状时应行膀胱镜检查。

（四）诊断

1. 诊断依据

（1）患者有便血、大便习惯改变、大便变形、肛门下坠感、里急后重等症状。

（2）直肠指诊　指诊可查出癌肿的部位、距肛缘的距离及癌的大小、范围、固定程度、与周围脏器的关系等。

（3）辅助检查　钡剂灌肠、肛门镜、结肠镜、B 超、CT、MRI、直肠内超声等检查示直肠肿瘤性病变。

（4）活组织病理检查　提供确诊依据。

2. *病理类型*

（1）大体分型

①肿块型（也称菜花型） 向肠腔内生长，瘤体较大，呈球状或半球状，似菜花样，四周浸润较少，预后较好。

②溃疡型 多见，占50%以上。向肠壁深层生长并向周围浸润，早期可有溃疡，边缘不整，沿肠壁横向扩散，可成环状。易出血、感染或穿透，转移较早。

③浸润型 癌肿沿肠壁浸润，致肠腔狭窄，因浸润广，转移早，预后差。

（2）组织学分型

①腺癌 占75%～85%，癌细胞排列成腺管或腺泡状。

②黏液腺癌 由分泌黏液细胞组成，占10%～20%。癌细胞位于大片黏液中，似小岛，预后较腺癌差。

③未分化癌 癌细胞较小，呈圆形或不规则形，排列不整齐，易侵入小血管和淋巴管，预后最差。

④其他 鳞状细胞癌，少见。

（3）分级 分级表示癌的恶性程度，也有助于判断预后。根据细胞分化程度，按Broders分级，视癌细胞分化情况分成四级。Ⅰ级：2/3以上癌细胞分化良好，属高分化，低恶性。Ⅱ级：1/2～2/3癌细胞分化良好，为中等分化，一般恶性。Ⅲ级：癌细胞分化良好者不足1/4，属低分化，高恶性。Ⅳ级：未分化癌。

3. *分期* 按癌肿浸润深度及淋巴结转移范围而定。

（1）Dukes分期 A期：肿瘤限于直肠壁内，未超出浆膜层；B期：癌肿虽已超出浆膜层，但无淋巴结转移；C期：癌肿已超出浆膜层，且已有局部淋巴结转移；D期：癌肿已有远处转移。

（2）TNM分期

0期	$TisN_0M_0$
Ⅰ期	$T_1N_0M_0$、$T_2N_0M_0$
Ⅱ期	$T_3N_0M_0$、$T_4N_0M_0$
Ⅲ期	任何TN_1M_0、任何TN_2M_0
Ⅳ期	任何T任何NM_1

原发肿瘤（T） T_x：原发肿瘤无法评价；T_0：无原发肿瘤证据；Tis：原位癌，局限于上皮内或侵犯黏膜固有层；T_1：肿瘤侵犯黏膜下层；T_2：肿瘤侵犯固有肌层；T_3：肿瘤穿透固有肌层到达浆膜下层，或侵犯无腹膜覆盖的结直肠旁组织；T_{4a}：肿瘤穿透腹膜脏层，T_{4b}：肿瘤直接侵犯或粘连于其他器官或结构。

区域淋巴结（N） N_x：区域淋巴结无法评价；N_0：无区域淋巴结转移；N_1：有1～3枚区域淋巴结转移，N_{1a}：有1枚区域淋巴结转移，N_{1b}：有2～3枚区域淋巴结转移，N_{1c}：浆膜下、肠系膜、无腹膜覆盖结肠/直肠周围组织内有肿瘤种植，无区域淋巴结转移；N_2：有4枚以上区域淋巴结转移，N_{2a}：4～6枚区域淋巴结转移，N_{2b}：7枚及更多区域淋巴结转移。

远处转移（M） M_0：无远处转移；M_1：有远处转移，M_{1a}：远处转移局限于单个器官或部位（如肝、肺、卵巢、非区域淋巴结），M_{1b}：远处转移分布于一个以上的器官/部位或腹膜转移。

4. *临床类型* 从外科治疗的角度，临床上将直肠癌分为低位直肠癌（距齿状线5cm以内）；中位直肠癌（距齿状线5～10cm）；高位直肠癌（距齿状线10cm以上）。

（五）鉴别诊断

1. **内痔**　直肠癌常被误诊为内痔，一般内痔多为无痛性出血，色鲜红，不与大便相混，而直肠癌患者的便血常伴有黏液和直肠刺激症状，直肠指诊和乙状结肠镜检可资鉴别。

2. **直肠息肉**　直肠息肉有绒毛管状腺瘤、炎性息肉、增生性息肉、家族性腺瘤息肉病等，有的息肉可有恶变倾向，可并发出血，可表现为大便带血，并发感染时亦可有脓血便。直肠指诊息肉多柔软，表现光滑，可有蒂或无蒂，内镜病理学检查可确定息肉的性质及有无恶变。

3. **肠炎、痢疾**　有大便性状、频次改变，可有里急后重等症状。误诊原因为仅凭症状及大便化验而诊断，未行肛门指检。可疑时可行肠镜检查。

4. **孤立性直肠溃疡综合征**　这是一种慢性非特异性良性疾病，多见于青壮年，特点是有血便、黏液便、排便困难及肛门痛。由于其临床表现多样，少有特征性症状，易误诊为直肠癌。需通过活检有典型的组织学改变来鉴别。

三、治疗策略

（一）治疗原则

以手术为主的综合治疗，包括化疗、放疗、生物免疫治疗以及中医中药治疗。

（二）治疗方法

1. **手术治疗方法**

（1）术前准备

①注意纠正水、电解质和酸碱平衡紊乱，尤其是伴有肠梗阻症状时；控制血糖，纠正贫血、营养不良等；注意心、肺、肝、肾功能和凝血机制。

②肠道准备　同结肠癌。

（2）手术要点

1）局部切除术　临床分期 $T_1N_0M_0$ 的直肠癌，建议局部切除。术前 EUS 属 T_1 或局部切除术后病理提示 T_1，切除完整且有良好特征，无论广基还是带蒂，可不再手术。手术方式主要有经肛局部切除术和骶后径路局部切除术。如经肛门切除必须满足如下要求：①侵犯肠周径＜30%；②肿瘤大小＜3cm；③切缘阴性（距离肿瘤＞3mm）；④活动，不固定；⑤距肛缘8cm以内；⑥仅适用于 T_1 肿瘤；⑦内镜下切除的息肉，伴癌浸润，或病理学不确定；⑧无血管淋巴管浸润（LVI）或神经浸润；⑨高－中分化；⑩治疗前影像学检查无淋巴结肿大的证据。

2）腹会阴联合直肠癌根治术（Miles 手术）　原则上适用于腹膜返折以下的直肠癌。切除范围包括乙状结肠远端、全部直肠、肠系膜下动脉及其区域淋巴结、全直肠系膜、肛提肌、坐骨直肠窝内脂肪、肛管及肛门周围约 3～5cm 的皮肤、皮下组织及全部肛门括约肌，于左下腹行永久性乙状结肠单腔造口。

3）经腹直肠癌根治术（直肠低位前切除术，Dixon 手术）　适用于距齿状线 5cm 以上的直肠癌，亦有更近距离直肠癌行此手术。原则上是以根治切除为前提，要求远端切缘距肿瘤下缘 2cm 以上。

4）经腹直肠癌切除、近端造口、远端封闭手术（Hartmann 手术）　适用于因全身情况差，不能耐受 Miles 手术的患者。

5）腹会阴联合切除保留肛门括约肌手术（Bacon 术）　与 Miles 手术不同的是会阴部在齿状线

处切断直肠,保留肛门括约肌及周围组织,将切除肿瘤后的结肠断端由会阴拖出缝合于皮肤切缘上。该手术保留了肛门括约肌,但排便反射差,且会阴部切除不彻底,故适用于中段直肠癌。

2. 术后处理

(1) 腹会阴联合直肠癌根治术

1) 术后一般处理

①监测血压、脉搏、呼吸变化,对血压偏低者,应判明原因,给予相应处理。

②注意腹腔引流管内有无渗血及出血,出血量大时,应再次手术止血。盆腔引流管引流3～5天,连续48小时无渗出液即可拔除引流管。

③术后2～4日肠蠕动恢复正常,可进流质饮食,2日后改为半流质饮食。

④平卧5天以上,因盆底空虚,过早坐位,内脏下移,对盆底腹膜压力增大,易引起盆疝。

⑤术后应留置尿管5天以上,拔管前先夹闭1～2天,每4小时开放1次,以恢复膀胱排尿功能。

⑥抗生素的应用 术前肠道准备良好,术中预防性使用抗生素者,可在术后24小时停用。如伴不全肠梗阻或肠梗阻,未能充分肠道准备,或术野有污染,静脉使用抗生素至术后3日。对梗阻合并穿孔,腹腔污染严重者,应静脉使用广谱抗生素如第三代头孢类抗生素以及针对厌氧菌的抗生素如甲硝唑等,抗生素使用时间1周左右。

⑦严密观察造口,及时发现和处理并发症,如出血、坏死、内陷、狭窄等。培训患者及家属人工肛袋的护理。

⑧会阴部切口敷料湿透及时更换,如果术后切口愈合良好,术后14天可以拆线。

2) 并发症及处理

①术后出血 多由于术中止血不彻底或结扎线滑脱所致,骶前静脉丛损伤者更易发生。出血量少可予止血药物、输新鲜血浆、输血等保守治疗。

②切口感染 术后注意观察伤口情况,若术中污染严重应适当延长预防性抗生素使用时间。发现感染表现及时处理,若未化脓,可予酒精湿敷;若已化脓,应敞开引流、换药。

③会阴部创口延迟愈合 创面感染、缝线等异物残留以及引流不畅是其主要原因。经过换药创口不愈且窦道较深者,可进行适当的清创,除去坏死组织、异物、不健康的肉芽组织。残留较多的癌组织,也可以引起癌性窦道,经久不愈。

④尿潴留 排尿功能障碍的发生因素:术中损伤膀胱肌层及支配它的神经纤维、盆腔神经丛损伤、直肠切除后盆腔脏器向后移位、老年体弱及前列腺增生排尿功能障碍等。

⑤性功能障碍 性功能障碍是Miles术后的主要并发症之一,发生率在50%～100%,包括阳痿、勃起不全和射精功能障碍。盆腔神经丛的损伤导致了术后患者出现勃起功能不全或阳痿。下腹下神经的损伤和盆丛副交感神经的损伤引起患者射精量减少或射精不能。神经损伤后无法恢复,减少性功能障碍的发生,关键在于预防。术者要注意盆腔自主神经的保护。

⑥输尿管损伤 输尿管损伤的形式有部分或完全切断、一段被切除、血管钳压挫、部分或完全结扎、结扎缝合邻近组织时引起输尿管扭曲、游离过长(超过10cm就有可能伤及其营养血管)发生坏死、尿瘘等,其中以结扎和完全离断为最常见。由于术者多只注意避免误伤盆段输尿管,而不注意避免腰段输尿管的损伤,故腰段输尿管的损伤较为多见。熟悉输尿管行径、术中注意辨认可避免损伤。输尿管损伤后可因损伤的类型、损伤发生在何侧、有无尿液外渗或尿路梗阻,以及是否合并感染等而出现不同的临床症状。处理:术中发现应立即作修补或吻合,并置放输尿管导管支架引流。在术中疑有输尿管损伤,但又找不到其裂口或断端时,可经静脉注入靛胭脂或亚甲蓝,约10分钟后可见着色的尿液从断端外渗或仔细显露输尿管全程或作膀胱镜逆行插管,以确

定损伤部位。术后患者如出现肾区胀痛、发热和腹膜炎症状，同时从切口中或会阴部有很多渗尿者，应先作渗出液尿素定性试验，后作靛胭脂或亚甲蓝注射，便可确定尿瘘存在；膀胱镜逆行插管造影或肾盂静脉造影，有助于确定损伤的程度和范围。对在术后 24 小时以后发现的输尿管损伤，宜暂作肾盂造口术，待 2～3 个月后再作修补术。

⑦急性肠梗阻　常见原因：造口肠袢与侧腹膜封闭不完善或未封闭，引起内疝；盆底腹膜缝合处裂开，小肠脱出；小肠粘连。如果发生先予保守治疗，一旦发生腹膜炎体征应行手术治疗。

⑧结肠造口的并发症　术后 1 周内应每天观察人工肛门有无坏死和内陷，排便是否通畅，排便时有无疼痛、便秘或腹泻，黏膜有无水肿、出血及脱出等。排便不畅、排便时疼痛，可能为人工肛门狭窄，应每天行人工肛门扩张，每次 20 分钟左右。如有便秘，可向人工肛门内注入甘油 20ml。对黏膜水肿、出血或脱出，可用 5% 或 10% 高渗温盐水纱布湿敷。如出现皮炎，可用氧化锌油膏涂擦局部并覆盖凡士林纱布。

（2）经腹直肠癌根治术（直肠低位前切除术或 Dixon 手术）

1）一般处理

①一般术后观察处理同 Miles 手术。

②盆腔引流管根据具体情况尽早拔除，一般日引流量＜30ml 可拔除，但若担心吻合口瘘，则需待进食排便后再拔除。

③术后第 2 天开始每日扩肛，直至肠功能恢复、肛门排气。

④术后便频和便稀者，可口服止泻药，如复方地芬诺酯、盐酸洛哌丁胺等，同时可给予肠道活菌制剂。

2）并发症的观察及处理

①骶前静脉丛出血　常发生在直肠低位吻合术时，应立即除去肿瘤标本，改善暴露，切忌盲目钳夹、缝扎，可以热生理盐水纱布垫压迫，大量出血则以长纱条填塞压迫止血，术后 2～3 日逐步拔除。

②吻合口瘘　常在术后 1 周左右出现，与吻合口肠管血供差、吻合口有张力、患者营养状况差、吻合技术欠佳等因素有关。患者常有发热、引流管出现粪汁样液。应保持引流通畅、局部冲洗、控制感染、暂停进食行静脉营养支持，部分患者可自愈，如有腹膜炎症状，应考虑急诊手术。必要时作吻合口近侧结肠造口，待瘘口愈合后行造口还纳术。

③吻合口狭窄　吻合口狭窄常见原因：应用吻合器管径较细，吻合口瘘后的瘢痕收缩引起狭窄，吻合口内夹入周围的血管脂肪组织愈合后引起的狭窄，超低位吻合后，因肛管括约肌收缩引起狭窄。早期通过扩张治疗，晚期形成瘢痕狭窄较重，扩张治疗困难者，可切开狭窄的瘢痕再行扩张治疗。

④输尿管损伤　熟悉输尿管行径、术中注意辨认可避免损伤。术中发现应立即作修补或吻合，并放置输尿管导管支架引流。如在术后 24 小时以后发现，宜暂作肾盂造口术，待 2～3 个月后再作修复术。

⑤排尿功能和性功能障碍　见腹会阴联合直肠癌根治术。

3. 辅助化疗　因术后瘢痕粘连，化疗药物难以渗入病灶周围组织。现在倾向于术前新辅助化疗。

4. 直肠癌新辅助放疗　直肠癌新辅助放疗目的：①减少局部复发；②降低分期。降低肿瘤分期，以利于切除原本难以切除的肿瘤。新辅助放疗降低分期的作用有赖于所用的分次剂量和累计总剂量。要有足够的时间使肿瘤充分地减小，放疗和手术之间的时间至少需要 4 周。为了避免手术并发症，一般推荐放疗后尽可能快地安排手术，所以，短期放疗不适合难以切除的大肿瘤。

四、疗效及预后评估

（一）疗效评估

1. 治愈　根治术后，症状消失，无并发症，切口愈合。
2. 好转　姑息性治疗后，疼痛减轻，出血或黏液血便减少，肠腔梗阻缓解。
3. 未愈　症状、体征无改善，病情进展。

（二）预后评估

根治性手术后，Dukes A 期的 5 年生存率为 90% 以上，Dukes B 期的 5 年生存率为 60% ～ 80%，Dukes C 期的 5 年生存率为 20% ～ 50%，Dukes D 期的 5 年生存率不到 5%。合并肝转移同时行肝转移灶切除者 5 年生存率可达 25% ～ 40%。直肠癌治疗的失败最常发生于肝脏、肺、腹腔及其他多发远隔转移及局部复发。若转移灶可切除则尽量手术切除，不能切除者可选择化疗或介入治疗，如肝转移灶的射频消融等；局部复发可根据情况选择化疗、放疗及手术的不同组合。

五、出院医嘱

1. 根据术后病理分期决定是否放化疗，建议 4 ～ 5 周内开始化疗。
2. 手术切除 2 年内，每 3 个月随访检查 1 次，包括体检、大便隐血、X 线胸片、腹部 B 超、CT 检查及 CEA 检查，必要时行肠镜检查。术后 2 年改为每 6 个月随诊 1 次，5 年后每年随访 1 次，共 10 年。
3. 如血 CEA 水平升高，提示术后复发，应作胸透、B 超、肠镜检查等确定病灶部位。如病灶无法确定，必要时可行剖腹探查。
4. Miles 手术人工肛门者术后注意个人卫生，防止食物中毒等原因引起腹泻。掌握适当活动强度，避免过度增加腹压，以免人工肛门结肠黏膜脱出。保持造口周围清洁，用清水冲洗。2 ～ 3 个月内应每 1 ～ 2 周扩张造口 1 次，如发现腹痛、腹胀、排便困难等造口狭窄征象应及时就诊。

第六节　结肠癌

一、疾病概述

结肠癌是世界范围内位居第四位的常见恶性肿瘤。结肠癌发病与社会发展水平、生活方式及饮食结构有关。高危因素包括高脂肪、高蛋白、低维生素、低纤维素饮食、缺乏体育锻炼等。20% ～ 30% 的结肠癌患者的发病与遗传有关。某些疾病，如家族性结肠息肉病、结肠腺瘤、溃疡性结肠炎、血吸虫病肉芽肿与结肠癌的发生有关系。分子生物学研究表明，结肠癌的发病与原癌基因和抑癌基因的缺失、突变有关。前者包括 C-myc 基因、ras 基因等，后者包括 APC 基因、MCC 基因、DCC 基因、P53 基因等。早期结肠癌可无临床症状，当病变进展时，可出现腹痛、排便习惯与粪便性状改变、腹部肿块，肠梗阻症状，全身症状如贫血、乏力、消瘦、低热等。结肠癌晚期可出现肝大、黄疸、腹水、锁骨上淋巴结肿大、直肠前凹陷肿块和恶病质等。左半结肠癌和右半结肠癌由于在解剖、生理以及肿瘤病理等方面有许多不同，故在临床症状上有不同表现。通常左半结肠以梗阻症状为主，右半结肠癌以全身症状为主。

二、诊断策略

（一）病史采集要点

1. 主诉　多以腹痛、腹部肿块、贫血、排便习惯与粪便性状的改变等就诊，部分患者以肠梗阻就诊。

2. 现病史　腹痛、腹胀、腹部肿块情况，大便习惯改变（腹泻、便秘或两者交替发生）开始时间及进展情况，有无乏力、消瘦、贫血、低热等表现。有无便血、黏液便史。有无肠梗阻表现。

3. 既往史　有无癌肿史。有无结肠息肉，特别是多发性息肉病史，有无慢性结肠炎病史，如溃疡性结肠炎、血吸虫感染、慢性细菌性痢疾或阿米巴痢疾。有无慢性阑尾炎病史，有无便秘史。

4. 个人史　询问有无长期吸烟、饮酒史，是否有不洁饮食或进食易致肠梗阻食物（如柿子）史。是否有精神刺激史。

5. 家族史　特别是家族性腺瘤性息肉症、癌家族综合征，直系亲属中结直肠癌的发生情况。

（二）体检要点

1. 一般检查　精神、营养状况，有无贫血、浮肿及左锁骨上淋巴结肿大情况。心肺检查有无异常。

2. 腹部检查　腹部外形，有无腹胀、肠型、胃肠蠕动波。有无压痛或触及包块，肿块部位、大小、质地及活动度等。有无肝大，有无腹水征、是否有移动性浊音。肠鸣音如何，是否有气过水声等。有肠梗阻时可出现肠型、蠕动波、气过水声。晚期病例可有腹水征。肝转移者可有肝大、黄疸等表现。

3. 肛门指检　可发现距肛门8cm以内的直肠肿瘤。指检是否触及直肠前凹肿块，触及直肠肿瘤应明确癌肿的部位、距肛缘的距离及癌肿的大小、范围、固定程度、与周围脏器的关系。

（三）辅助检查

1. 实验室检查

（1）三大常规　由于慢性失血、癌肿溃烂、感染、毒素吸收等，患者可出现贫血、白细胞升高、血便等；侵犯泌尿系统可出现血尿。

（2）大便隐血检查　早期大肠癌可不出血或间歇性出血，在此种情况下大便隐血试验就易发生漏检。无症状大肠癌中约一半患者大便隐血试验阴性。在人群中每年进行一次大便隐血检查可能降低大肠癌的年死亡率。除大肠癌外，其他大肠器质性疾病也可发生大便隐血阳性。大肠功能性疾病则几乎不发生大便隐血阳性。

（3）血生化、血气分析、肝功能　伴有肠梗阻时可出现水、电解质及酸碱平衡紊乱。晚期出现黄疸、低蛋白血症。

（4）肿瘤标志物　大肠癌诊断和术后监测有意义的肿瘤标志物是癌胚抗原（CEA），CEA作为早期结、直肠癌的诊断尚缺乏价值。结、直肠癌患者的血清CEA水平与Dukes分期呈正相关的关系，Dukes A、B、C、D期患者的血清CEA阳性率依次为25%、45%、75%和85%，CEA主要用于预测直肠癌的预后和监测复发。

2. 心电图、肺功能检查　评估心肺情况。

3. 结肠造影检查 对位于乙状结肠、脾曲、右半结肠等处单个直径较小的肿瘤，较易漏诊。直肠中下段的肿瘤也较易被医生忽略。采用气钡双重对比造影技术可提高结肠造影检查的质量。目前在有条件的医院该项目已大多为纤维结肠镜所替代。可用以排除结、直肠多发癌和息肉病。

4. 超声检查 超声检查时发现腹部肿块的"假肾症"常提示肿块来源于大肠。腔内超声检查有助于判定直肠肿瘤浸润肠壁的深度及肠旁淋巴结有无肿大。

5. CT 和 MRI 检查 可了解腹内肿块与周围组织器官的关系，可用于腹内转移病灶的诊断及术后复发病灶的检测。

6. 内镜检查（包括直肠镜、乙状结肠镜和结肠镜检查） 肠镜是诊断大肠癌最可靠的方法，内镜检查不仅可在直视下肉眼做出诊断，而且可取活组织进行病理检查。手术治疗前应行结肠镜检查，因为结、直肠癌有 5% ～ 10% 为多发癌。

7. 其他检查 低位直肠癌伴有腹股沟淋巴结肿大时，应行淋巴结活检，癌肿位于直肠前壁的女性患者应做阴道检查及双合诊检查，男性患者有泌尿系统症状时应行膀胱镜检查。

（四）诊断

1. 诊断依据

（1）患者出现腹痛、腹部肿块、贫血、排便习惯与粪便性状的改变等表现，部分患者并发肠梗阻症状。

（2）辅助检查钡剂灌肠、结肠镜、B 超、CT 等示结肠肿瘤性病变。

（3）活组织病理检查提供确诊依据。

2. 病理与分型

（1）根据肿瘤的大体形态可区分为：

①肿块型 肿瘤向肠腔内生长，好发于右侧结肠，特别是盲肠。

②浸润型 沿肠壁浸润，容易引起肠腔狭窄和肠梗阻，多发生于左侧结肠。

③溃疡型 肿瘤向肠壁深层生长并向周围浸润，是结肠癌常见类型。

（2）组织学分类

①腺癌 占结肠癌的大多数。

②黏液癌 预后较腺癌差。

③未分化癌 易侵入小血管和淋巴管，预后最差。

3. 分期

（1）Dukes 分期

A 期 癌仅限于肠壁内，又分为三个亚期。

A1 期 癌局限于黏膜和黏膜下层。

A2 期 累及肠壁浅肌层。

A3 期 累及肠壁深肌层。

B 期 穿透肠壁但无淋巴结转移者。

C 期 有淋巴结转移者但尚可根治性切除。

D 期 已有远处转移，或广泛侵及邻近脏器无法切除者。

（2）TNM 分期

0 期 $TisN_0M_0$

I 期 $T_1N_0M_0$、$T_2N_0M_0$

Ⅱ期　$T_3N_0M_0$、$T_4N_0M_0$

Ⅲ期　任何 TN_1M_0、任何 TN_2M_0

Ⅳ期　任何 T 任何 NM_1

原发肿瘤（T）Tis：原位癌；T_1：癌灶侵犯至黏膜下层；T2：癌灶侵犯肌层；T3：穿透肌层至浆膜下；T4：穿透浆膜或周围组织。

区域淋巴结（N）N_0：无淋巴结转移；N_1：1～3 个淋巴结转移；N_2≥4 个淋巴结转移。

远处转移（M）M_0：无远处转移；M_1：有远处转移。

（五）鉴别诊断

1. 阑尾包块　结肠癌引起的右下腹痛可类似阑尾炎，盲肠与升结肠起始部肿瘤应与阑尾包块鉴别。后者有急性阑尾炎病史，无贫血、体重减轻与大便隐血等改变。

2. 回盲部增生型肠结核　本病多见于 20～40 岁青壮年，有消瘦、盗汗，腹痛、腹泻与便秘交替出现，以及右下腹肿块等表现。对有类似临床表现，特别是肺部或身体其他部位有结核病灶者，应考虑肠结核可能。纤维结肠镜检查可发现结肠乃至回肠末端病变，肠腔狭窄、黏膜隆起呈息肉样改变或形成深浅不一溃疡。活检发现结核性肉芽肿或是粪便浓缩找结核菌阳性有助于确诊。

3. 血吸虫性肉芽肿　由于血吸虫感染、虫卵沉积等炎症刺激，可诱发大肠血吸虫性肉芽肿。以乙状结肠及直肠多见。患者有疫水接触史及血吸虫病史。环卵试验及结肠镜检活组织检查有助鉴别。血吸虫感染与结肠癌有明显相关，结肠血吸虫肉芽肿有癌变可能。

4. 慢性溃疡性结肠炎　临床表现以便秘、腹泻、脓血便为主，常有左下腹痛。病程长者可伴发热、体重下降、贫血等。结肠炎症病变常累及乙状结肠、直肠，亦侵犯全结肠。结肠镜检显示肠黏膜充血、水肿、出血、糜烂，可形成小溃疡或融合成大溃疡，溃疡间黏膜可形成增生性息肉，活组织检查显示黏膜及黏膜下炎性改变。

5. 原发性结肠恶性淋巴瘤　症状与结肠癌相似，病变发生在黏膜下淋巴组织，结肠镜检查可发现肠黏膜隆起性改变，范围较大。活组织检查需钳取到黏膜下病变组织才可明确诊断。

6. 肠息肉和肠息肉病　肠息肉与结肠癌早期病变相似，且一部分息肉易于癌变而被认为是癌前病变。息肉中的腺瘤性息肉被视为癌前病变。尤其是直径＞1cm 者，应尽可能切除活检，判定有无癌变或属原位癌。息肉病是指以结肠为主的胃肠道内有成群的甚至占全部结直肠的息肉。息肉病有腹胀、腹痛、腹泻、便血或带黏液等症状，甚至有大量蛋白丢失和电解质失衡，消瘦、贫血、乏力、低蛋白血症。鉴别主要依据肠镜活检或手术切除病理检查。

7. 肠阿米巴病　当肠阿米巴病演变成慢性期，溃疡基底部肉芽组织增生及周围纤维增生，使肠壁增厚，肠腔狭窄，易误诊为癌肿，此时须作活检。病变组织中发现有阿米巴滋养体，有助于阿米巴肉芽肿的诊断。

8. 平滑肌瘤和平滑肌肉瘤　平滑肌瘤可向肠腔内生长，亦可向肠外生长，或双向发展形成哑铃状。不论何种生长方式，因其原发部位来自肠壁肌层，故肠腔黏膜完整，内镜可无异常，早期临床上可无症状，肿瘤较大时腹部可扪及肿块，偶因肠腔狭窄或肠套叠可出现腹痛，黏膜溃破后可出现消化道出血。

三、治疗策略

（一）治疗原则

手术切除为主的个体化综合治疗，根治性手术为首选治疗方法。根治手术需要原位整块切除患癌结肠、两边足够的切缘及区域引流的淋巴结。结肠切除的范围常取决于淋巴清扫的范围，区域引流淋巴结一般沿该结肠的供血血管分布，因此结扎切断血管的位置十分重要，它也是决定切除结肠范围的重要因素。Ⅰ期可术后定期观察，Ⅱ期以上一般需作术后辅助化疗。

（二）治疗方法

1. 手术治疗

（1）手术指征　结肠癌诊断明确均应首选手术治疗。

（2）禁忌证　晚期结肠癌，估计难以将转移淋巴结清扫干净者。患者合并有严重心肺疾病，不能耐受麻醉与手术者。

（3）术前准备

1）常规准备　对患者全身情况和肿瘤情况进行详细检查，明确患者的手术耐受性和病期，以选择合适的治疗方法。

①实验室检查　如血、尿的常规检查，肝、肾功能，电解质，血糖等检查。CEA 为必检项目，以明确基本数值，有助于判断预后及随访。

②胸部 X 线和肝超声检查　有助于排除肝、肺转移。肾盂静脉造影以排除输尿管受累，但不列为常规检查。

③女性应行盆腔检查、肛门指检，以排除盆腔种植转移。

④注意纠正贫血、低蛋白血症，补充维生素，调节电解质平衡，控制血糖。

2）肠道准备　术前肠道准备使结肠排空，减少肠腔内细菌数量，对降低术后感染有一定作用。

①口服泻药　术前 3～5 日进少渣半流食，术前 1～2 日进流食。术前 3 日口服卡那霉素 1g 或庆大霉素 8 万 U，甲硝唑 0.4g，维生素 K4mg，每日 3 次。术前 17 小时开始服番泻叶 10g 配温热水 1500ml 冲服或硫酸镁 15g 配水至 1000ml 口服，或复方聚乙二醇电解质散 2 袋加温开水 2000ml 口服，或 20% 的甘露醇 250ml 加生理盐水 1000ml 口服。甘露醇可能在肠道细菌作用下产生可燃气体，影响术中使用电灼器。

②全肠道灌洗　术前 12～14 小时开始，经胃管注入或口服温灌洗液（等渗平衡电解质液，每升含氯化钠 16g，氯化钾 1.75g，碳酸氢钠 3g），每小时约 3000ml，共 3～4 小时，直至肛门流出液清澈为止。此法对 65 岁以上患者，全身情况差，有高血压、心肝肾功能不全以及梗阻者不适用。

③灌肠　伴有肠梗阻症状者须慎用导泻剂，可给予灌肠行肠道清洁，一般术前晚生理盐水普通灌肠一次，术晨清洁灌肠。

④预防性应用抗生素　术前 30 分钟内静脉给药，手术时间超过 3 小时可追加用药，术后 24 小时可停用，最迟不超过术后 3 日。

（4）手术要点

①右半结肠切除术　适用于盲肠、升结肠、结肠肝曲的癌肿。对于盲肠和升结肠癌，切除范围包括右半横结肠、升结肠、盲肠，包括长 15～20cm 的回肠末段，作回肠与横结肠端端或端侧吻合。对于结肠肝曲的癌肿，除上述范围外，须切除横结肠和胃网膜右动脉组的淋巴结。

②横结肠切除术　适用于横结肠癌。切除包括肝曲和脾曲的整个横结肠，包括胃结肠韧带的淋巴结组，行升结肠和降结肠端端吻合。若因两端张力大而不能吻合，对偏左侧的横结肠癌，则可切除降结肠，行升结肠、乙状结肠吻合术。

③左半结肠切除术　适用于结肠脾曲和降结肠癌。切除范围包括横结肠左半，降结肠，并根据降结肠癌位置的高低切除部分或全部乙状结肠，然后作结肠间或结肠与直肠端端吻合术。

④乙状结肠癌的根治切除术　要根据乙状结肠的长短和癌肿所在的部位，分别切除整个乙状结肠和全部降结肠，或切除整个乙状结肠、部分降结肠和部分直肠，作结肠直肠吻合术。

⑤结肠癌并发急性肠梗阻的手术　胃肠减压、纠正水和电解质紊乱以及酸碱失衡等适当的准备后，早期施行手术。右侧结肠癌，可做右半结肠切除一期回肠结肠吻合术。如患者情况不许可，则先作盲肠造口解除梗阻，二期手术行根治性切除。如癌肿已不能切除，可切断末端回肠，行近切端回肠横结肠端侧吻合，远切端回肠断端造口。左侧结肠癌并发急性肠梗阻时，一般应在梗阻部位的近侧作横结肠造口，在肠道准备的条件下，再二期手术行根治性切除。对肿瘤已不能切除者，则行姑息性结肠造口。

⑥结肠癌并发梗阻穿孔　由于回盲瓣的存在，结肠癌梗阻是闭袢性，可致肠穿孔及腹膜炎。在全身使用抗生素，纠正水、电解质失衡同时，尽早急诊手术。术中应行腹腔冲洗，在处理腹膜炎的同时，尽可能作结肠癌切除术。是否行一期吻合，应视全身情况、年龄、肿瘤部位及腹腔污染情况而定。一般情况好、年轻、污染不重的右半结肠癌，可一期吻合；一般情况差、年龄较大、腹腔污染重的左半结肠癌，则宜切除肿瘤后近端肠造口，术中腹腔冲洗，行腹腔引流，术后续用抗生素。3～6个月后作造口还纳术。

⑦肝转移的处理　原发病灶如能切除，应予切除，肝内转移灶小而孤立，全身情况良好，应争取同时或择期行肝叶切除术。如肝脏左右叶均有转移而无腹水，患者全身情况尚好，可在切除原发灶的同时对肝转移灶注射无水乙醇2～5ml，或同时作肝动脉插管化疗术。

⑧腹腔镜手术　腹腔镜结肠手术的术中和术后并发症与开腹手术无明显差异，而手术时间、术中出血等优于开腹手术。腹腔镜手术同样须遵循传统开腹手术的肿瘤根治原则，包括强调肿瘤及周围组织的整块切除、肿瘤损伤的非接触原则、足够的切缘、彻底的淋巴结清扫。

（5）术后处理

1）一般处理

①严密观察生命体征变化，心电监护6小时平稳后可停测。对血压偏低者，应判明原因，给予相应处理。

②注意腹腔引流管内有无渗血、渗液。出血量大时，应再次手术止血。

③持续胃肠减压2～4日，至肠蠕动恢复正常；禁食期间给予静脉营养。拔出胃管后可进流质饮食，2日后改半流质饮食。

④术后继续应用抗生素防治感染　术前肠道准备良好，术中预防性静脉使用抗生素者，可在术后24小时停用。伴不全肠梗阻或肠梗阻，未能充分肠道准备，或术野有污染者，静脉使用抗生素至术后3日。对肠梗阻合并穿孔、腹腔污染严重者，应静脉使用广谱抗生素如第三代头孢类以及针对厌氧菌的抗生素如甲硝唑等。抗生素使用时间1周左右。

2）并发症处理

①切口感染　术后注意观察伤口情况，若术中污染严重应适当延长预防性使用抗生素时间。发现感染表现及时处理，若未化脓，可予酒精湿敷；若已化脓，应及时敞开引流、换药。

②骶前静脉丛出血　常发生在直肠低位吻合术时，应立即除去肿瘤标本，改善暴露，切忌盲

目钳夹、缝扎，可以热生理盐水纱布垫压迫，大量出血亦可用长纱条堵塞压迫止血，术后 2～3 日逐步拔除。

③输尿管损伤　熟悉输尿管行径、术中注意辨认可避免损伤。术中发现应立即作修补或吻合，并放置输尿管导管支架引流。如在术后 24 小时以后发现，宜暂作肾盂造口术，待 2～3 个月后再作修复术。

④吻合口瘘　常在术后 1 周左右出现，与吻合口肠管血供差、吻合口有张力、患者营养状况差、吻合技术欠佳等因素有关。患者常有发热、引流管出现粪汁样液。应保持引流通畅、局部冲洗、控制感染、暂停进食行静脉营养支持，部分患者可自愈，如有腹膜炎症状，应考虑急诊手术。必要时作吻合口近侧横结肠造口，待瘘口愈合后行造口还纳术。

⑤吻合狭窄　轻度狭窄不用处理，因粪便有扩张作用，可自行缓解；重度狭窄，则必须手术治疗。

2. 后续治疗

（1）化疗　适用于根治术后，Dukes B 及 C 期患者。A 期不需化疗，C 期肯定有帮助，B 期疗效尚不肯定。术后预防性化疗或辅助化疗，视患者情况进行 6～8 轮。给药途径：动脉灌注、门静脉给药、静脉给药、术后腹腔置管灌注给药及温热灌注化疗等。化疗时机：如何联合用药和剂量等依患者的情况、个人的治疗经验有所不同。辅助化疗常用方案有：

①CF／FU 方案　CF 每日 20 或 200mg/m^2 × 5d，5-FU 每日 450 或 370mg／m^2×5d，静脉滴注，每 4 周重复，术后共应用 6 个疗程。

②5-FU 持续输注方案　CF 0.4/m^2、5-FU 0.5/m^2 推注后，5-FU 2.5/ m^2 持续输注 46 小时，每 2 周一次，共 12 次。

③口服 FT-207（呋氟尿嘧啶）100～150mg/m^2，每日 3 次，总量达 20～30g。

④ FOLFOX4　奥沙利铂（L-OHP）85mg/m^2，静脉滴注 2h，d1；亚叶酸钙（CF）200mg/m^2，静脉滴注 2h，d1、d2；氟尿嘧啶（5-Fu）400mg/m^2，静脉推注，d1、d2，600mg/m^2，持续静脉滴注 22h，d1、d2。每 2 周重复。

⑤ Folfox7 化疗方案　第 1 天静脉滴注奥沙利铂 150mg 3h；静脉滴注亚叶酸钙 400mg 2h；泵入氟尿嘧啶 2 天共 2500mg 约 48 小时，21 天为一周期。

（2）放疗　低位乙状结肠肿瘤，术后可行放疗，以减少局部复发机会。

四、疗效及预后评估

（一）疗效评估

1. 治愈　行根治术后症状消失，排便正常，切口愈合，无并发症。
2. 好转　姑息性手术后，症状改善。
3. 未愈　症状无改善，病情进展。

（二）预后评估

结肠癌的预后好，经根治手术治疗后，Dukes A 期 5 年生存率可达 80%，B 期为 65%，C 期为 30%，D 期不到 1%。预后还受并发症的影响，如肠梗阻与穿孔者预后较差。预后还与组织学特点，如肿瘤组织分化程度、肿瘤细胞侵入血管及侵及腹膜等有关。青年结肠癌患者黏液与低分化癌比例高，预后较差。

五、出院医嘱

1. 根据病情决定是否化疗，建议术后 4～5 周内开始化疗。

2. 定期复查　手术切除后最初 2 年内，应每 3 个月随访检查 1 次，包括体检、大便隐血、X 线胸片、腹部 B 超及 CEA 检查，必要时行纤维结肠镜检查或 CT 检查。术后 2 年改为每 6 个月随诊 1 次，5 年后每年随访 1 次，共 10 年。

3. 结肠癌术后一般在 6 周内 CEA 可降至正常，如 CEA 水平再次升高，提示术后复发，应作胸片、B 超、肠镜等检查确定病灶部位。如病灶无法确定，必要时可行剖腹检查，30%～60% 的患者可发现能切除的病灶。

第二十章　肝脏疾病

第一节　细菌性肝脓肿

一、疾病概述

细菌性肝脓肿是由化脓性细菌侵入肝脏所引起的肝内化脓性感染，其病因包括胆管系统的感染、腹腔感染经门脉系统侵入肝脏、肝外伤继发性感染等，致病菌多为大肠杆菌、金黄色葡萄球菌、厌氧链球菌、类杆菌属等。单发性脓肿容积可以很大，多发性脓肿的直径可在数毫米至数厘米之间，数个脓肿也可融合成一个大脓肿。典型临床表现为寒战、高热、肝区疼痛、肝大等。

二、诊断策略

（一）病史采集要点

1. **主诉**　多以肝区疼痛伴寒战、高热等就诊。

2. **现病史**　细菌性肝脓肿并无典型的临床表现，急性期常被原发疾病的症状所掩盖，通常起病急，可表现为全身脓毒性反应。询问病史时应注意发病的过程，有无明确的诱因，有无黄疸病史，有无恶心、呕吐、畏寒、发热及症状的持续时间、程度，以及对腹痛的描述。

3. **既往史**　有无胆道结石，有无急性胆道和肠道感染，或体内、体表化脓性感染，或开放性肝损伤的病史。有无糖尿病史。

（二）体检要点

1. **全身情况**　注意有无脓毒症表现，如高热、大量出汗、脉率增快、营养状况差、感染中毒面容。有无黄疸（并发于胆道梗阻时出现）。

2. **腹部检查**　肝区压痛和肝脏肿大最常见。右下胸及肝区叩击痛，若脓肿移行于肝表面，相应部位的胸、腹壁皮肤红肿，且可触及波动性肿块；如脓肿位于右肝下缘，则有右上腹肌紧张，右季肋部饱满；在肝脓肿时，上述体征则局限在剑突下。

3. **有无并发症**　肝右叶脓肿可穿破而形成膈下脓肿，也可向右胸穿破；有时出现右侧反应性胸膜炎或胸腔积液；左叶脓肿偶可穿入心包；脓肿穿入腹腔可发生急性腹膜炎；脓肿穿破血管壁可引起大出血。

（三）辅助检查

1. **实验室检查**

（1）**血常规**　白细胞计数显著增高，总数可达（10.0～20.0）×10⁹/L；中性粒细胞可高达

80%～90%。

（2）肝功能检查　ALT、AST 以及碱性磷酸酶等升高，肝脏有广泛损害时可有胆红素升高、白蛋白下降。

（3）血培养　伴败血症者血细菌培养可阳性。

（4）肿瘤标志物检查　AFP、CEA、CA19-9 等检查，有助于排除恶性肿瘤。

2. 影像学检查

（1）X 线检查　X 线检查可见肝脏阴影增大、右膈肌抬高和活动受限。

（2）B 超　B 超表现为边界不清的低回声区，脓肿形成后为液性暗区。

（3）CT 检查　CT 为低密度区，其密度界于囊肿和肿瘤之间。增强后脓肿周围一般均有强化，可见密度增高的增强环。

（4）MRI　特征性的表现为在 T1、T2 加权像上出现无信号的气体或者气液平面。

3. 脓肿穿刺抽液及细菌学检查　细菌性肝脓肿一般脓液稀薄，有明显的恶臭。抽出液培养出细菌则证实为细菌性肝脓肿。

4. 病理学检查　对于不能够完全排除恶性肿瘤者，可在 B 超或 CT 引导下行肝脏穿刺活组织病理检查，以明确诊断。

（四）诊断

1. 有急性胆道和肠道感染或体内、体表化脓性感染或开放性肝损伤史，临床上突然发生寒战、高热、肝区压痛、叩击痛和肝大等。

2. 实验室检查血中白细胞计数显著增高，总数可达（10.0～20.0）×10^9/L；中性粒细胞可高达 80%～90%。肝功能检查可出现异常，ALT、AST 以及碱性磷酸酶等升高。

3. B 超、CT、MRI 检查显示肝脓肿存在。

4. B 超或 CT 引导下穿刺抽出脓液可证实脓肿的诊断，且提供病原学检查，并起到治疗作用。

（五）鉴别诊断

1. 阿米巴性肝脓肿　多有痢疾或脓血便史，起病缓慢，病史长，感染中毒症状较轻，肝区肿痛明显。白细胞计数升高不明显，以嗜酸性粒细胞升高为主。粪便中可见阿米巴包囊或滋养体。穿刺液为"巧克力"样，抗阿米巴治疗有效。

2. 右膈下脓肿　多继发于化脓性腹膜炎或上腹部大手术后。全身反应如寒战、发热等和局部体征常不如肝脓肿严重，但右肩部牵涉痛较明显，深吸气时加重。X 线检查右膈下常有气液面出现，右侧横膈升高，膈肌运动受限。超声检查可见膈下液性暗区，肝脏内无占位性病变。

3. 胆囊炎及胆管疾病　X 线检查无膈肌抬高，超声检查有助于鉴别诊断。

4. 原发性肝癌　当肝癌合并高热，或巨块型肝癌中心区液化坏死、出血继发感染时，可导致误诊。根据病史，结合 B 超、CT、甲胎蛋白等检查可鉴别。

5. 结核性肝脓肿　临床上罕见。在排除常见的肝脓肿病因后有下列表现时应当考虑到结核性肝脓肿的可能：①有结核病史特别是未经正规抗结核治疗的患者；②脓液呈干酪样；③脓液的常规细菌培养和厌氧菌培养均阴性；④腹部 CT 检查发现多发钙化。脓液的结核杆菌培养、PPD 试验、脓腔壁活检及试验性抗结核治疗对诊断有较大帮助。

三、治疗策略

（一）治疗原则

早期诊断，积极治疗，根据不同的病情、病期、脓肿部位等选择非手术治疗或手术治疗。

（二）治疗方法

1. 非手术治疗

（1）全身支持治疗　纠正水、电解质平衡失调，营养支持，多次小量输血浆等。

（2）抗生素治疗　①未明病原菌时，使用广谱抗生素，如头孢菌素类、甲硝唑等药物。②根据脓汁、血液培养和药敏试验结果选用有效抗生素。

2. 经皮肝穿脓肿置管引流术　B超引导下穿刺，脓腔冲洗引流，B超检查脓腔小于2cm后即可拔管。

3. 手术治疗

（1）手术适应证　①非手术治疗无效者；②单个较大脓肿；③经积极非手术治疗，脓肿仍继续增大者；④脓肿已穿破腹腔或胸腔者。

（2）术前准备　①检查凝血机制。②超声波、CT等检查明确脓肿部位。③抗感染治疗。

（3）手术方式

①脓肿切开引流　适用于穿刺引流不畅、脓肿无明显缩小、临床表现无明显改善或进行性加重；大脓肿估计有穿破可能或已穿破引起腹膜炎、脓胸者；伴有原发病需要手术处理者如胆源性肝脏脓肿需同时处理胆道疾病；或慢性肝脏脓肿非手术治疗难以奏效者；肝右叶的前侧、左外叶、肝右叶膈顶部或后侧的脓肿与腹壁紧密粘连者。脓肿切开有经腹腔和腹膜外两种途径。

②肝切除术　适用于慢性厚壁肝脓肿；肝脓肿切开引流术后死腔形成，创口长期不愈及窦道形成；肝内胆管结石合并左外叶多发性肝脓肿，且该肝叶已严重破坏，失去正常功能者。

（4）术后处理　①监测生命体征变化。②应用抗生素。③血压平稳后采用半卧位。

四、疗效及预后评估

（一）疗效评估

1. 治愈　症状、体征消失，切口愈合，无并发症。
2. 好转　全身情况改善，脓肿缩小。
3. 未愈　症状、体征无改善，脓肿未缩小。

（二）预后评估

细菌性肝脓肿的预后取决于患者的年龄、一般状况、抵抗力强弱、脓肿的数目及部位、感染细菌的种类及毒性、原发病的性质、有无并发症、治疗方法、治疗早晚及彻底与否。年龄超过50岁者的病死率为79%，50岁以下为53%，手术病死率为10%～33%。全身情况较差，肝明显损害，合并严重并发症者预后较差。

五、出院医嘱

1. 注意休息，加强营养。
2. 定期复查。
3. 病因治疗，如胆道疾病治疗、糖尿病治疗等。

第二节 肝囊肿

一、疾病概述

肝囊肿分寄生虫性肝囊肿(如肝棘球蚴病)和非寄生虫病性肝囊肿,后者又分为先天性、创伤性、炎症性和肿瘤性囊肿。先天性肝囊肿又称真性肝囊肿,后三者为肝假性囊肿。通常所称的肝囊肿是指先天性肝囊肿,可分为单发性和多发性两种。单发性肝囊肿较少见,囊肿小者囊液仅数毫升,囊肿大者囊液可达 10 000ml 以上。肝内有两个以上囊肿者即为多发性肝囊肿。两半肝有散在大小不等的囊肿又称多囊肝,这种病例大多合并多囊肾,也可同时合并胰腺、脾、卵巢、肺等囊肿。多发性肝囊肿可合并胆管狭窄、胆管炎和肝炎,晚期可引起肝功能损害,极少数病例还会癌变。

二、诊断策略

(一)病史采集要点

1. **主诉** 体检发现肝囊肿就诊,囊肿增大可出现轻度腹胀、嗳气、肝区隐痛等。
2. **现病史** 询问患者有无肝区疼痛及性质,疼痛有无放射至右肩或右背,疼痛发生时有无其他伴随症状;有无食欲减退、消化不良、恶心、呕吐、腹泻、腹胀等消化道症状;是否有乏力、消瘦等症状;是否伴有发热及发热程度;有无硬化的一系列主诉,是否伴发其他系统疾病的表现。肝囊肿症状无特异性,部分患者症状并非肝囊肿本身引起,而系胃肠道或胆道疾病引起,因此应询问有无其他器质性疾病的存在。

(二)体检要点

1. **一般情况** 良好,严重者可出现贫血、消瘦、营养不良、黄疸等症状。
2. **腹部检查** 有无肝脏肿大。肝脏质地如何,表面能否摸到结节,结节的大小、质地、活动度等。肝区有无叩击痛。

(三)辅助检查

1. **实验室检查** 肝功能检查一般正常,偶见胆红素、ALT、AKP、γ-GT 升高。AFP 及 CEA 常为阴性。
2. **影像学检查**
(1)B超 可显示肝内囊性占位及其部位、大小及数目。B超呈无回声液性暗区,边界清楚,边缘光滑,有包膜呈完整的环状中等强回声,其后伴回声增强。彩超检查囊肿壁或边缘可有血流,但囊腔内无血流。
(2)CT 检查 CT 扫描可发现 1 ～ 2cm 的肝囊肿。典型的 CT 表现为边缘光滑锐利、圆形或椭圆形的低密度影，多呈单房性，增强扫描时囊腔内未见充盈。

（3）MRI　MRI 表现为边缘光滑、信号均匀的圆形病变，T1 加权表现为低信号，T2 加权为高信号。

（四）诊断

1. **病史**　先天性肝囊肿生长缓慢，小的囊肿不引起任何症状，囊肿增大到一定程度压迫邻近脏器引起腹部不适、隐痛、阻塞性黄疸；囊肿破裂或蒂扭转出现急性腹痛；囊肿合并感染出现畏寒、发热等。

2. **体征**　大的囊肿可于右上腹扪及肿块和肝大，肿块能随呼吸移动，表面光滑，有囊性感，无明显压痛。多发性肝囊肿在肝表面可触到无明显压痛的散在囊性结节。

3. **影像学检查**　B 超、CT 等显示肝内囊性占位。

（五）鉴别诊断

1. **肝包虫囊肿**　常有疫区生活，羊、犬接触史。囊肿张力大，包虫皮试阳性，影像学检查可显示多个较小的子囊。

2. **肝脓肿**　有炎症表现，常有化脓性疾病或痢疾史，影像学检查并无清晰薄壁，液性占位周边有炎症表现。囊肿继发感染时较难鉴别，一般后者炎症表现较轻，囊壁较厚。

3. **恶性肿瘤中央坏死液化**　影像学上表现为囊实性病灶，液化常不规则，边界不光滑，液性区周围实性病灶的影像学征象。如超声检查发现囊肿周围异常回声表现，CT 检查尤其是增强后可见占位病灶的征象，结合肿瘤学标志物的检查，易与肝囊肿鉴别。

4. **肝血管瘤**　主要通过影像学检查鉴别，CT 增强检查可见特征性增强，造影剂从肿瘤边缘向中央进入，延迟扫描肿瘤与肝实质呈等密度。

5. **肝血肿**　见于肝脏外伤。

三、治疗策略

（一）治疗原则

对囊肿＜5cm 且无症状及肝损害者，动态观察处理。囊肿＞5cm 或出现压迫症状予以适当治疗。

（二）治疗方法

1. **囊肿穿刺抽液术**　适用于浅表的肝囊肿、患者不能耐受手术的巨大肝囊肿（直径 15cm 以下），以及合并感染的肝囊肿。

2. **囊肿开窗术**　适用于大的（直径＞15cm 以上）单发性肝囊肿、单发多房性肝囊肿、引起症状的多发性肝囊肿之中的大囊肿。将囊肿壁部分切除，吸净囊液，切缘仔细止血后囊肿开放。

3. **囊肿内引流术**　适用于囊壁厚的肝囊肿。一般行囊肿空肠 Roux-Y 吻合术。

4. **囊肿切除术**　适用于带蒂的肝囊肿。

5. **肝切除术**　适用于并发感染后囊内出血或囊液染有胆汁且病变局限于肝的一叶者，巨大囊肿或多发性囊肿局限于肝段或肝的一叶者。

6. **腹腔镜下肝囊肿开窗术**　用于单发性囊肿或囊肿主要位于肝脏表面的多发性肝囊肿。

（三）术前准备

1. 检查、评定肝功能，检查凝血机制。
2. 术前可给予高蛋白、高维生素饮食，也可静脉补给 10% 葡萄糖溶液、维生素 C、维生素 K 等。
3. 超声波、CT 等检查明确囊肿部位及数目。

（四）术后处理

1. 监测生命体征变化。如行引流术者应注意引流液的性状，有无胆汁成分。
2. 血压平稳后采用半卧位。
3. 肝叶切除术者，如有肝功能损害表现，应注意监测肝功能，及早行保肝治疗。

（五）术后并发症观察及处理

1. 术后出血　止血不彻底或结扎线不牢脱落致出血。
2. 膈下、腹腔感染　引流液或胆汁积聚膈下、腹腔继发感染。
3. 肺部并发症　术后肺不张引起肺部感染。

四、疗效及预后评估

（一）疗效评估

1. 治愈　术后症状消失，切口愈合，无并发症。
2. 好转　囊肿未彻底切除或囊肿减压术后，症状不同程度缓解。
3. 未愈　症状未改善或囊肿无变化。

（二）预后评估

　　肝囊肿发展缓慢，预后良好。手术切除囊肿可痊愈。但晚期巨大肝囊肿，肝组织破坏较多肝严重损害时，预后不良，可发生肝衰竭而死亡。多发性肝囊肿等仅切除引起症状的大囊肿也有较好的疗效，但术后复发率较高。囊肿穿刺抽液术操作简单，可以反复进行。缺点是不能一次根治，有时会引起感染。囊肿内引流术容易发生逆行感染，尽量不采用该术式，禁用于多囊肝。行囊肿－肠道吻合时要尽量切除囊壁，并低位引流。

五、出院医嘱

1. 囊肿＜ 5cm，无症状者不需特殊处理，定期作影像学检查以了解囊肿的变化。
2. 手术治疗患者，术后定期复查，注意有无复发及术后感染症状。

第三节　肝血管瘤

一、疾病概述

　　肝血管瘤是肝脏最常见的良性肿瘤，一般的肝血管瘤多指肝海绵状血管瘤，肝海绵状血管瘤的组织发生多认为起源于肝内胚胎性血管错构芽，由于某些因素的作用，引起肿瘤样增生而形成。肿瘤质地柔软，切面呈蜂窝状，内充满血液，可压缩，状如海绵，故称肝海绵状血管瘤。本病多见于女性，可发生于任何年龄，但以 30～50 岁多见。本病可单发，也可多发，左、右肝叶均可发生，但以右叶多见。肿瘤大小不一，小者仅在显微镜下才能确诊，大者可达十余公斤。

二、诊断策略

（一）病史采集要点

1. **主诉**　早期无任何症状，以体检发现肝占位性病变就诊。随着肿瘤增大可出现轻度腹胀、嗳气、肝区隐痛等。

2. **现病史**　患者起病情况，肝血管瘤发展缓慢，大多数患者没有症状，肿瘤超过 4cm 以上者常有症状出现。常为压迫性症状，根据肿瘤的部位、大小、增长速度、肝实质受累程度及邻近器官受压情况不同，可有上腹部不适、腹胀、腹痛、食欲减退、恶心、嗳气、黄疸等。重点询问患者有无肝区疼痛及性质，疼痛有无放射至右肩或右背，疼痛发生时有无其他伴随症状；有无食欲减退、消化不良、恶心、呕吐、腹泻、腹胀等消化道症状；是否有乏力、消瘦等症状；是否伴有发热及发热程度；有无黄疸表现；有无肝硬化的一系列主诉，是否伴发其他系统疾病的表现。肝血管瘤症状无特异性，部分患者症状并非肝血管瘤本身引起，而系胃肠道或胆道疾病引起，因此应询问有无其他器质性疾病的存在。

（二）体检要点

1. **一般情况**　良好，严重者可出现贫血、消瘦、营养不良、黄疸等症状。
2. **腹部检查**　有无肝脏肿大。肝脏质地如何，表面能否摸到肿块，肿块的大小、质地、活动度、有无压痛等。肝区有无叩击痛。

（三）辅助检查

1. **实验室检查**　血常规、肝功能、AFP、HBsAg 等检查，明确有无肝功能异常和贫血及血小板、白细胞减少，并和肝癌、肝炎鉴别。
2. **影像学检查**
（1）B 超　显示肝内均匀质地、强回声病变，边界大多清楚，或病变区内强回声伴不规则低回声，病变内可显示扩张的血窦。
（2）CT　①平扫：肝内低密度区，轮廓清楚，密度均匀或病变区内有更低密度区，代表血栓机化或纤维分隔，少数可见到钙化。②增强扫描：典型表现为早期边缘性增强，进行性向病灶中心增强，30～60 分钟内病灶完全呈等密度。
（3）MRI　T1 图像呈低信号强度，T2 弛豫时间延长，表现为高信号强度组织。
3. **同位素扫描**　^{99m}TC 肝血池扫描及肝血管造影检查，有助于肝血管瘤的诊断，表现为无肿瘤染色，边缘清楚锐利，血管瘤显影时间较长。

（四）诊断

1. **病史**　病情发展缓慢，早期无任何症状，随着肿瘤增大可出现轻度腹胀、嗳气、肝区隐痛等症状。

2. 体征　腹部可出现肿块，肿块表面光滑，质地中度硬或柔软，可呈分叶状，有囊性感和不同程度的紧缩感，一般无压痛或仅有轻压痛。

3. 实验室检查　肝功能多正常，HBsAg 多阴性，AFP 阴性或多在正常值范围，部分患者可出现贫血、白细胞和血小板计数减少。

4. 影像学检查　B 超、CT、MRI、肝血管造影等检查发现血管瘤。

（五）鉴别诊断

1. 肝细胞癌　一般有肝炎、肝硬化病史，AFP 可为阳性，静脉增强扫描有助鉴别。

2. 肝转移瘤　部分肝内转移瘤增强扫描可表现边缘强化，类似血管瘤早期表现，但延时扫描呈低密度可资鉴别。

3. 肝脓肿　一般病变周围界限不清、模糊，脓肿周围可见低密度晕环，典型的病变周围强化，病变内气体存在。需结合临床表现。

4. 肝包虫囊肿　常有疫区生活，羊、犬接触史。囊肿张力大，包虫皮试阳性，血嗜酸性粒细胞计数增高。影像学检查可显示多个较小的子囊。

5. 肝非寄生虫性囊肿　孤立单发肝囊肿易与肝血管瘤鉴别，只有少数多囊肝可能与肝血管瘤不易鉴别。多囊肝 50% 以上合并多囊肾，病变大多遍布肝脏。B 超、CT 示病变为大小不等、边界光滑、完整的囊腔，可能有家族遗传因素。

三、治疗策略

（一）治疗原则

直径 < 5cm、无症状的肝血管瘤不需治疗，影像学动态观察肿瘤变化。对直径 > 5cm 或有症状的肝血管瘤应予以适当方法治疗。

（二）治疗方法

1. 介入栓塞术　不适合手术切除者可行血管瘤介入栓塞术，一般无不良反应，术后大部分患者肿瘤缩小。

2. 手术治疗

（1）术前准备

①检查、评定肝功能，检查凝血机制。

②术前可给予高蛋白、高维生素饮食，也可静脉补给 10% 葡萄糖溶液、维生素 C、维生素 K 等。

③超声波、CT 等检查明确肿瘤部位及数目。

（2）手术方式

①肝动脉结扎术　适用于血管瘤病变范围广泛，已累及大部分肝组织或大血管；一般情况差，不适合行肝切除术等复杂手术者。肿瘤周围无正常肝组织，不适合做肝捆扎术。根据病变部位可选择结扎肝固有动脉，肝左、肝右动脉，结扎后大部分肿瘤可缩小，疗效较满意。

②血管瘤捆扎术　适用于血管瘤在肝稍浅表部位，血管瘤直径在 15cm 以下，肿瘤四周有正常肝组织，经阻断肝十二指肠韧带后肿瘤明显缩小变软者，可采用血管瘤捆扎术。术中先阻断第一肝门，使血管瘤缩小后，用长弯针穿以粗丝线从靠近血管瘤一侧正常肝组织处进针，并经过肿瘤基底部，再从肿瘤另一侧正常肝组织出针，暂不结扎，依血管瘤大小，用同样方法再缝合数针，

然后逐一收紧打结。进针时注意不可穿过瘤体，以免出血。

③肝血管瘤包膜外剥除术

④肝部分切除或肝叶切除术　为治疗血管瘤最有效有方法，适用于血管瘤较大或主瘤旁有较多子灶者。

（3）术后处理

①监测生命体征变化。如行引流术者应注意引流液的性状，有无胆汁成分。

②应用抗生素。

③血压平稳后采用半卧位。

④肝叶切除术者，如有肝功能损害表现，应注意监测肝功能，及早行保肝治疗。

（4）并发症及处理

①术后出血　止血不彻底或结扎线不牢脱落致出血，也可因凝血机能改变引起。

②膈下、腹腔感染　引流液或胆汁积聚膈下、腹腔继发感染。

③肺部并发症　术后肺不张引起肺部感染。

④胆汁瘘　如果术后每日经引流管引流出的胆汁量较多，说明有较大的胆管漏扎或结扎线脱落，经充分引流，胆汁量会逐渐减少。如果在负压吸引治疗下胆汁引流量不但未减少，反而逐日增加，可能是由于肝组织坏死、脱落而发生新的胆瘘，也可能是胆道梗阻所致。胆瘘发生后，如未能尽早发现和进行充分的引流，将会导致弥漫性腹膜炎。一旦发生弥漫性腹膜炎，应尽早手术处理。

⑤胸腔积液　可能与手术部位影响膈肌的运动、手术对膈肌刺激，以及手术后膈下感染有关，小量积液除发热外，一般无其他不适，积液可自行吸收，不需特殊处理。大量积液，尤其是急骤发生者，可严重影响患者的通气功能，发生呼吸困难，可行胸腔穿刺抽液。少数由于膈下感染所致的胸腔积液，可继发感染成为脓胸，应注意并及时处理。

四、疗效及预后评估

（一）疗效评估

1. 治愈　瘤体切除，术后症状消失，切口愈合，无并发症。

2. 好转　治疗后血管瘤缩小或症状减轻。

3. 未愈　瘤体无缩小，症状、体征存在。

（二）预后评估

肝血管瘤为良性疾病，发展缓慢，且无恶变倾向，一般预后良好。肝血管瘤较大或者靠近边缘，可压迫周围脏器引起不适，或因外伤破裂，危及生命。带蒂的肝海绵状血管瘤可发生蒂部扭转，引起肿瘤坏死、疼痛。极个别巨大血管瘤患者可发生血管瘤梗死，发生血小板减少、纤维蛋白原减少而导致凝血功能障碍，引起出血性疾病死亡。或因血管瘤有动、静脉瘘，因回心血量增多和心脏负担加重导致心力衰竭而死亡。

五、出院医嘱

无症状者不需特殊处理，未治疗者出院后嘱患者定期作影像学检查以了解血管瘤的变化。女性患者的肝海绵状血管瘤切除后应避免使用口服避孕药，使用避孕药易致肿瘤复发。

第四节　原发性肝癌

一、疾病概述

原发性肝癌（PHC）是指来源于肝脏上皮细胞的恶性肿瘤，包括肝细胞癌、胆管细胞癌、混合型癌和肝母细胞瘤（幼年性肝细胞癌），是我国常见恶性肿瘤。目前占我国恶性肿瘤死亡原因的第二位。东南沿海地区高发。男性比女性多见，男女比例为（5～11）：1，高发年龄30～50岁。肝癌的主要病因包括病毒性肝炎、肝硬化、化学致癌物（主要为黄曲霉素）、我国农村饮水污染、化学因素等，其他如烟酒、遗传等均可能与肝癌有关。肝癌是多因素作用的结果。肝癌恶性程度高，病情发展快，疗效不明显。

二、诊断策略

（一）病史采集要点

1. **主诉**　肝区疼痛、上腹胀痛、上腹部肿块等症状。当出现黄疸、腹水、上消化道出血、癌肿破裂出血多为晚期表现。

2. **现病史**　患者有无肝区疼痛及性质，疼痛有无放射至右肩或右背，疼痛发生时有无其他伴随症状；有无食欲减退、消化不良、恶心、呕吐、腹泻、腹胀等消化道症状；是否有乏力、消瘦等症状；是否伴有发热及发热程度；有无肝硬化的一系列主诉，是否伴发其他系统疾病的表现，怀疑有肝癌肺部转移者，应询问有无咳嗽、咯血、胸痛和血性胸腔积液。

3. **既往史**　询问有无肝炎、肝硬化病史；有无行胃镜检查病史；有无食管胃底静脉曲张病史；有无上消化道出血病史。

4. **个人史**　是否来自肝癌高发区，是否有不良饮食习惯，有无长期吸烟、饮酒史。

5. **家族史**　注意家族其他成员有无肝炎、肝硬化及肝癌病史。

（二）体检要点

1. 有无肝病病容、贫血、消瘦、营养不良、黄疸等症状。原发性肝癌如出现黄疸等症状时已多属晚期。

2. 有无肝硬化门静脉高压的一系列症状如肝掌、蜘蛛痣、脐周静脉曲张、脾肿大及其程度等。

3. 有无肝脏肿大。肝脏质地如何，表面能否摸到结节，结节的大小、质地、活动度等。肝区有无叩击痛。肝脏可呈不对称性肿大，表面有结节。质硬有压痛，可随呼吸上下活动，如肿瘤位于右肝顶部，可见右膈抬高，叩诊时肝浊音区抬高。

4. 有无腹水，腹水的性质如何。

5. 锁骨上淋巴结有无肿大。

（三）辅助检查

1. **实验室检查**

（1）AFP　阳性率60%～90%，AFP对流免疫电泳法阳性或定量＞500ng/ml持续一个月以上，并能排除妊娠、活动性肝病、生殖腺胚胎性肿瘤等即可诊断为肝细胞癌。

（2）其他 γ-谷氨酰转肽酶、碱性磷酸酶和乳酸脱氢酶，由于缺乏特异性，多作为辅助诊断。

（3）肝炎病毒血清学检查 PHC 患者多伴有肝硬化，病毒血清学检查有助于病因诊断和病毒性肝炎活动状态的了解。

2. 影像学检查

（1）B超 是首选的检查方法。可显示肿瘤大小、部位、形态，以及门静脉和肝静脉有无癌栓等，B超可以发现直径＞1cm 的病灶。超声多普勒检查可显示肿瘤内血流信号，有助于和转移性肿瘤、肝血管瘤等相鉴别。无和轻度肝硬化者阳性率高，肝硬化严重时误诊率较高。

（2）CT 可检出 1cm 左右甚至更小的病灶，并能帮助了解肿瘤位置、数目及与血管的关系，对判断能否手术切除有肯定的价值。应用增强扫描有助于血管瘤的鉴别。

（3）MRI MRI 诊断价值与 CT 相仿，可获得横断面、冠状面和矢状面图像，对良、恶性肝占位病变，特别是与肝血管瘤的鉴别优于 CT，且无须增强即可显示肝静脉和门静脉。

（4）选择性肝动脉造影（DSA） DSA 是利用肝细胞性肝癌病灶富动脉血供及肿瘤新生血管不规则的特点进行肿瘤显像，敏感性达 95%，可显示直径＜1cm 的病灶。可确定病变的部位、大小和分布。

（5）PET-CT 可早期探测肝细胞癌在远处脏器的转移灶，对肝癌的临床分期、治疗方法选择有重要价值。

3. 肝穿刺活组织检查 B超或 CT 引导下肝穿刺活组织检查有确诊价值，适用于经过上述各种检查仍不能排除肝细胞性肝癌者。有出血、肿瘤破裂和针道转移等危险。但采用细针穿刺较为安全。

4. 腹腔镜检查及剖腹探查 经过各种检查仍不能排除肝细胞性肝癌者可行腹腔镜检查，有手术切除指征时可直接行剖腹探查。

5. 全身情况检查

（1）凝血酶原时间测定 肝功能障碍患者可出现维生素 K 吸收和利用障碍，导致凝血酶原时间延长。凝血酶原时间低于 50%，尤其在经过治疗后仍在 50% 以下，提示肝功能差，手术后出血倾向大。

（2）电解质 慢性肝病失代偿期多有水、电解质紊乱。如低钠血症、低钾血症和锌代谢紊乱。锌对胶原沉积有抑制作用，是一种抗纤维化因子，同时锌有护肝作用，锌缺乏时尿素合成发生障碍。

（3）肝功能 PHC 患者大多伴有不同程度的肝硬化及肝功能改变，某些表现为血清丙氨酸氨基移换酶（ALT）升高和胆红素升高。无肝硬化的 PHC 患者出现肝功能改变常表示 PHC 已属中晚期。

（四）诊断

1. 诊断依据

（1）中年以上，特别是有肝病史的男性患者，有原因不明的肝区疼痛、上腹饱胀、食欲减退、乏力、消瘦及不明原因的发热。进行性肝大，肝区扪及肿块或结节。

（2）实验室检查 AFP ≥ 400μg/L，持续 4 周以上，或 AFP ≥ 200μg/L，持续 2 个月。AFP 阴性者，AFP 异质体、异常凝血酶原、γ-谷氨酰转肽酶同工酶 II 及 α-L-岩藻糖苷酶等阳性。

（3）B超、CT、MRI、肝动脉造影等影像学检查提示肝脏占位性病变，能排除血管瘤和转移性肝癌。

（4）病理学检查 ①肝组织检查证实为原发性肝癌；②肝外组织的组织学检查证实为肝细胞癌。

2.临床类型

（1）病理形态分类 ①巨块型：直径＞5cm；②结节型：直径≤5cm，单个或多个；③弥漫型：结节小，弥漫分布。

（2）现在新的分类 ①微小肝癌：直径≤2cm；②小肝癌：直径＞2cm，且≤5cm；③大肝癌：直径＞5cm，且≤10cm；④巨大肝癌：直径＞10cm。

3.分期

（1）根据肝癌的临床表现及生物特性，把肝癌临床分为3型3期。

1）分型

①单纯型 临床和实验室检查无明显肝硬化表现者。

②硬化型 有明显肝硬化临床和实验室检查表现者。

③炎症型 病情发展快，伴有持续性癌性高热或 ALT 持续升高一倍以上者。

2）分期

Ⅰ期（早期、亚临床期） 无明确 PHC 症状与体征。

Ⅱ期（中期） 介于Ⅰ期和Ⅲ期之间。

Ⅲ期（晚期） 有明确黄疸、腹水、恶病质或肝外转移之一者。

（2）TNM 分期

Ⅰ期 $T_1 N_0 M_0$

Ⅱ期 $T_2 N_0 M_0$

Ⅲ期 $T_3 N_0 M_0$，$T_{1\sim3} N_1 M_0$

ⅣA 期 $T_4 N_0 \sim N_1 M_0$

ⅣB 期 $T_{1\sim4} N_0 \sim N_1 M_1$

原发肿瘤（T） 适用于肝细胞癌或胆管细胞癌（肝内胆管）。T_X：原发肿瘤不明。T_0：无原发癌证据。T_1：孤立的肿瘤，最大直径在 2cm 或以下，无血管侵犯。T_2 孤立的肿瘤，最大直径在 2cm 或以下，有血管侵犯；或孤立的肿瘤，最大直径超过 2cm，无血管侵犯；或多发的肿瘤，局限于一叶，最大直径在 2cm 或以下，无血管侵犯。T_3：孤立的肿瘤，最大直径超过 2cm，有血管侵犯；或多发的肿瘤，局限于一叶，最大直径在 2cm 或以下，有血管侵犯；或多发的肿瘤，局限于一叶，最大直径超过 2cm，有或无血管侵犯。T_4：多发的肿瘤分布超过一叶，或肿瘤侵犯肝门静脉或肝静脉的一级分支。

区域淋巴结（N）指肝十二指肠韧带淋巴结。N_x：区域淋巴结不明；N_0：区域淋巴结无转移；N_1：区域淋巴结有转移。

远处转移（M）M_0：无远处转移；M_1：有远处转移。

（五）鉴别诊断

1.肝脏良性肿瘤 通常病情发展缓慢，病程长，全身情况好，多不伴有肝硬化，AFP 阴性，常见的有肝血管瘤、肝腺瘤等。借助 AFP、B 超、CT、肝动脉造影等检查可以鉴别。肝血管瘤 CT 造影检查可见典型的早到迟退现象。

2.肝硬化 通常肝硬化患者病史较长，多有肝炎病史；患者经休息后症状可缓解，有肝硬化的体征表现，如脾大、食管胃底静脉曲张、蜘蛛痣、肝掌等。AFP 阴性或低浓度阳性以及影像学检查有助于鉴别。鉴别困难时，可密切观察 AFP 的动态变化和 AFP 与肝功能的关系（肝硬化患者出现 AFP 阳性时，多有肝功能改变，必要时行活检及定期观察）。

3. 继发性肝癌　病情进展较缓慢，有原发病的改变，AFP 阴性，典型的转移病灶为"牛眼征"改变。鉴别方法为检查肝脏以外器官有无原发肿瘤病灶。也有少数患者肝脏呈较典型的肝脏肿瘤临床表现和继发性肝癌的影像学特征，但原发病灶隐匿，经多种检查难以被发现，此种情况下宜先针对肝脏疾病进行有效治疗，在治疗过程中密切观察。

4. 肝脓肿　感染表现，AFP 阴性，血象升高，抗感染治疗有效。

5. 肝包虫病　牧区生活史或牛羊狗接触史，Cassoni 实验阳性，CT 可见子囊，边界清楚。

6. 肝脏邻近器官肿瘤　来源于其他组织的肿瘤，包括右肾、右肾上腺、胰腺、胃、胆囊等器官的肿瘤，可在上腹部乃至肝门区出现肿块，但 AFP 阴性，必要时借助 CEA、CA19 — 9 等标记物，以及 B 超、CT 等影像检查和其他特殊检查，如上消化道内镜检查、胃肠道钡餐检查、静脉肾盂造影、选择性腹腔动脉造影等一般均可鉴别。临床上有时对巨大肝区肿瘤来源于肝脏或腹膜后，肝脏和邻近脏器如胆囊、结肠等鉴别困难，需穿刺活检或必要时行剖腹探查。

7. 活动性肝病　鉴别要点：① AFP 与 ALT 同时升高考虑肝病；② AFP 升高，ALT 下降考虑肝癌；③ AFP > 500μg/L 考虑肝癌；④ AFP 200 ～ 400μg/L 追踪观察。

三、治疗策略

（一）治疗原则

以手术为主的综合治疗，根据患者全身情况、肿瘤数目、大小、位置，有无肝硬化或肝硬化程度，肝功能代偿情况等选择合适的治疗方法。对于肿瘤不能手术切除、肝功能不全不能耐受手术及手术切除后复发者，可行肝动脉插管栓塞化疗（TACE）、B 超引导下经皮肝穿刺射频（RFA）、微波或无水酒精注射治疗（PEI）等。对于小肝癌尤其是微小肝癌，RFA 和 PEI 可达到手术切除的效果，故有时也称为物理性和化学性切除。免疫治疗、基因治疗、中医治疗等其他非手术治疗方法目前只能作为辅助治疗手段。

（二）手术治疗

1. 肝切除术

（1）肝癌手术治疗的适应证　患者一般情况良好，无明显心、肺、肾等重要脏器器质性病变；肝功能正常，或仅有轻度损害（Child-Pugh A 级），或肝功能分级属 B 级，经短期护肝治疗后恢复到 A 级；肝储备功能 [如吲哚菁绿 15 分钟潴留率（ICGR15）] 基本在正常范围以内；无不可切除的肝外转移性肿瘤。

（2）肝癌切除的术式及选择

1）小肝癌的治疗　小肝癌行亚肝段或局部切除，切除距肿瘤边缘 2 cm 的肝组织即可达到根治的目的。

2）大肝癌的治疗　大肝癌的切除目前可分为规则性肝叶切除及非规则性肝叶切除。规则性肝叶切除包括肝段切除、半肝切除及扩大半肝切除等。系按解剖学特点，首先处理肝动脉、门静脉及肝静脉后，按拟切除肝叶的范围切除肝组织，此法有助于减少切肝时的出血，减少余肝断面的并发症等。由于大多数肝癌都合并有肝硬化，非规则性肝切除亦可达到较好的治疗效果，即不严格按照肝内管道的解剖学分布，而根据需要切除肿瘤及部分肝组织，以尽可能多地保留功能性肝组织。

3）肝癌二期切除手术 巨大无法切除的肝癌，经综合治疗缩小后的切除称为肝癌二期切除。二期切除指征：①肝癌肿瘤直径缩小至原先的 40% ～ 50% 以上；②肝功能恢复正常，全身情况能耐受手术切除；③综合治疗后的不良反应消失，患者体重增加；④各种影像检查提示技术上有切除可能。一般认为，二期切除与初次诊疗时间间隔 3 ～ 5 个月为宜。

2. 肝移植术 肝癌肝移植仅作为补充治疗，用于无法手术切除，不能进行射频、微波和 TACE 治疗，肝功能不能耐受的患者。

（三）术前准备

1. 判断原发性肝癌局部病变情况，手术前评估 通过超声、CT、MRI 等影像学方法了解局部病变情况，了解血管的走行，有无血管变异、肿瘤与血管的关系，判断肿瘤的可切除性及手术方法，了解肿瘤的大小、位置、数目、有无门静脉或胆管瘤栓。评估患者的肝硬化程度及残肝体积，预测术后肝功能恢复及代偿情况。

（1）术前肝功能储备评估 以肝功能评估模型为基础，结合临床、生化、影像等手段建立综合评分体系，准确评估肝脏储备功能、指导治疗及判断预后。Child-Pugh 评分系统（见表 1-6）。

表 1-6 Child-Pugh 评分系统

	1 分	2 分	3 分
总胆红素（μmol/L）	＜ 34	34 ～ 50	＞ 50
血清白蛋白（g/L）	＞ 35	28 ～ 35	＜ 28
凝血时间延长（秒）	1 ～ 4	4 ～ 6	＞ 6
腹水	无	少许	中等
肝性脑病	无	级别 I ～ II（能被药物控制）	级别 III ～ IV（难控制的）

注：Child A 级总分值 5 ～ 6 分；B 级 7 ～ 9 分；C 级 ≥ 10 分。

（2）利多卡因清除试验 反映肝脏代谢的肝功能定量试验。利多卡因主要在肝脏代谢，约 90% 经肝细胞色素 P-450 系统去烷基化作用后产生单乙基甘氨酸二甲苯胺（MEGX），主要经肾脏排出。因此，MEGX 能反映肝脏疾病的严重程度，能定量评价肝脏的储备功能。

（3）吲哚氰绿试验（$ICGR_{15}$） ICG 经静脉注入体内能迅速与血清蛋白结合，选择性地被肝细胞摄取，以游离形式分泌至胆汁，经肠道随粪便排出体外。ICG 不被肝外组织吸收，不参与肠肝循环及生物转化，亦不经肾脏排泄，无不良反应，其浓度变化与时间成反比例关系，15 分钟后趋于平坦，故通常以其 15 分钟潴留率（$ICGR_{15}$）的测定作为肝功能试验的敏感指标。正常值：$ICGR_{15}$ ＜ 10%。$ICGR_{15}$ ＜ 25%，则肝功能良好，可行肝大部切除术，$ICGR_{15}$ 30% ～ 40% 可行肝段切除术，如 $ICGR_{15}$ ＞ 40% 或 ICGRmax 0.3 ～ 0.4mg/（kg·min）仅可行肝局部切除术，ICGRmax ＜ 0.2mg/（kg·min），禁做任何类型肝切除术。

2. 常规准备

（1）注意休息 手术前适当地限制患者活动，有利于肝脏细胞修复，从而使肝脏功能得以改善。

（2）加强营养和护肝 饮食多样化，各种营养物质的摄入应尽可能平衡。各类蛋白质摄入总量，每日应达到 70 ～ 100g（消化道出血或肝性脑病时应限制蛋白质的摄入量）。碳水化合物每日需

400g（总热能摄入不少于 8370J），以保证肝糖原水平，有利于防止毒素对肝细胞的损害。

（3）补充维生素　肝硬化时体内维生素的利用有不同程度的障碍，因此至少要给予相当于正常人需要量一倍以上的各种维生素，包括维生素 B_1、维生素 B_2、维生素 B_6、维生素 B_{12}、维生素 C 和维生素 K 等。主张术前使用极化液、血浆、人体白蛋白以及苯丙酸诺龙制剂等。

（4）补充氨基酸　使用支链氨基酸，维生素及微量元素亦应按比例输入。

（5）纠正水、电解质平衡紊乱　应先明确水、电解质平衡紊乱的性质，根据情况给予治疗。

（6）纠正出血倾向　对合并有慢性肝病的患者，术前常规补充维生素 K 制剂，对补充维生素 K 制剂不能纠正的凝血机制异常者，应给予相应成分的输血。如经治疗，凝血酶原时间延长仍超过对照 3 秒以上，临床表现又无明显改善者，说明肝脏储备功能差，为手术禁忌证。

（7）预防性应用抗生素　手术前 2 天开始给予广谱抗生素。

（8）腹水的治疗　包括卧床休息、低钠饮食、限制水量、利尿、改善肝功能、支持治疗等。腹水的出现表示肝功能不全及门静脉高压症。有腹水，尤其是经治疗难以消退者应尽量避免行肝切除术。

（四）术后处理

1. 一般处理

（1）术后补充营养、护肝治疗　术后给予充足的热能及能量合剂，保证高代谢状态下的能量需求。对肝切除范围较大或伴有明显肝硬化者，术后 2 周内，每隔 1 日输注白蛋白、血浆或新鲜血，以利于肝脏再生和肝功能的恢复。还应适量使用支链氨基酸。

（2）补充维生素 K　术后常规静脉给予补充维生素 K 制剂。

（3）预防感染　术后继续应用广谱抗生素，直至体温降至正常 3 日后停药。

（4）应用地塞米松　对半肝切除或肝三叶切除者，术后每日静脉滴注地塞米松 10 ~ 20mg，连用 3 ~ 5 日，有利于肝脏的修复和再生。

（5）腹腔引流　保持腹腔引流管通畅，观察引流液的量、颜色、性状，注意有无内出血及胆瘘的发生。

（6）定期监测水、电解质和酸碱平衡，肝功能及凝血功能。

2. 并发症及处理

（1）凝血功能障碍　肝切除术后血不凝是肝功能严重损害的临床表现，症状为术后出血。肝功能损害的情况可能术前已存在，肝切除术及麻醉方面的影响使其更为严重。手术中出血量过多及大量输入库血，也会加重凝血功能障碍，造成血不凝。对术前已有明显肝功能损害及凝血机制严重障碍者，不应行肝切除术。对术前有轻度肝功能损害及凝血机制障碍者，应通过积极的护肝治疗，待肝功能损害及凝血机制改善后，再施行手术，而且应限制切肝量，尽量避免施行半肝以上的肝切除。手术中尽量减少出血，使用新鲜血。必要时术中或术后输注纤维蛋白原或凝血酶原复合物，对防止及治疗血不凝有一定的效果。

（2）肝功能衰竭　术后肝功能衰竭可分为急性和慢性两种。急性型往往在术后立即发生，其临床表现为体温升高、心跳加快、呼吸急促、烦躁不安、昏睡及昏迷等，多在 48 小时内死亡。慢性型多发生于术后数日或数周内，患者黄疸逐渐加深，腹水加重，肢体浮肿，水、电解质紊乱，神志逐渐发生改变，最终大都少尿、无尿，因肝肾综合征而死亡。治疗方法：每日静脉供给大量（400 ~ 500g）葡萄糖，即可供每日的热能所需，减少蛋白质分解，又可促进氨与谷氨酸合成谷氨酰胺，有利于降低血氨；每日给予乙酰谷氨酰胺 750 ~ 1000mg 加入葡萄糖溶液中静脉滴注；每日给予支链氨基酸或含高支链氨基酸、低芳香氨基酸的复方氨基酸 20 ～ 100g；每日静脉滴注地塞米松 20 ～ 60mg，一般连用 2 ～ 4 日，而后根据病情逐渐减量；温生理盐水高位灌肠；口服肠道不吸收抗生素或其他广谱抗生素，抑制肠道细菌生长，减少结肠内氨的产生；注意监测水、电解质、酸碱平衡、肝功能，根据情况给予及时处理；补充大量维生素 B、维生素 C、维生素 K 等纠正低蛋白血症。

（3）膈下感染　如患者出现高热不退，上腹部或右季肋部疼痛，同时出现全身中毒症状，如脉率快、呼吸急促、白细胞计数增多、中性粒细胞比例增高达 90% 以上，或伴有呃逆、腹部胀气、右上腹部压痛、腹肌紧张，右季肋部可有压痛、叩击痛，肝浊音界升高，应考虑为膈下脓肿。可作 X 线、B 超、CT 检查，进一步明确诊断。治疗：①大剂量使用有效抗生素；②支持治疗，对症处理；③B 超引导下经皮穿刺、置管引流或经引流管行抗生素溶液冲洗。

（4）胆汁瘘　如果术后每日经引流管引流出的胆汁量较多，说明有较大的胆管漏扎或结扎线脱落，经充分引流，胆汁量会逐渐减少。如果在负压吸引治疗下胆汁引流量不但未减少，反而逐日增加，可能是由于肝组织坏死、脱落而发生新的胆瘘，也可能是胆道梗阻所致。胆瘘发生后，如未能尽早发现和进行充分的引流，将会导致弥漫性腹膜炎。一旦发生弥漫性腹膜炎，应尽早手术处理。

（5）其他　如胸腔积液、胃肠道出血、伤口感染、肾功能衰竭、肠梗阻、肺炎、败血症、心血管病变等，根据情况给予及时处理。

四、疗效及预后评估

（一）疗效评估

1. 治愈　肿瘤全部切除，切缘无肝细胞癌，AFP 降为正常，肝功能恢复正常，症状消失，体重及一般情况好转，五年内无复发。肝原位移植后，肝动脉无血栓形成，肝外胆管无梗阻，移植排斥反应得到控制，肝功能恢复正常，AFP 降为正常，症状消失，体重及一般情况好转。五年内无复发。

2. 好转　肿瘤暂时消失，或面积缩小超过 50%，或不足 50% 但超过 25% 持续一个月以上。多灶性病变的总面积有缩小，且没有一个病灶增大超过 25%，无新病灶出现。AFP 下降，食欲、体重及一般情况好转，持续一个月以上。

3. 未愈　症状、体征无改善，病情进展。

（二）预后评估

近 30 年来，肝癌的生存率有明显的提高。总的 5 年生存率达 10%，根治性切除的患者 5 年生存率达 50% 以上。原发性肝癌的预后与临床病理类型有直接关系，一般临床病理类型中单纯型预后较好，硬化型次之，炎症型最差。临床有明显肝硬化者预后较差，如果肝功能有严重损害者预后更差。癌细胞分化程度越好，预后也较好。行根治性切除，术后 AFP 降到正常值者，可获长期生存。

五、出院医嘱

1. 术后病例应进行肝炎病毒载量 [乙肝病毒（HBV）DNA/ 丙肝病毒（HCV）RNA] 检查，如有指征，应进行抗病毒治疗，以减少肝癌再发的可能。

2. 根治性切除术后每 2～3 个月复查 B 超和 AFP，每 6 个月做肺部 X 线检查，坚持 5 年以上，甚至 10 年以上。对术前 AFP 阳性的肝癌，根治性切除术 1～2 个月内 AFP 应降到正常，如在随访的过程中出现 AFP 又逐渐上升，而又无活动性肝病的证据，应警惕复发。

3. 对可疑复发或转移的患者应及时进一步检查和密切随访。彩超、CT、肝动脉造影、碘油 CT、PET-CT 等均有助于检出肝内早期复发灶，必要时行肝穿刺活检。

第五节　转移性肝癌

一、疾病概述

源于肝脏以外的恶性肿瘤转移到肝脏，其组织学特征与原发肿瘤相同，称转移性肝癌。可为单个或多个结节，一般多为弥漫性。原发肿瘤可通过以下途径转移至肝脏：①门静脉途径，其中以消化道肿瘤最常见，约占整个转移性肝癌的 50%；②肝动脉途径，子宫、卵巢、肺、乳腺、肾、鼻咽部等部位恶性肿瘤较常见；③淋巴途径，部分胆囊癌；④直接侵犯，胃癌、胆囊癌等可直接蔓延至肝脏。

二、诊断策略

（一）病史采集要点

1. 主诉　肝区不适或影像学检查发现转移性肝癌。

2. 现病史　病史特点，早期常无明显症状及体征，一般以原发癌的临床表现为主，如原发癌来自大肠，患者可能同时有黑便、大便带血、腹部肿块；如原发癌来自肺，可出现咳嗽、痰中带血；如原发癌来自胰腺，可能出现背痛、腹部肿块、黄疸等。转移性肝癌发展速度比较慢，临床表现也较轻，后期可出现与原发性肝癌类似的临床表现，如肝区疼痛不适、消瘦、乏力、肿块等，晚期可出现黄疸、腹水、恶病质、肝功能衰竭等表现。

3. 既往史　多无肝病史。

（二）体检要点

同原发性肝癌体检，可能发现肝区肿瘤或原发病灶。

（三）辅助检查

1. 实验室检查

（1）肝炎病毒标志物　多无肝病背景，肝炎病毒标志物常阴性。

（2）肝功能检查　早期肝功能检查大多正常，晚期可出现胆红素增高，γ-谷氨酰转肽酶常升高。

（3）肿瘤标志物　AFP 多阴性；胃肠道肿瘤患者 CEA 多阳性。

2. 影像学检查

（1）B 超　B 超可检出 1cm 左右的肝转移癌，转移性肝癌表现为散在多发的类圆形病灶，多为高回声灶，有时可见中心为低回声，称为"牛眼征"。

（2）CT 转移性肝癌CT常表现为多发散在类圆形低密度灶，注射造影剂后，病灶增强远不如原发性肝癌明显，有时仅见病灶周围增强。

（四）诊断

1. 有肝外原发癌的病史。
2. 出现肝区癌肿的临床表现。
3. 肝功能检查一般无明显异常，AFP检测多为阴性。
4. 肿瘤B超、CT检查有转移性肝癌表现。

（五）鉴别诊断

1. 原发性肝癌 ①AFP升高，常有乙肝病史，可有肝硬化的临床表现，病灶常为单个。②病程短，病情发展快。③并发症较多，可见门静脉癌栓，常出现自发性破裂、上消化道出血等门脉高压症状。④B超、CT检查有其特殊表现。

2. 肝脏良性肿瘤 与肝血管瘤等相鉴别。详见原发性肝癌的鉴别诊断。

三、治疗策略

（一）治疗原则

以手术为主的综合治疗，根据患者全身情况、肝脏及原发肿瘤数目、大小、位置，肝功能代偿情况等，选择以下治疗方法：①原发和转移灶同时切除。②切除原发癌后一定时期后才发现的可切除肝内转移癌，如未发现其他部位有转移，也应手术切除。③不能切除的转移性肝癌，可行射频、肿瘤内无水酒精注射、冷冻、介入等治疗。

（二）术前准备

1. 判断原发性癌灶及肝转移癌局部病变情况，手术评估 通过超声、CT、MRI等影像学方法了解局部病变情况，了解血管的走行，有无血管变异、肿瘤与血管的关系，判断肿瘤的可切除性及手术方法，了解肿瘤的大小、位置、数目、有无门静脉或胆管瘤栓。评估患者的肝硬化程度及残肝体积，预测术后肝功能恢复及代偿情况，判断原发肿瘤的可切除性。

2. 常规准备
（1）注意休息 手术前适当地限制患者活动，有利于肝脏细胞修复，从而使肝脏功能得以改善。
（2）加强营养和护肝 饮食多样化，各种营养物质的摄入应尽可能平衡。各类蛋白质摄入总量，每日应达到70～100g（消化道出血或肝性脑病时应限制蛋白质的摄入量）。碳水化合物每日需400g（总热能摄入不少于8370J），以保证肝糖原水平，有利于防止毒素对肝细胞的损害。
（3）补充维生素 肝硬化时体内维生素的利用有不同程度的障碍，因此至少要给予相当于正常人需要量一倍以上的各种维生素，包括维生素B_1、维生素B_2、维生素B_6、维生素B_{12}、维生素C和维生素K等。主张术前使用极化液、血浆、人体白蛋白以及苯丙酸诺龙制剂等。
（4）补充氨基酸 使用支链氨基酸，维生素及微量元素亦应按比例输入。
（5）纠正水、电解质平衡紊乱 应先明确水、电解质平衡紊乱的性质，根据情况给予治疗。
（6）肠道准备 术前晚清洁灌肠或口服泻药行肠道准备。

（三）术后处理

1. 一般处理

（1）术后补充营养、护肝治疗　术后给予充足的热能及能量合剂，保证高代谢状态下的能量需求。对肝切除范围较大或伴有明显肝硬化者，术后 2 周内，每隔 1 日输注白蛋白、血浆或新鲜血，以利于肝脏再生和肝功能的恢复。还应适量使用支链氨基酸。

（2）补充维生素 K　术后常规静脉给予补充维生素 K 制剂。

（3）预防感染　术后继续应用广谱抗生素，直至体温降至正常 3 日后停药。

（4）应用地塞米松　对半肝切除或肝三叶切除者，术后每日静脉滴注地塞米松 10～20mg，连用 3～5 日，有利于肝脏的修复和再生。

（5）腹腔引流　保持腹腔引流管通畅，观察引流液的量、颜色、性状，注意有无内出血及胆瘘的发生。

（6）定期监测水、电解质、酸碱平衡、肝功能及凝血功能。

2. 并发症及处理　肝转移灶肝切除手术并发症如凝血功能障碍、肝功能衰竭、胆汁瘘等根据情况给予及时处理（详见第四节肝癌手术并发症及处理）。

四、疗效及预后评估

（一）疗效评估

1. 治愈　原发与肝转移灶均根治性切除，切口愈合，无并发症。
2. 好转　肿瘤姑息性切除，或经治疗后肿瘤缩小，症状改善。
3. 未愈　症状、体征无改善，病情进展如肿瘤增大，出现远处转移。

（二）预后评估

部分原发于结肠、直肠癌的转移性肝癌可经肝切除而治愈者，如不行手术治疗，此类患者的平均生存期只有 10 个月左右。非结肠、直肠癌和非神经内分泌肿瘤肝转移中行手术切除治疗者平均生存约 2 年。

五、出院医嘱

1. 注意休息，门诊随访，不适随诊。
2. 定期对原发灶及肝脏行 B 超及 CT 检查，同时定期行化疗等综合治疗。

第二十一章　梗阻性黄疸

一、疾病概述

黄疸是指血中胆红素增高引起巩膜、皮肤、黏膜以及其他组织和体液发生黄染的现象。当血清胆红素在 17.1 ～ 34.2μmol/L，而肉眼看不出黄疸时，称隐性黄疸或亚临床黄疸；当血清胆红素浓度超过 34.2μmol/L 时，临床上即可发现黄疸，也称显性黄疸。黄疸是多种疾病的一种症状和体征，多见于肝、胆、胰腺及血液系统的某些疾病。梗阻性黄疸是由于肝内胆管或肝外胆管阻塞所致黄疸，亦称外科性黄疸，可由感染、结石、寄生虫、肿瘤、先天性畸形等引起。肝细胞输送胆汁发生障碍，使正常量的胆汁不能进入胆管，出现梗阻性黄疸的表现，而胆管系统不存在梗阻，称为胆汁淤积症。

二、诊断策略

（一）病史采集要点

1. **主诉**　黄疸，或伴有皮肤瘙痒、大便陶土样等症状。

2. **现病史**　询问了解黄疸进展的缓急、黄疸的程度和病程。如波动或进行性加深，可反映出不同的病因和病期。注意皮肤黄染的深浅（黄绿色、褐绿色、柠檬色、橙黄色）以及持续时间。有无皮肤瘙痒，有无皮肤抓痕。尿可深如浓茶，常早于巩膜黄染出现，也可无改变。粪便颜色由深到浅或多变，陶土色大便持续时间和有无波动，有无柏油样大便。颜色可反映胆道梗阻程度、病因及有无消化道出血。有无腹痛，腹痛的性质和程度。腹痛和黄疸的关系。有无发热，黄疸与发热出现的先后关系、热型。

3. **既往史**　询问有无与肝炎患者接触，有无输血、使用血液制品或注射药物史，服用或接触药物情况、饮酒史、家族史。了解手术史及手术方式，术后出现黄疸时间和持续时间等。

（二）体检要点

1. **全身情况**　检查应在充足的自然光线下进行。检查巩膜、皮肤颜色。注意皮肤有无瘙痒而致的抓痕。有无肝掌、蜘蛛痣。肋间隙及双下肢有无水肿。生命体征情况，有无发热，有无消瘦。

2. **腹部检查**　有无腹壁静脉曲张。腹部有无肿块，是否触及胆囊肿大，有无压痛。肝脏是否肿大，其质地形态如何，有无触痛和叩击痛。脾脏能否触及。肝区、脾区是否叩痛，移动性浊音是否阳性。肠鸣音有无减弱，肿块有无血管杂音。

（三）辅助检查

1. 实验室检查

（1）尿和粪便 胆道高度梗阻或完全梗阻时胆汁不能排入肠管，尿中尿胆原为阴性。粪胆原下降，粪便呈白陶土色。柏油样大便或反复出现隐血试验强阳性，可能是癌溃烂出血引起。

（2）血清胆红素测定 血直接胆红素的正常值低于 $6.8\mu mol/L$，间接胆红素正常值为 $1.7 \sim 10.2\mu mol/L$。梗阻性黄疸时直接胆红素 / 总胆红素 > 35%，如 < 35% 则肝外梗阻性黄疸的可能性不大。

（3）血清酶学检查 反映胆道病变的酶类如碱性磷酸酶（ALP）、γ- 谷氨酸转肽酶（GGT）、$5'$ - 核苷酸酶（$5'$ NT）、乳酸脱氢酶（LDH）可升高。ALP 明显升高时反映肝内外胆管梗阻，ALP 值改变与梗阻程度、持续时间成正比，其灵敏度高于胆红素，对癌性梗阻的灵敏度又显著高于良性梗阻。

（4）脂质代谢试验 血清胆固醇测定有利于内、外科黄疸的鉴别。内科黄疸时，血清胆固醇（TC）和胆固醇酯（CE）均减少，CE/TC 亦降低；外科黄疸时，TC 增高，CE 值一般正常。血清脂蛋白 X（LP-X）是一种特殊的脂蛋白，其形成与胆道压力有关，胆道压力越高，LP-X 的形成就越多。LP-X 对梗阻性黄疸的诊断有高度特异性，不论肝外梗阻或肝内梗阻，LP-X 几乎总呈阳性。大多数非胆汁淤积型肝病则为阴性。

（5）凝血酶原时间 肝细胞受损或胆汁淤积均可使凝血酶原时间（PT）延长。当肌内注射维生素 $K_1$10mg，3 天后如 PT 恢复或接近正常，则黄疸可能为梗阻性；反之则为肝细胞性黄疸。

2. 影像学检查

（1）超声检查 可作首选检查，可发现胆道扩张或梗阻部位及定性。胆道部分或完全性梗阻均可引起梗阻近端胆管不同程度扩张，而且胆管的扩张往往在黄疸尚未出现时就已存在，黄疸患者如发现胆管扩张可基本排除内科性黄疸。

（2）CT 检查 CT 对肝、胆、胰腺占位性病变的诊断准确性高。能判断肝内、外胆管、胆囊有无扩张及梗阻、梗阻的部位和范围。对判断能否手术、切除的范围和手术方式有帮助。

（3）MRI 可观察胆管系统及周围组织结构的病理情况，可显示梗阻性黄疸的部位、范围、异常胰胆管的特征。可用于胆系恶性肿瘤、结石、胆管先天性病变和狭窄、急慢性胰腺炎等的诊断。

（4）胆管造影 对于胆道完全梗阻者 PTC（经皮肝穿刺胆管造影）能显示梗阻以上胆管，ERCP（经内镜逆行胰胆管造影）能显示梗阻以下胆管。PTC 和 ERCP 结合可显示胆管狭窄段长度。对确定诊断、判断切除的可能性和选择手术方式等有重要价值。

（5）核素显像 胆道最常用的示踪剂是 ^{99m}TC-IDA，胆道梗阻时，肝显影和肝清除均延迟，胆管扩张时清除慢。尤其适用于先天性胆道闭锁引起的新生儿黄疸检查。

（四）诊断

1. 有黄疸的表现。

2. 实验室检查提示梗阻性黄疸如总胆红素升高，直接胆红素 / 总胆红素 > 35%，ALP 明显升高等。

3. 影像学检查示胆管扩张。

（五）鉴别诊断

1. **胆管结石** 有反复发作上腹痛病史，腹痛发作时伴有恶心、呕吐、寒战、高热等症状，以后出现黄疸并逐渐加重，易发生感染性休克。黄疸呈波动性，亦可持续。白细胞升高，实验室检查符合梗阻性黄疸诊断。超声或X线胆管造影发现结石。

2. **胰头癌** 多见于40岁以上男性。黄疸为慢性进行性，常有上腹不适或隐痛、胀痛，进餐后更明显。食欲减退，体重下降，小便色深，大便颜色变浅或呈灰白色陶土样。常可触及肿大胆囊。B超和CT可发现胰头占位性病变。

3. **壶腹周围癌** 因肿瘤靠近胆总管下端，黄疸出现较早，呈进行性加深。由于肿瘤发生溃疡，梗阻可部分缓解，黄疸为渐进加深，间或暂时减轻，腹痛不明显或仅有上腹不适。患者自觉食欲不振、消瘦，但不如胰头癌明显。有淤胆性肝硬化时常可触及肿大的胆囊。大便隐血试验阳性。

4. **胆管癌** 根据发生部位可分为上、中、下段胆管癌。中、下段胆管癌早期可出现黄疸；上段癌因肿瘤所处位置不同，黄疸出现早晚也不同。黄疸呈进行性加深，一般不会缓解。上、中段癌一般无胆囊肿大。B超、CT、PTC、MRCP有助于诊断。

5. **先天性胆总管囊性扩张症（先天性胆总管囊肿）** 典型的临床表现是腹痛、腹部肿块和黄疸三联征。好发于女性，多在2岁以前发病，亦可在成人时开始出现症状。梗阻性黄疸，可反复隐现，感染时黄疸加深，感染消退时减轻，常为儿童就诊的主要症状，可在出生后数周即出现，也可延续至数月或数年，因胆管梗阻程度不同而异。晚期可出现胆汁性肝硬化和门静脉高压症的临床表现，如果囊肿破裂可引起胆汁性腹膜炎。典型的临床表现结合影像学检查，多可明确诊断。

6. **肝内胆管囊性扩张** 即Carcli病，多在青年时出现症状，可继发结石及胆道感染，出现上腹部疼痛和发热，黄疸程度轻重不一，可有波动，发作时明显。B超、CT等影像学检查可明确诊断。

7. **胆管良性狭窄** 胆管狭窄患者可并发胆管炎而出现黄疸，常出现反复寒战、高热、间歇性黄疸。腹部手术史、外伤史及炎症病史为重要依据，B超、胆道直接造影可明确诊断。

8. **Mirizzi综合征** Mirizzi综合征是胆囊颈部结石压迫肝总管引起的梗阻或狭窄，出现梗阻性黄疸。伴有发热、寒战、疼痛等症状，B超、PTC、ERCP可发现结石，胆总管远端不扩张。

9. **硬化性胆管炎** 又称狭窄性胆管炎，是一种特发性淤胆性疾病。该病较少见，多为男性，男女比例约为2：1。发病年龄多数在20～50岁。本病起病缓慢，早期可无明显症状，仅在肝功能检查时提示血清胆红素增高。随病情发展，可出现波动性或慢性进行性黄疸，皮肤瘙痒，右上腹不适和腹痛，食欲减退、恶心、乏力等。有的患者也可表现为反复发作的胆管炎，出现间歇性不规则发热、畏寒等。后期发生肝硬化、门静脉高压者，可出现相应的症状和体征。实验室检查可发现淋巴细胞和嗜酸性粒细胞增高；血清胆红素明显增高，以直接胆红素升高为主；血清铜和铜蓝蛋白常增多；尿铜排泄也增高。部分患者的抗核抗体和平滑肌抗体可为阳性。影像学检查是本病的重要诊断手段，以经皮经肝胆道造影PTC和ERCP常用。表现为肝内外弥漫性胆管狭窄，胆管壁僵硬；胆总管常呈条索状，肝内胆管变细显得稀少，称"枯枝"或"剪枝"样改变；在狭窄的基础上可间有局部扩张，而表现为"串珠"状。

10. **肝癌** 肿瘤压迫肝内、外胆管引起梗阻性黄疸，影像学检查可发现肝内占位性病变，胆囊不肿大。有肝硬化、血清AFP阳性，提示为原发性肝癌；有其他脏器肿瘤病史者，提示为继发性肝癌可能。

三、治疗策略

（一）治疗原则

去除病因，如为肿瘤性疾病，应争取做根治性切除，恢复或重建胆汁通路。对胆管结石，原则为取尽结石、去除病灶、解除梗阻、通畅引流、防止复发。

（二）肿瘤可切除性的判断

肿瘤的可切除性除全身因素外，局部主要影响因素：①肿瘤侵犯胆管的范围；②门静脉有无侵犯；③有无肝叶侵犯或肝叶萎缩；④有无淋巴结转移及远处转移等。

（三）术前准备

1. 肿瘤术前肝功能的评估及保护　术前肝功能的评估除了按照常规肝功能检测结果进行Child-pugh分级评估外，还要进行肝的储备功能的评估检查，目前常用：①吲哚氰绿排泄试验；②葡萄糖耐受试验；③氧化还原负荷试验。三项检查中任何一项异常均提示肝脏储备功能差，不能耐受手术。术前如果病情允许应进行护肝治疗。

2. 凝血机制的改善　梗阻性黄疸患者大多存在凝血机制障碍，特别是黄疸深且时间长的患者，入院后应及早补充维生素 K，同时根据患者的具体情况输 FFP、凝血因子、冷沉淀和血小板等以改善凝血机制障碍。

3. 术前抗生素的应用　梗阻性黄疸患者即使未并发生感染，但胆汁培养的阳性率高，加之梗阻性黄疸可引起免疫功能低下，术后发生局部或全身感染的机会增多，可预防性应用抗生素，一般选用头孢菌素和甲硝唑。

4. 改善营养状况　30% ～ 60% 的梗阻性黄疸患者可能有营养不良。营养不良的患者术后易发生切口裂开、愈合不良、感染率增加、胃肠道排空延缓、恢复缓慢等并发症。对术前已有营养不良的患者，术前应给予营养支持。一般认为营养支持时间应为 7 ～ 17 日，时间过短，营养支持达不到效果。同时优先选择肠内营养，必要时再加用周围静脉营养；只能采用 TPN 时，应限制糖和脂肪的用量。同时注意补充白蛋白，力争白蛋白 > 35g/L。

（四）手术方案

选择恰当的手术方案：胆总管结石尽可能行切开取石 +T 管引流。对恶性梗阻性黄疸行肿瘤切除术，如肿瘤无法切除，可行姑息性手术，如 Roux-en-Y 手术，梗阻性黄疸梗阻以上部位胆管与十二指肠吻合等。具体术式详见相关章节。

（五）术后并发症及处理

1. 肾功能衰竭　梗阻性黄疸术后肾功能衰竭发生率为10%。术后防止肾功能衰竭的措施：①合理补液，防止循环血容量不足而加重肾缺血；②密切观察尿量，必要时使用呋塞米以保持充足的尿量；③可常规应用微量多巴胺（1 ～ 2μg/kg）以改善肾脏灌注。

2. 凝血障碍　梗阻性黄疸患者因维生素 K 缺乏，术后易并发出血。应补充维生素 K，同时应用止血药物，必要时补充凝血因子、纤维蛋白原等。

3. 胃肠道出血　梗阻性黄疸术后发生胃肠道出血的占 6% ～ 14%，其死亡率可达 50% ～

70%。预防措施：①抗生素控制感染；②应用 H_2 受体拮抗剂或泵离子抑制剂；同时可将硫糖铝混悬于生理盐水中经胃管注入，保护胃黏膜；③应用生长抑素；④适当应用扩血管药物，改善微循环，保证组织灌注；⑤应尽量缩短禁食时间，非经口营养时应注意补充足够的谷氨酰胺；⑥补充适量的脂溶性维生素。

4.有效合理的术后营养支持　梗阻性黄疸患者，特别是恶性梗阻的患者，往往需要接受复杂的手术治疗，手术创伤大，术后初期机体处于严重的应激紊乱，易发生水、钠潴留，并发代谢性酸中毒。因此，在手术创伤治疗的初期，主要是维持水、电解质与酸碱平衡，补充血容量，降低肾素－血管紧张素－醛固酮的活动，使潴留于机体内的水分加速排泄，恢复正常的胰岛素／胰高血糖的比例。等病情（呼吸、循环）平稳 48 小时后再根据营养测定的结果，按患者的营养需要量补给。

四、疗效及预后评估

各种不同疾病的疗效与预后评估详见相关章节。

五、出院医嘱

1.门诊随访，不适随诊。

2.带 T 管出院者，根据术中放置 T 管的部位及目的嘱患者行进一步处理，如胆道结石者，如有必要嘱患者 T 管造影或至少 6 周后胆道镜检查。

第二十二章　门静脉高压症

一、疾病概述

门静脉压力正常值为 $13 \sim 24cmH_2O$，平均为 $18cmH_2O$ 左右。门静脉高压症（PHT）是指各种原因引起门脉系统压力增高后，在临床上具有脾脏肿大和脾功能亢进、食管胃底静脉曲张和呕血、腹水等症状的疾病。门静脉高压症可分为肝内型和肝外型两类，肝内型占95%以上，肝内型又可分为窦前阻塞、肝窦和窦后阻塞两种，窦前阻塞的常见病因是血吸虫性肝硬化，肝窦和窦后阻塞的常见病因是肝炎后肝硬化。肝外型的主要病因是门静脉主干的血栓形成、闭锁、狭窄或海绵样变。

二、诊断策略

（一）病史采集要点

1.主诉　乏力、嗜睡、厌食；腹痛、腹胀、腹泻；牙龈出血、鼻衄、突发呕血或黑便等。或者查体发现脾肿大、腹水就诊。

2.现病史　（1）是否有呕血或黑便史，是否有消瘦、乏力、食欲减退等消化道症状。（2）有无脾肿大，脾功能亢进症，如①左上腹包块和疼痛；②牙龈出血、鼻衄，月经过多或伴有血块，外伤后易出血。（3）有无腹水症状，如①腹胀、裤带过紧等；②午后脚胀感。（4）其他：有无巩膜、皮肤、尿液发黄，性欲减退等表现。

3.既往史　是否有病毒性肝炎、肝硬化病史，有无消化道出血史，既往诊断与治疗经过。有无胃镜检查治疗病史。有无相关手术史。

4.个人史　有无酗酒和药物嗜好。是否来自血吸虫疫区，是否有疫水接触史。

5.家族史　家族中有无肝炎、肝硬化患者。

（二）体检要点

1.一般情况　发育、营养、体重、精神、血压。

2.肝功能慢性衰竭体征　黄疸、肝病面容、肝掌、蜘蛛痣、男性乳房发育、睾丸萎缩和女性月经不调等。

3.腹部体征　（1）腹壁静脉曲张的部位、程度、杂音和血流方向。（2）有无脐周皮肤变色、水母头征。（3）肝脏的大小、质地、压痛和肝浊音界。（4）脾脏的大小、质地、压痛、活动度和脾浊音界。（5）腹围、腹部移动性浊音和腹水征。（6）腹外疝表现。（7）痔表现。

（三）辅助检查

1.血常规　注意三系血细胞计数，以判断有无脾功能亢进。门静脉高压症患者常有脾功能亢进的表现，末梢血液检查时显示全血细胞的减少，尤以血小板和白细胞减少较为常见和显著。当以白细胞减少为主时，称为脾功能亢进性白细胞减少症，当全血红细胞、白细胞、血小板三系细胞都减少时，称为脾功能亢进性全血细胞减少症。如果白细胞少于 $0.09 \times 10^9/L$、血红蛋白少于 $60g/L$、血小板少于 $0.4 \times 10^9/L$，术前要进行相应准备，术前或术中输入红细胞、白细胞、血小板等。

2.肝功能检查　明确是否为肝炎活动期，估计肝储备能力。门静脉高压症的患者肝功能检查常表现为慢性肝病，肝功能受损，其中以合成功能障碍为主，当出现代谢功能障碍和或酶谱异常时，多为肝炎活动或肝细胞急性损害的表现，预后较差。门静脉高压症患者的肝功能一定要达到或基本达到正常后 3 个月以上才能手术，要排除慢性活动性肝炎后才能手术。

（1）肝脏合成功能　①血清白蛋白：是肝功能等级判断的重要指标之一，常有明显降低，如长期低于 $30g/L$，最好不要手术；②血清胆碱酯酶：是肝细胞制造的，肝细胞损害较重时常有降低；③凝血酶原时间：常反映肝脏合成凝血因子的情况，当肝细胞严重受损时凝血酶原时间常明显长于对照，也是肝功能较差的表现，一般不要轻易手术治疗；④血脂：当肝细胞长期受损时，常表现为血脂各指标的下降。

（2）肝脏代谢功能　①血清胆红素：为重要的肝功能指标，如果出现肉眼黄疸，最好推迟手术，应充分术前准备。②血氨：升高是肝脏解毒功能严重受损的指标，是肝性脑病表现之一。③酶谱：丙氨酸氨基转移酶（ALT）和天冬氨酸氨基转移酶（AST）：是肝细胞急性损害和坏死的敏感指标，此两项明显升高时，不宜考虑手术。碱性磷酸酶（AKP）和 γ- 谷氨酸转肽酶明显升高，是胆道梗阻时肝细胞受损的指标。

（3）其他　乙型肝炎病原学和甲胎蛋白、血清铜蓝蛋白、铜氧化酶、血清铜等的检查和眼科裂隙灯检查有助于排除肝癌和肝豆状核变性等少见先天性肝脏疾病。

3.B超检查　能显示腹水、肝脏大小、肝包膜、边角和形态、质地、脾肿大等。多普勒超声还可探测静脉管径、血流速度、血流量；探测门静脉系统侧支循环；探测血流方向及血流特点；通过搏动指数间接测量动脉阻力。正常时门静脉主干内径 < 14mm，门静脉高压时静脉常扩张，门静脉右支内径 ≥ 12.1mm，左支内径 ≥ 11.1mm，主干内径 ≥ 14.0mm，脾静脉内径 ≥ 7.0mm。正常人的肝门静脉血流是向肝的。术前对肝门静脉血流方向的判断对手术方式的选择有一定参考价值。肝硬化时，可因肝内动静脉短路的开放和（或）肝外肝门静脉侧支通路的形成而出现离肝血流。当肝门静脉血流仍向肝时，分流手术会影响肝门静脉的血液灌注，最终影响肝脏功能。只有出现肝门静脉离肝血流时，分流术才不会影响肝门静脉的肝灌注。

4.X线食管吞钡检查　食管吞钡X线检查在食管为钡剂充盈时，曲张的静脉使食管的轮廓呈虫蚀状改变；排空时曲张的静脉表现为蚯蚓样或串珠状负影。

5.CT检查　可以发现肝脏密度降低、肝脏各叶比例失调、肝门增宽、肝包膜呈锯齿状、胆囊移位、脾脏肿大、贲门周围静脉曲张的软组织影、腹水和胆道结石等改变。

6.磁共振血管造影术　通过静脉注射造影剂后行 MRI 检查，可以清楚显示门体循环间侧支开放情况，并可以通过计算得到血流方向、流速等信息。

7.纤维胃镜检查　可以明确有无胃底食管静脉曲张及静脉曲张程度，有无出血危险性（静脉曲张范围广、结节样、黏膜发红、并发食管炎提示破裂出血可能性大）。

8.肝门静脉造影　腹腔动脉造影的静脉相或直接肝静脉造影可以使门静脉系统和肝静脉显

影。可观察到肝门静脉主干的变化，观察肝门静脉血流方向、肝脏大小和侧支静脉，确定受阻部位。

9.肝门静脉测压

（1）直接肝门静脉测压　在经肝和经脾穿刺肝门静脉造影时，可以直接测量肝门静脉压力，也可在行腹腔手术中通过插管入门静脉或肠系膜上静脉直接测定门静脉压力。正常值为 $13 \sim 24cmH_2O$，平均为 $18cmH_2O$。门静脉高压时 $> 25cmH_2O$，食管静脉曲张时 $> 27cmH_2O$，发生曲张静脉破裂出血时 $> 33cmH_2O$。

（2）间接门静脉测压　经肝静脉置管测肝静脉楔压可以反映肝血窦的压力，经皮脾穿刺脾髓测压可以反映脾静脉压力。

10.内镜无创性测量食管曲张静脉的压力可以反映肠系膜上静脉压力。

11.病理学检查　当门静脉高压症的病因不明时，为了掌握肝脏病变的确切情况和制定治疗方法，可进行肝穿刺活检。

（四）诊断

1.诊断依据

（1）病因、病史　多有慢性肝炎病史、长期酗酒或血吸虫接触史。

（2）临床表现　脾肿大、腹水、食管静脉曲张是门静脉高压症的典型表现，其表现形式可有左上腹包块、腹胀、嗳气、消化道出血、牙龈出血、鼻衄、经血过多、腹壁静脉曲张、腹外疝、痔、腹水等。

（3）实验室检查　可有慢性肝功能损害和脾功能亢进的表现。

（4）影像学检查　B超、CT、MRI检查示肝脏弥漫性病变、脾脏肿大和腹水。胃底食管下段静脉曲张。超声多普勒肝门血流检查可见肝门静脉增宽、血流减慢或离肝血流、胃冠状静脉曲张和腹壁静脉曲张。

（5）纤维胃镜检查　直视下了解食管静脉曲张的程度、范围和方位。

2.临床类型　根据门静脉血流阻力增加的部位不同，可以将门静脉高压症分为肝前、肝内和肝后型。肝内型又可分为窦前型、窦后和窦型。在我国，肝炎后肝硬化是引起窦后和窦型阻塞性门静脉高压症的常见原因。常见的肝内窦前阻塞型病因是血吸虫病。肝前型常见原因是肝外门静脉血栓形成（脐炎、腹腔内感染、创伤等），先天性畸形（闭锁、狭窄或海绵样变等）和外在压迫（转移癌、胰腺炎等）。窦后型见于布—加综合征（Budd-Chiari Syndrome）、缩窄性心包炎、严重右心衰竭等。

（五）鉴别诊断

主要与引起上消化道出血、脾肿大和腹水的其他疾病鉴别。

1.门静脉高压症并发消化道大出血　当消化道疾病引起出血，在成人如果一次出血量在 800ml 以上（占循环血量的20%），出现休克体征者称为大出血。在成人如果一次出血量$<$ 800ml，不出现休克体征者称为消化道出血。

（1）胃、十二指肠溃疡出血　①可有溃疡性腹痛史：上腹痛具有周期性、发作性和节律性。②诱因多为精神过度紧张、劳累、饮食失调或服用某些药物（如阿司匹林、保泰松、肾上腺糖皮质激素等）。③前驱症状：出血前数日常有溃疡性腹痛发作，且以往有效的药物无效；出血前数分钟可有口渴、强烈恶心、乏力和眩晕等表现。④出血后腹痛多明显减轻。⑤出血表现以便血为主，呕出的血液多呈暗红色或咖啡色，可有血凝块。⑥辅助检查如纤维胃镜或X线钡餐证实消化性溃疡存在和（或）

出血。

（2）应激性溃疡或急性糜烂性胃炎出血（或称出血性胃炎）　①常发生在重病或大手术后2～12日；②内镜检查可见散在而多发的黏膜表层凝固坏死、糜烂、溃疡，不侵及肌层，愈合后无瘢痕，较少发生穿孔。③出血表现为反复间歇性发作，呕吐咖啡色液体或黑便；④病情较重，预后较差。

（3）胆道出血　①多有胆道（或肝内）感染、蛔虫、结石、肿瘤和创伤等；②出血以表现为柏油样便多见，呈周期性发作，出血时多伴有明显的右上腹痛或剑突下剧痛，其程度与出血速度有关，可出现畏寒、发热和阻塞性黄疸；③辅助检查如B超、CT、MRI可发现胆道疾病的表现。

（4）胃癌出血　①多有腹痛、食欲不振、乏力、消瘦、腹部包块、腹水等症状；②出血以黑便为主，持续少量，胃肉瘤时可有大出血；③辅助检查如纤维胃镜或X线钡餐证实恶性占位。

（5）贲门黏膜撕裂症　①出血前数分钟常有反复剧烈的呕吐或阵咳；②常在一次或多次吐出胃内容物后突然呕出大量鲜红色血液，可有血凝块；③纤维胃镜检查可见贲门前壁纵行黏膜裂伤。

（6）食管裂孔疝　①表现为间歇性呕血或黑便，以呕血为主，出血量多不大，常有反复发作史，伴有进行性贫血和体位性上腹痛；②典型表现为胃管不能插入。

2. 脾肿大

（1）溶血性贫血　尤以慢性溶血性贫血的脾肿大较为明显，但有反复溶血危象发作，同时伴有进行性贫血，周围血象可见球形红细胞，红细胞的脆性增加，网织红细胞增高，相关抗体明显增高。部分患者对脾切除有一定疗效。

（2）白血病　脾脏肿大是慢性白血病的特征，多同时伴有肝脏和淋巴结肿大，周围血中白细胞计数明显增多，并可见大量未成熟的白细胞，骨髓象中可见其特异表现。此病为脾切除的禁忌证。

（3）霍奇金病　脾型霍奇金病是以脾肿大为主要表现的一种少见类型，多伴有严重贫血，且脾功能亢进表现明显，周围血中淋巴细胞相对增多，淋巴结活检是确诊的主要方法，此病不主张手术治疗。

（4）疟疾　此病的脾肿大多伴有明显左季肋部疼痛，询问病史多有疟疾病史或流行区居住史，或有周期性发冷、发热、出汗病史，可有单核细胞和网织红细胞增多。血液或网状内皮系统组织中找到疟原虫可以确诊。此病脾肿大非常明显时可以考虑脾切除手术。

（5）脾脏肿瘤　比较少见，一般分为良性和恶性两类，影像学检查多表现为局灶性病变。无法确诊时，可行骨髓检查排除脾切除的禁忌证后行剖腹探查。

3. 腹水　腹水形成的原因很多，一般有腹水时不宜手术。

（1）充血性心力衰竭　心源性腹水时常伴有明显的肝脾肿大，可伴有呼吸困难和端坐呼吸，体检时可发现相关阳性体征和异常心电图表现。

（2）慢性缩窄性心包炎　此病除腹水外还可有肝肿大和全身水肿，超声心动图检查可以确诊。

（3）肾小球肾炎　此病除腹水外还常有浆膜腔积液和全身水肿，尿常规和肾功能检查可以确诊。

（4）结核性腹膜炎　此病可有中等量腹水出现，一般见于病程较急和全身中毒症状较明显的病例，患者可有发热、盗汗等表现。其腹水为渗出性，腹水涂片、培养或接种发现结核杆菌可确诊。

（5）腹膜癌　腹膜转移癌是腹腔内脏癌肿的终末期表现，多由胃、肝、胰及卵巢等癌种植性迁徙所形成。此种癌性腹水生长迅速，往往为血性，密度高低不一，腹水中LDH活性较血清LDH活性为高，腹水中找到癌细胞可以确诊。

三、治疗策略

（一）治疗原则

门脉高压症外科治疗的主要目的是治疗门静脉高压症的四大严重并发症；食管胃底静脉曲张破裂所致的大出血，严重脾肿大、脾功能亢进，顽固性腹水、肝性脑病。手术治疗的死亡率及预后与肝功能损害程度有密切关系。必须正确判断肝储备力，慎重选择手术适应证。

（二）手术治疗方法

1. *外科治疗的适应证* ①脾功能亢进；②腹水；③胃底食管黏膜下曲张静脉破裂出血。

2. *手术方式和手术时机选择* 手术治疗可在食管胃底静脉曲张破裂出血时急诊施行，也可为预防再出血择期手术。急诊手术用于保守治疗无效的病例。对无出血的患者，一般认为，肝静脉压力梯度＞12mmHg 或食管曲张静脉压力＞15mmHg，内镜下呈红斑征或红斑征面积比值＞15%，多普勒超声发现食管壁厚＞8 mm、食管静脉或胃左静脉出现逆肝血流等均为出血的高危因素，可行预防性手术治疗。Child A 级患者可以施行分流，但也是断流的最好适应证。Child B 级患者慎行分流，以断流为宜。Child C 级患者禁忌分流，断流术是挽救患者的唯一希望。严重脾肿大，合并明显的脾功能亢进，最多见于晚期血吸虫病，也见于脾静脉栓塞引起的左侧门静脉高压症，对于此类患者，单纯脾切除术效果良好。对于终末期肝病并发门静脉高压食管胃底静脉曲张出血的患者，肝移植是理想的方法，即替换了病肝，又使门静脉高压系统血流动力学恢复正常。

3. *术前准备*

（1）资料准备 备齐术前1周内的肝、肾功能、三大常规、凝血功能、血液生化和 B 超、CT、胃镜、钡餐等检查资料。Budd-chiari 综合征患者尚需了解心肺功能。

（2）患者准备 术前1周开始给予维生素 K，肝功能有异常者静脉滴注保肝药物1周左右。术前3日进流质饮食，必要时可适当输液。术前2～3日开始给予肠道抑菌剂，如卡那霉素、甲硝唑等，减少术后肝昏迷的发生。

（3）出血患者先用非手术疗法，选择时机手术。

4. *术后处理*

（1）一般处理

①严密观察生命体征，每日查肝肾功能、电解质、血糖、酮体至病情稳定为止，通常需5～7日，发现异常时处理。

②加强全身支持治疗，继续补液，输新鲜全血、血浆及人体白蛋白，加强保肝治疗，防止肝硬变大出血及手术创伤后并发肝功能不全。

（2）并发症及处理

1）分流术后并发症

①急性胃黏膜损害 多见于术后胃出血，表现为咖啡样或血样胃液。必要时行纤维胃镜检查确诊。给予前列腺素改善胃黏膜血流，加强胃黏膜屏障作用；给予制酸剂和外分泌抑制剂等；应用各种止血药物、输血及止血措施。无效时考虑手术治疗。

②脾热 指脾切除术后没有明显感染存在，而经常有38℃左右的弛张热，经久不退。原因不明，可能与脾静脉内血栓形成和免疫功能变化有关，可给予活血化瘀药物及吲哚美辛治疗。

③吻合口血栓形成 分流术后早期吻合口血栓形成，通常表现为食管胃底曲张静脉复发出血。晚期血栓形成的表现形式有多种，如脾大、门体分流性脑病加重、腹水加重等。血管造影可明确诊断。

治疗可采用溶栓等方法。

④肝性脑病和肝性脊髓病 为分流术后最严重的并发症。肝性脑病患者，若肝功能尚好，通过限制蛋白摄入和利用肠道抗生素等，脑病尚可得到控制。肝性脊髓病是一种肝硬化门静脉高压发展到一定程度，由于自然形成的广泛门体静脉侧支循环或门体静脉分流术后出现的以脊髓病变为主要症状的综合征。临床上表现为隐匿起病的对称性下肢痉挛性瘫痪，进行性加重。治疗：保肝、降氨、限制分流量，施行结肠旷置术等，可使病情得到缓解。

⑤肝功能衰竭 是指与手术有关原因引起的严重肝损害，常伴有意识障碍。无特殊治疗方法，应以预防为主。

⑥肝肾综合征 指由于肝脏失代偿引起的自发性肾功能衰竭，特点是缺少常见的致肾功能不全的病因，而出现氮质血症和少尿等肾功能衰竭的征象，属继发性功能性障碍。

2）断流术后并发症

①食管曲张静脉复发破裂出血 断流手术未能彻底阻断食管下段静脉如漏扎高位食管支，以及术后新生侧支循环的建立使食管胃底静脉再次出血。因此，预防复发出血的关键是手术中的处理。一旦出现复发出血，先保守治疗，药物无效者，考虑门体分流术。

②肝性脑病 断流术后肝性脑病的发生率明显低于分流术，处理同分流术并发症的处理。

四、疗效及预后评估

（一）疗效评估

1. 治愈 无再出血，腹水消失，脾功能亢进症状消失，切口愈合，无血栓形成。或肝移植术后无明显排斥反应，食管静脉曲张及腹水消失，肝功能正常。

2. 好转 肝功能接近正常，腹水基本消退，症状减轻，全身情况改善。或食管胃底静脉曲张程度改善。

3. 未愈 治疗后腹水、食管胃底静脉曲张程度等症状、体征无改善，甚至加重。

（二）预后评估

手术治疗的死亡率及预后与肝功能损害程度有密切关系。Child A、B、C 三组的手术死亡率分别为 0～5%、10%～15%、>25%。有资料表明，再出血发生率在断流术为 6.90%，分流术为 15.75%。肝性脑病分流术后发生率达 12.92%。

五、出院医嘱

1. 定期随访，不适随诊。每 1～3 个月随访 1 次，复查肝、肾功能、血常规、B 超和食管 X 线钡餐等，有恶变可能者还应复查 AFP 等。

2. 生活规律，柔软、高蛋白、易消化饮食。

3. 长期保肝治疗，如肌苷片、葡醛内酯片等。

4. 治疗门静脉高压症的其他相关并发症。

5. 肝移植术后患者术后继续抗排斥、抗病毒治疗，并定期复查。

第二十三章　胆道疾病

第一节　急性胆囊炎

一、疾病概述

　　急性胆囊炎是胆囊发生的急性化学性和（或）细菌性炎症，是外科急腹症中的常见病。主要是因胆囊颈部或胆囊管由于结石嵌顿（占80%）或其他因素（如胆囊管扭曲、粘连、炎性狭窄或蛔虫堵塞等）梗阻，导致胆汁排出受阻，造成炎症。如果胆管通畅，炎症可在几小时内消失。一般结石性胆囊炎患者60%～80%经有效的保守治疗，可因结石的移动或梗阻部位黏膜充血水肿消退而症状缓解。也有约5%的患者并无胆道梗阻，可能是由胆囊动脉栓塞或严重创伤和大手术后胆囊收缩功能减低，胆汁淤滞，胆盐浓度增高，刺激胆囊黏膜，或胰液反流入胆囊损害胆囊黏膜引起非结石性胆囊炎，此时疾病将迅速发展成坏疽性胆囊炎，死亡率很高。

二、诊断策略

（一）病史采集要点

　　1. 主诉　右上腹部剧烈疼痛，持续性绞痛或阵发性加重，疼痛常放射致右肩背部。

　　2. 现病史　（1）可能的诱发因素：询问发病过程，有无明确的病因或诱因，有无胆囊炎、胆结石病史，是否劳累、进油腻食物，非结石性胆囊炎多见于严重创伤、手术、烧伤、感染及其他危重患者。（2）腹痛特点：询问有无右上腹部疼痛、腹胀，是持续性还是阵发性，持续疼痛的时间、程度，腹痛发作有无明显诱因规律，有无放射到右肩、背部。变换体位是否缓解。（3）伴随症状：是否伴有恶心、呕吐、乏力、厌食、厌油腻等症状，有无寒战、高热、皮肤巩膜黄染。有无皮肤瘙痒，有无尿色加深，有无陶土色粪便等。（4）其他：治疗情况及饮食生活习惯等。

　　3. 既往史　有无胆囊结石相关病史，如肝炎、肝硬化、胃切除术、长期全胃肠外营养、糖尿病、慢性溶血等。有无"胃病"史。

　　4. 家族史　询问家族中有无类似患者。

（二）体检要点

　　1. 全身情况　面容表情、体位，常表现为急性病容，患者不停变换体位来缓解疼痛。体温常在37.2～38.9℃，当出现寒战、发热，体温可达38.9℃以上，呼吸浅快。注意检查皮肤巩膜有无黄染、皮肤抓痕。黄疸原因是因为肿大的胆囊压迫邻近胆总管或胆囊急性感染波及肝胆系统造成。如果胆囊颈部结石压迫肝总管引起黄疸，则称为Mirizzi综合征。

　　2. 腹部检查　腹部外形，压痛部位即右上腹或剑突下有无压痛和肌紧张，Murphy征是否阳性。

胆囊区有无触及肿块，如触及肿块可能是肿大的胆囊或网膜包裹，在病程后期肿块则表示胆囊周围脓肿形成。有无腹膜刺激征、麻痹性肠梗阻。胆囊化脓、坏死、穿孔后可出现腹膜炎体征及麻痹性肠梗阻，肠鸣音消失。

（三）辅助检查

1. 血常规检查　白细胞计数增加，一般为（10～15）×10⁹/L；中性粒细胞比例增高。

2. 肝功能、凝血功能检查　部分患者肝功能轻度异常，表现为 ALT、AST 升高，血胆红素可以轻度增高（胆囊炎症波及胆总管所致），尿胆红素、尿胆原一般为阴性，炎症重者尿胆原增加。

3. 电解质检查　对进食少、治疗不正规者，应注意有无电解质紊乱。

4. 血清淀粉酶　可轻度升高，提示合并急性胰腺炎（胆源性胰腺炎）。急性结石性胆囊炎患者血清淀粉酶升高时，应考虑是否合并胆总管结石。

5. 心电图　急性胆囊炎患者可有心电图的暂时改变，如 T 波低平或倒置、房性或室性早搏。如出现异常 Q 波或 ST 段抬高，则应考虑心肌梗死。

6. 影像学检查　B 超、CT、MRI 可发现胆囊肿大、壁厚，伴结石时可见胆石团和声影。其中 B 超为急性胆囊炎的首选检查方法。

7. 胆道核素扫描　胆囊管是否梗阻或胆道是否通畅对诊断急性胆囊炎很重要，胆道核素扫描能判断梗阻部位。

（四）诊断

1. 诊断依据

（1）多有胆囊结石病史。

（2）多因进食油腻食物或劳累后突然发生右上腹痛，一般为持续性绞痛，阵发性加剧，并可向右肩部放射。常伴有恶心、呕吐、发热，少数有黄疸（Mirizzi 综合征）。

（3）体检　体温升高，右上腹压痛，或有肌紧张、反跳痛、Murphy 征阳性。部分患者可触及肿大而有触痛的胆囊。

（4）白细胞计数增高，一般为（10～15）×10⁹/L；中性粒细胞比例增高；白细胞计数＞15×10⁹/L，常提示已发展为化脓性或坏疽性胆囊炎，甚至有胆囊穿孔可能，需急诊手术。

（5）B 超检查可发现胆囊增大、壁水肿，呈"双层征"或见胆石光团及声影。

2. 临床类型

（1）从病因上可分为结石性与非结石性。90% 以上伴有胆囊结石，并由于胆囊管或胆囊颈管被结石阻塞而诱发；非结石性胆囊炎可见于急性感染性疾病的病程中，其发病原因多为细菌感染，少数患者起因于胆道先天性异常、胰腺炎或因肿瘤、结缔组织增生、扭曲等而引起的胆囊管梗阻，还可发生在某些应激反应之后。

（2）按病理又可分为单纯性、化脓性、坏疽性胆囊炎，此三种类型为同一病理过程中的不同阶段，并最终发展为胆囊穿孔，产生局限性脓肿或弥漫性腹膜炎。

（五）鉴别诊断

1. 胆绞痛　可自行缓解或经解痉止痛治疗后很快恢复，并不发展为胆囊的急性炎症。

2. 消化性溃疡穿孔　患者多有消化性溃疡病史，穿孔前常自觉溃疡症状加重，多为上腹部突发性、持续性、刀割样痛。查体多有弥漫性腹膜炎的临床表现，腹部触痛明显，腹肌紧张呈板状腹，肝浊音界缩小或消失。80% 患者 X 线检查可发现膈下游离气体；白细胞计数明显升高。

3. 急性胆管炎　起病急、发展快，常可继发急性胆囊炎；主要表现为腹痛、寒战和高热、黄疸等 Charcot 三联征。严重者还可出现休克、中枢神经抑制的表现，即 Reynolds 五联征。上腹及右上腹压痛、反跳痛、肌紧张，肝区叩击痛；白细胞计数明显升高，中性粒细胞比例升高伴核左移；B 超可见胆管增粗、管壁毛糙，或胆管结石。

4. 急性重症肝炎　特点：①乏力、食欲缺乏伴呕吐、腹部不适，出现肝昏迷及明显的出血倾向，有的迅速出现脑水肿、腹水、肝肾综合征；②黄疸迅速加深；③肝炎标志物阳性；④ ALT、AST 及胆红素明显升高，部分严重患者出现"酶胆分离"现象；⑤凝血酶原时间延长；⑥ B 超肝体积缩小。

5. 急性胰腺炎　特点：①常有暴饮暴食史，腹痛以上腹正中或右上腹为重；②腹肌紧张、全腹压痛及反跳痛；③腹腔穿刺液为血性，淀粉酶升高明显；④血尿淀粉酶升高；⑤ B 超或 CT 检查可发现胰腺肿大、腹腔积液，有时可发现胰腺坏死灶，胆囊可无明显异常。

6. 急性阑尾炎　特点：① 70% ～ 80% 的患者有转移性右下腹痛，多数患者有胃肠道症状，严重时有全身中毒症状；②右下腹有固定压痛点（麦氏点），白细胞计数可升高。

7. 右下肺炎　①常有胸痛、咳嗽、铁锈痰，右下肺湿变；②腹痛体征不明显；③胸部 X 线有异常征象。

8. 绞窄性肠梗阻　①具有肠梗阻的一般表现：腹痛、呕吐、腹胀，肛门停止排气、排便；②肠梗阻发展至绞窄性时，病情发展迅速，甚至出现休克；③腹膜刺激征明显，腹胀不对称，可见肠型；④腹腔穿刺抽得血性液。

9. 肠系膜血管栓塞　①有风湿性心脏病、动脉粥样硬化或癌肿，血管损伤病史；②发病初腹痛范围广、肌紧张和触痛不显著，6 ～ 12 小时后出现腹膜刺激征并很快进入休克；③血管造影可发现病变部位。

10. 右侧肾盂肾炎　①起病急，常有寒战或畏寒、发热，有时有恶心、呕吐；②疼痛多为腰痛，少数有腹部绞痛，沿输尿管向膀胱方向放射，常有尿道刺激征；③尿常规检查可见脓尿、血尿、蛋白尿。

11. 右输卵管炎　①腹痛多位于下腹，伴发热，可达 40℃；②下腹压痛、反跳痛、肌紧张；③妇科检查，可见阴道血性或脓性分泌物，宫颈举痛，有时可触及输卵管或卵巢肿块，压痛明显。

三、治疗策略

（一）治疗原则

急性胆囊炎确诊后即应外科治疗，手术应视具体病情而定。胆囊切除手术方式有腹腔镜胆囊切除术、开腹胆囊切除术、胆囊大部切除术、胆囊造瘘术。手术方式的选择应根据患者全身及局部情况，遵循安全、有效的原则。原则上应首选腹腔镜胆囊切除术。对症状较轻微的急性单纯性胆囊炎，可考虑先用非手术疗法控制炎症，待进一步查明病情后择期手术，治疗包括禁食（早期）、充分补液、营养支持、抗感染、解痉止痛等。

（二）手术治疗

1. 手术时机选择

对于急性结石性胆囊炎的手术时机，有人倾向于在发病后 72 小时内进行，也有人主张在急性炎症控制后 2 ～ 3 个月延期实施为宜。一般认为，如急性期已超过 72 小时，由于局部组织水肿严重，胆囊三角解剖不清，手术难度大，术后并发症多，应尽可能保守治疗，争取在炎症消退后6～12周再行择期手术。如果保守治疗无效，则不论症状出现时间多长，应积极手术，以免加重感染中毒症状，延误治疗时间，增加手术难度，增加并发症。

2. 手术方式选择

（1）胆囊切除术　适合大多数患者，为急性胆囊炎彻底治疗方法。正常情况下，患者一般状况较好，并发症较轻，能耐受手术者，多行胆囊切除术。如有胆总管探查指征，必须同时行胆总管探查。

（2）胆囊造口术　适用于病情危重，全身情况较差，估计不能耐受麻醉与胆囊切除术；胆囊炎症粘连严重，解剖关系不清；基层医院无胆囊切除把握时。手术吸尽胆囊内容、清除结石，胆囊内置蕈状引流管。文献报道高龄患者急诊胆囊切除无论并发症和死亡率均高于择期手术。所以，这种操作方便、创伤小的术式，能充分引流，减少并发症，为二次手术创造了条件。

（3）胆囊部分切除术　适用于胆囊病变重而切除又有困难者。肝床部分胆囊壁可不切除，予以刮除或电灼破坏黏膜。另一较少采用的手术方式是结扎胆囊管，切开胆囊底部取出结石，破坏胆囊黏膜，胆囊内放置引流管，逐渐拔除。

3. 腹腔镜胆囊切除术简要手术步骤

（1）气管内全麻。

（2）患者取仰卧位，轻度头高足低（10°～15°），右侧略高。脐下方穿刺建立气腹。并以此为进镜孔，上腹正中剑突下，锁骨中线右侧肋缘下作手术操作孔（三孔法），必要时于腋前线右肋缘下安放第四操作孔（四孔法）。

（3）锁骨中线抓钳提起胆囊壶腹部向头侧牵推，显露胆囊三角。

（4）解剖胆囊三角　用分离钳钝性撕开或电凝钩钩开胆囊三角区浆膜，游离出胆囊管和胆囊动脉，确认胆总管位置。用结扎锁或钛夹夹闭胆囊动脉和胆囊管后予以离断。

（5）分离切除胆囊　如为三孔法操作，以锁骨中线抓钳提起胆囊壶腹部向上翻，使胆囊和胆囊床之间保持一定张力，使用电凝钩沿该间隙切除胆囊，创面注意妥善止血。

（6）取出胆囊标本、缝合切口　将胆囊标本自剑突下孔道取出，必要时扩大切口。

4. 术后处理

（1）常规处理　术后常规心电监测。糖尿病患者应定期3～4小时监测血糖，适当应用胰岛素，使血糖维持在7.8mmol/L以下，预防其可能发生的并发症。纠正水、电解质及酸碱平衡，保护心、肺、肾等重要脏器功能，鼓励患者早期下床活动和咳嗽、咳痰，加强术后肺部护理，积极防治并发症和处理伴发疾病。

（2）并发症处理

①术后出血　常见原因为胆囊动脉或静脉支结扎线脱落和肝床剥离面渗血，此二者临床鉴别困难。如疑有腹腔内活动性出血，应积极再手术。

②胆瘘形成　原因：胆囊管残端结扎不牢及胆囊部分切除时胆囊管处理不可靠，肝管损伤。术后出现胆瘘应充分引流，如引流通畅，患者一般状况良好，多数胆瘘可在短时间内自行愈合。长期不愈者，需再手术。如有胆汁性腹膜炎，应再手术。

③术后黄疸　手术后患者出现梗阻性黄疸，主要是损伤了胆总管。处理：a.查肝功能及B超，明确是否为梗阻性黄疸；b.确有胆管狭窄者可行经皮肝胆穿刺造影；c.决定再手术，修复损伤，引流胆总管。

④胆囊造口管　术后2周造影证实胆囊内结石取尽，胆总管内无结石，且胆囊管、胆总管均

通畅，可拔出造口管。但术后 3 个月应择期行胆囊切除术。

四、疗效及预后评估

（一）疗效评估

1. 治愈　术后症状、体征消失，切口愈合，无并发症；或非手术治疗后，急性症状、体征消失。
2. 好转　治疗后症状、体征减轻，或需择期手术。
3. 未愈　症状、体征无改善。

（二）预后评估

一般结石性胆囊炎患者 60%～80% 经有效的保守治疗，可因结石的移动或梗阻部位黏膜充血水肿消退而症状得以缓解，但经保守治疗缓解后不少患者仍会复发，最终需经手术治愈。非结石性胆囊炎、老年性胆囊炎、合并血管硬化的病例易出现穿孔，老年患者病情进展快，容易并发严重脓毒血症，要及时治疗。手术方式根据患者病情而定。对无并发症的胆囊切除，一般预后良好。

五、出院医嘱

1. 注意休息，低脂饮食。
2. 门诊随访，复查肝功能及 B 超。如有不适，及时就诊。
3. 有症状者可用解痉及消炎药。
4. 对结石性胆囊炎非手术治愈者，建议 1.5～3 个月后择期手术，切除胆囊。

第二节　慢性胆囊炎

一、疾病概述

慢性胆囊炎是指胆囊的慢性炎症病变，可分为慢性结石性胆囊炎和慢性非结石性胆囊炎。两种胆囊炎胆囊的病理改变相类似，可以从轻度的胆囊壁慢性炎性细胞浸润直至胆囊的组织结构破坏、纤维瘢痕增生、完全丧失其生理功能，或合并有胆囊外的并发症。引起此病理改变的原因可能是多方面的，如胆囊管的部分梗阻、胆囊的长时间胆汁停滞、细菌或病毒感染、浓缩胆汁的刺激、胰液反流、胆道的霉菌及寄生虫感染、过敏反应等。临床表现为上腹不适、慢性消化不良等症状。

二、诊断策略

（一）病史采集要点

1. 主诉　发作性（或间断性）右上腹或上腹部疼痛或伴厌油、腹胀、嗳气等消化不良症状。
2. 现病史　询问腹痛的性质，多数患者有胆绞痛病史，腹痛部位在右上腹，有肩背部放射痛。有无诱因，有无规律性，是否与饮食有关。有无厌油、腹胀、嗳气，有无腹泻等消化道症状。过去有无类似发作史，有无急性胆囊炎发作史，是否反复发作，每次发病与饮食、劳累等外部因素的关系。过去做过何种检查和治疗。

3. 既往史　询问有无肝炎、肝硬化、慢性胃炎、消化性溃疡、糖尿病、慢性溶血、胃切除手术、长期胃肠外营养等疾病史。

（二）体检要点

1. 注意有无黄疸，少数患者由于胆囊周围炎症较重，或胆囊管内有结石且压迫胆总管，可出现轻度黄疸。

2. 腹部检查　腹部压痛部位，一般位于右上腹胆囊区，有轻度压痛和不适感。有无腹部肿块。Murphy 征是否阳性等。

（三）辅助检查

1. B 超　是诊断胆囊炎的首选方法，可显示胆囊大小、壁厚，确定胆囊、胆囊管与肝总管、胆总管内有无结石。

2. 胃镜检查　对表现为不典型消化道症状、体征者，有助于和胃十二指肠疾病鉴别。

（四）诊断

1. 发作性右上腹或上腹部疼痛，多为脂肪餐诱发或睡眠时发作，可向肩背部放射，疼痛多持续性加重，可以经治疗后缓解或自行缓解。

2. 疼痛发作时患者常同时有恶心、呕吐、腹胀等表现。

3. 查体可有右上腹部局限性压痛，伴有急性炎症时可有 Murphy 征阳性等。

4. B 超示胆囊缩小，胆囊壁增厚，排空功能减退或消失，或发现胆囊结石。

（五）鉴别诊断

1. 胃十二指肠疾病　①消化性溃疡的临床特点为：慢性过程、周期性发作、节律性疼痛；②消化性溃疡与进食时间有关，而慢性胆囊炎则与饮食质量有关；③胃十二指肠疾病进油腻食物后不会加重症状，而慢性胆囊炎患者常可诱发；④胃镜：胃镜下可见活动性溃疡或肿瘤。

2. 胆囊癌　①有长期发作的胆囊炎及胆囊结石病史；②胆囊体、底部不规则肿块或因胆囊管阻塞，胆囊积液、肿大；③由于肝门部局部侵犯或淋巴结转移，导致阻塞性黄疸。

3. 慢性胰腺炎　临床上表现为顽固性上腹痛，胰腺功能不同程度受损，胰腺影像检查及胰腺组织学检查异常。

4. 慢性肝炎　多表现为厌食、厌油、食欲缺乏、右上腹隐痛不适。查肝功能和肝炎标志物阳性。

5. 胆囊息肉　症状体征与慢性胆囊炎难区别，主要通过 B 超鉴别，B 超特点是胆囊黏膜上的强回声隆起性病变，不随患者体位改变而移动，并缺少结石的特征性声影。

6. 心绞痛　心绞痛有时可放射至剑突下，无相关的腹部体征，且心电图有相应改变。但慢性胆囊炎胆绞痛可引起心绞痛，因此，胆囊炎诊断明确的患者，应常规查心电图。

三、治疗策略

（一）治疗原则

1. 非手术治疗　对于没有症状的慢性胆囊炎、胆囊结石可口服消炎利胆药物治疗。对于年老体弱，并存严重心、肺等重要器官疾病而不能耐受手术的慢性胆囊炎、胆囊结石患者，可根据具体病情选择鹅去氧胆酸或熊去氧胆酸和消炎利胆等中西医结合治疗。慢性胆囊炎急性发作的患者在非手术治疗的同时应密切观察病情的变化，随时做好手术治疗的围手术期准备。

2. **手术治疗**　对于有症状的慢性胆囊炎、胆囊结石有效的治疗手段是行胆囊切除术。根据具体病情可首选腹腔镜胆囊切除术及保胆取石术。

（二）术前准备

1. **手术指征**　慢性胆囊炎诊断明确，症状、体征明显。

2. **禁忌证**　年老体弱，患有严重内科疾病，不能耐受手术者。患者有原因不明的黄疸，疑有肝胰壶腹周围癌、高位胆管癌可能者，不应盲目先进行胆囊切除术。

3. **常规准备**　评估有无肝损害，有内科合并症者，应控制在能耐受手术的范围。

（三）术后处理

1. **一般处理**
（1）胃肠减压　术后即可拔出。
（2）输液，维持水、电解质平衡，排气后恢复饮食。
（3）根据病情合理应用抗生素。

2. **观察巩膜**　注意有无黄疸发生，通常胆总管完全损伤致胆道完全不通者，12 小时即可有明显的黄疸出现。

3. **引流管**　注意观察引流液的色、量及性状，一般术后 24 ～ 48 小时即可拔出。若术后一直有较多胆汁渗出，应考虑有胆瘘形成。

（四）并发症及处理

1. **术后出血**　常见原因为血管结扎线脱落和肝床剥离面渗血，多发生在 12 小时内，两者鉴别困难。通过对血压、脉搏及输液、输血反应的严密观察来判断有无活动性出血，腹腔内有活动性出血者，宜立即再手术。

2. **胆瘘形成**　原因：胆囊管残端结扎不牢及胆囊部分切除时胆囊管处理不可靠，肝管损伤。术后出现胆瘘应充分引流，如引流通畅，患者一般状况良好，多数胆瘘可在短时间内自行愈合。长期不愈者，需再手术。如有胆汁性腹膜炎，应再手术。

3. **术后黄疸**　手术后患者出现梗阻性黄疸，主要是损伤了胆总管。处理：①查肝功能及 B 超，明确是否为梗阻性黄疸；②确有胆管狭窄者可行经皮肝胆穿刺造影；③决定再手术，修复损伤，引流胆总管。

4. **腹泻**　对于部分术前胆囊尚有功能者，术后短期可有进油腻食物后腹泻的症状。无须特别处理，常在 3 ～ 5 个月后恢复正常。

四、疗效及预后评估

（一）疗效评估

1. **治愈**　胆囊切除术后，症状、体征消失，切口愈合，无并发症。

2. **好转**　非手术治疗后，症状减轻或缓解。

3. 未愈　症状、体征无改善。

（二）预后评估

大多数患者手术后症状、体征消失，切口愈合，无并发症，可完全治愈，预后良好。少部分患者术后可能出现胆囊切除术后综合征。

五、出院医嘱

1. 注意休息，低脂饮食。
2. 门诊随访，复查肝功能及 B 超。如有不适，及时就诊。
3. 有症状者可用解痉及消炎药。

第三节　胆囊结石

一、疾病概述

胆囊结石是常见病、多发病。根据结石的化学成分，可分为胆固醇结石（占 90%）、胆色素结石及混合结石。胆囊结石的发病与生活水平的提高和饮食习惯、营养状况的改善、妊娠、遗传、手术史、用药史和一些疾病如肝硬化和糖尿病等均有一定的关系。大部分胆囊结石无症状，少数发作胆绞痛，继而并发急性胆囊炎、急性胰腺炎、梗阻性黄疸等。发作期与间隙期反复交替。在间隙期多数患者无症状，少数患者只有轻微症状，即饱胀、嗳气、消化不良或上腹钝痛等非特异性的慢性消化道症状。结石对胆囊黏膜的慢性刺激，还可能导致胆囊癌的发生。

二、诊断策略

（一）病史采集要点

1. **主诉**　无症状，体检发现胆囊结石。或出现持续性右上腹痛，阵发性加剧，向右肩背部放射伴有恶心、呕吐等就诊。

2. **现病史**　询问有无因结石阻塞或炎症而发生并发症的临床表现，如胆绞痛、急性胆囊炎、继发性胆总管结石、急性胰腺炎等。发作期与间隙期反复交替是胆囊结石患者的常见临床表现。急性症状缓解后，间隙期数周至数年不等，在间隙期，多数患者无症状，少数患者可有饱胀、嗳气、消化不良症状或上腹钝痛等非特异性的慢性消化道症状等。进食特别是进油腻食物后，消化道症状是否加剧，是否诊断"胃炎""胃病"，但服用治疗胃炎药物无效，是否厌油腻食物。有无夜间痛等。

3. **既往史**　询问有无肝炎、肝硬化、慢性胃炎、消化性溃疡、糖尿病、慢性溶血、胃切除手术、长期胃肠外营养等疾病史。

（二）体检要点

无症状胆囊结石或慢性胆囊炎患者可无任何体征，出现胆绞痛者上腹或右上腹有轻压痛。合并胆总管结石或急性胆囊炎时，可出现发热、寒战或 Murphy 征阳性。超过 3 小时的疼痛往往提示胆囊炎，急性胆囊炎的常见体征为右上腹压痛、反跳痛、肌紧张，有时可触到肿大的胆囊，Murphy 征阳性。

（三）辅助检查

1. 实验室检查　单纯胆囊结石一般不出现肝功能障碍或黄疸，故实验室检查多无阳性结果。

2. B 超　B 超检查是首选的诊断方法，确诊率在 95% 以上。

3. X 线检查　腹部平片检查可在右上腹部显示约 15% 的胆囊结石影。口服胆囊造影可了解胆囊功能，显示胆囊的形态和胆囊内充盈缺损，可为诊断提供依据。

4. CT、MRI 检查　CT 和 MRI 检查为无创伤性诊断方法，但对胆囊结石的诊断价值不及 B 超。

（四）诊断

1. 无症状（静止性胆囊结石），或出现持续性右上腹痛，阵发性加剧，向右肩背部放射伴有恶心、呕吐等。或只有轻微症状，即饱胀、嗳气、消化不良或上腹钝痛等非特异性的慢性消化道症状。

2. B 超等辅助检查发现结石。

（五）鉴别诊断

1. 慢性胃炎　主要表现为上腹不适、食欲减退及消化不良等。纤维胃镜检查可确诊。

2. 消化性溃疡　具有长期性、周期性、规律性，进食后疼痛可缓解，常于春秋季发病或症状加重，消化道钡餐或纤维胃镜检查有鉴别价值。

3. 胃下垂　本病一般伴有其他脏器下垂，如肝、肾等。主要临床表现为上腹不适，尤其饭后加重，平卧时症状可减轻，消化道钡餐检查可确定诊断。

4. 病毒性肝炎　可引起右上腹痛及压痛，但常有乏力、食欲缺乏，丙氨酸氨基移换酶（ALT）明显升高，且持续时间长，肝炎标志物呈阳性。

5. 慢性胰腺炎　上腹痛向背部放射，常伴有食欲减退、体重下降、糖尿病和脂肪泻等。腹部平片有时可见胰腺钙化或胰石影，B 超、CT 和 ERCP 对诊断有一定帮助。

6. 急性胰腺炎　尤其是急性胰腺炎与急性胆囊炎两者同时存在时，鉴别困难，血尿淀粉酶及 B 超、CT、放射性核素扫描可以鉴别。

7. 胆囊息肉　一般不引起症状或仅有非特异性消化不良表现。B 超表现胆囊壁上的等回声隆起，后方无声影，不随体位移动。

8. 胆囊癌　大多合并胆囊结石。病史短，多表现为持续性、渐进性右上腹痛，可出现持续性黄疸。B 超和 CT 检查有助诊断。

9. 肝脓肿　典型表现为寒战、高热和肝区有明确疼痛，肝区常有明确的压痛点和叩击痛，部分患者还出现胸腔积液。B 超或 CT 检查可鉴别。

10. 心绞痛或心肌梗死　偶可引起腹部的剧烈疼痛，而胆绞痛亦可发生在下胸部或心前区，且心绞痛与胆绞痛都常伴有恶心及门冬氨酸氨基移换酶升高。心绞痛常因运动而诱发心电图异常。而疼痛期间若心电图正常，则疼痛不是心脏引起，24 小时动态心电图有助于诊断。

11. 肾绞痛　胆绞痛需与肾绞痛相鉴别，后者疼痛部位在腰部，疼痛向外生殖器放射，可伴有血尿、尿路刺激症状。

三、治疗策略

（一）治疗原则

根据胆囊结石症状的严重程度、胆囊结石的大小和数目、胆囊功能、患者的全身情况以及患者的愿望选择治疗方法。

（二）治疗方法

1. 非手术治疗　常用方法包括溶石、碎石、排石、经皮胆囊取石。

（1）口服胆酸溶石　主要通过降低胆汁饱和度，使胆石里胆固醇溶解于胆汁。常用药物有鹅去氧胆酸（CDCA）和熊去氧胆酸（UDCA），但复发率高且需长期服药。通常选择结石直径小于10mm、未钙化（CT下结石不显影）、胆囊有功能、不肥胖、临床无症状或症状轻微者。

（2）体外冲击波碎石　目的是通过体外震波击碎胆石，促进胆汁酸溶石的作用，并使小碎片易于排入肠道。本疗法复发率高，且有并发胆总管结石、急性胰腺炎的可能，目前少用。

（3）中西医结合排石治疗　主要是根据一些中药具有增加胆汁分泌、促进胆囊收缩、扩张胆胰壶腹（Oddi）括约肌的作用，以达到排石治疗。排石有效者主要是胆总管内 < 10mm 结石。

2. 胆囊切除手术治疗

（1）手术适应证　①存在症状的胆囊结石；②虽无症状但合并糖尿病的胆囊结石；③胆囊结石直径 > 2cm；④胆囊萎缩或瓷化胆囊；⑤胆囊颈部嵌顿结石；⑥胆囊壁增厚。

（2）手术方式　胆囊切除手术方式有腹腔镜胆囊切除术、开腹胆囊切除术。手术方式的选择应根据患者全身及局部情况，遵循安全、有效的原则，原则上应首选腹腔镜胆囊切除术。

（3）术后处理

1）一般处理

①术后心电监护 1 日，如有胃肠减压，术后当日或 1 ～ 2 日肠道排气后拔除胃肠减压管。

②引流管　术后观察引流液的色、量及性状，一般于 48 小时拔除。

2）并发症及处理

①术后出血　常见原因有胆囊动脉结扎线滑脱、分离过深使胆囊床处肝脏裸露渗血，或胆囊床上止血不彻底，拔除引流时将胆囊动脉或胆囊床血管结扎线拉脱等。处理：视出血量多少及患者全身情况而定。如出血量多，保守治疗效果不好，血压下降、脉搏增快，应及时手术探查止血。

②胆外瘘　胆管损伤（包括副肝管损伤）是胆外瘘的重要原因。腹腔引流对胆外瘘的诊断和处理有很大帮助，同时也使胆汁性腹膜炎的严重程度减轻。核素扫描对诊断胆瘘有确定性意义。在处理上，根据胆瘘的量、胆汁性腹膜炎的程度、有无腹腔引流、瘘的原因及全身情况来决定手术或非手术治疗。

③术后黄疸　常见原因：胆道损伤，肝胆总管的横断或误扎；术前未发现的胆道结石，术后造成胆道梗阻或汇合部结石挤入胆总管后引起梗阻；术后急性胰腺炎；毛细胆管炎。

④胆道狭窄　常见原因：术中胆道损伤修复后，瘢痕收缩引起狭窄；胆总管探查后放置"T"管处缝合过紧，局部瘢痕挛缩引起狭窄；胆囊切除时，结扎胆囊管过于靠近胆总管，使胆总管受牵拉引起狭窄；胆道狭窄发生后会促使结石发生，并反复发作胆管炎，除少数炎性水肿造成的相对狭窄可经保守治疗而缓解外，常需手术治疗。

⑤残留胆管过长　残留胆管过长可引起的病变：形成再生胆囊，可发生结石引起症状；过长胆囊管受压力变化而扩张，发生炎症性变化并引起 Oddi 括约肌痉挛出现症状。对有症状者，要行

手术治疗。

3. 保胆取石手术　近年来逐渐兴起微创保胆取石手术，简要介绍如下：

（1）手术适应证　①经 B 超或其他影像学检查确诊为胆囊结石；②患者有临床症状；③经Te99ECT 或口服胆囊造影，胆囊显影，功能良好；④虽 Te99ECT 或口服胆囊造影不显影，但术中能取净结石者。

（2）手术禁忌证　①胆囊萎缩、胆囊壁增厚，胆囊腔消失者；②胆囊管内结石无法取出，预计术后仍无法取出者；③胆囊管经术中造影证实梗阻者；④术中 B 超或造影见胆囊管内结石，而术中胆道镜无法发现者；⑤合并有胆总管结石者。

（3）术前准备　①血、尿、便常规，胸透，心电图检查；②肝功能检查、肾功能检查、凝血功能检查；③胆红素检查；④肝、胆、胰腺 B 超检查；⑤口服胆囊造影或 Te99ECT、胆囊动态显像；⑥必要时行 CT 或 MRCP、ERCP 检查；⑦术前禁水 6 小时以上。

（4）麻醉　连硬麻或静脉复合全麻或气管插管全麻。

（5）手术步骤

1）经腹腔镜微创保胆取石手术　①常规消毒皮肤制造气腹；②经脐穿刺放入管鞘插入腹腔镜观察；③在上腹正中、右上腹、右中腹安放 3～4 个管鞘；④在胆囊底部切开胆囊（切口视结石大小）；⑤吸净胆汁后进入纤维胆道镜仔细观察，确认结石后，用取石网将结石取净；⑥对于嵌顿之结石可行内镜下碎石后取石；⑦仔细探查胆囊管，将胆囊管内结石取净；⑧观察胆囊开口处有胆汁流入；⑨必要时行术中胆囊造影证实胆囊管是否通畅、有否结石；⑩有条件者术中 B 超检查胆囊结石是否取净；⑪用可吸收缝线将胆囊切口全层连续缝合一层，浆肌层包埋一层；⑫手术结束，常规处理腹壁创口。

2）开腹微创保胆取石术　①常规消毒皮肤；②经 B 超定位，在胆囊底体、表投影位置，切开皮肤 3～4cm，依次切开皮下组织钝性分离腹直肌进腹；③在胆囊底部提起胆囊，经穿刺证实为胆囊后，在其底部切开胆囊；④进入胆道镜（软性或硬性），用取石网将胆囊内结石全部取净；⑤对于嵌顿之结石可行内镜下碎石后取石；⑥仔细探查胆囊管，将胆囊管内结石取净；⑦观察胆囊开口处有胆汁流入；⑧必要时可行术中胆囊造影，证实胆囊管无结石，通畅；⑨有条件者可行术中B 超检查，证实结石全部取净；⑩胆囊切口用可吸收缝线连续全层缝合及浆肌层包埋；⑪逐层关腹，皮肤用拉合胶条黏合。

（6）术后处理　①手术后 12 小时可饮水，术后 24 小时可进清淡流食；②手术后 48 小时可进清淡半流食；③手术后一周恢复正常饮食；④手术后 2 周开始服用熊去氧胆酸 300mg/d；⑤手术后每年复查 B 超一次。

四、疗效及预后评估

（一）疗效评估

1. 治愈　胆囊切除或行保胆取石后症状、体征消失，切口愈合，无并发症。
2. 好转　治疗后症状、体征减轻或缓解。
3. 未愈　治疗后症状、体征无改善或中西医结合治疗后胆囊结石仍存在。

（二）预后评估

胆囊结石的自然过程与确认时患者的临床类型有密切关系。无症状或只有轻微症状或非特异性症状的胆囊结石患者，有 50%～80% 可望今后 20 年内不会有胆绞痛或并发症等发作。已有胆绞痛或并发症发作的患者，90% 以上乃至全部迟早会有症状复发。超重者复发机会更大。胆囊结石合并胆囊癌的可能性在 2% 以下。将近 20% 的胆囊结石患者，服用或不服用溶石药物，其结石的体积也可能自行缩小。不到 2% 的少数病例，其结石甚至可自行消失。保胆取石术后有一定的复发率，术后两年为结石高发期（术后第一年 6.41%，术后第二年 10.76%，术后第三年 13.55%，术后第十年大约为 20%）。

五、出院医嘱

1. 出院后休息 1～3 个月，加强营养。

2.1 个月后门诊复查，了解胆道及肝功能情况。

3. 对非手术治疗的患者，要定期检查，如每半年作 B 超或口服胆囊造影 1 次，监测胆囊结石的变化，有手术指征时应及时手术。

4. 保胆取石术后定期随访有无结石复发。术后第 1 年：术后 3 个月、6 个月、12 个月各随访 1 次；术后第 2 年：每隔半年随访 1 次；术后 2 年后每年随访 1 次。

第四节　胆总管结石

一、疾病概述

胆总管结石可以原发于胆管系统，称为原发性胆管结石，结石亦可来源于胆囊结石，其结构和组成成分与胆囊结石相同，故又称之为继发性胆总管结石。前者多为胆色素结石，后者多为混合性结石。胆总管结石的临床表现取决于结石梗阻程度和有无胆道感染。

二、诊断策略

（一）病史采集要点

1. 主诉　患者常因出现 Charcot 三联征就诊，即腹痛、寒战高热和黄疸而来就诊，或剑突下闷胀不适、食欲缺乏、厌油等就诊。

2. 现病史　询问腹痛发作的部位、程度和性质，是否伴有恶心、呕吐，高热及与腹痛的关系，黄疸发生时间，是否有波动性。有无厌食油腻食物，食欲缺乏等症状。

3. 既往史　有无胆囊结石及肝内胆管结石病史，过去是否有类似发作病史；有无胆道手术史，距前次手术时间。

（二）体检要点

注意有无胆道梗阻和感染的症状、体征：静止期无梗阻的肝外胆管结石，一般无阳性体征，有时仅有右上腹部轻压痛。因胆管位置较深，所以腹膜刺激征一般不明显，剑突下和右上腹部可仅有深压痛，少有反跳痛。如胆管内压高、感染严重，胆管内胆汁可发生外渗，甚至发生胆总管壁坏死或穿孔，则可出现不同程度和不同范围的腹膜炎体征和肝区叩击痛。如胆管下端梗阻而胆囊管又通畅时，则可触及肿大的胆囊，并有触痛。注意皮肤、巩膜有无黄染。

（三）辅助检查

1. 实验室检查　在急性期，血白细胞计数和中性粒细胞升高，血清胆红素升高，血清转氨酶和（或）碱性磷酸酶升高；尿中胆红素升高，尿胆原降低或消失，尿中可出现蛋白及颗粒管型，尿为茶色，粪中尿胆原降低。较长时间的胆管梗阻、黄疸或短期内反复发作胆管炎，则肝功能明显受损，可出现贫血和低蛋白血症等。

2. 影像学检查

（1）X 线检查　X 线平片上多数结石不显影或显影过于浅淡、模糊，不能用于明确诊断。

（2）B 型超声检查　可见胆管扩张和胆管内结石影，一般作为首选的检查方法，但因肠道气体的干扰，对胆总管下段结石显示不清，对梗阻性质的判断有一定限制。内镜超声（EUS）不受肠内气体的干扰，可十分清晰地检查胆总管全程，安全可靠。

（3）PTC 和 ERCP　属于有创检查，但能比较准确地提供结石的部位、数量、大小，以及胆管梗阻的部位和程度，PTC 还可在检查的基础上做引流（PTCD）以减轻黄疸。ERCP 除能显示胆管影像外，还能直接观察十二指肠乳头部和对胰管显像，有利于判断胰腺的病变。

（4）CT 检查　CT 不受肠道气体的影响，准确率可达 80% 左右，但难以显示胆管系统的病理改变和结石的数量、大小、分布等，一般只在上述检查结果有疑问或不成功时才考虑使用。

（5）MRCP　为无创性检查，可以良好显示胆、胰管的管道系统，可显示胆管内结石，但不如 ERCP 或 PTC 的影像清晰。

（6）术中胆道造影　若疑有胆总管结石或疑有胆总管结石残留时，可行术中胆道造影。

（7）术中胆道镜检查　是发现胆总管结石和避免残留结石唯一直观检查方法。

（四）诊断

1. 结石继发胆管梗阻和胆管炎，腹痛、发热、黄疸反复发作，或表现为剑突下闷胀不适、食欲缺乏、厌油等。

2. 右上腹或剑突下深压痛。急性发作者，黄疸明显，右上腹及剑突下明显压痛、反跳痛、肌紧张，可触及肿大的胆囊，继发急性胆囊炎者，Murphy 征可阳性。少数患者可慢性反复发作阻塞性黄疸而发生继发性胆汁性肝硬化，出现肝大及腹水等。

3. 影像学检查发现胆总管扩张，胆道内结石。

（五）鉴别诊断

1. 与以腹痛为主的疾病鉴别

（1）肾绞痛　疼痛位于腰部或胁腹部，可向股内侧和外生殖器放射，伴血尿或排尿困难，无发热，腹软，无腹膜刺激征，肾区叩痛阳性。腹部平片多可显示肾或输尿管经行区结石影。

（2）肠绞痛　疼痛位于中腹部，多伴有恶心、呕吐和腹胀，不排气、排便。有时腹部可见肠型和肠蠕动波，听诊为连续高亢的肠鸣音、呈气过水音或金属音。可有不同程度和范围的腹膜刺激征。腹部平片可显示气液平面。

（3）肝脓肿　有时可表现为与胆总管结石引起的胆管炎非常类似的症状。细菌性肝脓肿常继发于某种感染性先驱疾病，起病较急，主要症状是寒战、高热、肝区疼痛和肝大，体温可达 39～40℃；白细胞计数增高、核左移；X 线片可见膈肌抬高、运动受限，部分患者可发现右侧胸腔积液；

B 超可见肝内液性暗区，常为多发性。阿米巴肝脓肿常继发于阿米巴痢疾，起病较慢，病程较长，可有高热或不规则发热、盗汗，B 超可见肝内液性暗区，常为单发。

（4）肝癌　病程较慢，无急性感染表现，可伴食欲缺乏、消瘦。肝脏呈进行性无痛性肿大，表面不平整。血清 AFP 常呈阳性。B 超和 CT 可从形态上明确诊断。

（5）右肺炎和胸膜炎　右肺和胸腔的炎性病变，可反射性引起右侧腹痛。但肺炎及胸膜炎常常有咳嗽、咳痰及胸痛等明显的呼吸道症状，而且胸部体征如呼吸音改变及湿啰音等也常存在。腹部体征不明显，腹部压痛多不存在。胸部 X 线可明确诊断。

2. 与以黄疸为主要表现的疾病鉴别

（1）壶腹周围癌　起病缓慢，表现为进行性加重性黄疸，一般不伴寒战和高热，腹痛轻或仅有上腹部不适，可扪及肿大胆囊，无腹膜刺激征。晚期有恶病质表现。影像学检查有助于诊断。

（2）胰头癌　最常见的症状为上腹饱胀不适和无痛性进行性黄疸，肝脏和胆囊因胆汁淤滞而肿大。实验室检查胰腺癌特异性抗原肿瘤标志物有一定阳性率。影像学检查有定位和定性诊断价值。

三、治疗策略

（一）治疗原则

以手术治疗为主。手术治疗原则：取尽结石、去除病灶、解除狭窄和梗阻、通畅引流。

（二）常用手术方法

（1）胆总管切开取石、T 形管引流术　适用于单纯胆管结石而胆管无狭窄或其他病变者。对合并有慢性胆囊炎或胆囊结石者应同时切除胆囊。术中结合纤维胆道镜或 B 超检查，争取取净胆管内结石以降低胆石残留率。胆管内放置 T 形管引流，术后密切观察引流胆汁的颜色、性状、引流量以及有无沉淀物。术后 1 周，若胆汁仍混浊，有沉淀物，可用抗菌药物等渗盐水溶液冲洗，以防胆红素沉淀而阻塞 T 形管。如胆汁性状无异常，且引流量逐渐减少，手术后 14 天拔除 T 形管，拔管前常规试行夹管和行胆道造影，如发现胆管有残留结石，则在术后 6 ～ 8 周拔除 T 形管，经 T 形管窦道行纤维胆道镜取石。如取石未能成功，则需考虑再次手术治疗。

（2）胆肠吻合术　适用于：①胆总管扩张，直径≥ 2.0cm，胆管下端有炎性狭窄、Oddi 括约肌纤维性狭窄或缩窄性十二指肠乳头炎等梗阻性病变，且用手术方法难以解除者。②泥沙样胆管结石，不易手术取尽者。常用术式有胆管空肠 Roux-en-Y 吻合术、间置空肠胆管十二指肠吻合术等。在行胆肠吻合术时，须同时切除胆囊。由于胆肠吻合术后易发生逆行感染，结石复发，目前已少用。

（3）Oddi 括约肌成形术　适应于 Oddi 括约肌狭窄段较短、胆总管扩张不明显而不适于行胆肠吻合术或乳头部结石嵌顿等。

（4）经十二指肠镜 Oddi 括约肌切开及取石术　适用于壶腹部嵌顿结石、胆总管下端的良性狭窄（长度≤ 2cm）和 Oddi 括约肌功能障碍，尤其是已行胆囊切除的患者。对胆结石引起胆管不完全性梗阻，临床症状较轻，经对症治疗症状可缓解者，应待急性发作期过后择期行手术治疗。在胆结石引起胆管完全性梗阻，局部炎症和全身感染中毒症状较重，非手术治疗效果较差时，应考虑急诊手术治疗。

（5）腹腔镜胆道镜双镜联合胆总管切开探查取石 +T 形管引流术　适应证同开放性胆总管切开取石、T 形管引流术。

（三）术前准备

1. 常规检查　完善 X 线胸片、心电图、B 超；血、尿、便常规，凝血、生化、肝炎病毒等检查，评估患者全身情况，评估麻醉手术风险。

2. 围手术期　应注意保持水、电解质和酸碱平衡，使用葡萄糖、胰岛素、氯化钾和维生素 C 等药物保护肝功能，加强营养支持治疗，选用有效广谱抗菌药物控制感染，对黄疸和凝血机制障碍者应用维生素 K 等。

3. 手术前肠道准备　口服泻药或洗肠。

（四）手术要点

1. 胆总管切开探查取石手术要点　①取右肋缘下斜切口或右上腹直肌切口；②显露、切开肝十二指肠韧带；③显露胆总管，在前壁缝两针牵引线；④试验穿刺：用长针穿刺胆总管，抽了胆汁后可进一步定位，证实胆总管；⑤切开胆总管，吸净流出的胆汁，用取石钳取出胆石，刮匙取胆总管下段结石，冲洗左右肝管泥沙样结石及胆总管下段；⑥扩张胆总管下端；⑦安放 T 形管，缝合胆总管切口。

2. 腹腔镜、胆道镜双镜联合胆总管切开探查取石 +T 形管引流术手术要点

（1）体位和操作者位置　患者取仰卧位，轻度头高足低位（10°～15°），右侧略抬高。术者位于患者左侧，助手和扶镜手位于患者右侧。

（2）操作孔的选择　四孔法操作，脐缘作观察孔，上腹正中剑突下为主操作孔，右侧肋缘下锁骨中线和右侧腋前线分别为辅助操作孔。

（3）探查胆总管　显露出胆总管，在胆总管与肝管交界处前壁纵行切开胆总管，一般为 1～2cm。

（4）取出胆总管内结石　①器械直接取石；②水冲洗取石；③胆道镜取石；④术中激光碎石。

（5）切除胆囊　胆囊有结石或需切除胆囊。

（6）留置 T 管引流　根据胆管直径，选择适宜粗细的 T 形管（多数为 18～22Fr）留置胆总管内引流，缝合胆总管切口。

（7）放置腹腔引流管　胆总管切口缝合处附近放置腹腔引流管，引流局部渗液。

（五）术后处理

1. 一般处理　半卧位，第 1～2 日禁饮食，如已行胆肠吻合者，应持续胃肠减压，待肠鸣音恢复后停止，予以流质饮食。抗生素用到体温正常为止。禁食期间静脉补液（葡萄糖液、生理盐水等）2500～3000ml/d，给予维生素，必要时予以氨基酸或输血、血浆等。镇静止痛。

2. 腹腔引流　术后 3～5 日无渗出，可以拔除。

3. T 管处理　术后保持 T 形管引流通畅，防止各种并发症的发生。T 形管要妥为固定，防止受压扭曲和扯脱。记录胆汁量（一般 300～500ml/d，过多过少均提示存在问题），经常观察胆汁颜色、性状、有无沉渣。放置时间一般两周，如为了支撑吻合口，则应延长时间，至少半年。需要时应予以冲洗。拔 T 管指征：①时间在 2 周以后，年老体弱或合并低蛋白血症、糖尿病、长期应用皮质激素的患者应延长拔管时间，如需术后胆道镜检查，术后 1.5～3 个月拔管并行胆道镜检查；②胆管与十二指肠完全通畅，黄疸减退，包括胆汁引流量日渐减少、粪便颜色正常、血清胆红素趋向正常；③抬高或夹闭 T 管，患者无腹胀、腹痛、发热、黄疸加重等；④经 T 管逆行胆

道造影证明胆道、十二指肠间通畅，无残余结石；⑤胆管炎症消失，胆汁检查清亮、无脓球、无红细胞和虫卵等。

（六）并发症及处理

1. **术后出血**　常见原因：胆道内结石压迫胆管黏膜，造成黏膜糜烂、坏死出血；胆总管切开处出血，可表现为胆道出血或腹腔内出血，多在24小时内发生，出血量多少不定。根据出血量多少及全身情况作相应处理，必要时手术探查止血。

2. **胆瘘、胆汁性腹膜炎**　常见原因：胆总管T管周围缝合过疏，流出胆汁；胆总管末端不通畅，而T管发生堵塞，胆汁从T管周围流入腹腔；胆管与消化道吻合口不牢，漏出胆汁。处理：保持引流通畅，多可自行愈合。对经久不愈的胆外瘘，要行胆道造影，了解胆瘘远端的胆道是否有狭窄、梗阻和结石，3个月后再手术。

3. **胆总管残留结石**　原因：胆总管末端4mm左右的小结石；胆总管内多枚结石，术前未能明确数目，少数结石可漂浮到左右肝管内。预防措施：术前尽可能明确胆管内结石的数目、位置；术中细致地探查胆总管；术中胆道造影或联合应用胆道镜有诊断及治疗意义。治疗方法：对T管未拔出的胆总管残余结石，可经T管网篮取石或胆道镜取石；对复发性胆总管结石或T管已拔出者，或T管窦道取石失败者，可行经内镜十二指肠大乳头括约肌切开取石术；对上述两法均不宜或失败者，再次手术取石。

4. **T管并发症**　①T管脱出，多因术后运送或护理不当造成，由于术后近期T管周围尚未形成窦道，可致胆瘘形成胆汁性腹膜炎，此情况应立即再次手术，重新安置T管；②T管堵塞，多因结石或蛔虫引起，可发生腹痛或黄疸，当T管没有胆汁流出时，应认真检查T管，必要时行造影检查，并充分冲洗，驱除堵塞物；③胆总管T管安置不当，压迫肠管致肠瘘等。

四、疗效及预后评估

（一）疗效评估

1. **治愈**　治疗后，症状、体征消失，胆道通畅，无残留结石，切口愈合，引流管拔出，无并发症。

2. **好转**　治疗后症状、体征好转，偶有发作。

3. **未愈**　症状、体征无改善，结石未取出或结石残留，胆道有狭窄。

（二）预后评估

胆总管结石一旦造成胆管梗阻，则引起胆管内压力增高、胆囊肿大、胆绞痛、梗阻性黄疸，梗阻性黄疸可以导致严重的肝损害。继发感染侧形成梗阻性化脓性胆管炎、胆源性肝脓肿等，严重者可危及生命。长期的胆道感染和胆汁滞留可能引起胆管癌。其治疗如能取尽结石，解除胆道梗阻，术后保持胆汁引流通畅，则预后良好。部分患者术后可有残余结石，术后常规做T管造影，明确有无残余结石，有残石可予术后4～6周行胆道镜取石术。

五、出院医嘱

1. 注意休息、加强营养，有肝功能损害者行保肝治疗。

2. 门诊复查，了解术后胆道情况、复查肝功能。

第五节　肝内胆管结石

一、疾病概述

　　肝内胆管结石的病因和成石机制复杂，其与胆管先天性异常、胆道感染、胆管梗阻致胆汁淤滞、胆管寄生虫病以及代谢因素等有关。肝内胆管结石常合并有肝外胆管结石，它可弥漫分布在整个肝内胆管系统，也可局限在某叶或段的肝胆管内，以左外叶和右后叶最多见，与该处胆管的长度、角度或弯曲度的解剖特性导致胆汁引流相对不畅有关。其基本病理改变是由于结石引起胆管系统的梗阻和感染，导致胆管狭窄或扩张，肝脏纤维组织增生、肝硬化、萎缩，甚至癌变等。肝内胆管结石的临床表现取决于结石的分布和梗阻程度、胆道是否感染，是否合并肝外胆管结石。对不伴肝外胆管结石者，或虽有肝外胆管结石，但胆管梗阻和感染仅发生在部分叶、段胆管时，可多年无症状或仅有轻微的肝区不适、隐痛，常被忽略，易延误诊断，往往在行 B 超、CT 等检查时才被发现。肝内胆管结石并发感染时易引起胆源性肝脓肿，肝脓肿向膈下进一步穿破膈肌和肺，可形成胆管支气管瘘，咳嗽、咳吐黄色痰液，味苦。晚期还可能因胆汁淤积性肝硬化导致门脉高压。

二、诊断策略

（一）病史采集要点

　　1. 主诉　　常以急性胆管炎、胆绞痛和梗阻性黄疸症状就诊。或仅有不同程度的右上腹隐痛、低热和消化不良等症状。

　　2. 现病史　　本病病变较复杂，病程较长，临床表现呈多样性。在发病早期或发作的间隙期，症状不典型，而急性期则表现为急性重症胆管炎和肝胆管炎的综合症状。应注意询问上腹部痛或肝区不适的发作时间，首次发作时间及治疗经过，急性发作时有无 Charcot 三联征的表现，晚期患者要注意有无胆汁性肝硬化和门静脉高压症的表现。

　　3. 既往史　　询问既往有无乙型肝炎、肝硬化、糖尿病、慢性溶血等病史。

（二）体检要点

　　急性发作时表现为急性胆管炎的体征。注意肝脏是否肿大。肝区有无压痛、叩击痛。右上腹有无肌紧张及反跳痛。皮肤、巩膜有无黄染。有无肝功能障碍、肝硬化或腹水等门脉高压的体征。

（三）辅助检查

　　1. 实验室检查

　　（1）血常规　　合并感染时，血白细胞计数和中性粒细胞升高。

　　（2）肝功能检查　　对于肝内胆管结石患者，必须对肝功能状态进行判断，有近 50% 的患者可能有胆红素、GOT、GPT、ALT、GTP 的升高。

　　2. B 超　　B 超是首选检查方法，影像特点是沿肝胆管分布的斑点状、条索状、圆形或不规则的强回声，多数伴有声影，其远端胆管多有不同程度的扩张。对肝内胆管结石的诊断阳性率为 70% 左右，但 B 超不能清楚地显示结石的分布情况。

3. CT　CT 检查与 B 超相类似，对肝内结石的诊断敏感性和准确率在 80% 左右，但不能准确了解肝胆管的变异和结石在肝内的准确位置和分布。

4. PTC、MRCP、ERCP 检查　能将肝内胆管结石的部位及分布较清楚地显示出来，还能显示有无胆管狭窄及狭窄的具体部位以及扩张胆管的分布。ERCP 显示肝外胆管较清楚，但肝内胆管则不易显示清楚。

5. 术中胆道造影　对于术前未进行 PTC 或 ERCP 检查者可行术中胆道造影，可清楚地显示肝内胆管结构，对于胆管狭窄、梗阻、扩张或解剖结构是否有变异都能显示。对胆道探查、术式选择、估计手术难度有重要指导意义。

（四）诊断

1. 出现急性胆管炎、胆绞痛和梗阻性黄疸症状，或仅有不同程度的右上腹隐痛、低热和消化不良等症状。

2. B 超显示沿肝胆管分布的斑点状、条索状、圆形或不规则的强回声，多数伴有声影，其远端胆管多有不同程度的扩张。

3. PTC、MRCP、ERCP 检查可显示肝内胆管结石的具体位置、数量、大小、分布，以及肝胆管狭窄、扩张的部位、范围、程度和移位等。

（五）鉴别诊断

1. 慢性胰腺炎　主要表现为上腹痛、背痛、黄疸、体重下降，黄疸常较浅并且具有波动性，腹痛、背痛先于黄疸。胆道造影示胆总管末端为长的、光滑的带状狭窄，近端扩张。胰管呈多处狭窄小囊和胰腺钙化。

2. 胆总管囊肿　本病典型的临床表现是腹痛、腹部肿块和黄疸三联征。好发于女性，症状多在婴幼儿时期出现，呈间歇性发作。①疼痛多位于右上腹，呈持续性钝痛。②腹部肿块，80% 以上患者右上腹部可扪及肿块，表面光滑，囊性感，可左右移动，如充满胆汁则质地坚韧，多见于肝外胆管囊状扩张者。③梗阻性黄疸，可反复隐现，感染时黄疸加深，感染消退时减轻，常为儿童就诊的主要症状，可在出生后数周即出现，也可延续至数月或数年，因胆管梗阻程度不同而异。晚期可出现胆汁性肝硬化和门静脉高压症的临床表现，如果囊肿破裂可引起胆汁性腹膜炎。典型的临床表现结合影像学检查，多可明确诊断。

3. 硬化性胆管炎　又称狭窄性胆管炎，是一种特发性淤胆性疾病。该病较少见，多为男性，男女比例约为 2 : 1。发病年龄多数在 20 ~ 50 岁之间。本病起病缓慢，早期可无明显症状，仅在肝功能检查时提示血清胆红素增高。随病情发展，可出现波动性或慢性进行性黄疸，皮肤瘙痒，右上腹不适和腹痛，食欲减退、恶心、乏力等。有的患者也可表现为反复发作的胆管炎，出现间歇性不规则发热、畏寒等。后期发生肝硬化、门静脉高压者，可出现相应的症状和体征。实验室检查可发现淋巴细胞和嗜酸性粒细胞增高；血清胆红素明显增高，以直接胆红素升高为主；血清铜和铜蓝蛋白常增多；尿铜排泄也增高。部分患者的抗核抗体和平滑肌抗体可为阳性。影像学检查如 PTC、ERCP 表现为肝内外弥漫性胆管狭窄，胆管壁僵硬；胆总管常呈条索状，肝内胆管变细显得稀少，称"枯枝"或"剪枝（pruned tree）"样改变；在狭窄的基础上可间有局部扩张，而表现为"串珠"状。

4. 胰头癌　男性多于女性，临床主要表现为腹痛、黄疸、体重下降、胆囊肿大、腹痛多在上腹部，为持续性钝痛或阵发性剧痛。黄疸发生率为 70%，呈进行性加深。体检时可扪及肿大的胆囊。

相关肿瘤标志物可呈阳性。

5. **近端胆管癌** 主要表现为迅速进行性加重的阻塞性黄疸。其可靠而直接的诊断方法是行PTC术。

6. **肝内钙化灶** 肝内胆管结石须与肝内钙化灶相鉴别，后者位于肝实质内，与胆管并不相关，一般易于鉴别。

三、治疗策略

（一）治疗原则

手术治疗的基本原则是解除梗阻，去除病灶，通畅引流，防止结石再形成。

（二）手术治疗方法

1. **手术指征及时机** 肝内胆管结石诊断明确，有症状者均可行手术治疗。

2. **手术方式**

（1）**肝部分切除术** 肝胆管结石具有严格的肝内节段性病变，在病变范围内，肝组织呈纤维化、萎缩和功能丧失的病理改变，肝叶（段）切除术是肝胆管结石治疗原则中去除病灶的基本术式。所以，对于局限于一叶或一段的结石应首选肝叶或肝段切除术治疗。肝切除要求以肝段为单位作严格的规则切除，完整切除病变胆管及其引流的肝脏区域。

（2）**肝胆管狭窄切开整形术** 肝内胆管狭窄和结石，取净结石后对于胆管狭窄的处理，可用肝门部胆管广泛切开、整形、大口径肝肠吻合术。

（3）**胆管切开探查取石引流术** 适用于无肝胆管狭窄，结石位于肝门部胆管者。也用于急症手术。术中、术后可用胆道镜配合取石。

3. **术后处理**

（1）一般处理

①维持生命体征的平稳，维持内环境正常，注意水、电解质平衡的监测。

②预防感染。

（2）并发症的观察及处理

①**胆瘘** 短时间的少量胆汁渗漏，只要引流充分，多能逐步减少而后停止。长时间较多量的胆漏，要充分地通畅引流。经皮肝穿刺胆管引流和内镜胆管引流都能显著减少胆汁外漏。可保持引流至感染消退，病情稳定后，再根据瘘管造影及其他影像检查资料，做适当的处理。

②**术后胆道出血** 多在一定的病理基础上发生，如急性炎症时。处理：抗感染、凝血止血药物的应用，输血、补液、保持各引流管的通畅等非手术治疗大多能逐渐停止。若出血量大，非手术治疗无效，应在抗休克的同时，进行选择性肝动脉造影，判断出血来源，并同时应用动脉栓塞术或由造影导管注入垂体后叶素止血。如上述措施均无效，应及时手术探查止血。

③**术后肝功能代偿不全** 主要表现为黄疸消退慢甚至增高，精神差、无力、腹胀、腹水、食欲差、贫血和下肢水肿等；同时术后胆汁引流量小，或胆汁引流量增多而颜色浅淡。实验室检查显示低蛋白、高胆红素、低血容量、低钠、低钾，若并发感染，则病情迅速加重。对肝功能不全的患者，应采取综合保肝措施。

④**术后应激性溃疡** 主要见于重症梗阻性黄疸的手术患者，对术后应激性溃疡出血的处理：输血、输液；止血、凝血药物的应用；温盐水洗胃，迅速移除胃内容物及胃内血块，向胃内灌注

凝血药物。

（三）胆道镜治疗

1. 胆道镜的适应证　主要用于肝内胆管残存结石或胆总管内残存结石。也可通过胆道镜行选择性胆道造影以了解胆道系统的情况。

2. 胆道镜的使用途径　主要通过术后留置的 T 管窦道进入胆道，或通过 PTCD 途径，应用扩张导管将 PTCD 通道逐渐扩大，直到可容胆道镜进入。

3. 胆道镜 + 碎石术　对于某些嵌顿结石或较大结石用取石网难以将结石取出，此时可配合碎石机，通过碎石探头将结石打碎，然后反复冲洗使结石排出。

4. 并发症

（1）窦道穿孔　多发生于 T 管拔除时间过早、窦道壁尚未坚固所致，特别容易发生于 T 管与腹壁垂直放置的情况。患者可出现腹部剧痛、压痛、肌紧张、发热等腹膜炎症状。一旦发生上述情况应立即于窦道内置入粗导尿管引流，同时全身使用抗生素。一般认为 T 管放置 2 个月以上者较为稳妥。

（2）胆道出血　此种并发症发生概率较小，多数能自行止血。

（3）胆道感染　表现为胆道镜检查或取石后患者出现发热现象，为预防此现象发生，操作时应遵循严密无菌术，操作时冲洗液内可放置庆大霉素，一旦发生，给予抗生素多能控制感染。

四、疗效及预后评估

（一）疗效评估

1. 治愈　经手术后结石取尽、病灶切除、狭窄解除，临床上无腹痛、发热、黄疸等表现；胆道造影无结石残余、无胆管狭窄；引流管拔除，切口愈合良好。

2. 好转　经手术或药物治疗后，临床症状、体征明显缓解。

3. 未愈　症状虽有改善，但发作频繁，每次发作时症状较重，影响正常生活及工作，甚至需要住院或再做手术治疗者。

（二）预后评估

肝内胆管结石及其并发症的治疗是当今胆道外科的难点之一，复杂性肝内胆管结石的残石率和复发率较高。对复杂性肝内胆管结石，常需数种术式联合应用。可根据结石和胆管以及肝脏病变的具体情况，分别选择肝部分切除、胆肠吻合、肝肠吻合、U 形管支撑等形式的联合手术。对于困难的病例约有半数以上须做 2 次甚至多次手术，一次手术很难将结石彻底清除，结石残存率较高，特别是右肝内胆管结石、右肝后支或左右肝管内均存在结石的患者。因此，如何降低结石残存率，提高一次手术取尽率是手术治疗的目标。

五、出院医嘱

1. 注意休息，加强营养，改善全身状态，服用保肝利胆药物。

2. 1 个月后来院复诊，留有胆道引流者，可行胆道造影，明确胆道情况，决定是否拔除胆道引流管。术后发现残留结石，可在术后 6 周经 T 形管窦道取石。远期复发结石可经皮下盲襻取石。

3. 并存肝外胆管结石合并梗阻性化脓性胆管炎，病情严重急诊行胆管引流，肝内胆管残留结石和病变未处理者，二期手术处理。

第六节　急性梗阻性化脓性胆管炎

一、疾病概述

急性梗阻性化脓性胆管炎是因为胆管梗阻、胆汁滞留的基础上发生的急性化脓性胆道感染，又称急性重症胆管炎。炎症继续发展，以肝胆系统损害为主的病变进一步加重，甚至可扩展为多器官系统的全身严重感染。青壮年多见，多发于 20 ～ 40 岁，近年来发病率虽明显下降，但其病死率依然较高，是所有胆道疾病中致死的主要原因。

二、诊断策略

（一）病史采集要点

1. 主诉　腹痛、寒战、高热和黄疸或伴血压下降、休克，神志改变。

2. 现病史　腹痛的发生时间、部位、性质，极少数患者表现为上腹胀痛；发热、寒战发生时间及程度，多表现为弛张高热，可高达 40℃ 以上，少数严重病例可表现为体温不升；腹痛、寒战、发热、黄疸四者之间的关系，以及发病至就诊时间，以判断疾病的发展速度；老年患者注意询问有无严重心肺疾病及严重糖尿病。

3. 既往史　过去有无胆石症病史，有无胆道手术史，有无类似发作史。

（二）体检要点

1. 全身情况

（1）黄疸　注意黄疸发生的时间和程度。发病早期或梗阻不全时，黄疸可能发生较迟或轻，而梗阻发生较完全时，可有较重的黄疸，并可同时伴有其他症状、体征的进行性加重。

（2）生命体征的变化　是诊断重症胆管炎的重要依据。通常先出现寒战、高热，继而出现血压下降，脉搏细数及精神神经症状，表现出 Reynold 五联征，少数严重病例可早期出现体温不升及感染性休克的表现。

（3）神志　注意患者的神志、思维状态，有否谵语、嗜睡、昏迷等精神神经症状。

2. 腹部体征　主要表现为上腹饱满、腹式呼吸减弱，腹部压痛的部位及程度，有无腹膜刺激征，有无叩击痛、肝大，可否触及肿大的胆囊，当梗阻发生在胆管末端时，可触及肿大的胆囊。肝内胆管梗阻发生的肝内胆管炎，腹部可无特异性体征。

（三）辅助检查

1. 实验室检查　血白细胞计数和中性粒细胞比例显著增高。尿中可发现蛋白和颗粒管型；血清学检查常提示肝功能损害、电解质紊乱、代谢性酸中毒、尿素氮增高，血气分析发现血氧分压下降。部分患者血培养可有细菌生长。

2. B 超　可发现肝脏和胆囊肿大，肝内外胆管扩张，可显示结石光团，后伴有声影。

3. CT、MRCP 检查 对肝内外胆管显示的图像优于 B 超，磁共振胆管胰腺造影术（MRCP）还可重建胆道的三维图像。

4. ERCP 既有利于诊断也可用于胆总管取石，解除胆道梗阻。

（四）诊断

根据肝内或肝外胆道结石或胆管炎反复发作病史，出现 Charcot 三联征即右上腹痛、梗阻性黄疸、寒战高热，即可诊断为急性胆管炎。在 Charcot 三联征的基础上发生血压下降或休克者称为四联征；再加上谵语、嗜睡、昏迷等精神神经症状者称为 Reynold 五联征。具备四联征或五联征者可诊断为急性重症胆管炎。

（五）鉴别诊断

1. 血源性细菌性肝脓肿 患者可出现右上腹部持续性疼痛，寒战高热，右上腹压痛，腹肌紧张，肝脏肿大，肝区有叩击痛，右季肋部饱满，皮肤出现凹陷性水肿。一般无黄疸，胆囊不大，早期不发生休克。B 超和 CT 检查，肝内外胆管无扩张、无胆结石，在肝内可以发现一个或多个密度减低区。

2. 胆源性急性重症胰腺炎 上腹部持续性疼痛，可出现黄疸，早期可发生休克及多脏器功能衰竭。腹部膨隆，可呈弥漫性腹膜炎表现。腹腔穿刺可抽出血性腹水。血、尿淀粉酶含量增高；B 超和 CT 检查可提示胰腺肿大、密度不均、边界毛糙、胰周积液。

3. 胃十二指肠溃疡穿孔 早期应与本病鉴别。可有溃疡病史，突发性上腹部持续性剧痛，很快遍及全腹。查体呈弥漫性腹膜炎表现，腹肌紧张，硬如"板状"，肝浊音界缩小或消失，肠鸣音减弱或消失。腹腔穿刺可抽出黄绿色混浊液体。腹部 X 线片可见膈下游离气体。

4. 急性化脓性胆囊炎 右上腹持续性疼痛，阵发性加重。可出现黄疸和右上腹局限性腹膜炎。一般不出现休克和精神症状，右上腹可触及肿大的胆囊，压痛明显，Murphy 征阳性。B 超和 CT 检查提示胆囊肿大，内有结石，周围积液，肝内外胆管无明显扩张。

5. 右下大叶性肺炎 常见有胸痛、咳嗽和咳铁锈痰等肺部感染的症状；右下肺湿啰音、右下胸部叩呈浊音；腹部无相应体征；X 线片可发现胸部异常征象。

6. 膈下脓肿 常有腹部化脓性疾病及腹部手术史，多无黄疸；下胸部和上腹部有触痛及叩痛，肝下移而触痛不明显；X 线见膈肌抬高、运动受限；B 超可见膈下与肝脏之间有液性暗区。

三、治疗策略

（一）治疗原则

紧急手术解除梗阻、减压引流胆道，控制感染；预防中毒性休克和胆源性败血症。

（二）治疗方法

1. 非手术治疗（术前准备时的基础治疗）

（1）严密的监护，禁饮食，持续胃肠减压，解痉止痛，利胆。

（2）抗休克治疗 针对感染性休克给予补液扩容，纠正水、电解质、酸碱平衡紊乱；及时给予肾上腺皮质激素；输新鲜血或血浆；必要时应用以扩张血管为主的升压药。

（3）抗感染治疗 应给予足量有效、有针对性的抗生素。在胆道梗阻时，许多抗生素不能进入胆汁而影响其疗效。因此，只有及时地解除胆道梗阻，才能充分发挥抗生素的效用。由于重症胆管炎患者多有不同程度的肝、肾功能损害，应尽可能选用对肝脏和肾脏毒性较小的抗生素。

（4）对重要脏器的保护治疗，预防多器官功能障碍综合征　急性梗阻性化脓性胆管炎导致的感染休克容易对肝、肾功能造成损伤，治疗中应重点注意维持肝脏、肺脏、肾脏、心脏等重要脏器的功能，给予能量合剂，大剂量维生素 C、维生素 B、维生素 K，低分子右旋糖酐，利尿药，以维持尿量，排出毒素，防止胆色素在肾小管内形成胆栓。在急性重症胆管炎的非手术治疗期间，必须严密观察生命体征及神志方面的改变、每小时尿量、血常规、血清电解质、血气分析、心电图，以及腹部体征。如果在严密的观察下进行非手术治疗，腹痛不缓解，持续寒战、高热，或体温＜36℃、神志淡漠、血压下降，应立即进行手术治疗。

2. 手术治疗

（1）手术指征　①非手术治疗或保守治疗 12 ～ 24 小时病情无改善；②休克出现较早且发展较快，应在纠正休克的同时争取及早手术；③病情一开始就较严重，特别是伴有较深黄疸者。

（2）手术方式

①胆总管切开、胆道减压、T 管引流术　胆总管切开，取出引起胆道梗阻的结石或胆道蛔虫，留置 T 管引流。如果在患者病情平稳、生理状况允许的条件下，应尽量仔细探查肝内外胆管，尽量清除胆总管下端及左右肝管内的结石，在梗阻的近端引流胆汁。但对于难以取净的肝内胆管结石，可待日后经"T"管窦道纤维胆道镜取石。

②ERCP+EST　对于明确为胆总管结石引起的急性梗阻性化脓性胆管炎，可选用 ERCP+ 内镜括约肌切开术（EST），经十二指肠侧视镜切开十二指肠乳头后取石，或内镜碎石术，还可行内镜鼻胆管引流术（ENBD）。

③PTCD　对于不能耐受手术和麻醉的患者，可在 B 超或 CT 的引导下经皮穿刺引流。一旦穿刺成功后，应抽尽脓液，置管引流，并可经引流管注入抗生素。

（3）术后处理

1）一般处理

①加强监测治疗　体温、脉搏、呼吸、血压、心电图、中心静脉压；血红蛋白、白细胞计数、动脉血气分析、肝肾功能、血电解质；尿量及各引流管引流液的色、量和性状。

②抗感染治疗，短期应用肾上腺皮质激素。

③必要时行营养支持治疗。

2）并发症及处理

①脏器功能衰竭的防治　急性重症胆管炎术后主要并发症是多器官功能障碍综合征（MODS），这也是患者死亡的主要原因，是由急性重症胆管炎引起的内毒素血症所致。一般先出现肝功能衰竭，其后可出现肾、胃肠道、肺等器官功能障碍。治疗应早期发现，预防为主。

②胆道出血　常见原因：急性炎症可致胆管壁糜烂，局灶性或广泛性坏死出血，当炎症波及胆管周围组织时，可形成大小不等脓肿，当侵蚀到胆管周围小血管时，可引起胆道大出血；胆道结石嵌顿处，可因压迫管壁致局部黏膜糜烂、溃疡甚至坏死，导致出血；肿瘤引起的胆道梗阻，可因肿瘤坏死而致胆道出血；医源性胆管出血，如胆管壁切开部位出血，这种出血可表现为胆道出血，也可表现为腹腔内出血。胆道出血的处理：多可经保守治疗而出血停止，对保守治疗无效者，应及时再次剖腹探查，肿瘤性出血应再行手术根治肿瘤。

③胆瘘　胆瘘可能来自 T 管周围或术中未能发现的意外损伤。处理：关键是引流通畅，必要时换成双套管负压吸引，使窦道早日形成而不留残腔或形成脓肿。经皮肝穿刺胆管引流和内镜胆

管引流都能显著减少胆汁外漏。一般情况下，若引流通畅，多可自行愈合。若长期不愈，应考虑手术治疗。

④胆道残余结石　经 T 管窦道胆道镜或网篮取石；经口内镜大乳头切开网篮取石；非手术治疗无效时，应再手术。

四、疗效及预后评估

（一）疗效评估

1. 治愈　手术治疗后症状、体征消失，无并发症。
2. 好转　经治疗后症状、体征改善，黄疸消退，但需再次手术处理。
3. 未愈　症状、体征无改善。

（二）预后评估

本病死亡率 5% ～ 34%。多种因素可影响本病的预后，如病情严重程度、病程长短、年龄、肝脏慢性损害程度、严重的并发症等。

五、出院医嘱

1. 治愈出院者，可带保肝利胆药物，继续口服 3 个月。出院 1 个月后来院复诊，复查肝胆 B 超，有否残余结石，有无肝内外胆管扩张，复查肝、肾功能恢复情况。
2. 未做根治性手术出院者，在首次手术病情平稳 1 个月后，针对病因，再手术治疗。

第七节　胆道蛔虫病

一、疾病概述

本病为蛔虫经十二指肠乳头钻入胆道，引起胆道阻塞、感染的一系列症状。多发生在青少年和儿童，农村发病率高于城市。寄生于小肠中下段的蛔虫受到激惹，上串至胆道，引起胆道括约肌强烈痉挛，出现上腹部阵发性绞痛。随之侵入的细菌造成胆道感染、胆源性肝脓肿；突破胆道即造成胆汁性腹膜炎，还可引起急性胰腺炎、胆道出血、败血症、中毒性休克等，虫体残骸、虫卵是原发性胆管结石的原因之一。

二、诊断策略

（一）病史采集要点

1. 主诉　上腹部突然发作、阵发性剧烈绞痛伴恶心、呕吐。
2. 现病史　询问腹痛发生时间、部位、性质。是否伴有发热、寒战、黄疸，腹痛、寒战、发热、黄疸四者之间的关系。是否伴频繁恶心、呕吐，吐出现黄染或有环形压痕的蛔虫。
3. 既往史　有无肠道蛔虫病史，有无驱虫或胃肠功能紊乱病史。

（二）体检要点

腹部体征和腹痛症状的不一致性为本病的特点，一般仅剑突下或稍右方有轻压痛。若并发胆道感染、胰腺炎、肝脓肿等，患侧会出现相应的体征。

（三）辅助检查

1. 实验室检查　白细胞、中性粒细胞计数多正常，少数增高，嗜酸性粒细胞比例明显升高。大便或十二指肠引流液中查到蛔虫卵。

2. B 超检查　显示胆道内典型的蛔虫声像图。

3. ERCP　造影的同时可引流胆汁查虫卵，如确诊可同时进行取虫、冲洗、注药等治疗。

（四）诊断

1. 病史　儿童、青年多见，有肠蛔虫病史，常有驱虫或胃肠功能紊乱病史。

2. 症状　突然阵发性上腹部剧痛，间隙期宛若常人。绞痛时伴频繁恶心、呕吐，可吐出现黄染或有环形压痕的蛔虫。初期全身症状轻微，后期有胆管炎及各种复杂并发症表现。

3. 体征　初期腹痛剧烈而腹部体征轻微，是本病的典型特点，腹壁柔软，或剑突下、右上腹部压痛，无肌紧张。腹痛间隙可无任何体征。出现并发症时可有腹膜刺激征和肝区叩击痛等。

4. 影像学检查　如 B 超检查显示胆道内典型的蛔虫声像图。

（五）并发症

1. 肝脓肿　胆道蛔虫进入肝内胆管或其所带细菌上行感染可形成肝内胆管炎，炎症进一步发展穿透胆管形成脓肿，蛔虫死亡后的虫体溶组织毒素加速肝脓肿形成和发展。

2. 胆管炎和胆囊炎　肠道致病菌被蛔虫带入胆道可诱发急性化脓性胆管炎和胆囊炎。若非急性化脓性感染，可迁延发展形成慢性胆管炎及胆囊炎。

3. 急性胰腺炎　蛔虫进入十二指肠乳头，Oddi 括约肌痉挛、水肿，胆汁胰液排出受阻，感染性胆汁反流可激活胰酶诱发急性胰腺炎。轻者胰腺水肿，重者胰腺出血坏死等。少数病例因蛔虫直接进入胰管引起梗阻、细菌感染、急性胰腺炎发生。

4. 胆道出血　胆管的炎症和蛔虫的机械性损伤均可引起胆道出血。胆道出血发生前常有右上腹绞痛、寒战、高热等胆道感染症状，随后呕血或伴有黑便。出血量多血压明显下降时可自凝，血压逐渐恢复正常。感染未控制可再次导致出血，故胆道出血可呈周期性反复发生，间隔一般为 1～2 周。

5. 胆道结石　胆道内蛔虫尸体及蛔虫卵沉积在胆道系统，可作为成石核心，形成肝内外胆管结石、胆囊结石。

（六）鉴别诊断

1. 急性胰腺炎　腹痛常为持续性剧痛，位于上腹或偏左，向腰背部放射，无钻顶感。发病后全身情况恶化较快，血清淀粉酶增高明显。但应注意胆道蛔虫病合并急性胰腺炎的存在。

2. 急性胆囊炎、胆囊结石　起病相对缓慢，腹痛呈逐渐加剧，多为持续性，阵发性加重，位于右季肋区或剑突下，疼痛不及胆道蛔虫病严重。呕吐相对较少发生。腹部检查右上腹压痛明显，可有肌紧张和反跳痛。

3.消化性溃疡穿孔　发病也急骤，但上腹剧痛可很快波及全腹，为持续性疼痛。查体腹肌紧张、压痛、反跳痛显著。腹部 X 线立位检查多见膈下游离气体。

4.急性胃肠炎　可有阵发性腹部绞痛，伴恶心、呕吐，有肠道蛔虫病时可吐出蛔虫。但其疼痛程度不及胆道蛔虫时剧烈，位置也多在脐周或偏上，多有腹泻。腹部查体：无腹肌紧张、压痛、反跳痛，叩诊可有肠胀气鼓音，听诊肠鸣音亢进。

三、治疗策略

（一）治疗原则

解痉止痛、利胆驱虫，防治感染。以非手术治疗为主，仅在非手术治疗无效或出现严重并发症时才考虑手术治疗。

（二）治疗方法

1.非手术治疗

（1）解痉止痛　如阿托品 0.5 ～ 1.0mg，山莨菪碱 5 ～ 10mg，肌注或静注。必要时合用哌替啶、异丙嗪、苯巴比妥钠等。

（2）利胆驱虫排虫　①急性发作期：33% 硫酸镁溶液，10ml，每日 3 次；乌梅丸 9 克，每日 2 次。也可用氧气驱虫。②缓解期：用枸橼酸哌嗪、可苯哒唑等药物驱蛔治疗。

（3）纤维十二指肠镜直视下取虫。

（4）控制胆道感染　多为大肠杆菌感染，选择针对革兰阴性杆菌抗生素及抗厌氧菌抗生素。

（5）支持治疗　对胆道感染、有并发症、呕吐频繁者应予支持疗法，维持营养、水、电解质和酸碱平衡。

2.手术治疗

（1）手术指征　①非手术治疗 2 ～ 3 日无效，且有恶化继发感染等并发症危险者；②合并胆道结石，易发生梗阻性化脓性胆管炎者；③并发严重胆道感染、胆道出血或胆道穿孔者；④并发急性胰腺炎非手术治疗无效者；⑤治疗后急性期症状缓解，但非手术治疗后 4 ～ 6 周检查仍有胆总管扩张或胆管内死虫残留者。

（2）术前准备　①纠正水、电解质紊乱和酸碱平衡紊乱。②胃肠道准备：口服甲硝唑 400mg tid 与口服庆大霉素 8 万单位 tid。术前晚灌肠一次。③合并胆道感染者，术前用抗生素预防感染。

（3）手术方式及选择

①胆总管切开取虫及 T 形管引流术　适用于胆道蛔虫病无并发症者，术中应用胆道镜检查，以去除蛔虫残骸。大量盐水冲洗，以排出虫卵及控制感染。

②内镜十二指肠乳头括约肌切开取虫　适用于蛔虫位于胆总管内患者，兼有检查目的。但对儿童需要保护 Oddi 括约肌功能，如需作括约肌切开时应慎重。

（4）术后处理　①维持生命体征的平稳，维持内环境正常。②预防感染。③手术后应治疗肠道蛔虫症，防治蛔虫再感染。

（5）并发症及处理

1）并发症　胆瘘：同一般胆道手术观察与的处理。

2）注意事项　①剖腹手术时应尽可能探查全部胆道，取出所有蛔虫；②注意肝脏、胰腺的探查，以便及早发现并发症并及时处理；③如发现有肠道蛔虫应排向远端小肠或结肠，然后经胆道插入导管进入十二指肠，注入 33% 硫酸镁溶液 30ml。

四、疗效及预后评估

（一）疗效评估

1.治愈　非手术治疗后，症状、体征消失，影像学检查无胆道蛔虫；手术治疗后，症状、体征消失，切口愈合，无并发症。

2.好转　治疗后症状、体征减轻，无并发症。

3.未愈　症状、体征无改善。

（二）预后评估

手术治疗的治愈率为 95%，有 5% 的患者术后可能复发，术后应及早给予驱虫治疗。

五、出院医嘱

1.注意饮食卫生。

2.治疗肠蛔虫病，驱虫排虫，如甲苯达唑 200mg 顿服或枸橼酸哌嗪 2.5 ～ 3.0g/d。

3.如有不适，及时就诊。

第八节　胆道损伤与狭窄

一、疾病概述

胆道损伤是外伤和医源性损伤引起胆管系统部分或完全横断损伤。外伤引起，可分为穿透性与闭合性损伤；医源性损伤，一般为施行上腹部手术时误伤胆管所致。外伤所致的单纯性胆囊胆管损伤，少见，一旦发生多为上腹部多脏器损伤的组成部分，常伴有胰、十二指肠、肝脏、门静脉等损伤。胆管损伤的基本病理改变是胆道梗阻、胆汁瘘及胆汁性腹膜炎。损伤处远侧胆管炎性狭窄，近侧胆管增厚及扩张并向肝门区回缩。由于胆道阻塞及复发性胆管炎导致严重肝实质损害、肝功能衰竭乃至死亡。部分晚期损伤性胆管狭窄患者，可形成继发性胆汁性肝硬化及门静脉高压症，给手术修复带来极大困难。

二、诊断策略

（一）病史采集要点

1.主诉　原有疾病基础上出现腹痛加剧、发热、呕吐、腹胀及黄疸。

2.现病史　注意询问外伤或手术史，外伤患者询问有无腹痛加剧、发热、呕吐、腹胀及黄疸等症状，损伤的部位及治疗经过等。胆道损伤的早期主要表现为胆瘘、胆道梗阻、继发感染等症状和体征。外伤引起的胆道损伤，往往有多器官合并伤，无特异性临床表现，仅表现为腹痛、腹膜炎、休克等。少见情况下肝外胆管损伤可单独发生，早期如腹膜炎症状、体征轻微，可延误诊断，往往受伤后几天，甚至几周至出现发热、黄疸、腹水、陶土样便等症状时才被诊断。医源性损伤注意询问手术时间、手术方式、术后症状出现的时间。医源性胆道损伤，胆瘘多见于胆管部分或完全切断，或胆囊管残端漏的患者。由于术中麻醉、手术创伤打击，胆汁分泌受抑制，如损伤小、胆瘘少时往往不易发现，丧失了术中修复的机会。术后出现胆汁性腹膜炎，腹腔引流管有胆汁性液体流出。引流出的胆汁需与来自胆囊床的小胆管损伤鉴别，后者一般胆瘘3～5天即可自行停止，而胆管损伤的胆汁引流量大，持续时间长。如胆管出现梗阻，胆汁引流不畅，可诱发胆道急性感染、胆汁性腹膜炎或腹腔脓肿等，出现腹痛发热、黄疸等症状。对于早期出现的进行性加重的阻塞性黄疸则多见于胆总管或肝总管的部分或完全结扎或缝扎。患者常感上腹部不适，小便呈深黄色。胆道损伤的晚期则发生胆管狭窄，表现为反复发作的胆道感染、阻塞性黄疸、胆汁性肝硬化、继发胆管结石等。症状往往出现于首次手术后的3个月～1年，常被误诊为肝内残余结石、肝炎、毛细胆管炎等。

（二）体检要点

可有弥漫性腹膜炎或局限性腹膜炎体征如上腹部肌紧张、压痛及反跳痛。腹腔穿刺可抽得胆汁。

（三）辅助检查

1. B 超　可提供肝胆管扩张程度、范围和有无腹腔积液。

2. CT　能显示肝内外胆管扩张情况、肝门部有无肿块、有无腹腔积液。螺旋 CT 经图像重建处理还能得到胆道系统三维成像显示。

3. PTC　可将狭窄胆管及狭窄以上的胆管完全显示，对诊断损伤性狭窄最有价值，不受患者有否黄疸、胆瘘远端情况，以及以往手术等影响，血清胆红素值超过 256μmol/L 时，还可行 PTCD 术。

4. ERCP　对胆管损伤的患者，可以看到胆管上的破口，但对胆道狭窄诊断价值不如 PTC，一般很少显示梗阻近侧胆管全貌，而且只能在胆管不完全阻塞的患者中应用，有引起出血、胆瘘、诱发急性胆管炎和急性胰腺炎等并发症可能。

5. MRCP　可以显示肝内正常胆管系统的第三级分支，可以显示胆管狭窄、胆管损伤、腹腔内积液或积脓。但不能像 ERCP 那样可以看到胆管损伤患者胆管上的破口。

（四）诊断

1. 有外伤及腹部手术史。

2. 在原有疾病基础上出现腹痛加剧、发热、呕吐、腹胀及黄疸等表现。

3. 对于开放性腹部创伤或术后有大量胆汁从伤口流出，闭合性腹部损伤，腹腔穿刺抽出大量胆汁，出现黄疸等体征。

4. B 超、CT、ERCP、PTC、MRCP 等检查提示胆管损伤或狭窄。

三、治疗策略

（一）治疗原则

1. 创伤性胆管损伤治疗　对于伴有多发伤的胆道损伤，应先复苏和急救处理，在抗休克的同时及早进行剖腹探查。明确诊断后，根据损伤的部位、性质决定手术方式。

（1）胆囊损伤的治疗　包括胆囊切除术、胆囊造口术和胆囊修补术，以胆囊切除术为最佳术式，并常规在肝下置腹腔引流管。

（2）胆管损伤的治疗 胆管损伤的修复应根据患者全身情况而定，对于一般情况好、血流动力学稳定、术野清洁的患者，可行一期修复术。一般情况差、受伤时间长、腹腔污染重的患者，最好先行清创、近端胆管外引流，延期二次手术。

①胆管裂伤，裂口小于管壁周径 1/2，局部组织血运良好，缺损不多，无明显炎症者，可予 5-0 可吸收线间断缝合、修补并置 T 形管支撑引流，持续时间不少于半年。

②胆管部分断裂或缺损不大、尚有连接者，可选用脐静脉、胆囊、带血管蒂的胃浆肌瓣或空肠片修复，并加用内支撑架，内支撑一般需 3～6 个月。

③复杂性胆管损伤，一般采用胆肠吻合术。

2. 医源性胆道损伤与狭窄的治疗

（1）术中诊断的胆管损伤治疗

①误扎肝外胆管而未切断者 一般只需拆除结扎线即可，如果结扎过紧过久或松解后不能确信胆管通畅者，应考虑切开置入 T 管引流。

②胆管线形切割伤 直接修补并加 T 管引流。

③胆管缺损或撕裂 对裂口小于管壁周径 1/2 者，应横形缝合损伤的胆管壁，并放置 T 管引流。若缺损较大但胆管尚有部分连接者，可选用脐静脉、胆囊、带血管蒂的胃浆肌瓣或空肠片修复，并加用内支撑架，内支撑一般需 3～6 个月。或行胆肠 Roux-en-Y 吻合术，术后放置 T 管引流 6 个月以上。

（2）术后早期发现的胆管损伤的处理 术后 24～48 小时内发现的胆管损伤，局部炎症反应较轻、水肿不明显，且手术探查证实局部组织解剖清楚，可以按术中发现的胆管损伤处理。如发现时已超过 72 小时，局部组织炎症水肿明显，此时通常选择直接或间接的胆管引流，3～6 个月后再考虑行胆道重建。

（3）术后晚期发现的胆管损伤处理 胆道狭窄一般先行非手术治疗，若不成功，则行手术治疗。

1）非手术治疗 包括经皮肝穿刺胆管引流及支撑管植入术，成功后放置至少 6 个月。若不成功，则行 PTCD 引流胆道，然后行手术治疗。

2）手术治疗 充分的术前准备，如控制胆管炎、纠正贫血、纠正凝血机制障碍、改善营养状况、低钠血症、低钾血症等。将患者的术前情况纠正到理想状态后，再施行确定性手术治疗。手术原则为切除病灶、解除狭窄、通畅引流。手术方式有胆管空肠 Rou-en-Y 吻合术、胆管十二指肠吻合术、间置空肠胆管十二指肠吻合等。多行胆管空肠 Rou-en-Y 吻合术，手术要点：

①显露近端胆管 显露健康的血运良好的近端胆管，彻底切除瘢痕组织，到达具有黏膜的胆管处，若胆管口径较小，可楔形切除 0.5cm 的前壁，以扩大吻合口，亦可进行胆管整形，将几个小的开口缝合成一个大口后，再进行胆肠吻合。显露近端胆管的方法：a. 通过肝门途径：多次手术后肝门处多存在致密粘连，粘连的脏器多见胃十二指肠、结肠、空肠和网膜，术中需紧贴肝下缘将这些组织分离开，显露肝十二指肠韧带。或通过胆囊床途径及通过肝圆韧带途径切开右前叶及左侧肝管，最后汇合切开肝门部胆管。b. 通过胃窦及十二指肠上缘途径：胆总管自胃窦及十二指肠上方进入十二指肠后段，故胃窦及十二指肠球部可作为一个寻找胆总管的标志。术中将粘连的胃窦及十二指肠从肝下缘分离下来，可在十二指肠上方显露肝十二指肠韧带。c. 通过既往手术所留下的 T 管、PTCD 管、窦道、线结寻找。

②吻合技术 使用 4-0 或 5-0 可吸收无损伤血管缝合线进行黏膜对黏膜的间断缝合。

③支撑管 胆肠重建，吻合口＜1cm，需置入支撑管，一般保留 6 个月～1 年，手术次数越多，保留时间越长。

（二）术后处理

1. 维持生命体征平稳；维持内环境正常，包括水、电解质、酸碱平衡。
2. 防治感染。
3. 观察术后有无发生胆道狭窄、胆瘘、胆道出血、腹腔脓肿等并发症。

四、疗效及预后评估

（一）疗效评估

1. 治愈　术后症状、体征消失，切口愈合，无并发症。胆道造影无狭窄。
2. 好转　治疗后症状、体征改善，常需再手术。

（二）预后评估

胆管损伤后各种处理方法的效果，术中发现的胆管损伤行胆管修补加 T 管引流效果最好，再手术率为 3%，胆管空肠 Rou-en-Y 吻合术再手术率为 6%。晚期发现的胆管损伤，胆管空肠 Rou-en-Y 吻合术再手术率为 20%，十二指肠溃疡的发生率为 1.7% ～ 22.0%。其他的远期并发症有反流性胆管炎、胆道肿瘤等。胆管、十二指肠吻合术容易引起反流，再手术率高达 45%。

五、出院医嘱

1. 术后保持 T 管引流通畅，支撑架引流 6 个月以上。
2. 术后定期复查，观察有无胆道狭窄、反流性胆管炎、胆道肿瘤等并发症。

第九节　胆囊息肉样病变

一、疾病概述

胆囊息肉样病变是泛指向胆囊腔内突出或隆起的病变，可以是球形或半球形、有蒂或无蒂。包括胆固醇性息肉、炎症性息肉、腺瘤性息肉、腺肌增生等。影像学往往难以明确病变的性质，也缺乏典型的临床症状。

二、诊断策略

（一）病史采集要点

1. 主诉　无症状，常在体检 B 超检查时发现或类似于慢性胆囊炎表现，如餐后饱胀不适、嗳气、间断右上腹绞痛、恶心呕吐等。
2. 现病史　询问有无餐后饱胀不适、嗳气、右上腹疼痛、恶心呕吐等。询问有无胆绞痛及急性胆囊炎表现等。有无黄疸及体重减轻等。
3. 既往史　是否有胃炎、胃十二指肠溃疡及胆囊结石病史。

（二）体检要点

一般无阳性体征，少数患者上腹部可有压痛，可出现皮肤黄染。

（三）辅助检查

1. B超检查　为首选检查方法，诊断正确率达90%以上，特点为胆囊黏膜上强回声的隆起样病变，不随体位改变而移动，缺少声影。

2. CT　CT对胆囊息肉的检出率仅40%～60%。与超声相比，CT可评估恶性息肉周围组织浸润程度及淋巴转移情况。CT仿真内窥镜（CTVE）对息肉的检出率达98%以上，具有检查时间短、解剖结构清晰、定位准确及可判断胆囊的浓缩功能等优点。

3. PET-CT　PET-CT用于鉴别恶性息肉。

（四）诊断

1. 诊断依据
（1）无任何症状或有慢性胆囊炎表现，如餐后饱胀不适、嗳气、间断右上腹绞痛、恶心呕吐等。
（2）B超特点是胆囊黏膜上的强回声隆起性病变，不随患者体位改变而移动，并缺少结石的特征性声影。

2. 病理分型
（1）胆固醇性息肉　最常见，并不是真正的肿瘤，而是胆固醇沉积在胆囊黏膜上所致，常较小，在1.0cm以内，多有蒂，常为多发性。
（2）炎症性息肉　可以单发或多发，常＜1.0cm，常合并有慢性胆囊炎及胆囊结石。
（3）腺瘤性息肉　可呈乳头状或非乳头状，属真性肿瘤，可为单发或多发，直径为0.5～2.0cm，有时可更大，充满胆囊腔，腺瘤性息肉可合并慢性胆囊炎及胆囊结石，可发展成为乳头状腺癌。乳头状腺瘤可发生出血、坏死，有时脱落至胆囊腔内。
（4）腺肌增生或腺肌瘤　属于胆囊的增生性改变，可呈弥漫性或局限性改变，其特点是过度增生的胆囊黏膜上皮向增厚的肌层陷入，造成局部狭窄或在胆囊的顶部有局限性充盈缺损，但有造影剂进入其中央，犹如脐状。

（五）鉴别诊断

1. 胆囊癌　多发生于50岁以上的中老年人，女性多于男性，多发生于胆囊体或胆囊底部。85%以上的患者合并有胆囊结石，因无典型的、特异症状，早期鉴别困难。常于术中发现，凡行胆囊切除术的患者，在手术结束前都应当对标本进行解剖，如发现胆囊壁有不均匀增厚或有肿物，应进行快速冰冻切片检查进一步确诊，以免漏诊胆囊癌。B超、CT、肝动脉造影、内镜超声（EUS）可提高术前诊断率。

2. 胆囊结石　胆囊结石的超声检查表现为胆囊内强回声光团，后伴声影并随体位改变而移动。

三、治疗策略

（一）治疗原则

无症状胆囊小息肉无须治疗。胆囊小息肉，直径＜1.0cm且无临床症状和体征者，可定期3

个月一次 B 超随访。对于多发或直径超过 1.0cm 的单发息肉及疑有恶变者，应手术治疗。

（二）手术治疗

1.**手术指征** ①合并有胆囊结石，急、慢性胆囊炎，有明显临床症状者；②直径 1.0cm 以下，无临床症状的单发息肉，追踪观察 3 个月有增大趋向者；③直径＞ 1.0cm 以上单发息肉，或位于胆囊颈部者；④疑有恶变者。

2.**手术方式**

（1）内镜取息肉保胆手术 适用于胆囊功能良好的患者。

（2）腹腔镜胆囊切除术 适用于多数患者及合并胆囊结石者。

（3）胆囊癌根治性切除术 已确定恶性者，对胆囊附近 2cm 以上肝组织连同胆囊一并切除。

3.**手术并发症及术后处理** 同胆囊切除术。

4.**注意事项** 凡行胆囊切除术的患者，在手术结束前都应当对标本进行解剖，如发现胆囊壁有不均匀增厚或有肿物，应进行快速冰冻切片检查进一步确诊，以免漏诊胆囊癌。

四、疗效及预后评估

（一）疗效评估

1.**治愈** 行胆囊切除或息肉切除保胆术后，病变为良性，术后症状消失，切口愈合，无并发症。

2.**好转** 治疗后症状、体征改善。

（二）预后评估

胆囊息肉术后一般预后良好。

五、出院医嘱

1.注意休息、低脂饮食。

2.定期随访，如有不适，及时就诊。

3.常规用药，有症状者可用解痉及消炎药。

第十节 胆囊癌

一、疾病概述

胆囊癌是胆道系统最常见的肿瘤，60 岁以上女性好发。病因尚不清楚，一般认为与慢性胆囊炎、胆囊结石密切相关，可能由于结石长期慢性刺激，致使胆囊黏膜增生、变性，进而癌变。胆囊癌多发生在胆囊体部，浸润型腺癌最为多见。恶性程度甚高，生长快，转移早且广泛，可直接浸润到邻近的肝脏、十二指肠、横结肠等组织，也可转移到胆囊管及肝门周围淋巴结，尚可通过血循环转移到肺、骨等处。

二、诊断策略

（一）病史采集要点

1. **主诉** 右上腹疼痛、恶心、呕吐等；晚期可有上腹部肿块，伴有腹胀、消瘦、贫血、食欲差、肝大、黄疸等。

2. **现病史** 可将其临床表现分三大类。①急性胆囊炎：部分患者有短暂的右上腹痛、恶心、呕吐、发热和心悸病史，提示急性胆囊炎，约1%的患者因急性胆囊炎手术而发现胆囊癌的存在，此时病变常为早期，切除率高，生存期长。②慢性胆囊炎：许多原发性胆囊癌患者的症状与慢性胆囊炎类似，难以区分，询问患者有无上腹部疼痛、腹胀、食欲差、恶心、呕吐、消瘦、贫血、肝大、黄疸等症状。高脂及饱食是否加重，服用解痉和止痛药物能否缓解。③胆道恶性肿瘤表现：如黄疸、体重下降、全身情况差、右上腹痛等，其他少见症状如上消化道出血或梗阻等。

3. **既往史** 询问患者是否有胆囊结石、胆囊息肉、胆管炎、异常胰管连接（AJPBDS）等病史。

（二）体检要点

1. **全身情况** 有无发热、消瘦、贫血、皮肤巩膜黄染等。

2. **腹部检查** 右上腹可有压痛，有时可触及肿大的胆囊。晚期可触及右上腹肿块，可有腹水表现。

（三）辅助检查

1. **实验室检查**

（1）**肿瘤标志物** 胆囊癌患者血清 CEA 阳性率为 54.1%，CA19-9 为 81.3%，可作为辅助诊断和手术后的继续观察。

（2）**其他** 胆囊癌晚期，总胆红素可明显增高，多为阻塞性，部分患者可出现胆固醇增高，碱性磷酸酶增高。长期胆汁淤滞可引起谷草转氨酶及谷丙转氨酶升高，血沉增快。

2. **影像学检查**

（1）**B 型超声** 首选检查方法，B 超对胆囊癌诊断阳性率达 60%～80%。可发现胆囊黏膜的固定隆起性病变，胆囊壁增厚，胆囊的内腔消失，胆囊与肝床间的界限消失或模糊不清，肝脏的转移灶等。

（2）**CT** 对胆囊癌诊断率为 65%～90%。表现为胆囊壁不规则结节状增厚或均匀增厚；囊腔内软组织块影；腔内有单发或多发小结节改变；常伴胆囊结石或囊壁钙化。

（3）**MRI** 诊断率相似于 B 超、CT。胆囊癌的 MRI 检查多采用自旋回波，对胆囊癌分为肿块型和浸润型。肿块型在 T1 加权像为低信号，T2 加权像为高或稍高信号；浸润型 T1 加权像为稍低或肯定的低信号，T2 加权像表现为不均匀稍高或肯定高的信号。MRI 对肿瘤侵犯血管和各种扩散方式较 CT 为佳。磁共振胆道造影 MRCP 图像上正常胆囊影不显示而见局部肿块。

（4）**ERCP 和 PTC** 对胆囊癌诊断率为 50%～70%，可显示胆囊胆管病变，胆囊充盈缺损或不显影，肝门部或胆总管移位或狭窄等。

（5）**腹腔动脉造影** 诊断率为 70%～80%，可见胆囊动脉增宽，粗细不均，中断，扭曲或有新生肿瘤血管。

（6）**X 线检查** 口服胆囊造影与静脉胆管造影可显示胆囊、胆管形态和大小，以推测有无梗阻性胆囊或胆管扩张，同时了解胆囊、胆管是否有充盈缺损及受压。但 85% 以上不显影，诊断价值较小。

（7）腹腔镜或超声腹腔镜（IVS）　腹腔镜下可观察到胆囊肿大变形，囊壁肥厚混浊或外观呈灰白色肿块或胆囊表面呈结节状凹凸不平，有异常血管行走。如在腹腔镜直视下直接行胆囊造影，活检或胆汁细胞学检查则可确诊。超声波腹腔镜（IUS）具有高分辨力，还可以在胆囊各方向进行检查，更清楚地观察胆囊各层结构，且对体表超声不能探及的小隆起病变也能做出诊断。

3. 细胞学检查

（1）活检　①B超指引下对胆囊病变部位穿刺，该方法较为简单易行。②胆道子母镜经皮经肝胆囊镜检查（PTCCS）。③经腹腔镜取活检。后两种方法需一定设备技术才能完成。

（2）采取胆汁查脱落细胞　可在B超指引下行胆囊穿刺，PTC（经皮肝胆管穿刺）引流或经PTCCS采集等。采取胆汁查癌细胞，对半数以上的胆囊癌可做出诊断，也是对胆囊癌定性诊断的一种可靠方法。

（四）诊断

1. 诊断依据

（1）病史可有长期慢性胆囊炎、胆石症病史，疼痛性质从阵发性发作转变为右上腹持续钝痛，且进行性加重。或出现进行性黄疸、消瘦等表现。

（2）局部触及胆囊肿块，可有肝脏肿大、腹水等体征。

（3）实验室检查肝功能改变或显示黄疸性质为阻塞性黄疸。

（4）影像学检查显示胆囊占位性病变，如B超检查示胆囊壁向胆囊腔内呈蕈状突出，回声强弱不均，不随体位改变，或壁增厚、腔缩小或消失。CT示胆囊内肿块和壁增厚。

2. 病理分期

（1）Nevin分期和分级

①分期　Ⅰ期：黏膜原位癌；Ⅱ期：肿瘤侵犯黏膜和肌层（无淋巴结转移）；Ⅲ期：肿瘤侵犯胆囊壁全层（无淋巴结转移）；Ⅳ期：肿瘤侵犯胆囊壁全层（并有淋巴结转移）；Ⅴ期：肿瘤侵犯肝或邻近脏器。

②分级　根据胆囊癌细胞分化的程度，在病理上分为高分化（G1）、中等度分化（G2）和低分化（G3）三级。

（2）TNM分期

T为原发肿瘤　Tx：原发肿瘤情况无法评估；Tis：原位癌；T_1：肿瘤侵及黏膜或黏膜肌层；T_2：肿瘤侵及肌层周围结缔组织，但未突破浆膜或侵犯肝脏；T_3：肿瘤突破浆膜层（腹膜脏层）；或直接侵犯一个邻近脏器（浸润肝脏深度少于2cm）；T_4：肿瘤浸润肝脏深度＞2cm和（或）侵及二个以上邻近脏器。

N为区域淋巴结　Nx：区域淋巴结情况无法评估；N_0：无区域淋巴结转移；N_1：胆囊管、胆总管周围和肝门部淋巴结已有转移；N_2：胰头旁、十二指肠旁、门静脉周围、腹腔动脉和（或）肠系膜上动脉周围淋巴结转移。

M为远处转移　M_0：无远处转移；M_1：已有远处转移。

（五）鉴别诊断

1. 原发性肝癌　多有肝硬化病史，常在肝硬化基础上恶变，故有肝硬化临床表现。肝右叶缩小，左叶代偿性大，胆囊触不到，脾大。AFP 阳性，B 超、CT、MRI 检查可资鉴别。

2. 壶腹周围癌　表现为中上腹痛、梗阻性黄疸、消瘦与胆囊肿大，相似于胆囊癌。但本病常不伴慢性胆囊炎、胆石症，较常见消化道出血，十二指肠镜检及活检可确诊。

3. 胆总管结石　患者具有突发性寒战、高热，发作性上腹剧痛，黄疸为深浅波动性，完全性梗阻性黄疸极少超过 1 周等特点可与胆囊癌鉴别。ERCP、PTC、静脉胆道造影诊断率高。

4. 胆囊炎、胆囊结石　胆囊癌患者临床上缺乏特异性表现。多数被误诊为胆囊炎、胆石症。这类患者在出现右上腹痛、右上腹包块或贫血等症状时病情常常已属晚期。近年来诊断水平提高主要依靠现代影像学的进展和对本病认识的加深。

三、治疗策略

（一）治疗原则

胆囊癌的治疗以手术为主，胆囊癌的手术治疗取决于肿瘤分期。

（二）手术治疗

1. 手术方法

（1）单纯胆囊切除术　癌肿仅限于黏膜层者单纯胆囊切除术即可达到根治目的，不需清扫淋巴结。

（2）根治手术　胆囊切除 + 肝楔形切除术 + 区域淋巴结清扫 +/- 胆管切除术适用于病变尚局限于胆囊周围的邻近肝脏淋巴转移未超过第 2 站的患者。

（3）扩大根治术　切除范围根据肿瘤浸润转移的情况而定，可包括扩大的右半肝切除、胰十二指肠切除、右半结肠切除术等。

（4）姑息手术　①姑息性胆囊切除术：病变已超出可根治的范围，为缓解症状可行姑息性胆囊切除术；患者年龄过大、患有其他内科病或胆囊伴有严重感染等不宜扩大手术范围时亦应施行姑息性胆囊切除手术。②胆管引流术：包括胆肠内引流术或支撑管引流术、胆管外引流术和PTCD 外引流术等，用于伴有梗阻性黄疸者。

2. 术前准备

（1）纠正水、电解质紊乱　有水、电解质紊乱，酸碱平衡失调者，术前应予纠正。

（2）改善凝血功能　对有阻塞性黄疸患者，由于维生素 K 吸收及利用障碍，有不同程度的凝血功能异常，术前应给予充足的维生素 K 制剂。只有在凝血酶原时间正常或基本正常后方可考虑手术。

（3）改善营养状况　对于低蛋白血症、营养不良的患者，必要时应用完全胃肠外营养，有效的循环血量的恢复和营养的改善有利于血液毒性物质的解毒、排出和增强机体抵抗力。

（4）抗生素的应用　有利于术后感染的预防，对原有胆道感染者尤为重要。

（5）注意休息　手术前适当限制患者活动，有利于肝细胞修复，从而使肝脏功能得以改善。

（6）胃肠道准备　肠道给药一般从术前 48 小时开始，口服庆大霉素 8 万单位 tid，口服甲硝唑 400mg tid。术前晚灌肠一次或术前晚口服泻药。

3. 术后处理

（1）一般处理

①术后监护　监测神志、生命体征变化，准确记录引流液色、质、量的变化。

②术后补充营养、热能并注意护肝治疗　对于术前有肝功能改变者，由于手术的打击以及可能的继发感染，术后可在一定时间内出现肝功能的恶化。术后仍应加强营养及护肝治疗，给予高蛋白、高热能等。必要时可采用全胃肠外营养。

③预防感染，尤其是膈下感染。

（2）并发症及处理

①胆瘘　短时间的少量胆汁渗漏，只要引流充分，多能逐步减少而后停止。长时间较多量的胆瘘，要注意保持腹腔引流通畅，必要时可以用双套管负压吸引，经皮肝穿刺胆管引流和内镜胆管引流也能够显著减少胆汁的外漏，经过长时间的充分引流，感染消退，病情稳定后，再根据瘘管造影及其他影像检查资料，做适当的处理，必要时行再手术处理。

②胰瘘　胰腺手术或胰腺周围脏器手术后腹腔引流液淀粉酶含量超过 1000U/L，引流时间超过 2 周时，诊断为胰瘘。胰瘘是常见又严重的并发症，多发生于术后 5～7 日，其致死率为 20%～50%。处理：一是有效的引流，保持腹腔引流通畅，持续吸引。如果患者症状未能改善，应行 B 超或 CT 等检查，如发现胰腺或胰周脓肿应积极施行手术引流。二是抑制胰液外分泌，一般限于术后 1～2 周内，措施包括禁食、持续胃肠减压和应用抑制胰腺分泌的药物。三是营养支持，患者经历大手术后营养状况差，血浆蛋白低时，胰腺断端或吻合口不易愈合，应加强营养支持，方法包括 TPN、要素饮食。

③出血　常见原因：胆囊动脉结扎线滑脱、分离过深使胆囊床处肝脏裸露渗血，或胆囊床上止血不彻底，拔除引流时将胆囊动脉或胆囊床血管结扎线拉脱等。处理：视出血量多少及患者全身情况而定。如出血量多，保守治疗效果不好、血压下降、脉搏增快，应及时手术探查止血。

④术后肝功能代偿不全　主要表现为黄疸消退慢甚至增高，精神差、无力、腹胀、腹水、食欲差、贫血和下肢水肿等；同时术后胆汁引流量少，或胆汁引流量增多而颜色浅淡。实验室检查显示低蛋白、高胆红素、低血容量、低钠、低钾，若并发感染，则病情迅速加重。对肝功能不全的患者，应采取综合保肝措施。

⑤术后应激性溃疡　主要见于重症梗阻性黄疸的手术患者，对术后应激性溃疡出血的处理：输血、输液；止血、凝血药物的应用；温盐水洗胃，迅速移除胃内容物及胃内血块，向胃内灌注凝血药物。

（三）非手术治疗

对于手术后患者应酌情辅以放疗和（或）化疗以及中医中药等治疗以延长生存时间，对合并有肝转移已切除或不能切除者可采用肝动脉和（或）门静脉化疗栓塞方法进行治疗。

1. 联合化疗

（1）FAM 方案　5-FU 600mg/m²，静脉滴注，第 1、8、29、36 天；ADM 30mg/m²，静脉注射，第 1、29 天；MMC 6mg/m²，静脉注射，第 10 天。6 周为一个疗程，休息 4～6 周，行第 2 个疗程。25% 有效，平均生存期 8.4 个月。

（2）FAB 方案　5-FU 400～600mg/m²，第 1、22 天，200～400mg/m²，第 4、26 天，静脉滴注；ADM 60mg/m²，第 1 天，45mg/m²，第 22 天，静脉注射；卡莫司汀 150mg/m²，静脉注射。4 周为一个疗程。治疗有效率 40% 左右，平均生存 11 个月。

（3）FM 方案　5-FU 500mg/m²，静脉滴注，第 1～3 天；MMC 6mg/m²，静脉注射，第 1～3 天。用药 3 天为一个周期，休息 4～5 周可重复一次，4～6 个周期为一个疗程。

2. 单药化疗

（1）卡莫司汀（BCNU）125mg/（次·d），静脉滴注，连用3次为一疗程，间隔6～8周可行第2个疗程。主要不良反应为骨髓抑制，多在用药8～10天时出现白细胞和血小板下降，用药后6周达最低值；其次为消化道反应，出现恶心、呕吐，少数患者出现肝功能损害、谷丙转氨酶升高等。

（2）优福定（UFT）口服，每次4片，每天3次，4～8周为一个疗程，疗效较替加氟（FT-207）稍高，不良反应同5-FU，但较轻。

（3）替加氟（FT-207）200～400mg/次，口服，每天3次，20～40g为一个疗程。

3. 放射治疗　术前、术中、术后或不能切除者可选为辅助治疗，对提高胆囊癌的生存率有一定的帮助。

四、疗效及预后评估

（一）疗效评估

1. 治愈　根治性切除，症状、体征消失，切口愈合，无并发症。
2. 好转　姑息性治疗后，症状、体征减轻。

（二）预后评估

胆囊癌的预后主要取决于诊断时肿瘤的分期情况，在消化道癌中胆囊癌的切除率及远期生存率最低，主要是病例多属晚期的缘故。由于起病隐匿，无特异症状，早期诊断困难，能手术切除者为50%，能行根治性手术者更少，仅为20.2%。即使已作病灶切除手术后平均存活时间仅8.4个月，近90%的患者死于手术后1年内，5年存活率不及5%（0～10%），个别报道为14.5%。

五、出院医嘱

1. 注意休息，进食低脂、易消化饮食，避免暴饮暴食。
2. 定期随访，如有不适及时就诊。定期作X线片、CT扫描等检查以了解有无局部复发及全身转移情况。
3. 对行外引流或内引流者，应注意引流管的护理，保持引流管的通畅。
4. 根据病型及病期制定个体化方案，进行术后化疗、放疗及局部治疗等综合治疗。

第十一节　胆管癌

一、疾病概述

胆管癌是来源于肝内外胆管的恶性肿瘤，病因不明，原发性硬化性胆管炎、胆管结石、溃疡性结肠炎、胆管腺瘤、先天性胆管囊性扩张等与本病的发病有一定关系。好发年龄为50～70岁，男性多于女性。胆管癌可分为肝内、肝外胆管癌（肝门区至胆总管下端）。肝内型胆管癌指病变仅限于肝内，不涉及肝外胆道，不表现梗阻性黄疸，且没有其他部位原发肿瘤的胆管癌，约占胆管癌的6%（此类患者又称胆管细胞性肝癌，归入原发性肝癌范畴）。肝门胆管癌是指累及胆囊管开口以上的1/3肝外胆管，并常扩展至肝管汇合部和一侧或两侧肝管，又称Klatskin瘤。发病早期，当原发肿瘤尚小时，即可致梗阻性黄疸，约占胆管癌 67%。下段胆管癌指来源于中远段胆总管的肿瘤，常伴梗阻性黄疸，易误诊为胰头癌，约占胆管癌的 27%。部分胆管癌为弥散型，可广泛累及肝内外胆管。

二、诊断策略

（一）病史采集要点

1. **主诉**　上腹部不适伴食欲减退、体重减轻及进行性黄疸；合并胆管炎时，可出现右上腹疼痛、寒战、高热等。

2. **现病史**　腹痛的发生时间、部位、性质，多表现为上腹部隐痛不适，并发胆管炎腹痛加重；伴随症状，如是否伴胆道梗阻及胆管炎症状（如寒战高热、恶心、呕吐等），有无进行性加重的皮肤和巩膜黄染伴有皮肤瘙痒、陶土色大便、尿黄、食欲减退和体重减轻等症状。

3. **既往史**　应询问患者是否有肝炎、肝胆管结石症、硬化性胆管炎及胃十二指肠疾病的病史。

（二）体检要点

1. **全身情况**　患者一般情况如何，有无皮肤及巩膜黄染，是否消瘦，有无转移征象。

2. **腹部检查**　注意检查腹部外形，是否有腹水，脐部有无硬结，肝脾是否肿大，有无腹内肿块，右上腹部有无压痛，Murphy 征是否阳性。肝门部胆管癌可出现淤胆性肝大、胆囊不能触及等。下段胆管癌患者肝脏可呈对称性肿大，胆囊肿大，但 Murphy 征可能阴性。

（三）辅助检查

1. **实验室检查**

（1）多有贫血表现，因肝脏受损及胆管阻塞，肝功能及血生化检查示转氨酶升高、γ-谷氨酸转肽酶、碱性磷酸酶、血清总胆红素、直接胆红素等明显升高；有不同程度的低蛋白血症、低血钾及低血钠等。

（2）肿瘤标志物　CEA 在胆管癌患者血清中的阳性率是 40% 左右，对于胆管癌的诊断有一定价值，也是判断手术后是否有肿瘤残留或复发的有用指标。CA19-9、CA125、CA50、CA242 等糖链群肿瘤标志物，对胆管癌也有一定诊断价值，阳性率达 75% ～ 80%。这一类肿瘤标志物也见于其他消化道肿瘤患者，故其特异性较差，需结合影像检查诊断。

2. **影像学检查**

（1）B 超　表现为无痛性黄疸的患者，若 B 超显示肝内胆管扩张而肝外胆管及胆囊无扩张，又未发现胆道结石，应高度怀疑肝门胆管癌，若肝内外胆管均扩张，不伴胆管结石，则应怀疑下段胆管癌或胰头癌。

（2）CT 扫描　可显示肝门或胰头肿块，亦可提供肝组织和肝门结构受累范围，门静脉受侵及淋巴结肿大的信息。

（3）MRCP　可进一步提供肝内外胆管扩张情况及肿瘤的位置大小等信息。是目前肝门部胆管癌理想的检查手段。

（4）PTC 和 ERCP 造影　对肝外胆管梗阻患者的诊断有帮助，但由于系侵入性操作，近年已较少应用，但 PTC 和 ERCP 检查时可获细胞学检查的标本，即胆汁。

（5）血管造影　可显示肝动脉和门静脉受肿瘤包绕和栓塞状况，可预测肿瘤的不可切除性。

（6）内镜超声 经胃或十二指肠的内镜超声可用于胆管癌的术前分期，了解肝动脉、门静脉及胰腺实质受侵的情况。

（四）诊断

1. 诊断依据

（1）上腹部不适伴食欲减退、体重减轻及进行性黄疸；合并胆管炎时，可出现右上腹疼痛、寒战、高热等。

（2）尿、粪以及肝功能等血液检查提示梗阻性黄疸。

（3）影像学检查提示胆管癌性梗阻，梗阻近端胆管扩张。

（4）诊断本病时，应排除胆道结石、胆道良性狭窄等病变。

2. 分型和分期

（1）分型 根据部位分为肝内胆管癌、肝门部（近端）胆管癌、胆总管中段和胆管下段癌。肝门胆管癌常发生在左右肝管汇合处，发展较慢，转移晚。肝门部胆管癌 Bismuth 分型：Ⅰ型：肿瘤位于肝总管，未侵犯汇合部；Ⅱ型：肿瘤已累及汇合部未侵犯左右肝管；Ⅲa型：肿瘤已侵犯右肝管；Ⅲb型：肿瘤已侵犯左肝管；Ⅳ型：肿瘤已侵犯左右肝管。

（2）肝外胆管癌 TNM 分期

分期　TNM

Ⅰ A　$T_1 N_0 M_0$

Ⅰ B　$T_2 N_0 M_0$

Ⅱ A　$T_3 N_0 M_0$

Ⅱ B　$T_1 \sim T_3 N_1 M_0$

Ⅲ 　T_4 任何 N M_0

Ⅳ 　任何 T 任何 N M_1

T_1：肿瘤局限于胆管黏膜；T_2：肿瘤侵及胆管壁；T_3：肿瘤侵及肝、胆囊、胰腺和/或单侧门静脉或单侧肝动脉；T_4：肿瘤侵及门静脉主干或双侧分支，肝动脉主干或双侧分支，临近脏器如结肠、胃、十二指肠或腹壁。N_0：无淋巴结转移；N_1：侵及区域淋巴结；N_2：侵及远处淋巴结。M_0：无远处转移；M_1：远处转移。

（五）鉴别诊断

1. 乳头部癌 临床表现和胆总管下段癌相似，但低张十二指肠造影多能显示十二指肠降部左侧缘的充盈缺损。内镜多能直视肿瘤，并行组织学检查。

2. 胰头癌 本病多伴有胰管的梗阻，在 ERCP 影像上可见胰管狭窄或阻塞。在 B 超或 CT 影像上可见胰头部肿块和胰体尾部胰管显著扩张。临床上黄疸较为显著，多为无痛性进行性加重。出现疼痛时多已属晚期。

3. 原发性硬化性胆管炎 胆道造影多见胆道广泛性狭窄和僵硬，如病变局限于部分胆管不易与胆管癌鉴别，只能依靠剖腹探查中的肉眼所见和组织学检查来确诊。

4. 胆道良性狭窄 多有胆道结石、感染或胆道手术史。胆道造影可显示胆道狭窄，其边缘光滑、两边对称，必要时经胆道镜组织学检查有助于鉴别诊断。

5. 胆道结石 病史较长，有发作性腹痛史，黄疸也多为间歇性，有明显的症状缓解期。疼痛发作时常伴有不同程度的胆管炎表现。胆道造影中可见结石透亮和"杯口"状影，且胆道壁光滑，但与息肉性胆管癌鉴别困难。胆道镜检查有助于诊断。

6. 其他　还应与 Mirrizzi 综合征、慢性胰腺炎、毛细胆管炎、胆囊癌及肝癌等相鉴别。

三、治疗策略

（一）治疗原则

采用手术为主的综合治疗方法。目的解除胆道梗阻、切除肿瘤。手术方式的选择主要根据病变的部位、范围及肝动脉和肝门静脉受累情况，选择根治性手术和姑息性手术。对不能手术者，宜首选经内镜途径或经皮经肝途径行内撑支架引流，以延长患者生命。非手术治疗包括介入治疗、化疗和放疗。

（二）治疗方法

1. 手术治疗

（1）术前准备

1）术前评估　主要考虑因素：①患者全身状态，如心肺功能；②肝功能代偿情况（血浆白蛋白水平低于 30g/L 者为危险状态）；③凝血功能（出、凝血时间，凝血酶原时间）；④黄疸的时间和程度（总胆红素 171μmol/L，直接胆红素 85.5μmol/L 者为高危病例）；⑤肿瘤部位、大小、浸润范围，主要参考影像学检查结果。

2）手术指征　术前检查病变较局限，无远处转移，有切除可能者；原发病灶不能切除，但可通过内引流或外引流来解除黄疸，延长患者生命；术前诊断不明，需手术探查明确诊断，并作相应治疗者。

3）常规准备

①纠正水、电解质紊乱　根据检查结果纠正低钾血症、低钠血症。

②改善凝血功能　胆管癌患者由于维生素 K 吸收及利用障碍，都有不同程度的凝血功能异常，术前应给予充足的维生素 K 制剂。只有在凝血酶原时间正常或基本正常后方可考虑手术。

③改善营养状况　对于低蛋白血症、营养不良的患者，必要时应用完全胃肠外营养，有效的循环血量的恢复和营养的改善有利于血液毒性物质的解毒、排出和增强机体抵抗力。

④抗生素的应用　有利于术后感染的预防，对原有胆道感染者尤为重要。

⑤减黄治疗　有学者认为术前引流与否对术后生存率、并发症发生率等无明显影响，且可引起胆管炎，水、电解质失衡等，故只推荐在行肝移植患者等待供肝期间采用。目前国内比较统一的观点是肝门部胆管癌不论黄疸多重，术前不需减黄。

⑥注意休息　手术前适当限制患者活动，有利于肝细胞修复，从而使肝脏功能得以改善。

⑦胃肠道准备　肠道给药一般从术前 48 小时开始，口服庆大霉素 8 万单位 tid，口服甲硝唑 400mg tid。术前晚灌肠一次。

（2）手术要点

①肝内胆管癌　肝内胆管癌的手术治疗包括联合肝切除、肝外胆管切除与淋巴结清扫。切除范围上缘至少距肿瘤 5cm，肿瘤以下胆管全切除。肝管周围结缔组织及淋巴结廓清。

②肝门部胆管癌　肝门部胆管癌根治性切除一般要求至少肿瘤上缘 1cm 以上切断左右肝管，远端切除范围包括胆囊、胆总管低位切断、门静脉及肝动脉周围的淋巴、脂肪、神经及结缔组织一并切除。肝门胆管癌可根据 Bismuth 分型选择手术方式，Ⅰ型和Ⅱ型可行肝外胆管、胆囊切除，

区域淋巴结清扫，肝胆管空肠 Roux-en-y 吻合术；Ⅲ型在上述手术基础上附加右或左肝叶切除，Ⅳ型以上手术加扩大右或左半肝切除。原则是切断胆管应距肿瘤边缘 5mm，且术中冰冻切片无肿瘤残余；Ⅱ型及Ⅲ型常侵及肝尾状叶，宜同时切除尾状叶，对不能手术切除的肝门胆管癌可采取姑息性手术，可于术中用金属探条逐步扩张肝门胆管，然后置入塑料管或 T 管进行支撑，以引流肝内淤滞的胆汁。

③中、下段胆管癌　对中、下段胆管癌行胰十二指肠切除术，不能切除者则可行肝外胆管空肠 Roux-en-y 吻合术、胆囊空肠吻合术、肝内胆管空肠吻合术等以引流胆汁，若同时存在十二指肠梗阻，可加行胃空肠吻合术。

（3）术后处理

1）一般处理

①术后监护　监测神志、生命体征变化，准确记录引流液色、质及量的变化。

②术后补充营养、热能并注意护肝治疗　胆管癌患者术前由于胆管阻塞大多有不同程度的肝功能改变，由于手术的打击及可能的继发感染，术后可在一定时间内出现肝功能的恶化。因此胆管癌患者，尤其术前肝功能有明显改变者，术后仍应加强营养及护肝治疗，给予高蛋白、高热能等。必要时可采用全胃肠外营养。

③补充维生素 K　术后应常规静脉给予维生素 K。

④加强水、电解质平衡的维持　胆道梗阻可引起不同程度的水、电解质平衡失调，术后由于大量的胆汁的外引流，又可引起电解质的进一步丢失。因此，术后应注意水、电解质平衡的监测，并作相应的补充。

2）并发症及处理

①胆瘘　胆管癌术后可能出现不同程度的胆瘘，因此术中应常规放置腹腔引流管，少量的胆瘘经充分的引流一般都能自行停止。如胆汁引流量较多，可能是吻合口缝合不严所致，此时更应注意胆道引流管（T 管）及腹腔引流管的通畅。经过长时间的充分引流，引流量会逐步减少，一些患者胆瘘出现在 T 管拔除后，多由于窦道形成不全，可出现弥漫性腹膜炎，此时应从原引流口插入引流管，必要时需手术处理。

②胰瘘　术后腹腔引流液淀粉酶含量超过 1000U/L，引流时间超过 2 周时，诊断为胰瘘。处理：一是有效的引流，保持腹腔引流通畅，持续吸引。如果患者症状未能改善，应行 B 超或 CT 等检查，如发现胰腺或胰周脓肿应积极施行手术引流。二是抑制胰液外分泌，一般限于术后 1～2 周内，措施包括：禁食、持续胃肠减压和应用抑制胰腺分泌的药物。三是营养支持，患者经历大手术后营养状况差，血浆蛋白低时，胰腺断端或吻合口不易愈合，应加强营养支持，方法包括 TPN、要素饮食。

③出血　出血也是胆道手术的常见并发症之一，吻合口出血较为常见，表现为术后早期从引流管或 T 管引流出血性液体，如经保守治疗无效，应尽早手术止血。胆管癌术后还会出现应激性溃疡出血，表现为从胃管内引流出咖啡样或血性液体，也可出现呕血或黑便。胃镜检查可确诊，使用抑制胃酸分泌药物，去甲肾上腺素加入冷生理盐水胃内灌注，大多能有效止血。

④感染　胆管癌患者全身情况较差，肝功能不全，阻塞性黄疸又使患者的免疫系统遭受严重的损害，因而胆管癌患者术后容易出现继发性感染，特别是腹腔引流不通畅时更是如此。预防措施：加强术前准备，改善患者的全身情况；术前使用抗生素；术后保持腹腔引流通畅；加强支持治疗。

2. 非手术治疗

（1）介入治疗　主要用于术前确诊不能根治性切除的患者，具体方法：①PTCD，可在局麻下完成梗阻上端的胆道外引流术，适用于各种不能切除的胆管癌；② PTBD，在 PTCD 的基础上，将导管通过肿瘤进入肠腔使胆汁通过胆管进入肠腔，或将特殊支架管置于肿瘤梗阻处，术后无胆汁的大量丢失，保持了胆汁的消化功能；③经皮胆囊外引流术，主要适用于三管汇合处远端的肿瘤；④经口胆道镜或十二指肠镜胆道置管内引流术，适用于胆总管末端癌不能切除者。

（2）放疗   主要作为肿瘤切除以及各种姑息性治疗后的辅助治疗。胆管癌放疗，50% 的患者有效。

（3）化疗   化疗的有效率很低，中位生存时间约为 6 个月。常用化疗药物有氟尿嘧啶、吉西他滨、奥沙利铂、卡培他滨等。单用或联合用药。方案如下：

①氟尿嘧啶 $500mg/m^2$，静脉注射，第 1 ~ 5 天，每 4 周 1 次或氟尿嘧啶 $500mg/m^2$，静脉注射，每周 1 次。

②氟尿嘧啶 $400mg/m^2$，静脉注射，第 1 ~ 5 天，链左星 $500mg/m^2$，静脉注射，第 1 ~ 5 天。

③对全身情况好的年轻患者给予 GemOx 方案，吉西他滨 $1000mg/m^2$，静脉注射，第 1 天和第 8 天，奥沙利铂 $130mg/m^2$，静脉滴注 2 小时，第 8 天，每 3 周重复，或见④。

④吉西他滨 $1000mg/m^2$，氟尿嘧啶 $600mg/m^2$，亚叶酸钙 $20mg/m^2$，静脉注射，第 1、8 天和第 15 天，每 4 周重复。

⑤卡培他滨 $1500mg/m^2$，每日分 2 次口服，第 1 到 14 天，吉西他滨 $1000mg/m^2$，第 1 天和第 8 天，每 3 周重复，或见⑥。

⑥卡培他滨 $1500mg/m^2$，每日分 2 次口服，第 1 到 14 天，奥沙利铂 $130mg/m^2$，第 1 天，每 3 周重复。

四、疗效及预后评估

（一）疗效评估

1. 治愈   病变根治性切除，症状、体征消失，切口愈合，无并发症。
2. 好转   姑息性切除，或行内、外胆管引流术，临床症状减轻。
3. 未愈   治疗无效，临床进展。

（二）预后评估

肝门胆管癌的手术切除率为 10% ~ 85%，临床根治性切除后 5 年生存率为 10% ~ 20%。下段胆管癌宜行胰十二指肠切除术，切除后 5 年生存率优于肝门胆管癌及胰头癌，约为 30%。

五、出院医嘱

1. 注意休息，进食低脂、易消化饮食，避免暴饮暴食。
2. 定期随访，如有不适及时就诊。定期作 X 线片、CT 扫描及胆管造影等检查，以了解有无局部复发及全身转移情况。
3. 对行外引流或内引流者，应注意引流管的护理，保持引流管的通畅。
4. 综合治疗   根据病型及病期制定个体化方案，进行术后化疗、放疗及局部治疗等综合治疗。
5. 再次出现黄疸者，应住院检查，根据情况作进一步的内引流或外引流处理。

第二十四章　胰腺疾病

第一节　急性胰腺炎

一、疾病概述

急性胰腺炎（AP）是胰酶异常激活造成胰腺及胰周的炎性肿胀、渗出、坏死，而且常导致全身重要脏器功能的改变。胆汁、十二指肠液反流、乙醇中毒、胰腺血运障碍等均可引起胰酶异常激活，而 SIRS、肠道菌群移位是病变加重及继发感染的关键因素。是常见的急腹症之一，多见于青壮年，女性高于男性（约 2：1）。急性出血坏死型占 2.4%～12.0%，容易误诊，病死率高。

二、诊断策略

（一）病史采集要点

1. **主诉**　多为突发性上腹或左上腹持续性剧痛或刀割样疼痛、上腹腰部呈束带感，可伴有腹胀、恶心呕吐、发热、黄疸、休克等。

2. **现病史**　询问有无暴饮暴食特别是过量油腻食物、酗酒、外伤、手术或感染等可能的诱因及病因。腹痛发生的时间（夜间疼痛是否明显）、腹痛部位、性质和持续时间，是否向腰背部放射。有无呕血和便血，有无恶心、呕吐、腹胀、腹泻等胃肠道症状。是否伴有寒战、高热、皮肤巩膜黄染，有无黄染进行性加重，是否伴有皮肤瘙痒及皮肤色泽改变。既往有无类似发作史等。

3. **既往史**　有无胆道疾病、溃疡病史，有无高血钙、甲状旁腺功能亢进病史，近期有无创伤、手术和感染情况。

4. **个人史**　询问有无长期吸烟、饮酒史，有无长期服用某些药物如皮质激素、双氢克尿噻、雌激素等。有无精神疾病。

5. **家族史**　询问有无高脂血症及代谢性疾病家族史，家族中有无肿瘤及胰腺疾病患者。

（二）体检要点

1. **一般情况**　注意血压、脉搏、呼吸，是否处于休克状态；有无发热、黄疸、发绀以及手足抽搐。

2. **腹部检查**　有无腹胀、腹部局限性隆起。下腹部、季肋部皮肤有无蓝色－棕色斑（grey-tumer 征）及脐周青紫色斑（Cullen 征）。腹部压痛、反跳痛、肌紧张的部位、范围、程度。急性胰腺炎腹肌紧张一般位于脐上偏左，轻或中度肌紧张，有压痛；重症者全腹有压痛、反跳痛、肌紧张。注意上腹部有无包块，肝脏有无肿大，能否触到肿大的胆囊。有无移动性浊音、肠鸣音减弱或消失。

（三）辅助检查

1. 实验室检查

（1）血常规　白细胞计数一般为（10～20）×10^9/L，如感染严重则计数偏高，并出现明显核左移。部分患者尿糖增高，严重者尿中有蛋白、红细胞及管型。

（2）血、尿淀粉酶测定　是诊断本病的重要化验检查，血清淀粉酶在发病后1～2小时即开始增高，8～12小时标本最有价值，至24小时达最高峰，为500～3000苏氏单位，并持续24～72小时，2～5日逐渐降至正常，而尿淀粉酶在发病后12～24小时开始增高，48小时达高峰，维持5～7天，下降缓慢。淀粉酶值在严重坏死型者，因腺泡严重破坏，淀粉酶生成很少，故其值并无增高表现。如淀粉酶值降后复升，提示病情有反复，如持续增高可能有并发症发生。有时腹膜炎、胆道疾病、溃疡穿孔、绞窄性肠梗阻、胃大部切除术后输入袢梗阻等，淀粉酶值可有不同程度的增高，但一般多低于500苏氏单位。因此，当测定值＞256温氏单位或＞500苏氏单位，对急性胰腺炎的诊断才有意义。

（3）血清脂肪酶测定　正常值0.2～1.5U/ml，发病后24小时开始升高，可持续5～10天超过1Cherry-Crandall单位或Comfort法1.5单位有诊断价值。因其下降迟，对较晚就诊者测定其值有助诊断。

（4）血清钙测定　正常值不低于2.12mmol/L。在发病后两天血钙开始下降，以第4～5天后为显著，重型者可降至1.75mmol/L以下，提示病情严重，预后不良。

（5）血清正铁蛋白（MHA）测定　MHA来自血性胰液内红细胞破坏释放的血红素，在脂肪酶和弹性蛋白酶作用下，转化为正铁血红素，被吸收入血液中与白蛋白结合，形成正铁血红蛋白。重症患者常于起病后12小时出现MHA，在重型急性胰腺炎患者中为阳性，水肿型为阴性。

（6）淀粉酶/肌酐廓清比值　急性胰腺炎时肾廓清淀粉酶比肌酐多，因此淀粉酶/肌酐廓清比值＞5时高度提示急性胰腺炎。其他急腹症，如急性胆囊炎、胆总管结石或胆管炎、消化性溃疡穿孔、绞窄性小肠梗阻、胃切除术后输入襻梗阻和酗酒等，虽可使血清淀粉酶升高，但淀粉酶/肌酐廓清比值都不升高。因此，淀粉酶/肌酐廓清值有助于鉴别诊断。

（7）血糖　胰腺炎发作时，短期内有血糖升高，痊愈后降到正常。无糖尿病病史者发病初期血糖显著升高（＞10mmol/L）提示胰腺坏死广泛。

（8）C-反应蛋白（CRP）　重症胰腺炎CRP显著升高，24～48小时达峰值。轻症胰腺炎CRP平均值为0.045g/L，重症胰腺炎CRP＞0.11g/L。

（9）肝、肾功能　乳酸脱氢酶、谷草转氨酶、谷丙转氨酶增高；有胆道梗阻时，血胆红素水平升高。合并循环衰竭、少尿时应测定血尿素、肌酐，如血尿素氮增高而在液体治疗后无改善，常为重症患者。

2. 影像学检查

（1）X线检查　腹部可见局限或广泛性肠麻痹（无张力性小肠扩张充气、左侧横结肠扩大积气），小网膜囊内积液积气，胰腺周围有钙化影。还可见膈肌抬高，胸腔积液，偶见盘状肺不张，出现ARDS时肺野呈"毛玻璃状"。

（2）B超　能显示胰腺肿大轮廓，渗液的多少与分布，对假性胰腺囊肿、脓肿也可被显示。在发病初期24～48小时行B超检查，可以初步判断胰腺组织形态学变化，同时有助于判断有无胆道疾病。

（3）CT　CT扫描可作为诊断急性胰腺炎的标准影像学方法，必要时行增强CT或动态增强

CT 检查。根据炎症的严重程度分级为五级。Ⅰ级：正常胰腺；Ⅱ级：胰腺实质改变，包括局部或弥漫的腺体增大；Ⅲ级：胰腺实质及周围炎症改变，胰周轻度渗出；Ⅳ级：除Ⅲ级外，胰周渗出显著，胰腺实质内或胰周单个液体积聚；Ⅴ级：广泛的胰腺内、外积液，包括胰腺和脂肪坏死，胰腺脓肿。Ⅰ～Ⅲ级：临床上为轻型急性胰腺炎；Ⅳ级和Ⅴ级：临床上为重症急性胰腺炎。

3. 腹腔穿刺　有腹膜炎体征而诊断困难者可行腹腔穿刺，抽出液呈血性、浑浊，有脂肪小滴，并发感染时呈脓性，穿刺液淀粉酶含量升高可确诊。

4. 腹腔镜检查　对诊断不明的急性上腹痛可行腹腔镜检查，如发现灰白色脂肪坏死灶，大小网膜充血、水肿、出血，以及腹腔渗出液可明确诊断。

（四）诊断

1. 诊断依据

（1）饱餐或饮酒后突发性上腹或左上腹持续性剧痛或刀割样疼痛，上腹腰部呈束带感，伴有阵发加剧，可因进食而增强，可波及脐周或全腹。常向左肩或两侧腰背部放射。腹痛范围多在胸6～腰1。可伴有腹胀、恶心、呕吐、发热、黄疸、休克等。

（2）有上腹压痛或腹膜刺激征，重者下腹部、季肋部皮肤有蓝色 - 棕色斑（grey-tumer 征）及脐周青紫色斑（Cullen 征）。

（3）血尿淀粉酶测定（＞256 温氏单位或＞500 苏氏单位）。

（4）影像（X 线、B 超及 CT）检查，提示胰腺炎症或腹腔镜、手术所见证实为胰腺炎病变。

（5）可以除外其他类似临床表现的病变。

2. 临床分型分级

（1）轻型急性胰腺炎　①轻型急性胰腺炎仅引起极轻微的脏器功能紊乱，临床恢复顺利，无明显腹膜炎体征及严重代谢障碍。②B 超或 CT 仅提示胰腺肿大。③病理特点：肉眼和显微镜下的病理表现为间质水肿，少数情况下，显微镜下也可见散在胰腺实质坏死，可伴有胰周脂肪坏死。

（2）重症急性胰腺炎　重症急性胰腺炎（SAP）指急性胰腺炎伴有脏器功能障碍，或出现坏死、脓肿或假性囊肿等局部并发症者，或两者兼有者。①腹膜炎体征明显，有麻痹性肠梗阻表现；②有大量腹水或血性腹水，伴腹水淀粉酶升高；③B 超或 CT 检查示胰腺肿胀及明显胰外浸润表现；④并发一个或多个脏器功能衰竭，包括休克（收缩压≤90mmHg）、肺功能不全（PaO_2≤60mmHg）、肾功能不全（补足液量后血清 Cr≥177μmol/L）、胃肠出血（估计出血量＞500ml/24 小时）、弥散性血管内凝血等。AP 患者具备以上两项即可诊断为 SAP。

（3）重症急性胰腺炎临床分级分期

1）严重度分级　无脏器功能障碍者为Ⅰ级，伴有脏器功能障碍者为Ⅱ级。

2）病程分期　分为三期。①急性反应期：自发病至2周左右，常伴有休克、呼吸衰竭、脑病等主要并发症。②全身感染期：2周至2个月左右，主要表现为全身感染、深部真菌感染（后期）或双重感染。③残余感染期：时间为2～3个月后，主要表现为全身营养不良，存在腹膜或腹腔内残腔，常常引流不畅，窦道经久不愈，伴有消化道瘘。

3. 胆源性胰腺炎的诊断　急性胆源性胰腺炎是由胆道疾病引起的急性胰腺炎，胆系结石、蛔虫和胆道感染是其常见的原因。如果急性胰腺炎发病早期（48 小时内）发现胆总管下段结石或胆囊内有直径＜0.5cm 的结石，伴血清直接胆红素和 ALT 升高，或大便中发现结石者应考虑为急性胆源性胰腺炎。

（五）并发症

1. **急性液体积聚**　急性液体积聚是指发生于胰腺炎病程的早期、位于胰腺内或胰周、无囊壁包裹的液体积聚。急性液体积聚常见于重症胰腺炎患者，发生率30%～50%。通常靠影像学检查发现。急性液体积聚多会自行吸收，少数可发展为急性假性囊肿或胰腺脓肿。急性液体积聚缺乏肉芽或纤维组织囊壁的特点，可与假性囊肿或胰腺脓肿鉴别，其内有或无细菌存在。

2. **胰腺坏死**　胰腺坏死是指胰腺实质的弥漫性或局灶性坏死，伴有胰周脂肪组织坏死。根据有无感染分为感染性和无菌性胰腺坏死两种。增强CT是目前诊断胰腺坏死的最佳方法。在静脉注射增强剂后，坏死区的增强密度不超过50Hu（正常为50～150Hu）。CT显示的胰周密度不均是胰周存在脂肪坏死、积液及出血的综合表现。肉眼观察，可见局灶或弥漫的胰腺实质坏死和胰周脂肪坏死，脂肪坏死可表浅而散在，亦可深在而融合，可见胰腺或胰周不同程度的出血。镜检间质内广泛的脂肪坏死伴有血管损伤，病变波及腺泡细胞、胰岛细胞和胰管系统。坏死多限于胰腺浅表部位，而核心部位较少累及。

3. **急性胰腺假性囊肿**　急性胰腺假性囊肿是指在急性胰腺炎后形成的有纤维组织或肉芽组织囊壁包裹的胰液积聚。常在发病后4周出现，此类假性囊肿少数可通过触诊发现，多数通过影像学检查确诊。假性囊肿常呈圆形或椭圆形，囊壁清晰。假性囊肿的囊液通常富含胰酶，呈无菌性。

4. **胰腺脓肿**　胰腺脓肿是指发生于急性胰腺炎或外伤的胰腺或胰腺周围的包裹性积脓，含少量或不含胰腺坏死组织。感染征象是其最常见的临床表现，多发生于重症胰腺炎的后期，常在发病4周后。病理特点有脓液存在，细菌或真菌培养阳性。含极少胰腺坏死组织是区别于感染性坏死的特点。

（六）鉴别诊断

1. **急性胆道疾病**　如胆囊炎、胆石症及胆道蛔虫症等，其腹痛及体征均以右上腹为明显，疼痛放射至右肩，可伴有黄疸，血淀粉酶一般不超过500索氏单位，超声波检查有助于鉴别诊断。但胆道疾病可与急性胰腺炎同时存在，即所谓胆源性胰腺炎，应按胰腺炎处理。

2. **溃疡病穿孔**　有溃疡病史，突发上腹剧痛，迅速扩散至全腹，腹肌板样强直，肝浊音界缩小，X线检查发现膈下游离气体有助确诊。

3. **高位绞窄性肠梗阻**　剧烈而阵发加剧的腹痛，频繁呕吐，可早期出现休克，X线检查可见肠袢内气液平，腹腔穿刺液呈暗红、血性。

4. **急性肠系膜血管栓塞**　有心血管病史，腹痛由脐周绞痛转为全腹持续性疼痛，腹胀或有便血。腹部X线片示麻痹性肠梗阻，腹穿有血性渗液，淀粉酶不高。

5. **心肌梗死**　急性胰腺炎时疼痛可放射或反射至心前区，或产生心电图改变而疑似冠心病。急性心肌梗死也可出现上腹部剧烈疼痛，甚至发生休克，但腹部体征不明显。仔细询问病史、体格检查、心电图检查及心肌酶（肌酸激酶，CK）测定有助于鉴别。

三、治疗策略

（一）治疗原则

本病的治疗应根据病变的轻重加以选择，原则上轻型可用非手术疗法，以内科处理为主，对重型的胆源性胰腺炎及其继发病变，如胰腺脓肿、假性胰腺囊肿等需积极支持和手术处理，以挽救生命。

（二）治疗方法

1. 非手术治疗

（1）解痉止痛　①哌替啶、阿托品肌内注射。在腹痛剧烈时予以应用。②针刺治疗：体针取阳陵泉、足三里、内关、下巨虚、中脘等。耳针取胰区、胆区。

（2）控制饮食和胃肠减压　轻型者可进少量清淡流质，忌脂肪、刺激性食物，重症者需严格禁饮食，以减少或抑制胰液分泌。病情重或腹胀明显者，应行胃肠减压，可抽出胃液，减少胃酸刺激十二指肠产生促胰液素、胆囊收缩素等，使胰液分泌减少，并可防治麻痹性肠梗阻。禁食期间应予输液、补充热量、营养支持。维持水、电解质平衡，纠正低血钙、低镁、酸中毒和高血糖等。必要时可给予全胃肠外营养（TPN）以维持水、电解质和热量供应。优点是可减少胰液分泌，使消化道休息，代偿机体分解代谢。

（3）应用抗生素　由于胰腺出血坏死、组织蛋白分解产物常是细菌繁殖的良好培养基，选用能通过血胰屏障对结肠常见菌有效的广谱抗生素，可起到预防继发感染及防止并发症等作用。预防性使用一般 5 ～ 7 日，对继续感染者不宜超过 14 日。

（4）胰酶抑制剂　施他宁 250μg 静脉注射，同时 3000 ～ 6000μg 24 小时静脉滴注；或奥曲肽0.1mg 静脉注射，同时 0.6mg 24 小时静脉滴注，必要时可加大剂量，维持 7 ～ 14 日。其他如抑肽酶、5-FU、加贝脂、FOY 等亦常用。

（5）给予抗胆碱药物阿括品、山莨菪碱、东莨菪碱、溴丙胺太林，以抑制胰液分泌，宜早期反复应用。同时应给予制酸剂如西咪替丁 200mg，4 次 / 日，氢氧化铝胶、碳酸氢钠口服以中和胃酸、抑制胰液分泌。胰高糖素对抑制胰外分泌有一定作用，亦可选用。

（6）激素应用　一般因其可引起急性胰腺炎不主张用。但重型胰腺炎伴休克；中毒症状明显、疑有败血症，或病情突然恶化；严重呼吸困难，尤出现 ARDS 时；或有肾上腺皮质功能不全者，应予氢化可的松 500 ～ 1000mg 或地塞米松 20 ～ 40mg，静脉滴注，连用 3 日，逐渐减量至停用。可减轻炎症反应、降低毛细血管的通透性及水肿。

（7）抗休克、防治多器官功能障碍　重型者常早期即出现休克，主要由于大量体液外渗，可使循环量丧失 40%，故出现低血容量休克，是早期死亡原因。故依据中心静脉压、血压、尿量、红细胞压积和电解质的监测，补给平衡盐液、血浆、新鲜全血、人体白蛋白、右旋糖酐等血浆增量剂及电解质溶液，以恢复有效循环量和电解质平衡，同时应维持酸碱平衡。上述情况改善后，在排除心功能不全引起的低血压后，可应用升压的血管活性药物，多巴胺为首选。同时应保护肾功能，应用利尿药，必要时行腹膜透析。呼吸衰竭时，应进行动脉血气分析，予以高流量吸氧，必要时应行气管切开和正压呼吸。若有心功能不全应及时给予强心剂。

（8）中药治疗　在呕吐基本控制的情况下，通过胃管注入"复方清胰汤"，注入后夹胃管 1 小时。或者应用生大黄 15g，胃管内灌注或直肠内滴注，每日 2 次。中药芒硝 500g 全腹外敷，每日 2 次。

2. 手术治疗

（1）适应证

①重型胰腺炎伴严重休克、弥漫性腹膜炎、腹腔内渗液多、肠麻痹、胰周脓肿及消化道大出血者。

②胆源性胰腺炎明确者，或合并胆源性败血症者。

③病情严重、非手术治疗无效、高热不退及中毒症状明显者。

④上腹外伤、进行性腹痛、淀粉酶升高、疑有胰腺损伤者，应立即手术探查。

⑤多次反复发作，证实十二指肠乳头狭窄或胰管狭窄及结石者。

⑥并发脓肿或假性胰腺囊肿者。

（2）手术方法

①包膜切开及引流　适用于胰腺肿胀明显者，可减轻胰腺的张力，有助于改善胰腺血运和减轻腹痛。切开后在小网膜囊放置通畅而充分的腹腔引流或双腔管引流，以减少腹内继发性损害，渗出及坏死，防止感染。

②病灶清除术　将胰腺坏死组织清除，可防止严重感染坏死病灶的发展，但勿伤及胰管，注意局部止血。以发病7～10天进行为宜。

③持续腹腔灌洗　可消除腹腔内渗出的各种酶、坏死组织、蛋白分解产物、细菌、毒素及渗出液等，有利于本病的预后。可经腹壁插入多孔硅塑料管，将含有肝素、抗生素的平衡盐液注入腹腔，每次1000～1500ml，15～20分钟后注完，保留20～30分钟，然后放出灌洗液。依据渗出液的改变，每1～2小时重复一次，注意勿伤及肠管及注入量大时加重呼吸困难。

④胰腺切除　包括部分或全胰切除。一般只切除坏死部分，以免胰腺坏死继续发展和感染，减少并发症的发生。在胰腺坏死75%时或十二指肠受到严重破坏这种特定的情况下，可作全胰切除（GDP），有成功的报告，但死亡率高，操作亦有一定困难，且生存中终生需外源胰岛素维持。

⑤胆道手术　对胆道结石、蛔虫等应作适当处理，才能提高手术疗效，但勿进行侵袭性较大的手术。

（3）术前准备

①术前灌肠，排空肠道内容物。

②纠正水、电解质、酸碱平衡紊乱，防止休克。

③应用胰酶抑制剂和抑制胰腺外分泌药物。

④术前应用抗生素。

（4）术后处理

①严密监测生命体征，注意循环及器官功能变化，防治休克、肺水肿、ARDS、急性肾功能障碍、脑病等严重并发症。

②注意肠道排便、排气情况，黄疸有无减轻。

③半卧位体位引流，保持腹腔引流通畅及腹腔灌洗。

④继续非手术治疗。

（5）术后并发症及处理

①脓肿与败血性感染　术后腹腔残余脓肿主要是胰外坏死组织未清除或清除不完全所致，残余脓肿好发于结肠旁沟，或肠系膜根部的肠间隙内，也可在膈下区域。患者体温持续升高，白细胞计数增高，局部有压痛，B超或CT检查脓肿定位，作脓肿引流或清除坏死组织并置腹腔引流管引流。

②多器官功能不全　重症胰腺炎可发生多器官功能不全，甚至多器官衰竭，以呼吸衰竭发生率高。应注意对循环、呼吸、肾功能等的监测，发现异常及时支持治疗。

③出血并发症　重症胰腺炎术后并发出血者占1/3，原因：a.应激性溃疡出血，表现为呕血或黑便。b.局灶性出血，作胃镜检查可确诊，使用抑制胃酸分泌药物，去甲肾上腺素加入冷生理盐水胃内灌注，大多能有效止血。

④消化道瘘　手术可造成胰管损伤，但灌洗、清除坏死组织、控制感染等可闭合。胰管不闭，引流液多，淀粉酶含量增高者，在长期负压吸引，给予胰酶抑制剂抑制胰液分泌，绝大多数可治愈。

若窦道造影显示存在残腔或窦道与空腔脏器相通，应手术治疗。

四、疗效及预后评估

（一）疗效评估

1. **治愈**　经手术或非手术治疗后，病情稳定，生命体征平稳，各项检验正常，进食后无不良反应，未遗留并发症。

2. **好转**　治疗后生命体征平稳，各项检验基本正常，可进食，但仍需一些管道作为生命支持，留有后遗症需继续治疗。

（二）预后评估

轻型患者预后良好，重症胰腺炎病死率可达 20% ~ 50%，重症胰腺炎伴局部坏死者病死率可达 50% ~ 80%，伴 MOF 者病死率几乎达 100%。另外，造成预后不良的因素还有年龄大、以休克起病者、低血钙、血糖过高及各种并发症。

五、出院医嘱

1. **纠正不良生活习惯**　暴饮暴食、酗酒等不良生活习惯是导致急性胰腺炎的重要诱因，应纠正不良习惯，避免复发。

2. **治疗病因**　急性胰腺炎经非手术治愈者，对原有胆囊炎或胆道疾病者，建议在发作后 1.5 ~ 3 个月手术治疗，治疗胆道疾病及切除胆囊。

3. **胰功能障碍**　对胰腺炎术后有外分泌功能不足时，给予复合性消化酶口服，有内分泌功能障碍者，应定期检测血糖，控制饮食，必要时给予胰岛素治疗。

第二节　慢性胰腺炎

一、疾病概述

慢性胰腺炎指反复发作或持续存在的胰腺炎性病变。其病因多种多样，在国外以慢性酒精中毒为主要原因，而国内以胆道疾病（胆道感染和胆石症）为常见原因。腹部外伤、代谢异常、内分泌障碍、营养不良、高钙血症、高脂血症、血管病变、肝脏疾病、遗传性因素及免疫功能异常等也可引起本病。这些不同因素造成的胰腺组织和功能的持续性损害，常伴有钙化、假性囊肿及胰岛细胞减少或萎缩，最终可导致胰腺内、外分泌功能永久性丧失。临床上主要表现为腹痛、腹泻或脂肪泻，消瘦及营养不良等胰腺功能不全的症候。

二、诊断策略

（一）病史采集要点

1. **主诉**　反复发作性上腹痛或持续性腹痛，或伴有消化不良、脂肪泻或糖尿病等表现。
2. **现病史**　询问有无胆道疾病（胆道感染和胆石症）、腹部外伤、代谢异常、内分泌障碍、营养不良、高钙血症、高脂血症、血管病变、肝脏疾病、遗传性因素及免疫功能异常等可能的诱因及病因。腹痛发生的时间（夜间疼痛是否明显）、腹痛部位、性质和持续时间，是否向腰、背部放射。有无胰腺外分泌功能不全的表现，如餐后上腹部饱胀不适，大便次数增多、不成形，有无脂肪泻，有无因脂溶性维生素吸收不良导致出血倾向、夜盲症、皮肤粗糙及钙吸收障碍所致的手足抽搐。有无因脂肪和蛋白质吸收不良，畏食，出现消瘦、乏力和营养不良等的表现。有无胰腺内分泌功能不足的表现，如胰岛的功能减退出现葡萄糖耐量试验的异常，出现明显的糖尿病症状，典型的疼痛、消瘦、脂泻和糖尿四联征。有无皮肤巩膜黄染，有无黄染进行性加重，是否伴有皮肤瘙痒及皮肤色泽改变等。

3. 既往史　有无胆道疾病、溃疡病史，有无高血钙、甲状旁腺功能亢进病史，近期有无创伤、手术和感染情况。

4. 个人史　询问有无长期吸烟、饮酒史，有无长期服用某些药物如皮质激素、双氢克尿噻、雌激素等。有无精神疾病。

5. 家族史　询问有无高脂血症及代谢性疾病家族史，家族中有无肿瘤及胰腺疾病患者。

（二）体检要点

1. 全身情况　精神状态，如有无焦虑、表情痛苦，皮肤、巩膜有无黄染，有无生命体征改变，有无心、肺、肝、肾功能损害表现。

2. 腹部检查　有无腹胀、腹部局限性隆起。上腹正中和两侧胁部有无深压痛，上腹部左侧有无肿块、硬结，有无条带形压痛区。是否合并腹痛、腹肌紧张、压痛、反跳痛等腹膜刺激症状。有无移动性浊音等。

（三）辅助检查

1. 血尿淀粉酶　仅有部分慢性胰腺炎急性发作时，血、尿淀粉酶可增高，多数患者并不增高。
2. 生化检查　约2/3的病例存在不同程度的糖代谢改变，而明显糖尿病者仅见于1/3的病例，多数表现为糖耐量异常。
3. 胰腺外分泌功能检查　PFT显示胰液量及其碳酸氢盐或酶分泌异常。
4. 腹部平片　可显示胰管的结石影或（和）胰腺的钙化影。
5. B超检查　可观察胰腺有无肿大或缩小，胰管有无扩张或分段不规则扩张，有无胰结石或钙化，有无囊肿等。
6. CT　表现为胰腺边缘不规则，胰实质密度不均匀，胰腺萎缩或局限性肿大，胰腺钙化，主胰管不规则扩张及胰腺囊肿和胰管结石等。
7. ERCP检查　可见主胰管管壁不规则，有局限性扩张和狭窄或呈串珠样，有时可见管腔闭塞、结石或胰管囊肿样扩张等改变。
8. 胰腺组织学检查　胰管扩张，结石，胰管周围、小叶及小叶间纤维化。

（四）诊断

1. 临床诊断标准　①持续性上腹部疼痛、压痛或急性胰腺炎发作后上腹疼痛复发，病程在6个月以上；②有明确的胰腺钙化灶或胰管结石；③有明确的胰腺外分泌功能障碍；④有可确诊的胰腺炎影像学表现；⑤有可确诊慢性胰腺炎的胰腺组织学表现。

2.临床类型

（1）慢性复发性胰腺炎　慢性胰腺炎反复急性发作，具有上腹痛特点，胰腺发生不同程度的破坏，可出现脂肪泻和糖尿病，为常见类型。

（2）慢性无痛性胰腺炎　少有发作腹痛，伴有不同程度的胰腺内、外分泌功能不足，或者发生胰腺假性囊肿，或有腹水、胰腺钙化，临床少见。

（五）鉴别诊断

1.消化性溃疡　多青壮年发病，有上腹部隐痛和餐前、餐后痛的病史，出现穿孔时腹痛剧烈，板状腹，肝浊音界缩小或消失，X线可见膈下游离气体。

2.胆道结石　可出现反复的上腹部疼痛，但同时可能伴有畏寒、发热、皮肤黄染等症状。B超检查可发现结石存在。但对胆源性的慢性胰腺炎，需注意两者同时存在的可能。

3.胰石症　胰腺内结石导致反复的上腹部疼痛，B超或CT可发现结石的存在，予以鉴别。

4.胰头癌　因慢性胰腺炎和胰头癌都有胰头硬结、肿块，都可伴有胆管扩张，肿瘤标志物（例如CA19-9等）有助于鉴别诊断，但有时术前，乃至术中都无法肉眼判断病变的良、恶性，因此有必要术前穿刺活检或术中冰冻活检鉴别。

三、治疗策略

（一）治疗原则

治疗原发病，减轻疼痛，治疗胰腺内、外分泌功能的不足及由于消化、吸收不良所导致的营养障碍。

（二）治疗方法

1.非手术治疗

①镇痛　非甾体类止痛药、肠溶阿司匹林等有助于止痛，慎用吗啡类，防止成瘾，必要时行腹腔神经丛封闭控制疼痛。

②调节饮食　戒酒。少食多餐，高蛋白、高维生素和低脂饮食有助减少发作。消化不良，特别对脂肪泻患者，除补充脂溶性维生素外，每餐前服用足量的胰酶制剂（得每通，多酶片）并加服碳酸氢钠和胃酸分泌抑制剂。

③控制血糖　并发糖尿病时，应控制饮食，小心应用胰岛素，避免低血糖。

④营养支持　长期重症慢性胰腺炎多伴有营养不良。除饮食疗法外，可间断给予肠外和（或）肠内营养支持。

2.手术治疗　目的在于纠正原发疾病、解除胰管梗阻、减轻慢性胰腺炎引起的严重疼痛和最大限度地保留内外分泌功能。

（1）术前准备　①术前灌肠，排空肠道内容物；②纠正可能存在的糖代谢紊乱，稳定血糖；③应用胰酶抑制剂和抑制胰腺外分泌的药物。

（2）手术方式

1）括约肌成形术　适用于壶腹开口处有慢性梗阻者。经十二指肠行Oddi括约肌切开成形术或同时行胰管括约肌切开术。也可在ERCP下行胰管括约肌切开EST内支架支撑，这对单纯胰管开口狭窄者疗效较好。

2）胰管引流　分内镜下置管引流和开放引流两种，后者包括两种术式：①胰远端部分切除，胰空肠端端吻合术（DuVal）；②胰腺空肠侧侧吻合术（Puestow），纵行切开胰管同时取石，适于胰管扩张超过 1cm，要求胰空肠吻合口＞6cm。胰管引流减压有效，可缓解疼痛，对改善慢性胰腺炎的内、外分泌功能障碍效果不明显。

3）胰腺切除术　①胰体尾部分切除术，切除胰颈左侧胰腺。适用于胰体尾部病变；②胰腺次全切除术，切缘达胆总管。适用于严重的弥漫性胰实质病变且无胰管扩张者。术后全部患者有胰岛素依赖性糖尿病，但大部分患者可获得疼痛的减轻；③保留幽门的胰十二指肠切除术（PPPD），适用于胰头受累而无明显胰管扩张者，可解除胆道和十二指肠梗阻，保留了富有胰岛细胞的胰体尾部。大多数患者有效；④保留十二指肠的胰头切除术，残留胰腺与空肠施行 Roux-en-Y 吻合术，效果与 PPPD 相似；⑤全胰切除术，仅适用于顽固性疼痛的患者。半数以上患者可解除疼痛，但术后发生糖尿病，脂肪泻和体重下降，患者需终生依赖胰岛素及口服胰酶片的替代治疗，故应慎重选择。

4）内脏神经破坏术　对顽固性剧烈疼痛，其他方法缓解无效时，可施行内脏神经切断术或用95% 乙醇注射于腹腔神经丛，有近期效果。

（3）术后处理

①术后注意体温变化、血象变化、有无感染征象，必要时加用抗生素。

②观察各种引流管引流量和引流性质的变化。

③伤口及时更换敷料，当发现皮下积液时应撑开引流，感染伤口应当及早撑开，清除坏死组织。

④注意肠道排气、排便情况，有无胃肠排空障碍。

（4）并发症及处理

①胰瘘　胰瘘患者术后引流管引流液体含大量淀粉酶，皮肤受刺激，局部生长受阻，可形成皮肤瘘。经过有效的引流、抑制胰腺外分泌和营养支持，多数可自行愈合，愈合时间可长达 3 ～ 6 个月。对于胰瘘持续时间 6 ～ 8 个月以上仍未愈合者，考虑手术治疗。

②肠瘘　治疗一般先采用非手术治疗，主要是持续负压吸引，如果引流通畅，肠液不外溢，远端肠腔通畅，瘘管周围没有残腔，多数肠外瘘可自愈。经久不愈的肠瘘，如果不影响手术伤口愈合，可在术后 3 个月或半年再次手术处理。

③感染　可分为局部感染和全身感染，致病菌以革兰阴性肠杆菌为主，病情严重或长期应用抗生素可合并真菌感染。根据病变性质，合理使用抗生素，对于有局部积液者可采取穿刺引流或置管引流。

四、疗效及预后评估

（一）疗效评估

好转　急性发作减少，症状缓解，消化吸收不良症状明显好转，全身健康状况改善。或术后疼痛缓解，症状改善，病情稳定。

（二）预后评估

慢性胰腺炎造成的胰腺损害是无法恢复的。手术仅能解除或缓解疼痛，对于胰腺功能不全的患者，需要终身行替代治疗。且手术后有复发的可能。

五、出院医嘱

1. 慢性胰腺炎术后可能复发，应当注意饮食，终身戒酒。
2. 定期复查 B 超、血淀粉酶，注意血糖监测，及时发现和治疗糖尿病。

第三节　胰腺癌

一、疾病概述

胰腺癌是一种较常见的消化系统恶性肿瘤，发病率均有明显增加的趋势。本病男性多见，40岁以上好发，癌肿发生于胰腺头部为多，少数可为多中心癌肿。胰腺癌多为导管腺癌。临床表现根据肿瘤所在部位不同，首先表现的症状也有所不同，胰头癌以腹痛、黄疸和上腹饱胀不适为最多见。体尾部癌则多以腹痛、背痛和腹部包块多见。尾部癌出现症状较迟。

二、诊断策略

（一）病史采集要点

1. **主诉**　腹痛、黄疸、上腹饱胀不适、腹部肿块等就诊。
2. **现病史**　（1）询问腹痛的性质、时间、程度、部位、范围和演变情况。有无放射痛，与饮食的关系和对症治疗的效果等。顽固性疼痛是癌肿侵犯腹壁及腹腔神经丛的表现。（2）黄疸出现的时间、程度、变化及大小便颜色的变化，黄疸出现时是否伴有疼痛、寒战、发热。阻塞性黄疸出现的早晚取决于癌肿对胆管的影响。黄疸的出现是胰头癌的特征性症状，一般呈进行性加重，黄疸可早期出现，但不是早期症状，大便的颜色随着黄疸加深而变浅，最后呈陶土色。小便色愈来愈浓呈酱油色。多数患者可因梗阻性黄疸而皮肤瘙痒，致遍体抓痕。（3）有无厌食、乏力、消化不良、腹泻或便秘等症状。恶心、呕吐或呕血、黑便的出现提示癌瘤侵及十二指肠、胃等。（4）是否有糖尿病，糖尿病和消化不良可以是胰腺癌的早期表现。（5）近期有无体重减轻。胰腺癌患者早期即可以有消瘦、乏力等，体重明显下降是其突出特点。
3. **既往史**　询问有无胆囊炎、胆管炎、胆石症史，有无高脂血症病史。
4. **个人史**　有无长期吸烟、饮酒史。
5. **家族史**　询问有无高脂血症及代谢性疾病家族史，家族中有无肿瘤及胰腺疾病患者。

（二）体检要点

1. **全身情况**　精神状态，营养状况，检查有无肉眼可见的黄疸，注意巩膜、皮肤和黏膜等的全身性黄疸，皮肤是否有抓痕、左锁骨上淋巴结转移。有无心、肺、肝、肾功能损害。
2. **腹部检查**　有无肝脏、脾脏、胆囊肿大，肝脾区有无压痛、叩痛，Murphy 征是否阳性，腹部有无包块，包块的位置、质地、移动度，包块有无压痛，是否有腹痛、腹肌紧张、压痛、反跳痛等腹膜刺激征。有无移动性浊音，肝大、胆囊肿大，上腹部结节状包块等体征，出现腹水和明显包块都是晚期表现。

（三）辅助检查

1. 实验室检查

（1）肝功能检查　胰头癌黄疸主要为直接胆红素含量增高；胆道梗阻的结果也常有血清碱性磷酸酶、转氨酶升高。无黄疸的胰体尾癌可见转肽酶升高。如谷丙转氨转移酶等酶谱异常，需在保肝治疗后复查，如仍不能改善者，要暂缓手术，必要时可先行经皮肝穿刺胆道置管外引流使黄疸改善后，酶谱多能明显改善。

（2）胰腺内分泌功能检查　血糖、尿糖和糖耐量检测，如有严重异常，应予以纠正。

（3）胰腺外分泌功能检查　血、尿淀粉酶可升高，胰泌素刺激试验阳性。

（4）肿瘤标志物检查　临床上应用较多的有 CEA、CA19-9、CA50、CA242，此外还有胰胚抗原（POA）、CA195、胰腺癌相关抗原（PCAA）、胰腺癌特异抗原（PaA）、SPAN-I、Dupan-2 和白细胞黏附抑制试验（LAIT）、K-ras 基因突变的检测等。这些都不具有特异性，其中以 CA19-9 升高和 K-ras 基因第 12 密码子突变的阳性率较高。目前提倡多种检测方法联合应用，以提高诊断率，并可用于评价治疗效果、监测肿瘤复发和转移。

2. 影像诊断检查

（1）B 型超声　为筛查的首选影像学检查，可以早期发现胆道系统扩张，包括胆囊胀大，也可发现胰管扩张。内镜超声（EUS）还可发现隐匿于胰头和胰尾的小胰癌。

（2）CT 检查　CT 诊断准确性高于 B 超。可以发现胰胆道扩张和直径 1cm 以上的肿瘤，且可发现腹膜后淋巴结转移，肝内转移及观察有无腹膜后癌肿浸润。通过多种后期图像处理不仅可以发现肿瘤而且可以进行可切除性的评估。

（3）MRI 与 MRCP　MRI 对明确病灶边缘，是否侵犯血管及胰周和淋巴方面优于 CT。MRCP 是一种安全无创的胰胆管显像技术，能反映胰胆管系统的全貌。

（4）ERCP　是胰腺癌诊断最有价值的检查方法，胰腺癌时 ERCP 可表现为主胰管及其主要分支的狭窄、扩张、阻塞、扭曲、充盈缺损、不规则囊性扩张，以及造影剂胰管外渗出、排空延迟和不显影等。"双管征"即胆管、胰管均有狭窄，且两管的距离因癌肿浸润收缩而拉近，是胰头癌在 ERCP 检查中的特征性征象。还可利用 ERCP 收集纯胰液，刷取脱落细胞行细胞学检查、癌基因突变以及肿瘤标志物检测，有利于胰腺癌的早期诊断。

（5）PTCD　不仅可以造影帮助诊断，还用于术前减黄治疗。

（6）选择性动脉造影（SAG）　多用于术前判断肿瘤的可切除性，有助于手术决策。同时可以行动脉灌注化疗。

（7）经皮细针穿刺诊断胰腺癌　术前穿刺可在 B 超、CT 引导下进行，也可在 ERCP 检查时进行。一般无危险和严重并发症，也不致引起肿瘤扩散。此法多用于不能切除的胰腺肿瘤明确诊断。

（8）正电子发射断层扫描（PET）和利用同位素标记的单克隆抗体进行胰腺癌的放免显像可显示早期胰腺癌，并可显示肝及远处器官转移，腹部可以测出 0.5cm 的转移淋巴结，其鉴别肿瘤复发及手术后改变的情况优于 CT，可作为胰腺癌诊断的补充手段。

（四）诊断

1. 诊断依据

（1）腹痛、黄疸、上腹饱胀不适、腹部肿块、消瘦等表现。

（2）辅助检查肿瘤标志物 CEA、CA19-9、K-ras 等，可作为筛选性检查，B 超、CT、

MRCP、DSA、ERCP、钡餐、PTC/PTCD 可提供定位诊断依据。

2. 分类

（1）根据病变发生部位分类

①胰头癌　最多见，为 70% ～ 80%。

②胰体、尾癌　为 20% ～ 30%。

③全胰癌　为 5%，少数可为多中心癌。

（2）组织学分类

①导管细胞癌　来源于胰管上皮细胞癌，约占 90%，为致密纤维性癌，肿瘤质硬，浸润性强。

②腺泡细胞癌　来自胰腺腺泡，占 3.8% 左右。

③胰岛细胞癌　胰岛细胞来源。

（五）鉴别诊断

1. 胆胰壶腹癌　黄疸出现早，全身状况好，肝功能除胆红素代谢外基本正常，影像学检查只见胰胆管扩张，很少发现胰腺肿块和转移，CA19 － 9 可以正常，ERCP 可见十二指肠大乳头明显隆起，术中只能在十二指肠降部扪及小的质硬结节，确诊靠 ERCP 或术中活检或病检。

2. 十二指肠大乳头癌　便血出现较早而多见，可有反复发作史，ERCP 多能见到十二指肠大乳头菜花样病灶，活检多能确诊。

3. 胆总管末端癌　黄疸出现较早，肝功能中 AKP 和 GGT 明显升高，重度阻塞性黄疸，胆管造影可见胆管明显扩张及末端虫蚀样改变，胰腺肿块出现较晚，确诊靠病理组织学检查。

4. 黄疸型肝炎　胰腺癌早期易与黄疸型肝炎相混淆，胰腺癌以胆红素代谢异常和胰管扩张为主，黄疸型肝炎以肝脏酶谱异常为主，而胰胆管无扩张。

5. 慢性胰腺炎　胰腺癌与慢性胰腺炎鉴别非常困难，术前只能依赖肿瘤标志物和影像学的鉴别。一般来说，慢性胰腺炎是全胰性疾病，就是肿块型胰腺炎也是如此，肿块以外的胰腺组织呈慢性炎性样变，只有程度上的区别而已，慢性炎症的表现是胰腺组织萎缩、变硬，而胰腺癌表现为局灶性或散在性肿瘤样膨胀性生长。

6. 胆石症　胆总管末端嵌顿的结石有时会误诊为胰头部肿块而行胰头十二指肠切除术。胆石症引起黄疸前多有突发性腹痛史，主要是黄疸出现后的腹痛缓解常使人们忽略了曾经出现的短时间腹痛。有时主诉不可靠和影像学不能肯定时，常会引起误诊。为了避免此错误的发生，术中胆道探查是非常必要的。

7. 胃癌　近端胃癌侵犯胰头时常会在影像学上误诊为胰头癌，通过胃镜检查可确诊。

8. 肝癌　胰腺癌伴肝转移时可能忽略原发灶而误诊为肝癌，但肝转移癌多为多灶性，且 AFP 阴性，而原发性肝癌的 AFP 阳性，且多有主瘤。

9. 腹膜后肿瘤　胰周的腹膜后肿瘤有时很难与胰腺癌鉴别，除了肿瘤标志物外，主要靠术中探查和病理。

三、治疗策略

（一）治疗原则

以手术为主的综合治疗，如肿瘤不能切除，需要姑息手术以解除黄疸和十二指肠梗阻，缓解腹痛和腰背部疼痛。或采用化疗和放疗等治疗。

（二）治疗方法

1. 手术治疗

（1）术前准备

1）可切除性术前评估，术前下列征象提示肿瘤不可切除 ①有远处器官广泛转移；②腹膜后广泛淋巴结肿大；③腹腔干、肠系膜上动脉、肝总动脉显示不清；④肿块较大且包绕大血管；⑤血管狭窄范围广泛，内膜破坏或癌栓形成、血管腔闭塞；⑥有广泛血管增生或门静脉及其属支海绵变征象。

2）常规准备

①保护肝脏 如有肝脏酶谱异常升高时，需行保肝治疗。如在保肝治疗下 ALT 仍高于正常 4 ～ 5 倍以上，则耐受较大手术的可能性较小。

②纠正凝血功能 补充维生素 K、维生素 C 和钙，必要时适当输新鲜血浆，使凝血酶原时间不大于对照组 3 ～ 6 秒。

③加强营养 增加高蛋白、高热能饮食。口服胰酶片或多酶片，必要时加用静脉内营养、输红细胞和人体白蛋白等，纠正低蛋白血症和贫血，使血浆白蛋白含量＞ 35g/L，使血红蛋白＞ 90g/L。

④肠道准备 适当的肠道准备，可以减轻术后肝脏负担和有利于肠道功能的早日恢复。

⑤术前减黄 当术前全身状况不易改善时，要考虑 PTCD 或 ERCP 术前胆道外引流 7 ～ 10 日，以使全身状况明显改善，使手术更安全。

（2）手术要点

1）胰十二指肠切除术 胰十二指肠切除术即 Whipple 手术。切除范围包括胰头、远端 1/3 胃、全段十二指肠、下段胆总管及十二指肠悬肌（Treitz 韧带）以下 15cm 的空肠。手术步骤：先切除胆囊，胰头上缘切断胆总管或肝总管，切除远端 1/3 胃游离胰颈部，分离出肠系膜上动静脉，于胰颈部切断胰腺，切断近端空肠，然后重建消化道。顺序依次为胰腺断端和空肠端端吻合、胆/肝总管近端空肠吻合、胃肠吻合。

2）保留幽门的胰十二指肠切除术 和胰十二指肠切除术的差别在于保留了幽门和胃窦，其他步骤完全相同。适用于幽门上、下淋巴结无转移、十二指肠切缘肿瘤细胞阴性者。

3）全胰十二指肠切除术 适用于胰头及胰尾多发癌。

4）胰体尾切除术 适用于胰腺体尾癌。一般与脾脏一并切除，胰腺残端缝合。

5）姑息性手术 适用于高龄患者、已有肝转移的患者、肿瘤已不能切除或合并明显心肺功能障碍不能耐受较大手术者。①胆囊/胆总管空肠吻合术：将胆囊或者胆总管与空肠行祥式或 Roux-en-Y 吻合。目的在于解除胆道梗阻。②胃空肠吻合术：用于预防或解除十二指肠梗阻。

6）辅助手术 空肠营养性造瘘可在术后晚期明显减少经济负担、减轻患者痛苦和保证足够的营养。老年患者行胃造瘘可明显减少术后呼吸道并发症的发生和保证足够长时间的胃肠减压。术中在内脏神经节周围注射 95% 乙醇，行化学性内脏神经切断术或术中行腹腔神经结节切除术，以减轻疼痛。

（3）术后处理

①体位 术后 12 小时应取低坡卧位。

②输液 输液，保证足够尿量和内环境稳定，定期复查血电解质、血气和肝肾功能。

③营养 术后 48 小时开始进行静脉营养，待肛门排气后，可逐步过渡到肠内营养。有血糖升高者，要在血糖监测下合理使用胰岛素。肠道内营养可持续到术后 1 ～ 2 个月。

④引流　术后密切观察引流管内容物量和质的变化，拔除引流管的指征：引流量少于20ml/d、影像检查未发现积液和生命体征平稳。

⑤药物　除常规使用抗生素、维生素、H_2受体拮抗剂等药物外，也可使用生长抑素，可很好地预防和治疗胰瘘。

（4）并发症及处理

1）内出血　术后内出血分两种：①腹腔内出血：主要发生于黄疸较重、凝血功能障碍、创面广泛渗血或血管处理不当时，多发生在术后早期，如经适当处理后仍不见好转或出现休克表现时，应立即剖腹探查止血。晚期腹腔内出血多与胰瘘有关，应积极采取非手术治疗。②胃肠道内出血：术后胃肠道内出血多因应激性溃疡所致，表现为呕血或黑便，出血量大时可发生休克，应以大量输血、应用止血药和胃内注入凝血酶等治疗。

2）胰瘘　多发生于术后5～7日，患者出现腹痛、腹胀、高热、黄疸和腹腔引流量增加等症状时，应考虑到胰瘘。引流液淀粉酶含量的升高是胰瘘的证据。处理：保持腹腔引流管的通畅，加强全身支持治疗，有效控制感染，使用生长抑素，胰瘘多能逐渐好转。一般不主张早期再次手术。愈合过长者可达3～6个月，对于胰瘘持续6～8个月以上仍不愈合者，考虑胰瘘和胃肠道吻合术。

3）胆瘘　由于胆肠吻合口不严、打结过紧致胆道切割或撕裂、空肠袢血运差等原因造成，多发生于术后1周左右。表现为右上腹疼痛、发热、腹腔引流出含胆汁液体。多数经通畅引流或穿刺抽液可治愈，少数患者需再次手术治疗。

4）腹腔内感染　多由胰瘘、胆瘘或腹腔渗血合并感染所致。表现为高热、腹痛和腹胀，肠鸣音消失或减弱，食欲不振，明显贫血，低蛋白血症，全身性逐步衰竭。应保证引流通畅，必要时可在影像学检查的引导下行脓肿穿刺置管引流，加强全身支持疗法，合理使用抗生素，积极预防多器官功能不全的发生。

四、疗效及预后评估

（一）疗效评估

1. 治愈　根治性切除肿瘤，症状、体征消失，无并发症。
2. 好转　姑息性切除肿瘤，或仅行胆肠吻合、交感神经丛切除等姑息性治疗，主要症状缓解。
3. 未愈　治疗无效，病情进展。

（二）预后评估

胰腺癌由于转移早，发现晚，手术切除率低，手术后远期疗效不满意，术后5年生存率不足5%，总的来说预后很差。肿瘤直径＞3cm，淋巴结无转移、切缘镜检肿瘤细胞阴性为预测术后长期生存的较为客观的指标。

五、出院医嘱

1. 定期随访　因手术范围较广，各种外科并发症出现的可能性较大，故应定期随访，主要是影像学复查和肿瘤标志物复查。
2. 肿瘤内科进一步治疗
3. 内分泌治疗　胰腺癌手术后的继发性糖尿病是常见并发症，多能逐步缓解，但少数患者需长期使用胰岛素。

4. 胰腺外分泌功能替代治疗　长期服用胰酶片或多酶片。

第四节　壶腹周围癌

一、疾病概述

　　Vater 壶腹是十二指肠乳头内胰胆管共同通路的扩张部分，位于胰胆管汇合处的远端。但约 10% 左右的人胰胆管分别开口于十二指肠，没有壶腹结构。壶腹周围癌主要包括壶腹癌、胆总管下端癌和十二指肠腺癌，壶腹部癌是指发生于十二指肠乳头内胆管、乳头内胰管、胆胰管壶腹、十二指肠大乳头区域的癌，构成壶腹周围癌的一部分。其发生率约占壶腹周围癌的 10%，明显低于胰头癌及胆管癌。肿瘤生长在十二指肠乳头或胆总管壶腹部，呈硬结状、息肉状、溃疡或浸润性肿块，组织类型主要是腺癌，其次为乳头状癌、黏液癌等。壶腹部癌很容易阻塞胆总管和胰导管，使胆汁和胰液的引流不畅，甚至完全不通；癌癌组织可发生坏死，加以易受消化液和食物机械作用的损伤，容易发生溃疡出血。淋巴结转移比胰头癌出现晚。远处转移多至肝。

二、诊断策略

（一）病史采集要点

　　1. 主诉　黄疸、消瘦和腹痛。

　　2. 现病史　重点询问了解黄疸进展的缓急、黄疸的程度和病程。有无波动或进行性加深。皮肤黄染的持续时间，有无皮肤瘙痒。尿色变化，大便颜色由深到浅或多变，陶土色大便持续时间和有无波动，有无柏油样大便。颜色可反映胆道梗阻程度、病因及有无消化道出血。有无腹痛及腹痛的性质，有无发热，黄疸与腹痛、发热的关系。饮食及体重变化情况。

　　3. 既往史　有无胆道结石、慢性胰腺炎等病史。

（二）体检要点

　　1. 全身情况　精神状态，皮肤有无抓痕，皮肤、巩膜有无黄染，是否合并心脏、肺部疾病等。

　　2. 腹部检查　有无右上腹部肿块、胆囊肿大。是否合并腹痛、腹肌紧张、压痛、反跳痛等腹膜刺激症状。腹水征是否阳性。

（三）辅助检查

　　1. 实验室检查

　　（1）生化检查　可发现胆红素的显著升高和肝酶的轻度升高。ALP、γ-GT 值的升高常发生在血清胆红素升高之前，是发现胆道梗阻最灵敏的指标。黄疸者血清总胆红素和直接胆红素均明显升高。尚有一部分患者谷草转氨酶、血清淀粉酶和血清弹性蛋白酶可以升高。

　　（2）肿瘤标志物　肿瘤标志物的检测也具有一定的价值，其中 CEA 的阳性率约为 70%，但因 CEA 在胰腺癌、胆管癌的阳性率均高于壶腹部癌，故鉴别诊断的意义不大。

　　（3）十二指肠引流液及大便潜血检查可为诊断提供一定的线索。

2. 影像及内镜检查

（1）B超　早期即可发现胆、胰管扩张。但因十二指肠内气体干扰，B超难以观察到十二指肠乳头部肿物。

（2）CT　可以判断胆管梗阻水平，肿块位置、大小、浸润范围、有无血管侵犯，有无腹腔、肝脏、淋巴结转移。

（3）MRI　可显示胆管、胰管，可显示肿瘤部位和侵犯程度。

（4）纤维十二指肠镜和ERCP　纤维十二指肠镜及逆行胰、胆管造影是确诊的主要手段。内镜可直接窥视乳头、活检，并可向乳头内插管，行ERCP检查，可显示胆管、胰管形态，根据胆管、胰管狭窄的范围推测肿瘤大小、蔓延程度。

（5）超声内镜　超声内镜可清晰显示十二指肠壁的各层结构，并可判断肿瘤浸润的范围、深度和病灶周围淋巴结的转移情况。

（6）选择性血管造影　对于判断手术可切除性有一定的帮助。

（四）诊断

1. 壶腹周围癌诊断依据

（1）早期为渐进性梗阻性黄疸和消化道不适症状，晚期可出现腹部肿块、腹水消瘦等体征。

（2）血生化检查　碱性磷酸酶和谷氨酰胺转肽酶升高，血清总胆红素和直接胆红素升高，尿胆红素阳性。

（3）免疫学检查　血清肿瘤标志物可升高。

（4）影像学检查　B超、PTC、ERCP、CT等可发现肿瘤部位及胆、胰管扩张。

（5）十二指肠镜检查　有时可直接看到乳头部的病变。

（6）细胞学病理检查　穿刺或活检病理检查证实。

2. 临床类型

（1）壶腹癌　黄疸出现早，可呈波动性，与肿瘤坏死脱落有关；常合并胆管感染类似胆总管结石；大便潜血可阳性；ERCP检查可见十二指肠乳头隆起的菜花样肿物，胆总管与胰管于汇合处中断，其上方胆胰管扩张。

（2）胆总管下端癌　恶性程度较高，胆管壁增厚或呈肿瘤样，致胆总管闭塞，黄疸出现早，进行性加重，出现陶土色大便。多无胆道感染。胰管末端受累可伴胰管扩张。ERCP检查胆管不显影或梗阻上方胆管扩张，其下端中断，胰管可显影正常。MRCP也具有重要诊断价值。

（3）十二指肠腺癌　位于十二指肠乳头附近，来源于十二指肠黏膜上皮，胆道梗阻不完全，黄疸出现较晚，黄疸不深，进展较慢。由于肿瘤出血，大便潜血可阳性，患者常有轻度贫血。肿瘤可致十二指肠梗阻。

（五）鉴别诊断

1. 胰头癌　壶腹部癌与胰头癌的临床表现相似，不宜鉴别。常见的临床症状为黄疸、体重减轻和腹痛。黄疸是壶腹部癌最主要的症状。肿瘤阻塞胆总管下端，造成胆汁排出障碍，引起梗阻性黄疸。波动性黄疸是壶腹部癌与胰头癌的主要区别。这是由于肿瘤组织的坏死、脱落造成胆道的暂时再通，故黄疸可时轻时重。随着肿瘤的进展，黄疸进行性加深，波动性消失，临床上出现全身瘙痒、大便颜色变浅乃至白陶土样大便，以及胆囊胀大、肝大等胆道梗阻的症状和体征。B超和CT检查可发现胰头有占位性病变。

2. 胆道结石 结石患者可出现胆道梗阻表现，出现黄疸，合并上腹部疼痛、畏寒、发热等症状。但疼痛部位多位于右上腹，Murphy 征可阳性，血清淀粉酶正常或轻度升高，B 超可发现结石存在。ERCP 可直接观察局部病变并显示胆道、胰管通畅情况，有助于鉴别。

3. 慢性胰腺炎 可出现腹痛、消瘦等症状，当炎症导致胆管梗阻时可出现黄疸。但多有胰腺炎反复发作的病史，并且黄疸症状较轻。B 超或 CT 有助于鉴别。

三、治疗策略

（一）治疗原则

壶腹部癌的治疗以根治性手术切除为主，术后辅助化疗等综合治疗。术后综合治疗与胰腺癌相似。

（二）术前准备

1. 因壶腹周围癌多合并阻塞性黄疸、肝功能损害、凝血机制不良，术前需了解肝功能、血清胆红素及凝血酶原时间，可肌内注射维生素 K_3，静脉给予葡萄糖、维生素 C 及改善肝功能药物治疗。

2. 术前低蛋白血症、贫血，可给予白蛋白、血浆或全血。

3. 全身用抗生素以控制和预防已存在的或可能发生的胆道感染。

4. 术前灌肠，排空肠道内容物。

（三）手术要点

1. **胰十二指肠切除术** 切除范围包括胰头、远端 1/3 胃、全段十二指肠、下段胆总管及十二指肠悬肌（Treitz 韧带）以下 15cm 的空肠。手术步骤：先切除胆囊，胰头上缘切断胆总管或肝总管，切除远端 1/3 胃游离胰颈部，分离出肠系膜上动静脉，于胰颈部切断胰腺，切断近端空肠，然后重建消化道。顺序依次为胰腺断端和空肠端端吻合、胆/肝总管近端空肠吻合、胃肠吻合。

2. **保留幽门的胰十二指肠切除术** 和胰十二指肠切除术的差别在于保留了幽门和胃窦，其他步骤完全相同。适用于幽门上、下淋巴结无转移，十二指肠切缘肿瘤细胞阴性者。保留胃的正常生理功能，可以预防术后营养不良，减少手术创伤，改善生存质量。

3. **胆肠吻合术** 对于病变广泛，无法切除者，将胆囊或者胆总管与空肠行袢式或 Roux-en-Y 吻合。目的在于解除胆道梗阻，缓解术后黄疸症状。

（四）术后处理

1. 禁食、胃肠减压，待胃肠功能恢复后拔除胃管，逐渐恢复饮食。

2. 注意卧床，体位引流，麻醉清醒、血压平稳后可取半卧位，以利于腹腔渗液引流。注意引流液变化，及时更换敷料。

3. 使用抑制胃酸分泌药物，预防应激性溃疡。对预计术后发生胰瘘或者肠瘘的高危患者适当应用生长抑素。

4. 维持水、电解质平衡，应用静脉营养，补充足够能量。注意胰功能的监测。

5. 应用抗生素，预防腹腔感染、肺部感染。

（五）并发症及处理

1. **腹腔出血**　包括应激性溃疡出血和坏死组织侵蚀邻近组织，造成局部糜烂、溃疡引发出血。应激性溃疡出血，术后采用 H_2 受体拮抗剂或质子泵抑制剂和抗酸药物预防和治疗。对于组织或器官的溃烂出血，需手术治疗。手术前尽可能明确出血部位，无法确定者在术中探查仔细寻找，渗血可采用局部压迫或堵塞止血，而大血管破裂出血则需要仔细缝扎血管，术后充分引流。

2. **胰瘘**　多发生于术后 5～7 日，患者出现腹痛、腹胀、高热、黄疸和腹腔引流量增加等症状时，应考虑到胰瘘。引流液淀粉酶含量的升高是胰瘘的证据。处理：保持腹腔引流管的通畅，加强全身支持治疗，有效控制感染，使用生长抑素，胰瘘多能逐渐好转。愈合过长者可达 3～6 个月，对于胰瘘持续 6～8 个月以上仍不愈合者，考虑手术治疗。

3. **胆瘘**　由于胆肠吻合口不严、打结过紧致胆道切割或撕裂、空肠袢血运差等原因造成，多发生于术后 1 周左右。表现为右上腹疼痛、发热、腹腔引流出含胆汁液体。多数经通畅引流或穿刺抽液可治愈，少数患者需再次手术治疗。

4. **腹腔内感染**　多由胰瘘、胆瘘或腹腔渗血合并感染所致。表现为高热、腹痛和腹胀，肠鸣音消失或减弱，食欲不振，明显贫血，低蛋白血症，全身性逐步衰竭。应保证引流通畅，必要时可在影像学检查的引导下行脓肿穿刺置管引流，加强全身支持疗法，合理使用抗生素，积极预防多器官功能不全的发生。

四、疗效及预后评估

（一）疗效评估

1. **治愈**　根治性切除术后，症状、体征消失，切口愈合，无并发症。
2. **好转**　姑息性治疗，症状改善。

（二）预后评估

壶腹部癌的手术切除率为 50%～90%，5 年生存率可达 50% 左右，均明显高于胰头癌。影响壶腹部癌预后的主要因素为肿瘤的浸润范围，而与组织学类型无关。肿瘤局限于 Oddi 括约肌内者其 5 年生存率可达 80%，而浸润胰腺者仅为 20% 左右。姑息性切除者 3 年生存率几乎为 0；就诊或手术时发生肝脏等远隔脏器转移者多于 1 年内死亡。大量研究表明，辅助化疗并不能延长患者的生存时间，但化疗联合放疗可延长根治性术后患者的生存时间。

五、出院医嘱

1. 注意休息，禁酒。如有不适，及时就诊。
2. 胰腺外分泌功能不足者口服消化酶，合并糖尿病者可使用降糖药物。
3. 术后定期行胰腺 B 超或 CT 检查和肿瘤标志物 CA19-9、CEA 监测。

第二十五章　脾脏疾病

第一节　脾功能亢进症

一、疾病概述

脾功能亢进（简称脾亢），是某些原因引起的脾脏病理性的功能增加，循环血液中的有形成分不同程度减少的一组症候群。

二、诊断策略

（一）病史采集要点

1. 主诉　腹部饱满或不适，或伴贫血、皮肤紫癜等。

2. 现病史　询问有无脾肿大压迫症状如自觉腹部饱满或不适，是否有腹痛、恶心、呕吐等症状；有无贫血症状如头晕、乏力、心悸等；是否有出血症状如牙龈、口腔、鼻腔黏膜出血，皮肤紫癜等。

3. 既往史　询问是否有肝炎、肝硬化等疾病。

（二）体检要点

1. 全身情况　发育、营养、体重、神志、精神、血压、呼吸、脉搏、体温等。皮肤黏膜有无苍白，皮肤有无淤点、淤斑、黏膜出血等。

2. 腹部检查　①腹部外形，触诊脾有无增大，增大的程度，脾硬度、活动度；②叩诊脾浊音界。

（三）辅助检查

1. 实验室检查

（1）血象　外周血中红细胞、白细胞、血小板一种或一种以上减少。一般早期为白细胞或血小板减少，晚期表现为全血减少，其中以血小板减少明显。可见网织红细胞增多。

（2）骨髓象　造血细胞增生活跃，部分患者可同时有成熟障碍现象。

2. B 超　正常脾脏大小约 $12cm \times 8cm \times 3cm$，如脾长径达到或超过 13cm，厚径超过 4cm，可诊断为脾大。

3. CT 检查　正常脾脏大小在 5 个肋单元以内，超过者为脾大。脾前后径超过腹部前后径的 2/3，也为脾大。Lackner 脾大指数 SI= 脾脏长径 × 宽径 × 前后径，SI ≥ 480 时，表示脾大。SI 指数乘 0.55 可估算出脾脏重量（g），正常脾脏重量为 265g。

4. 放射性同位素检查　^{51}Cr 或 ^{99m}Tc 标记红细胞或血小板，进行脾区扫描，若注射后 1 小时脾区表面放射性为肝表面的 2～3 倍，表示脾脏有滞留增加，若 4～5 小时后脾区放射性增加比肝区多，表示脾红细胞或血小板破坏增加。

（四）诊断

1. 诊断依据

（1）脾脏肿大。

（2）末梢血细胞减少　外周血中红细胞、白细胞和血小板单一或同时减少。

（3）增生性骨髓象　以外周血中减少的红细胞过度增生为主，部分病例可同时出现成熟障碍现象。

（4）放射性核素扫描　脾、肝摄取率 > 2 : 1 和（或）红细胞、血小板半衰期缩短。

（5）脾切除术的效果　脾切除后可使血红细胞数接近或恢复正常。

2. 临床类型

（1）原发性脾功能亢进　原因多不明，表现为外周血中一系以上血细胞减少，但骨髓增生正常或极度活跃。原发性脾功能亢进的病因：①先天性溶血性贫血，如遗传性球形细胞增多症、遗传性椭圆形细胞增多症、血红蛋白病及自身免疫性溶血性贫血；②原发性血小板减少性紫癜；③血栓形成性血小板减少性紫癜；④原发性脾源性中性粒细胞和全血细胞减少症。

（2）继发性脾功能亢进　可因原发病的不同而有不同程度的脾大，随后出现不同程度的外周血细胞减少；骨髓象改变随原发病的不同而不同。继发性脾功能亢进的原因：①急性感染：细菌性痢疾、伤寒、白喉、急性心肌炎、败血症、传染性单核细胞增多症；②慢性感染：疟疾、黑热病、结核病、病毒性肝炎、梅毒、血吸虫病、棘球绦虫病、锥虫病、Boeck 类肉瘤、AIDS 等；③充血性脾肿大：肝硬化、门静脉或脾静脉阻塞、Budd-chiari 综合征、充血性心力衰竭等；④造血系统恶性疾病：慢性粒细胞性白血病、慢性淋巴细胞性白血病、淋巴瘤、恶性组织细胞增生等；⑤组织细胞增多症：Gaucher 病、Niemann-Pick 病、L-S 病、H-S-C 病等；⑥脾脏肿瘤：脾脏假性囊肿、恶性肿瘤等；⑦免疫性疾病：Felty 综合征、红斑狼疮、类风湿性关节炎等。

（五）鉴别诊断

1. 再生障碍性贫血　患者表现为全血细胞减少，网织红细胞绝对值减少。一般无脾肿大。骨髓至少一个部位增生减低或重度减低（如有增生活跃，有巨核细胞明显减少），骨髓小粒非造血细胞增多。

2. 阵发性夜间血红蛋白尿　有反复发作的血红蛋白尿，尿色似酱油色，可有黄疸、脾大；网织红细胞绝对值高于正常，外周血可出现幼稚红细胞；骨髓红系增生；溶血检查：酸溶血试验、糖水试验及尿含铁血黄素试验均为阳性。

三、治疗策略

（一）治疗原则

原发性脾功能亢进，行脾切除术，多数能获得良好效果；继发性脾功能亢进，首先治疗各种原发病，脾切除可适当减轻贫血、增加血小板和白细胞。

（二）治疗方法

1. 非手术治疗

（1）病因治疗　对病因治疗，原发病可以治愈，脾功能亢进症状可消失。

（2）对症治疗　贫血严重者给予输血。感染给予有效而又不影响造血功能的抗生素。出血给予止血剂。

（3）脾动脉部分栓塞（PSE）　PSE选择性栓塞脾动脉分支，使其所供应的脾实质发生缺血性梗死，保留部分脾组织结构完整。即达到消除脾功能亢进，又保脾的要求。其常见不良反应是发热、左上腹痛、胰腺炎、胰假性囊肿、左侧胸腔积液、肺不张、肺炎，最严重的是脾脓肿及脾破裂。PSE体积通常为50%～80%，低于50%者不能缓解脾亢，栓塞体积过大易诱发脾脓肿。必要时可采用少量多次栓塞的方法。

2. 脾切除手术治疗

（1）脾切除的目的　①去除血细胞破坏的主要场所；②去除产生免疫抗体的重要场所，减少对血细胞的破坏；③去除大量浸润的异常储积细胞；④改善原发病的临床症状。

（2）适应证　①脾脏显著肿大伴有压迫症状；②有严重贫血，尤其是溶血性贫血；③血小板明显减少和伴有严重贫血；④伴有脾栓塞；⑤其他治疗无效，脾切除能改善临床症状。

（3）禁忌证　①血小板正常及轻度减少者；②白细胞极度减少并有感染者。

（4）腹腔镜脾切除手术要点　①麻醉：全麻。②体位：右侧45°卧位并轻度折刀位。③套管置入位置及顺序：于脐上置入10mm套管作为观察孔；在直视下于剑突下及剑突与脐间1/3点置入5mm套管；左腋前线肋缘下2cm置入12mm套管作为主操作孔。④寻找副脾：大网膜、脾门、脾周、卵巢（对ITP患者尤其重要，副脾的发生率为15%～33%，遗漏副脾增加ITP的复发）。⑤游离脾脏：打开左侧胃结肠韧带；离断脾结肠韧带、膈肾韧带下极和脾悬韧带；离断胃脾韧带，暴露脾门，必要时采用白色钉仓完成离断；离断膈结肠和脾膈韧带（其中无血管），用电凝或超声刀完成。⑥处理脾门：在脾肾韧带上方打开一个小口，观察脾脏脏面，了解脾血管分布，70%为分散型，30%为集中型；根据脾门血管的分布确定先离断分支血管；根据脾蒂的厚度确定钉仓的型号，对脾蒂进行离断。⑦取出脾脏：置入取物袋，将脾脏装入袋中；延长主操作孔套管的切口2～3cm，将脾拖至该切口，采用破碎和抽吸法将脾脏分块取出。

（5）术中异常情况的处理及中转开腹的指征

①脾脏撕裂　小的撕裂，可以用止血纱布压迫止血。大的撕裂，如果出现明显的脾脏撕裂，引起出血或使腔镜手术无法进行时，将立即在腋中线套管切口处延长切口至6～8cm，进行手助式腹腔手术。如果出血量大则直接行肋缘下切口转为开腹手术。

②脾蒂撕裂　小的撕裂，可以使用Endocut进行分离切断或采用结扎夹进行处理。大的撕裂，出血量大时先暂时用超声刀杆压迫胰尾上缘，并立即行肋缘下切口转为开腹手术，必要时立即给予输血。术前备血，同时准备好自体输血器，开腹后即可自体输血。

③脾蒂离断不全出血　采用Endocut进行进一步的分离切断，一般均可得到满意结果。如果出血量大，不易止住则转为开腹手术。

④胰腺损伤　往往是因为中部套管的牵拉过强引起胰尾损伤，或者是脾门粘连紧密，腔镜手术分离困难。措施：主张转为开腹手术，术后充分引流。

⑤对邻近脏器的损伤　主要是对胃和结肠的损伤，多发生于分离脾脏与其粘连时的牵拉、钳夹和钉合的过程中。一旦发生损伤，立即进行修补，如果腔镜下修补困难，则转为开腹手术。

（6）术后处理

1）一般处理　①测血压、脉搏、呼吸变化，监测血容量变化。②清醒、血压平稳后，取半卧位。③持续胃肠减压，肠蠕动恢复后停止，进流质饮食，渐增至普通饮食。

2）肝硬化的患者在脾切除术后，可能发生肝功能代偿不全，出现肝昏迷，应注意防治。

3）保持腹腔引流通畅，避免膈下积液，防治膈下感染、左胸腔感染。

（7）并发症及处理

①腹腔出血　常发生在术后 48 小时内，常表现为腹腔引出大量鲜血、血压等生命体征进行性不稳、腹胀、腹痛等。常与结扎线滑脱、术中遗漏出血小动脉、胰尾损伤等有关；凝血异常的患者常出现脾床广泛渗血。积极输液、止血、输血等治疗，并不失时机地剖腹探查止血。

②血栓栓塞性疾病　常因血小板增多及血液浓缩致血栓形成，如脾静脉血栓形成、门静脉血栓形成或深静脉血栓形成等。脾切除术后 1～2 周血小板计数可达高峰，此时亦为血栓栓塞的高发期。术后应监测血象，若血小板超过 $500 \times 10^9/L$，应及早使用双嘧达莫或小剂量阿司匹林及低分子右旋糖酐。一旦出现血栓形成，及时使用肝素及华法林治疗。

③膈下感染　常表现为术后高热、左季肋部叩痛。常因术中止血不彻底，局部血肿形成继发感染或损伤胰尾所致。上腹部 B 超或 CT 检查可获明确诊断。处理：加强抗感染治疗，对于脓肿形成者，可予以穿刺或切开引流。

④脾热　脾切除术后 7～10 天持续发热，38.5℃以上，并排除腹腔内感染、积液、门静脉栓塞或其他感染应诊断脾热。在早期应用抗生素的同时加激素治疗。体温超过 38.5℃时，可服用泼尼松或吲哚美辛。体温不超过 38.5℃时，可密切观察，多在 1 个月内恢复正常。

四、疗效及预后评估

（一）疗效评估

1. 治愈　治疗后已稳定的血象接近或恢复正常。
2. 好转　治疗后已稳定的血象较治疗前明显改善，但未能接近或恢复正常。

（二）预后评估

脾切除是治疗脾亢较有效的方法，但因其病因及病理改变不同，其疗效亦不尽相同。遗传性球形红细胞增多症、Gaucher 病及骨髓纤维化等行脾切除可获较好疗效；对温抗体型自身免疫性溶血及特发性血小板减少性紫癜，脾切除疗效分别可达 50% 及 80%。骨髓增生较好、红细胞寿命缩短、常规治疗不佳的再生障碍性贫血患者行脾切除术后亦能部分缓解骨髓抑制。恶性淋巴瘤若行单独放疗，脾切除可利于分期诊断及减少淋巴瘤血行播散。门静脉高压症所致的充血性脾肿大伴脾功能亢进，脾切除联合贲门周围血管离断、食管胃底静脉曲张缓解率可达 85%，远期再出血率可降至 10%。

五、出院医嘱

术后定期行上腹部 B 超检查和血象监测。

第二节　脾肿瘤

一、疾病概述

脾脏良性肿瘤包括错构瘤、淋巴管瘤、血管瘤、纤维瘤和脂肪瘤等。脾原发性恶性肿瘤少见，多为恶性淋巴瘤。

二、诊断策略

（一）病史采集要点

1. 主诉　上腹肿块或伴上腹饱胀不适等就诊。

2. 现病史　询问左上腹肿块发生的情况，是否进行性增大；是否伴有发热；有无肿块压迫症状，如肿块轻度疼痛、左后背不适、食后饱胀感及心慌、气急等；是否伴有全身症状，如倦怠、乏力、消瘦；是否伴有脾功能亢进症状，如贫血、血小板减少等；血小板低下可有鼻出血、齿龈出血、皮肤紫癜等症状。

3. 既往史　询问有无血液系统疾病。询问是否有肝炎、肝硬化等疾病。

（二）体检要点

1. 全身情况　发育、营养、体重、神志、精神、血压、呼吸、脉搏、体温等。全身浅表淋巴结是否肿大。皮肤黏膜有无苍白，皮肤有无淤点、淤斑、黏膜出血等。

2. 腹部检查　①腹部外形，触诊脾有无增大，增大的程度，脾硬度、活动度；②叩诊脾浊音界。

（三）辅助检查

1. 实验室检查　血常规等检查，判断有无贫血、血小板减少等。

2. 影像学检查

（1）X线检查　腹部X线片可见脾影增大及脾周局部受压征象。

（2）B超　可发现脾肿块。良性病变肿块多表现为单发，局限于脾内，内部回声均匀，多为低回声，边界清楚，有包膜。恶性病变多表现为单发或多发肿块，内部回声不均匀，边界欠清，有的甚至有脾外浸润。

（3）CT、MRI　可显示脾肿块及肿块与周围脏器的关系。有助于肿瘤良、恶性的诊断。

（四）诊断及诊断依据

1. 脾良性肿瘤诊断

（1）左上腹肿块或伴有压迫症状。

（2）B超、CT示脾占位且排除原发恶性肿瘤及转移性肿瘤。

2. 脾原发恶性肿瘤诊断

（1）左上腹肿块或伴有压迫症状。

（2）B超、CT示脾占位且排除脾良性肿瘤、脾囊肿等。

（五）鉴别诊断

与脾转移性肿瘤鉴别：脾转移性恶性肿瘤少见，以广泛转移及未分化型癌多见。原发灶为肺、胃、胰腺、结肠，其次为绒毛膜上皮癌、恶性黑色素瘤、乳癌等。除血行转移外，亦可由邻近脏器直接侵入或经淋巴逆行转移。如出现脾转移性肿块，说明已属肿瘤晚期。

三、治疗策略

（一）治疗原则

1. 脾良性肿瘤　对于小的无症状且诊断明确的脾良性肿瘤可随访，定期复查。对于大的良性肿瘤或观察中有生长的肿瘤，可行脾切除或脾部分切除术治疗。

2. 脾恶性肿瘤　诊断明确应早期手术，术后根据病理诊断采用相应的化疗或放疗。

（二）术后处理

1. 术后一般处理同脾功能亢进术后处理。

2. 术后病理示恶性者给予相应的化疗或放疗。

四、疗效及预后评估

（一）疗效评估

1. 治愈　肿瘤切除后，切口愈合，无并发症。

2. 好转　姑息性切除术后，切口愈合，症状明显改善。

（二）预后评估

大部分脾良性肿瘤预后良好，部分病例尤其是血管瘤可发生自发性破裂或恶变。脾恶性肿瘤早期治疗效果良好，晚期预后差。

五、出院医嘱

1. 术后定期行上腹部 B 超检查和血象监测。

2. 脾恶性肿瘤终身随访。

第二十六章　消化道出血

第一节　上消化道出血

一、疾病概述

以屈氏韧带为界将食管、胃、十二指肠称为上消化道；小肠、大肠及肛管称为下消化道。在成人如果一次出血量在 800ml（占循环血量的 20%）以上，出现休克体征者称为大出血。在成人如果一次出血量 < 800ml，不出现休克体征者称为消化道出血。上消化道出血是指屈氏韧带（Treitz 韧带）以上的消化道，包括食管、胃、十二指肠或胰、胆等病变引起的出血。表现为呕血，色鲜红或呈棕褐色，黑便并有恶臭。

二、诊断策略

（一）病史采集要点

1. **主诉**　患者多以呕血或便血、黑便就诊，也可出现腹痛、贫血。

2. **现病史**　上消化道出血的临床表现主要取决于出血量及出血速度。重点询问检查有无以下表现：

（1）前驱症状　消化道出血的前驱症状为腹痛、头晕、心悸、恶心；呼吸道出血致咯血者前驱症状为喉痒、胸闷、咳嗽等。

（2）出血方式　呕血、黑便、血便是上消化道出血的特征性表现。上消化道大量出血之后，均有黑便。出血部位在幽门以上者常伴有呕血。若出血量较少、速度慢亦可无呕血。反之，幽门以下出血如出血量大、速度快，可因血反流入胃引起恶心、呕吐而表现为呕血。

（3）有无失血性周围循环衰竭表现　急性大量失血由于循环血容量迅速减少而导致周周循环衰竭。一般表现为头昏、心慌、乏力，突然起立发生晕厥、肢体冷感、心率加快、血压偏低等。严重者呈休克状态，表现为烦躁不安或神志不清、面色苍白、四肢湿冷、口唇发绀、呼吸急促等，血压下降、脉压差变窄、心率加快。休克未改善时尿量减少。

（4）有无贫血表现　急性大量出血后均有失血性贫血，但在出血的早期，血红蛋白浓度、红细胞计数与红细胞比容可无明显变化。在出血后，组织液渗入血管内使血液稀释，一般须经 3 ～ 4 小时以上才出现贫血，出血后 24 ～ 72 小时血液稀释到最大限度。贫血程度除取决于失血量外，还和出血前有无贫血基础、出血后液体平衡状况等有关。

（5）有无发热及氮质血症　①上消化道大量出血后，多数患者在 24 小时内出现低热，持续 3 ～ 5 天降至正常。引起发热的原因尚不清楚，可能与周周循环衰竭，导致体温调节中枢的功能障碍等因素有关。②在上消化道大量出血后，由于大量血液蛋白质的消化产物在肠道被吸收，血中尿素氮浓度可暂时增高，称为肠源性氮质血症。一般于一次出血后数小时血尿素氮开始上升，约 24 ～ 48 小时可达高峰，大多不超过 14.3mmol/L（40mg/dl），3 ～ 4 日后降至正常。对血尿素氮持续升高超过 3 ～ 4 天或明显升高超过 17.9mmol/L（50mg/dl）者，若活动性出血已停止，且血容量已基本纠正而尿量仍少，则应考虑由于休克时间过长或原有肾脏病变基础而发生肾功能衰竭。

（6）有无伴随症状　如上腹痛、肝大、脾肿大、黄疸、皮肤黏膜出血、脑血管意外，严重创伤等表现。

3. 既往史　询问有无肝硬化、门静脉高压症、胃溃疡、胃癌、血液疾病等。有无服用破坏胃黏膜屏障和损伤胃黏膜的药物，如阿司匹林等非甾体类和固醇类药物史。

（二）体检要点

注意生命体征变化，皮肤黏膜色泽。有无黄疸、蜘蛛痣，皮肤黏膜有无出血。左锁骨上窝淋巴结是否肿大。有无腹部肿块、腹水等。仔细检查鼻咽部，以排除来自鼻咽部咽下的血液。

（三）辅助检查

1. 血常规　血红蛋白、红细胞计数、红细胞比容可以帮助估计失血的程度。但在急性失血的初期（＜ 1h）可能无改变。一般需组织液渗入血管内补充血容量，即 3 ～ 4 小时才会出现血红蛋白下降，平均在出血后 32 小时，血红蛋白可被稀释到最大程度。大出血后 2 ～ 5 小时，白细胞计数可增高，但通常不超过 15×10^9/L，在肝硬化、脾功能亢进时，白细胞计数可以不增加。

2. 血液生化　BUN/Cr ＞ 25 ：1，提示出血可能来自上消化道，与出血和肾功能相关。3/4 的大出血患者 BUN ＞ 11.9mmol/L。

3. 胃镜检查　是用于明确病因的首选检查方法。在出血后 24 ～ 48 小时内进行急诊胃镜检查，可根据病变的特征判断是否继续出血或估计再出血的危险性，并同时进行内镜止血治疗。在急诊胃镜检查前需先纠正休克、补充血容量、改善贫血。如有大量活动性出血，可先插管抽吸胃内积血，并用生理盐水灌洗，以免积血影响观察。

4. X 线钡餐检查　主要适用于有胃镜检查禁忌证或不愿进行胃镜检查者，但对经胃镜检查出原因未明，疑病变在十二指肠降段以下小肠段，则有特殊诊断价值。检查一般在出血停止数天后进行。

5. 其他检查　选择性动脉造影、放射性核素锝标记红细胞扫描、小肠镜检查等主要适用于不明原因的小出血。在某些特殊情况，如患者处于上消化道持续严重大量出血紧急状态，以至胃镜无法安全进行或因积血影响视野而无法判断出血灶，而患者又有手术禁忌，此时行选择性肠系膜动脉造影可能发现出血部位，并同时进行介入治疗。

（四）诊断

1. 诊断上消化道出血时需明确以下问题：

（1）是否消化道出血　根据呕血、黑便和血便和伴有周围循环衰竭的临床表现，呕吐物或黑粪，隐血试验强阳性、血红蛋白浓度、红细胞计数、红细胞比容下降等实验证据，可做出消化道大出血的诊断。

（2）判断是上消化道出血还是下消化道出血　呕血提示上消化道出血，黑便大多来自上消化道出血，而血便大多来自下消化道出血。但是，上消化道短时间内大量出血亦可表现为暗红色甚至鲜红色血便，此时如不伴呕血，常难以与下消化道出血鉴别，应在病情稳定后即做急诊胃镜检查。

高位小肠乃至右半结肠出血，如血在肠腔停留时间久亦可表现为黑便，这种情况应先经胃镜检查排除上消化道出血后，再行下消化道出血的有关检查。

2. 出血量的估计　成人每日消化道出血＞5～10ml粪便隐血可出现阳性，每日出血量50～100ml可出现黑便。胃内储积血量在250～300ml可引起呕血。一次出血量不超过400ml时，因轻度血容量减少可由组织液及脾脏贮血所补充，一般不引起全身症状。出血量超过400～500ml，可出现全身症状，如头昏、心慌、乏力等。短时间内出血量超过1000ml，可出现周围循环衰竭表现。出血严重程度的估计，血压和心率是关键指标，需进行动态观察，综合其他指标加以判断。如果患者由平卧位改为坐位时出现血压下降（下降幅度＞15～20mmHg）、心率＞120/分钟，伴有面色苍白、四肢湿冷、烦躁不安或神志不清，则已进入休克状态，属严重大量出血，需积极抢救。

3. 出血是否停止的判断　临床上出现下列情况应考虑继续出血：①反复呕血，或黑便次数增多、粪质稀薄，伴有肠鸣音调亢进；②周围循环衰竭的表现经充分补液输血而未见明显改善，或暂时好转而又恶化；③血红蛋白浓度、红细胞计数与红细胞比容继续下降，网织红细胞计数持续增高；④补液与尿量足够的情况下，血尿素氮持续或再次增高。

4. 出血病因诊断

（1）食管静脉曲张破裂出血　①相关疾病史：肝炎、血吸虫病、酗酒、药物等；②长期慢性病史：脾肿大、腹水、肝硬化或慢性肝炎等；③诱因多为暴饮、暴食、粗糙食物、腹内压增高等；④相关肝病体征：黄疸、肝病面容、肝掌、蜘蛛痣、男性乳房发育、睾丸萎缩、腹水、脾肿大、腹壁静脉曲张等；⑤出血后脾脏明显缩小；⑥出血表现以呕血为主，鲜红色，量多，一次可达500～1000ml以上，呈喷射状，可有长条形血凝块；⑦肝功能异常，以合成功能障碍为主，其次为代谢功能及酶谱异常；⑧辅助检查：纤维胃镜或X线钡餐证实食管静脉曲张存在和（或）出血。

（2）胃十二指肠溃疡出血　①溃疡性腹痛史：上腹痛具有周期性、发作性和节律性；②诱因多为精神过度紧张、劳累、饮食失调或服用某些药物（如阿司匹林、保泰松、肾上腺糖皮质激素等）；③前驱症状：出血前数日常有溃疡性腹痛发作，且以往有效的药物无效；出血前数分钟可有口渴、强烈恶心、乏力和眩晕等表现；④出血后腹痛多明显减轻；⑤出血表现以便血为主，呕出的血液多呈暗红色或咖啡色，可有血凝块；⑥辅助检查：纤维胃镜或X线钡餐证实消化性溃疡存在和（或）出血。

（3）急性胃黏膜出血（或称出血性胃炎、应激性溃疡）①多好发于严重外伤、败血症、呼吸衰竭、黄疸或大手术后2～12日；②内镜检查可见散在而多发的黏膜表层凝固坏死，不侵及肌层，愈合后无瘢痕，较少发生穿孔。③出血表现为反复间歇性发作，呕吐咖啡色液体或黑便；④病情较重，预后较差。

（4）胆道出血　①多有胆道（或肝内）感染、蛔虫、结石、肿瘤和创伤等；②出血以柏油样便多见，呈周期性发作，出血时多伴有明显的右上腹痛或剑突下剧痛，其程度与出血速度有关，可出现畏寒、发热和阻塞性黄疸；③辅助检查：B超、CT、MRI可发现胆道疾病的表现。

（5）胃癌出血　①多有腹痛、食欲不振、乏力、消瘦、腹部包块、腹水等症状；②出血以黑便为主，持续少量，胃肉瘤时可有大出血；③辅助检查：纤维胃镜或X线钡餐证实恶性占位。

（6）贲门黏膜撕裂症　①出血前数分钟常有反复剧烈的呕吐或阵咳；②常在一次或多次吐出胃内容物后突然呕出大量鲜红色血液，可有血凝块；③纤维胃镜检查可见贲门前壁纵行黏膜裂伤。

（7）食管裂孔疝　①表现为间歇性呕血或黑便，以呕血为主，出血量多不大，常有反复发作史，伴有进行性贫血和体位性上腹痛；②典型表现为胃管不能插入。

（五）鉴别诊断

1.呼吸道出血鉴别　即咯血与呕血鉴别。肺结核、支气管扩张、肺癌、二尖瓣狭窄所致大量咯血时，可吞咽入消化道而引起呕血或黑便。临床上可误诊为呕血。主要原因是患者叙述不清、医生询问不仔细等。呼吸道出血血液常呈鲜红色，或是痰中带血丝或有气泡和痰液，常呈碱性，患者出血前有喉痒、胸闷、咳嗽等。

2.口、鼻、咽喉部出血　鼻腔、口腔疾病出血时，血液也可从口腔流出，或者血液被吞下后出现黑便。注意病史询问和局部检查排除。

3.进食引起的黑便　口服药物如铋剂、炭粉、铁剂等也可引起黑便，食物如动物肝脏、血制品、瘦肉、菠菜等也可引起黑便。但此类黑便颜色较消化道出血颜色浅，大便潜血试验阴性。

三、治疗策略

（一）治疗原则

①抗休克，迅速补充血容量，积极控制出血。②治疗原发病。③手术治疗。

（二）治疗方法

1.一般急救措施

卧床休息，保持呼吸道通畅，避免呕血时血液吸入引起窒息，必要时吸氧，活动性出血时禁食。心电监护，严密监测生命体征，观察呕血、黑粪或血便情况，定期查血红蛋白浓度、红细胞计数、红细胞比容及尿素氮。

2.补充血容量

（1）对大出血休克患者，首先迅速补充血容量，在准备输血时，立即静脉输入平衡液、5%～10%葡萄糖、0.9%氯化钠等。

（2）患者输血指征　①体位改变时出现晕厥、血压下降、心率加快等；②失血性休克；③血红蛋白低于70g/L或者红细胞比容<25%。

3.止血治疗　应针对不同的病因，采取相应的止血措施。

（1）食管、胃底静脉曲张破裂大出血止血措施

①药物止血　垂体后叶素、硝酸甘油、生长抑素等。垂体后叶加压素20U加入200ml葡萄糖中，于20～30min内静脉滴注，必要时3～4h重复使用，可使内脏小动脉收缩，从而降低门脉高压；普萘洛尔也可减少肝动脉入肝血量，使门脉压下降，从而预防食管、胃底曲张静脉再出血；生长抑素通过减少腹腔内脏血流也可起暂时止血作用。

②三腔二囊管压迫止血。

③内镜治疗　内镜下注射硬化剂、皮圈套扎曲张静脉等治疗。

④外科手术或经颈静脉肝内门体分流术　门脉高压症出血可行脾切除加贲门周围血管断离术（门奇静脉断流术）。现多不主张行各种分流术，因分流手术时间较长，且降低入肝血流，术后发生肝性脑病较多，对全身情况、肝脏功能要求较高，对医师的技术也要求较高。

（2）非曲张静脉上消化道出血

①抑酸、H₂受体拮抗剂和质子泵抑制剂　对消化性溃疡、急性胃黏膜病变、食管裂孔疝、食管炎等引起的出血，止血效果好。

②止血药物的应用 灌注去甲肾上腺素，胃出血时可用去甲肾上腺素 8mg，加入冷生理盐水 100～200ml，经胃管灌注或口服，每 0.5～1.0 小时灌注 1 次，必要时可重复 3～4 次。也可用凝血酶口服，轻中度出血 2000IU，2～4 小时 1 次，重度出血 10 000～20 000IU，1～2 小时 1 次，均以 0.9% 的氯化钠注射液配制为 10～100IU/L。

③内镜治疗 内镜下直接对出血灶喷洒止血药物，如 2%～5% Monsell 溶液，通过凝血、闭塞血管而止血。对出血病灶也可进行电凝、激光或微波止血。

④介入治疗 选择性腹腔动脉或肠系膜上动脉造影及介入疗法，既可诊断出血原因，又可通过用明胶海绵微粒或微小钢圈超选择地栓塞出血动脉达到止血目的，最适于血管瘤或毛细血管扩张症出血病例。

⑤手术治疗

手术指征：出血迅猛，短时期内出现休克，经积极抢救，症状无改善，血压不稳或有所回升，但停止输血血压又下降者；出血合并溃疡穿孔、幽门梗阻或疑为癌变者；上消化道肿瘤如胃癌引起出血者应尽早实行手术治疗。

手术要点：手术应全面探查上、下消化道，必要时术中经肠切口用纤维内镜检查以确定诊断。对胃十二指肠溃疡病可行胃大部分切除或高选择性迷走神经切断术加出血病灶缝扎止血。出血性胃炎，一般主张行迷走神经切断加半胃或胃大部切除；也可行全胃切除术，但术后并发症多，手术死亡率较高，仅适应于其他手术无效的再发出血。对血管瘤、血管畸形或毛细血管扩张症可行楔形切除或肠切除吻合术。

四、疗效及预后评估

（一）疗效评估

1. 治愈 出血完全停止，4 周内无复发。经手术去除病因或手术止血后临床症状、体征消失。切口愈合，无并发症。

2. 好转 治疗后出血减少或间断少量出血，症状、体征改善。

（二）预后评估

消化道大出血的死亡率约 6%～12%，60 岁以上患者死亡率高于中青年人，约占 30%～50%。约 80% 的上消化道出血患者可经非手术疗法有效止血。

五、出院医嘱

经保守治疗出血停止者进一步明确诊断或定期随访。

第二节 下消化道出血

一、疾病概述

下消化道出血一般是指 Treitz 韧带以下肠道，包括空肠、回肠、结肠、直肠和肛管病变所致的出血，一般不包括痔、肛裂出血。下消化道出血轻度仅大便隐血阳性，中度则排出鲜红或暗红色血便，重度则出现血流动力学改变，甚至休克。

二、诊断策略

（一）病史采集要点

1. **主诉** 多以大便带血或便血就诊，也可以大便性状改变就诊。

2. **现病史**

（1）询问血便性质、便血的量、颜色 下消化道出血最主要的临床表现是便血。便血的颜色取决于出血部位高低、速度和量。出血部位越高，则便血的颜色越暗；出血部位越低，则便血的颜色越鲜红，或表现为鲜血。如果出血速度快和出血数量大，血液在消化道内停留的时间短，即使出血部位较高，便血也可能呈鲜红色。如出血量少或停留时间较长可呈柏油样；内痔可见射血，肛裂多呈滴血，隐窝炎常便带血丝。良性息肉和癌常为隐匿性失血，也可以是间歇性便血。憩室出血常表现为急性、无痛、大量栗色或红色血便。血管发育异常或血管扩张可引起无痛性出血，表现为黑便、便血或隐匿性失血。

（2）伴随症状 鲜血在排便后滴下，与粪便不相混杂者多见于内痔、肛裂或直肠息肉；血与粪便相混杂，伴有黏液者，应考虑结肠癌、结肠息肉病、慢性溃疡性结肠炎；粪便呈脓血样或血便伴有黏液和脓液，应考虑细菌性痢疾、结肠血吸虫病、慢性结肠炎、结肠结核；便血伴有剧烈腹痛，甚至出现休克现象，应考虑肠系膜血管栓塞、出血性坏死性肠炎、缺血性结肠炎、肠套叠等；便后腹痛减轻，考虑结肠性病变，不减轻考虑小肠性病变；便血伴里急后重，应考虑肛门、直肠疾病；便血伴有腹部肿块，应考虑结肠癌、肠套叠等；便血伴有皮肤或其他器官出血征象，应注意血液系统疾病、急性感染性疾病、重症肝病、尿毒症、维生素C缺乏等情况。

（3）有无周围循环衰竭表现 消化道大量出血之后引起周围循环血容量减少，表现为头昏、心悸、出汗、恶心、口渴、黑蒙或晕厥等。

（4）其他 病程长短，有无大便习惯改变及有无贫血、消瘦等表现。

3. **既往史** 过去有无便血史（黑便、黏液血便、鲜血便、果酱样便），其他疾病史（肝病、胃病、肾病、血液病等），用药史（抗凝血药、抗风湿药、激素等），手术史，内镜检查史等。

（二）体检要点

注意生命体征变化，皮肤黏膜色泽。有无黄疸、蜘蛛痣，皮肤黏膜有无出血。左锁骨上窝淋巴结是否肿大。有无腹部肿块、腹水等。腹部有无压痛，腹部压痛多是炎性疾患的体征，如溃疡性结肠炎、细菌性痢疾。直肠指诊可发现肛门、直肠疾病。

（三）辅助检查

1. **血常规** 红细胞计数降低，血红蛋白和红细胞比容有助于估计失血程度。

2. **大便检查** 镜检见红细胞，粪便隐血试验阳性。炎症性肠病可有白细胞或脓细胞，有时见虫卵或滋养体，或培养出致病菌有利于诊断。

3. **纤维结肠镜检查** 为下消化道出血最有价值的病因检查方法。在急性出血期仍可进行该项检查，但在严重出血伴休克者，可待病情稳定后进行。

4. **钡灌肠和结肠对比造影** 仅适用于出血已停止的病例。

5. 选择性肠系膜上动脉造影　有助于对下消化道出血定位和病因诊断。

6. 放射性核素显像　对显示肠道出血的敏感性高，但其特异性差，其显示的出血部位常不确定，其实用价值受限。

7. 小肠内镜检查　一般用于周期性出血，且不能确定出血部位时才用小肠镜检查。

（四）诊断

1. 有下消化道出血的临床表现，下消化道出血多呈暗红色或鲜红色，亦有柏油样便者。横结肠中段以上部位出血多呈暗红色，停留时间较长可呈柏油样；横结肠以下部位出血多为鲜红色，若停留时间较长亦可呈暗红色，内痔可见射血，肛裂多呈滴血，隐窝炎常便带血丝。

2. 内镜或影像学检查提示出血部位在下消化道及病因诊断。

（五）鉴别诊断

注意和上消化道出血的鉴别，有时鲜红色血便亦可来源于上消化道，因出血量大及肠内血液的刺激，肠蠕动加快所致。一般下消化道出血无呕血史；胃管吸引如抽出的胃液内无血液而又有胆汁，则可肯定出血来自下消化道。

三、治疗策略

（一）治疗原则

处理原则同上消化道出血。

（二）治疗方法

1. 一般治疗　应根据不同病因制定治疗方法，急性大量出血病因不明者，先禁食、输液、补充血容量、纠正休克等支持疗法。止血药物如维生素 K_1 静脉注射，加压素静脉滴注等，亦可用加压素溶液反复灌肠 3～4 次以止血。

2. 介入放射学治疗

（1）加压素动脉内滴注　选择性血管造影显示造影剂外溢时，即在该处经动脉导管滴入加压素，首次剂量 0.2U/min，在灌注 20 分钟后复查血管造影，以明确出血是否停止。如出血已停止，继续用前述剂量维持 12～24 小时，然后逐渐减量直至停用。如出血不止，增加加压素剂量至 0.4U/min，仍无效者放弃加压素治疗。

（2）动脉栓塞疗法　对于溃疡、糜烂、憩室或外伤撕裂等可采用短暂性的栓塞剂止血；对动静脉畸形、血管瘤、毛细血管瘤或静脉曲张等可采用永久性栓塞剂。

（3）局部止血治疗　在纤维结肠镜所及范围内，对出血灶喷洒肾上腺素或用电凝、冷冻或激光止血。

3. 手术治疗

（1）手术适应证　约90% 便血病例经非手术治疗，在 24～48 小时内出血可停止，若经过 24～48 小时的治疗出血仍不止，可进行急症探查手术，手术的目的在于控制出血、消除病因。

（2）术式选择　根据出血的病因选择相应的术式。出血部位和病因明确的，可进行针对性的处理。如经过各项检查，出血部位和病因不能确定，需经剖腹探查来明确诊断。术中有些病变可被确定，如坏死性肠炎、克罗恩病、结核病变、结肠肿瘤等通过肠壁外的观察和触摸可确定病变部位。对肠外无明显病变如毛细血管扩张症、小肠息肉、憩室炎、血管畸形、小血管瘤等可通过以下方法确诊：①肠管分段检查法，即将一段肠管内容物自上而下挤尽后用肠钳将肠管两端夹住，若两肠钳间的这段肠管很快充盈、膨胀或肠管内颜色呈紫黑色，证明该段管内有出血病变，按该法逐渐检查肠管，逐一寻找出血灶。②肠系膜上、下动脉内注入亚甲蓝，当亚甲蓝注入数秒钟后，该动脉供应的血管立即变蓝，但很快消失。如有出血，亚甲蓝即通过破口溢出血管外，存积在肠壁或肠腔内，局部变蓝，即为出血部位。③术中纤维肠镜检查，尤其适用于隐匿性出血的诊断，可协助发现小病灶，如血管瘤等。

四、疗效及预后评估

（一）疗效评估

1. 治愈　出血完全停止，4 周内无复发。经手术去除病因或手术止血后临床症状、体征消失。切口愈合，无并发症。

2. 好转　治疗后出血减少，症状、体征改善。

（二）预后评估

下消化道出血与上消化道出血不同，多数患者经保守治疗后出血可停止，需要手术治疗的仅占 15%，急诊患者死亡率为 5%。由于下消化道出血多为老年患者，该因素可使死亡率增加到 20%。

五、出院医嘱

经保守治疗出血停止者进一步明确诊断或定期随访。

第二十七章　血管淋巴疾病

第一节　动脉瘤

一、疾病概述

动脉瘤是动脉壁局部薄弱、张力减退后伸延所形成的异常扩张或膨出，好发于动脉周围组织支持薄弱或关节处。腹主动脉瘤主要发生在有动脉硬化的高龄人群中，男女发病率之比为 4 : 1，肾下段腹主动脉最易受累。随着我国的人口老龄化和饮食结构的改变，该疾病的发病率逐渐升高。

二、诊断策略

（一）病史采集要点

1. 主诉　体内或肢体出现肿块，或呈搏动性肿块，可伴有疼痛、压迫、缺血等症状。

2. 现病史　询问体内和肢体肿块出现的时间，增大的速度，是否有搏动性，是否随体位改变，有无外伤、局部感染、介入治疗损伤等诱发因素，是否伴有疼痛，疼痛的性质、程度和部位。有无局部组织缺血症状，如脑部缺血可有昏厥、耳鸣、眼花、昏迷，甚至瘫痪；腹部缺血可引起腹痛、腹泻或便血；肢体缺血可表现为麻木、发凉、静息痛或间歇性跛行等。有无组织受压症状，如肢体麻木、感觉异常、吞咽困难、呼吸困难、黄疸等；以及是否伴有出血症状，如咯血、呕血、肢体急性肿胀等。是否有深静脉血栓形成，是否有下肢动脉栓塞症状等。

3. 既往史　询问有无冠心病、肺心病、高血压、脑血管意外、大动脉炎、慢性动脉硬化闭塞、糖尿病以及家族遗传史等。

（二）体检要点

1. 有无肿块和肿块的部位，注意肿块表面是否光滑、具有膨胀性搏动、搏动与患者心率一致，肿块有无痛、红、肿、热等。

2. 局部是否有响度不等的吹风样收缩期血管杂音、收缩期震颤，压迫肿块近心端是否出现搏动性肿块体积缩小、搏动、震颤或杂音减轻或消失。

3. 是否有肢体肿胀、浅静脉怒张、肤色苍白、皮温降低。肌肉萎缩、趾（指）端坏死、溃疡、动脉搏动减弱或消失等。

4. 注意有无肺部啰音、心律不齐、心瓣膜区杂音、颈静脉怒张、腹壁浅静脉曲张、移动性浊音等。

（三）辅助检查

1. 多普勒彩超　简便无创，可明确诊断，能提供瘤体大小、瘤壁结构、有无粥样斑块及附壁血栓、分支血管通畅情况等资料。

2. MRA 和 CTA 检查　可获得冠状面、矢状面、横断面等断层图像，经过计算机重建，还能获得腹主动脉瘤的三维影像。可了解瘤壁结构、瘤体与腹主动脉分支的关系，测量瘤体的长度、直径，瘤颈的长度、直径等，为定制腔内移植物提供准确参数，已成为最常用的术前影像学评估方法，可基本取代动脉造影。

3. 动脉造影　经股动脉插管注入造影剂，行腹主动脉造影，可清楚显示腹主动脉及其分支，被称为腹主动脉瘤诊断的金标准，但动脉造影系有创检查，可能导致造影剂过敏、造影剂肾损害、穿刺部位血肿等。随着近年来超声、磁共振、CT 等无创检查的迅速发展，其主要功能已转向腔内治疗的影像监测。

（四）诊断

1. 诊断依据

（1）患者常有动脉硬化、高血压或创伤史。

（2）肿块增大引起压迫症状，栓塞引起缺血表现。

（3）检查发现搏动性肿块，沿大动脉或中等动脉行径上有膨胀性搏动肿块。周围动脉瘤部位表浅，较易发现搏动性肿块。肿块表面光滑，可触及细震颤，闻及收缩期杂音，压迫肿块近端动脉，肿块缩小，搏动、震颤、杂音消失。

（4）影像学超声、磁共振血管造影、螺旋 CT 血管造影和动脉造影等，可显示动脉瘤的部位、大小和侧支循环建立情况。

2. 临床类型

（1）真性动脉瘤　动脉壁的膨出或扩张部分包括了动脉壁全层。

（2）假性动脉瘤　瘤壁为动脉内膜或周围纤维组织构成，内容物常为血凝块和机化物，但瘤腔与原动脉管腔相通，创伤性动脉瘤大多属此类。

（3）夹层动脉瘤　主要发生在主动脉，是动脉壁内膜或中层破裂后，动脉血进入动脉壁内两个间隙的某一层向近端劈开，呈双腔状，有时其远端仍可与血管腔相通。

（五）鉴别诊断

1. 纵隔肿瘤　胸主动脉瘤和纵隔肿瘤的鉴别诊断极为重要，术前误诊为纵隔肿瘤而行剖胸探查手术时有发生。对于任何纵隔肿瘤，在胸部正位及侧位 X 线片中，如发现其与胸主动脉某一部分关系密切，应进一步检查，拍摄适当的斜位片，以区别右前上纵隔与升主动脉瘤、中上纵隔肿瘤与主动脉弓动脉瘤、左后纵隔肿瘤与降主动脉。如果肿块阴影在各个方向都不能与相应的胸主动脉分开时，就要怀疑主动脉瘤的可能性。应作胸部 CT、MRI 扫描或主动脉造影检查，以明确诊断。

2. 囊肿和脓肿　当动脉瘤体内附壁血栓不断增大堵住假性动脉瘤入口时，动脉瘤搏动可消失或肿块缩小，增加了诊断上的困难，要与深部囊肿和脓肿相鉴别。动脉瘤病变在 X 线平片上有时看到瘤壁钙化阴影，超声波检查、CT 扫描或动脉造影可明确诊断。如果对动脉行径上诊断不明的肿块进行手术时，应先穿刺诊断，以排除动脉瘤可能，以免盲目切开，造成不可收拾的大出血。

3. 其他　还应注意与位于动脉表面的肿瘤、动脉硬化引起的动脉扭曲和血供丰富的恶性肿瘤等鉴别。

三、治疗策略

（一）治疗原则

周围动脉瘤发生后，如无禁忌证者均应积极手术治疗。腹主动脉瘤，瘤体直径超过 5cm，或虽＜ 5cm 但有破裂危险的腹主动脉瘤患者，只要没有明显手术禁忌，应手术治疗。

（二）治疗方法

1. 动脉瘤切除和血管重建术　传统手术方法是动脉瘤切除术。瘤体较小者，切除后可直接作端端吻合重建动脉。瘤体较大者，周围粘连不重时，可间置自体静脉或人工血管重建动脉；粘连严重、侧支循环丰富时，可结扎瘤体两端动脉，旷置瘤体，再以人工血管或自体静脉作动脉旁路术。

2. 动脉瘤切除修补术　对于假性动脉瘤，还可直接修补或用补片修补动脉裂口。

3. 腔内隔绝术　部分周围动脉瘤还可采用腔内隔绝术治疗，其手术创伤小，对于显露困难、粘连严重者更具有优越性。

（三）术后处理

1. 严密观察生命体征、及时发现内出血；注意观察远侧动脉血供情况，定时观察四肢动脉搏动，以防肢体动脉栓塞。给予祛聚或抗凝药物，预防血栓形成。

2. 记录出入量，保持水、电解质平衡；观察心、肺、肝、肾、脑功能，如有异常及时处理。

3. 术后给予广谱抗生素，预防移植血管感染。

4. 术后 2 ～ 3 周内避免剧烈活动，防止吻合口撕裂，有利于吻合口处的血管内外膜生长。

5. 术后平卧位卧床 1 周，避免躯体扭曲而撕裂吻合口。1 个月内避免剧烈运动，防止吻合口撕裂，有利于吻合口处的外膜生长。

（四）术后并发症及处理

1. 出血　主要由手术创面渗血和血管吻合口漏血引起。浅表动脉瘤术后出血，可立即在局部肿胀和渗血，容易发现。体腔内动脉瘤术后出血，常导致严重休克，危及生命。出血量多时需再次手术探查，清除血肿、彻底止血、修复吻合口或重新吻合。

2. 血栓形成和栓塞　血管吻合口处或人工血管内形成的血栓或原有粥样斑块脱落，均可引起远侧动脉栓塞。应急诊手术取出血栓，恢复动脉血液供应。

3. 感染　为严重并发症，可引起血管吻合口瘘或血栓形成，导致手术失败甚至危及生命。感染未累及移植人工血管时，继续应用抗生素，局部充分引流，使感染控制。如感染累及移植人工血管并发生裂漏、出血，必须予以去除，并经无感染区作血管旁路移植术。

4. 吻合口假性动脉瘤　为严重并发症，吻合口全部或部分裂开后，血液外渗，逐渐被周围纤维组织包裹形成假性动脉瘤。一旦发生，尽早再次手术修补或重新置换人工血管，以免产生破裂出血。

5. 内漏　为动脉瘤腔内隔绝术特有并发症，是指术后仍有血流进入移植物与瘤壁之间的瘤腔。持续存在的内漏可使瘤体继续增大，甚至破裂而死亡。以腹主动脉瘤为例，早期内漏的原因包括瘤颈和髂动脉封闭不完全，移植物渗漏，髂内动脉、腰动脉、肠系膜下动脉反流；晚期内漏的原因有移植物移位，瘤体形态改变，如腔内隔绝术后瘤颈扩大等。术后内漏的处理措施和时机选择比较复杂。

四、疗效及预后评估

（一）疗效评估

1. **治愈**　经治疗后，动脉血液正常，症状、体征消失。
2. **好转**　治疗后动脉湍流好转，肿块缩小，症状、体征减轻。

（二）预后评估

腹主动脉瘤手术治疗是该病唯一有效的治疗方法。约 60% 的腹主动脉瘤患者死于动脉瘤破裂，而目前腹主动脉瘤择期手术的死亡率已降至 2%～4%。内脏动脉瘤的手术死亡率与动脉瘤的解剖位置和原发病相关，为 16%～75%。周围动脉瘤的预后取决于术前的临床表现和并发症，围手术期病死率为 1.5%，择期手术和急诊手术的病死率分别为 0 和 2.1%。

五、出院医嘱

1. 控制动脉瘤形成的原因，如防治动脉粥样硬化、高血压、糖尿病等。
2. 适当使用祛聚药物，如肠溶阿司匹林、双嘧达莫、低分子右旋糖酐等，预防血栓形成。
3. 术后定期复查　定期 CT 扫描、MRI、多普勒超声和腹部 X 线平片来确定术后患者人工血管情况，腔内隔绝术后的瘤体大小、支架位置、是否存在内漏等。同时检查心、肺、肾、脑功能以检测相关并发症。

第二节　急性动脉栓塞

一、疾病概述

动脉栓塞是指由心脏或动脉壁脱落的血栓或斑块、其他血管内形成或进入血管系统的异物成为栓子，随血流流向远端并堵塞动脉，造成血流受阻、组织缺血的一种急性疾病，其特点是起病突然、症状明显、预后严重。

二、诊断策略

（一）病史采集要点

1. **主诉**　突发剧烈、持续性疼痛，或伴肢体缺血表现。
2. **现病史**　询问疼痛发生时间，有无心律失常、情绪过度激动和紧张等诱发因素，是否伴有神志障碍、心绞痛、恶心和呕吐等。疼痛的部位、性质和持续时间，是否有肢体皮肤色泽和温度改变，有无肢体感觉和运动障碍。
3. **既往史**　询问有无动脉硬化、冠心病、风湿性心脏病、脑血管梗死、心脏人造瓣膜置换、人造血管移植、动脉瘤病史，近期内是否作过血管介入检查和治疗等。

（二）体检要点

1. 了解患者意识、心律、血压、脉搏，有无心肺功能衰竭。

2. 了解肢体的触痛范围和程度，动脉栓塞时大多数肢体皮肤呈苍白色、有散在的小岛状紫斑，甚至出现水疱，浅静脉瘪陷，皮肤温度降低，以肢体远端最明显，扪时有冰冷的感觉，检查时能感觉到皮肤温度骤然改变的变温带，可以初步确定动脉栓塞的部位。

3. 有无动脉主干闭塞平面以下的动脉搏动减弱或消失，而其近端的动脉搏动反而增强，要注意血液冲动血栓对远侧动脉发生传导作用，可以产生搏动依然存在的假象。

4. 患肢感觉是否异常，甚至丧失，有无运动障碍和麻痹，包括趾（指）活动困难，程度不等的足（手）下垂。

5. 腹部有无膨隆、压痛、肌紧张、移动性浊音、肠鸣音亢进或减弱。

（三）辅助检查

1. 多普勒超声血流仪检查　能精确、可靠地诊断出栓塞的部位。

2. 动脉造影检查　能明确栓塞部位，栓塞远侧动脉是否通畅，侧支循环状况，是否有继发性血栓以及静脉回流情况。但动脉造影是有创伤性检查，有时会加重病情，延误治疗时间，只对诊断上有疑问的患者才行动脉造影。

3. 其他检查　进一步检查明确引起动脉栓塞的病因，如心电图、心脏 X 线、心脏超声多普勒检查、生化和酶学检查等。D－二聚体检查多增高，凝血功能检查以帮助诊断和指导治疗。

（四）诊断

1. 患者常有器质性心脏病、心房颤动、动脉粥样硬化或心血管手术史，突然发生肢体动脉缺血性剧痛。

2. 肢体皮肤苍白或伴有紫斑；皮肤冰冷，测温试验可测出变温的平面。

3. 皮肤感觉减退或消失，深感觉消失及运动障碍。

4. 肢体远端动脉搏动减弱或消失。超声多普勒检查可探测肢体主干动脉搏动突然消失的部位。

5. 动脉造影等影像学检查明确栓塞的部位，有无继发性血栓形成等。

6. 还应追查动脉栓塞的原因，心电图、心脏彩色多普勒超声等检查可协助对病因的处理。

（五）鉴别诊断

1. 急性动脉血栓形成　症状与动脉栓塞相似，鉴别诊断有时很困难，但很重要，因为治疗的方式不同。动脉取栓术是比较简单和成功率高的手术，而在原有病变基础上试行取除形成的血栓常常导致失败，甚至加重缺血。这两种疾病的主要鉴别点见表 1-7。

表1-7　动脉栓塞和动脉血栓形成的鉴别

动脉栓塞和动脉血栓形成的鉴别	栓塞	血栓形成
可确定栓子来源	一般可以，特别是房颤	一般不能
间歇性跛行史	罕见	常见
动脉阻塞性疾病的体检发现	很少，近侧和对侧肢体动脉搏动正常	常常存在，近侧或对侧动脉搏动减弱或消失
动脉造影	极少动脉粥样硬化，断面光滑，侧支少	弥漫的动脉硬化，断面锥形或不规则形，有大量侧支形成。

2. 急性深静脉血栓形成　两者鉴别的要点在于，动脉栓塞由于血液供应量的减少，肢体瘪陷，温度降低，皮色苍白，动脉搏动消失，浅静脉瘪陷，疼痛主要发生在肢体远端部分，而急性深静脉血栓形成呈水肿和发绀，温度如常或升高，搏动存在，浅静脉往往扩张，疼痛在小腿部、大腿内侧股静脉附近，并延及腹股沟部。

3. 主动脉夹层动脉瘤　急性主动脉夹层动脉瘤有时会突然造成肢体缺血、脉搏消失和急性缺血的其他表现。与急性动脉栓塞的区别点，在于患者都有高血压，胸或肩胛后背痛向下放射，伴有虚脱的典型病史，可听到主动脉瓣关闭不全的杂音，并发现左右颈动脉或上肢动脉搏动，无论在强度或性质上都有明显不同，胸部 X 线显示纵隔增宽，主动脉造影或 CT 扫描可以确定诊断。

三、治疗策略

（一）治疗原则

解除肢体缺血，同时治疗心血管疾病，维持水、电解质平衡，防止多器官功能衰竭。

（二）治疗方法

1. 非手术治疗　一般仅在以下情况采用：①较小的栓塞，侧支循环可维持远端肢体血供；②濒危患者，不能耐受手术；③病期长而稳定，已出现肢端坏疽，等待分界线明确后行截肢术者。

（1）一般处理　绝对卧床休息，患肢体位应比心脏平面稍低，如患肢为下肢，可抬高床头15～20cm，如患肢为上肢，则可采用半卧位。室温应保持在27℃左右，患肢不可热敷或冷敷，以免组织代谢增高加重缺氧或血管收缩减少血供。并对可能存在的其他疾病进行恰当的治疗。

（2）抗凝祛聚溶栓药物防止栓塞繁衍和溶解血栓

①抗凝疗法　动脉栓塞一旦发生，应立即给予肝素治疗，急性期采用全身肝素化3～5日（每日肝素 20 000～40 000U 加至氯化钠注射液 1000ml 中持续滴注，滴注前先静脉注射 5000U 作为初始剂量），随后单独服用香豆素类衍生物维持3～6个月。

②祛聚疗法　低分子右旋糖酐能扩容、降低血液黏稠度、抑制血小板聚集和释放血小板第Ⅲ因子，对纤维蛋白溶解系统有一定激活作用。用法是 500ml 静脉滴注，每日1～2次。阿司匹林、双嘧达莫也有防止血小板聚集作用。

③溶栓疗法　可试用尿激酶、链激酶等溶栓药物，给药途径包括静脉滴注和栓塞动脉近侧插管给药。病期不超过三天的患者效果最好，7日以上者效果较差。尿激酶静脉滴注每日10万～30万 U，总量为2万～4万 U/kg。需严密监测纤维蛋白原、优球蛋白溶解时间、纤维蛋白降解产物（FDP），注意皮肤、黏膜、泌尿道以及脊髓和脑等部位出血。

（3）镇痛、解痉和扩血管增进血液供应　①镇痛、解痉药物：首先给予鸦片类镇静止痛药解除疼痛；②血管扩张剂：如罂粟碱 30～60mg 或妥拉唑啉 25～75mg，可在栓塞近端注入动脉内，或静脉滴注；前列腺素 E_1 具有强烈的扩血管和抑制血小板的功能，以 100～200μg 加入 500ml 生理盐水中静脉滴注，每日 1 次；③交感神经阻滞：是解除动脉痉挛、扩张血管的有效措施。

2. 手术治疗

（1）手术方式

①Fogarty 导管取栓术　除已发生肢体坏疽，或侧支循环血供充足者，只要患者全身情况允许，都应及早施行（手术最好争取在发病后 6～8 小时内进行，症状超过 24 小时，截肢率要提高 5 倍），经动脉切口插入 Fogarty 导管，充涨球囊后外拉导管，将血栓取出，以恢复患肢血供。

②截肢术　已发生肢体坏疽者，一旦坏疽分界线明确，须施行截肢术治疗。

（2）术后处理

1）继续全身支持治疗，注意患肢局部变化，努力防治各种可能发生的并发症。

2）重点注意事项　①继续维持心脏功能，恢复正常心脏节律，因为心脏病是引起栓塞的主要原因，而且是手术后死亡的最主要原因；②记录出入量，维持水、电解质、酸碱平衡；③继续应用抗凝治疗。

（3）并发症及处理　并发症分两类，一类与球囊导管操作有关，另一类与缺血严重程度有关。

1）动脉损伤　是导管取栓的直接并发症。

2）动脉再闭塞　动脉内膜损伤后血栓形成和血栓未完全取尽，都可能在取栓术后早期再发生动脉缺血，故应强调围手术期和手术后抗凝治疗。发现肢体有缺血征象，应立即再次手术，手术包括再取栓术、动脉内膜剥脱术、股深动脉成形术、补片血管成形术、搭桥转流术和交感神经切除术等。

3）骨筋膜室综合征　由于血管再通后造成再灌注损伤，肢体可能出现明显肿胀，易并发小腿骨筋膜室综合征，使病情恶化。如果在施行取栓术前，已有较长时间的严重缺血，可在取栓的同时行筋膜切开术，或者在血管再通后作严密观察，一旦出现骨筋膜室综合征的症状，立即作后期切开。在取栓术中，向远侧动脉灌注肝素和甘露醇，可以减少术后骨筋膜室综合征的发生率。

4）代谢性并发症　严重缺血的肢体在血管再通后常常会发生严重的全身并发症，包括酸中毒、高钾血症、肾功能衰竭、肺功能衰竭。鉴于这种严重并发症的可能性，对严重缺血和肢体已有大面积坏死的患者，不要勉强施行取栓术。治疗：给予碳酸氢钠对抗酸中毒，纠正高钾血症，可静脉注射胰岛素和葡萄糖，必要时作血透；用大量水化法来促进利尿，可用甘露醇，并使尿液碱化，降低肾功能不全的危险；患肢在恢复动脉供血后，可作静脉切开，放去第一个 300ml 静脉血，以防含有毒性产物的静脉血回流入全身循环。

5）再发栓塞　再发栓塞的发生率较高，为 6%～45%，特别是在手术后未用抗凝治疗或者不充分者，更为多见。动脉栓塞的患者必须较长时间地应用适量的抗凝疗法，除非造成栓塞来源的病灶已予矫治。

四、疗效及预后评估

（一）疗效评估

1. 治愈　经治疗后血流通畅，症状、体征消失。

2. 好转　经治疗后动脉血流好转或侧支循环建立，症状、体征减轻。

（二）预后评估

急性动脉栓塞的死亡率为 5% ～ 32%，截肢率 4% ～ 31%。急性动脉栓塞的治疗关键是早期诊断和早期治疗。肢体缺血时间在 6 ～ 12 小时，死亡率约 19%，肢体存活率 93%；缺血时间超过 12 小时，肢体存活率 78%，死亡率高达 31%。伴有动脉硬化心脏病者的死亡率可高达 52%。

五、出院医嘱

1. 酌情应用抗凝、祛聚药物治疗，如华法林 1.5 ～ 3.0mg 每日 1 次；阿司匹林 300mg，每日 1 次。
2. 定期随访。随访内容：缺血症状是否复发或加重，股动脉搏动情况，旁路血管近、远端和旁路血管搏动情况。多普勒超声检查旁路血管全程静息和运动后的踝肱指数。

第三节　血栓闭塞性脉管炎

一、疾病概述

血栓闭塞性脉管炎也称 Buerger 病，是一种主要累及周围中、小型动脉的炎症性闭塞性疾病，伴行的静脉和浅表静脉也常受累。寒冷地区高发，多见于有吸烟史的男性青壮年。

二、诊断策略

（一）病史采集要点

1. **主诉**　肢体疼痛、麻木、发凉、怕冷、酸胀、易疲劳、沉重和间歇性跛行等。
2. **现病史**　①发病年龄和时间。②诱发因素，有无长期吸烟、户外寒冷工作等诱发因素。吸烟的量及持续时间，吸烟与症状的关系。③肢体疼痛的部位和性质，间歇性跛行的距离。疼痛持续时间，有无静息痛。是否存在与休息或劳累相关的首发于臀部、大腿、小腿或足部的不适感。游走性浅静脉炎的部位和范围。④有无雷诺综合征的表现。⑤有无其他血管受累缺血的表现，如胃肠道、脑血管和冠状动脉等也可受累并表现相应症状。⑥病情有无周期性稳定和发作反复交替。过去反复发作情况，进行何种治疗，疗效如何。
3. **个人史及既往史**　有无糖尿病、高血压及高血脂病史。有无家族史、创伤、手术和感染情况。

（二）体检要点

1. **患肢感觉和色泽改变**　检查患肢有无皮温降低，皮色较苍白，有无患肢运动后远侧皮肤呈苍白色。有无指压色泽改变。肢体抬高下垂试验（Buerger 试验）阳性，提示患肢严重循环障碍和供血不足。
2. **肢体动脉脉搏情况**　足背动脉、胫后动脉、腘动脉、桡动脉、尺动脉、肱动脉搏动情况。听诊有无杂音。
3. 是否有游走性血栓性静脉炎表现。
4. 是否有营养障碍性变化，如皮肤变薄干燥、趾甲增厚变形、小腿肌肉萎缩等。
5. 有无肢体坏疽和溃疡形成，有无合并感染。

（三）辅助检查

1. 血脂、血糖、凝血功能检查　明确有无高凝倾向和其他危险因素。

2. 皮肤温度测定　检查肢体不同部位的皮肤温度，两侧肢体相互对照，可显示患肢皮肤温度降低的程度和范围，有助于了解动脉闭塞的部位和缺血的程度。患肢皮温较健侧低2℃时，即表示血液供应不足。

3. 电阻抗血流图测定　应用血流图测定仪，以测定组织的阻抗，来了解血液供应状况和血管弹性。患肢血流的波形，呈升支峰值幅度降低，降支下降速度减慢，其改变程度与患肢病变程度相平行。

4. 多普勒超声检查　可直接探查受累动脉，可以显示病变动脉的形态、血管的直径和血液的流速等。

5. CTA　可显示动静脉的病变节段及狭窄程度。CTA检测闭塞病变准确性高，敏感性和特异性达到94%～100%。检测狭窄病变的准确性略低。CTA和经导管血管造影在85%的情况下结果一致。

6. MRA　MRA和经导管血管造影的准确性接近，四肢MRA可用于诊断外周动脉病变的解剖位置和狭窄程度。

7. 动脉造影及数字减影血管造影（DSA）　动脉造影可清楚显示动脉病变的部位、程度和范围，以及侧支循环情况。但动脉造影可致血管痉挛、加重肢体缺血及损伤血管等不良后果，不宜常规应用，一般在作血管重建性手术前才考虑。与传统动脉造影相比，DSA图像更清晰，且造影剂用量少，对肾功能损害小，被认为是诊断下肢动脉疾病的"金标准"。

（四）诊断

1. 绝大多数患者为青壮年吸烟男子。
2. 肢体有程度不同的缺血性表现。
3. 患肢足背动脉、胫后动脉搏动减弱或消失。
4. 无高血压、高血脂、糖尿病和其他脏器动脉硬化表现。
5. 辅助检查：彩色多普勒超声、CTA、MRA、DSA等检查可明确闭塞的部位、范围、程度等。

（五）鉴别诊断

1. 闭塞性动脉硬化症　血栓闭塞性脉管炎和闭塞性动脉硬化症均为慢性闭塞性动脉病变，二者在症状、体征和病程发展上颇为相似，但闭塞性动脉硬化症有下列特点：①患者年龄较大，大多在50岁以上，不一定有吸烟嗜好；②常伴有高血压、高血脂、冠心病、动脉硬化或糖尿病；③病变动脉常为大、中型动脉，如腹主动脉分叉处、髂动脉、股动脉或腘动脉，很少侵犯上肢动脉；④X线片可显示动脉有不规则的钙化阴影；⑤无游走性血栓性浅静脉炎的表现。

2. 雷诺（Raynaud）综合征　为血管神经功能紊乱引起的肢端小动脉发作性痉挛，其临床主要表现为当受冷或情绪激动后，手指（足趾）皮色突然变为苍白，继而发紫，逐渐转为潮红，然后恢复正常。少数血栓闭塞性脉管炎患者，早期也可出现雷诺综合征的上述表现，但雷诺综合征的特点如下：①大多为青年女性；②发病部位多为手指，且常为对称性发病；③患肢动脉搏动正常，即使病程较长，指（趾）端也很少发生坏疽。

3. 多发性大动脉炎　多见于青年女性；病变常累及多处大动脉；活动期常有低热、红细胞沉降率增快；造影显示主动脉主要分支开口狭窄或阻塞。

4. 结节性动脉周围炎　本病主要侵犯中、小动脉，肢体可出现类似血栓闭塞性脉管炎的缺血症状，特点：①病变广泛，常累及肾、心、肝、胃肠道等动脉；②皮下有循动脉行径排列的结节、紫斑、缺血或坏死；③常有发热、乏力、红细胞沉降率增快及高球蛋白血症等；④确诊常需行活组织检查。

5. 糖尿病性坏疽　血栓闭塞性脉管炎发生肢端坏疽时，需与糖尿病性坏疽鉴别。糖尿病患者有烦渴、易饥、多尿的病史，尿糖阳性，血糖增高。

6. 冻伤　寒冷季节发病，多见于手、足、耳等暴露部位，局部灼热、瘙痒、红斑、青紫及水疱，严重者发生较表浅的坏死。患肢动脉搏动正常。

三、治疗策略

（一）治疗原则

改善患肢的血液循环，减轻或消除疼痛，促进溃疡愈合及防止感染，保存肢体。

（二）治疗方法

1. 非手术疗法

（1）一般疗法　戒烟，改善生活条件，注意保暖，防止受冷、受潮和外伤。患肢作 Buerger 氏运动，以促进侧支循环的建立。疼痛较重者可用非甾体药物如吲哚美辛、芬必得等镇痛药。

（2）药物疗法

1）中医中药　①毛冬青：每日 200 ～ 300 克冲服或煎服。亦可用毛冬青针剂，每次 2 ～ 4ml，每日 1 ～ 2 次，肌内注射。②复方丹参注射液：每次 2 ～ 4ml，每日 1 ～ 2 次，肌内注射。亦可用 20ml 加入 5% 葡萄糖溶液 500ml 内，静脉滴注，每日 1 次，一般 2 ～ 4 周为一个疗程。③莪术油：以 0.3% 莪术油 50ml 加入 5% 葡萄糖溶液 500ml 内，静脉滴注，每日 1 次，14 次为一个疗程，对改善症状也有较好效果。

2）血管扩张药　应用血管舒张药物，可缓解血管痉挛和促进侧支循环。常用的血管扩张药有：①妥拉唑啉　每次 25 ～ 50mg，口服，一日 3 次；或 2 ～ 50mg，肌内注射，每日 1 ～ 2 次。

②罂粟碱（papaverine）　30 ～ 60mg，每日 3 ～ 4 次，口服或皮下注射。此药有成瘾性，不宜长期使用。

③烟酸　50 ～ 100mg，口服，每日 3 次。

④硫酸镁　2.5% 硫酸镁溶液 100ml，静脉滴注，每日 1 ～ 2 次，15 次为一个疗程。间隔 2 周后可行第二个疗程。

⑤其他　如酚妥拉明、酚苄明、布酚宁和丁酚胺等皆可选用。

3）低分子右旋糖酐　每次 500ml，每日 1 ～ 2 次，静脉滴注，10 ～ 14 天为一个疗程。间隔 7 ～ 10 天可重复使用。溃疡坏疽继发感染时不宜使用，以免引起炎症扩散。

4）前列腺素 E_1（前列地尔）　具有扩张血管、抗血小板和预防动脉粥样硬化作用。用量为 5 ～ 10μg 静脉注射，每日 1 次。

5）抗生素　有局部和全身感染者，选用适合抗生素治疗。

（3）高压氧　在高压氧舱内，通过血氧量的提高，可增加肢体的供氧量，对减轻疼痛和促进伤口愈合有一定疗效。每日 1 次，每次 3 ～ 4 小时，10 次为一个疗程。

2.手术疗法

（1）手术方式

①腰交感神经节切除术　腰交感神经节切除后，能使手术侧下肢血管张力缓解，血管扩张，促进侧支循环的建立。但主要改善皮肤的血液供应，对肌肉的血液循环改善不明显，手术需切除2～4腰交感神经节和神经链，男性患者，避免切除两侧第1腰交感神经节，以免术后发生射精功能障碍。适用于腘动脉以下动脉搏动减弱或消失的第一、二期患者。一般术前应行腰交感神经阻滞试验，若阻滞后皮肤温度上升1～2℃，术后一般效果较好。若皮肤温度维持原状，说明动脉已经闭塞，血管张力解除后，并不能增进血流，就不宜行交感神经节切除术。亦有注射化学药物破坏交感神经节的方法，称为化学性交感神经节切除术。

②动脉血栓内膜剥除术　适用于股腘动脉阻塞，动脉造影显示胫前、胫后或腓动脉中至少有一支动脉通畅者。血栓内膜剥除术有开放法和半开放法两种。前者动脉壁切口长，找出内膜和中层分离面后，直视下将血栓内膜剥除；后者切口小，以内膜剥除器剥除血栓内膜。

③动脉旁路移植术　适应证与血栓内膜剥除术相同。应用自体大隐静脉或人工血管，在闭塞动脉的近、远端行旁路移植，使动脉血流经移植的血管供给远端肢体。移植材料以自体大隐静脉最好。

④大网膜移植术　适用于腘动脉及其以下三支动脉广泛闭塞且静脉亦有病变者，分带蒂网膜移植与游离网膜移植两种。前者较简便，根据网膜血管的不同类型，将网膜裁剪延长，通过皮下隧道，将网膜引至肢体远端；后者较复杂，游离的网膜蒂血管与股血管分支吻合。

⑤肢体静脉动脉化　适用于动脉广泛性闭塞而静脉正常者。手术将动脉血流引入静脉，利用静脉系统作为向远端肢体灌注动脉血流的通道。分浅静脉型、高位深静脉型和低位深静脉型三种手术类型。

⑥截肢术　趾（指）端已有坏疽，感染已被控制，坏死组织与健康组织间界线清楚后，可沿分界线行截趾（指）术。若肢体有比较广泛的坏死，合并毒血症或有难以忍受的剧烈疼痛，经各种治疗均无改善，可考虑行截肢术。

（2）术后处理

①严密观察生命体征，严密观察切口渗血情况。密切注意患肢皮温、皮色及动脉搏动情况。

②患肢术后伸直制动36小时，平卧24小时。

③动脉重建术和动静脉转流术后患者，给予低分子右旋糖酐、肝素或华法林、阿司匹林、双嘧达莫等抗凝祛聚药物治疗，并给予抗生素治疗。

（3）并发症及处理　血栓闭塞性脉管炎患者的趾（指）常因缺血而坏疽，或因创伤感染而溃烂。如果是属于干性坏疽，应保持干燥，避免继发感染；如果已溃烂，继发感染，应清洁换药，待坏死与成活组织分界清楚后，做清创处理。趾（指）坏疽待分界清楚或继发感染基本控制后，可做截趾（指）术。

四、疗效及预后评估

（一）疗效评估

1.治愈　供血明显增加，症状消失，功能恢复。截肢后症状消失，创面愈合。
2.好转　治疗后供血改善，症状减轻，创面缩小。

（二）预后评估

1. 本病主要侵犯肢体末端，虽然截肢率达 3.6%～4.0%，但并不影响心脑血管和内脏功能，所以寿命并无显著影响，5 年生存率达 97%，本病的预后与戒烟是否彻底密切相关，不能彻底戒烟者，即使截肢后，仍有复发。

2. 交感神经切除术或化学性交感神经灭活术近期内可解除血管痉挛，缓解疼痛，促进侧支形成，但远期疗效不确切，而且对间歇性跛行也无显著改善作用。

五、出院医嘱

1. 戒烟，低脂、清淡饮食。加强躯体锻炼，加速周围循环的血液流动，减少血栓的形成。

2. 注意肢体保温，防止受伤。

3. 继续中西医结合治疗，防止复发和病情加重。

4. 血管重建患者需长期抗凝治疗，嘱患者遵医嘱口服华法林，不能随意停用或漏服。术后前 2 周每周定期复查凝血功能，依据凝血酶原时间调整华法林的剂量，一般维持正常对照 1.5～2.5 倍，连续使用 6 个月，6 个月后复查彩色多普勒超声，了解动脉血液情况。

第四节　单纯性下肢静脉曲张

一、疾病概述

单纯性下肢静脉曲张，是指先天性静脉壁薄弱、瓣膜功能不全和静脉压力持久增高引起的浅静脉曲张。大多发生在大隐静脉，少数并发小隐静脉曲张或单独发生在小隐静脉。静脉壁和瓣膜离心越远越薄弱，而静脉压力却是离心越远越升高，故浅静脉曲张在小腿部明显。长期静脉高压和淤血缺氧，使部分静脉壁中层萎缩，发生囊状扩张，易受损出血；另一部分静脉壁则因纤维增生，成不规则结节状。曲张静脉内可继发血栓形成，钙化后成为静脉石。由于毛细血管通透性增高，液体外渗，造成患肢水肿，并且渗液中的蛋白质、红细胞等可引起纤维增生和色素沉着。因为缺氧，静脉周围组织发生营养不良，皮肤变薄且抵抗力下降，易并发感染、溃疡等。

二、诊断策略

（一）病史采集要点

1. **主诉**　下肢浅静脉隆起、迂曲或团块状，或下肢酸胀不适，肢体沉重乏力等。

2. **现病史**　询问静脉曲张发生的年龄和时间，自幼出现还是成年后发生，在短时间内出现加重还是缓慢发展。有无伴随症状，如下肢肿胀、疼痛、皮肤色素沉着、皮疹和溃疡形成。

3. **既往史**　询问有无长期从事站立工作史、妊娠史、外伤史和手术史。有无家族遗传病史，家族中有无同样病患者。

（二）体检要点

1. **一般情况**　包括患者高矮胖瘦、发育状况，营养情况。

2. 局部情况 静脉曲张的部位、范围；肢体有无水肿、红肿、压痛、皮温升高；有无浅静脉炎或淋巴炎体征；有无皮肤色素沉着、湿疹和溃疡形成，其发生部位和范围。

3. 大隐静脉瓣膜试验 大隐静脉瓣膜及交通静脉瓣膜功能试验（Trendelenburg's 试验）平卧位抬高患肢，使曲张浅静脉内血液排空，在大腿根部扎上止血带压迫大隐静脉。嘱患者站立，10 秒内松开止血带，迅速出现自上而下的大隐静脉充盈者说明大隐静脉瓣膜功能不全；站立后如不松开止血带，半分钟内浅静脉充盈者说明交通静脉瓣膜关闭不全。

4. 交通静脉瓣膜功能试验（Pratt 试验） 平卧位高举患肢排空充盈的浅静脉，在大腿根部扎上止血带，分别由足趾向上至腘窝、由止血带向下至腘窝缠缚两条弹力绷带。嘱患者站立，同时向下分别解开和继续缠缚这两条绷带，如在二者间隙中出现了曲张静脉，即提示此处交通静脉瓣膜功能不全。

5. 下肢深静脉通畅试验（Perthes 试验） 用止血带在大腿上 1/3 处阻断大隐静脉后，嘱患者做下蹲运动或快速踢腿 20 次。如深静脉回流不畅，增加的下肢供血将使浅静脉曲张加重或静脉压力升高；如深静脉通畅，下肢肌肉收缩使深静脉回流加速，浅静脉血液排空而塌陷，或张力明显降低。

（三）辅助检查

1. 彩色多普勒 首选的无创性检查，是诊断深静脉血栓、大隐静脉股隐静脉瓣膜和深静脉瓣膜功能可靠的方法。血流增加试验：Volsalva 试验、人工挤压试验、气囊加压和释放试验，反向血流频谱，时间＞0.5s，提示有倒流。

2. 下肢静脉造影 诊断的金标准，一般并无必要，当疑有深静脉病变时，往往多应用。顺行造影，单纯性下肢静脉曲张，见浅静脉明显扩张，交通支静脉可有扩张及逆流，深静脉正常；逆行造影，可见造影剂逆流通过隐股静脉瓣，并显示大隐静脉近端呈囊状扩张，而股静脉瓣膜无逆流。

（四）诊断

1. 患肢沉重、酸胀或疼痛，易疲劳、乏力，以站立时明显。

2. 下肢浅静脉迂曲扩张，踝部和足背部肿胀，病情严重者足靴区可出现皮肤营养障碍性改变，如皮肤萎缩、脱屑、瘙痒、色素沉着、湿疹和溃疡形成等。

3. 多普勒超声或下肢静脉造影示深静脉通畅，浅静脉瓣膜功能不全，浅静脉迂曲扩张，血流缓慢。

（五）并发症

血栓性浅静脉炎 曲张静脉内血流缓慢，易形成血栓并发非感染性炎症。也可因足部细菌侵入造成感染性炎症。患者腿部可出现红肿、发热，静脉呈条索状，有触痛。可采取抗感染治疗，炎症控制后才手术。同时嘱患者抬高患肢，活动时加压治疗，也可给予抗血栓和扩血管药物治疗。

（六）鉴别诊断

1. 下肢深静脉反流性疾病 除浅静脉曲张外，下肢肿胀为主，皮肤溃疡多见，血管造影及彩色多普勒检查可明确。

2. 下肢深静脉回流障碍性病变 静脉曲张是代偿性表现，以下肢突发性肿胀为主，血管造影及彩色多普勒检查可明确。

3. 下肢动、静脉瘘　浅静脉压高，抬高患肢，血液不易排空，可扪及血管震颤和连续性血管杂音，远侧肢体凉。

三、治疗策略

（一）治疗原则

单纯性下肢隐静脉曲张按病情严重程度选择保守治疗、硬化剂治疗和手术治疗三种方式，并由传统手术过渡到微创手术及选择性手术，趋向于尽可能保存大隐静脉，留作为血管重建的材料，找出静脉系统的病变部位，施行有限度的手术。绝大多数经保守治疗有效，当出现患肢脱屑、瘙痒、色素沉着等皮肤营养性障碍时，建议手术治疗。

（二）治疗方法

1. 非手术治疗　适用于早期轻度浅静脉曲张，或因其他严重疾患无法耐受手术者。目的为促进下肢静脉血液回流。方法主要是适当休息、避免久立、抬高患肢、穿着弹力袜或裹以弹力绷带、使用药物微粒化黄酮及迈之灵等。

2. 硬化剂注射治疗　是将血管硬化剂注入已排空的曲张静脉内，并加压包扎，刺激静脉内膜产生无菌性炎症，导致管腔纤维性闭塞。因复发率较高，一般仅用于小范围静脉曲张、术后残留的曲张静脉或局部复发。硬化剂注射三原则：小剂量（0.5ml）注射于一段静脉内，硬化剂与血管壁接触时间不少于1分钟，每次不超过4处。注射完毕后，用弹力袜或弹力绷带持续压迫，大腿1周、小腿6周。注射完毕后立即主动活动。注射疗法并发症有药液外渗、血栓形成伴疼痛、过敏反应、深静脉血栓、复发等。

3. 手术治疗　确诊且有症状者可行手术治疗，但术前必须确定深静脉没有阻塞。

（1）手术方式　下肢静脉曲张的手术治疗方法：①大隐静脉高位结扎和剥脱；②电凝法；③血管内曲张静脉激光治疗；④血管内曲张静脉射频治疗；⑤微创静脉曲张旋切术。后四项为微创方法，具有恢复快、出血少、损伤小等优点。传统术式是大隐静脉高位结扎加主干剥脱，并结扎功能不全的交通静脉。目前多主张选择性大隐静脉剥脱术，即只剥除病变的大隐静脉主干和属支，而保留多数情况下尚属正常的膝上主干和属支，备作日后可能的血管旁路转流术使用。该术式疗效比传统术式并无降低。

（2）手术要点

1）大隐静脉高位结扎和剥脱　手术包括大隐或小隐静脉高位结扎及主干曲张静脉剥脱。

2）改良剥脱术　大隐静脉主干于近端高位结扎，但不强调结扎属支，加小腿浅静脉点式剥脱。具有创伤小、术后恢复快、住院时间短、并发症少的优点。

3）电凝法　电凝法原理是利用电凝产生的热量灼伤静脉壁，辅助压迫促其粘连、闭合，达到使曲张静脉闭合的目的。

4）激光闭合　原理：去氧血红蛋白对810nm激光有较高吸收率，而静脉血中富含去氧血红蛋白，当用此波长的激光治疗大隐静脉时，可导致静脉腔内的血栓形成和静脉壁热损伤，而静脉内广泛血栓形成即可达到最终闭锁静脉的目的。操作要点：①大隐静脉高位结扎：于腹股沟韧带下方做一长2～3cm的切口，显露大隐静脉主干，高位切断并结扎大隐静脉汇入股静脉处，见到属支就结扎，不强调结扎所有属支。②激光光纤置入：大隐静脉高位结扎，将无菌光纤连接激光治疗仪。Cobra导管插入大隐静脉腔内，直至内踝起始处。③沿大隐静脉主干周围注射生理盐水

"保护液"。④闭合治疗：踝部、小腿下段输出功率为 7 ～ 8w，小腿上段为 9 ～ 10w，大腿下段为 10 ～ 11w，大腿上段为 11 ～ 12w。频率 0.5Hz，连续脉冲方式，以每秒钟 0.5 ～ 1.0cm 的速度回撤出激光光纤，开始行激光治疗，助手沿大隐静脉行程压迫，直至整个大隐静脉主干治疗完毕。⑤用绷带临时加压包扎治疗后的肢体。

5）射频闭合治疗　原理：经导管将射频探头导入曲张静脉腔内，通过射频发生器和射频治疗管输送功率，射频探头释放热量，产生热能引起与电极接触的局部组织高热，从而使血管内皮细胞脱落伴中层和附壁胶原变性，使静脉塌闭，静脉壁变厚，管腔收缩、机化并纤维化闭锁静脉，可作用于 2 ～ 12mm 直径的静脉。操作要点：①大隐静脉高位结扎：于腹股沟韧带下方做一长 2 ～ 3cm 的切口，显露大隐静脉主干，高位切断并结扎大隐静脉汇入股静脉处，见到属支就结扎，不强调结扎所有属支。②连接导管，设定参数：开启射频闭合仪，根据患者情况选用合适直径及长度的闭合导管，导线与主机相连。设定闭合温度为（85±3）°。③驱血：将闭合导管尾端与装有肝素盐水（12 500U/500ml）或生理盐水的注射器连接。抬高下肢或用驱血带驱血，持续推注肝素盐水或生理盐水注入，使血管腔内血液成分尽量少。④沿大隐静脉主干周围注射生理盐水"保护液"。即沿大隐静脉体表投影在大隐静脉和皮肤及大隐神经的潜在间隙注射生理盐水，形成对皮肤和大隐神经的保护。⑤射频治疗：开启射频发射按钮，回撤闭合导管，保持闭合温度为（85±3）°，平均速度为 2 ～ 3cm/min，助手于即将闭合的大隐静脉处施压。

6）旋切治疗　原理：美国 Smith-Nephew 公司的 Trivex 系统，主要由 Trivex 旋切刀头和 Trivex 带灌注的冷光源套件和旋切主机构成。Trivex 旋切系统开机，在冷光源照射下，皮肤做 0.4cm 小切口，将麻醉肿胀液（500ml 生理盐水 +2% 利多卡因 + 肾上腺素 1mg）注入皮下，透光后显现皮下曲张浅静脉，插入旋切刀，曲张静脉被切碎，同时被旋切系统的吸引吸除。操作要点：①旋切切口：皮肤做数个 4 ～ 5mm 切口，切口应紧靠曲张静脉团块，在曲张静脉近端和远端各做一个切口，一个插入旋切刀头，一个插入冷光源，切口可交替使用，以减少切口数目。②充盈麻醉：经切口将冷光源插入皮下，将麻醉肿胀液（500ml 生理盐水 +2% 利多卡因 + 肾上腺素 1mg）注入皮下，透光后显现皮下曲张浅静脉。③切除：将冷光源和旋切刀头分别插入皮下，在曲张静脉下方，沿着静脉旋切，曲张静脉切碎后被旋切系统吸引器吸除。主机旋切速度范围为 500 ～ 1500 转。④再次充盈麻醉：再次注入麻醉肿胀液，可减少出血。去除皮下积血，可降低术后淤斑和血肿形成。⑤用绷带临时加压包扎治疗后的肢体。

（3）曲张静脉栓塞的联合治疗　下肢静脉曲张的腔内激光、射频闭合术式中，常因为小腿段迂曲的静脉团块，影响光纤或电极导管的置入，在完成大隐静脉主干的闭合治疗后，可以联合聚桂醇等硬化剂的注射治疗。采用传统术式完成大隐静脉主干结扎或剥脱后，小腿曲张静脉注射硬化剂治疗，可避免神经、淋巴管等损伤，既微创美观，又可减少单纯硬化剂治疗的复发率，为临床常用的联合治疗方法。

（4）术后处理　①整个下肢均用弹力绷带或弹力袜加压，以防止剥脱部位出血；②患肢抬高 15 ～ 20cm，有利于降低下肢静脉压力；③鼓励及早作床上活动，尤其是伸屈踝关节的运动，使深静脉血液受到肌肉泵的迫挤而向心回流，有利于预防深静脉血栓形成；④术后早期下床活动，麻醉消退后，一般为 6 小时即可以离床开始作短时间走动；⑤手术后 10 ～ 14 日拆线，停用弹力绷带。医用弹力袜压迫治疗 3 ～ 6 个月或长期。

（5）并发症及处理

1）一般并发症及其处理

①湿疹和溃疡　常见于足靴区，湿疹可伴霉菌感染，溃疡常有周围皮肤变厚变硬及色素沉着。

湿疹者应保持局部清洁干燥，以等渗盐水或1∶5000高锰酸钾溶液清洗，控制病情后手术治疗。下肢浅静脉曲张术后，溃疡常可愈合，经久不愈者，可在溃疡面清洁或切除后植皮，同时结扎、切除周围的曲张静脉和功能不全的交通静脉。疑有癌变者应做活检。

②急性出血　因曲张浅静脉破裂引起，应抬高患肢，压迫或缝扎止血后再作手术治疗。

③血栓性静脉炎　浅静脉血流淤滞时易形成血栓，并发非感染性炎症。应抬高患肢，局部热敷，应用抗生素，待炎症控制后行曲张浅静脉切除术。

2）手术后的并发症

①隐神经损伤　预防方法，剥脱止于胫骨结节下4cm；或小腿采用逆行剥脱。

②血肿　小量积血一般数周后可自行消失，不需特殊处理。

③复发　术后复发率与手术正确操作方法密切关系。必须真正做到高位结扎大隐静脉，应在隐－股静脉交汇点远侧0.5cm处切断结扎大隐静脉主干。另外，要彻底去除小腿溃疡、湿疹处的交通静脉，注意同时处理曲张的小隐静脉。

④损伤股静脉　大隐静脉是浅静脉，在浅筋膜层内，壁较股静脉厚，在卵圆窝附近有5个属支静脉；而股静脉位于深筋膜下，股动脉内侧，壁薄，管径粗。预防要点：在浅筋膜层中分离显露大隐静脉；在结扎切断大隐静脉前必须看清隐－股静脉交汇处；当辨认困难时，可从膝内上方显露大隐静脉主干远端，向上插入静脉剥离器至腹股沟处，以便识别。

四、疗效及预后评估

（一）疗效评估

1. 治愈　手术治疗后，曲张静脉与症状消失，切口愈合。
2. 好转　治疗后曲张静脉减轻，症状改善。

（二）预后评估

按操作规程手术后大多疗效确切，有效率达90%。因有一定数量的复发率，术后要穿弹力袜加压治疗，预防复发。

五、出院医嘱

1. 早期避免久站或久坐或长时间行走，适当活动，患肢穿弹力袜或弹力绷带加压保护。
2. 定期行血管彩超检查。

第五节　原发性下肢深静脉瓣膜功能不全

一、疾病概述

原发性下肢深静脉瓣膜功能不全是指深静脉瓣膜不能紧密关闭，引起血液逆流。病因与单纯性下肢浅静脉曲张类似。可能与瓣膜发育不良、静脉瓣膜先天缺如、外伤、退行性变、长期站立工作、重体力劳动、慢性便秘和腹内压增高等有关。瓣膜功能的破坏一般是由上向下逐渐发展的。

早期股－隐静脉瓣膜功能破坏时，只表现为大隐静脉曲张，一般无明显症状；股静脉瓣膜破坏，但局限在大腿部时，由于腓肠肌收缩，静脉血液仍能快速回流；如病情发展，腘静脉瓣膜也遭破坏时，由于血柱重力和静脉压力较高，将继续累及小腿及踝部交通静脉的瓣膜，使血液向浅静脉倒流、淤滞，导致浅静脉扩张变薄，久站时静脉血直泻而下，出现患肢肿胀和疼痛。下肢淤血还可引起一系列病理生理改变：①血液含氧量降低，导致毛细血管通透性增加，出现组织水肿；②红细胞外渗、含铁血红素沉积，出现皮肤色素沉着；③纤维蛋白原外渗，形成纤维素沉积，造成氧及营养素扩散障碍，在足靴区形成湿疹、溃疡等改变。

二、诊断策略

（一）病史采集要点

1. **主诉** 下肢肿胀、疼痛、疲劳或伴皮肤色素沉着、湿疹、溃疡等。

2. **现病史** 询问发病年龄和时间，急性发病还是缓慢发生，症状渐加重还是在短时间内迅速加重，有无外伤、手术等诱发因素。有无下肢浅静脉曲张、肿胀、疼痛、皮肤色泽变化、湿疹和溃疡形成，及其发生时间和严重程度，是单侧还是双侧。

3. **既往史** 询问有无家族遗传史、长期从事体力劳动或站立工作史、慢性心功能不全史，有无腹内压增高疾病史，如腹水、便秘、前列腺增生等。

（二）体检要点

1. 患者发育状况、体形、高矮胖瘦、营养状况。

2. 下肢浅静脉曲张的部位和范围，有无肢体肿胀、压痛、皮温升高及感染征象，有无皮肤血管痣、色素沉着、湿疹和溃疡形成，及其发生部位和范围。

3. 有无腹壁浅静脉怒张、肝脾肿大、移动性浊音以及精索静脉曲张等。

（三）辅助检查

1. **下肢静脉瓣膜功能试验** 大隐静脉瓣膜功能试验提示，大多数原发性深静脉瓣膜功能不全者大（小）隐静脉瓣膜和交通静脉有倒流；而深静脉通畅试验示深静脉通畅。

2. **超声多普勒检查** 可显示瓣膜关闭情况及有无逆向血流。

3. **下肢静脉造影** 通常先行顺行静脉造影，必要时再行逆行静脉造影和腘静脉穿刺造影。①顺行静脉造影：踝部扎止血带阻断浅静脉，然后经足背静脉注入泛影葡胺等造影剂 80～120ml，于直立位和半直立位观察深静脉通畅度和有无倒流，以及交通静脉瓣膜的功能。②逆行静脉造影：是检测深静脉瓣膜功能和倒流程度的有效方法。患者仰卧呈 60 度半直立位，在腹股沟处穿刺股静脉注入造影剂 40ml，进一步了解深静脉瓣膜功能和倒流程度。③腘静脉穿刺造影：俯卧位，经腘静脉穿刺置管注入造影剂，同时嘱患者作 Valsalva 活动（尽力屏气以增加腹压），观察股－腘静脉中每对瓣膜功能。功能正常时，瓣膜在造影剂逆向高压下呈"竹节状"膨出；功能不全时，可见造影剂倒流。

（四）诊断

1. **诊断依据**

（1）患肢明显胀痛、沉重、乏力，浅静脉曲张及足鞋区营养障碍性变化，可以有肢体张力增高，肢围增粗。

（2）Trendelenburg 试验可发现隐 – 股静脉瓣膜和交通支静脉瓣膜功能不全。Perthes 试验阴性，说明静脉通畅。

（3）超声多普勒检查或静脉造影发现深静脉瓣膜功能不全，深静脉通畅。

2. 静脉瓣膜功能不全分级

根据造影剂倒流程度，下肢深静脉瓣膜功能可以分为五级：0 级：股总静脉分叉处远侧无倒流；1 级：倒流迄于大腿上段的股浅静脉；2 级：倒流迄于大腿下段，但不进入腘静脉；3 级：倒流迄于膝下，但不进入腓肠肌静脉；4 级：倒流达踝平面。一般倒流 3 级以上患者，才需行深静脉瓣膜修复手术。

（五）鉴别诊断

应注意与深静脉血栓后综合征相鉴别。二者临床表现相似，前者属于静脉倒流病，而后者除瓣膜功能破坏外，还有深静脉不全再通引起的回流障碍，且多有血栓形成病史，浅静脉曲张范围广泛，常涉及下腹壁静脉，Perthes 试验阳性，静脉造影见深静脉主干狭窄或闭塞，瓣膜影消失。

三、治疗策略

（一）治疗原则

诊断明确，瓣膜功能不全 2 级以上者，结合临床表现的严重程度，应考虑施行手术修复瓣膜功能，防止血液倒流、恢复肢体功能。

（二）手术治疗方式

①瓣膜修复术　将伸长、脱垂而闭合不全的瓣膜缩短，恢复到半挺直状态和单向开放，阻止血液倒流。

②瓣静脉段移植术　将一段带正常瓣膜的自体静脉移植于患肢股浅静脉或腘静脉。

③腘静脉外肌襻瓣膜替代术　利用半腱肌和股二头肌腱，在腘动、静脉间形成肌襻，当小腿肌肉松弛时肌襻收缩，阻止血液向腘静脉倒流。明确诊断且属中度或重度倒流者，可行上述手术治疗。但各种术式远期效果不甚理想，必须严格掌握适应证，轻症者应以非手术治疗为主，方法与单纯性浅静脉曲张相同。

④上述手术均应附加大隐静脉高位结扎、曲张静脉剥脱和交通静脉结扎术，以预防下肢溃疡等并发症。

（三）术后处理

1. 术后常规应用抗生素 2 ~ 3 日。

2. 口服小剂量阿司匹林，在静脉输液期间，同时静脉滴注低分子右旋糖酐。

3. 患肢抬高，鼓励患者早期作下肢主动活动，防止并发深静脉血栓形成。

4. 行直视下瓣膜修复和自体带瓣静脉移植术者，术后应给予抗凝治疗。

（四）并发症及处理

1. 湿疹　位于足靴区，表现为干燥含色素的脱屑，有轻度激惹和瘙痒，是溃疡形成的先兆症状。

处理方法：①局部应避免药物刺激，换药时可用 75% 乙醇和生理盐水、凡士林纱布或干纱布；②用清洁换药和全身应用抗生素控制感染；③弹力袜或弹力绷带包扎，控制浅静脉高压；④及时解决静脉曲张。

2. 溃疡　首先在于预防，凡是有浅静脉曲张者，尤其是有足靴区皮肤营养变化者，即应施行手术。处理原则应针对两方面进行，即控制感染和局部静脉高压。控制感染，单纯应用生理盐水或 3% 硼酸溶液湿敷，任何对组织有刺激性的药物，都不会对溃疡有治疗作用，只会推迟溃疡愈合。感染控制后，溃疡局部保持清洁干燥，用消毒纱布覆盖，即能透气而散发，又能吸收渗液，有良好效果。控制静脉高压，主要采用抬高患肢和弹力袜或弹力绷带包扎。若溃疡巨大，久治不愈，则可考虑切除溃疡和植皮手术。

3. 血栓性浅静脉炎　为常见并发症，且常伴有丹毒，治疗包括抬高患肢，局部热敷，适当应用抗生素和蛋白酶类药物等，待炎症控制后，针对曲张静脉进行手术治疗。

四、疗效及预后评估

（一）疗效评估

1. 治愈　手术后静脉曲张、症状、体征均消失，切口愈合。
2. 好转　治疗后静脉曲张减轻，症状改善。

（二）预后评估

原发性深静脉瓣膜功能不全总的手术治愈率和好转率达 75% 以上，手术治疗近、远期疗效均还不能完全令人满意。

五、出院医嘱

1. 早期避免久站和长期重体力劳动，患肢经常抬高。
2. 站立活动时穿弹力袜或弹力绷带加压包扎保护。
3. 行直视下瓣膜修复和自体带瓣静脉移植术者，继续给予抗凝治疗 3～6 个月。

第六节　深静脉血栓形成

一、疾病概述

血液在深静脉系统凝结即形成深静脉血栓（DVT）。血流淤滞、高凝状态和静脉壁损伤是其形成的三大因素。按血栓形成部位可分为四肢深静脉血栓形成和腹腔静脉血栓形成。通常说的 DVT 指下肢深静脉血栓形成。下肢深静脉血栓形成常发生于外科手术之后，以髋关节手术、经腹的妇产科手术和前列腺手术最多见。深静脉血栓形成除少数在 72 小时内自动溶解外，多数发生机化，甚至向近侧扩展，阻塞主干静脉，导致患肢肿胀、浅静脉曲张等。发病后 7 天以内为急性期；发病第 8～30 天（1 个月）为亚急性期。

二、诊断策略

（一）病史采集要点

1. **主诉** 患肢突然发生增粗、肿胀、疼痛，行走或站立时加重。

2. **现病史** 询问下肢肿胀、疼痛发生的时间、部位。下肢肿胀是突然发生或是缓慢发生，是由远侧向近侧发展，还是整条下肢同时发生。是否有肢体感觉和运动障碍、皮肤颜色和温度变化等。休息、抬高患肢是否会缓解，是否随病程的演进而变化，有无外伤、手术、深静脉插管、长期卧床、制动等诱发因素，女性有无妊娠生产史或长期使用避孕药等。是否有胸痛、胸闷、呼吸困难、少尿或无尿等症状。是否伴有腹痛、腹胀、黄疸、食欲缺乏、大便改变等消化系统症状。是否使用抗凝、溶栓类药物治疗。

3. **既往史** 询问有无风湿性心脏病、冠心病、肝大、脾肿大、高脂血症、糖尿病、红细胞增多症、肾病、肿瘤等病史。

4. **家族史** 询问有无家族深静脉血栓病史。

（二）体检要点

1. **一般情况** 发育、营养、体重、精神、血压和脉搏。

2. **局部检查**

（1）是否有肢体肿胀 肢体肿胀的部位，性质是否可凹陷性，皮肤温度改变，有无浅静脉怒张、色素沉着。抬高患肢肿胀是否改善，并测量肢围大小。

（2）是否有肢体压痛 小腿肌肉静脉丛血栓形成时，小腿肿胀压痛明显，Homans 征和 Neuhof 征呈阳性反应；髂—股静脉血栓形成时，整条下肢肿胀，腹股沟和耻骨上区肿胀压痛明显。

（3）是否有缺血表现 注意下肢皮肤张力，有无发绀、起疱、坏疽、皮肤温度升高或降低、足背和胫后动脉搏动消失，以及浅静脉曲张的部位和范围。

3. **全身检查**

（1）生命体征变化，有无呼吸次数增加、心率增快、发热等。

（2）是否有心脏衰竭体征 如颈静脉搏动增强、充盈、怒张，肝颈静脉反流征阳性，肺部啰音、心音遥远，右心扩大，肝大等。

（3）腹部体征 有无腹壁浅静脉怒张、腹胀、肠型，有无腹部压痛、肝脾肿大、肠鸣音亢进及气过水声、移动性浊音，注意下腹部和盆部有无肿块。

（三）辅助检查

1. **实验室检查**

（1）血常规 可判断有无炎症、血小板增多症引起的凝血功能亢进。

（2）出凝血常规 了解凝血功能情况及监测用药疗效。

（3）D-二聚体 大于 $500\mu g/L$ 对急性 DVT 有重要参考价值。

（4）血栓性因素监测 如抗凝血酶Ⅲ、蛋白 C、蛋白 S、凝血因子Ⅷ、FDP 等。

2. **X 线检查** 全胸片可发现是否并发肺栓塞的表现。

3. **放射性同位素检查** 应用 [125] 碘标记人体纤维蛋白原，能被正在形成的血栓所摄取，每克血栓中含量要比等量血液高 5 倍以上，因而形成放射性浓聚现象，对肢体进行扫描，即能判断有无血栓形成。该法操作简便，无创伤，正确率高，可以发现较小静脉隐匿型血栓。

4.超声波检查　可直接观察静脉直径及腔内情况，可了解栓塞的大小及其所在部位。

5.电阻抗体积描记检查　采用各种容积描记仪，测定气囊带阻断股静脉回流后小腿容积增加程度，以及去除阻断后小腿容积减少速率，从而可判断下肢静脉通畅度，以确定有无静脉血栓形成。

6.静脉测压　站立位足背静脉正常压力一般为130cmH$_2$O，踝关节伸屈活动时，一般下降为60cmH$_2$O，停止活动后，压力回升，回升时间超过20秒钟。主干静脉有血栓形成时，站立位无论静息还是活动时压力均明显升高。回升时间增快，一般为10秒钟左右。

7.静脉造影　为最准确的检查方法，能使静脉直接显像，可有效地判断有无血栓，能确定血栓的大小、位置、形态及侧支循环情况。后期行逆行造影，还可了解静脉瓣膜功能情况。

8.CT检查　在少数病例，盆腔及腹部增强CT扫描可发现盆腔和下腔静脉的深静脉血栓。

（四）诊断

1.诊断依据

（1）病史有血流淤滞、高凝状态和静脉壁损伤等因素存在。

（2）突然的下肢肿胀、疼痛、肢围增粗、张力增高，休息、抬高患肢症状会缓解。

（3）具有典型的肢体凹陷性肿胀。并发肺栓塞时表现为突发呼吸困难、胸痛、咯血，甚至休克和死亡。

（4）辅助检查静脉彩色多普勒检查、CTV、静脉造影等检查显示血栓的大小、位置、形态等。

2.临床类型　根据血栓形成部位可分为：

（1）上肢深静脉血栓形成　局限于腋静脉，前臂和手部肿胀、胀痛。手指活动受限。发生在腋－锁骨下静脉，整个上肢肿胀，患侧肩部、锁骨上和前胸壁浅静脉扩张。上肢下垂时，肿胀和胀痛加重；抬高后减轻。

（2）上腔静脉血栓形成　上腔静脉血栓形成大多数起因于纵隔器官或肺的恶性肿瘤。临床特点：上肢静脉回流障碍表现，面部颈部肿胀，球结膜充血肿胀，眼睑肿胀，颈部、前胸壁、肩部浅静脉扩张。常伴有头痛、头胀及其他神经系统症状和原发病的症状。

（3）下腔静脉血栓形成，多为下肢深静脉血栓形成向上延伸所致。临床特点为：双下肢深静脉回流障碍，躯干的浅静脉扩张，血液方向向头端。当血栓累及下腔静脉干端，影响肝静脉回流时，则有布－加综合征的临床表现。

（4）腹腔静脉血栓形成

①急性肠系膜血栓形成　是一种发病率较低，但症状重、误诊率和致死率较高的肠管静脉回流障碍引起的缺血性疾病。通常累及肠系膜上静脉，肠系膜下静脉十分罕见。临床特点：起病隐匿、缓慢，早期无特异性症状和体征，发作后很快形成出血性肠梗死，腹腔、肠腔内血性渗出液增多，多数在出现腹膜炎体征或休克，甚至剖腹探查后才做出诊断。影像学诊断主要靠增强CT。

②门静脉血栓形成　较少见，在不明原因腹痛、腹胀、腹腔严重感染、门静脉高压症、上消化道出血等表现时应考虑此病。彩色多普勒超声、CT检查、MRI血管造影术、选择性动脉门静脉造影术等检查有助于确诊。

③肾静脉血栓形成　常见于肾病综合征。大多数患者无典型的临床表现。诊断主要靠彩色多普勒超声检查、CT、选择性血管造影。

（5）下肢深静脉血栓形成　最为常见，根据下肢深静脉血栓形成发生的部位，临床上可分为三型：①周围型，血栓开始发生于小腿肌肉静脉丛。许多患者没有症状或极轻微被手术创伤掩盖。临床表现可有小腿疼痛、压痛和轻度肿胀，Homans征阳性，浅静脉无曲张，压力常属正常。②中央型，指髂股静脉内的血栓形成，患肢增粗、肿痛，浅静脉曲张、压力增高，股三角区及股内收肌管部位有明显压痛，可扪及条索状变硬的股静脉。③混合型，由周围型血栓向近侧顺行扩展或中央型血栓向远侧逆行繁衍而成。患肢也常有肿胀增粗，股内收肌管部位、腘窝和小腿深部均可有压痛，浅静脉可曲张、压力升高。

（五）鉴别诊断

1. 淋巴水肿　在早期，静脉性水肿和淋巴性水肿有相似之处，都表现为单侧性、水肿有凹陷性、患肢抬高时水肿程度有所好转。但深静脉血栓形成起病急骤，常有分娩或手术史。淋巴水肿起病往往较缓慢，常有下肢感染病史，随后出现肢体肿胀。皮肤可增厚，但无浅静脉曲张、色素沉着、湿疹及溃疡。深静脉血栓形成皮肤不增厚，但可有浅静脉曲张、色素沉着、湿疹及溃疡。

2. 原发性下肢深静脉瓣膜功能不全　本病与原发性下肢深静脉瓣膜功能不全临床表现相似，但原发性下肢深静脉瓣膜功能不全 Perthes 试验阴性，超声多普勒检查或静脉造影发现深静脉瓣膜功能不全，深静脉通畅。

3. 血栓性浅静脉炎　多见于静脉输入刺激性液体、静脉留置输液管及下肢静脉曲张者；沿浅静脉通路发红，触诊可触及发硬、有压痛的索条状物；深静脉通畅，一般无水肿。

4. 血栓闭塞性脉管炎　动脉血栓形成，管腔阻塞伴炎症反应，患肢感觉异常、肢体肿胀、脉搏消失、肌肉疼痛或间歇性跛行；血管超声或造影可鉴别。

5. 腓肠肌撕裂或其他骨骼肌损伤　与下肢外伤有关，多在外伤或剧烈活动后发病，症状和体征与周围型 DVT 类似。

三、治疗策略

（一）治疗原则

治疗原则是防止血栓蔓延、脱落，加速血栓溶解。治疗措施主要有非手术治疗、手术取栓、介入治疗等。当急性 DVT 诊断确立后，需要决定选择手术取栓或导管直接溶栓。存在手术高危因素的患者，如无溶栓治疗禁忌证，应首选导管直接溶栓；如果病情向股青肿、静脉性坏疽或筋膜间隔综合征发展趋势，则应选择取栓术，以免因溶栓治疗需时间而发生肢体坏疽。对于高龄、患有严重疾病、处于久坐状态、无肢体静脉性坏疽危险的患者，仅用抗凝治疗。

（二）治疗方法

1. 非手术疗法　适用于周围型及超过 3 日以上的中央型和混合型。

（1）一般处理

①卧床休息和抬高患肢。绝对卧床休息 1～2 周，避免活动和用力排便，以免引起血栓脱落。垫高床脚 20～25cm，使下肢高于心脏平面，可改善静脉回流，减轻水肿和疼痛。开始下床活动时，需穿弹力袜或用弹力绷带，使用时间因栓塞部位而异：小腿肌肉静脉丛血栓形成使用 1～2 周；腘静脉血栓形成，使用不超过 6 周；髂股静脉血栓形成，使用 3～6 个月。

②在急性期，使用镇静止痛剂缓解疼痛，或用交感神经阻滞药缓解血管痉挛，改善肢体血液循环。

③适当给予抗生素预防感染。

（2）溶栓疗法

1）适应证　适用于病程小于3天者，大的近端深静脉血栓形成（髂股静脉血栓形成）患者，急性栓塞2周以内无溶栓禁忌证也可行溶栓治疗。

2）禁忌证　①出血素质/血小板减少；②器官特异性出血危险（新近的心梗、脑血管意外、胃肠道出血、手术或创伤）；③肾功能或肝功能衰竭；④恶性疾病（增加转移机会）；⑤妊娠或分娩后10天内；⑥感染性血栓；⑦严重控制不好的高血压200/110mmHg；⑧高龄患者慎用，70岁以上患者一般不用；⑨对溶栓药过敏者。

3）常用药物及用法

①链激酶　成人首次剂量为50万IU，溶于100ml 5%葡萄糖溶液或生理盐水中，在30分钟内静脉滴入，以后按10万IU/小时的维持剂量，连续静脉滴注，直到临床症状消失，并再继续维持3～4小时，疗程一般3～5天。用药期间，应监测凝血酶时间和纤维蛋白原含量。凝血酶时间正常15秒左右，控制在正常值的2～3倍。纤维蛋白原正常2～4g/L，不宜低于0.5～1.0g/L。

②尿激酶　大剂量法，首次剂量3000～4000IU/kg，在10～30分钟内静脉滴入，维持量2500～4000IU/（kg·h），疗程一般12～72小时。小剂量法，一般3万～5万IU/次，每日2～3次或8万IU/次，溶于5%葡萄糖溶液中，静脉滴注，每日2次。以后根据监测纤维蛋白原及优球蛋白溶解时间，若纤维蛋白原低于2g/L，或优球蛋白溶解时间＜70分钟，均需暂停用药1次，可延续应用7～10天。

③纤维蛋白溶酶　首次注射剂量为5万～15万IU，静脉滴注，以后每隔8～12小时注射5万IU，共7天。

4）不良反应及处理　出血是主要的不良反应。出血的主要原因是纤维蛋白原减少或血小板过低。轻度的停用后，一般会自愈。出血严重者，可用止血药。当纤维蛋白原低于1g/L时，可静脉注射纤维蛋白原1.0～1.5g，也可输血浆。

（3）抗凝疗法　常作为溶栓疗法与手术取栓术的后续治疗，常用的抗凝药物有肝素和香豆素类衍生物。

1）肝素　一般成人剂量1.0～1.5mg/kg，每4～6小时静脉或肌内注射1次，并监测试管法凝血时间，以控制在20～25分钟为宜，若＜15分钟或＞30分钟，应增大或减少剂量。

2）香豆素衍生物　常用的有华法林、醋硝香豆素和双香豆素乙酯等，一般用药后24～48小时开始起效，故常与肝素联合应用。一般在联合用药2天后，停止应用肝素，而用本药维持量。维持抗凝治疗时间，应按照病情和血栓形成的部位而定。小腿深静脉血栓形成，需维持4～7周；髂股静脉血栓形成，需3～6个月。用药期间，应监测凝血酶原时间，使其控制在20～30秒左右。目前临床常用华法林，一般第1日10～15mg，第2日5mg，以后应用维持量，每日2.5mg左右。

（4）祛聚疗法　临床常用的有低分子右旋糖酐、阿司匹林和双嘧达莫等。

2.手术治疗　急性深静脉血栓形成的手术治疗主要包括下腔静脉滤器置放术、介入溶栓和髂股静脉取栓术。

（1）静脉血栓取除术　适用于病期在3日以内的中央型和混合型。可切开静脉壁直接取栓，现多用Fogarty带囊导管取栓，手术简便。

（2）下腔静脉滤网置放术　对肺栓塞的高危患者放置下腔静脉滤网，预防致死性肺栓塞的发生。

（3）介入溶栓治疗　介入导管溶栓治疗是通过选择合适的导管插入相应的静脉，将导管的顶端送入血栓内并留置，再将溶栓药物注入，达到局部溶栓的目的。

3. 后遗症

（1）下腔静脉阻塞综合征 下肢深静脉血栓形成，血栓向近侧扩展时，可累及下腔静脉，造成双下肢静脉回流障碍，以至于发展为下腔静脉阻塞综合征。

（2）肺栓塞 下肢深静脉血栓脱落导致肺动脉栓塞，为最严重的并发症，死亡率极高。患者可无特异性表现，也可发生严重的心血管病变，表现为胸痛、呼吸困难、心动过速、咳嗽、咯血等，心电图提示右心劳损。胸片很少发现典型的边缘锐利的肺不张，但在 1/3 患者可见胸腔积液。确诊方法有肺通气灌注扫描或肺动脉造影：前者如出现边缘锐利的肺叶不显影，则高度提示肺动脉栓塞；后者对肺动脉栓塞的确诊率达 98% 以上，但为有创检查。肺动脉栓塞发生后，应使用抗凝药物防止病情进展，也可行经皮肺动脉栓子吸除。如血流动力学紊乱，需用正性肌力药物支持；如血流动力学稳定，可行溶栓治疗。出现严重低血压和低氧血症，需血管加压药维持者，可考虑肺动脉血栓切除术，但死亡率超过 80%。有抗凝或溶栓禁忌证的下肢深静脉血栓患者，或在抗凝治疗中发生肺动脉栓塞的患者，应放置下腔静脉滤器，阻止栓子到达肺动脉。

（3）下肢深静脉血栓形成后综合征 为下肢深静脉血栓形成最主要且常见的后遗症。根据原来病变类型不同，下肢深静脉血栓形成后综合征也分为三类。

①周围型（腹股沟韧带远段型） 血栓形成的滋长繁衍范围，终止于腘静脉远侧，后期通率达 95%，主要病变为瓣膜破坏和踝交通支功能不全，足靴区迅速出现营养不良性变化。治疗宜少站立，抬高患肢，应用弹力袜或弹力绷带支持压迫，并行交通支结扎术。

②中央型（腹股沟韧带近段型） 血栓形成局限于髂股静脉段，不向腹股沟韧带远端的静脉扩展，血栓很少再通，主要表现为远侧静脉回流障碍，主干静脉瓣膜和踝交通支功能未受破坏。治疗宜行大隐静脉移植转流术。

③混合型（腹股沟韧带近段和远段型） 最为常见，临床表现兼有上述二型特点，既有静脉回流障碍，又有深静脉和交通支瓣膜功能不全。以回流障碍为主者，治疗可行各种转流术；以逆流为主者，可行带瓣静脉段移植、股浅（远端）-股深静脉或大隐静脉（近端）移位转流及半腱肌-二头肌腘静脉瓣膜代替术。

四、疗效及预后评估

（一）疗效评估

1. 治愈 治疗后静脉回流通畅，症状、体征消失。
2. 好转 治疗后静脉回流好转，症状、体征减轻。

（二）预后评估

DVT 现有的治疗有手术取栓、抗凝和溶栓治疗。比较而言，通过手术彻底清除血栓，可以取得较为良好的长期预后。

五、出院医嘱

1. 出院带药，继续抗凝治疗。
2. 注意有无出血倾向。
3. 定期复查出凝血常规，调整药量。

4. 抬高患肢，高于心脏平面，每日至少 4 次，每次不低于 20 分钟。

5. 患肢弹力袜或弹力绷带包扎，控制浅静脉高压，延长水肿出现时间，预防溃疡形成。

第七节　淋巴水肿

一、疾病概述

淋巴水肿是因为淋巴系统本身疾病致淋巴回流障碍引起组织间液积聚，导致肢体肿胀。由于淋巴系统解剖和功能先天性异常而致病者称为原发性淋巴水肿，由于原本正常的淋巴结或淋巴管遭受损伤而致病者称为继发性淋巴水肿。根据发病年龄，原发性淋巴水肿可分为先天性淋巴水肿（出生时发病）、早发性淋巴水肿（10～15 岁以前发病）和迟发性淋巴水肿（35 岁以后发病）。根据淋巴管造影，原发性淋巴水肿又可分为增生型（出现大量扩张的淋巴管，常见于迟发性）和发育不良型（淋巴管少且口径小，常见于早发型）。继发性淋巴水肿发生于丝虫病，复发性丹毒后淋巴管炎症、狭窄，以及放射治疗、手术、肿瘤浸润局部淋巴结后，其发病率明显高于原发性淋巴水肿。淋巴水肿的病理改变为：①阻塞远端的淋巴管扩张，淋巴液淤滞；②富含蛋白质的淋巴液促使皮内和皮下组织纤维增生；③皮肤胶原纤维增粗、延长甚至断裂，汗腺和皮脂腺破坏。临床表现主要是逐渐加重的患肢水肿和反复发作性淋巴管炎。

二、诊断策略

（一）病史采集要点

1. **主诉**　患肢肿胀增粗、沉重、易疲劳。

2. **现病史**　询问肢体肿胀发生时间，是局部肿胀或是全身性水肿，是缓慢发生或是急骤发生，有无进行性加重，平卧后能否消肿。是否伴有肢体疼痛，有无感染，如局部红、肿、热、痛，淋巴结肿大或伴有全身症状。

3. **既往史**　询问有无家族史，有无肿瘤根治手术史、放射治疗史、腹股沟手术史、丹毒发作史，有无丝虫感染史，有无疫区居住史。

（二）体检要点

1. **全身情况**　有无贫血、消瘦、肝脾肿大、发热等表现。

2. **肢体水肿情况**　抬高肢体后能否消肿，有无静脉曲张，是否为双侧肢体水肿或全肢体肿胀。皮肤弹性及出汗功能，有无皮肤变厚、变硬，甚至呈团块状增生，是否为象皮腿。

（三）辅助检查

1. **实验室检查**

（1）血常规　如伴有感染，血细胞计数常增高，中性粒细胞比例升高。

（2）血找丝虫　早期可从血液中找到微丝蚴，诊断比较容易。

（3）血浆蛋白、总蛋白、肝肾功能等检查可帮助排除引起肢体水肿的其他原因。

2. **B 超**　检查腋窝、腹股沟及盆腔有无肿瘤，明确病因。

3. CT　有助于排除肿瘤压迫或了解手术后肿瘤复发情况。

4. 淋巴管造影和淋巴闪烁造影　①淋巴管造影，可观察淋巴管和淋巴结的形态，分为直接淋巴管造影和间接淋巴管造影：前者在趾蹼皮下注射亚甲蓝，待足背淋巴管染色后将造影剂直接注入淋巴管；后者是将造影剂注入水肿区皮内。该检查造成淋巴管的进一步创伤，应尽量避免使用。②淋巴闪烁造影，是将大分子的放射性颗粒注入组织间隙，使其进入毛细淋巴管并随淋巴液向心流动，用 γ- 照相机显像，显示放射性颗粒的流动途径及分布，观察淋巴管、淋巴结的形态。

（四）诊断

1. 诊断依据

（1）有患恶性肿瘤及其手术后，放射疗法后，外伤后，丝虫病及下肢反复淋巴管感染史病史及家族史。

（2）缓慢出现肢体水肿，早期水肿较轻，有凹陷性水肿。以后继续发展，皮肤角化，皮下组织纤维化、变硬，最后发展为象皮肿。

（3）淋巴管造影显示淋巴发育异常或阻塞。

2. 临床类型　不同原因引起不同类型的淋巴水肿，各有不同的规律和预后。

（1）先天性肢体淋巴水肿　出生后即出现下肢淋巴水肿，没有特殊原因或诱因，经过几年后症状可减轻或消失，是症状轻而预后较好的一种。

（2）遗传性家族性肢体淋巴水肿　有家族性遗传性，其水肿出生时已出现，随长大而加重，但到成年则很少再加重。

（3）早发性肢体淋巴水肿　发生于 35 岁前，为原发性肢体淋巴水肿中最常见的一种。好发于下肢，尤以小腿以下为重。起病时多无明显诱因。少数在外伤及手术后发生。

（4）迟发性肢体淋巴水肿　亦属原发性，35 岁后发病，其临床症状及性质与早发性相似。

（5）丝虫病性肢体淋巴水肿　为一种继发性肢体淋巴水肿，我国发生较多，是由于丝虫病反复发作，导致下肢淋巴管狭窄和阻塞所致。本型淋巴水肿较重，多见于下肢。

（6）复发性丹毒感染性肢体淋巴水肿　由于丹毒反复发作，造成淋巴管炎症、阻塞和曲张，导致淋巴水肿，多为慢性病程，日久形成象皮腿。

（7）肿瘤根治性手术及放射治疗后肢体淋巴水肿　常见于乳腺癌根治术及子宫颈癌、霍奇金病放疗后，诊断本类淋巴水肿时要警惕肿瘤复发可能。

（五）鉴别诊断

1. 深静脉血栓形成或血栓性静脉炎　患肢水肿为可凹性，早期为深静脉走向压痛，伴有浅静脉怒张。血栓形成后综合征则常伴有患肢浅静脉曲张。静脉造影可显示血栓或深静脉狭窄或闭塞的部位，一般不出现皮肤纤维化样改变，或很轻微。

2. 动静脉瘘　动静脉瘘引起下肢水肿时，多伴有浅静脉怒张、皮温增高，局部可扪及震颤或闻及血管杂音，严重者引起心力衰竭。动脉造影可以明确瘘的部位和大小。

3. 血管神经性水肿　多有过敏原，如药物或食物接触史，起病迅速，常伴有过敏的其他表现，如皮疹、瘙痒，甚至喉头水肿等。抗过敏治疗常能迅速缓解。而淋巴水肿多为慢性过程。

4. 全身炎性疾病引起的水肿　肝肾疾病、低蛋白血症、心力衰竭和甲状腺功能低下等所致的水肿，多为双侧对称性或全身性水肿，有相应内科疾病的症状和体征，结合心、肝、肾及甲状腺功能检查诊断多不困难。

三、治疗策略

（一）治疗原则

治疗可分为非手术和手术治疗，但尚无可完全恢复受累肢体的方法。应首选非手术治疗。

（二）治疗方法

1. 非手术治疗

（1）一般治疗　穿弹力袜、避免长时间站立、患肢抬高、足部护理，避免淋巴管炎、服用利尿药和微粒化黄酮等。淋巴管炎可给予抗生素，反复感染者需要持续的抗感染治疗。

（2）机械性减少组织间隙容量　①空气压迫泵疗法和压迫气囊疗法：泵压力向心递减，挤压水肿液向心流动，可减少肢体体积 30% ～ 47%；②人工淋巴引流：从远心端向近心端方向反复按摩水肿肢体；③绷带压迫疗法：使用绷带缠绕肢体，使远端压力大于近端，重建组织压，可预防淋巴液的再聚集并增加回流量。

2. 手术疗法

（1）手术方法　一般应在非手术疗法运用到最大限度后才运用手术疗法。

1）生理型手术　以重建淋巴引流为目的。①淋巴结静脉吻合术：在腹股沟区找到淋巴结后，横断并去除髓质，将其吻合于相邻静脉，术中需注意勿损伤淋巴结输入管。②淋巴管静脉吻合术：在股三角区找到确实有功能的淋巴管，在大隐静脉汇入股静脉前与之吻合。③淋巴管旁路术：在健侧的肢体上取有功能的淋巴管来做患侧的淋巴管旁路以越过阻塞部位，局限型的淋巴管阻塞是该手术的指征。④带蒂瓣移植手术：可用皮肤、网膜、小肠作为带蒂瓣，使富含淋巴管的蒂瓣与淋巴水肿的肢体之间建立淋巴管的联系，从而改善患者淋巴引流。

2）切除手术　切除淋巴水肿的皮肤、皮下组织，改善肢体的功能和外观，降低反复感染的频率。①全皮下切除术：将胫骨粗隆到踝部的所有皮肤和皮下组织切除，修整切取物，取全厚或中厚皮片覆盖创面。适用于严重的淋巴水肿，患者皮肤变硬并角化者。②皮瓣下皮下组织切除术：是前者的改良，在皮瓣下切除皮下组织，手术创伤减小。

（2）术后处理

①术后按一般显微外科处理，并注意卧床，抬高患肢 10 ～ 15 日。

②用弹性绷带包扎肢体，以加速引流。

③淋巴管静脉吻合术后，每日适当用解痉剂、抗凝剂，如阿司匹林、双嘧达莫、低分子右旋糖酐等。

④用足量抗生素防止感染。

⑤术后观察肢体消肿情况，做好记录。对于术后明显消肿的患者，可日后适当作多余皮肤切除。对吻合术后无效者，可考虑作病变组织切除术。皮片坏死者可重新植皮。

（3）并发症及处理

①切口感染　切口感染易导致肢体肿胀复发，影响疗效。如出现感染应加强换药及抗感染治疗。

②术后肢体肿胀，需弹力绷带或弹力袜继续治疗。

四、疗效及预后评估

（一）疗效评估

1. **治愈**　治疗后淋巴回流通畅，症状、体征消失。
2. **好转**　治疗后淋巴回流好转，症状、体征减轻。

（二）预后评估

淋巴结静脉吻合术技术简单，并发症少，但效果欠佳。淋巴管静脉吻合术端端吻合复杂困难，需 4～5 个开放的吻合来改善淋巴引流，治疗继发性水肿有效，治疗原发性水肿效果不好。淋巴管分流术是局限性阻塞的指征，原发性水肿效果不理想。带蒂瓣移植术因疗效不确切，目前少用。全皮下切除术用于严重的淋巴水肿，术后患肢减容确切，但久站仍容易水肿，术后用弹力袜控制。

五、出院医嘱

1. 积极治疗下肢感染，如在疫区生活要预防丝虫病感染。
2. 休息时抬高患肢，弹力袜或弹力绷带加压保护包扎，以促进淋巴液回流。
3. 保守治疗后，病情反复发作并加重，建议手术治疗。
4. 恶性肿瘤术后，门诊随访，注意有无肿瘤复发转移。

第二篇

泌尿外科疾病

第一章　泌尿、男性生殖系统先天性畸形及其他疾病

第一节　多囊肾

一、疾病概述

多囊肾属遗传性疾病，病因是在胚胎发育过程中，肾小管和集合管间连接不良，使尿液排出受阻，形成肾小管潴留性囊肿。病变绝大多数为双侧，肾脏明显增大，布满大小不等的囊肿，囊内液为浅黄色。随着病程的进展，肾实质逐渐受压变薄，最终不能维持正常的肾功能。依据遗传方式不同，可分为常染色体显性遗传（ADPKD）及常染色体隐性遗传（ARPKD）两类。常染色体隐性多囊肾可分为围生期型、新生儿型、婴儿型及少年型，常伴发门静脉周围纤维增殖性病变，随着年龄的增长而加重。发病年龄越小肾损害越重，而肝损害则相对越轻。症状出现越晚，发展相应越慢。尚无有效治疗方法。常染色体显性多囊肾较隐性多囊肾常见，多于40岁左右出现症状。患者常见的初发临床症状包括腰部或腹部钝痛、血尿，可伴发尿路感染，约20%的患者可伴发肾结石。40岁以后患者的肾功能逐渐失代偿而进入慢性肾功能衰竭阶段，可出现高血压、头痛、恶心、呕吐、虚弱等氮质血症的症状。患者常合并其他脏器的多发囊肿或憩室，如肝脏囊肿30%～40%，肠憩室约38%，胰腺囊肿约10%，脾脏囊肿约5%。

二、诊断策略

（一）病史采集要点

1. **主诉**　腰部胀痛、间歇性血尿或伴有高血压等。

2. **现病史**　询问患者有无腰部胀痛、间歇性血尿。如合并泌尿系统感染，可有发热及脓尿。另外，注意出现头痛、乏力、呕吐、体重下降等症状时，可能合并严重的肾功能损害。部分患者可能以高血压为首发症状，应注意询问有无头痛、头昏。需注意高血压发生的时间和本病的关系。

3. **家族史**　婴儿型多囊肾常于出生后不久死亡，临床所见多为成人型多囊肾。双亲患有多囊肾，其子女有50%的概率患多囊肾，应注意询问患者家族中有无多囊肾病史。

4. **既往史**　询问有无高血压、尿路结石。有无其他脏器的多发囊肿或憩室等病史。

（二）体检要点

1. **一般情况**　注意有无高血压、贫血貌及发热。

2. **腹部检查**　本病90%以上发生于双侧。腹部触诊时可以在两侧上腹部扪及有对称性肿块，表面高低不平。如合并感染，可有压痛、双肾区隆起、叩击痛。

（三）辅助检查

1. 血液检查　发生肾功能不全时，血红蛋白降低、血尿素氮、肌酐增高、肌酐清除率下降。

2. 尿液检查　早期尿常规正常。中晚期或合并结石时，可以有镜下或肉眼血尿。部分患者可出现蛋白尿，伴有感染时有脓尿。最大尿渗透压降低。

3. 基因鉴别技术　有助于早期诊断及对基因携带者的诊断。ADPKD 基因定位于 16 号及 4 号染色体上，而 ARPKD 基因则定位于 6 号染色体上。ADPKD 为常染色体显性遗传，外显率几近 100%。为成人性多囊肾，较为常见，具有家族聚集性，男女均可发病，两性受累机会相等，每个子代均有 50% 的概率遗传到致病基因，可连续几代出现患者。而 ARPKD 为常染色体隐性遗传，为婴儿型多囊肾，较少见。父母多无同样病史，但由于双亲中必然有携带阴性基因者，子代有 1/4 的发病概率。

4. B 超及 CT 检查　可显示双侧肾脏为多数大小不等的囊肿所占据，肾脏失去正常形态，无明显的皮质及髓质区。可发现肝、脾和胰腺上的囊肿。

5. 静脉肾盂造影　显示肾盂、肾盏受压变形，肾同位素动态显像能显示双肾功能情况。

（四）诊断

1. 家族病史，成人型多囊肾一般 40 岁左右发病，为常染色体显性遗传，其双亲中有多囊肾病史。婴儿型多早年夭折。

2. 腰部胀痛、血尿和高血压等症状。晚期可出现肾功能不全以致肾功能衰竭症状。

3. 体检时在上腹部扪及两侧对称性肿块，表面高低不平。患者常合并其他脏器的多发囊肿或憩室。

4. 影像学检查 B 超和 CT 显示双侧肾脏为多数大小不等的囊肿所占据，肾脏失去正常形态，无明显的皮质及髓质区。

（五）鉴别诊断

1. 单纯性肾囊肿　是最常见的肾脏囊性疾病。随年龄的增大而增加，50 岁人群高达 25% 以上。可单侧单发或多发，也可双侧多发。通常无症状，偶有压迫症状。借助影像学检查，不难鉴别。

2. 囊性肾癌　病情进展快，CT 表现为单个或多个囊腔，囊壁或囊间隔结节，增强扫描可见结节不规则强化。

三、治疗策略

（一）治疗原则

多囊肾患者早期可行囊肿去顶减压术，晚期出现肾功能衰竭后可行透析或肾移植治疗。

（二）治疗方法

1. 非手术治疗

（1）控制感染　合并有感染的患者，要及时、有效、合理地使用抗生素控制感染。一般多用青霉素或头孢类抗生素。

（2）合并结石的治疗　尿路结石是引起反复感染的主要原因之一。结石梗阻可以加重肾功能的损害。结石以下如无尿路梗阻，可行体外冲击波碎石治疗。中、下段输尿管结石也可行输尿管镜气压弹道碎石治疗。肾盂、肾盏内结石，原则上要避免开放取石术。

（3）高血压治疗　高血压是影响预后的主要因素之一。引起高血压的主要原因是由于肾素—血管紧张素—醛固酮系统被激活。治疗首选血管紧张素转化酶抑制剂，必要时联合使用利尿药。

（4）血液透析　终末期肾功能衰竭时，一般行血液透析。

2. 手术治疗

（1）手术指征　①早、中期多囊肾，肾功能正常或轻度异常；②有严重并发症如腰痛、高血压及尿路结石梗阻的年轻患者。

（2）禁忌证　①有出血倾向者；②严重肾功能损害者；③严重高血压的老年患者；④伴发恶性肿瘤或结核等病症者。

（3）常规准备　①确定肾功能损害程度；②控制感染；③控制高血压。

（4）手术方式

①囊肿去顶减压术　手术的目的是减轻囊肿对肾实质的压迫，改善肾实质缺血状况，保护残余肾单位，避免进一步损害肾功能，延缓病程。早期手术和对小囊肿的彻底减压是手术成功的关键。

②肾移植　出现肾功能衰竭后可行肾移植治疗。

（5）术后处理

1）一般处理

①卧床休息2周。

②应用肾毒性小的有效抗生素，预防感染。

③纠正贫血，纠正水、电解质、酸碱平衡紊乱。

④术后5日拔除引流管。

2）并发症及处理

①切口感染　患者贫血，抵抗力差，尤其是合并感染者，易引起切口感染，应注意预防及治疗。

②出血　肾功能不全，贫血等原因，患者凝血机制差，手术创面大，术后可引起继发出血。

③肾功能减退　手术中损伤可引起肾功能减退，术后多可恢复。手术创伤还可引起急性肾功能衰竭，必要时可行血液透析。

四、疗效及预后评估

（一）疗效评估

好转　经治疗后血压下降，肾功能改善。

（二）预后评估

婴儿型多囊肾常于出生后不久死亡，临床所见多为成人型多囊肾，成人型多囊肾多在40岁左右出现临床症状，约50%的患者在50岁左右发展成为终末期肾功能衰竭。经积极治疗，约70%的患者50岁以后未发生终末期肾功能不全，70岁以后约50%的患者肾功能尚在代偿期内。

五、出院医嘱

1. 定期检查B超、尿常规及尿渗透压，发现感染及结石及时治疗。

2. 监测血压，及时控制高血压。

3. 注意保护肾脏，避免腹部外伤及使用肾毒性的药物。

第二节　先天性尿道下裂

一、疾病概述

尿道下裂指尿道外口向阴茎腹侧及近端移位的一种尿道海绵体及阴茎畸形，病因是由于生殖结节腹侧纵形的尿生殖沟自后向前的闭合过程停止所致。临床表现为尿道开口于正常尿道口近侧至会阴部的途径上，阴茎头扁平，包皮在腹侧裂开，似头巾状折叠于阴茎腹侧，阴茎向腹侧弯曲，勃起时更为显著。依据尿道外口的位置可将尿道下裂分为龟阴茎头型、阴茎型、阴囊型及会阴型。

二、诊断策略

（一）病史采集要点

1. 主诉　患者自幼排尿异常，排尿时尿线呈喷洒状或需蹲位排尿。尿道口位置异常。

2. 现病史　①排尿情况：询问排尿时的体位是蹲位还是立位。尿线排出的部位及粗细，有无排尿困难。②阴茎的发育情况：阴茎发育的大小，有无下弯畸形，尿道开口的部位。阴茎勃起时下弯的程度，有无勃起疼痛，是否有正常的性生活。③其他伴随畸形：阴囊内是否摸到睾丸，腹股沟是否有隆起的包块。

3. 既往史　询问有无先天性肾上腺皮质增生病史，母亲在孕期有无使用雄性激素治疗病史。

（二）体检要点

1. 全身发育情况　注意发育是否与年龄相符，第二性征发育情况。

2. 阴茎发育情况　阴茎发育大小，下弯畸形的程度，尿道口的部位以及包皮多少，有无系带，有无阴道等。

3. 阴囊发育情况　阴囊发育如何，有无分裂。双侧睾丸的位置及大小、质地。

（三）辅助检查

1. 染色体检查　可行染色体检查以确定患儿的遗传性别。

2. 测定尿中 17 酮类固醇排泄量

3. B 超和 CT 检查　以确定其性器官，帮助发现隐睾或真两性畸形的诊断。

4. 腹腔镜检查　腹腔镜检查可发现隐睾或女性性腺并可取组织活检。

（四）诊断

1. 诊断依据

（1）患者自幼排尿异常，排尿时尿线呈喷洒状或需蹲位排尿。

（2）检查见尿道口位置异常或伴有阴茎下弯畸形。

（3）染色体检查男性为 46XY，女性为 46XX，性染色质男性为阴性，女性为阳性。

2. 临床分型　根据尿道口的位置，一般分为以下四型：

（1）阴茎头型（冠状沟型）尿道口位于阴茎冠状沟的腹侧，有少数伴尿道口狭窄。包皮多在背侧，阴茎头呈扁平状并裸露，腹侧无包皮及系带，阴茎向腹侧下弯。

（2）阴茎型　最常见。尿道口位于冠状沟到阴茎阴囊交界部阴茎腹侧的任何部位，可伴有尿道口狭窄。远端尿道呈纤维束带，阴茎下弯可影响排尿及性交。

（3）阴囊型　尿道口位于阴囊正中线上，阴囊分裂，呈大阴唇状，可伴有尿道口狭窄。远端尿道呈纤维束带，阴茎下弯，需蹲位排尿，影响性交和生育。阴茎发育差，呈阴蒂状，有时因外阴酷似女性而按女性抚养。

（4）会阴型　尿道口位于会阴部，可呈漏斗状，似阴道样，伴阴囊分裂及隐睾。阴茎发育差，呈阴蒂样并向腹侧弯曲。蹲位排尿，性交困难或无性交能力，极易误认为女性。

（五）鉴别诊断

1. 男性假两性畸形　实际是严重的阴囊型或为会阴型尿道下裂。外阴似女性，染色体检查为 46XY，性腺组织活检为睾丸组织。

2. 女性假两性畸形　母亲在孕期使用雄性激素或患儿为先天性肾上腺皮质增生时，可致阴蒂肥大，外生殖器呈男性尿道下裂样改变。染色体检查为 46XX。性腺组织活检为卵巢组织。

3. 真两性畸形　患者即有睾丸又有卵巢或卵睾。外生殖器可有两性的特点。染色体检查性染色体 2/3 为 XX，1/3 为 XY。腹腔镜或手术探查时发现男、女性器官同时存在，性腺活组织检查可确诊。

4. 先天发生前尿道瘘　瘘口外尿道缺损，呈索状，有上皮细胞覆盖，使阴茎勃起时向腹侧弯曲，但可见正常位置有尿道口，排尿时于尿道瘘口处滴状漏尿。

三、治疗策略

（一）治疗原则

矫正阴茎下弯畸形及尿道成形，恢复正常的排尿和勃起功能。

（二）手术方案

1. 手术时机　手术宜选择在 2 岁左右，最迟在学龄前完成，以免影响患儿的阴茎发育及减少对患儿的心理影响。手术原来多采用分两期进行，先矫正阴茎下弯畸形，然后二期行尿道成形术，而现在则多一期完成。

2. 手术方式　常用术式如下：

（1）不伴阴茎下弯或轻度阴茎头下弯的远端尿道下裂（尿道口距阴茎头不超过 1cm）：可选用尿道前移加阴茎头成形术（MAGPI 术）。

（2）伴有严重阴茎下弯的远端尿道下裂：可选用尿道口皮瓣成形术（Mathieu 术或 Horton-Devine 术）或尿道口皮管成形术（Mustarde 术）。

（3）尿道口位于阴茎体部的尿道下裂：可选用横形岛状皮瓣成形术（Duckett），膀胱黏膜尿道成形术或第一期行纤维条索切除加阴茎头部尿道成形，第二期再用 Denis-Browne 法尿道成形术等。

（4）尿道口位于阴囊或会阴部的尿道下裂：可选用膀胱黏膜尿道成形术、弧形带蒂阴茎阴囊联合皮瓣尿道成形术、阴囊中隔皮肤加横形岛状皮瓣尿道成形术，也可采用前述的分期手术。

3. 术后处理

（1）阴茎下弯矫正术后　①应用抗生素预防感染。②7 岁以上患者使用雌激素防止阴茎勃起。③导尿管 1 周左右拔除。④术后 7 日拆线。

（2）尿道成形术后　①用抗生素预防感染。②7 岁以上患者使用雌激素防止阴茎勃起。③注意观察皮瓣的血供情况，包扎敷料不宜过紧或过松。④术后 10 日拆线，14 日排尿。如排尿通畅、无尿瘘，可拔除膀胱造瘘管。

4. 并发症处理　尿道下裂手术治疗的并发症较高，尿道口越靠近会阴部，术后并发症越高，其发生率约 20%。

（1）尿瘘　主要原因有：①术中止血不彻底，形成血肿；②术前准备不充分，如尿路感染、营养不良等，引起感染或切口不愈；③结扎线头过多，移植物缺血坏死；④新形成的尿道或尿道口狭窄。预防措施：术前充分准备。术中正确分离皮瓣，减少出血，保证皮瓣的血供。尿道成形时，要防止形成狭窄。如果已发生尿瘘，瘘口较小时，避免扩大瘘口，继续保持耻骨上膀胱造瘘管引流，推迟排尿时间并加强抗感染治疗，部分患者尿瘘可愈合。

（2）阴茎下弯矫正不好　主要是手术中纤维束带切除不彻底、感染引起纤维化或阴茎海绵体腹侧发育不良引起。术中应注意止血，防止感染。彻底切除束带。如效果不好，可在阴茎海绵体背侧做白膜折叠，纠正下弯畸形。

（3）皮肤黏膜坏死及裂开　多见于一期尿道成形术。主要是皮瓣、膀胱黏膜血供不好或感染引起。如果手术失败，需在术后 6 ～ 12 个月再次手术。

四、疗效及预后评估

（一）疗效评估

1. 治愈　阴茎伸直，正位尿道口站立排尿，无尿瘘及尿道狭窄。
2. 好转　阴茎伸直，有细小尿瘘或排尿尿线细，需二期尿瘘修补或尿道扩张。
3. 未愈　阴茎下曲未矫正，多发尿瘘或尿道狭窄、闭锁。需再次矫正下曲、尿道成形。

（二）预后评估

先天性尿道下裂的治疗较复杂，手术成功率在 90% ～ 98%。如果手术成功，患者的预后良好。一旦手术失败，再次手术更加困难。

五、出院医嘱

1. 定期复查，以了解阴茎发育的情况。
2. 观察排尿情况，有尿道狭窄时要定期扩张尿道。
3. 1 ～ 2 个月内避免激烈运动。
4. 如有伴随畸形，要继续治疗。

第三节　包皮过长和包茎

一、疾病概述

包皮过长是指阴茎头完全被包皮包裹，但能上翻露出尿道口及阴茎头，勃起状态下无法自行上翻并露出阴茎头。包茎是指包皮口狭小或包皮与阴茎头粘连，使包皮不能上翻露出尿道口和阴茎头。包茎可分为：①原发性包茎即生理性包茎，无瘢痕形成；②继发性包茎：病理性包茎，有瘢痕形成，如干燥性阴茎头炎。一般1岁以内阴茎头自行显露50%，3岁时阴茎头自行显露89%，6～7岁时包茎发生率8%，16～18岁时包茎发生率为1%。

二、治疗策略

（一）治疗原则

儿童期行包皮环切有发生并发症的潜在危险，青春期前儿童不论是包皮过长还是包茎，如无反复感染或粘连，均不宜手术，对6～7岁以内儿童，可应用0.05%～0.10%的肾上腺糖皮质激素软膏或乳剂局部涂抹，每日两次，疗程20～30天；青春期后男性如有包茎，则需手术；青春期后男性包皮过长，如合并反复感染、粘连或上翻包皮过紧，则需手术。

（二）手术治疗

1. **手术指征**　①继发性包茎（绝对适应证）；②原发性包茎：反复包皮龟头炎、泌尿道异常合并反复感染。③青春期后包皮过长，合并反复感染、粘连或者上翻包皮以后，包皮环环绕过紧，影响性生活者。

2. **禁忌证**　①凝血功能障碍；②局部急性感染；③阴茎先天性异常：尿道下裂、隐匿阴茎等。

3. **术后处理**　环切后，阴茎头可能会有刺痛或过度敏感，术后一天内伤口可能会有少许黄色分泌物。术后第3天应更换敷料，检查伤口情况，包扎伤口时先用涂有红霉素软膏的凡士林纱布缠绕覆盖伤口，以防止敷料粘贴在伤口上。环切后一般7～10天伤口愈合。

4. **并发症及处理（注意事项）**

（1）术后出血　少量出血、切口内小血肿可予止血药物、抗感染、理疗等保守治疗，出血量多时需手术止血。预防措施：术中创面彻底止血，术后前3天，每晚给予镇静剂、止痛剂及雌激素药物防止阴茎勃起、产生疼痛及继发出血。

（2）淋巴水肿　术后平卧休息，可以减轻水肿或行物理治疗，每日1～2次。

（3）阴茎坏死　可能原因：①术中单极电凝使用不当。对于包皮环切，一般不建议用电凝，如果确要使用电凝，建议用双极电凝，以减少不必要的并发症。②术中局麻药液配制时加入过量肾上腺素。手术当中在配制局麻药的时候，有的医生会加肾上腺素，这样可以防止出血，但是肾上腺素用量不宜过大，过量会导致动脉过度收缩，缺血坏死。

（4）包皮过短　隐匿阴茎错误的行包皮环切，导致包皮过短。包皮切除长度过多，导致包皮过短，勃起时可能产生疼痛。轻度的包皮过短可见于包皮环切术后早期，可予以观察处理，因为阴茎皮肤具有较大的延伸性和弹性，随着瘢痕的软化和阴茎勃起的牵拉，紧缩可逐渐得到缓解，皮肤缺损得到代偿，症状消失。严重的包皮过短或经观察半年后仍不能代偿者则须手术整形。

（5）阴茎粘连、皮桥形成　术后感染及慢慢愈合的过程中形成的，如症状明显可以通过手术矫正。

三、疗效及预后评估

（一）疗效评估

治愈　术后切口愈合，无并发症

好转　术后包皮遗留过长，症状改善。

（二）预后评估

包皮环切术后，包皮变短，滑动机制消失，个别患者降低男性的性快感，个别患者增加勃起障碍的发生概率，但发生比率比较低。

第四节　隐睾症

一、疾病概述

隐睾或睾丸下降不全是指睾丸停留在腹膜后、腹股沟管或阴囊入口处。其发病率为 1/500。在胚胎发育 3～7 月间，睾丸随鞘状突由腹膜后腰部经腹股沟下降至阴囊。若睾丸停留在途经的任何部位即形成隐睾或睾丸下降不全。其病因可有：睾丸引带异常或缺如；睾丸对促性腺激素不敏感，失去下降的动力；母体缺乏促性腺激素而影响睾酮的产生，减弱睾丸下降的动力。由内分泌因素所致多为双侧性，而由局部或机械性因素所致多为单侧。睾丸生精组织对温度敏感，正常时阴囊内温度较体温低 1.5～2.0℃，若睾丸未降入阴囊，则较高的体温会损害生精上皮，影响精子的生成。

二、诊断策略

（一）病史采集要点

1. **主诉**　常因阴囊空虚、内无睾丸来就诊。也有以"疝"为主诉而就诊者，或因双侧隐睾、婚后不育而来做检查的。

2. **现病史**　询问出生后双侧阴囊内是否有睾丸。哭闹或站立时腹股沟部局部是否隆起，有无合并其他畸形。

3. **个人史**　询问胎儿围产期情况，是否早产，母亲妊娠期健康情况等。

（二）体检要点

明确睾丸位置、大小、形态、质地、活动情况，阴囊发育情况，是否合并斜疝。应仔细检查股部、会阴部、耻骨部，以除外异位睾丸。

（三）辅助检查

1. 实验室检查　血睾酮可以正常或降低。尿 17-酮类固醇正常或降低。

2. B超　B超检查有时可发现睾丸的位置，可于膀胱边缘或腹股沟管见到较正常睾丸稍小的椭圆形均匀低回声。

3. CT、MRI　有助于发现睾丸位置。

4. 腹腔镜检查　能够比较准确地作出判断，腹内隐睾可以清楚看到睾丸位置、形态等，腹股沟管隐睾可以见到通往内环的精索血管和输精管。

（四）诊断

1. 自幼阴囊内空虚，未触及睾丸。

2. 检查时阴囊内未触到睾丸。或于腹股沟管内摸到较小的活动性包块，挤压时感疼痛并向同侧下腹部及腰部放射。阴囊发育不良。

3. 腹腔镜检查、B超、CT扫描可确定睾丸的位置、形态等。

（五）鉴别诊断

1. 腹股沟淋巴结肿大　部位与腹股沟部隐睾相似，质地较睾丸硬，活动度不如睾丸大。阴囊内有正常睾丸。隐睾患者阴囊内无睾丸，常伴有阴囊发育不良及腹股沟疝。

2. 男性假两性畸形　隐睾合并尿道下裂时，外阴似女性，其染色体为46XY。B超及腹腔镜检查可发现隐睾。

3. 无睾　睾丸缺如是指一侧或两侧无睾丸。无睾患者无生殖能力，呈宦官型发育，阴囊发育不良，空虚无睾丸，皮下脂肪丰满，皮肤细，语调高。腹部B型超声检查无睾丸，必要时行染色体检查，患者染色体为XY型，血清卵泡刺激素（FSH）升高，血清睾酮（T）降低，而且睾酮的水平对绒毛膜促性腺激素（hCG）的刺激无反应，则为双侧睾丸缺如，不需要手术探查。

4. 异位睾丸　睾丸异位是睾丸离开正常下降途径、到达会阴部、股部、耻骨上、甚至对侧阴囊内。阴囊内无睾丸，应仔细检查股部、会阴部、耻骨部，以除外异位睾丸。

5. 回缩性睾丸　由于小儿提睾肌反射较活跃，遇有寒冷、惊吓等刺激后，提睾肌收缩使阴囊内睾丸上提到外环或腹肌沟管内，其临床表现酷似隐睾。当消除刺激因素，睾丸可被推入阴囊，并能停留者，称回缩性睾丸，多见于学龄前后儿童，常被误诊为隐睾。但如睾丸位于腹股沟部位，能被推入阴囊内，但松手后立即退回原位，称滑动性睾丸，应属隐睾。

三、治疗策略

（一）治疗原则

隐睾诊断确定后，尽早治疗。

（二）治疗方法

1. 内分泌治疗　双侧隐睾可先试用绒毛膜促性腺激素治疗，方法：①每日肌内注射 500U，共 20～30天，总量为 10 000～15 000U。②隔日肌内注射 1000U，总量同上。③隔日肌内注射 3300U，共3次，总量为 10 000U。应在 3～5 岁以前进行激素治疗，如果激素治疗无效，不宜继续应用或重复应用，应改为手术治疗。

2.手术治疗   对于单侧隐睾或用激素治疗无效的双侧隐睾均应手术治疗。

（1）手术时机   建议作睾丸固定的年龄越来越早。目前多认为在2岁以前做手术较好。对于低位隐睾亦可在6岁以前做手术。

（2）手术方法   经腹股沟斜切口，找到睾丸，充分游离精索和输精管，将睾丸固定于阴囊内。双侧隐睾如果不能固定于阴囊内，应保留一个睾丸并尽可能将其放在皮下，以保留其内分泌功能。对于青春期以后的单侧隐睾，尤其是高位的、摸不到睾丸的隐睾，应作睾丸切除，以防止癌变。

（3）术后处理

①应用抗生素。

②卧床休息1周。

③切口敷料保持干燥，如排尿污染应及时更换。

（4）并发症及处理

①出血   发生切口少量出血时，可以局部冷敷及压迫止血；血肿较大时，宜重新手术止血。

②切口感染   每日换药及抗生素抗感染治疗，如已形成脓肿，需切开排脓。

③睾丸萎缩   由于精索血管扭曲或损伤引起，无特殊处理。

④睾丸回缩   如睾丸回缩至外环口以上，则3个月以后再次进行隐睾固定术。

四、疗效及预后评估

（一）疗效评估

1.治愈   治疗后睾丸位于阴囊内，睾丸血供良好。合并的腹股沟斜疝同时治愈。

2.好转   睾丸位置较治疗前下移，但未达到阴囊内部。

（二）预后评估

1.内分泌治疗   应用hCG治疗后睾丸下降率为14%～50%，LHRH为13%～70%，两者联合应用为73%。双侧较单侧高。在10个月龄患儿，内分泌治疗成功率最高。

2.手术治疗   单侧隐睾固定术后，约75%的患者生育能力有所改善，双侧隐睾术后生育能力恢复较差。青春期后隐睾固定术不能降低睾丸的恶变发生率。

五、出院医嘱

1.手术后开始小剂量使用LHRH，促进生育功能恢复。

2.长期随访，定期复查精液常规及检查睾丸，了解生育功能和睾丸的大小、质地及位置。

第五节   鞘膜积液

一、疾病概述

在胎儿发育过程中，7～9个月时睾丸由腹膜后经腹股沟下降进入阴囊，睾丸附着两层腹膜，紧贴睾丸表面为鞘膜脏层，而与阴囊壁接触的为鞘膜壁层，两层之间间隙称鞘膜腔，内有极少量的淡黄色透明液体。附着睾丸的腹膜在下移时形成腹膜鞘状突。鞘状突在出生前后逐渐闭合，使得鞘膜腔与腹膜腔不相通。鞘膜腔内积聚的液体超过一定量而形成囊性病变称为鞘膜积液。

二、诊断策略

（一）病史采集要点

1. **主诉** 发现阴囊内或腹股沟区肿块或有坠痛、胀痛、牵扯痛等就诊。

2. **现病史** 询问发现阴囊内肿块的时间及肿块增大的速度。是否有坠胀、坠痛感。有无发热、阴囊局部体温升高。阴茎头有无回缩入包皮内而影响排尿及性生活等。

3. **既往史** 询问阴囊有无红肿、疼痛及外伤史，有无结核及丝虫病等病史。

（二）体检要点

阴囊是否肿大、下垂。鞘膜积液较严重时肿块可呈梨形，阴茎回缩入包皮内而影响排尿及性生活。触诊时肿块表面光滑，有弹性，呈囊性感，张力较大或内压高时，睾丸摸不清楚。交通性鞘膜积液时，平卧位肿块可以消失，此时可扪及睾丸。精索鞘膜积液时可在肿块下方扪及睾丸。阴囊肿块透光试验阳性。

（三）辅助检查

1. **实验室检查**
（1）血常规 继发于急性附睾炎、睾丸炎或积液继发感染时，白细胞计数升高，中性粒细胞比例增高。
（2）病原学检查 丝虫病引起的鞘膜积液，外周血中可找到微丝蚴。

2. **B超** 发现睾丸周围有液性暗区。

（四）诊断

1. **诊断依据**
（1）阴囊内或腹股沟区局部肿块、逐渐长大。可有坠痛、胀痛、牵扯痛。积液过多、肿块过大者可引起阴茎内缩、影响排尿与性生活，使患者活动不便。
（2）肿块表面光滑、有弹性、呈囊样感，张力小者可有波动感。精索鞘膜积液可在其下方摸到睾丸，其他类型的鞘膜积液常摸不清患侧睾丸、附睾。除交通性鞘膜积液外，都不能还纳。
（3）阴囊内肿块透光试验阳性，如鞘膜囊壁增厚、内容物混浊、有出血，也可以不透光。
（4）B超检查睾丸周围有液性暗区。
（5）穿刺抽液可以明确诊断，但穿刺前必须明确病变不是疝，透光试验为阳性。穿刺前最好先作B超检查。

2. **临床类型** 鞘膜积液类型是根据鞘状突是否闭合，鞘膜积液集聚部位的不同进行区分。
（1）睾丸鞘膜积液 是鞘膜积液中最常见的类型。鞘状突正常闭合，睾丸鞘膜腔内积聚较多液体，使其呈梨状或球形，睾丸、附睾被包裹，体检时不易被触及。
（2）精索鞘膜积液 鞘状突两端闭合，精索部分鞘膜腔未闭合，沿精索形成椭圆或梭形的囊性肿物，内有积液，腔内积液与腹腔和睾丸鞘膜腔均不沟通。

（3）婴儿型鞘膜积液　鞘状突在腹股沟管内环处闭合，精索鞘膜未闭合，并与睾丸鞘膜腔相通，与腹腔不相通。

（4）交通性（先天性）鞘膜积液　因鞘状突完全未闭合，腹腔与睾丸鞘膜腔相通，鞘膜腔积液可经一小鞘膜管与腹腔相通，如腹腔内容物疝入鞘膜腔内，为先天性腹股沟疝。交通性鞘膜积液肿块平卧时可缩小或消失。

（5）混合型　睾丸鞘膜积液与精索鞘膜积液同时存在，但二者不通。同时可并发疝或睾丸下降不全。

（五）鉴别诊断

1. 与腹股沟斜疝的鉴别　交通性鞘膜积液与腹腔相通处极狭小，仅能通过液体，不能通过肠管或网膜，而疝则可通过。所以，疝有以下特点：①疝囊颈较粗大，皮下环增大。②疝内容物可以还纳或过去有还纳史，还纳时有咕噜声。③咳嗽有冲击感。④叩之呈鼓音、无波动感，可摸到睾丸，有时可听到肠鸣音。⑤透光试验，疝为阴性。

2. 外伤性睾丸鞘膜积血　有外伤史，阴囊皮肤常有淤斑，局部有压痛。其重量也较积水为重，超声诊断可鉴别。

3. 睾丸肿瘤　质坚硬、不光滑而有特殊的沉重感，多无触痛。包块后方可摸到附睾，透光试验阴性。可借助超声诊断。

4. 丝虫病鞘膜积乳糜液　有丝虫病的特点：粗腿、腹股沟淋巴结增大、血内嗜伊红细胞增高、夜间血内查到微丝蚴。阴囊包块透光试验为阴性，穿刺抽液液体为乳糜性，也可含有血液，有时可找到微丝蚴。

5. 精液囊肿　体积较小，常位于精索部位。但精液囊肿多在精索下方附睾头部，活动度小，一般为圆形，其大小一般在 1 ～ 2cm。诊断性穿刺可抽出乳白色含精子的液体。

三、治疗策略

（一）治疗原则

婴儿期各种鞘膜积液均有自愈的机会，2 岁以内以及小的、无症状的成人鞘膜积液也可暂不治疗。对继发性鞘膜积液必须治疗原发病。

（二）治疗方法

1. 非手术治疗

（1）治疗原发疾病　因感染引起的鞘膜积液抗感染治疗，感染控制后部分鞘膜积液有可能吸收。结核、丝虫病等也需控制后才可手术。

（2）穿刺抽液并注入硬化剂　在阴囊前壁穿刺、抽出囊内液体，然后注入 5% 鱼肝油酸钠、四环素溶液或无水酒精、聚桂醇等，使鞘膜和睾丸及附睾黏合，每周 1 次，一般需 2 ～ 4 次。适用于老年患者。有时注射后可引起附睾炎、睾丸炎等并发症。对交通性鞘膜积液是禁忌的，对囊壁很厚、多房性囊肿或伴有附睾、睾丸病变者也不适用。

2. 手术治疗　睾丸鞘膜积液、婴儿型鞘膜积液、精索鞘膜积液可用鞘膜翻转术或鞘膜大部切除术。交通性鞘膜积液应经腹股沟切口，近内环处结扎腹膜鞘状突并将远端鞘膜囊翻转或切除。

（1）手术要点　经腹股沟或阴囊切口。①鞘膜切除术：鞘膜切除，两侧向后翻转缝合，但对精索包裹需松，避免精索静脉回流障碍。亦可单纯睾丸鞘膜切除，鞘膜切除后，将其边缘缝合止血。②折叠术：适于鞘膜薄，中等积液，非多房性。③开窗术：鞘膜囊作 1～2cm 大小的瓶口状切除，边缘用 5-0 可吸收线连续缝合，即止血又防边缘再相粘，窗口闭合。

（2）术后处理　①术后应用抗生素。②托高阴囊，避免过度活动。③伤口橡皮引流片术后24～48 小时拔除。④术后 7 日拆线。

（3）并发症及处理

①阴囊血肿　由于阴囊组织疏松，如术中止血不彻底，极易发生阴囊血肿。阴囊血肿较小时，可以通过引流、冷敷及加压包扎等方法治疗。如血肿进行性增大，应及时拆开切口清除血块、彻底止血并放置引流。本并发症应重在预防，如术中要彻底止血，放置引流，术后托高阴囊并稍加压包扎以避免血肿发生。

②感染　一旦发生感染，应加强抗感染治疗，并保持引流通畅。如有脓肿形成，及时切开引流。

③精索扭转　由于术中未将睾丸残余鞘膜与阴囊肉膜固定或还纳时将精索扭转而发生。患者出现睾丸及下腹部剧烈疼痛伴恶心及呕吐，可导致睾丸坏死。一旦发生需及时拆开切口，将睾丸复位并固定。如睾丸已坏死，则需切除。

四、疗效及预后评估

（一）疗效评估

1. 治愈　治疗后积液消失，症状消失。
2. 好转　积液减少，症状缓解。

（二）预后评估

睾丸膜积液穿刺抽液治疗，复发率高达 25%，需要反复抽吸治疗。手术治疗睾丸鞘膜翻转术及鞘折叠术的复发率为 1%～3%，继发性睾丸鞘膜积液较原发性睾丸鞘膜积液复发率高。

五、出院医嘱

1. 继发性鞘膜积液患者，术后需继续治疗原发疾病或防止原发病发作。
2. 定期复诊，了解恢复情况。

第六节　精索静脉曲张

一、疾病概述

精索静脉曲张系因静脉瓣膜功能不健全或血流受阻，精索静脉内血流淤滞，导致蔓状静脉丛迂曲扩张。多见于青少年，10 岁以下很少发现，通常在青春期出现临床症状。在 15% 健康男性青年可发现左侧精索静脉曲张，不育症男性左侧发病率则为 40%，健康男性双侧病变不足 10%，不育症男性则为 20%。精索静脉曲张不能自然消退。

二、诊断策略

（一）病史采集要点

1. **主诉** 阴囊或睾丸坠胀、坠痛不适或伴向下腹及腰部放射，或因婚后不育而来院检查。

2. **现病史** 询问阴囊有无坠胀不适，出现的时间及程度，与体位有无关系。疼痛是否牵涉到下腹部及腰部，久立或劳累后有无加重，平卧后症状是否缓解。结婚情况，是否有不育史。精索静脉曲张有时可影响生育。精索静脉曲张者9%有不育，男性不育者有39%是精索静脉曲张引起的。严重者可引起睾丸萎缩。其原因是患侧阴囊内温度升高并反射至对侧，使精原细胞退化、萎缩，精子数减少；或是由于左肾上腺分泌的五羟色胺或类固醇经左精索内静脉反流入睾丸，引起精子数减少。

3. **既往史** 询问是否曾出现过腰痛、腹痛、血尿或血便，有无发现腹部包块，有无肾积水，肾囊肿等病史。

（二）体检要点

立位时，患侧阴囊肿大、松弛，睾丸下垂。触诊时在阴囊内扪及蚯蚓状曲张静脉团。平卧时静脉团变小或消失，一般无触痛。检查时需注意睾丸的大小和质地。对继发性精索静脉曲张应注意检查腹部。

（三）辅助检查

1. **精液常规** 部分患者可出现精子数减少、畸形或不成熟精子数增多、活动力差等。

2. **精索内静脉造影** 是一种可靠的检查方法，有助于减少高位结扎手术的失败和分析失败的原因。对继发性精索静脉曲张应注意检查腹部，应作静脉肾盂造影排除肾脏肿瘤。

3. **B超及CT** 可以帮助发现腹部及盆腔包块，有助于继发性精索静脉曲张的诊断。精索静脉曲张有亚临床型。凡疑有精索静脉曲张而又无明显体征者，应用彩色多普勒超声能提高临床诊断能力。

（四）诊断

1. **诊断依据**

（1）阴囊或睾丸坠胀、坠痛不适或伴向下腹及腰部放射。或有性功能障碍，婚后不育。

（2）患侧阴囊肿大，站立时患侧阴囊及睾丸低于健侧，阴囊表面可见扩张、迂曲之静脉。摸之有蚯蚓团状软性包块，平卧可使症状减轻或消失。

（3）精索内静脉造影，造影剂在精索内静脉内逆流长度达5cm为轻度曲张，造影剂逆流到腰4～腰5水平为中度曲张，逆流到阴囊为重度曲张。

（4）继发性精索静脉曲张，B超和CT检查发现原发病灶。

2. **临床分类** 根据病因不同，分两类：

（1）**原发性精索静脉曲张** 多见于青壮年，原发性精索静脉曲张大约90%发生在左侧，原因：与左侧精索内静脉较右侧长8～10cm；左侧精索内静脉呈直角进入左肾静脉，血流阻力大；左侧精索内静脉瓣膜较右侧易出现功能障碍；左肾静脉位于肠系膜上动脉和腹主动脉之间，称为"胡桃夹现象"，左肾静脉容易受压，左侧精索内静脉压力也随之升高。右侧精索静脉曲张少见，多因下腔静脉栓塞或梗阻，影响血液回流。近年由于彩色多普勒超声诊断水平的提高，双侧精索静脉曲张的诊断较前明显增多。

（2）继发性精索静脉曲张（又称症状性精索静脉曲张）　腹膜后肿瘤、肾肿瘤、肾积水或异位血管等均可使精索静脉回流受阻，引起精索静脉曲张，称为症状性或继发性精索静脉曲张。原发者平卧时很快消失，继发者常不消失或消失很慢。

3.临床分级　临床上可将精索静脉曲张分为三度

Ⅰ度（轻度）　站立时看不到阴囊皮肤有曲张静脉突出，触诊也不明显，采用 Valsalva 方法检查，患者站位，屏气增加腹压方可触到曲张静脉。

Ⅱ度（中度）　外观正常，但可摸到阴囊内曲张静脉，平卧时曲张静脉很快消失。

Ⅲ度（重度）　阴囊表面有明显的粗大血管，阴囊内有明显的蚯蚓状扩张的静脉，静脉壁肥厚变硬；平卧时消失缓慢。

（五）鉴别诊断

1.继发性精索静脉曲张　一般有肾肿瘤或肾积水等原发疾病。体检时可以扪及腹部或盆腔包块。内可触及曲张的静脉团，平卧后静脉团不消失。B 超和 CT 检查可发现原发病灶。

2.丝虫性精索淋巴管曲张　精索淋巴管伸长、迂曲、曲张与精索静脉曲张相似，但患者有丝虫病史，常反复发作，触诊精索下部有较细小的索团状肿块，立位明显，卧位减轻，入睡后外周血中可以找到微丝蚴，精索内静脉造影有助于诊断。

3.精液囊肿　多位于附睾头部，可以有胀痛及下坠感。触诊其表面光滑，有弹性感，活动度较小，B 超可发现含液性囊肿。

4.输精管附睾结核　阴囊部位坠胀不适，但输精管增粗呈串珠状硬节改变，附睾尾部有不规则肿大、变硬结，可与阴囊粘连形成窦道。

三、治疗策略

（一）治疗原则

无症状的轻度精索静脉曲张不需治疗。轻度精索静脉曲张或伴有神经衰弱者可托阴囊、冷敷等非手术治疗方法。较重的精索静脉曲张、精子数连续三次在 2000 万以下或有睾丸萎缩者手术治疗。

（二）术前准备

1.手术指征　（1）症状严重而非手术治疗无效者；（2）青春期Ⅱ～Ⅲ度精索静脉曲张者；（3）不育、精液常规异常或睾丸较小、质软者；（4）双侧精索静脉曲张者。

2.常规准备　手术前应检查精索静脉曲张是否为腹膜后新生物压迫所致，特别是右侧精索静脉曲张。检查侧支循环是否正常，若同时有精索外静脉回流障碍，则不能单纯结扎精索内静脉，而应行曲张静脉切除。

（三）手术方案

1.高位精索静脉结扎术　阴茎阴囊表面静脉无扩张。平卧时曲张静脉可消失者，压迫腹股沟管内环，而后立刻站立，阴囊内静脉不立即扩展，可行精索内静脉高位结扎术。

（1）经腹股沟管精索内静脉高位结扎术　与疝切口相同，显露精索，找出精索内静脉主干及其分支，将其结扎。可同时结扎扩张的精索外静脉和睾丸引带静脉。

（2）经髂窝途径　左下腹斜切口，推开腹膜，于腹膜后、髂外动脉前找到精索内静脉予以结扎、其优点是若于此处误伤精索内动脉亦不会引起睾丸萎缩。缺点是不能同时处理交通支。

（3）腹腔镜精索静脉曲张结扎术　尤其适宜于双侧精索静脉曲张者。

2.低位结扎　适用于压迫腹股沟管内环，不能控制阴囊内静脉扩张者，结扎所有曲张静脉。

（四）术后处理

1.应用抗生素预防感染。

2.托高阴囊，防止发生阴囊血肿。

3.术后 7 日拆线。

（五）并发症及处理

复发　漏扎静脉分支和分流术后吻合口阻塞是复发的主要原因。双侧有交通支形成也可造成复发。

四、疗效及预后评估

（一）疗效评估

1.治愈　阴囊内曲张静脉团消失，症状消失。切口愈合良好，无并发症。

2.好转　阴囊内曲张静脉团减轻，症状好转。

（二）预后

精索静脉曲张手术后 50% ～ 80% 的患者精液质量改善。但精液的改善与静脉曲张的程度不一定有关，但与术前精子数量有关，无精子症患者预后差，偶有治疗有效者。

五、出院医嘱

1.术后 3 个月复查精液常规。

2.如果复发，术后 3 ～ 6 个月做精索内静脉造影，了解复发的原因。

第二章　泌尿系统损伤

第一节　肾损伤

一、疾病概述

肾损伤常是严重复合性脏器损伤的一部分。因肾脏解剖位置隐蔽，分别受到肋骨、腰肌、脊椎和腹壁、腹腔内脏器及膈肌的保护，且正常肾脏具有一定的活动度，故一般不易受损。但肾脏为实质性器官，质地脆，包膜菲薄，一旦受到暴力打击也易致损伤。如肾脏形态异常或存在病理状态，则更容易受到损伤。肋骨骨折时断端可穿入肾实质而损伤肾脏。肾在脂肪囊内有一定活动度，被暴力推移时会牵拉肾蒂，造成损伤。肾损伤多见于 20 ～ 40 岁男性，左侧略多于右侧，双侧同时损伤少见。儿童肾脏周围组织结构的保护作用较成人弱，肾损伤的发病率较成人高。

二、诊断策略

（一）病史采集要点

1. **主诉**　腰腹部疼痛、肿块、血尿等。
2. **现病史**　应详细询问受伤情况：受伤时间、受伤部位、受伤原因。受伤后有何不适，伤后有无排尿，是否有血尿，有无昏迷，有无恶心、呕吐。
3. **既往史**　询问有无泌尿系统疾病，特别是肾脏疾病。

（二）体检要点

严重的胸腹部损伤时，往往容易忽视泌尿系统损伤。由于肾损伤的严重程度有时与症状不成比例，也容易造成误诊。体检时应注意观察患者生命体征是否平稳，注意有无腰腹部疼痛、包块、腹膜刺激征等。对昏迷患者应注意腰、腹部及外生殖器有无伤痕、出血、青紫、肿胀等。

（三）辅助检查

1. **实验室检查**
（1）尿常规　肾损伤患者尿中常有多量红细胞，红细胞位相示形态正常。
（2）血常规　血红蛋白及红细胞比容持续降低提示有活动性出血存在。血白细胞数增多、中性粒细胞比例增高提示存在感染灶。
（3）生化检查　部分患者乳酸脱氢酶可显著升高。
2. **B超检查**　能提示肾损伤的部位及程度、有无肾包膜下和肾周血肿、尿外渗、其他脏器损伤及对侧肾脏等情况。检查时应特别注意肾蒂血管情况，如肾动、静脉的血流等，避免遗漏肾动脉内膜断裂形成血栓所致的肾动脉闭塞等，可作为首选检查。

3. 腹平片（KUB）及静脉尿路造影（IVU） 可了解肾脏功能及尿路集合系统的形态。肾损伤时可发现肾脏及腰大肌影模糊不清，脊柱侧突，有无骨折、异物及膈下游离气体等，损伤肾脏集合系统时可见造影剂外渗。可用于评价肾损伤的范围和程度，特别是应注意健侧肾脏的形态及功能，注意有无孤立肾或健侧肾脏无功能的情况，从而避免盲目切除患肾致患者肾功能衰竭。

4. CT 可清晰显示肾损伤的程度、尿外渗和血肿的范围及其他脏器复合性损伤，并可了解肾损伤与周围组织和腹腔内其他脏器的关系。在 B 超不能明确诊断及病情许可的条件下，可行急诊 CT 检查以明确诊断。

5. MRI 对造影剂过敏的患者可选择 MRI 检查，MRI 检查可以明确肾脏碎裂及血肿的情况。

6. 肾动脉造影 可显示肾动脉和肾实质损伤情况，适宜于尿路造影未能显示肾脏损伤的部位和程度，尤其是伤侧肾脏未显影时。若伤侧肾动脉完全梗阻，表示为外伤性血栓形成，宜行急诊手术治疗。对持续性血尿患者，肾动脉造影可明确有无肾动静脉瘘或创伤性肾动脉瘤的存在。行选择性肾动脉造影的同时还可对损伤处行超选择性血管栓塞，以达到止血的目的。

7. 逆行尿路造影 适用于 IVU 时肾脏未显影或显影不清时，逆行尿路造影能显示肾脏集合系统的形态，集合系统有损伤时可见造影剂外渗。

8. 同位素肾图及肾动态显像 肾图可大致了解肾脏的功能情况及上尿路有无梗阻存在，肾动态显像可精确了解肾脏功能如肾小球滤过率等，但在急诊情况下对肾脏损伤的诊断和伤情分类价值不大。

（四）诊断

1. 诊断依据
（1）外伤后腰腹部疼痛、肿块、血尿等。
（2）实验室检查可见尿中有红细胞。血红细胞计数、血红蛋白下降。
（3）影像学检查如 B 超、CT 等显示肾实质破裂及肾周血肿、尿外渗。

2. 临床类型
（1）病因分类
①开放伤 火器或锐器伤，多合并有胸腹脏器损伤。
②闭合伤 直接暴力和间接暴力。腰肌强力收缩可造成肾挫伤，出现血尿。
（2）病理类型
①肾挫伤 损伤仅局限于部分肾实质，肾包膜及肾盂黏膜完整。可有包膜下血肿或淤斑。血尿轻，自行愈合。
②肾部分裂伤 肾实质部分裂伤伴有肾包膜破裂，血尿严重，常致休克。肾周血肿。血及尿可流入腹腔。
③肾全层裂伤 肾实质深度裂伤达肾包膜及肾盂黏膜，表现为血尿、血肿和尿外渗。肾缺血，需手术治疗。
④肾血管损伤 肾蒂或肾段血管损伤，出现大出血和休克，可迅速死亡。

（五）鉴别诊断

1. 腹腔脏器损伤 主要为肝、脾损伤，有时可与肾损伤同时发生。表现为出血、休克等危急症状，有明显的腹膜刺激症状。腹腔穿刺可抽出血性液体。尿液检查无红细胞；超声检查肾脏无异常发现；IVU 示肾盂、肾盏形态正常，无造影剂外溢情况。

2. 肾梗死　表现为突发性腰痛、血尿、血压升高；IVU 示肾显影迟缓或不显影。逆行肾盂造影可发现肾被膜下血肿征象。肾梗死患者往往有心血管疾患或肾动脉硬化病史，血清乳酸脱氢酶及碱性磷酸酶升高。

3. 自发性肾破裂　自发性肾破裂是指无创伤情况下肾实质、肾盂、肾血管所发生的破裂。表现为晨起或劳累后突然发作一侧腰部剧烈疼痛，可以出现肉眼血尿，甚至可出现休克，但该病发生于病理肾基础上，以肾肿瘤为多见，主要为肾血管平滑肌脂肪瘤患者。

三、治疗策略

（一）治疗原则

轻度肾损伤经过保守治疗，都能治愈。肾挫裂伤患者，只要血压平稳，没有继发性出血，也可以采用非手术治疗。严重肾损伤患者，诊断一旦明确，应尽早手术，以挽救生命，保护有功能的肾组织。

（二）治疗方法

1. 紧急处理　伴严重休克的肾损伤患者需迅速进行复苏、输血，并确定是否合并其他脏器损伤。即使血压正常也应密切观察病情变化，预防休克发生，并尽快定性、定位检查，明确伤情，为下一步决策做准备。

2. 保守治疗　多用于肾挫伤和表浅裂伤。

（1）绝对卧床 2～4 周，病情稳定，尿检正常后方可离床。恢复后 2～3 个月不参加体力劳动。

（2）密切观察，注意生命体征变化；注意肿块大小有无变化；注意尿中血浓度变化；定期复查血常规。

（3）补充血容量和热量，维持水、电解质平衡，保持足够尿量。

（4）早期使用抗生素预防感染。

（5）对症治疗。

3. 手术治疗

（1）手术适应证　①所有开放性肾损伤确诊为严重肾裂伤、肾碎裂、肾蒂损伤。②保守治疗期间发生抗休克无效，血尿加重，腰腹肿块增大，提示有腹腔脏器损伤可能。

（2）手术方法　探查闭合性肾创伤宜采取腹部切口，以便能探查腹内脏器有无合并伤，并能探查对侧肾脏情况。在探查伤肾前，应先阻断肾血流以减少出血量，也可降低肾切除率。手术方法因伤情而各异。

1）肾区引流　有大量尿外渗伴有感染迹象时，清除血肿，给予腹膜外引流。

2）肾修补术　适用于肾实质裂伤，先阻断肾血流，清除血肿后，以 4-0 肠线缝合肾盂肾盏，再以 3-0 肠线褥式缝合肾包膜及肾实质。创口内填以肌肉碎块，腹膜外放置引流。此法不适用于污染较重的开放伤，因术后易发生感染和继发性出血。

3）肾部分切除　肾裂伤在肾的两极，修复有困难时，可行部分切除术，后果较满意。

4）肾切除术　手术处理原则应尽力保留伤肾，但下列情况下可行肾切除术，伤肾切除前必须确定对侧肾脏功能良好。①肾粉碎伤不能修复者；②肾蒂血管伤已有血栓形成；③肾开放伤污染严重；④伤员病情危急，不能耐受较长手术时间者。

5）肾体外修复及自体移植术，对较重的肾裂伤或孤肾创伤较重者，当伤情复杂或病情危重不能在原位修复，可先将伤肾切除，在离体条件下经冷灌注后再行修补，或以显微外科技术对损伤血管加以成形，再将伤肾置于髂窝行自体肾移植术。

6）肾动脉栓塞术 选择性肾动脉栓塞术近年逐步应用于肾外伤性出血，尤其对孤肾损伤不宜手术治疗的病例，且有保全残留肾脏功能的功效。

4. 并发症 早期并发症（多发生在伤后1个月内）有继发性出血，肾及肾周围感染和尿瘘形成，晚期并发症有肾积水、肾盂肾炎、高血压、肾结石、尿性囊肿，肾动静脉瘘及无功能肾等。

（1）继发性出血 继发性出血多发生在肾裂伤修补术或肾部分切除术后5～10日，多因肾脏创面继发感染引起。除绝对卧床外，应加强抗感染及止血治疗。血管造影可以明确出血部位，并可行选择性血管栓塞术治疗。如出血量较大，保守治疗无效时，应立即手术止血。

（2）感染 肾损伤术中创面处理不当，肾周围有尿外渗，易形成感染，形成脓肿，应切开引流并选用敏感抗生素治疗，若引流物持续不断，应考虑有异物残留，需进一步检查明确诊断。也可行窦道搔刮术或切开术，促进伤口愈合。

（3）尿瘘 多发生于：①手术时肾盂、肾盏缝合不当；②血肿感染或肾断面感染；③尿路梗阻使肾盂输尿管内压力升高。发生后可行输尿管内支架管放置4～6周，保持尿流通畅多能愈合，长期不愈时应作静脉尿路造影等检查，明确诊断，并进一步处理。

（4）尿性囊肿 多数为伤后近期发生，可发生于伤后3周到数年。可疑患者首选CT明确诊断。大部分尿性囊肿可以吸收，无须处理。需要处理的相对指征：巨大的尿性囊肿、持续存在的尿性囊肿、出现发热或者败血症、尿性囊肿伴有肾脏碎片。处理措施包括行经皮囊肿穿刺引流术或（和）输尿管内支架引流。

（5）损伤后高血压 多由于肾实质受压、失活肾脏组织、肾动脉及其分支损伤和动静脉瘘导致肾脏缺血、肾素－血管紧张素系统活性增加引起。损伤后肾血管性高血压的诊断依靠选择性血管造影和肾静脉肾素测定。内科保守治疗无效，可以行血管成形术、肾脏部分切除术或者患肾切除术。

（6）外伤后肾积水 发生率为1%～3%。原因可能为肾周或输尿管周围粘连压迫。梗阻发展速度决定患者可以无症状或者腰部钝痛。根据梗阻程度和对肾功能的影响程度决定处理方案。

（7）动静脉瘘 通常出现在锐性伤后，表现为延迟出现的明显血尿。可疑动静脉瘘患者可行血管造影术明确诊断，同时行选择性血管栓塞术。

（8）假性动脉瘤 是钝性肾损伤罕见并发症，超声和血管造影可以明确诊断。选择性血管栓塞术是首选治疗方法。

四、疗效及预后评估

（一）疗效评估

1. 治愈 肾损伤修复，肾周血肿基本吸收或机化，无继发感染，无尿外渗及尿瘘。无法保留的伤肾行肾切除后无并发症。

2. 好转 肾损伤大部分修复，肾周血肿逐步缩小，持续或间歇性镜下血尿，仍有尿瘘或反复尿路感染。

3. 未愈 肾损伤修复不良，仍有出血、尿外渗、尿瘘、肉眼血尿、感染，伤肾功能损害进一步加重。

（二）预后评估

肾损伤多数可行保守治疗而治愈，少数患者，一般不超过 10% 才需手术治疗。肾蒂损伤可因合并大出血，往往未送达医院抢救即死亡。

五、出院医嘱

1. 远期随访的主要目的是评估肾脏功能、有无并发症。

2. 门诊随访，每年 1 次，注意有无高血压、肾积水、肾结石、肾周假性囊肿、肾盂肾炎、肾萎缩等。

3. 检查主要内容：①体格检查。②尿常规。③个体化的影像学检查，包括肾脏 B 超、CT 扫描、静脉肾盂造影和 MRI。④连续的血压测量。⑤肾功能测定。如有并发症出现，应及时治疗，以避免肾功能的丧失。

第二节　输尿管损伤

一、疾病概述

输尿管位于腹膜后间隙，受到周围组织的良好保护，且有相当的活动范围。因此，外界暴力所致的输尿管损伤少见，多为医源性损伤。损伤后易被忽视，多在出现症状时才被发现，延误诊治。

二、诊断策略

（一）病史采集要点

1. **主诉**　外伤或手术及诊疗操作后出现血尿、尿外渗、尿漏或因输尿管梗阻出现腰痛、发热等表现。

2. **现病史**　应详细询问受伤情况：受伤时间、受伤部位、受伤原因。受伤后有何不适，伤后有无排尿，是否有血尿，有无昏迷，有无恶心、呕吐，有无感染、发热等表现。其中手术损伤是最常见的原因。多见于下腹部或盆腔手术，尤其是根治性或次全子宫切除术、巨大卵巢肿瘤切除术、结肠或直肠肿瘤根治术。此外，剖宫产、髂血管手术、腰交感神经切除术，甚至泌尿系统的肾、输尿管、膀胱及前列腺手术，亦可引起输尿管损伤。常见的手术损伤是输尿管误扎、切开、切断、撕裂、钳夹或部分切去，或因损伤输尿管的血液供应，也会引起输尿管的缺血坏死。输尿管器械检查操作如输尿管插管、输尿管镜取石、输尿管镜检查、经输尿管腔内治疗等，可致输尿管穿孔、破裂、断裂，甚至一段撕脱。高强度放射性物质如 ^{60} 钴照射、镭内照射等治疗膀胱肿瘤、子宫颈癌或其他盆腔肿瘤，也会引起输尿管的放射性损伤致输尿管管壁水肿、出血、坏死，形成尿漏或纤维硬化、狭窄等。

（二）体检要点

外伤引起的输尿管损伤，常伴有大血管及腹内脏器损伤，常可掩盖输尿管损伤的症状，容易造成误诊。体检时应注意观察患者生命体征是否平稳，注意有无腰腹部疼痛、包块、腹膜刺激征等。对昏迷患者应注意腰、腹部及外生殖器有无伤痕、出血、青紫、肿胀等。留置导尿，观察尿量及颜色变化。对于医源性损伤患者注意腰腹部有无手术瘢痕，肋脊角有无局限性隆起，肾区是否有压痛、叩痛，平卧位肾下极是否可及，腹部是否可触及包块，输尿管径路有无压痛，有无尿外渗及尿瘘等。

（三）辅助检查

1. 实验室检查　血常规白细胞总数及中性粒细胞增高，感染时更明显。

2. B超　可发现尿外渗、肾积水等表现。

3. X线检查　排泄性尿路造影，肾脏不显影或显影迟缓，梗阻以上肾和输尿管扩张积水。如尿外渗或尿瘘可见造影剂外溢。

4. 膀胱镜检查　伤侧输尿管口不见排尿，输尿管导管不能通过或穿插至输尿管腔外。如双侧输尿管损伤，膀胱内无尿。

5. 放射性核素检查　病侧肾脏呈梗阻型肾图。

6. CT　可显示输尿管损伤处的尿外渗、尿瘘或梗阻，并可发现有无腹腔内其他脏器损伤。

（四）诊断

1. 有受伤史，典型症状和体征如伤后出现血尿、尿外渗、尿瘘、尿路梗阻等症状。

2. 术中直接见到输尿管损伤情况或外伤创口经过输尿管行径手术野有渗尿，静脉注射靛胭脂，可见尿液从输尿管裂口流出。

3. X线检查排泄性尿路造影，肾脏不显影或显影迟缓，梗阻以上肾和输尿管扩张积水。如尿外渗或尿瘘可见造影剂外溢，可明确损伤部位及性质。

（五）鉴别诊断

1. 腹内多器官损伤　腹部损伤所致的输尿管损伤，往往伴有腹内多器官损伤，表现为出血、休克等危急症状，有明显的腹膜刺激症状。腹腔穿刺可抽出血性液体。因无特征性表现，常不易及时发现。静脉尿路造影往往肾盂、肾盏仍显影，缺乏可靠性，但若显示造影剂外溢，输尿管移位、不显影或梗阻时常提示输尿管损伤。CT检查肾实质无损伤表现，无肾周血肿，而有造影剂外溢或输尿管无造影剂显示，提示输尿管损伤。腹部手术损伤探查时，若怀疑有输尿管损伤，可静脉注射靛胭脂，确定损伤的存在及部位。

2. 膀胱瘘　以尿瘘表现者，应和膀胱瘘鉴别。通过导尿管注入亚甲蓝溶液，可鉴别输尿管瘘和膀胱瘘，若膀胱或阴道伤口流出的液体仍澄清，可排除膀胱瘘。

3. 急性肾小管坏死　结扎双侧输尿管引起无尿，应与急性肾小管坏死鉴别，作膀胱镜检查及双侧输尿管插管可明确有无梗阻存在。

三、治疗策略

（一）治疗原则

根据损伤部位、性质、确诊时间及有无其他脏器损伤而定。只要病情允许、输尿管损伤应尽早修复，以利尿液通畅，保护肾功能。尿外渗应彻底引流，避免继发感染。若诊断延迟（损伤已超过24小时），因尿外渗感染及输尿管坏死，应先行转流，延期施行重建手术。输尿管挫伤和逆行插管所致的小穿刺伤可不作特殊处理。穿孔较大者，可置入双J形导管引流。

（二）手术治疗方法

1. 手术中和术后早期发现的输尿管损伤，在清除尿液后，按具体情况进行处理：钳夹伤或小穿孔，从输尿管切口插入双 J 形输尿管支架引流管，其近端插入肾盂，远端进入膀胱，留置 7 ～ 10 日后，经膀胱镜拔除；输尿管被结扎，一旦发现误扎，立即去除结扎线，切破者行局部修补；切断者行输尿管端端吻合术或输尿管膀胱吻合术。术后均需行输尿管内支架引流；对输尿管缺损太长，不能作输尿管对端吻合或输尿管膀胱瓣吻合，而肾功能尚好者，可用回肠代输尿管术；对输尿管上、中段缺损，可将肾脏、肾蒂及断裂以上输尿管全部游离，使肾向下移位，以便行输尿管吻合术；若上述方法仍不能吻合者可行肾脏自体移植术。

2. 术后处理

（1）一般处理 同腹部手术。

（2）对肾功能有损害者，术后应密切观察尿量，监测水、电解质、酸碱平衡及肾功能变化。根据情况及时调整。

（3）术后切口常规放置引流物，烟卷式引流通常在手术后 48 小时排除，当有漏尿或渗出液较多时，可延长引流时间，至渗液明显减少时为止。

（4）保持各种引流管及输尿管支架管的引流通畅，并妥善固定。如术后输尿管支架管引流不畅，导致尿外渗，可在严格无菌条件下，以小量生理盐水低压冲洗，必要时可调整支架管的深度及位置，但应避免导管滑脱。

（5）输尿管支架管可根据手术情况于术后 9 ～ 14 日拔除，输尿管支架管拔除后夹闭肾造口管，顺行肾盂造影或肾盂内注射亚甲蓝证实输尿管通畅后可考虑拔除肾造口管。若输尿管手术失败，则应保留肾造口管以暂时性引流尿液，等待下次手术。

3. 并发症及处理

（1）漏尿 漏尿的发生与局部缝合欠佳、感染、病变组织切除不彻底、尿液引流不畅等有关。漏尿容易导致输尿管周围感染及纤维化，促进输尿管狭窄的发生。如有漏尿，加强局部切口引流通畅，保持切口干燥，如输尿管远端无狭窄和梗阻，输尿管多可正常愈合。

（2）尿瘘 输尿管皮肤瘘或输尿管阴道瘘发生后 3 个月左右，伤口水肿、尿外渗及感染所致炎症消退，患者全身情况允许，应进行输尿管修复，一般应找出输尿管近端，游离后与膀胱或膀胱壁瓣吻合。

（3）输尿管狭窄及梗阻 良好的尿液引流、彻底切除病变组织、防止切口感染、输尿管无张力缝合是防止输尿管狭窄的关键措施。术后如发生输尿管狭窄，可试行输尿管插管、扩张或留置双 J 形输尿管支架引流管，依不同情况决定留置时间长短。狭窄严重或置管不成功，可行输尿管周围粘连松解术或狭窄段切除术。对输尿管损伤所致完全性梗阻暂不能解除时，可先行肾造瘘术，术后 1 ～ 2 个月后再行输尿管修复。对并发严重肾积水或感染，肾功能重度损害或丧失者，若对侧肾正常，可施行肾切除术。

四、疗效及预后评估

（一）疗效评估

1. 治愈 输尿管损伤修复，管腔通畅，无输尿管狭窄，无尿瘘。虽然输尿管损伤无法修复，但通过回肠代输尿管等方法，达到了尿液通畅引流，无明显并发症。

2.好转 局部仍有不完全性梗阻或需暂作内支架引流或近端尿流改道。

3.未愈 输尿管梗阻未能解除或仍有尿外渗、尿瘘。

（二）预后评估

输尿管损伤，如能及时明确诊断并作正确处理，后果多良好。损伤长度是影响预后的主要因素。放射治疗史及开始治疗时间亦影响预后。损伤部位及类型与预后关系不大。

五、出院医嘱

1.门诊随访，术后 3 个月行同位素肾图、尿路造影等检查，观察输尿管有无狭窄及梗阻。

2.输尿管损伤延期诊断，行暂时性肾造口术者，保持引流管通畅，术后 3 个月后再行修复术。

第三节 膀胱损伤

一、疾病概述

膀胱排空时深藏在骨盆内，一般不易受伤。一旦发生损伤常伴有骨盆骨折及合并伤。膀胱充盈时可伸展至下腹部，这时膀胱壁薄，易受伤害。另外还有医源性损伤，常于膀胱镜检查和腔内手术操作时发生，由于临床医疗技术不断提高，目前医源性损伤很少见。

二、诊断策略

（一）病史采集要点

1.主诉 外伤后出现腹痛、血尿及排尿困难等。

2.现病史

（1）询问受伤原因 直接暴力如拳击伤、脚踢伤、碰撞伤，间接暴力如骨盆骨折造成。开放性损伤应了解是刀刺伤还是爆炸伤，如为医源性损伤应详细了解手术方式或检查种类。

（2）了解伤前何时排尿，伤后有无排尿，尿量多少，有无血尿，有无排尿障碍。

（3）腹痛部位及特点，有无休克、发热等症状。

3.既往史 询问有无下腹部或膀胱的疾病或手术史。

（二）体检要点

1.注意生命体征变化，如为骨盆骨折合并膀胱破裂，骨盆骨折失血过多可导致失血性休克；腹腔内膀胱破裂可形成化学性腹膜炎，继发感染可出现感染性休克。

2.检查受伤部位，观察有无伤口，伤口内有无渗尿，尿外渗的部位及范围。下腹部有无膨胀的膀胱。

（三）辅助检查

1.导尿及灌注试验 膀胱损伤时尿管可顺利插入膀胱，但仅流出少量血尿或无尿流出，而尿道损伤常不易插入。经尿管注入一定量生理盐水（300ml），片刻后吸出，液体外漏时吸出量会减少，腹腔或盆腔内液体回流时吸出量会增多。若液体进出量差异很大，提示膀胱破裂。有时破口较小，抽出注液量改变不明显，故亦可有假阴性。

2. X线检查　注入造影剂行膀胱造影可见有造影剂外渗。亦可注入少量空气，如发现肝浊音界减少或消失或透视见膈下有游离气体，可明确腹膜内破裂诊断。

（四）诊断

1. 诊断依据

（1）患者有下腹部、腰背部或骨盆外伤史，随后出现腹痛、血尿及排尿困难等症状。

（2）体检发现耻骨上区压痛及肌紧张，直肠指诊直肠前壁有饱满感及压痛，提示腹膜外膀胱破裂。全腹疼痛及肌紧张，伴压痛及反跳痛，并有移动性浊音，提示腹膜内膀胱破裂。

（3）导尿及注水试验阳性提示膀胱破裂。

（4）X线检查，腹平片可以发现骨盆或其他骨折。膀胱造影可发现造影剂外漏至膀胱腔外。腹膜内膀胱破裂时，可显示造影剂进入腹腔及其衬托的肠袢。注入空气，肝浊音界缩小或膈下游离气体。

2. 临床类型

（1）按损伤是否与体表相通分类

①开放性损伤　创伤与体表相通，常合并其他脏器损伤如阴道、直肠等，可形成腹壁尿瘘、膀胱直肠瘘或膀胱阴道瘘等。

②闭合性损伤　创伤不与体表相通，常由间接暴力所致。产妇产程过长，膀胱壁被压在胎头与耻骨联合之间引起缺血性坏死，可导致膀胱阴道瘘。医源性损伤多为闭合性损伤。

（2）按损伤与腹腔的关系分类

①腹膜内型膀胱破裂　膀胱在充盈状态下受直接暴力撞击，使有腹膜覆盖的膀胱顶部破裂，尿液进入腹腔，形成尿性腹膜炎。如为非感染性尿液，腹膜刺激症状较轻；如为感染性尿液，则腹膜刺激症状较重。由于腹膜吸收能力极强，可在较短时间内使血中尿素氮明显升高。

②腹膜外型膀胱破裂　常发生于外伤性骨盆骨折时骨片刺破膀胱前壁或底部，尿液外渗进入盆腔内膀胱周围间隙。

③混合性膀胱破裂　同时存在腹膜内型及腹膜外型膀胱破裂，多由火器利刃伤所致，常为复合性损伤。

（3）病理分类

①挫伤　仅伤及膀胱黏膜或肌层，膀胱壁未穿破，局部有出血或形成血肿，无尿外渗，可出现血尿。

②膀胱破裂　分为腹膜内型与腹膜外型两类。

（4）膀胱损伤类型及尿外渗范围分类

①腹膜内型　覆盖有腹膜的膀胱顶壁或后壁破裂，使尿液流入腹腔，引起尿性腹膜炎。

②腹膜外型　膀胱前壁、两侧壁或底部破裂，但顶部及后壁腹膜完整。尿液外渗到膀胱周围及耻骨后间隙，沿骨盆筋膜达盆底，或沿输尿管周围疏松组织蔓延到腹膜后肾区周围。

（五）鉴别诊断

1. **尿道损伤**　尿道损伤发生于骨盆骨折或会阴部骑跨伤，患者排尿困难，尿道出血。导尿管不易插入。直肠指诊有前列腺上移。尿道造影可明确诊断。

2. 急性盆腔炎　患者有腹痛、腹肌紧张，排尿时腹痛加重，可伴有发热、恶心、呕吐，白细胞计数增多、中性粒细胞比例增高。无排尿困难。导尿及膀胱造影均正常。

3. 腹内脏器损伤　有外伤史，因内出血出现腹膜刺激症状，腹肌紧张，多伴有休克。腹腔穿刺可抽出不凝血。无排尿困难。

4. 自发性膀胱破裂　临床表现和检查结果相同，但患者没有外伤史，多发生于病理性膀胱。

三、治疗策略

（一）治疗原则

尿流改道避免尿液进一步外流，充分引流尿外渗及尽早闭合膀胱壁的缺损。

（二）治疗方法

1. 急救处理　合并骨盆等损伤致失血性休克时应积极抗休克治疗，如输血、输液、镇痛等，并尽早使用广谱抗生素以预防感染。对开放性损伤患者，应尽早行清创探查术。

2. 保守治疗　膀胱轻度损伤如挫伤或膀胱造影时，仅有少量尿液外渗、症状较轻的患者，尤其是腹膜外膀胱破裂时，可从尿道插入导尿管，持续引流尿液 1～2 周，保持尿管通畅，并合理使用抗生素预防感染，膀胱破裂可自行愈合。对腹膜内膀胱破裂的患者，如留置尿管后症状缓解不明显甚至持续加重，应积极采取手术治疗。

3. 手术治疗

（1）手术指征　对开放性损伤、保守治疗无效及严重膀胱破裂伴有出血、尿外渗，病情严重患者，应尽早施行手术治疗。

（2）术前准备　①仔细检查患者，确定有无其他脏器合并伤；②如有休克，应积极抗休克治疗；③留置导尿管引流尿液，减少尿外渗；④应用抗生素防治感染。

（3）手术治疗方法

①手术要点　如为腹膜内膀胱破裂，应行剖腹探查，吸尽腹腔内液体，探察腹内情况，处理其他脏器损伤，分层修补腹膜与膀胱壁，可不打开膀胱，并作腹膜外耻骨上膀胱造瘘，于耻骨后留置引流管。如为腹膜外破裂，作下腹部正中切口，腹膜外显露并切开膀胱，清除外渗尿液，可吸收肠线修补膀胱，并作耻骨上膀胱造瘘。如有游离骨片或其他异物应予清除，充分引流外渗尿液。

②并发症的处理　对并发骨盆骨折的患者，应予适当处理。合并结肠及直肠损伤时，应行膀胱及结肠造瘘，并彻底清创后修补膀胱及肠道损伤处，待伤口愈合后再去除膀胱造瘘管，封闭结肠造瘘。盆腔血肿应尽量避免切开，以免再次引发大出血，出血难以控制时可行选择性盆腔血管栓塞术。

（4）术后处理

1）一般处理　①保持各种引流管通畅，可行膀胱冲洗，防止血块堵塞；②使用抗生素预防控制感染；③导尿管于术后 1 周拔除，膀胱造瘘管术后 5 日拔除。

2）并发症及处理

①感染　主要为膀胱周围尿外渗或血肿继发感染。手术过程中充分引流尿外渗，清除血肿，消除死腔。术后应用有效抗生素。一旦感染发生，应及时引流，并选择敏感抗生素。

②漏尿　主要为膀胱裂口处损伤组织未彻底剪除，伤口愈合不良所致。一旦漏尿发生，应保

持膀胱造瘘管和导尿管引流通畅。伤口充分引流并及时清除伤口异物,如线结。

四、疗效及预后评估

(一)疗效评估

1. **治愈** 膀胱壁伤口愈合,无尿外渗,无膀胱周围间隙感染,膀胱功能恢复正常。
2. **好转** 膀胱得到充分引流,尿外渗停止,膀胱周围间隙或腹腔内尿液基本引出,但膀胱壁膀胱伤口仍未完全愈合,或膀胱功能未恢复正常,尿液检查仍不正常。
3. **未愈** 膀胱伤口未愈合,有尿外渗、膀胱周围间隙感染或尿瘘。

(二)预后评估

膀胱损伤诊断明确,治疗及时,一般预后良好,不会留有后遗症。即使膀胱缺损较多,容量也能逐渐代偿。

五、出院医嘱

1. 多饮水,预防尿路感染。
2. 避免过度充盈膀胱。

第四节　尿道损伤

一、疾病概述

尿道损伤是泌尿系统最常见的损伤,多见于男性,女性仅占约3%。男性尿道以尿生殖膈为界分为前尿道和后尿道两段,前尿道包括球部和阴茎体部或悬垂部,后尿道包括前列腺部和膜部。临床上以球部和膜部尿道的损伤最为多见。尿道损伤如未及时处理或处理不当,可发生较为严重的并发症和后遗症。

二、诊断策略

(一)病史采集要点

1. **主诉** 尿道口滴血,排尿困难、疼痛,尿外渗等就诊。
2. **现病史** 询问受伤方式:尿道损伤的部位与受伤方式密切相关,详细了解受伤方式对判断是前、后尿道损伤,还是全尿道损伤很有帮助;受伤后情况:受伤后有无尿道流血或排尿后滴血,伤后能否自解小便,腹部有无疼痛,下肢能否活动,伤后有无昏迷等。

(二)体检要点

1. 注意有无休克表现,应密切观察血压、脉搏、呼吸变化。检查有无腹腔内脏损伤,注意患者腹部有无膨隆、腹肌紧张,能否触及腹部包块。

2. 有无尿道流血或滴血　尿道流血或滴血是前尿道损伤最常见的症状。后尿道损伤尿道出血并不严重。

3. 尿外渗　尿道破裂或断裂者会出现尿外渗。球部尿道损伤其血肿和外渗尿的部位均在会阴部，可蔓延至阴囊及阴茎或下腹壁，但不向股部延伸。膜部尿道损伤则其范围均在尿生殖膈以上膀胱周围。肛指检查可发现直肠前壁饱满，有波动感。若为完全断裂伤，前列腺可浮动或移位。

4. 尿潴留　尿道完全断裂者，伤后排尿困难而出现尿潴留，耻骨上可触及膨胀的膀胱。

5. 直肠指诊　有助于确定尿道损伤的部位、程度及是否合并直肠损伤。

6. 诊断性导尿　导尿可明确尿道是否连续、完整。如能顺利插入导尿管，则说明尿道是连续而完整的。诊断性导尿仍有争议，因它可使部分性裂伤成为完全断裂，加重出血，并易造成血肿继发感染。但目前临床仍有使用，因为对于部分裂伤的患者若一次试插成功则可免于手术。应用诊断性导尿应注意以下几点：①严格无菌条件下选用较软的导尿管轻柔缓慢地插入；②一旦导尿成功，应固定好导尿管并留置，切勿轻率拔出；③如导尿失败，不可反复试插；④如尿道完全断裂，不宜使用。

（三）辅助检查

1. 实验室检查

（1）尿液检查　可见满视野红细胞。试插导尿管成功或手术后留置尿管，早期导出的尿液应做细菌培养，以确定是否已有感染及指导术后抗生素应用。

（2）血常规　后尿道损伤常因骨盆骨折引起，易伴有盆腔静脉破裂而引起严重出血，导致出血性休克，应行全血细胞计数、血红蛋白检测等检查，如连续检查发现其指标进行性下降，常提示持续性出血，需要及时手术。

2. X线检查　平片可诊断骨盆骨折，了解是否存在结石等异物。

3. 尿道造影　由尿道口注入造影剂行尿道造影，可见造影剂由破损处外溢，如尿道显影而无造影剂外溢，提示尿道挫伤或轻微裂伤；如尿道显影，造影剂能进入膀胱，并有尿道周围造影剂外溢，提示尿道部分裂伤；如造影剂未进入近端尿道而大量外溢，则提示尿道断裂。

4. 超声　在尿道损伤的初期评估中不作为常规方法，但在耻骨上膀胱造瘘时可用于确定盆腔血肿和前列腺的位置及引导穿刺。

5. CT和MRI　一般不用于尿道损伤的初期评估，但对观察严重损伤后骨盆变形的解剖情况和相关脏器（膀胱、肾脏、腹腔内器官等）的损伤程度有重要意义。对严重创伤致尿道损伤的患者，检查时应注意其他脏器的合并损伤，注意观察患者的生命体征，必要时行CT、MRI等检查以防止漏诊重要脏器损伤而危及患者的生命。

6. 内窥镜检查　对球部尿道损伤的男性患者可行尿道镜检查，对尿道部分断裂者可行尿道会师术，使诊断与治疗融为一体。但是在骨盆骨折导致的后尿道损伤的早期不推荐采用，因为它有可能使部分裂伤变为完全断裂，加重损伤或耽误休克的救治。女性患者尿道较短，可试行尿道镜检查以判断尿道损伤的存在和程度。

（四）诊断

1. 诊断依据

（1）多数患者有会阴部骑跨伤史或会阴部外伤史，有些可因经尿道的器械检查而致伤。

（2）尿道口滴血，排尿困难、疼痛，排尿时加剧，血肿，尿外渗等典型的症状。

（3）外伤后排尿困难，导尿管不能插入膀胱。

（4）尿道造影可发现造影剂外溢至尿道外。

2. **尿道损伤的分类**

（1）Goldman 分类

Ⅰ 后尿道被拉伸但无破裂；

Ⅱ 后尿道位于尿生殖膈上的部分断裂；

Ⅲ 损伤同时累及尿生殖膈上下的前后尿道，两者同时出现部分或完全性的断裂；

Ⅳ 膀胱损伤延伸到后尿道；

Ⅳa 后尿道损伤同时伴膀胱底部的损伤；

Ⅴ 部分或完全性的前尿道损伤。

（2）欧洲泌尿外科协会分类

Ⅰ 牵拉伤，尿道造影示尿道延长但无造影剂渗出；

Ⅱ 挫伤，尿道口有滴血，尿道造影无造影剂渗出；

Ⅲ 前后尿道部分断裂，在尿道或膀胱附近损伤部位造影剂渗出，但造影剂可进入膀胱；

Ⅳ 前尿道完全断裂，损伤部位造影剂渗出，无法显示近端尿道和膀胱；

Ⅴ 后尿道完全断裂，损伤部位造影剂渗出，无法显示膀胱；

Ⅵ 后尿道完全或部分断裂合并膀胱颈或阴道撕裂伤。

（五）鉴别诊断

1. **腹膜外膀胱破裂** 骨盆骨折可造成膜部尿道损伤，也可造成膀胱腹膜外破裂。应注意鉴别几点：①膀胱破裂后、尿道外口无自行流血现象；②耻骨上区无充盈胀大的膀胱；③导尿管插入顺利但无尿液流出；④肛门指检前列腺位置正常，无浮动上移现象，尿道损伤则与上述各点相反。但若两者同时均受创伤，诊断较困难，难以判断或鉴别，常须依手术探查来确诊。

2. **肾脏损伤** 肾脏损伤为全程血尿，无尿道流血或排尿后滴血，疼痛与肿胀的部位位于腰部，不出现排尿障碍。静脉尿路造影可显示肾区造影剂外溢。

3. **脊髓损伤** 外伤后出现排尿困难，发生急性尿潴留。往往伴有神经系统症状和体征，如会阴部感觉减退、肛门括约肌松弛等。导尿管插入通畅。

三、治疗策略

（一）治疗原则

纠正休克、引流尿液、恢复尿道连续性、引流外渗尿、预防尿道狭窄。

（二）非手术治疗方法

对Ⅰ型尿道损伤，只需口服抗生素预防感染。进行诊断性导尿时，如证实尿道已有创伤而导尿管又能放入膀胱，则留置3周，拔管后定期扩张。

（三）手术治疗方法

1. 术前准备

（1）手术指征　尿道破裂或断裂；外伤后排尿困难，导尿管不能插入膀胱；外伤后有明显尿外渗及出现较大血肿。

（2）手术时机　闭合性尿道损伤无明显感染者，手术应在伤后 72 小时内施行，开放性损伤，手术应在伤后 24 小时内施行。

2. 手术方法及手术要点

（1）耻骨上膀胱造瘘术　Ⅱ型以上尿道损伤患者，如受伤时间超过 72 小时，伤处污染严重或已有感染，患者生命体征不稳定，估计有其他组织合并伤时，应先行此术式，使尿流改道，积极处理合并伤，以后行二期尿道吻合术，或者在内腔镜直视下行尿道内切开术（DVTU）。造瘘数周后待尿道损伤愈合后进行排尿性尿道造影，如果排尿正常且没有尿液外渗就可拔除造瘘管。

（2）尿道会师术　尿道损伤不严重或者在合并伤需要立即开放性手术进行的同时可以进行尿道会师术。采用截石位或半卧位，切开膀胱，经尿道外口插入金属探条，食指经膀胱插入后尿道，与金属探条尖端会师，并引导金属探条进入膀胱，再在探条引导下留置尿管。还可以采用内镜下尿道会师术，经尿道外口采用输尿管镜或膀胱尿道镜，置入导丝进入膀胱，再沿导丝留置尿管，必要时可以打开膀胱进行引导。优点为可以早期恢复尿道的连续性，可以缩短损伤尿道分离的长度，有利于尿道的恢复，一定程度降低远期尿道狭窄的发生率，并降低后期尿道狭窄的手术难度。

（3）尿道修补吻合术　尿道断裂有手术指征而无手术禁忌证时，应即行尿道修补或断端吻合术，术后留置导尿管 2～3 周。但此手术可因血肿、水肿使组织结构分辨困难，使得外科手术对位缝合困难，使得尿道狭窄、尿失禁、勃起功能障碍发生率高于二期手术。

3. 术后处理

（1）耻骨上膀胱造瘘术后患者，3 个月后行二期尿道修补术或吻合术。

（2）尿道会师牵引术后的导尿管牵引 4～6 周，待夹管后能顺利沿导尿管排尿时即可拔管。

（3）行尿道修补、吻合术的患者，术后导尿管不能牵引，3 周后拔除导尿管，如拔管后尿线变细，需行尿道扩张术。

（4）男性患者术后应口服雌激素，预防阴茎勃起，引起继发出血。

（5）积极预防尿道感染和切口感染，防止引起手术失败。

4. 并发症及处理

（1）感染 尿道损伤后感染包括尿道感染和手术切口感染，轻者延迟伤口愈合，重者能导致手术失败。尿道感染只需口服有效抗生素就能预防和治愈。对切口感染，除应加强抗感染治疗外，应拆除部分缝线，减轻局部张力。已形成脓肿时，应及时切开引流。

（2）出血 尿道继发出血多发生在术后 5～7 日。主要是尿道吻合口全部或部分裂开所致。出血发生后应加强抗生素应用及止血药物治疗。少量出血可用会阴部加压包扎、冷敷处理，并保持导尿管通畅。较严重的出血应再次手术止血。

（3）尿道狭窄 尿道损伤严重、伤后处理不当或术后感染和继发性出血是尿道狭窄的主要原因。

1）后尿道狭窄的处理　尿道损伤后尿道狭窄的处理以 3～6 个月为宜。根据损伤的程度可选用以下的手术方式。

①尿道内切开术　用尿道手术刀（冷刀）或激光切开狭窄处瘢痕，扩大尿道内径后留置导尿管。适用于狭窄段＜1cm，瘢痕不严重的患者。如果 2 次内切开效果不佳，应采用其他的治疗方法。

②尿道吻合术　取会阴部切口，切除狭窄段及瘢痕，将尿道两段端端吻合，适用于狭窄段<2cm 的膜部尿道狭窄。

③尿道拖入术　适用于无法进行尿道吻合的患者，切除狭窄段尿道后，将远端尿道游离，使其适度拖过近端狭窄段，固定于或用牵引线将其通过膀胱固定于腹壁。缺点为可以引起阴茎短缩和勃起时阴茎下曲。

④尿道替代成形术　较长段尿道狭窄或闭锁，应用带蒂皮瓣及游离移植物修补缺损的尿道。

2）前尿道狭窄的处理　尿道损伤后狭窄的处理时间以伤后 3 个月以后较为适宜。根据损伤的程度可选用以下的手术方式。

①内镜经尿道内切开或尿道扩张治疗　适用于短段（<1cm）的累及尿道海绵体较浅的前尿道狭窄，特别是位于球部的尿道狭窄。

②瘢痕切除吻合术　适用于球部<2cm 的尿道狭窄。

③尿道成形手术　对于阴茎部尿道和长度较长的球部尿道狭窄（>2cm），采用转移皮瓣或游离移植物的替代尿道成形术。

（4）尿失禁　尿道损伤后尿失禁的发生率极低，约为 5%。常见于某些严重后尿道损伤病例：①骨盆骨折合并严重、广泛的尿道损伤破坏膀胱颈及尿道外括约肌；②分娩难产：因产程过长，将尿道及膀胱底压迫在胎头与耻骨联合之间，膀胱颈及尿道因缺血坏死而缺损；③医源性尿道括约肌损伤：如前列腺癌根治术后、盆腔脏器根治性切除术后、开放性或者经尿道前列腺切除术后；④冰冻尿道：多次手术后或后尿道广泛损伤后，尿道纤维化等，使尿道关闭功能障碍。尿失禁较轻者以内科治疗、理疗及盆底功能锻炼为主，治疗无效或尿失禁较重者外科手术治疗。

（5）尿瘘　尿瘘的类型和临床表现多样，常见的有尿道阴道瘘、尿道直肠瘘等。手术或创伤后不久出现的尿瘘，瘘孔小，可以留置导尿，引流膀胱内尿液，抗感染治疗，瘘孔有可能自然愈合。如果保守治疗失败，应待局部炎症完全消退后 3 个月再行手术治疗。

四、疗效及预后评估

（一）疗效评估

1. **治愈**　损伤愈合，尿道恢复连续性，排尿通畅。
2. **好转**　损伤愈合，尿道恢复连续性，但有狭窄、排尿不畅，需作进一步处理。
3. **未愈**　仍需膀胱造瘘或保留导尿管，不能自行排尿。或合并假道、尿瘘、盆腔感染等情况。

（二）预后评估

尿道损伤的疗效主要取决于损伤的程度和伤后所采取的处理方法，一般情况下修复后的狭窄发生率约 15%。对儿童后尿道断裂远期并发症还与损伤位置相关。阴茎勃起功能障碍与尿失禁等并发症与所选择的初始治疗方式无关，而主要与最初损伤严重程度相关。尿道完全断裂和（或）前列腺移位时，阴茎勃起功能障碍发病率较成人增加；当前列腺尖部尿道发生严重错位与损伤，阴茎勃起功能障碍发生率可达 70%。尿道损伤后尿失禁的发生常与并发膀胱颈部损伤、骨盆或阴部神经损伤致括约肌复合体去神经相关。

五、出院医嘱

1. 尿道修补或吻合术后的患者，如出现排尿不畅或尿线变细，应行尿道扩张术。扩张前应了解尿道狭窄的长度和程度，切忌盲目扩张，以免加重损伤或造成假道。扩张后口服抗生素 3～5 日，以预防感染。

2. 尿道连续性未恢复者，应在伤后 3 个月进行手术。

第五节　阴囊及其内容物损伤

一、疾病概述

阴囊内容物包括睾丸、附睾、输精管、精索等组织。阴囊具有较大的活动性和收缩性，对其内容物起保护作用。但阴囊皮肤薄且缺乏皮下脂肪，阴囊内容物组织又较脆弱，抗损伤能力较差，易受伤。

二、诊断策略

（一）病史采集要点

1. **主诉**　阴囊伤后，局部出现肿胀、疼痛、出血等症状，可伴有恶心、呕吐、心悸、冷汗等表现。

2. **现病史**　询问受伤方式，详细了解受伤时的情况，受到何种创伤：是挤压伤、骑跨伤，还是脚踢伤、刀刺、机器轧伤等。伤后情况，伤后有无局部出血、肿胀、疼痛，有无休克，特别注意有无合并尿道、阴茎、直肠及会阴部损伤。

（二）体检要点

1. **开放性损伤**　注意伤口大小、深度，有无异物残留，有无组织缺损。

2. **闭合性损伤**　注意阴囊内容物如睾丸、精索等组织的损伤程度，及时发现睾丸扭转、破裂等较重的损伤，争取及早手术。

（三）辅助检查

1. **实验室检查**　伤后如继发感染，白细胞计数增多、中性粒细胞比例增高。如合并尿道损伤，尿常规发现红细胞。

2. **B超检查**　B超对阴囊内积血还是积液能明确判断，还能判断睾丸破裂扭转等。

3. **X线片检查**　对判断阴囊内是否残留异物有意义。

（四）诊断

1. 诊断依据

（1）阴囊外伤后，局部出现肿胀、淤斑、青紫、疼痛、出血等症状。

（2）超声检查示阴囊血肿或睾丸破裂、睾丸挫伤，以及睾丸内血肿的存在。

2. 临床类型

（1）阴囊损伤

1）阴囊挫伤　主要为阴囊受到挤压、撞击，由于阴囊壁组织松弛、血运丰富，伤后易出现皮肤淤血、阴囊内血肿或鞘膜积血。

2）阴囊撕裂伤　由暴力或锐器损伤造成。应注意有无阴囊内容物的损伤，有无异物残留，有无组织缺损。

（2）睾丸、附睾损伤

1）睾丸挫伤　睾丸挫伤多半受损较轻，常见于挤压、脚踢和骑跨伤后。临床表现为局部疼痛、恶心、呕吐、面色苍白，会阴部放射性疼痛，严重者可发生休克。体格检查可见睾丸质地变硬、压痛明显。

2）睾丸破裂　睾丸破裂常见于开放性损伤，睾丸组织外露。临床表现有伤处剧痛，甚至出现疼痛性晕厥。阴囊淤血，肿胀明显。体检可见睾丸境界不清，触痛明显。

3）睾丸扭转　外伤引起睾丸扭转，带动精索扭转，引起睾丸缺血。睾丸迅速发生肿胀，并出现持续性疼痛。睾丸体积早期增大，后期出现萎缩。如果诊断明确，治疗及时，预后良好。

4）睾丸脱位　睾丸脱位系受到重力挤压后睾丸移至阴囊外或腹股沟处。体检时阴囊空虚，可触及异位的睾丸组织。

3. 精索、输精管损伤　精索、输精管损伤多见于骨盆或腹股沟部手术的误伤，亦可见于车祸或战时。早期阴囊有肿胀、皮下淤血，精索增粗、触痛。后期可出现睾丸萎缩、男性不育症。

（五）鉴别诊断

1. 睾丸肿瘤　一般无外伤史。多为偶尔发现睾丸肿块，质硬，有沉重感。阴囊皮肤正常，精索亦正常，一般无压痛。

2. 睾丸梅毒　晚期梅毒常继发睾丸鞘膜积液，临床上可无症状。睾丸表面光滑，坚硬如木。如果局部组织坏死，波及皮下，可形成溃疡。

3. 睾丸鞘膜积液　无外伤史，阴囊皮肤正常，肿块呈囊性，无压痛，境界清。透光试验阳性。

三、治疗策略

（一）治疗原则

阴囊挫伤、阴囊内小血肿、睾丸挫伤等，采用保守治疗。早期应卧床休息，抬高阴囊，局部冷敷，加压包扎。后期可做热敷、理疗，促进淤血吸收。阴囊开放性损伤、睾丸破裂、睾丸扭转、睾丸脱位、精索和输精管损伤等，则需手术治疗。

（二）治疗方法

1. 清除坏死组织　注意清除异物，切除污染严重、失去活力的组织。如果阴囊皮肤缺损较大，则需重建阴囊，可将两大腿内侧皮肤做一皮瓣来覆盖阴囊内容物。

2. 修复组织正常功能　睾丸损伤后部分破裂，可清除坏死组织，彻底止血，缝合白膜。白膜破裂有缺损，可用鞘膜覆盖。对脱位、扭转的睾丸复位后固定，注意睾丸血液循环和精索位置。睾丸粉碎性破裂或精索动脉完全断裂无法保留睾丸或睾丸已坏死则须行睾丸切除术。

（三）术后处理

1. 一般处理

（1）术后卧床休息，托高阴囊，伤口加压包扎。

（2）应用抗生素，预防感染。开放性损伤者注射破伤风抗毒素。

（3）阴囊引流管妥善固定，依损伤程度和引流量决定拔管时间。

（4）术后 5～7 日拆线。

2. 并发症及处理

（1）出血　轻者伤口有渗血，重者可形成血肿。如伤口渗血，可缝合止血；如血肿形成，则需手术清除，彻底止血。

（2）感染　伤口污染严重或坏死组织未修剪干净，清创不彻底，术后极易并发感染。彻底清创是预防感染的最佳手段。术后加强预防感染治疗，局部及时换药。有脓肿时及时切开引流。

（3）睾丸萎缩　由于精索血管损伤或者术后睾丸固定不当发生精索扭转、睾丸缺血萎缩，一般不需处理。

四、疗效及预后评估

（一）疗效评估

1. 治愈　伤口愈合，保留的睾丸无萎缩。

2. 好转　形成窦道或睾丸萎缩，阴囊内留有慢性炎症，反复发作。

（二）预后评估

阴囊及其内容物损伤处理得当，疗效很好，一般不会遗留后遗症，除非双侧精索和睾丸严重损伤，会影响生育。

五、出院医嘱

门诊定期复查，注意观察双侧睾丸的大小和质地有无改变。

第三章 泌尿生殖系统感染

第一节 肾感染

一、疾病概述

根据病变部位、感染途径和细菌种类不同，肾脏感染包括急慢性肾盂肾炎、肾积脓（脓肾）、肾皮质化脓性感染、肾周围炎及肾周脓肿等。致病菌大多为肠道内细菌，如大肠杆菌、变形杆菌，也有克雷伯杆菌、金黄色葡萄球菌等，少数为霉菌、衣原体和支原体等。

二、诊断策略

（一）病史采集要点

1. **主诉** 主要以畏寒、发热、腰痛或伴有膀胱刺激症状就诊。

2. **现病史** 询问有无畏寒、发热、头痛、筋骨酸痛等全身中毒症状。腰痛的发生时间、疼痛性质、局部有无红肿热痛反应。有无尿频、尿急、尿痛等尿路刺激症状，询问血尿、脓尿及尿量等情况。身体其他部位是否有病灶，如扁桃体炎、皮肤化脓性感染。是否应用类固醇激素等。

3. **既往史** 询问是否有泌尿系统梗阻、结石病史；是否有肾脏外伤史、手术史；是否有全身疾病，如糖尿病、免疫功能障碍性疾病。

（二）体检要点

1. **一般情况** 发热的热型（弛张热、稽留热），对有脓毒血症、败血症的患者，要注意血压、脉搏等，是否发生感染性休克及 DIC。

2. **局部体征** 腰部是否有红肿、包块，肾区压痛、叩击痛。病侧腰大肌受刺激而痉挛，患者取向病侧弯曲及同侧下肢弯曲状，若向健侧弯曲及伸直病侧下肢时出现剧痛。形成的肾周脓肿病灶常局限于一个区域或数个区域，若破入胸膜腔或皮肤可表现相应症状和体征。

（三）辅助检查

1. **实验室检查** 血白细胞升高，血细菌培养可呈阳性。早期尿中无脓球或细菌，当感染累及集合系统后，尿中可以找到脓球和细菌。

2. **X线检查** 腹部平片可见患侧肾影增大，且与周围界限不清，腰大肌影消失，泌尿系统造影显示肾盂肾盏受压变形。

3. **B超和CT检查** 均可发现肾实质占位性病变，但不易与肿瘤内的坏死病灶相区别。

（四）诊断

1. 诊断依据

（1）以急性感染多见，在临床表现上常有全身感染中毒症状。

（2）患侧腰部胀痛或绞痛，肾区常有压痛，有尿频、血尿等膀胱刺激症状。

（3）慢性肾感染主要为慢性肾盂肾炎，其临床表现极不一致，依其病变程度和抵抗力而异，有反复尿路感染症状，有体质衰弱、头昏、腰酸背痛、低热、贫血等表现，部分患者有血压偏高、肾功能不全的表现。

（4）血白细胞总数及中性粒细胞增高。

（5）尿中有脓细胞，尿培养有细菌生长。

（6）B超可见脓肿回声区。

（7）CT示肾低密度肿块或脓肿形成。

2. 临床类型

（1）肾盂肾炎　发生在肾盂和肾实质的感染，女性多见且多为上行性感染，肾盂被感染后波及肾实质。约30%为血行性感染，肾实质先被感染后再影响到肾盂。急性肾盂肾炎患者表现为高热、寒战、腰痛等症状。存在尿路梗阻或膀胱输尿管反流，则可形成慢性肾盂肾炎。其特征性表现为肾实质有瘢痕形成。患者的临床表现依肾实质受损害的程度而异。在炎症静止期，患者没有明显的尿路感染症状，或仅有轻度的膀胱刺激症状，急性发作时则可有严重的尿频、尿急、尿痛及寒战、发热、肾区疼痛等症状。当肾功能受到损害后，可有多尿、夜尿、水肿、恶心、食欲缺乏、高血压等。尿液检查可发现细菌，肾功能受损时有蛋白尿。静脉肾盂造影可见肾脏体积缩小、肾实质变薄、肾盂肾盏显影不良及积水等。如未发现梗阻，则需进一步作排尿期膀胱造影以确定是否存在膀胱输尿管反流。

（2）肾皮质化脓性感染　为发生在肾皮质的严重感染，男性多见，约1/3有糖尿病，好发年龄在25～50岁。临床上发病突然，高热、寒战等菌血症症状明显，患侧腰痛较剧烈，往往有腰肌紧张和明显的肾区叩击痛，但没有膀胱刺激症状。血白细胞升高，血细菌培养可呈阳性。早期尿中无脓球或细菌，当感染累及集合系统后，尿中可以找到脓球和细菌。腹部平片可见患侧肾影增大，且与周围界限不清，腰大肌影消失，泌尿系造影显示肾盂肾盏受压变形。B超和CT均可发现肾实质占位性病变，但不易与肿瘤内的坏死病灶相区别。

（3）肾积脓　又称为脓肾。最常见的病因是上尿路结石造成梗阻，可由继发感染引起，也可在先天性畸形导致的肾积水或肾盂肾炎等疾病的基础上发生。最常见的致病菌为大肠杆菌。急性肾积脓表现为高热、寒战或伴腰痛；慢性肾积脓患者表现为反复发作腰痛，伴有消瘦、贫血等消耗性疾病的表现。如果尿路未完全梗阻，脓尿经输尿管进入膀胱会引起膀胱刺激症状，尿检可见大量脓球和细菌。若尿路已完全梗阻，则尿常规和培养均可为阴性。腹部平片常发现结石，静脉尿路造影患肾显影差或完全不显影。B超和CT检查均可提示肾积脓。

（4）肾周围炎与肾周围脓肿　肾周围炎是指发生在肾周脂肪囊内的炎症，多由肾脏的感染性病灶发展而来，如肾盂肾炎、肾实质感染、肾积脓等，少数也可源自血行感染及肾脏邻近脏器的感染。由于有丰富的疏松脂肪组织，感染容易在局部蔓延扩散，形成脓肿，成为肾周围脓肿。致病菌以金黄色葡萄球菌、大肠杆菌和变形杆菌为主。肾周围炎时患者以腰痛为主要症状，肾区有叩击痛。形成肾周围脓肿后可出现寒战、高热等症状，患侧腰部肌肉紧张可有局部皮肤水肿。血白细胞升高，尿中可出现脓球。腹部平片见脊柱向患侧弯曲，肾影及腰大肌影模糊或消失。静脉尿路造影患肾显影差或不显影。B 超及 CT 可显示肾周围肿块。

（五）鉴别诊断

1. 急性胆囊炎　急性肾盂肾炎也可发生恶心、呕吐、腹胀及剧烈腹痛，类似急性胆囊炎表现，但急性胆囊炎有较明显胆囊区压痛，尿路刺激症状不明显。

2. 急性盆腔炎　下腹痛较剧烈，伴有白带增多。

3. 前列腺炎　会阴部不适，有小腹坠胀感，以尿频、尿急、排尿不畅为主。

4. 慢性肾炎　尿中蛋白及管型较多，白细胞较少，尿培养阴性。

5. 肾结核　可有全身性中毒症状及不同程度的脓尿，与慢性感染引起的脓肾表现相似。肾结核除有脓尿外，多有血尿，伴有尿路刺激症状；后期发展成为结核性脓肾时，尿中可出现干酪样物质；尿沉渣中可找到结核杆菌；X 线造影检查，早期肾结核示肾盏边缘不整齐，进一步出现空洞，造影上呈缺少一个或几个肾盏的征象，全肾破坏时呈多个空洞的征象。

三、治疗策略

（一）治疗原则

使用足量有效的抗生素，加强支持治疗，提高机体的抵抗力，去除泌尿系统梗阻等因素。已形成脓肿腔者，作穿刺、切开引流。肾破坏严重，功能基本丧失者行肾切除术。

（二）治疗方法

1. 非手术治疗

（1）选用有效、足量的抗生素　常用抗生素药物有青霉素、头孢菌素类、磺胺类、喹诺酮类和大环内酯类等六大类。对肾盂肾炎，未确定致病菌时选用对 G^- 杆菌有效的抗生素，如头孢曲松、头孢拉定等，疗程 7～14 日。对血运感染葡萄球菌为主的肾皮质化脓性感染、肾周围炎及肾周脓肿，应首先选择对金黄色葡萄球菌有效的抗生素，如青霉素、红霉素、卡那霉素等。

（2）支持治疗　纠正水、电解质和酸碱平衡紊乱。纠正贫血，注意营养及休息，提高自身免疫力。多饮水使尿量＞2000ml/24h。

（3）对症治疗　解热镇痛；尿路刺激征明显者可口服碱性药、解痉药；腰部疼痛可用理疗。

2. 手术治疗

（1）引流术　肾积水、肾积脓患者可利用超声或 CT 引导进行经皮肾穿刺造瘘或开放性肾造口术引流肾内脓液。肾周脓肿可利用超声或 CT 引导穿刺置管引流或行肾周围切开引流术、扩创引流术。

（2）去除病因的手术　积极治疗原发病，手术解除尿路梗阻，纠正尿路畸形及膀胱—输尿管反流，对根治肾感染有重要作用。

（3）肾切除术　肾破坏严重，功能基本丧失，需行肾切除术，如患者不能耐受肾切除术，可先行肾造口术引流脓液，待一般情况好转后，再行肾切除术。

四、疗效及预后评估

（一）疗效评估

1. 急性肾盂肾炎疗效评估

（1）治愈　经48～72h有效治疗后症状明显改善或消退；治疗期间和治疗后多次重复尿培养阴性；尿路梗阻因素去除。

（2）好转　经治疗后症状明显改善，多次尿培养阴性，但随访半年以上尿培养发现有细菌；尿路梗阻因素未去除。

（3）未愈　治疗后症状未明显改善，尿检查有白细胞、尿培养仍有细菌。

2. 慢性肾盂肾炎疗效评估

（1）治愈　根据尿细菌培养和药敏试验选择敏感抗生素治疗，随访半年以上，尿培养阴性，症状未反复发作；解剖缺陷或梗阻因素已清除。

（2）好转　经有效治疗后症状消失，尿培养阴性；但解剖缺陷或梗阻未解除。

（3）未愈　反复出现感染，尿培养有细菌；解剖缺陷或梗阻因素未解除。

3. 肾周围炎及肾周脓肿疗效评估

（1）治愈　症状消失，腹部平片示肾影恢复正常，腰大肌阴影存在，横膈及腰椎位置无异常。B超或CT示脓肿吸收。

（2）好转　经抗生素有效治疗后病情已得到有效控制，但脓肿引流不彻底，X线检查肾脏和腰大肌阴影未恢复正常。B超或CT示脓肿吸收、缩小。

（3）未愈　若延误诊断和治疗，可向上穿破形成膈下脓肿和支气管胸膜瘘，向下沿腰大肌表面蔓延，破入髂腰间隙、腹腔或肠道，死亡率可高达57%。

（二）预后评估

1. 肾盂肾炎　急性肾盂肾炎，经有效的治疗，往往预后良好。慢性肾盂肾炎如能及时发现并给予恰当治疗，可使其病变静止，慢性肾盂肾炎可造成肾盂的炎性挛缩，表现为肾盂缩窄、肾盏积水明显。

2. 脓肾、肾皮质化脓性感染　经有效抗生素治疗及肾造瘘，超声引导下穿刺排脓，可保全肾脏。治疗不及时，引流不畅，肾破坏严重，功能基本丧失，需行肾切除术。

3. 肾周围炎及肾周脓肿　本病及时治疗预后很好。早期肾周围炎未形成脓肿时，选用合适的抗生素，炎症可吸收；对脓肿已形成，自行吸收愈合的机会较小时，可在B超引导下作穿刺置管引流，如脓腔较大，可行经皮切开引流；对于糖尿病及糖皮质激素过量使用引起的肾周围脓肿，治疗更困难，需同时积极治疗糖尿病。控制糖皮质激素用量，选择高效抗生素。对并发肾破坏严重而反复感染或合并有肾结石或其他梗阻性疾病者，如患肾功能确已丧失，可考虑行患侧肾切除术。

五、出院医嘱

1. 加强营养，增强全身抵抗力。

2. 定期随诊，预防感染灶的复发。

3. 预防泌尿系统结石的再发所引起的新的泌尿系统梗阻。

第二节　膀胱炎

一、疾病概述

膀胱炎是泌尿系统最常见的疾病。女性多于男性，主要由于女性尿道短而直，常有解剖畸形，如处女膜伞、处女膜融合，阴道前庭有大量致病菌聚集等多种因素。男性膀胱炎可继发于包皮炎、尿道炎、前列腺炎等，但更多见于膀胱结石、尿道狭窄、前列腺增生、膀胱憩室、留置导尿管等。大肠杆菌是最常见的致病菌，其次为葡萄球菌。膀胱炎分为急性膀胱炎和慢性膀胱炎。急性膀胱炎发病突然，有明显的尿急、尿频、尿痛和尿不尽感，患者常描述排尿时尿道有烧灼感，甚至不敢排尿，严重时还可有急迫性尿失禁。尿液浑浊，有时有腐臭味。少数患者可有血尿，终末血尿为主，也可有全血尿。全身症状少见，偶可有低热，部分患者有耻骨上区隐痛。慢性膀胱炎则表现为轻度的膀胱刺激症状，但经常反复发作。

二、诊断策略

（一）病史采集要点

1. **主诉**　以尿频、尿急、尿痛等膀胱刺激症状就诊。慢性膀胱炎症状较轻，但经常反复发作。
2. **现病史**　询问发病的起因及诱因、病程长短、间歇发作情况。是否有膀胱结石、异物、留置导尿管等病史；女性患者发作是否与性生活有关，是否伴有妇科疾病。尿频、尿急、尿痛等膀胱刺激症状的严重程度；是否伴有排尿困难，有无外伤性尿道狭窄、前列腺增生等下尿路梗阻病史；是否有神经系统损害造成的排尿障碍。尿液的性质，是否有脓尿、血尿，出现血尿时，是全程血尿还是终末血尿。是否伴有全身及腰部不适症状。

（二）体检要点

1. 肾区有无叩痛，膀胱区是否充盈，耻骨上区压痛情况。
2. 尿道口是否红肿、分泌物情况；男性阴囊内容物情况，是否有精索增粗、附睾肿块，直肠指诊查前列腺情况；女性尿道口是否有解剖变异（处女膜伞或尿道末端纤维环狭窄）。

（三）辅助检查

1. **血常规**　急性膀胱炎可引起血白细胞升高，中性粒细胞比例增高。
2. **尿常规**　中段尿检查可见脓球，也可有白细胞，同时还应该做尿细菌培养、菌落计数和抗生素敏感试验，为以后治疗提供依据。
3. **B超检查**　了解上泌尿系统是否有炎症改变，膀胱容量，是否伴有膀胱腔内结石、前列腺增生及炎症等情况。
4. **静脉肾盂造影**　了解有无上尿路畸形、肾积水、尿液反流、膀胱形态及容量等。
5. **膀胱镜**　急性期禁忌进行膀胱镜检查及其他经尿道的操作。慢性炎症见黏膜充血、苍白，血管纹理紊乱，膀胱黏膜有时有散在出血点。

（四）诊断及诊断依据

1. 急性膀胱炎

（1）突发尿频、尿急、尿痛。耻骨上区不适或疼痛。

（2）肉眼终末血尿，全程血尿或脓尿。

（3）尿液常规检查可见红细胞、脓细胞，尿细菌培养每毫升尿细菌计数超过10万。

2. 慢性膀胱炎

（1）有急性膀胱炎发作史。轻度尿频、尿急、尿痛。

（2）尿常规检查持续有红细胞、白细胞。尿细菌培养阳性。

（3）膀胱镜检查膀胱见黏膜充血、苍白，血管纹理紊乱，膀胱黏膜有时有散在出血点。

（4）必要时组织活检诊断。

（五）鉴别诊断

1. 急性肾盂肾炎　常有全身感染症状及腰痛，肾区叩击痛较明显。临床上往往急性膀胱炎与急性肾盂肾炎相伴发。

2. 下尿路梗阻病变　如严重包茎、尿道狭窄、前列腺增生、前列腺纤维性变、前列腺癌等，除有尿频、尿急、尿痛外，排尿时间延长、尿流变细、尿液不尽等排尿困难症状较明显。详细询问其病史特点及仔细的体检，B超、尿道造影等特殊检查可确诊。

3. 膀胱结核　继发于肾结核，结核性膀胱炎症状较顽固，24小时尿沉渣中可找到结核杆菌；膀胱镜检查：广泛充血、水肿，可见结核结节或溃疡；抗结核治疗症状有改善，静脉尿路造影肾盂、肾盏有破坏性改变。

4. 尿道综合征　女性多见，尿液检查往往阴性，其发病机制尚不完全清楚，可能与神经支配紊乱、变态反应等有关。可继发于妇科炎性疾病。

5. 间质性膀胱炎　病变累及膀胱壁全层，黏膜肿胀，发生膀胱前壁和顶部的Hunner溃疡；表现为重度尿频、膀胱区剧痛，尿液内可无异常，尿培养阴性。

6. 膀胱异物及膀胱结石　异物种类很多，常见的有发夹、塑料丝、铁钉、稻草等，可由心理性、医源性、外伤性因素等引起。长期异物可继发以异物为核心的结石，膀胱结石除尿频、尿急、尿痛、血尿外，典型症状为排尿中断。B超检查可发现膀胱内异物及结石。

7. 腺性膀胱炎　膀胱黏膜水肿呈腺样结构增生，中年女性多见，膀胱镜下可见腺泡、滤泡状新生物。

8. 寄生虫性膀胱炎　较少见。有膀胱放线菌病、阿米巴膀胱炎、膀胱血吸虫病、膀胱包虫病等。

9. 放射性膀胱炎　接受放射线治疗数月或数年，剂量超过40～65Gy时可出现，引起反复出血。

三、治疗策略

（一）一般治疗

急性膀胱炎患者需适当休息，多饮水以增加尿量，注意营养，忌食刺激性食物，热水坐浴可减轻症状。膀胱刺激症状明显的患者给予解痉药物缓解症状。颠茄、黄酮哌酯、酒石酸托特罗定等药物可明显地改善膀胱刺激症状。

（二）抗感染药物治疗

首选磺胺类、呋喃类药物治疗，并根据细菌培养及药物敏感试验结果调整治疗方法。治疗用药剂量要足、时间要长，一般要应用至症状消退、尿常规正常后再继续使用 1～2 周。治疗过程中要经常进行尿细菌培养及药物敏感试验，随时调整对细菌敏感的抗菌药物，以期早日达到彻底治愈，以防复发。

（三）病因治疗

对有明显诱因的慢性膀胱炎，必须解除病因，如解除尿路梗阻，去除膀胱内异物、结石等；对女性屡发性膀胱炎应进行妇科检查，以排除和治疗女性生殖道炎症；对上尿路来源、男性生殖器官炎症如前列腺炎等，均应同时积极处理。慢性膀胱炎还可进行膀胱内药物灌注、冲洗膀胱，如 0.5%～1.0% 的新霉素液、1/5000～1/10 000 的硝酸银液、5%～10% 的蛋白银液及 0.5% 的甲硝唑液等。

四、疗效及预后评估

（一）疗效评估

1. 治愈　症状完全消失，无反复发作。多次尿常规检查正常。连续 3 次尿细菌培养阴性。
2. 好转　膀胱刺激症状明显减轻，但有复发。尿红细胞、白细胞减少。尿细胞培养有时仍为阳性。膀胱镜检查炎症改变未完全消失。

（二）预后评估

急性膀胱炎，女性多见，如治疗不及时、不彻底，易成为慢性感染。对于有明显诱因的慢性膀胱炎，如能治疗原发病灶、解除梗阻，并对症治疗，大多数患者能获得痊愈。

五、出院医嘱

1. 注意个人卫生，使致病菌不能潜伏在外阴部。
2. 对于性生活后继发的女性膀胱炎，建议性交后和次晨各排尿 1 次，性伙伴注意卫生或采用避孕套，亦可于睡前或同房后服用抗生素进行性预防性治疗。
3. 对于病因未除的慢性膀胱炎，建议解除病因治疗，如并发尿路结石，应行碎石术或手术治疗，并发尿道狭窄应做尿道扩张或整形手术，女性患者如有处女膜畸形应行手术治疗。

第三节　前列腺炎

一、疾病概述

前列腺炎是指前列腺受到致病菌感染和(或)某些非感染因素刺激而出现的骨盆区疼痛或不适、排尿异常、性功能障碍等表现。为 50 岁以下男性中最常见的泌尿生殖系统疾病，在 50 岁以下男性中占第三位。前列腺炎的临床表现复杂多样，对其发病机制和病理改变存在很大争议，在临床上也有多种分型方法，目前比较常用的是将前列腺炎分为四型，包括急性细菌性前列腺炎、慢性细菌性前列腺炎、慢性非细菌性前列腺炎和前列腺痛。

二、诊断策略

（一）病史采集要点

1. **主诉** 急性前列腺炎以会阴部和耻骨上疼痛，尿路刺激症状和排尿困难或伴寒战、发热、疲乏、无力等全身症状就诊。慢性前列腺炎以长期、反复的骨盆区域疼痛或不适（持续时间超过3个月），可伴有不同程度的排尿症状和性功能障碍就诊。

2. **现病史** ①起病的诱因：前列腺炎的重要诱因有吸烟、饮酒、嗜辛辣食品、不适当的性活动、久坐、受凉、疲劳等，导致机体抵抗力下降或特异体质等。②症状及病程：起病的急与慢，病程的长与短；是否有全身不适，是否有头昏、失眠、乏力、精神焦虑等；尿路刺激症状、排尿通畅程度，腰部、会阴部的症状，是否有血尿；性功能状况，是否有性欲减退、早泄、阳痿、血精等。急性炎症时是否有发热、寒战、头痛、恶心、呕吐等。有无其他部位感染等。既往前列腺炎的治疗过程，使用抗生素的种类和疗程，是否接受过前列腺理疗等。

3. **既往史、个人史** 询问了解有无尿道感染、尿道损伤、尿道狭窄病史和性生活情况。

（二）体检要点

应进行全面的体格检查，重点是泌尿生殖系统，检查下腹部、腰骶部、会阴部、阴茎、尿道外口、睾丸、附睾和精索等。如检查双肾区有无叩痛；下腹部压痛情况；双侧阴囊内容物情况，有无附睾结节、压痛，精索是否增粗。直肠指诊：前列腺增大情况，表面光滑程度，是否规则，是否有压痛及波动感；有脓肿者，出现会阴部红肿及压痛；慢性炎症，可引起前列腺结节改变。急性前列腺炎仅可作指诊检查，切勿行前列腺按摩，以防炎症扩散。

（三）辅助检查

1. **血常规** 有急性炎症时，白细胞计数增多、中性粒细胞比例增高。

2. **尿常规** 有少许脓细胞或正常。

3. **尿三杯试验** 第一杯尿浑浊，有碎屑，镜检有白细胞；第二杯尿液澄清，无或有少量白细胞；第三杯尿液浑浊，镜检可见大量白细胞及脓细胞。

4. **前列腺液检查** 可见高倍视野有10个以上的白细胞或脓细胞，卵磷脂小体数量减少。按摩前应作尿常规检查，若不能获得前列腺液，于按摩后再收集尿液10～15ml做常规镜检，尿中白细胞计数较按摩前增多有诊断意义。

5. **前列腺病原菌培养（四杯试验、简化形式为两杯试验）** 尿液和前列腺液分段定位培养用于慢性前列腺炎的诊断，也有一定价值。方法：①清洗尿道外口，留尿10ml，称为VB1，代表尿道标本；②排尿200ml弃去，用第二支试管留尿10ml，称VB2，代表膀胱标本；③按摩前列腺，取前列腺液送培养，称为EPS；④按摩后再行排尿10ml，为VB3，代表前列腺及后尿道标本。意义：① VB1菌落在100个/ml以上并超过其他标本者为尿道感染；② VB2菌落数超过1000个/ml，为膀胱炎症；③ EPS或VB3菌落数超过5000个/ml，而VB1及VB2阴性或少于3000个菌落数/毫升，即VB3超过VB1二倍时，可诊断为细菌性前列腺炎。

6. **前列腺B超** B超检查亦有助于诊断。经腹部或直肠B超示前列腺回声紊乱，伴有细小光点；若出现暗区反射、形态不规则、包膜光带不光整，提示有前列腺脓肿。B超可以较准确地了解前列腺炎患者肾脏、膀胱及残余尿等情况，对于除外尿路器质性病变有一定帮助。经直肠B超对于鉴别前列腺、精囊和射精管病变及诊断和引流前列腺脓肿有价值。

7.CT、MRI检查　一般不作常规检查。对鉴别精囊、射精管等盆腔器官病变有潜在应用价值。

8.尿动力学检查　测定尿流率，往往最大尿流率低于同龄正常值，必要时测尿道分布压及肛门括约肌肌电图，提示有前列腺部高压及括约肌痉挛，有尿液前列腺反流。

9.膀胱尿道镜　膀胱尿道镜为有创性检查，只在某些情况下，如患者有血尿，尿液分析明显异常，其他检查提示有膀胱尿道病变时可选择膀胱尿道镜检查以明确诊断。

10.前列腺穿刺活检　前列腺结节与前列腺癌鉴别困难时，可考虑前列腺穿刺活检。

（四）诊断

1.诊断依据

（1）急性前列腺炎

①发病突然，有发热、寒战、乏力等全身症状，有时可掩盖局部症状。

②下腹部、盆腔和会阴深部疼痛、尿痛，可出现排尿困难、排尿费力，甚至急性尿潴留等下尿路梗阻症状。

③直肠指诊可发现前列腺肿胀、表面饱满光滑、有热感、触痛明显，严重时形成前列腺脓肿后局部有波动感。

④实验室检查　血常规白细胞计数及中性粒细胞比例升高；尿常规可见大量脓细胞；血、尿细菌培养有时可找到致病菌。

⑤影像学检查如超声等可发现前列腺肿大和脓肿。

（2）慢性细菌性前列腺炎

1）症状　临床表现多样。①疼痛：定位不明确的隐痛或胀痛感，如阴茎、阴囊、会阴、耻骨上、腰骶部、腹股沟区等。②排尿改变及尿道分泌物：排尿刺激症状，如尿频、尿急、尿痛；排尿梗阻症状，如排尿困难、尿不尽感、尿末滴沥等。③性功能障碍，如勃起功能障碍，性欲减退等。④精神神经症状，如紧张、焦虑、失眠、乏力、精神压力大等。⑤并发症：结膜炎、虹膜炎、关节炎、神经炎等。

2）体征　多数情况下直肠指诊前列腺并无异常，少数病程长者可表现为前列腺硬度增加或有硬结。或有压痛、不适。

3）实验室检查　①前列腺液中白细胞增多，WBC > 10个/HP，卵磷脂小体减少。前列腺液细菌培养阳性。②四杯试验EPS或VB3的菌落计数高。

（3）慢性非细菌性前列腺炎

①大多数前列腺炎属此类型。

②症状有排尿不适，下腹、会阴、肛门坠胀感，腰酸胀感，失眠，尿道外口滴白等。

③下尿路分段细菌培养阴性，前列腺液镜检，WBC > 10个/HP，但涂片无菌。如前列腺液正常，有症状可以是前列腺痛。

（4）前列腺痛

①患者多为20 ～ 45岁的青壮年，具有类似前列腺炎的症状，但没有尿路感染的病史。主要表现为与排尿动作无关的盆腔部位疼痛，如阴茎、阴囊、会阴、耻骨上、尿道等部位疼痛，并有排尿踌躇、尿不尽感及尿线无力等梗阻性排尿症状。

②辅助检查尿液及前列腺液检查结果均为正常。尿流动力学检查常常提示有膀胱出口梗阻，膀胱镜检查见前列腺部位没有梗阻而膀胱壁有轻到中度的成小梁样改变。

（五）鉴别诊断

1.肉芽肿性前列腺炎　直肠指诊前列腺增大，有硬结；质地与前列腺癌相似，经前列腺穿刺活检，组织学检查示肉芽肿性反应。

2.前列腺癌　尿频、尿急、尿痛症状不明显，晚期可出现排尿困难，伴骨性疼痛、消瘦、乏力等。直肠指诊前列腺有坚硬的肿块，表面高低不平。前列腺特异性抗原（PSA）升高，B超、CT、MRI检查提示前列腺有占位性病变，前列腺穿刺活检可以确诊。

3.前列腺结石　直肠指诊可扪及前列腺有结石摩擦感；X线平片在耻骨联合区有阳性结石影，超声检查可在前列腺结石部位出现强光带，伴有声影。

4.前列腺结核　具有泌尿、男性生殖系统其他部位的结核病灶，直肠指诊前列腺呈不规则结节状，附睾肿大变硬，输精管呈串珠状硬结，前列腺液中有时可找到结核杆菌，前列腺活检可见结核结节或干酪样坏死灶。

三、治疗策略

1.急性细菌性前列腺炎

（1）抗感染治疗，可选用磺胺类、喹诺酮类、头孢菌素类药物。治疗时间应充分，体温高、血白细胞高的患者宜采取静脉给药。

（2）患者应注意卧床休息，多饮水，并应用解痉、止痛、退热药物对症治疗。

（3）发生急性尿潴留时宜进行耻骨上膀胱穿刺造瘘，引流膀胱尿液，避免经尿道插管。

（4）前列腺形成脓肿后需经会阴部切开引流。

2.慢性细菌性前列腺炎

（1）采取长疗程不同药物轮番应用，包括磺胺类、四环素类、大环内酯类、喹诺酮类及头孢菌素类。

（2）中医辨证论治有时可取得良好疗效。

（3）应养成良好生活习惯：忌酒及辛辣刺激饮食，防止过度疲劳，注意小腹及会阴部保暖，避免久坐不起和长时间骑自行车等。

3.慢性非细菌性前列腺炎治疗　心理安慰、前列腺按摩、理疗、坐浴等综合方式治疗。

4.前列腺痛　抗生素治疗无效，对有梗阻性排尿困难症状的患者，α受体阻滞剂有较明显的效果。

四、疗效及预后评估

（一）疗效评估

1.急性前列腺炎疗效评估

（1）治愈　症状消失，尿三杯试验正常。

（2）好转　症状好转，尿三杯试验异常。

（3）未愈　症状未改善，尿三杯试验异常。

2.慢性前列腺炎疗效评估

（1）治愈　症状消失，尿三杯试验正常。EPS 培养或涂片检查为阴性。

（2）好转　症状好转，尿三杯试验异常。EPS 培养或涂片检查为阳性，白细胞数减少。

（3）未愈　症状未改善，尿三杯试验异常。EPS 培养或涂片检查为阳性，白细胞数未减少。

（二）预后评估

急性前列腺炎经正规、积极的治疗都可治愈，治疗不彻底、症状迁延不愈会转为慢性。严重者可形成前列腺脓肿，也可合并发生附睾炎、精囊炎、输精管炎，局部肿痛明显。慢性前列腺炎在劳累及抵抗力下降时易发作。对经久不愈的慢性前列腺炎患者中一半以上可出现焦虑、压抑、多梦等神经官能症状，继发性功能障碍。这些精神、心理因素的变化还可引起非自主神经功能紊乱，造成后尿道神经肌肉功能失调，导致骨盆区域疼痛及排尿功能失调，增加治疗上的困难。因此，强调综合治疗，消除精神紧张可使症状缓解或痊愈。

五、出院医嘱

1.应养成良好生活习惯，忌酒及辛辣刺激饮食，防止过度疲劳，注意小腹及会阴部保暖，避免久坐不起和长时间骑自行车等。

2.保持大便通畅。

3.积极治疗各种易引起排尿不畅的疾病。

第四节　睾丸及附睾炎

一、疾病概述

睾丸与附睾炎症有时为单个器官受累，有时为两者同时受累，以附睾炎为多见，多发生于青壮年，感染多由前列腺炎和精囊炎沿输精管蔓延到附睾、睾丸，血运感染较少见。经尿道器械操作、频繁导尿、前列腺摘除术后留置尿管等均易引起附睾炎。引起附睾非特异性感染的致病菌以大肠杆菌、葡萄球菌、链球菌为多见。附睾感染后，常在尾部或头部遗留结节。

二、诊断策略

（一）病史采集要点

1.主诉　阴囊内肿痛和（或）伴高热，亦可伴有尿路刺激症状。

2.现病史　询问起病的时间长短，是否有发热、畏寒等全身症状，有无外伤及泌尿、男性生殖系统的其他器官炎症，是否有结核病史或流行性腮腺炎病史。是否有留置导尿管及前列腺、尿道手术病史。性生活情况，是否有不洁性交史。

（二）体检要点

1.阴囊皮肤是否有红肿、破溃及窦道。

2.阴囊内扪及睾丸、附睾的大小、质地，有无异常结节，睾丸鞘膜有无积液及囊性感，透光试验情况，精索是否增粗，输精管的粗细、质地。

3.直肠指诊前列腺的大小、质地，是否有结节、压痛情况。

（三）辅助检查

1.血常规　急性期血常规检查可有白细胞计数增高，中性粒细胞比例升高。

2.尿常规　尿中有白细胞，偶有红细胞。

3.B超　阴囊内容物情况，睾丸、附睾的增大情况，提示回声增粗，附睾部可有异常包块回声，有时可见睾丸鞘膜有积液改变。

（四）诊断

1.急性附睾、睾丸炎

（1）有性交、阴囊外伤或下尿路手术及留置导尿管史，或有流行性病毒性腮腺炎。

（2）发病突然，阴囊内疼痛肿胀，活动时疼痛加剧并可向腹股沟或下腹部放射。可伴有寒战、发热等全身症状，部分患者还会有膀胱刺激症状。

（3）体检可见阴囊增大，皮肤红肿，附睾显著肿大，触痛明显，精索增粗并有压痛。炎症重时附睾与睾丸之间的界限不清。

（4）血白细胞升高并有核左移。B超见睾丸、附睾增大，回声增粗。

2.慢性附睾炎

（1）多由急性附睾炎治疗不彻底所致，少数无急性期，由长期轻度感染引起。

（2）阴囊轻度不适或坠胀感。

（3）查体附睾增大质硬，或有局限性结节，可有轻度触痛，与睾丸分界清楚。

（五）鉴别诊断

1.需与急性附睾睾丸炎鉴别的疾病

（1）睾丸扭转　青少年发生的急性附睾炎需要与睾丸扭转鉴别，后者发病突然，阴囊疼痛明显，睾丸常向上收缩。睾丸托举试验有助于鉴别：将阴囊托举至耻骨联合，急性附睾炎时疼痛减轻，睾丸扭转则加重。如鉴别困难，可行多普勒超声或放射性核素扫描了解睾丸血流情况，血流丰富者为附睾炎，反之为睾丸扭转。

（2）急性淋病性附睾炎　有不洁性交史，明显尿频、尿急及较多尿道分泌物，分泌物涂片找到革兰阴性双球菌。阴囊内肿痛，附睾明显肿大压痛。

（3）睾丸肿瘤　发病突然的睾丸肿瘤亦可具有阴囊内疼痛，肿瘤侧睾丸肿大，质地坚硬，沉重感明显，正常睾丸感觉消失，附睾常不易扪及。

（4）附睾结核　有结核病史。附睾肿胀有压痛，病灶常与阴囊壁层粘连或有脓肿、窦道形成，输精管增粗或形成串珠状结节，前列腺及精囊亦有结核病灶。

2.需与慢性附睾睾丸炎鉴别的疾病

（1）附睾结核　慢性附睾炎附睾常为均匀性肿大、质硬，有压痛。慢性附睾炎与典型的附睾结核鉴别常无困难，附睾结核有较大的硬块、表面不平、无压痛，结节多在附睾尾部，但与无皮肤粘连、无瘘管形成、无串珠状输精管改变的附睾结核仅凭体检不易鉴别。

（2）阴囊内丝虫病　慢性附睾炎尚需与阴囊内丝虫病相鉴别，后者是由丝虫侵犯精索淋巴管，继发精索炎或附睾周围炎，形成的硬结位于附睾或输精管周围。

（3）附睾、精索旁囊肿及精子肉芽肿　疼痛不明显，病史较长，扪及的结节与正常睾丸、附睾有一定界限。无明显附睾炎病史。B超检查可提供囊性病变或界限清晰的回声包块。

（4）慢性淋病性附睾炎　附睾疼痛肿胀，尿道分泌物较多，尿道脓液涂片染色检查可以发现多核白细胞中有革兰阴性双球菌，淋病补体结合试验阳性。

三、治疗策略

（一）急性附睾炎

抗感染、注意休息、止痛等对症处理，并积极处理原发病因。如有脓肿形成，则需切开引流。

（二）慢性附睾炎治疗

阴囊托起，适当应用抗生素，如反复发作影响生活质量，可考虑做附睾切除。

四、疗效及预后评估

（一）疗效评估

1. 治愈　症状消失，附睾大小基本恢复正常，无压痛。
2. 好转　症状减轻，附睾肿胀缩小，压痛减轻。

（二）预后评估

急性睾丸、附睾炎经积极正规治疗，2周后急性炎症及疼痛症状多能逐渐消退；4周后或更长时间才能恢复正常质地；若治疗不彻底，可形成脓肿或转为慢性附睾炎。双侧附睾炎，可影响患者生育。急性病毒性睾丸炎可使50%受累的睾丸萎缩，双侧睾丸感染者可导致不育。

第四章　泌尿生殖系统结核

第一节　泌尿系统结核

一、疾病概述

泌尿系统结核的起源是肾脏，绝大多数由肺结核经血行播散引起。肾结核可以继发输尿管、膀胱和尿道感染。含有结核菌的尿液又可经射精管和前列腺导管感染男生殖系统，包括精囊、前列腺、输精管、附睾及睾丸。另外，男性生殖系统结核也可经血行播散发生。泌尿系统结核多发生在 20～40 岁的青壮年，约占 70%，男性多于女性，男女比例 2∶1。近年来，平均发病年龄有上升的趋势，老龄患者增多。由于肺结核经血行播散引起肾结核需要 3～10 年以上的时间，因此，10 岁以下小儿很少发生。

二、诊断策略

（一）病史采集要点

1. 主诉　多以尿频、尿痛、尿急等膀胱刺激症状就诊。
2. 现病史　询问患者尿频、尿急、尿痛的程度，是否进行性加重，有无脓血尿，有无经过抗感染治疗，效果如何。有无长期低热、盗汗、贫血、消瘦等全身症状。有无恶心、呕吐、浮肿、少尿或无尿等肾功能不全症状。
3. 既往史　询问有无结核接触史，有无卡介苗接种史，有无肺结核病史，有无高血压病史。

（二）体检要点

1. 一般检查　注意血压、脉搏、呼吸体温的情况。
2. 肺部检查　注意有无肺结核的存在。
3. 腹部检查　注意有无腹部揉面感，有无腹水征。
4. 背部检查　肋脊角有无局限性隆起，有无压痛；脊柱是否侧弯；肾区是否触及包块；输尿管径路有无压痛。
5. 生殖系统检查　附睾有无结节，质地如何，输精管有无串珠样改变。直肠指诊前列腺大小、质地、有无硬结。精囊区有无改变。肾结核患者体检时多数无阳性体征，仅在患肾积脓或积水增大时偶可触及。当男性患者合并生殖系统结核时附睾尾部可触及不规则肿块，严重时可与皮肤粘连甚至发生破溃，输精管可呈串珠样增粗变硬，直肠指诊检查发现前列腺缩小变硬，表面不平，偶可触及精囊。这些体征有助于肾结核的诊断。

（三）辅助检查

1. 实验室检查

（1）尿液检查　尿常规为酸性，有少量蛋白及红、白细胞。脓尿患者如尿培养一般细菌阴性，则肾结核的可能性很大。24 小时尿结核杆菌检查是诊断肾结核的重要方法。检查方法有浓缩法抗酸染色检查、结核杆菌培养、豚鼠接种及结核菌 PCR 检查。

（2）血沉　有全身感染时，血沉可增快。

（3）结核 T 细胞检测　结核 T 细胞检测阳性，说明感染结核分枝杆菌，检测结果阴性可以排除结核分枝杆菌感染可能。

2. 影像检查

（1）X 线检查

①肾、输尿管及膀胱（KUB）平片　可能见到病肾局灶或斑点状钙化影或全肾广泛钙化。局限的钙化灶应与肾结石鉴别。

②泌尿系造影（IVP）可以清楚地显示病变部位及范围，也可显示肾脏的功能情况。

（2）B 超检查　可以看到肾脏积水和肾实质钙化、破坏等表现，由于具有无痛苦、快速等优点，可作为筛查手段。

（3）CT 和 MRI　CT 对中、晚期肾结核能清楚地显示扩大的肾盏肾盂、皮质空洞及钙化灶。MRI 水成像对诊断肾结核对侧肾积水有独到之处。在双肾结核或肾结核对侧肾积水，静脉尿路造影显影不良时，CT、MRI 可能有助于确定诊断。

（4）同位素肾图检查　患肾功能减退时表现为排泄延缓，甚至无功能。对侧肾积水时出现梗阻性图形。

3. 膀胱镜检查　膀胱黏膜充血、水肿、浅黄色结核结节、结核性溃疡、肉芽肿及瘢痕等病变以膀胱三角区和病侧输尿管口周围较为明显。结核性肉芽肿易误诊为肿瘤，必要时取活组织检查明确诊断。病侧输尿管口可呈"高尔夫洞"状，有时可见混浊尿液喷出。膀胱挛缩容量小于 50ml 或有急性膀胱炎时，不宜作膀胱镜检查。

（四）诊断

1. 临床表现　顽固性膀胱刺激症状，一般抗生素治疗无效时应考虑结核。

2. 尿检查　酸性尿，少量蛋白，白细胞可多可少，可有少量红细胞，也可呈脓尿。尿内找到抗酸杆菌有意义。

3. 实验室检查　血沉、结核菌素试验、PCR 检测阳性。结核 T 细胞检测阳性。

4. 影像诊断　X 线片可发现钙化灶，IVP 典型的表现为肾盏破坏，边缘不整呈虫蚀样改变，也可表现为肾盏颈部狭窄而导致肾盏扩张甚至消失。B 超检查可以看到肾脏积水和肾实质钙化、破坏等表现。CT 及 MRI 检查的图像清晰，可以对诊断肾结核有所帮助，磁共振水成像可了解上尿路积水情况。

5. 膀胱镜检查　膀胱内可见黏膜炎性充血，严重者可见黄色粟粒状结节和溃疡。

（五）鉴别诊断

1. 膀胱非特异性炎症　发病比较急，血尿与膀胱刺激症状同时出现，普通尿培养有细菌生长，抗生素治疗有效。症状也可能反复出现，但无逐渐加重的趋势。需要注意的是，泌尿系统结核有时会合并有非特异性感染，从尿液中培养出普通细菌并不能否定结核的存在。

2. 膀胱肿瘤 膀胱内原位癌或位于膀胱颈及三角区的肿瘤可以有膀胱刺激症状，但发生在血尿之后，血尿的程度也较显著。膀胱镜下活检可明确诊断。

3. 慢性前列腺炎 目前在青壮年男性人群中非常多见，也可表现为反复出现的膀胱刺激症状，急性发作时可有终末血尿。但患者常常有下腹及会阴部不适或疼痛，中段尿检查常为阴性，而前列腺液检查有大量白细胞存在。

4. 膀胱结石 尿痛更为明显，并有尿线中断现象，有时可自行排出较小的结石。B 超或 X 线检查很容易做出诊断。

5. 泌尿系统肿瘤 肿瘤患者主要表现为无痛性肉眼血尿，尿脱落细胞检查可以找到癌细胞，影像学检查表现为占位性病变而非破坏性改变。

6. 泌尿系统梗阻 泌尿系统梗阻多伴有感染，但梗阻以上尿路扩张积水，X 线检查及逆行造影可以确诊。

三、治疗策略

（一）治疗原则

泌尿系统结核是全身结核的一部分，治疗时应注意全身治疗。根据患者全身和病变情况，选择药物治疗或手术治疗。

（二）治疗方法

1. 一般支持疗法 加强营养，注意休息，保持生活规律。保持环境清洁，常到户外呼吸新鲜空气，身心愉快，以利健康的恢复。

2. 药物治疗 泌尿系统结核的药物治疗与全身其他部位结核一样，主张联合用药，不能单独使用一种药物，以减少细菌产生耐药性。常用的一线抗结核药物有异烟肼、利福平、吡嗪酰胺、乙胺丁醇和链霉素。

（1）药物治疗的适应证 ①早期肾结核，肾盂、肾盏形态未发生改变；②虽已发生空洞破溃，但病变范围不超过 2 个肾盏，且无输尿管梗阻者；③不能采取手术治疗的患者；④配合手术治疗：手术前后用药，为了防止手术操作过程造成的结核菌在体内播散，泌尿系统结核患者在手术前必须应用抗结核药物。肾切除术前应用药 2 周，保留肾的手术前则应用药 4 周。手术后继续用药 2 年或采用短疗程治疗。

（2）药物治疗的具体方案 ①不含利福平方案：异烟肼 + 链霉素 + 对氨基水杨酸钠。②含利福平和乙胺丁醇方案：异烟肼 + 利福平 + 乙胺丁醇；异烟肼 + 链霉素 + 利福平；异烟肼 + 链霉素 + 乙胺丁醇或异烟肼 + 利福平 + 吡嗪酰胺。目前对泌尿系统结核多采用异烟肼、利福平和吡嗪酰胺三药联合的短期（6 个月）治疗方法，剂量为异烟肼 300mg/d，利福平 450～600mg/d，吡嗪酰胺 1.0～1.5g/d，均为餐前半小时一次性顿服，用药时间 2 个月，以后 4 个月联合应用异烟肼和利福平两种药物即可。用药期间应定期查尿常规，尿找结核菌，3～6 个月后复查尿路造影，如已有好转，或者至少病变未继续恶化时可继续用药，如果病变范围反而扩大则应及时进行手术治疗。尿路梗阻会影响治疗效果，治疗时应先解除梗阻。但需要注意的是，如果输尿管病变严重，在治疗过程中即使结核病变愈合，仍会因为输尿管壁形成瘢痕而造成局部狭窄，影响肾脏功能。对这样的病例，必须及时随诊复查，发现肾积水加重及时进行手术治疗。

3. 手术治疗

（1）术前准备

1）手术指征　凡药物治疗 6～9 个月无效，肾结核破坏严重者，应在药物治疗的配合下行手术治疗。

2）禁忌证　①身体其他部位有活动性结核；②双侧或独肾结核；③患者同时患有其他严重疾病不能耐受手术者。

3）常规准备　手术治疗的患者在手术前后均需配合药物治疗。肾切除前需药物治疗 1 个月，至少 2 周以上；保留肾组织的手术，如肾病灶清除术、肾部分切除术、肾并发症的修复术、输尿管梗阻的整形术、肠膀胱扩大术、膀胱瘘修复术等，术前需用药 3～6 个月。

（2）手术方法及要点

1）病灶清除术　适用于病变局限，但病灶与肾盂不通而形成的结核性肾脓肿，手术时将该处切开，吸出脓液并将有结核病变的组织刮除，然后置入抗结核药物并填以肾周脂肪组织促其愈合，可保留未受损害的肾实质。利用 B 超引导穿刺脓肿，将脓液吸出并注入抗结核药物，也可使之闭合，使患者减少手术痛苦。

2）部分肾切除术　适用于病变局限，钙化灶明显，且在用药后仍有扩大趋势者。沿靠近病变的正常肾组织处切除病肾，然后再缝合肾盏断端并缝合肾实质断面。

3）肾切除术　肾结核破坏广泛，范围超过半肾，肾脏功能丧失，药物无法控制，合并继发感染时应行肾切除手术。切除结核肾这一病灶后，膀胱结核可较快好转、痊愈。肾切除时应将增粗部分的输尿管一并切除。肾切除术前必须全面评估对侧肾功能，如果对侧肾脏也有结核感染或功能不全，则应尽可能采取保留肾脏的手术。

4）输尿管手术　肾结核侵及输尿管，经药物治疗肾结核基本治愈，输尿管病变已形成局部狭窄段时可手术切除狭窄部，根据部位行肾盂输尿管吻合、输尿管端端吻合或输尿管膀胱再吻合术。

5）膀胱手术　已挛缩的膀胱即使在药物治疗后也无法恢复正常储尿功能，可考虑利用肠管做肠扩大膀胱术，条件是泌尿系统结核已完全治愈且无尿道狭窄存在，否则需行尿流改道的手术。

（3）术后处理

泌尿系统结核术后患者术后继续药物治疗半年以上。

（4）并发症及处理

①肾周围及皮肤瘘形成　手术操作过程中切口污染造成，经过换药等局部处理，可以愈合；如果形成窦道，则应手术切除。

②肾周围脓肿　手术中干酪样脓液溢出，或者肾周围脂肪组织切除不彻底，导致肾周感染局限形成脓肿。术后 1 周出现发热、腰痛、无力、食欲不振等症状，患侧肾区压痛，叩击痛明显，B 超检查可见脓腔，应及时切开引流。

③输尿管残端综合征　结核肾切除后，残留输尿管太长，则可形成输尿管残端积脓。患者仍有尿频、尿急、尿痛及脓血尿，并可出现下腹部疼痛。逆行造影可以明确诊断。症状明显应行输尿管残端切除术。

四、疗效及预后评估

（一）疗效评估

1. 治愈　肾结核的治疗持续 1 年以上，症状完全消失，血沉和尿化验正常，泌尿系统造影检查病灶已愈合或结核肾及输尿管病灶已切除；全身无其他结核病灶；尿沉渣找抗酸杆菌长期多次阴性，尿培养结核杆菌阴性；肾结核并发症得到彻底治疗。

2. 好转　肾结核治疗持续 1 年以上，症状完全消失或明显好转，但病灶未完全愈合，以上辅助检查一项或两项不正常；肾结核并发症未得到彻底治疗，但已得到控制。

3. 未愈　肾结核治疗不到 1 年，症状未消失，病灶仍存在，辅助检查不正常，肾结核并发症未得到控制。

（二）预后评估

结核病仍是常见病，结核侵入人体后，一旦造成破坏，不经过治疗不能自愈。经过正规抗结核治疗，绝大部分患者都可治愈。需要手术治疗的患者不足 10%。

五、出院医嘱

1. 注意休息，加强营养。

2. 坚持服药半年以上。服药期间每个月复查肝功能，如 ALT 增高而无不适可继续服药。如果出现恶心、乏力、食欲不振，特别是出现黄疸，应立即停止服用所有药物，直至黄疸消退，待 ALT 正常后，再次给药，药量减半，每周 3 次，2 周后无黄疸出现，恢复正常剂量，仍按每周 3 次给药。

3. 如果患者肾功能不正常，异烟肼、利福平和吡嗪酰胺主要在肝内代谢，可继续使用，但吡嗪酰胺应减量使用；链霉素、乙胺丁醇应禁用。

4. 定期复查，如尿常规，结核菌培养，静脉尿路造影，观察疗效。

第二节　男性生殖系统结核

一、疾病概述

男性生殖系统结核多继发于泌尿系统结核，一般来自后尿道感染，少数由血行直接播散，男性生殖系统结核不论经尿路或经血行感染多数先在前列腺、精囊内引起病变，以后再经输精管腔或管壁淋巴管蔓延到附睾，常从附睾尾部扩展到其他部位及睾丸。由于前列腺与精囊的位置深在，不容易被发现，因此，临床上最常见的是附睾结核。男性生殖系统结核常双侧发病，病程越长，双侧发生的概率就越高。发病年龄以 20 ～ 40 岁青壮年多见，约占 80%。

二、诊断策略

（一）病史采集要点

1. 主诉　直肠、会阴部、阴囊部不适，阴囊部肿胀、下坠感等，形成寒性脓肿继发感染，阴囊局部出现红肿、疼痛，脓肿破溃形成窦道等，或无意中发现附睾肿大就诊。

2. 现病史　多见于 20 ～ 40 岁青壮年。有无低热、盗汗、贫血、消瘦、乏力、食欲不振等症状，个别患者起病急，可有高热、疼痛，类似急性附睾、睾丸炎表现。有无尿频、尿急、尿痛、反复脓血尿等慢性膀胱炎症状。有无血精、阴囊处疼痛，有无发现阴囊肿大、附睾结节。有无不孕，两侧附睾结核常致不孕。

3. 既往史、个人史　询问有无结核病接触史、卡介苗接种史等。

（二）体检要点

1. 注意阴囊的外形是否增大，局部有无红肿、破溃，如有破溃，有无脓液或干酪样坏死组织，有无窦道形成。

2. 睾丸、附睾有无增大，质地硬度如何，有无睾丸、附睾境界不清，附睾肿块的部位、质地、大小，是否与阴囊皮肤粘连。

3. 输精管有无增粗，有无串珠样改变，有无合并睾丸鞘膜积液。

4. 直肠指诊前列腺有无结节、质地是否变硬、中央沟是否不清。

（三）辅助检查

1. 尿液检查　尿常规检查可有蛋白、红细胞和白细胞，有可疑结核者，应做尿结核菌检查和尿结核菌培养。

2. 前列腺液检查　前列腺液、精囊液检查可见红细胞和白细胞，可涂片找结核杆菌。

3. X 线检查　X 线平片中肾区或腹腔内可发现钙化影。

4. 尿道造影　可见前列腺区或后尿道区有钙化阴影、尿道狭窄、僵直、管壁不规则、膀胱颈部挛缩，有脓肿时可见空洞与尿道相通。

5. B 超检查　前列腺边界回声不均匀，欠整齐，内部光点不匀。

6. 尿道镜检查　可见前列腺部尿道有典型结核样改变；精阜近端的前列腺尿道扩张，尿道黏膜充血水肿；前列腺导管开口先扩张后收缩，呈高尔夫球洞穴状改变；前列腺尿道黏膜呈纵形小梁改变。

（四）诊断

1. 诊断依据

（1）本病多为慢性病程、逐渐发展，少数病例可急性发病。

（2）附睾肿大，形成坚硬的肿块，多数不痛，或仅感轻微隐痛。急性发作时，附睾肿痛较明显，以后变为慢性。附睾肿块可干酪样坏死寒性脓疡，并与阴囊壁粘连，破溃后形成窦道，经久不愈。

（3）输精管增粗、变硬，可形成串珠样结节。

（4）前列腺和精囊结核多无明显症状，有的出现血性精液、精液减少等。直肠指诊可扪到肿块，坚硬、一般无压痛。

（5）超声检查可见附睾或睾丸内低回声区或结节。前列腺边界回声不均匀，欠整齐，内部光点不匀。

（6）IVU、CT 或膀胱镜检查等常可发现泌尿系统结核。

2. 临床分型

（1）睾丸及附睾结核　附睾结核来源于前列腺、精囊、输精管的感染，病变从附睾尾部开始，逐渐发展到整个附睾，直至睾丸。还有少部分附睾结核可直接经血行感染，此时病变则从附睾头部开始。

（2）前列腺、精囊结核　双侧输精管开口及前列腺小管开口于后尿道，所以，结核杆菌一般先侵犯前列腺管、精囊。

（五）鉴别诊断

1. 需与前列腺结核相鉴别的疾病

（1）慢性前列腺炎　症状一般较为明显，有结节形成者范围较局限，常有压痛，经抗感染治疗后，结节可缩小甚至消失。

（2）前列腺癌　前列腺感染结核后质地变硬，与前列腺癌相仿，但前列腺的体积往往缩小，患者的年龄也小。前列腺癌发病多为老年人，影像学检查及前列腺特异性抗原（PSA）测定有助于诊断，必要时需作前列腺穿刺活组织检查。

（3）前列腺结石　有排尿困难、腰骶部及会阴部疼痛，直肠指诊可触及结石摩擦感。X线骨盆片可见结石影，B超可见强回声光团。

（4）肉芽肿性前列腺炎　有尿频、尿急、尿痛、射精痛、腰骶部及会阴部胀痛。前列腺硬结生长快，质地不均，常导致尿潴留。

2. 需与附睾结核相鉴别的疾病

（1）非特异性附睾炎　附睾结核：硬块常不规则，病程缓慢，常可触及串珠样、粗硬的输精管，如附睾病变与皮肤粘连或形成阴囊皮肤窦道。非特异性慢性附睾炎：很少形成局限性硬结，一般与阴囊皮肤无粘连，常有急性炎症发作史或伴有慢性前列腺炎病史。

（2）淋菌性附睾炎　也有附睾肿胀、疼痛。有淋病史。无附睾硬结与窦道，尿道分泌物多能查出革兰阴性双球菌。

（3）阴囊内丝虫病　该病引起的浸润和硬结在附睾或输精管附近的精索内，与附睾分开。有丝虫感染史。可并发鞘膜积液和象皮病。

（4）睾丸肿瘤　附睾结核可累及睾丸，产生结节，有时需和睾丸肿瘤鉴别。但结核病变常累及输精管，形成串珠状结节。附睾尾部的浸润与硬结，可与阴囊粘连形成窦道。B超检查有助于鉴别。

三、治疗策略

（一）治疗原则

1. 抗结核治疗，药物治疗方法与泌尿系统结核的治疗相同。
2. 手术清除病灶。

（二）手术治疗

1. 术前准备

（1）手术指征　需要手术治疗的主要是附睾结核，附睾结节抗结核治疗6个月后不消失，应行附睾切除。较重的附睾结核局部干酪样坏死或有脓肿窦道者行附睾切除手术时，同时切除窦道等受累组织。单侧睾丸结核发病者脓肿形成或有窦道时将睾丸一并切除。双侧发病者，清除病灶，尽量保存睾丸组织。前列腺及精囊结核一般不需手术治疗，但如前列腺部已形成空腔，其尖端狭窄造成下尿路梗阻时，治疗困难。如狭窄程度不重，可选择局部治疗方法进行尿道成型，否则应行尿流改道手术。

（2）常规准备　术前2周开始应用抗结核药物治疗。

（3）术后处理

1）一般处理　托高阴囊，局部加压包扎，防止继发性出血与阴囊水肿。

2）附睾结核术后继续抗结核治疗 6 个月以上。

（4）并发症及处理

1）阴囊窦道形成　如窦道形成，应加强抗结核治疗和全身支持治疗。1 个月后行阴囊窦道切除。

2）健侧附睾结核形成　主要由于附睾结核患者术中未将对侧输精管结扎，致使结核病变蔓延至健侧附睾。如对侧附睾病变严重，抗结核效果不好，也应考虑行附睾切除。

四、疗效及预后评估

（一）疗效评估

1. 治愈　经系统抗结核治疗，附睾结核病灶已切除，或早期附睾结核结节完全消退；身体其他部位无结核病灶存在。

2. 好转　已行抗结核治疗，早期附睾结核结节缩小，但未完全消退；附睾结核结节已切除，但身体其他部位有结核病灶存在。

3. 未愈　附睾结核病灶未彻底切除，有皮肤瘘管或脓肿存在；抗结核治疗后附睾结核病灶未消退。

（二）预后评估

男性生殖系统结核患者经过正规抗结核治疗，90% 以上能痊愈，只有小于 10% 的患者需要手术治疗。如有双侧输尿管、附睾结核，则可影响生育。

五、出院医嘱

1. 继续抗结核治疗 6 个月以上。

2. 每个月复查肝功能，异常者应停药，待肝功能正常后继续服药。

第五章　尿路梗阻（泌尿系统梗阻）

第一节　肾盂输尿管交界处梗阻

一、疾病概述

肾盂输尿管交界处（UPJ）梗阻为一种动力性或机械性梗阻，是小儿及青少年肾积水的常见原因。以男性多见，左侧居多。

二、诊断策略

（一）病史采集要点

1. 主诉　以腹部肿块或间歇性腰部疼痛就诊。

2. 现病史　了解发病年龄，是否有腰腹部疼痛，疼痛的性质，疼痛呈间歇性还是持续性，是否伴有呕吐，疼痛是否似胃肠道疾患。大量饮水后，是否出现腰部胀痛。是否有血尿，尤其是在轻微腰腹部外伤后。是否有腹部肿块，腰部疼痛是否伴有发热。

（二）体检要点

肋脊角有无局限性隆起，有无腹部肿块，肾区叩痛，肾积水肿块的紧张度可不一致，如肿块的紧张度较低或时硬时软，有波动感者，则肾积水的可能性很大。

（三）辅助检查

1. 尿液常规检查和培养　可了解肾积水是否合并感染。

2. 血液生化检查　了解肾脏功能情况及体内的水、电解质、酸碱平衡状况。

3. B超检查　肾脏集尿系统积水扩张，输尿管不扩张或显示不清，严重者肾脏体积增大，肾皮质变薄。

4. 静脉肾盂造影　可见肾盂肾盏扩张积水，或造影剂突然中止于UPJ部，下输尿管不显影或正常。

5. 逆行肾盂输尿管造影　有助于UPJ梗阻的诊断。

6. MRI　可代替逆行肾盂造影和肾穿刺造影。对肾功能不佳、静脉尿路造影显示不佳者应用MRI检查可以了解梗阻部位、病因及梗阻程度。

（四）诊断

1. 诊断依据

（1）儿童及年轻者多见。

（2）表现为腰腹痛，偶有血尿，严重者可出现腹部肿块。

（3）影像学检查　B超检查可提示肾积水，肾盂输尿管连接部显像不清或输尿管不显示；静脉肾盂造影示肾盂肾盏扩张积水，造影剂突然中止于UPJ部；逆行肾盂输尿管造影示UPJ处狭窄。CT、MRI检查示UPJ处狭窄、肾积水。

2. 临床类型

1）功能性UPJ梗阻　电镜下肌细胞内UPJ处有大量胶原纤维，肌细胞失去正常排列，互相分离，不能传递来自起搏细胞的电活动，阻断了正常蠕动的传递。

2）机械性UPJ梗阻　包括UPJ处异位血管、纤维索带压迫；UPJ处慢性炎症、肿瘤、手术创伤后瘢痕收缩等。

3. 肾积水分度

一度　肾盂扩张、肾盏正常、肾皮质正常。

二度　肾盂扩张、肾盏轻度扩张、肾皮质正常。

三度　肾盂扩张、肾盏明显扩张、肾皮质正常。

四度　肾盂扩张、肾盏明显扩张、肾皮质变薄。

五度　肾盂扩张、肾盏明显扩张、肾皮质明显变薄。

（五）鉴别诊断

1. 缩窄性肾盂肾炎　由慢性肾盂肾炎、肾结石及肾盂切开取石术后引起，影像学检查肾盂不规则，以肾盏积水为主，肾盂呈收缩状。

2. 上段输尿管梗阻　UPJ以下的上段输尿管梗阻，可为炎症、占位性病变、结石等引起，B超检查往往分辨不清，但对发现阴性结石有帮助；静脉尿路造影及逆行造影可以明确梗阻的性质。

3. 重度膀胱输尿管反流引起的UPJ扭曲　排尿期膀胱造影可协助诊断；纠正反流后，UPJ的扭曲可消失。

三、治疗策略

（一）治疗原则

对轻度的肾盂、肾盏扩张病例，可继续随诊观察3～6个月，如病情加重，有明显肾盂肾盏扩张，应行手术治疗。

（二）术前准备

1. 手术指征　输尿管肾盂梗阻，三度以上肾积水；静脉尿路造影检查梗阻存在，随访过程中肾积水加重，肾功能进一步恶化；肾积水引起疼痛、感染而影响工作或日常生活者。

2. 常规准备　①明确诊断，了解有无伴发畸形及并发症；②了解双侧肾功能。

（三）手术要点

1. 三度肾积水和四度肾积水　行离断性肾盂成形术或其他各种肾盂成形术。

2. 五度肾积水　行肾盂成形，必要时加肾折叠术或肾切除术。

3. 肾积水严重（五度）　患肾功能在10%以下或有明显发育异常，肾萎缩明显（术中测量肾皮质厚度小于2mm）且对侧肾功能良好，可行肾切除术。

（四）术后处理

1. 肾周引流管于术后 4～5 日，无分泌物流出时可拔出。置双 J 管者，术后要持续保留导尿，并取半卧位，使尿液充分引流，减少尿外渗机会。

2. 肾盂输尿管外支架管一般在术后 3 周拔除，仍保留肾造瘘管。之后再夹闭造瘘管，若无腰痛、膀胱尿液增多，可拔除肾造瘘管。对于置双 J 管内支架者，可于术后 2～3 个月内在膀胱镜下拔除。

3. 加强抗感染及支持治疗。

（五）并发症及处理

1. 持续漏尿　留置肾盂输尿管外、支架管及肾造瘘者很少发生伤口长期漏尿。已放置造瘘管者，宁可放置原位，不应盲目将管子退出，可在 X 线、B 超监视下调整位置。持续漏尿超过 1 周，则吻合口可能发生问题，若仅为吻合口水肿，致引流不畅，保持肾外引流通畅，预防感染，尿液漏出逐渐减少者，仍有机会于数周内自行愈合。若漏尿时间较长，发生输尿管周围炎、纤维化、粘连成角等情况，则无再愈合希望。应积极采取措施，须在膀胱镜下插入双 J 管，或行造瘘术。

2. 吻合口水肿　在一般情况下，吻合口水肿消除，肌源性传导恢复需 4 周以上，故主张放置内支架双 J 管。

3. 尿囊肿　因吻合口漏尿或拔除肾造瘘管后尿液积聚于肾周引起。小的囊肿可自行吸收，较大的宜在 B 超指导下穿刺、插管引流或切开引流。

4. 无梗阻性肾积水　此种持续性肾积水可能为吻合口不畅或肾盂失张力所致。利尿性肾图显示肾盂排空功能尚好，提示肾积水不是由于吻合口梗阻所致，可以继续随诊观察。

5. 吻合口狭窄　因吻合口缺血、纤维化、受压或扭曲可致狭窄或完全闭塞。此时不宜急于再次手术，应保留肾造瘘管或行肾造瘘术，充分引流，最少 3 个月以上，一般要在半年后再行手术，手术难度较第一次手术大，按具体情况施行粘连松解、肾盂输尿管再吻合术、输尿管肾下盏侧侧吻合术及回肠代输尿管术。

四、疗效及预后评估

（一）疗效评估

1. 治愈　原发病治愈，梗阻解除，切口愈合，腹部肿块消失，患肾功能恢复。无泌尿系统感染，尿常规正常，尿培养阴性。

2. 好转　梗阻未完全解除或行各类型造口术。积水程度减轻，患肾功能不完全恢复正常。尿常规异常，尿培养阳性。

（二）预后评估

对进行性加重的肾积水，肾功能持续下降，应积极手术治疗。离断性 UPJ 整形术成功率达 97%。手术成功，术后复查静脉肾盂造影可示吻合口通畅，肾盏、肾盂积水好转，肾功能有所恢复。只有轻度肾积水及儿童期的 UPJ 梗阻造成的肾积水，经有效治疗，可使肾积水完全恢复。

五、出院医嘱

1.多饮水，预防性服用抗生素，防止感染的发生。

2.置内支架双J管出院的患者，要定期复查KUB平片，了解J管位置；有出现置管后的少量血尿及异物性尿路感染的可能；注意休息；择日行膀胱镜下拔管。

第二节 输尿管狭窄

一、疾病概述

输尿管狭窄是指从UPJ以下至膀胱输尿管入口以上部位各种原因引起的狭窄。可引起狭窄部位以上肾积水、输尿管扩张、肾功能减退，易并发感染和结石。近年来广泛开展的输尿管镜操作，也容易引起输尿管损伤，特别是输尿管口损伤狭窄，狭窄愈完全，愈接近肾脏，对肾脏的损害出现得愈早，程度也愈重。最终将导致肾功能丧失。

二、诊断策略

（一）病史采集要点

1.主诉 以腰、腹部腹痛甚至肾绞痛就诊，并发感染或结石可伴有发热、血尿等症状。

2.现病史 询问发病的年龄，有无输尿管手术、外伤及排石史。腰部胀痛情况，是否有血尿、肾绞痛发作情况。有无发热，有无尿频、尿急、尿痛等膀胱刺激症状。

（二）体检要点

腰腹部有无手术瘢痕，肋脊角有无局限性隆起，肾区是否有压痛、叩痛，平卧位肾下极是否可及，腹部是否可触及包块，输尿管径路有无压痛。

（三）辅助检查

1.尿常规 有镜下血尿，常可见脓细胞、尿蛋白、管型。

2.B超检查 显示患侧肾积水，狭窄部以上输尿管扩张。

3.X线平片及静脉尿路造影 可了解肾积水、输尿管狭窄部情况。

4.逆行肾盂造影及经皮穿刺顺行造影 在静脉尿路造影显示狭窄部不满意时可行逆行肾盂造影，对明确狭窄部位、长度和性质有重要意义。经皮穿刺顺行造影，可了解造影剂通过狭窄部情况，亦可引流肾盂尿，了解每日患肾引流尿量，评估肾功能。

（四）诊断

1.诊断依据

（1）疼痛 狭窄部位以上肾盂、输尿管扩张积水，有腰部胀痛，甚至肾绞痛发作。

（2）膀胱刺激症状 低位梗阻可引起反射性尿频、尿急、尿痛。继发感染时亦可出现膀胱刺激症状。

（3）发热　继发感染，特别是狭窄后继发肾积水引起脓肾时。

（4）体检　患侧肾区有压痛、叩痛。输尿管径路有压痛。严重肾积水可扪及肾下极甚至腹部出现包块。

（5）B超　显示肾输尿管积水征。

（6）X线检查　排泄性或逆行性尿路造影，显示狭窄部以上肾、输尿管扩张积水，如果造影显示不满意，可行大剂量静脉肾盂造影或经皮肾穿刺顺行造影，明确狭窄部位、长度和性质。

（7）放射性核素肾图　显示患侧肾脏排泄功能减退，甚至分泌、排泄功能均减退。

2. 临床类型

（1）管腔内狭窄　由输尿管内息肉、肿瘤、瓣膜等占据管腔而形成狭窄。

（2）损伤后狭窄　由各种外伤或手术使输尿管壁缺损、瘢痕性愈合及纤维变性等造成输尿管狭窄。

（3）管腔外压迫　输尿管外部原因压迫形成的狭窄，如下腔静脉后输尿管、腹膜后肿瘤及腹膜后纤维硬化症等。

（五）鉴别诊断

1. 输尿管痉挛　在X线造影片上有输尿管狭窄征象。但痉挛是一种功能性疾病，其形态改变不是持续性存在，重复造影时，其狭窄形状发生改变或消失。在电视监视下进行动态观察，注射解痉药物后狭窄消失。放射性核素肾图，在注射呋塞米后，排泄段明显下降。

2. 输尿管结石　有阵发性肾绞痛史，在腹部X线平片上有不透光影像。逆行性尿路造影梗阻部位呈杯口状，阴性结石在梗阻部位有负影。

3. 输尿管结核　造影显示肾盂及肾盏破坏，管腔不光滑，输尿管黏膜呈虫蚀样改变，并僵直或粗细不均。肾实质破坏有空洞形成。24小时尿沉渣中可找到结核杆菌，膀胱镜检查膀胱黏膜呈充血、水肿，可见溃疡和出血灶，有结核结节。

4. 下腔静脉后输尿管　为一先天发育异常。排泄尿路造影，显示狭窄部位多在输尿管中段，向中线移位，梗阻以上有肾、输尿管扩张积水。多为右侧输尿管病变。逆行造影示移位于中线的输尿管呈狭窄段，再向上移行成扩张积水段呈"S"状。B超在诊断下腔静脉后输尿管亦有一定作用。

5. 输尿管肿瘤　由于肿瘤梗阻，故肿瘤以上肾、输尿管扩张积水。以间歇性无痛性血尿为特征，尿液中找到癌细胞，排泄性尿路造影显示输尿管有充盈缺损，往往在中、晚期出现患侧肾不显影，逆行尿路造影常可显示"倒高脚酒杯"状充盈缺损。膀胱镜检查，有时可见患侧输尿管口喷血。

三、治疗策略

（一）治疗原则

1. 肾积水合并急性感染，在无法置输尿管支架引流时，先行肾造瘘术、抗感染治疗，待感染消除后再择期行解除狭窄手术。

2. 对手术、外伤及医源性损伤引起的输尿管狭窄，特别是局部有尿外渗的输尿管狭窄，应先行肾造瘘术使尿流改道，6个月后再行手术。

3. 腔内手术　输尿管镜下狭窄段内切开、输尿管气囊扩张术及腔内激光内切开术等。

（二）手术治疗要点

1. 输尿管息肉、瓣膜　可行输尿管镜下息肉、瓣膜切除，具有损伤小、恢复快等优点。如息肉引起长段狭窄，无法彻底切除，亦可开放性手术，考虑行狭窄段切除、输尿管端端吻合术。

2. 下腔静脉后输尿管　将下腔静脉后输尿管游离，于扩张与狭窄交界处离断，输尿管从静脉后方拉出，切除狭窄段，静脉前方作输尿管端端吻合。

3. 输尿管狭窄过长的处理　切除长段狭窄，输尿管无法再吻合时，可采用：①少许游离肾脏下移，或作输尿管肾下盏吻合；②肠代输尿管手术；③下段可应用膀胱瓣输尿管吻合术。

（三）术后处理

1. 吻合口漏尿　预防：术中保证吻合口血供良好，吻合口无张力，提高吻合技术；术中置支架管，若置双 J 管，要留置导尿管 10 日左右；术后搬动患者要轻，术后 1 周忌过多活动，防止吻合口处裂开或脱开；留置后腹膜腔引流管，术后 5 日左右才可拔除。一旦发生漏尿，要保留引流管，充分引流。

2. 支架管滑脱和不在位　术中放置的输尿管支架管，无论是外支架管或是内支架管，要保持在位，妥善固定。在发生双 J 管末段未入膀胱腔时，可采用输尿管镜取出；支架管放置时间一般不少于 6 周，也不能超过 3 个月。

四、疗效及预后评估

（一）疗效评估

1. 治愈　原发病治愈，梗阻解除，切口愈合，腹部肿块消失，肾功能恢复。无泌尿系统感染，尿常规正常，尿培养阴性。

2. 好转　梗阻未完全解除或行各类型造口术。积水程度减轻，肾功能不完全恢复正常。尿常规异常，尿培养阳性。

（二）预后评估

手术效果除与手术技术有关外，还与是否感染、支架管位置放置是否妥当等因素有关。一旦手术失败，再次手术难度增加，即使采用肠代输尿管术，疗效亦不十分理想。

五、出院医嘱

1. 嘱患者多饮水。

2. 留置双 J 管出院者，定期复查 KUB 平片，了解 J 管位置；有出现置管后的少量血尿及异物性尿路感染的可能；注意休息；择日行膀胱镜下拔管。

第三节   尿道狭窄

一、疾病概述

先天性畸形或发育异常及后天的炎症、外伤、医源性损伤等原因均可造成尿道狭窄，严重者可导致尿道闭锁。尿道狭窄多见于男性青壮年，主要表现为排尿困难。

二、诊断策略

（一）病史采集要点

1. 主诉   以排尿困难就诊，继发感染时伴有尿路刺激症状。

2. 现病史

（1）询问可能的病因   ①发病年龄：一般先天性因素引起尿道狭窄发病年龄较早，但也有至成年才出现症状者。②有无外伤史，如有外伤史应注意询问尿道受伤的方式，是骑跨伤还是挤压伤，有无其他脏器合并伤。伤后治疗经过。无外伤史者注意询问有无尿道手术史，以前有无插过导尿管或做过内腔镜检查。③有无尿道感染病史：询问有无尿频、尿急、尿痛、尿道流脓等病史。

（2）有无尿道狭窄的典型表现   排尿困难，轻者只表现为尿线变细，排尿时间延长；重者排尿费力、滴沥，甚至完全不能排尿。

（3）有无尿道狭窄并发症表现   尿道狭窄常并发尿道周围感染，全身可有寒战、高热，局部表现为会阴部红肿、压痛，形成脓肿后可自行穿破形成尿瘘。尿道狭窄因尿道引流不畅发生尿道感染、尿道结石、前列腺炎、附睾炎等。长期梗阻还能形成膀胱高压，输尿管反流导致上尿路扩张积水，严重者出现肾功能衰竭。

（二）体检要点

1. 尿道触诊   前尿道狭窄可沿尿道触及尿道瘢痕，注意其部位、长度，有无压痛，尿道口分泌物，有无窦道形成。

2. 直肠指诊   注意观察前列腺有无移位，后尿道有无瘢痕及其长度。

3. 尿道探子检查   尿道探子进入狭窄部位时受阻，可换较细的探杆，直至能通过狭窄部位，即可估计狭窄的程度。

（三）辅助检查

1. B超   能判断出尿道狭窄的长度、程度及周围瘢痕组织的厚度。

2. 尿道造影   能准确反映出尿道狭窄的部位、长度和程度。

3. 尿道镜检查   可观察狭窄部位情况。

（四）诊断

1. 多继发于尿道损伤、长期尿道感染等疾病，亦可为先天性者。

2. 排尿困难，尿线细而无力，严重者可致尿潴留。可合并感染或尿瘘。

3.尿道触诊，前尿道狭窄可沿尿道触及尿道瘢痕。后尿道可经直肠指诊触及尿道瘢痕。

4.尿道探子检查尿道探子进入狭窄部位时受阻。

5.影像学检查可了解狭窄部位、长度和程度。

（五）鉴别诊断

1.**功能性尿道狭窄（尿道痉挛）** 指由炎症、外伤为诱因的尿道痉挛所致的排尿障碍。可表现为排尿困难等症状，但多有明确病因可查。插导尿管或行尿道探子检查时，可以顺利通过。尿道黏膜麻醉后，症状明显改善。

2.**前列腺增生症** 老年男性进行性排尿困难，有排尿费力、尿线变细、射程变短、夜尿次数增多等症状。直肠指诊前列腺增大。B超显示前列腺体积增大、残余尿增多。服药可以改善症状。

3.**尿道肿瘤** 亦可引起排尿困难等症状，但呈进行性加重，伴有尿道血性分泌物和初始血尿。尿道触诊或直肠指诊可触及肿块。尿道造影有充盈缺损，尿道镜检查可见新生物。

三、治疗策略

（一）治疗原则

尿道狭窄一旦形成，必须手术治疗；如为尿道损伤造成的尿道狭窄，必须在伤后3个月以后再行手术；合并有尿道直肠瘘，应先行结肠造瘘，再择期行尿道手术；手术前必须严格控制感染，以保证手术成功。

（二）治疗方法

1.**尿道扩张术** 对狭窄程度较轻，长度较短的患者，单纯尿道扩张就能解决问题。男性患者一般扩至F24号即可，女性患者可扩至F32号。

2.**腔内手术** 腔内手术是在内镜直视下用冷刀、电切或激光将狭窄的尿道切开，使排尿通畅。此手术最适合单纯尿道狭窄的患者。

3.**尿道外口切开术** 在局部麻醉下，用剪刀或尖刀将狭窄的尿道口切开。适用于先天性或炎症性尿道外口狭窄的患者。

4.**尿道端端吻合术** 手术切除狭窄或闭锁的尿道再行端端吻合术，适用于球部和膜部尿道狭窄者。有经会阴和耻骨两种途径。

5.**尿道切开和成形术** 尿道狭窄范围广泛，多次手术切除尿道致尿道缺损严重，不能行尿道吻合术者，均可采用尿道切开和尿道成形术来治疗。缺损的尿道可用阴茎或阴囊皮肤成形代替，亦可采用膀胱黏膜和羊膜等组织移植代替。手术可同时或分期进行。分期进行者先行尿道切开术，使狭窄尿道敞开，形成人造尿道下裂，3个月后再做尿道成形术。

（三）术后处理

1.一般处理

（1）抗感染治疗。

（2）注意保护术中放置的尿道支架管，不要随意拔除。拔管前嘱患者沿导尿管排尿，如能顺利排出，即可拔管。

（3）成年男性术后应给予雌激素口服，预防继发性出血。

2. 并发症及处理

（1）出血　轻微出血可自止，较重的出血可用气囊导尿管压迫止血。术中正规操作及仔细止血可减少发生率。

（2）假道　尿道扩张及腔内手术中由于经验不足或者操作粗暴，常常会造成假道。损伤部位多在球部尿道，一般在狭窄的远侧穿入，可穿至膀胱，亦可进入直肠。一旦假道形成，应立即中止手术，行耻骨上膀胱造瘘，积极对症处理，预防感染。待情况稳定后再考虑作进一步处理。

（3）感染　尿道手术和术后留置引流管可增加感染的机会。细菌上行感染可引起膀胱炎、肾盂肾炎、附睾炎、睾丸附睾炎等。

四、疗效及预后评估

（一）疗效评估

1. 治愈　排尿通畅，尿流率正常或大致正常，无尿失禁或尿瘘，不需尿道扩张或仅需定期扩张。
2. 好转　排尿困难改善，需频繁尿道扩张。
3. 未愈　症状、体征无改善，狭窄未解除，需择期再行手术。

（二）预后评估

尿道狭窄术后因瘢痕愈合，可形成再狭窄，术后患者应定期行尿道扩张，以巩固疗效。如手术失败，必要时行再次手术治疗。

五、出院医嘱

1. 多饮水。
2. 经常行尿液检查，及时处理存在的感染。
3. 定期行尿道扩张术。开放手术每周扩张1次。腔内手术拔管后可不必扩张，待出现尿线变细时，再行尿道扩张。

第四节　前列腺增生症

一、疾病概述

良性前列腺增生（BPH）简称前列腺增生，是男性进入老年后由于体内性激素平衡失调引起前列腺上皮细胞和间质细胞增多，前列腺体积增大，尿道阻力增加，膀胱出口梗阻，引起下尿路症状（LUTS）。长期梗阻，使膀胱内压增高，膀胱逼尿肌功能失代偿，引起尿潴留，甚至输尿管反流性肾积水，导致肾功能不全。由于梗阻后膀胱内尿液潴留，容易继发感染和结石。

二、诊断策略

（一）病史采集要点

1. 主诉　进行性排尿困难、尿频、尿潴留，有时发生血尿。

2. 现病史　内容应该包括下尿路症状的特点、持续时间及其伴随症状；患者的一般状况；国际前列腺症状评分。

（1）尿频情况　早期表现为夜尿次数增多，随着梗阻加重，白天也出现尿频，影响正常的睡眠和生活。

（2）排尿困难情况　表现为排尿等待、排尿时间延长、尿线细而无力、射程变短，甚至滴沥，并逐渐出现尿潴留、下腹胀满。如遇气候变化、饮酒、劳累、便秘、久坐等可诱发急性尿潴留。

（3）血尿情况　可表现为镜下血尿、肉眼血尿，大量出血可凝结为血块，引起急性尿潴留。

（4）其他症状　并发尿路感染时，可有发热、腰痛；梗阻引起严重肾积水、肾功能损害时，可出现慢性肾功能不全如食欲不振、恶心、呕吐、贫血、血压增高、乏力等症状。后期可有充溢性尿失禁、痔、脱肛、便血、腹股沟疝。

（5）国际前列腺增生症状评分（IPSS）及生活质量评分（QOL）　可定量描述患者 LUTS 的严重程度，并可作为选择治疗方式及疗效判断的参考。

3. 既往史　既往史中应该包括性传播疾病、糖尿病、神经系统疾病；药物史中注意了解患者目前或近期是否服用了影响膀胱出口功能的药物；患者的家族前列腺病史（包括前列腺癌与 BPH 史）。手术史、外伤史，尤其是盆腔手术或外伤史。有无尿道狭窄病史。

（二）体检要点

1. 外阴及尿道外口的检查　可以直观地检查患者外阴是否存在畸形、尿道口位置是否正常、是否存在尿道口狭窄。通过触诊可以检查是否存在尿道结石，并且可以顺便对患者的睾丸进行检查。

2. 直肠指诊　可了解前列腺的大小、形态、质地，有无压痛，有无结节及硬度，中央沟是否变浅，以及肛门括约肌张力情况。

3. 局部神经系统检查　主要是指会阴部的感觉和运动神经的检查。如肛门收缩和提肛运动。

4. 其他　注意有无腹股沟疝、痔、和脱肛等情况。

（三）辅助检查

1. 尿常规　可以确定下尿路症状患者是否有脓尿、血尿、蛋白尿及尿糖等。通过这项检查可以排除患者是否存在泌尿系统感染，是否潜在有泌尿系统肿瘤，是否并发肾内科疾病，是否并发糖尿病等。

2. 血清前列腺特异抗原（PSA）测定　PSA 有助于与前列腺癌的鉴别，但 BPH、前列腺炎经直肠前列腺 B 超检查和膀胱镜检查都可能使血清 PSA 升高。另外，泌尿系统感染、前列腺穿刺、急性尿潴留、留置导尿及前列腺按摩也可以影响血清 PSA 值。

3. 血肌酐　可了解有无肾功能损害及其受损程度。

4. 排尿日记　记录 24 小时排尿日记有助于鉴别夜间多尿和饮水过量。

5. 超声检查　可以了解前列腺形态、大小、有无异常回声、突入膀胱的程度、膀胱内情况及测定残余尿量。经直肠超声（TRUS）可以精确测定前列腺体积（计算公式为 0.52 × 前后径 × 左右径 × 上下径）。另外，经腹部超声检查可以了解泌尿系统（肾、输尿管）有无积水、扩张、结石或占位性病变。

6. 残余尿量测定　一般认为残余尿量超过 50 ～ 60ml，即提示逼尿肌已处于失代偿状态。测定方法可采用 B 超测定法和排尿后导尿法。

7. 尿动力学检查　此项检查是通过压力 – 流率函数曲线图来分析逼尿肌功能及判断是否存在

膀胱流出口梗阻。对引起膀胱出口梗阻的原因有疑问或需要对膀胱功能进行评估时建议进行此项检查，并结合其他相关检查以除外神经系统病变或糖尿病所致神经源性膀胱的可能。

8.静脉肾盂造影（IVP）检查　如果LUTS患者同时伴有反复泌尿系统感染、镜下或肉眼血尿、怀疑肾积水或者输尿管扩张反流、泌尿系统结石应行IVP检查。

9.尿道造影　如果病史或尿流率检查怀疑患者有尿道狭窄，可以通过尿道造影来确定或排除。

10.尿道膀胱镜检查　怀疑BPH患者合并尿道狭窄、膀胱内占位性病变时可行此项检查明确。

11.CT和MRI　由于检查费用高，一般情况下不作常规检查。

（四）诊断

1.诊断依据

（1）50岁以上老年男性出现进行性的排尿困难、尿频、尿潴留，有时发生血尿。

（2）直肠指诊扪及前列腺增大，表面光滑、质韧、有弹性、边缘清楚、中央沟变浅或消失。急性尿潴留时，可扪及充盈的膀胱。

（3）辅助检查　B超可显示前列腺体积大小、增生是否突入膀胱，还可测定残余尿量，了解膀胱有无结石及上尿路有无继发性积水。尿流率检查可以确定前列腺增生患者排尿的梗阻程度。如最大尿流率＜15ml/s表示排尿不畅；如＜10ml/s则表示梗阻较为严重。有血尿的患者应行静脉尿路造影和膀胱镜检查，以排除合并泌尿系统肿瘤可能。

2.前列腺增生症状严重程度分类　I-PSS评分是国际上普遍接受的判断BPH患者症状严重程度的手段。I-PSS评分是BPH患者下尿路症状严重程度的主观反映，但它与最大尿流率、残余尿量及前列腺体积无明显相关性。依据I-PSS评分（总分0～35分），将BPH患者进行如下分类：轻度症状0～7分；中度症状8～19分；重度症状20～35分。生活质量评分（QOL）（0～6分）是了解患者对其当前下尿路症状伴随其生活的主观感受，主要关心的是BPH患者受LUTS困扰的程度及耐受状况。

（五）鉴别诊断

1.膀胱颈硬化症　亦称膀胱颈挛缩，多为慢性炎症所致，临床表现与前列腺增生相似，发病年龄较轻，直肠指诊前列腺体积增大不显著，膀胱镜检查多可见膀胱颈口明显缩窄，而前列腺无明显增大。

2.前列腺癌　可与前列腺增生合并存在。当前列腺指诊坚硬，有结节存在，或血清PSA水平升高时，须行超声引导下的前列腺穿刺活组织检查或针吸细胞学检查，鉴别前列腺癌的存在。

3.膀胱癌　较大的膀胱肿瘤位于膀胱颈附近时，亦可造成膀胱出口梗阻症状。常有血尿，膀胱镜检查容易鉴别。

4.神经源性膀胱　临床表现为排尿困难和尿潴留，亦可继发泌尿系统感染、结石、肾积水和肾功能不全，与前列腺增生相似。但神经源性膀胱功能障碍常有明显的神经系统损害的病史和体征，可伴有下肢感觉和运动的障碍、肛门括约肌松弛和反射消失等表现。应用尿流动力学检查均可明确鉴别。

5.尿道狭窄　多继发于尿道损伤、长期尿道感染等疾病，详细询问病史，辅助以尿道造影多可明确诊断，必要时可行膀胱尿道镜检查。

6.前列腺结石　有尿频、排尿困难等症状。直肠指诊前列腺增大，可以扪及质地坚硬的结节，有结石摩擦感，盆腔X线摄片可见前列腺部位有结石阴影，B超示前列腺区有强回声伴声影。

7. 前列腺结核 尿频、尿急、尿痛症状明显，往往伴有男性生殖系统的附睾结核。直肠指诊示前列腺质硬，有结节感，表面有时不光滑。

三、治疗策略

（一）治疗原则

解除前列腺增生引起的下尿路梗阻，改善膀胱功能，保护肾功能，防止血尿、感染和尿潴留为基本原则。一般治疗方法按症状评分、尿流率测定、残余尿量、腺体大小四个指标来决定。①没有症状及明显梗阻者，即 I-PSS 评分 ≤ 7 分，Qmax ≥ 18ml/s，可临床观察；②有临床症状，但没有明显梗阻者，宜药物治疗，治疗无效时才考虑非药物治疗；③有明显梗阻症状，Qmax ≤ 10ml/s，残余尿量 > 60ml，甚至出现 BPH 并发症时（多次发生尿潴留、尿路感染、血尿、并发膀胱结石等）应采用手术治疗；④对有慢性尿潴留，引起反流性双肾积水、肾功能严重受损患者，可先行耻骨上膀胱造瘘，引流尿液，使肾功能改善后再考虑手术治疗。

（二）治疗方法

1. 随访观察 适合的是轻度下尿路症状（I-PSS 评分 ≤ 7）的患者，以及中度以上症状（I-PSS 评分 ≥ 8）同时生活质量尚未受到明显影响的患者。第一次 6 个月后随访，以后每年进行一次随访。随访的目的主要是了解患者的病情发展状况，是否出现临床进展以及 BPH 相关并发症和（或）绝对手术指征，并根据患者的愿望转为药物治疗或外科治疗。随访内容应包括病史及 I-PSS、QOL 评分、体格检查（直肠指诊）、尿常规、血清 PSA、超声检查（包括残余尿量测定）和尿流率。

2. 药物治疗

（1）α 受体阻滞剂 根据尿路选择性可将 α 受体阻滞剂分为非选择性 α 受体阻滞剂（酚苄明），选择性 $α_1$ 受体阻滞剂（多沙唑嗪、阿夫唑嗪、特拉唑嗪）和高选择性 $α_1$ 受体阻滞剂（坦索罗辛）。各种 $α_1$ 受体阻滞剂能显著改善患者的症状，连续使用 α 受体阻滞剂 1 个月无明显症状改善则不应继续使用。如果有效，可长期使用。

（2）5-α 还原酶抑制剂 5-α 还原酶抑制剂属于雄激素抑制剂，通过抑制体内睾酮转化为双氢睾酮（DHT），进而降低前列腺内双氢睾酮的含量，使腺体不再增生，甚至缩小。前列腺体积的缩小会降低 BPH 患者膀胱出口梗阻的静力性因素，从而缓解 BPH 患者的下尿路症状，达到改善排尿困难的治疗目的。但需长时间用药，6 个月以上才见效。目前常用的有非那雄胺和依立雄胺。

（3）联合用药 联合治疗是指联合应用 α 受体阻滞剂和 5-α 还原酶抑制剂治疗 BPH。联合治疗适用于前列腺体积增大、有下尿路症状的 BPH 患者。BPH 临床进展危险较大的患者更适合联合治疗。

3. 非手术介入疗法 适用于有中 – 重度症状的梗阻症状的患者，特别是有手术指征而不能耐受手术或不愿手术的患者，或药物治疗效果不佳者。

（1）机械扩张 经尿道前列腺气囊扩张术（TUBDP），在 3 ~ 6 个大气压下使气囊直径达 F60，持续 10 分钟，达到撕裂前列腺前后联合、破坏外科包膜弹性的目的，而改善排尿梗阻的症状。

（2）前列腺部尿道支架管 采用暂时或永久性的支架支撑于前列腺尿道内以保持后尿道通畅。

（3）其他方法如经尿道微波热疗、经尿道针刺消融术、经尿道激光接触汽化术、经尿道可视激光治疗、经尿道前列腺间质激光凝固术等，均系采用各种物理能量的生物学效应（主要是热效应）

达到使前列腺组织变性、凝固坏死或汽化，最终使前列腺体积缩小，改善膀胱出口梗阻的目的。

4. 手术治疗　BPH 是一种临床进展性疾病，部分患者最终需外科治疗来解除下尿路症状及其对生活质量的影响和并发症。

（1）手术指征

1）绝对手术指征　①尿潴留（至少在一次拔管后不能排尿或多次尿潴留）；②反复肉眼血尿；③继发性上尿路积水（伴或不伴肾功能损害）；④继发反复尿路感染；⑤继发膀胱结石；⑥继发较大膀胱憩室。

2）相对手术指征　①中－重度症状，不愿接受其他治疗要求手术治疗者；②中－重度症状，药物治疗效果不显著者；③最大尿流率＜ 10ml/s；④残余尿量＞ 60 ～ 100ml。

（2）手术方法及要点

①经尿道前列腺切除术（TURP）　是通过一个薄的环状电极通过变换电流波形、电压峰值及电流能量来实现的，由电切和电凝两个步骤组成。切割时发生器被设定在高能状态，发射持续变化的正弦波射频。电极通过前列腺组织时细胞被迅速加热、汽化形成一个腔道，而电凝时发生器是在低能状态下发射断续的正弦波，两者结合起到凝血作用。TURP 是目前治疗前列腺增生症的金标准，具有手术创伤小、恢复快、住院时间短、术后 3 ～ 5d 即可拔出尿管的特点。由于设备的改善，电切水平的提高，电切综合征(TURS)的发生率和手术死亡率均明显降低，电切综合征（TURS）的发生率仅为 0 ～ 0.8%，而手术死亡率仅为 0 ～ 0.23%。操作要求不损伤外括约肌，避免损伤包膜，12 点处应尽量少切除，前列腺尖部精阜基底部亦是 BPH 的起始部位，应予切除，否则影响疗效。在腺体过大或患者耐受手术能力差时，可行一侧叶切除或开沟切除。

②经尿道前列腺汽化术（TUVP）　和 TURP 相似，所不同的是，其电极经过特殊设计使之更适合标准的电切镜并增加了不同的发生器。电极为带槽滚轴，与其引导缘接触的前列腺组织被汽化，并形成 3 ～ 7mm 组织凝固层，完全不出血或出血很少。因此可以切除较大的前列腺组织而只有少许出血，液体吸收也少。和 TURP 相比，二者在安全性和有效性方面一致，术中术后出血少，住院时间更短，其不足之处是手术时间长且无法取得标本。

③经尿道汽化电切术（TUVRP）　应用高密度高能量的电流和特制的电极，既能快速切割去除增生的前列腺组织，缩短手术时间，又能使前列腺组织快速汽化、凝固，封闭血管达到止血的目的；同时，凝固组织（凝固层厚度为 2 ～ 3mm，而 TURP 创面凝固层厚度为 0.1 ～ 0.3mm）又限制了冲洗液的吸收，减少了发生电切综合征（TURS）的概率。TUVRP 与 TURP 的临床效果相同，有术中出血较 TURP 少、较少发生 TURS、对心血管功能影响小等特点。且 TUVRP 操作更容易，初学者容易掌握。因此，TUVRP 手术适应证较 TURP 更广，更适宜临床应用。

④经尿道等离子体双极汽化前列腺切除术（TUPKVP）　等离子切割系统是泌尿外科腔内手术治疗 BPH 的第三代最新设备及技术。它由一工作电极和一回路电极组成，两个电极均位于电切环内，电流无须通过患者身体。高射频电能通过导电液体（生理盐水）构成精简的局部控制回路，电切环工作电极与其自身附带的回路电极之间形成一个高热能的等离子球体。前列腺增生组织进入这一等离子球体内即可被汽化切除，而且双极电刀不需与组织直接接触。TUPKVP 实现了低温切割，显著减少包膜外的勃起神经损伤，减少术后勃起功能障碍的发生；用生理盐水作冲洗液，基本无 TURS 发生；无须负极板，提高了安全性；有相对的"被膜保护"作用，被膜切穿率明显下降；止血效果好，一般不用输血。其安全性高，疗效确切，易于掌握。

⑤经尿道激光前列腺切除术（TLP）　是利用激光的光能被组织吸收后转化为热能，腺体在极短的时间内因高温而凝固、炭化及汽化，从而汽化前列腺组织达到治疗的目的。它具有安全性高，

出血少，并发 TURS 症候群、尿失禁、阴茎、尿道狭窄等概率低的优点，适用于年老、体弱、合并有心肺疾患及其他相对手术禁忌证的患者。但由于其长期效果差及费用高，使得 TLP 的推广应用有一定的局限性。早期手术方法主要是经尿道钬激光前列腺切除术（HoLRP），近年来在此基础上发展了经尿道钬激光前列腺剜除术（HoLEP）。

⑥经尿道前列腺切开术　适用于前列腺体积 30ml 或担心术后发生勃起功能障碍及逆行射精的较年轻患者。

⑦开放前列腺切除术（耻骨上经膀胱或耻骨后途径）　适用于有各种绝对及相对手术指征的患者，尤其是前列腺体积较大（大于 75 ～ 100ml）或合并膀胱结石或较大膀胱憩室的患者。

四、疗效及预后评估

（一）疗效评估

1. 治愈　临床症状消失，膀胱残余尿正常，尿动力学指标恢复正常。
2. 好转　临床症状好转，膀胱残余尿减少，尿动力学指标好转。
3. 未愈　临床症状未改善，尿动力学指标仍异常。

（二）预后评估

1. 药物治疗只能缓解排尿困难症状，有的药物能部分逆转前列腺增生的进程或控制其发展。
2. 经尿道微波热疗可部分缓解 BPH 患者的尿流率和 LUTS 症状。其 5 年的再治疗率高达 84.4%；其中药物再治疗率达 46.7%，手术再治疗率为 37.7%。
3. 外科治疗方式　BPH 的外科治疗包括一般手术治疗、激光治疗以及其他治疗方式。BPH 治疗效果主要反映在患者主观症状（如 I-PSS 评分）和客观指标（如最大尿流率）的改变。治疗方法的评价则应考虑治疗效果、并发症及社会经济条件等综合因素。经尿道前列腺电切术、经尿道前列腺电汽化术、经尿道前列腺等离子双极电切术等手术治疗手段均能够改善 BPH 患者 70% 以上的下尿路症状。

五、出院医嘱

1. 预防治疗出血　前列腺术后因尿道黏膜完全修复要 6 周或更长时间，应防止后期的继发出血，保持大便通畅，忌过度用力及劳累。对于便秘者给予乳果糖等缓泻剂，对于出血者适当应用止血药物。
2. 预防复发　腔内手术及微创治疗者，为防止前列腺再度增生，可继续用 5α- 还原酶抑制剂，在排尿困难改善不明显时加用 α 受体阻滞剂、泌尿灵等治疗。
3. 门诊定期复查，不适随诊　随访计划为接受治疗后第 6 周和第 3 个月，然后每 6 个月一次。随访内容为国际前列腺症状评分（I-PSS）、尿流率检查和残余尿测定、尿液细菌培养等。如术前前列腺特异性抗原有升高，为防止发生前列腺癌，复查前列腺特异性抗原；有些排尿障碍在一段时间逐渐加重，要进一步明确原因，发现尿道狭窄及时处理。

第五节　尿潴留

一、疾病概述

尿潴留是指膀胱内充满尿液而不能排出，分急性和慢性两种。急性尿潴留又称完全性尿潴留，患者较痛苦，常见于尿道损伤、尿道结石嵌顿、前列腺增生症、脊髓损伤等。慢性尿潴留起病缓慢，又称部分性尿潴留，膀胱内有较多残余尿而无胀痛，常有少量尿液持续排出（假性尿失禁），常见于前列腺增生症、尿道狭窄、神经源性膀胱、膀胱彭出等尿道梗阻性疾病。

二、诊断策略

（一）病史采集要点

1. **主诉**　急性尿潴留突然发病，膀胱内充满尿液不能排出，胀痛难忍。慢性尿潴留为进行性排尿困难、尿频、排尿不尽感或充盈性尿失禁。

2. **现病史**　询问有无下尿路症状及其特点、持续时间、伴随症状；有无引起尿潴留的常见病，如前列腺增生、尿道结石、前列腺及尿道炎症；有无尿道、脊髓损伤等病史；有无腹部、盆腔、会阴部手术史；是否腰麻术后发生；是否应用某些松弛膀胱逼尿肌的药物；有无导致前列腺增生患者发生尿潴留的诱因，如劳累、饮酒、感冒、憋尿等。对老年人应询问有无便秘和排尿困难病史，对女性患者应询问妊娠与分娩史，有无盆腔炎，盆腔压迫性疾病如子宫肌瘤、卵巢囊肿等，盆腔脏器脱垂如子宫脱垂、阴道前后壁脱垂等，痛经，阴道分泌物性状等病史。

（二）体检要点

1. **一般情况**　患者下腹部腹痛、尿意急迫，采取各种体位排尿均无法排出，辗转不安，呻吟不止。但患者神志清楚、呼吸、脉搏、血压及体温正常。

2. **腰、腹部检查**　检查腰部有无外伤伤痕，有无触压痛，活动是否受限。下腹部耻骨上区是否可见隆起、扪及胀满的膀胱，触压有胀痛感，叩诊呈浊音。

3. **外生殖器检查**　检查有无包茎、包皮口狭窄，有无皮疹，有无尿道外口狭窄，有无尿道狭窄、结石、异物、肿瘤等。

4. **直肠指诊**　了解前列腺大小、直肠及盆腔情况，检查肛门括约肌松弛情况，检查会阴部感觉情况。

（三）辅助检查

1. **实验室检查**
（1）尿常规、尿培养等检查　了解患者是否有血尿、脓尿、蛋白尿及尿糖等。
（2）血生化检查　肾功能检查了解有无肾功能损害，血电解质血糖检查，了解有无低血钾、糖尿病。

2. **影像学检查**
（1）B超检查　可发现膀胱极度扩张、充盈。检查有无前列腺增大、膀胱壁小梁、膀胱憩室。

有无输尿管扩张、肾积水。

（2）CT检查 检查有无脊柱肿瘤。外伤患者检查有无脊柱骨折、骨盆骨折。可发现膀胱极度扩张、充盈。

（3）X线检查 腹部平片可见骨盆骨折、尿道结石。尿道及膀胱造影可明确尿道狭窄、尿道损伤等。

（四））诊断

1.急性尿潴留突然发病，膀胱内充满尿液不能排出，胀痛难忍。慢性尿潴留为进行性排尿困难、尿频、排尿不尽感或充盈性尿失禁。

2.检查下腹部耻骨上区可见隆起、扪及胀满的膀胱，触压有胀痛感，叩诊呈浊音。

3.影像学检查可发现膀胱极度扩张、充盈。发现引起尿潴留的相关病变如前列腺增生、尿道结石、尿道狭窄等。

（五）鉴别诊断

与无尿鉴别，无尿是指肾功能衰竭或双侧上尿路完全梗阻，膀胱内空虚无尿。

三、治疗策略

（一）治疗原则

1.急性尿潴留 尽快解除病因，恢复排尿。对病因不明或梗阻一时难以解除者，可行急诊导尿术。不能插入导尿管者行耻骨上膀胱穿刺造瘘，持续导尿。

2.慢性尿潴留 如为机械性梗阻，病变引起，有上尿路扩张和肾积水，肾功能损害者，应先行膀胱尿液引流，待肾积水缓解，肾功能改善后，针对病因择期手术或采取其他方法治疗，尽早解除梗阻。如为动力性梗阻，多数患者需间隙导尿，或行耻骨上膀胱造瘘或其他尿流改道术。

（二）手术治疗

解除病因，避免尿潴留，如前列腺增生症患者行前列腺摘除术，具体详见相关章节。

第六章　尿石症

第一节　肾结石

一、疾病概述

肾结石是泌尿系统中最常见的结石，多发生在青壮年，21～50岁患者占83.2%。左、右侧肾脏发病比例相似，双侧发病占10%。

二、诊断策略

（一）病史采集要点

1. 主诉　多以肾绞痛或体检发现肾结石就诊。

2. 现病史

（1）疼痛　有无腰部隐痛、胀痛或绞痛史，疼痛持续的时间，活动后疼痛有无加重，有无腰腹部剧烈绞痛史，疼痛是否向同侧下腹部及会阴部放射。多数患者都有腰痛史，40%～50%有肾绞痛史。绞痛发作时呈阵发性加重，常伴有恶心、呕吐。

（2）血尿　是否发现有肉眼血尿或镜下血尿，是起始血尿、终末血尿还是全程血尿。血尿的颜色，有无血丝或血块。血尿与疼痛和活动的关系，是出现在疼痛之前还是之后。

（3）发热及脓尿　有无发热，有无尿频、尿急、尿痛及尿色浑浊。

（4）排石史　有无尿痛及结石排出史。

（5）少尿、无尿　每日尿量是否少于400ml。过去有无少尿或无尿病史。

（6）有无形成结石的原发性疾病　全身性疾病，如甲状旁腺功能亢进、痛风等。泌尿系统自身疾病，如肾盂输尿管连接部狭窄、马蹄肾、多囊肾、巨输尿管症、输尿管开口囊肿、膀胱憩室、神经性膀胱、前列腺增生、尿道狭窄等。

（二）体检要点

1. 一般情况　注意患者的体位及是否发热，有无高血压。

2. 肾区情况　双肾区是否对称，肋脊角有无压痛，肾区有无叩击痛。

3. 腹部情况　上腹部有无压痛，是否扪及包块。输尿管径路有无压痛。

（三）辅助检查

1. 实验室检查

（1）血、尿常规　尿中可见红细胞。合并感染时尿中可见大量的白细胞。泌尿系统感染时，血常规白细胞计数及中性粒细胞比例增高。

（2）尿培养及药敏试验　尿路感染时选用。

2.影像学检查

（1）超声　超声可作为尿路结石，尤其是肾及膀胱结石的常规诊断方法，在肾绞痛时可作为首选方法。表现为强光团伴有声影。最小可显示1～2毫米结石，同时有助于对肾囊肿、积水、占位等病变的诊断。

（2）腹部X线平片　在X线平片上不同成分结石显影程度依次为草酸钙、磷酸钙、磷酸镁铵、胱氨酸、含尿酸盐结石，单纯尿酸和黄嘌呤结石为透X线结石，胱氨酸结石密度低，X线显影比较淡。肾结石约90%为阳性结石，可在X线片中显示出来，如结石诊断困难时，可加拍侧位片。

（3）静脉肾盂造影　静脉肾盂造影检查不仅可以诊断阳性结石，也可以诊断阴性结石，在X线片上表现为充盈缺损。可了解肾盂、肾盏的形态，结石的大小、数目、部位和结石的远端尿路有无梗阻或先天性畸形等病变存在，判断肾功能的情况，对制定治疗方法有重要作用。

（4）CT检查　CT扫描不受结石成分、肾功能、呼吸运动的影响，螺旋CT还能同时对所获图像进行二维及三维重建，发现结石的敏感性比尿路X线平片及静脉尿路造影高得多，尤其适合急性肾绞痛的患者。CT值对结石成分及脆性可进行初步评估，为选择治疗方法提供帮助。

（5）逆行或经皮肾穿刺造影　用于碘过敏或静脉肾盂造影不满意的患者。

（6）磁共振水成像（MRU）　磁共振尿路造影对诊断尿路扩张很有效，对96%的尿路梗阻诊断有效，尤其是对肾功能损害、造影剂过敏、禁忌X线检查者，也适合于孕妇及儿童。在MRU上，肾结石、膀胱结石均表现为低信号，与周围的尿液高信号相比表现为充盈缺损（需与血块、肿瘤等相鉴别）。MRU除用于输尿管结石引起的梗阻外，对其他原因引起的上尿路梗阻（如肾盂输尿管交界处狭窄）、输尿管囊肿、输尿管异位开口等也有很好的诊断作用。

（7）肾图　肾图是诊断尿路梗阻的一种安全可靠、简便无痛苦的方法，可了解分肾功能和各侧上尿路通畅的情况，作为了解病情发展及观察疗效的指标，其灵敏度远较排泄性尿路造影为高，利尿肾图则可以对功能性梗阻及机械性梗阻进行鉴别，急性肾绞痛时如尿常规有红细胞但KUB未见结石的阴影而不能明确诊断时，可急诊行肾图检查，如出现患侧梗阻性肾图，则可确定是患侧上尿路有梗阻，而与其他急腹症相鉴别。

3.特殊检查项目

（1）复杂性肾结石的尿液分析

1）收集24小时尿液分析钙、草酸、枸橼酸、尿酸、镁、磷酸、尿素、钠、钾、肌酐含量。

2）检查结果评价

①测定血清/血浆钙有助于甲状旁腺功能亢进（HPT）或其他与高钙血症有关疾病的诊断。若血钙浓度高（>2.60mmol/L）应测定甲状旁腺激素水平来确诊/排除HPT的诊断。

②透X线结石伴有血清高尿酸者应考虑尿酸结石，但CT片上可显示。

③禁食晨尿pH高于5.8可考虑完全性或不完全性肾小管酸中毒（RTA），应同时作酸负荷试验及血液pH、钾、碳酸氢盐和氯化物测定。

（2）结石成分分析　物理分析法比化学分析法精确，化学分析法的主要缺点是所需标本量较多，且分析结果不很精确。

（四）诊断

1.病史和体检　典型的肾绞痛和血尿，或曾从尿道排出过结石。患侧肾区叩击痛，并发感染、积水时叩击痛明显，可触及肿大的肾脏。

2. 化验检查　尿常规可见 RBC、WBC 或结晶，尿 pH 在草酸盐及尿酸盐结石患者为酸性，磷酸盐结石为碱性。感染时出现脓细胞，细菌培养阳性，计数＞ 10 万 /ml 以上。多发性和复发性结石，应测血尿的钙磷值、尿酸值等，必要时作钙负荷试验。

3. 影像学检查　X 线检查及 B 超可发现大多数结石并明确诊断，CT 检查有助于不透 X 线结石的诊断，必要时可行输尿管肾镜检查。

（五）鉴别诊断

1. 急性胆绞痛　表现为右上腹部突发性绞痛，易与肾绞痛发作相混淆。胆绞痛发作时，疼痛在右上腹部，常向右肩背部放射，右上腹部有局限性压痛、肌卫及反跳痛，Murphy 征阳性。尿常规无红细胞。肾绞痛发作时，患侧腰腹部绞痛，向同侧下腹部及会阴部放射，患侧肾区有叩击痛。尿常规有红细胞，腹部 X 线及 B 超可发现肾结石。

2. 急性阑尾炎　表现为转移性右下腹痛，右下腹部有固定压痛，可有肌卫及反跳痛，尿中无红细胞，血常规白细胞计数及中性粒细胞比例增高。X 线及 B 超未发现结石，核素肾图正常。

3. 肾结核钙化　肾结核的患者临床表现为午后低热、盗汗、血尿，尿频、尿急、尿痛尿路刺激症状。X 线片可以有钙化影，呈斑片状，密度不均匀，血沉增快。

4. 肾肿瘤　典型临床表现有腰痛、包块、血尿。肿瘤有时可有钙化，与肾结石诊断相混淆。肾肿瘤静脉肾盂造影可见肾盂、肾盏受压和破坏。B 超和 CT 扫描可发现实质的占位性病变。

5. 腹腔淋巴结钙化　若位于肾区时，需和肾结石鉴别。X 线侧位片上尿路结石位于椎体前缘之后、腹腔内钙化阴影位于椎体之前。静脉肾盂造影及 B 超也可帮助诊断。

6. 肾盂肾炎　表现为腰腹部疼痛、血尿及发热，多见于女性。尿常规有大量白细胞，尿培养阳性。X 线片、B 超无结石发现。

7. 海绵肾　X 线平片肾区可见钙化影，但为多发性小结石，呈放射状排列。肾盂静脉造影表现为肾小盏周围多发性梭形小囊，呈葡萄样排列，多为双侧性。

8. 肾动脉瘤　尿路平片上也可出现钙化影像。但其位于肾门周围，呈花圈样钙化；有血压升高表现；肾动脉造影显示扩张的动脉瘤影像。

9. 肾盂肿瘤　尿路造影肾盂表现充盈缺损，需与阴性结石鉴别。但其为不规则形；有严重的无痛性肉眼血尿；超声波检查可见肾盂或肾盏光点分离，在肾盂或肾盏中出现低回声区，轮廓不整齐；尿中可查及瘤细胞。

10. 肾盂血块　在尿路造影片上也表现为不规则的充盈缺损。可在 2 ～ 3 周后复查，充盈缺损可见缩小或消失。

三、治疗策略

（一）治疗原则

缓解病痛，取出结石，解除梗阻，保护肾功能和防止结石复发。根据结石的大小、数目、部位和形态，有无梗阻和感染，肾功能状态，以及全身情况综合分析，制定治疗方法。双肾结石处理原则：①先处理发生急性梗阻的一侧或结石易取出的一侧。②双肾功能均较差时，先处理肾功能损害较差一侧。③双肾功能均较好时，先处理肾功能损害较好一侧。④一侧有功能，对侧已完全丧失功能且估计无法保留者，先治疗有功能侧。⑤两期手术间隔时间视具体情况而定，一般为

2周～3个月，宜早不宜晚。

（二）治疗方法

1. 排石疗法

（1）适应证　结石直径小于0.6cm，表面光滑，结石以下尿路无梗阻，结石未引起尿路完全梗阻且停留部位少于2周；对于特殊成分的结石，尿酸结石和胱胺酸结石推荐排石疗法；排石疗法也可应用于腔镜碎石及ESWL术后的辅助治疗。

（2）方法　大量饮水，饮水2000～3000ml，每日尿量不少于2000ml，同时应用止痛药，α受体阻滞剂、EA受体阻滞剂、排石冲剂等，并适度地运动。

（3）疗程　1～2个月。

2. 溶石疗法　包括口服药物溶石、经皮化学溶石。适用于感染性结石、胱氨酸结石、尿酸结石等。

3. 体外冲击波碎石术（ESWL）　结石小于20mm的肾结石应首选ESWL治疗；直径大于20mm的结石和鹿角形结石可采用PNL或联合应用ESWL，若单用ESWL治疗，建议于ESWL前插入双J管。肾盂结石容易粉碎；磷酸铵镁和二水草酸钙结石容易粉碎；一水草酸钙和胱氨酸结石较难粉碎。ESWL治疗次数不超过3～5次。

4. 经皮肾镜取石术（PNL）　适应证：所有需手术干预的肾结石；输尿管上段L$_4$以上、梗阻较重或长径大于1.5cm的大结石；特殊患者的肾结石；马蹄肾、孤立肾、移植肾、无萎缩、无积水肾结石。经皮肾镜术禁忌证：未纠正的出血性疾病；长期服用抗凝药需停药1～2周以上，复查凝血功能正常方可进行；严重心、肺疾患，不能耐受手术者；未控制的糖尿病和高血压患者；结石合并同侧肾肿瘤；盆腔游走肾或重度肾下垂者。经皮肾镜术相对禁忌证：极度肥胖；皮肾通道建立困难；盆腔异位肾脏；穿刺途径可能通过腹腔；脊柱后凸、侧弯畸形患者，可以取侧卧或半平卧体位，使用B超定位，已不再列为经皮肾镜手术禁忌证。合并肾功能不全者或肾积脓先行皮肾穿刺造瘘引流，待肾功能改善及感染控制后再二期取石。完全鹿角状肾结石可分期多次多通道取石，但手术次数不宜过多（一般单侧取石≤3次），每次手术时间不宜过长，多次PNL后仍有直径大于0.4cm的残石，可联合应用ESWL。

5. 输尿管镜取石术（URS）　适应证包括透X线的肾结石（小于2cm），ESWL定位困难；ESWL术后残留的肾下盏结石；嵌顿的肾下盏结石，ESWL治疗效果不好；极度肥胖、严重脊柱畸形，建立PNL通道困难；结石坚硬（如一水草酸钙结石、胱氨酸结石等），不利于ESWL治疗；伴盏颈狭窄的肾盏憩室内结石。禁忌证包括不能控制的全身出血性疾病；严重的心肺功能不全，无法耐受手术；未控制的泌尿系统感染；严重尿道狭窄，腔内手术无法解决；严重髋关节畸形，截石位困难。

6. 开放性手术

（1）适应证　适用于ESWL、URS和（或）PNL作为肾结石治疗方式时存在禁忌证；ESWL、PNL、URS手术治疗失败，或上述治疗方式出现并发症需开放手术处理；存在同时需要开放手术处理的疾病，如肾脏内集合系统解剖异常、漏斗部狭窄、肾盂输尿管交界处梗阻或狭窄、肾脏下垂伴旋转不良等。

（2）手术方法　①肾盂切开取石术适用于肾外型肾盂的患者。②肾窦内肾盂切开取石术适用于肾内型肾盂或结石较大的肾结石患者。③部分肾切除术适用于肾结石位于肾上极或肾下极、肾漏斗部狭窄的患者。④肾盂、肾实质切开取石术适用于鹿角型肾结石，特别是结石向下盏延伸、肾下盏漏斗部有狭窄的患者。⑤肾切除术适用于患肾已无功能或合并有其他严重疾病，如肾结核、肾肿瘤等，而对侧肾功能正常的患者。

7. **无尿的治疗**　双肾结石或孤立肾结石患者，由于肾绞痛或结石落入输尿管可出现无尿。应及时处理，根据患者情况，选择简单有效的方法。如果肾积水较明显，可选择经皮肾造瘘术，引流尿液。待患者情况改善后行 EWSL 或开放手术治疗。如肾积水较轻可在膀胱镜下放置支架管，等患者情况改善后，再治疗结石。

（三）术前准备

1. 除一般准备外，强调病因检查，若能明确病因，对治疗及预防术后复发极为重要。

2. 全面检查明确结石的大小、数目、形状、部位，肾盂形态以及肾功能等，作为制定手术治疗方法的依据。

3. 有水、电解质紊乱或肾功能障碍者，术前应予治疗，稳定后手术。

4. 术前应用抗生素预防及控制感染。有肾盂梗阻积脓者应经输尿管插管引流、肾盂冲洗，体温下降 2～3 天后手术。

（四）术后处理

1. **一般处理**　肾部分切除术及肾实质切开术后绝对卧床 10～14 日，严密观察有无出血。

2. **预防感染**　抗生素预防感染。

3. **拔管**　肾周引流管术后 3～5 日拔除，肾造瘘管术后 7～10 日拔除。拔管前造影，证实输尿管通畅。输尿管双 J 管术后 3 周拔除。

4. **拆线**　术后 7～9 日拆线。

（五）并发症及处理

1. **出血**　肾盂或肾切开取石术后，早期常有轻微血尿，不必特殊治疗。若发生严重出血，则需紧急处理。术后发现出血，应密切观察，同时输血、输液抗休克治疗，如出血不停止或出现休克应及时手术探查止血。

2. **尿瘘**　原因：肾盂切口或肾实质切口缝合不好、感染、远端尿路梗阻、过早拔除引流管均可造成切口漏尿或尿瘘。处理：术后早期少量尿漏，保持引流管引流通畅，延迟拔管时间至漏尿停止。术后切口漏尿严重者，应及时行腹部 X 线片，静脉或逆行尿路造影，查明原因。如为残余结石堵塞输尿管可经膀胱镜自输尿管口插入 F6～7 号双 J 或单 J 管到肾盂固定引流。插管失败则应行手术取石。如尿瘘系原发性梗阻病变或肾盂输尿管连接部损伤性、炎症性狭窄所致，则施行肾造口术，以解除梗阻和控制感染，2～3 个月后再施行解除梗阻的手术治疗。

3. **术后感染**　术前未能控制感染、漏尿、引流不畅及全身情况差等都可能引起切口感染或肾盂及肾周感染。处理：彻底引流创口，应用有效抗生素。

四、疗效及预后评估

（一）疗效评估

（1）治愈　梗阻解除，无结石残留，无泌尿系统感染，伤口愈合。

（2）好转　梗阻解除，尚有残余结石或遗有泌尿系统感染。

（3）未愈　梗阻未解除，残石较多或仍有泌尿系统感染。

（二）预后评估

95% 以上的肾结石可通过行 EWSL、输尿管肾镜碎石及经皮肾镜碎石治疗取得满意疗效，仅 5% 的患者需手术治疗。但肾结石治疗后复发率仍高，治疗后 1 年的复发率高达 10% 以上，10 年达 50%。

五、出院医嘱

（一）预防结石复发

1. 多饮水　一般日尿量在 1000ml 以下者结石形成的风险将增大，2000ml 以上者则风险较低。为确保一日尿量在 2000ml 以上，建议每日除饮食外再摄入 2000ml 以上的水分。

2. 调整饮食结构

（1）根据结石成分、代谢状态等调整饮食结构，含钙结石的患者应限制含钙、草酸丰富的食物，如牛奶、动物蛋白、菠菜、油菜、海鲜及豆制品等。磷酸钙结石的患者应限制含磷丰富的食物，如葡萄、柑橘、柠檬等。高尿酸结石的患者应避免高嘌呤食物如动物内脏。

（2）维持饮食营养的综合平衡，保持早、中、晚三餐的均衡性，避免其中某一种营养成分的过度摄入。

（3）限制盐分的过量摄取（10g/d 以下）　过量摄入钠，不仅引起尿钠，而且会引起尿中钙的排泄增加。日食盐摄入量应少于 10g/d 的标准。

（4）少饮含糖及酒精饮料　由于糖可促进肠道吸收钙，相应也增加了草酸的吸收。饮酒可增加尿中尿酸排泄并使尿量减少，啤酒虽然可一时利尿，但随后会引起尿浓缩，长期饮酒引起高钙尿、高磷酸尿。

3. 药物疗法　饮食指导未能改善结石形成的危险因素时，应考虑药物治疗。针对症状给予相应的有效药物；高钙尿症者给予噻嗪类药物或枸橼酸制剂，高尿酸尿者给予别嘌呤醇或枸橼酸制剂，高草酸尿者给予枸橼酸制剂或钙制剂，低枸橼酸尿者给予枸橼酸制剂。中西药物的应用也可以明显减少结石残留和降低尿结石复发率。目前，国内外常用的药物有消石素、维生素 B_6、噻嗪类药物及中药金钱草、海金沙、茯苓等。

4. 去除局部复发的因素　尿路梗阻、感染和异物是结石形成的主要局部因素，并且关系到结石的治疗效果。结石、梗阻和感染三者互为因果，形成恶性循环，使病情加剧。

（二）门诊定期复查

每隔 3 ~ 6 个月门诊复查，以便早期发现结石复发，及时治疗。进行结石成分分析，以便预防复发。

第二节　输尿管结石

一、疾病概述

输尿管结石和肾结石同属上尿路结石，在病因、结石形成机制、流行病学等方面均相似。输尿管结石可分原发性结石和继发性结石，后者源于肾结石，占输尿管结石 90% 以上，肾结石降入输尿管，多停留或嵌顿在三个狭窄处。原发性输尿管结石少见，常与输尿管本身存在病变有关，如憩室、狭窄、新生物、囊肿、异位输尿管等。我国好发年龄为 20～40 岁，男女之比为 3：1。两侧无明显差别。

二、诊断策略

（一）病史采集要点

1. **主诉** 多以疼痛和血尿就诊。

2. **现病史**

（1）疼痛 有无腰部隐痛、胀痛或绞痛史，疼痛持续的时间，活动后疼痛有无加重，有无腰、腹部剧烈绞痛史，疼痛是否向同侧下腹部及会阴部放射。绞痛发作时呈阵发性加重，常伴有恶心、呕吐。

（2）血尿 是否发现有肉眼血尿或镜下血尿，是起始血尿、终末血尿还是全程血尿。血尿的颜色，有无血丝或血块。血尿与疼痛和活动的关系，是出现在疼痛之前还是之后。

（3）发热及脓尿 有无发热，有无尿频、尿急、尿痛及尿色浑浊。输尿管结石侧肾积水。尿路梗阻后常诱发急性或慢性感染。

（4）排石史 有无尿痛及结石排出史。

（5）少尿、无尿，肾功能衰竭 偶见于双侧输尿管结石，或者孤立肾输尿管结石梗阻。

（6）询问有无形成结石的原发性疾病 全身性疾病，如甲状旁腺功能亢进、痛风等。泌尿系统自身疾病，如肾盂输尿管连接部狭窄、马蹄肾、多囊肾，巨输尿管症、输尿管开口囊肿、膀胱憩室、神经性膀胱、前列腺增生、尿道狭窄等。

（二）体检要点

1. **一般情况** 注意患者的体位及是否发热，有无高血压。

2. **肾区情况** 双肾区是否对称，肋脊角有无压痛，肾区有无叩击痛。若肾积水和感染，有时可能触及肾脏。

3. **腹部情况** 上腹部有无压痛，是否扪及包块。输尿管径路有无压痛。

4. **其他检查** 若结石反复发作，应仔细检查颈部有无肿大的甲状旁腺。女性阴道检查偶可触及较大的输尿管下段结石。

（三）辅助检查

1. **实验室检查**

（1）尿常规 可见红细胞，合并感染时，尿中白细胞也增多。血常规白细胞计数及中性粒细胞比例增高。

（2）内分泌异常或代谢紊乱 血清钙、磷，碱性磷酸酶，尿酸，24 小时尿钙、磷等检查。

（3）肾功能 水、电解质、酸碱平衡测定。

2. **影像学检查**

（1）X 线腹部平片（KUB） 可以在输尿管径路上发现不透光的结石影。需与腹腔淋巴结钙化、盆腔内静脉结石和骨岛鉴别。

（2）静脉肾盂造影（IVU） 可以发现阳性及阴性输尿管结石、肾积水、肾功能情况。

（3）膀胱镜和逆行肾盂造影　当 KUB 和 IVU 尚不能明确诊断时，可逆行造影检查，除明确输尿管结石诊断外，有时尚可了解输尿管病变的情况。

（4）超声诊断　可发现结石及肾积水情况。

（5）MRI 检查　磁共振水成像（MRU）对造影不显影的肾或输尿管的病变诊断有帮助。

（6）输尿管镜检查　可明确诊断并提供治疗措施。

（四）诊断

1. 典型临床表现　输尿管结石的患者多数有肾绞痛的病史。绞痛发作时，疼痛向同侧下腹部及会阴部放射伴恶心、呕吐，部分患者可有尿频、尿急、尿痛、排尿中断和结石排出。

2. 尿常规　发现红细胞增多，伴有感染时，白细胞也增多。

3. 超声检查　发现输尿管结石及肾积水情况。

4. 腹部 X 线平片及静脉肾盂造影　可见结石的部位、大小、肾盂、输尿管扩张情况。如肾积水严重，肾、输尿管显影不好，需做逆行造影或行 MRU 检查。

（五）鉴别诊断

1. 肾绞痛的鉴别　发生肾绞痛时，应与其他急腹症如急性阑尾炎、胆结石、急性胆囊炎、胆道蛔虫症、卵巢囊肿扭转、急性盆腔炎、宫外孕等鉴别。尤其是右输尿管下段结石易与急性阑尾炎相混淆。急性阑尾炎一般为转移性右下腹痛，右下腹部有固定压痛伴肌卫及反跳痛。血常规白细胞计数增高。B 超及 X 线平片未见结石。

2. 腹腔淋巴结钙化　鉴别方法同肾结石，X 线侧位片、静脉肾盂造影及 B 超均可帮助诊断。

3. 盆腔静脉石　盆腔静脉石呈圆形、光滑的高密度影，质地均匀，位置固定。静脉肾盂造影输尿管显影正常，钙化影在输尿管外。

4. 输尿管肿瘤　静脉肾盂造影示输尿管内有充盈缺损，需与输尿管阴性结石鉴别。输尿管肿瘤多因无痛性血尿就诊，也可由血块刺激引起肾绞痛就诊。尿脱落细胞检查可找到肿瘤细胞，输尿管镜检查可确诊。

三、治疗策略

（一）治疗原则

止痛，取出结石，解除梗阻，去除病因，保护肾功能和防止结石复发。双侧输尿管结石，先处理梗阻较严重侧，若条件许可，可同时取出双侧结石；一侧输尿管结石，对侧肾结石，先处理输尿管结石；双侧输尿管结石或孤立肾输尿管结石引起急性完全性梗阻性无尿时，诊断明确，全身情况允许，应及时施行手术。若病情严重不能手术，可试行输尿管插管，若能通过结石可留置导管引流，否则可经皮肾盂造瘘，待病情好转后再行手术治疗。

（二）治疗方法

1. 肾绞痛的治疗　输液、解痉、镇痛等治疗。

2. 排石疗法

（1）适应证　大多数直径小于 0.5cm 的输尿管结石常能自行排出，直径小于 1.0cm 的结石，无尿路梗阻或感染，嵌顿时间较短（少于 2 周），可试行中西医结合排石疗法，排石疗法以不超过 4 周为宜。排石疗法也可应用于腔镜碎石及 ESWL 术后的辅助治疗。

（2）方法 大量饮水，每日尿量不少于 2000ml，饮水应在 2000～3000ml 之间，同时应用止痛药、α 受体、EA 受体阻滞剂，排石冲剂等，并适度的运动。

3. 体外冲击波碎石 适用于小于 2.0cm 的结石、输尿管远端无梗阻的患者。

4. 输尿管镜取石或碎石术 经尿道输尿管镜插入膀胱，沿输尿管直视下采用套石或取石。若结石较大，可用超声、液电、激光、气压弹道等碎石。适用于中、下段输尿管结石，泌尿系统不显影结石，因肥胖、结石硬、停留时间长而用 EWSL 困难者，亦用于 EWSL 治疗后"石街"。下尿路梗阻、输尿管细小、狭窄或严重扭曲等不宜采用此法。并发症有感染、黏膜下损伤、假道、穿孔、撕裂等，远期并发症有输尿管口狭窄、闭塞或逆流等。

5. 腹腔镜输尿管取石 适用于输尿管结石大于 2cm，原来考虑开放手术；或经 ESWL、输尿管镜手术治疗失败者。手术途径有经腹腔和经后腹腔两种。

6. 开放手术 适用于嵌顿较久或其他治疗方法无效的结石。

（三）术后处理

使用有效的抗生素治疗感染。引流管于手术后 3～5 日拔除。输尿管双 J 管于术后 3 周拔除。术后 7～9 日拆线。

（四）并发症及处理

1. 尿瘘 原因：切口缝合不好、感染、远端尿路梗阻、过早拔除引流管均可造成切口漏尿或尿瘘。处理：术后早期少量尿漏，保持引流管引流通畅，延迟拔管时间至漏尿停止。术后切口漏尿严重者，应及时行腹部 X 线片，静脉或逆行尿路造影，查明原因。如为残余结石堵塞输尿管可经膀胱镜自输尿管口插入 F6～7 号双 J 或单 J 管到肾盂固定引流。插管失败则应行手术取石。如尿瘘系原发性梗阻病变或损伤性、炎症性狭窄所致，则施行肾造口术，以解除梗阻和控制感染，2～3 个月后再施行解除梗阻的手术治疗。

2. 术后感染 术前未能控制感染、漏尿、引流不畅及全身情况差等都可能引起切口感染。处理：彻底引流创口，应用有效抗生素。

3. 输尿管狭窄 预防：①缝合输尿管切口时，针距适当；②结石部位管壁病变严重或狭窄，应作相应处理，必要时行狭窄段切除，并留置输尿管支架引流管；③取石术毕放置输尿管旁引流，预防感染。

四、疗效及预后评估

（一）疗效评估

1. 治愈 梗阻解除，无残留结石，尿常规检查正常，无泌尿系统感染。
2. 好转 尚有残余结石或遗有泌尿系统感染。
3. 未愈 梗阻未解除，残石较多。

（二）预后评估

过去大多数尿石症采用开放性手术取石，手术给患者造成较大的创伤，由于腔内泌尿外科及 ESWL 的开展，大多数输尿管结石已不再需要开放手术。仅少数输尿管病变的患者需要开放手术治疗。如果输尿管有病变，手术治疗的同时处理输尿管病变，预后良好。

五、出院医嘱

同肾结石的出院医嘱。

第三节　膀胱结石

一、疾病概述

膀胱结石主要见于老年及幼年男性，女性少见。膀胱结石分为原发性和继发性两种。原发性膀胱结石多由营养不良引起。继发性膀胱结石常见于良性前列腺增生、膀胱憩室、神经源性膀胱、异物或肾、输尿管结石排入膀胱。

二、诊断策略

（一）病史采集要点

1. 主诉　排尿中断、排尿疼痛、排尿困难和血尿，可合并尿路感染。

2. 现病史

（1）有无排尿疼痛、排尿困难、尿流中断现象。在出现排尿中断时有无剧烈尿道疼痛并向阴茎头放射。在改变体位后尿液是否可以继续排出，有无尿频、尿急现象。

（2）有无血尿，血尿是出现在排尿中断前还是中断后，是终末血尿还是全程血尿。

（3）有无尿频、尿急、尿痛等症状，并发感染时膀胱刺激症状加重，并有脓尿。若结石位于膀胱憩室内，仅表现为尿路感染。

（4）有无肾结石病史，有无肾绞痛及结石排出史。

（5）询问有无形成结石的原发性疾病，全身性疾病，如甲状旁腺功能亢进、痛风等。泌尿系统自身疾病，如肾盂输尿管连接部狭窄、马蹄肾、多囊肾、巨输尿管症、输尿管开口囊肿、膀胱憩室、神经性膀胱、前列腺增生、尿道狭窄等。

（二）体检要点

1. 直肠指诊或阴道腹壁双合诊　较大结石常可经直肠或腹壁双合诊触及。

2. 尿道探杆检查　可碰到结石并有结石摩擦感。

3. 其他　注意检查有无脱肛等并发症表现。

（三）辅助检查

1. 实验室检查　尿常规检查尿中可有红细胞及白细胞。

2. 超声检查　超声检查可见膀胱内强光团伴声影。

3. X线检查　膀胱区X线片可显示不透光的结石影。膀胱造影有助于膀胱阴性结石的诊断。

4. 膀胱镜检查　膀胱镜检查可直接窥见结石，并可排除膀胱内其他病变。

（四）诊断

1. 典型临床表现，如排尿中断、排尿疼痛、排尿困难和血尿。可合并尿路感染。
2. B 超检查及膀胱区 X 线平片发现结石。
3. 膀胱镜检查直接窥见结石。

（五）鉴别诊断

1. **膀胱肿瘤**　位于膀胱颈部的肿瘤或较大的肿瘤，可因排尿阻塞后尿道出现排尿中断，症状类似膀胱结石。但膀胱肿瘤血尿明显。B 超检查为无声影的光团，脱落细胞检查可找到肿瘤细胞。膀胱镜检查可明确诊断。

2. **膀胱异物**　可出现排尿困难及血尿。但患者有膀胱异物置入史，膀胱镜检查可明确诊断。

3. **前列腺增生症**　可有类似症状。但多发生于老年人，排尿困难的病史长，逐渐加重，开始尿线细而无力，渐成滴沥以至发生尿潴留。直肠指诊可触及增生的前列腺向直肠内突入，中间沟消失。膀胱区平片无不透光阴影。

4. **后尿道瓣膜**　常见于小儿，可有排尿困难。膀胱区平片无不透光阴影。但排尿期尿道造影，见瓣膜以上尿道扩张、增长，瓣膜以下尿道正常。尿道镜检可诊断。

三、治疗策略

（一）治疗原则

尽量微创取石，并治疗原发疾病；膀胱感染严重时，应用抗生素治疗。

（二）治疗方法

1. **非手术治疗**　适用于来自上尿路的小于 1.0cm 的光滑结石。可嘱患者大量饮水充盈膀胱后用力排尿，结石可随尿排出。如果不能排出则行手术治疗，一般不行 ESWL 治疗。

2. **经尿道膀胱镜取石或碎石**　适于结石小于 2～3cm 者，较大结石可采用液电、超声、激光或气压弹道碎石。

3. **耻骨上膀胱切开取石术**　膀胱结石大于 4cm，或有其他合并症如膀胱肿瘤等，以及膀胱镜碎石失败的患者采用本手术。

（三）术后处理

1. 使用有效抗生素治疗感染。
2. 膀胱镜下碎石的患者，术后 24 小时拔除导尿管。
3. 耻骨上膀胱切开取石术后的患者术后 7 日拔除导尿管。术后 7 日拆线。

（四）并发症及处理

1. **膀胱镜下碎石术**
（1）膀胱穿孔　一旦发生膀胱穿孔，需及时行膀胱修补术。
（2）尿道损伤　发生尿道损伤时，应留置导尿管 2 周。
（3）出血　主要是在操作过程中损伤膀胱黏膜所致。出血量多时可在尿道镜下电凝止血。

2. 耻骨上膀胱切开取石术

（1）出血　主要是术中止血不彻底、膀胱切口缝合不好引起，术中注意仔细止血。

（2）尿瘘　膀胱切口缝合不好、营养不良、感染等均可引起漏尿导致尿瘘形成。术后早期少量尿漏，保持引流管引流通畅，延迟拨管时间至漏尿停止。术后切口漏尿严重者，应及时查明原因。原发性疾病如下尿路梗阻也可引起术后尿瘘，因此，手术需同时处理原发性疾病。

四、疗效及预后评估

（一）疗效评估

1. 治愈　无残留结石，尿道无梗阻，症状消失，尿常规检查正常，无泌尿系统感染，切口愈合。

2. 好转　无残留结石，症状好转，仍有泌尿系统感染症状，切口未完全愈合。

3. 未愈　残留结石较多。

（二）预后评估

继发性膀胱结石，积极去除原发疾病，预后良好。原发性膀胱结石，由于病因继续存在，仍有复发可能。

五、出院医嘱

同肾结石。

第四节　尿道结石

一、疾病概述

尿道结石临床少见，绝大多数尿道结石来自肾脏和膀胱，少数发生在尿道憩室或尿道狭窄的近侧。尿道结石多停留在前列腺部、球部尿道和舟状窝内。

二、诊断策略

（一）病史采集要点

1. 主诉　排尿疼痛、排尿困难、尿道局部痛性肿物或可伴尿道脓性分泌物。

2. 现病史

（1）有无排尿疼痛、排尿困难、尿流中断现象。由结石梗阻引起局部组织水肿、疼痛、排尿困难，可表现为排尿费力、点滴状排尿、尿流中断。排尿时疼痛明显，且可放射至阴茎头部，患者常可因此而不敢排尿。

（2）有无尿频、尿急、尿痛等下尿路感染症状，尿道憩室并结石，常常合并感染，尿道口有脓性分泌物，可有尿频、尿急、尿痛等下尿路感染症状，女性患者可有明显的性交痛。男性患者则可在尿道附近摸到痛性肿物，伴不排尿梗阻症状。

（3）有无肾结石病史，有无肾绞痛及结石排出史。

（4）询问有无形成结石的原发性疾病，全身性疾病，如甲状旁腺功能亢进、痛风等。泌尿系统自身疾病，如肾盂输尿管连接部狭窄、马蹄肾、多囊肾、巨输尿管症、输尿管开口囊肿、膀胱憩室、神经性膀胱、前列腺增生、尿道狭窄等。

（二）体检要点

注意检查前尿道有无压痛及硬结，直肠指诊是否扪及后尿道硬结并压痛。

（三）辅助检查

1. 实验室检查　尿常规中红细胞和白细胞。
2. 金属尿道探杆探查　可触及结石。
3. X线平片　可见尿道有不透光结石影，尿道阴性结石在尿道造影时可见尿道内充盈缺损改变。
4. 超声检查　可在尿道结石部位发现强光团伴声影。
5. 尿道镜检查　可看到结石而确诊。

（四）诊断

1. 临床表现　排尿疼痛、排尿困难、尿道局部痛性肿物、尿道脓性分泌物等。
2. 尿道金属探杆有触及结石的摩擦感
3. X线平片　可见尿道有不透光结石影，尿道阴性结石在尿道造影时可见尿道内充盈缺损改变。
4. 超声检查　可在尿道结石部位发现强光团伴声影。
5. 尿道镜检查　可看到结石而确诊。

（五）鉴别诊断

1. 尿道异物　尿道异物可阻塞尿道引起排尿困难，甚至尿潴留。病史中有异物置入史，尿道镜检查可以发现异物。
2. 尿道损伤　尿道损伤后可出现尿痛、尿道口滴血及排尿困难。患者有尿道外伤史，试插导尿管不能插入膀胱。X线平片未见结石影。
3. 尿道狭窄　尿道狭窄时出现排尿困难、尿线变细、无力、分段排尿。尿道狭窄患者有外伤史，无结石史。尿道造影可发现尿道狭窄。

三、治疗策略

（一）治疗原则

取出结石，去除病因。

（二）治疗方法

1. 前尿道结石，可在尿道黏膜麻醉下经尿道注入润滑油，然后用血管钳夹取结石。或应用腔内器械碎石。

2. 嵌顿于后尿道的结石，应在麻醉下用金属尿道探子将其推入膀胱，按膀胱结石处理。

3. 尿道结石尽量不作尿道切开取石，以免术后形成尿道狭窄或尿道瘘。前尿道结石，如需行尿道切开取石，需注意皮肤切口和尿道切口应错开，并作膀胱造瘘暂时转流尿液以利尿道伤口愈合。

（三）术后处理

术后 24 小时内拔除导尿管。抗生素预防感染。

四、疗效及预后评估

（一）疗效评估

1. 治愈　结石取出或排出，排尿通畅。
2. 好转　结石虽取出，排尿仍困难，或有感染或形成瘘管。
3. 未愈　结石未取出。

（二）预后评估

继发性尿道结石治疗后预后良好。原发性尿道结石需治疗原发病。否则结石易复发。

五、出院医嘱

1. 多饮水，减少结石复发的机会。
2. 有尿道狭窄时，定期尿道扩张。

第七章　泌尿生殖系统肿瘤

第一节　肾癌

一、疾病概述

肾癌为源于肾实质的恶性肿瘤，又称肾细胞癌，是肾脏最常见的肿瘤，占肾肿瘤总数的75%～80%，发病年龄多在40～60岁，男多于女，约（3～5）：1，两侧肾脏发病无明显差异，同时发病者少见。

二、诊断策略

（一）病史采集要点

1. **主诉**　血尿、腰痛、肿块等症状或CT、B超等检查发现肾实质占位性肿物就诊。

2. **现病史**

（1）主要症状特点　询问有无血尿、腰痛、肿块等症状及其出现的时间，多表现为间歇性无痛性全程肉眼血尿。血尿次数、颜色和量。有无长期发热史，长期低热可能是肾癌的不典型症状之一。注意有无乏力、消瘦、贫血等症状。

（2）有无肺或骨骼转移的症状（如咯血或病理性骨折）。有无肾细胞癌的肾外症候群，肾细胞癌有很多肾外临床表现，如红细胞增多、高钙血症、高血压、非转移性的肝功能异常。红细胞增多是由于肿瘤组织红细胞生成素产生增加，或组织缺氧所致的红细胞生成素增加。肿瘤组织产生甲状旁腺素相关肽类，此物质具有部分甲状旁腺素功能，使得体内钙的含量增加。其他还有溶骨细胞激活因子、肿瘤坏死因子等也能够使体内钙的水平增加。高血压的发生率为40%，主要由于肿瘤组织能够产生肾素等血管收缩物质。非转移性肝功能异常被认为是肿瘤产生的肝毒性物质引起。通常，在肿瘤切除后肝功能可以自然恢复。

3. **既往史、个人史**　有无长期血液透析、长期服用解热镇痛药物等病史；某些职业如石油、皮革、石棉等产业工人患病率高，注意询问有无职业暴露史；有无吸烟、肥胖史。

4. **家族史**　少数肾癌与遗传因素有关，称为遗传性肾癌或家族性肾癌，占肾癌总数的4%。注意询问有无家族遗传史。

（二）体检要点

1. 上腹部及腰部有无肿块，肾区有无叩痛。
2. 有无症状性的精索静脉曲张。
3. 有无远处转移的体征。

（三）辅助检查

1. 实验室检查

（1）血沉快　提示预后不良，应检查有无转移。

（2）贫血　与肿瘤出血、中毒性溶血、骨髓转移等有关。

（3）高血钙　与肾癌产生甲状旁腺样激素有关。

（4）红细胞增多　红细胞比积＞50%，血红蛋白＞155g/L。与肿瘤内缺氧或直接分泌红细胞生成素有关。

（5）肝功能异常　凝血酶原降低，白蛋白降低，碱性磷酸酶升高，α_2- 球蛋白升高。可能与肾癌或其坏死组织产生某种毒素作用于肝脏有关。

（6）肿瘤标志物检查　血、尿中的癌胚抗原、血中亲血色蛋白、尿中聚胺物等水平在肾癌患者中可有升高。

2. X 线检查

（1）KUB　见患侧肾影不规则增大变形，腰大肌阴影模糊。少数可见肿瘤内部絮状钙化或边缘蛋壳样钙化。

（2）胸片及骨 X 线片　发现肺、骨转移灶。

（3）IVU　肿瘤未累及肾脏收集系统时 IVU 可显示正常；累及收集系统后可出现肾盂肾盏受压、牵拉、变形、移位等改变；侵入肾收集系统后可出现肾盂、肾盏的充盈缺损，应与肾盂肿瘤鉴别；肿瘤巨大或压迫肾蒂、输尿管，可造成肾功能丧失，患肾不显影。

3. B 超检查　超声表现为肾脏轮廓改变，肾实质异常回声团块，肾窦回声受压变形，癌栓导致的静脉异常改变，肾门淋巴结、肝脏、肾上腺的转移征象。超声能检出直径 1cm 以上的肿瘤，能准确地分辨囊性病变抑或是实性占位性病变，可作为肾肿瘤的一种普查方法。

4. CT 扫描　CT 平扫可见肾实质占位肿物，肾脏轮廓变形；增强扫描可清晰显示肿物的大小、边界，肿瘤内部的坏死、出血、囊性变、钙化，以及静脉癌栓、肾门淋巴结转移及肾周组织器官受累状况。可作为肾肿瘤术前的常规检查。

5. 核磁共振　MRI 对肾癌的显示与 CT 相仿，但在显示静脉癌栓范围、肾周组织器官受侵程度、与良性肿瘤或囊性占位鉴别等方面则优于 CT。

6. 膀胱镜检查　在血尿发作时可窥清血尿从何侧而来，腹膜后充气造影对了解肾癌与周围组织粘连情况也有帮助，可选择应用。

7. 肾动脉造影及栓塞　肾动脉造影对肾囊肿与肾肿瘤的鉴别有重要作用，前者囊肿内无血管，囊肿周围血管少且整齐，常呈弓形移位；而肾癌血管丰富，粗大，排列紊乱。肾动脉造影目前一般作为肾肿瘤动脉栓塞前的一种辅助性诊断措施，一旦确诊肾癌，造影同时即行肾癌动脉栓塞。动脉栓塞后可使瘤体缩小，术中减少出血及癌栓扩散，亦可降低手术难度。

8. 核素骨显像检查　对有相应骨症状、碱性磷酸酶高、临床分期≥Ⅲ期的患者可选用核素骨显像检查。

9. 细针穿刺活检　对不能手术治疗的晚期肾肿瘤需化疗或其他治疗的患者，治疗前为明确诊断，可选择肾穿刺活检获取病理诊断。

（四）诊断

1. 诊断依据

（1）症状出现肾肿瘤三联征中的血尿、疼痛、肿物或肾癌的肾外表现，亦可出现晚期肿瘤的表现，还可因偶发癌就诊。

（2）检查肿瘤较大时可于肋弓下触及腹部肿块；肾肿瘤伴发静脉癌栓后可发现精索静脉曲张。

（3）影像学检查显示肾脏占位或破坏性改变。如超声检查发现肾脏轮廓改变，肾实质异常回声团块，肾窦回声受压变形，癌栓导致的静脉异常改变，肾门淋巴结、肝脏、肾上腺的转移征象。CT 平扫可见肾实质占位肿物，肾脏轮廓变形；增强扫描可清晰显示肿物的大小、边界，肿瘤内部的坏死、出血、囊性变、钙化，以及静脉癌栓、肾门淋巴结转移及肾周组织器官受累状况。

2. 分期　2010 年 AJCC 肾癌 TNM 分期：

T 为原发肿瘤　T_x：原发肿瘤无法评估；T_0：无原发肿瘤证据；T_1：肿瘤局限于肾脏，最大直径 ≤ 7cm，T_{1a}：肿瘤最大直径 ≤ 4cm，T_{1b}：4cm <肿瘤最大直径 ≤ 7cm；T_2：肿瘤局限于肾脏，最大直径 > 7cm，T_{2a}：7cm <肿瘤最大直径 ≤ 10cm，T_{2b} 最大直径 > 10cm；T_3：肿瘤侵及肾静脉或同侧肾上腺外的肾周组织，但未超过肾周筋膜，T_{3a}：肿瘤侵及肾静脉或肾段静脉或侵犯肾周脂肪和（或）肾窦脂肪，但未超过肾周筋膜，T_{3b}：肿瘤侵及横膈膜的下腔静脉，T3c 肿瘤侵及横膈上的下腔静脉或侵及下腔静脉壁；T_4：肿瘤侵透肾周筋膜及同侧肾上腺。

N 为区域淋巴结　N_x：区域淋巴结无法评估；N_0：无区域淋巴结转移；N_1：有区域淋巴结转移。

M 为远处转移　M_0：无远处转移；M_1：有远处转移。

表 2-1　2010 年 AJCC 肾癌分期组合

分期	肿瘤情况		
Ⅰ期	T_1	N_0	M_0
Ⅱ期	T_2	N_0	M_0
Ⅲ期	T_3	N_0 或 N_1	M_0
	T_1, T_2	N_1	M_0
Ⅳ期	T_4	任何 N	M_0
	任何 T	任何 N	M_1

（五）鉴别诊断

1. 多囊肾　亦有腰痛、肿块及血尿。但病变为双侧性，常伴有高血压及肾功能损害。B 超示双侧肾影增大，实质内有多个大小不等、边界清楚的无回声暗区。CT 表现双肾增大，肾实质内散在多个边缘光滑的囊性肿块。

2. 肾囊肿　表现腰痛、肿块，但无严重血尿，触诊呈囊性感。B 超肾实质内边界清晰的圆形无回声暗区。静脉尿路造影示肾的一极呈局部球状突出，局部静脉尿路造影肾因受压呈圆形或半圆形压迹，肾盏移位、扩张、狭窄。CT 示一圆形、壁薄、边界光滑的低密度肿块，注射造影剂后肾实质增强而肿块不增强；肾动脉造影示病灶为边界光滑的无血管区，周围血管弧形移位。

3. 肾盂癌　有严重的全程血尿，但血尿发生早且频繁出现。静脉尿路造影示肾盂、肾盏有不规则的充盈缺损，肾脏大小及形态改变不明显，无肾轴旋转。CT 示肾盂骨肿块影像，周围积水为低密度区。肾盂镜检查可见突入肾盂腔内的新生物，取活检示移行上皮癌。

4. 肾胚胎癌　多见于婴幼儿，表现为腰痛及肿块，但肿块生长迅速，患儿多以腹部肿块为主要症状。血尿出现于晚期，不严重。静脉尿路造影示肾盂、肾盏常因肿瘤的破坏而大部消失。B超检查呈细小的散在光点，其亮度与肾实质的回声相等或略强。

5. 肾错构瘤　可有腰痛、腰腹肿块及血尿，但肿瘤易破裂出血而致突发性严重血尿或休克。尿路 X 线平片有不规则低密度区。B 超示许多均匀分布的强光点。肾动脉造影实质期因其组成的组织密度不同而呈葱皮样分层排列。

6. 肾脓肿　尿路造影表现肾盂、肾盏变形及移位，但肾动脉造影无肿瘤血管，中央无血管区被增殖的血管包绕，肾包膜下血管扩张迂曲，静脉期可见边缘静脉回流。

7. 重复肾　可有腰痛、血尿及腰部肿块，但泌尿系统症状较轻，尿路造影可见上下排列的双肾盂及双输尿管，膀胱镜检查除正常位置的输尿管开口外，在一侧输尿管开口的内下方可见高位肾盂之输尿管开口。

8. 腹腔内肿瘤　可触及腹部肿块，但多有消化道梗阻表现如腹痛、腹胀、恶心、呕吐，消化道钡剂 X 线检查可见肠腔狭窄或受压，尿常规检查正常，尿流造影肾盂、肾盏无变形及破坏。

9. 腹膜后肿瘤　因肿块挤压可使肾脏移位，但无血尿症状，尿路造影肾盏无变形及破坏，超声检查及反射核素肾扫描肾区无肿块影像。

三、治疗策略

（一）治疗原则

首选手术治疗。射频消融、冷冻消融、高强度聚焦超声等可以用于不适合手术肿瘤较小肾癌患者的治疗。对转移性肾癌，肾肿瘤引起严重血尿、疼痛等症状的患者可选择姑息性肾切除术、肾动脉栓塞以缓解症状，提高生存质量。

（二）治疗方法

1. 手术治疗

（1）手术方式

1）肾癌根治术　经典的根治性肾切除范围包括肾周筋膜、肾周脂肪、患肾、同侧肾上腺、肾门淋巴结及髂血管分叉以上输尿管。对临床分期为 I 或 II 期，肿瘤位于肾中、下部分，肿瘤<8cm，术前 CT 显示肾上腺正常，可以选择保留同侧肾上腺的根治性肾切除术。但此种情况下如手术中发现同侧肾上腺异常，应切除同侧肾上腺。根治性肾切除术可经开放性手术或腹腔镜手术进行。开放性手术可选择经腹或经腰部入路。

2）保留肾组织的手术　包括肾肿瘤切除术、肾部分切除术、"工作台手术"加自体肾移植术。常用于双侧肾癌、孤立肾或对侧肾功能不佳的肾癌患者，术后应留有足够肾功能维持机体生存，否则应行全肾切除加血液净化或肾移植术。

3）静脉癌栓摘除术　肾癌伴发肾静脉、下腔静脉癌栓，如无淋巴转移或远处转移，多数不会影响预后，故应于根治性肾切除术同时积极摘除静脉癌栓。

4）姑息性或辅助性肾切除术　单纯瘤肾切除可作为晚期肾癌的减细胞手术，有助于提高下一步生物治疗、放疗、化疗等综合治疗的疗效。还可用于缓解晚期肾癌的局部症状，如出血、发热、疼痛等。

5）腹腔镜手术　手术方式包括腹腔镜根治性肾切除术和腹腔镜肾部分切除术。手术途径分为经腹腔、腹膜后及手助腹腔镜。切除范围及标准同开放性手术。腹腔镜手术适用于肿瘤局限于肾包膜内，无周围组织侵犯，以及无淋巴转移及静脉瘤栓的局限性肾癌患者，其疗效与开放性手术相当。但对≥T_3期的肾癌、曾有患肾手术史及其他非手术适应证的患者应视为腹腔镜手术的禁忌证。

（2）术后处理

1）一般处理

①严密观察生命体征及引流情况，注意有无内出血。

②手术当日取平卧位，以后可取低坡半坐位。根治性肾切除者，如无特殊情况，术后 2～3 天即可鼓励下床活动。肾部分切除者，至少卧床 2～3 周，以防继发术后出血。

③观察肾功能，维持水、电解质平衡。如果做肾癌根治术，只有一个肾脏，注意保护，以防肾功能衰竭。

④保持腹膜后引流管引流通畅，术后 3～5 天拔除。

2）术后辅助治疗

手术后的放、化不能降低转移率，不推荐术后常规应用辅助性放、化疗。

（3）并发症及处理

1）术中副损伤　包括肾周围脏器损伤（肝、脾、胰腺、胃肠道）和胸膜损伤，关键在于预防，术中选择适当切口，细致操作。

2）出血　为较常见并发症，为防止术中出血，最好先处理肾蒂，再游离肾及周围组织。术后内出血，可来自肾蒂或下腔静脉意外，亦可来自肾部分切除术时的肾实质伤口，表现为腹膜后引流管有较多血液引流出，严重者须二次手术探查止血。

3）尿瘘　主要发生于肾部分切除术患者。发生原因：①手术时肾盂、肾盏缝合不当；②血肿感染或肾断面感染；③尿路梗阻使肾盂输尿管内压力升高。发生后可行输尿管内支架管放置 4～6 周，保持尿流通畅多能愈合，长期不愈时应作静脉尿路造影等检查，明确诊断，并进一步处理。

4）感染　皮肤、皮下组织感染，通常需将缝线拆除，使之引流通畅。深部感染者行深部引流、清除坏死物及线头等异物，并用抗生素抗感染治疗。

5）手术切口并发症　可出现迟发性感染、切口疝、线头反应、局部不适、永久性瘢痕等。

6）如经腹手术，可有肠粘连，应注意饮食，以防肠梗阻发生。

2. 微创治疗

射频消融（RFA）、高强度聚焦超声（HIFU）、冷冻消融（cryoablation）治疗肾癌处于临床研究阶段，远期疗效尚不能确定，应严格按适应证慎重选择。适应证为不适于开放性外科手术者、需尽可能保留肾单位功能者、有全身麻醉禁忌者、肾功能不全者、有低侵袭治疗要求者。多认为适于＜4cm 位于肾周边的肾癌。

3. 介入治疗　常采用经皮股动脉穿刺插管，再选择性插入患肾动脉进行栓塞。根据治疗目的可选用中心型暂时性栓塞剂（如明胶海绵）和终末型永久性栓塞剂（如无水乙醇）等。肾动脉栓塞有栓塞剂反流导致误栓的可能，故应慎重选择应用，并规范操作。

（1）术前肾动脉栓塞　用于体积巨大或伴发静脉瘤栓的肾癌。可以产生水肿界面，利于分离，减少手术失血，降低手术难度。

（2）姑息性肾动脉栓塞或加局部化疗　用于不宜手术的肾癌患者或出血严重的晚期肾癌患者。在栓塞同时可经导管注入化疗药物，抑制肿瘤的生长。

4. 内科治疗

（1）细胞因子治疗　IFN-α 或（和）IL-2 为转移性肾癌治疗的一线治疗方法，有效率约为 15%。

（2）靶向药物治疗　抗 VEGF 的多靶点激酶抑制剂可以作为转移性肾癌治疗的一线用药或 IFN-α 或（和）IL-2 治疗失败后的二线用药。常用靶向药物及用量：①索拉非尼 400mg bid。②舒尼替尼 50mg qd，治疗 2 周停 2 周为一周期。③依维莫司 10mg qd。④阿昔替尼 5mg bid。

（3）化疗　化疗适用于转移性非透明细胞癌患者或转移性透明细胞癌伴显著肉瘤样变患者的治疗。用于治疗转移性肾癌的化疗药物主要有吉西他滨、氟尿嘧啶或卡培他滨、顺铂，吉西他滨联合氟尿嘧啶或卡培他滨主要用于以透明细胞为主型的转移性肾癌。吉西他滨联合顺铂主要用于以非透明细胞为主型转移性肾癌患者。如果肿瘤组织中含有肉瘤样分化成分，化疗方案中可以联合阿霉素。化疗对转移性肾癌的有效率低，为 10%～15%。

5. 放疗　对局部瘤床复发、区域或远处淋巴结转移、骨骼或肺转移患者，姑息放疗可达到缓解疼痛、改善生存质量的目的。

四、疗效及预后评估

（一）疗效评估

1. 治愈　已行手术治疗，切口愈合，无肿瘤及转移灶残留。
2. 好转　术后有转移灶残留或经放、化疗等综合治疗后症状改善。
3. 未愈　晚期肿瘤失去手术时机，虽经放疗、化疗、免疫治疗等综合治疗，肿瘤未见缩小、症状无明显改善。

（二）预后评估

患者的预后完全决定于肿瘤的临床分期和治疗方法的选择。pT_1a 肾癌手术治疗 5 年生存率高达 90%，可不用术后选用辅助治疗。pT_1b～pT_2 期肾癌手术后 1～2 年内有 20%～30% 的患者发生转移。根治性肾切除术的死亡率约为 2%，局部复发率 1%～2%。保留肾单位手术后局部复发率 0～10%，而肿瘤≤4cm 手术后局部复发率 0～3%，死亡率为 1%～2%。

五、出院医嘱

1. 继续后续治疗　后续治疗包括化疗、放疗、免疫治疗等。
2. 定期随访，评价疗效，监测复发　第一次随诊可在术后 4～6 周进行，主要评估肾脏功能、失血后的恢复状况及有无手术并发症。对行 NSS 的患者术后 4～6 周行肾 CT 扫描，了解肾脏形态变化，为今后的复查做对比之用。各期肾癌随访时限：① T_1～T_2：每 3～6 个月随访一次连续 3 年，以后每年随访一次；② T_3～T_4：每 3～6 个月随访一次，连续 2 年，第 3 年每 6 个月随访一次，以后每年随访一次；③ VHL 综合征治疗后：应每 6 个月进行腹部和头部 CT 扫描一次。每年进行一次中枢神经系统的 MRI 检查、尿儿茶酚胺测定、眼科和听力检查。

第二节　肾盂肿瘤

一、疾病概述

　　肾盂肿瘤系发生在肾盂或肾盏上皮的一种肿瘤，占所有肾肿瘤的 10% 左右。本病多数为移行细胞癌，少数为鳞癌和腺癌，后二者占肾盂癌的 15% 左右，它们的恶性程度远较移行细胞癌高。内翻乳头状瘤和非上皮肿瘤少见。临床所见移行细胞癌可在任何被覆有移行上皮的尿路部位先后或同时出现，因此，在诊断及处理上应视为一个整体，不能孤立地对待某一局部的移行细胞癌。

二、诊断策略

（一）病史采集要点

　　1. **主诉**　多以血尿、腰背部疼痛就诊。
　　2. **现病史**　①询问血尿特点：间歇性无痛性全程肉眼血尿最常见，发生率约 90%，出现蠕虫样血条，对病变定位有帮助，少数为镜下血尿。②腰、背疼痛性质：多为腰、背部持续性隐痛，发生率约为 50%，血块通过输尿管时可引起肾绞痛，疼痛也向会阴部放射。③晚期征象：腰部和上腹部出现肿块发生率为 2%，预示肿瘤阻塞导致肾积水或病情已近晚期。同时出现消瘦、贫血、下肢浮肿及骨痛，有食欲减退、体重减轻、乏力等症状。④膀胱刺激症状：部分患者可有尿频、尿急、尿痛。

（二）体检要点

　　1. **全身检查**　注意有无贫血、恶病质等情况。
　　2. **局部检查**　注意肾区有无隆起、饱满，局部有无压痛、叩击痛，腰部或上腹部有无肿块，以及肿块大小、质地、活动度、有无触痛、表面是否光滑。

（三）辅助检查

　　1. **实验室检查**
　　（1）尿常规　血尿几乎在所有的肾盂肿瘤患者中出现。
　　（2）肝功能　肿瘤转移可导致患者的肝功能受损。
　　（3）尿脱落细胞学检查　与膀胱肿瘤一样，也可以通过尿脱落细胞检查发现肿瘤细胞。
　　2. **影像学检查**　B 超、CT、MRI 等检查能够观察到肿瘤的影像。但是，静脉肾盂造影（IVU）在肾盂肿瘤的诊断中临床意义显得更加重要。在肾盂能够发现肿瘤的占位表现，有造影剂在肾盂的充盈缺损。但是，要与血块等造成的充盈缺损相鉴别。CT 和 MRI 有助于区别血块和肿瘤在肾盂的占位。
　　3. **输尿管肾盂镜**　输尿管肾盂镜能够清晰地发现肿瘤病灶，尤其是小的病灶。对于肾盂癌的诊断较有意义。

（四）诊断

1. **典型的临床表现**　间歇性无痛性肉眼血尿可伴有蠕虫样血条和（或）患者腰部隐痛及肿块。偶有血块阻塞输尿管引起肾绞痛。

2. **实验室检查**　尿细胞学检查找到癌细胞，尤其是肾盂尿细胞学检查找到癌细胞。

3. **影像学检查**　排泄性尿路造影或逆行肾盂造影见肾盂内有充盈缺损、变形。B超、CT、MRI等检查可见肾盂有明确占位性病变，内镜下可直接观察到肿瘤，或经活检确诊。

（五）鉴别诊断

1. **肾癌**　肾癌常以血尿、肿块、腰痛为主要临床表现，其血尿程度、频率较肾盂肿瘤为轻，更易触及腰部肿块。尿脱落细胞学检查阳性率较肾盂肿瘤低。尿路造影肾盂明显变形、伸长和扭曲，而肾盂肿瘤可显示肾盂以充盈缺损为主。肾动脉造影肾实质内可见肿瘤血管及造影剂积聚。

2. **肾海绵状血管瘤**　其破裂时可有严重血尿，尿路造影显示肾盂充盈缺损。但多发生于40岁以前，皮肤黏膜可能有血管瘤病变；为突发性肉眼血尿，每次血尿间隔时间较长。

3. **原发性肾紫癜症**　表现为严重血尿，尿路造影肾不显影或肾盂充盈缺损。但其突然发病，血尿发作频繁，来势凶猛，一般止血措施难以奏效。

4. **肾盂血块**　尿路造影可表现充盈缺损，依此难以鉴别。但其在2周内可变形、缩小或不复存在，反复尿液癌细胞检查为阴性。

5. **肾盂阴性结石**　尿路造影示充盈缺损，但其在逆行肾盂造影时若注入气体，则能显示密度较高的结石影像；超声检查集合系统呈强光点及声影。

三、治疗策略

（一）治疗原则

肾盂肿瘤的治疗方法选择主要取决于肿瘤的分级、分期、肿瘤的位置、肾功能及是否多发等因素。标准的手术方法应将患肾、同侧输尿管及同侧输尿管周围的部分膀胱组织切除。如果肿瘤分化较好、体积小、肿瘤发生在双侧肾盂，或患者为孤立肾或肾功能不全可以考虑保留肾单位的肿瘤手术。

（二）治疗方法

1. **手术治疗**

（1）肾输尿管切除术　肾输尿管全程包括输尿管周围的膀胱袖口状切除术是治疗上尿路上皮肿瘤的传统经典手术。

（2）保守性切除　仅限于低级、低期的肿瘤及肾功能障碍者。

（3）内镜下治疗　对孤立肾、双肾盂肿瘤、肾功能不全及不能耐受较大手术者如肿瘤属低级、尿脱落细胞检查阴性时，可行腔内保守性治疗。

2. **非手术治疗**

（1）放疗　多用于术后防止高级、高期恶性病变的复发。

（2）动脉栓塞　较少用于上尿路肿瘤，但常用于严重血尿引起贫血等有症状的原发性肿瘤或伴有远处转移者。

（3）化疗　常用化疗方案为 M-VAC（丝裂霉素 – 长春碱、阿霉素、卡铂）。

（三）术后处理

1. 一般处理　卧床休息 1 周。术后 3 ～ 5 日拔除腹膜后引流管。术后 7 ～ 10 日拔除导尿管。

2. 膀胱灌注抗癌药，预防复发。

3. 并发症及处理

（1）继发性出血　术后密切观察生命体征变化，密切观察腹膜外引流管引流液的量及颜色，如有活动性出血，应及时再次探查止血。

（2）肠梗阻　由于肾、输尿管全切除术是在腹膜后进行的，故术后肠功能恢复较慢，部分患者可发生肠梗阻。大部分患者行胃肠减压后即可恢复，同时应密切注意水、电解质平衡的监测。

（3）切口感染　充分引流，适当应用敏感抗生素。

（4）急性肾功能不全　部分老年患者在行一侧肾、输尿管全切除后可出现肾功能不全。应注意观察患者尿量的变化，在出现肾功能异常时应注意补液量及抗生素的用量。

四、疗效及预后评估

（一）疗效评估

1. 治愈　已行手术治疗，切口愈合，无肿瘤及转移灶残留。

2. 好转　术后有转移灶残留或经放、化疗等综合治疗后症状改善。

3. 未愈　晚期肿瘤失去手术时机，虽经放疗、化疗、免疫治疗等综合治疗，肿瘤未见缩小、症状无明显改善。

（二）预后评估

由于癌细胞的分化和基底的浸润程度差异较大，预后亦很悬殊。分化良好，无浸润的肾盂肿瘤，手术后 5 年生存率在 60% 以上，但肾盂癌手术后生存率一般低于肾癌。对高级别和侵入性肿瘤，术后加用放疗对提高生存率有一定作用。

五、出院医嘱

1. 纠正不良生活习惯，术后应戒烟。

2. 定期复查，评价疗效。

第三节　肾母细胞瘤

一、疾病概述

肾母细胞瘤亦称肾胚胎瘤，是一种上皮和间质组成的恶性混合瘤，外有包膜，内含多种组织，如腺体、神经、肌肉、软骨、脂肪等。肿瘤生长极快，高度恶性，早期即可发生远处转移，转移途径同肾癌，常转移至肺、肝、骨骼等。肾母细胞瘤是小儿最常见的肾脏实性肿瘤。在幼儿的各种恶性肿瘤中，本病约占1/4，多见于3岁以下的儿童，3～5岁发病率显著降低，5岁以后则少见，成人罕见。男女发病率无明显差异，多数为一侧发病，双侧同时发病者约占10%。这种肿瘤也有家族性患病趋势，家族性患病占1%。

二、诊断策略

（一）病史采集要点

1. **主诉**　多以腹部肿块就诊。

2. **现病史**　询问发现腹部肿块的时间，虚弱婴幼儿腹部有巨大肿块是本病的特点，绝大多数是在给小儿洗澡、穿衣时发现，肿瘤生长迅速，约95%的病例在第一次就诊时即被触及。有无腹痛、腹胀、食欲减退、恶心、呕吐、发热、血尿等，有无血压升高。

3. **既往史及家族遗传病史**　询问有无家族性患病史。

（二）体检要点

1. **全身情况**　巨大肿瘤者，注意有无贫血、恶病质等情况。注意有无转移瘤存在。

2. **腹部检查**　注意肾区有无隆起、饱满，局部有无压痛、叩击痛，腰部或上腹部有无肿块，以及肿块大小、质地、活动度、有无触痛，表面是否光滑。注意有无精索静脉曲张。

（三）辅助检查

1. **实验室检查**　有时表现为血尿、贫血等，也可出现肝功能异常。

（1）血、尿常规　可能发现红细胞增多症及镜下血尿。

（2）血浆肾素活性水平测定　伴发高血压时可出现肾素升高。

（3）尿儿茶酚胺（包括VMA测定）　如为神经母细胞瘤时常常升高，用于两者的鉴别诊断。

（4）肝、肾功能化验　肝转移时可出现肝功能异常，双肾肿瘤时可出现肾功能不全。

（5）骨髓穿刺检查　如发现肿瘤细胞则提示为神经母细胞瘤，用于两者难以鉴别时。

2. **影像学检查**

（1）X线检查　IVU常表现为肾盂、肾盏和输尿管受压变形、移位、缺损或肾盂积水等。胸部X线检查可以查明是否有肿瘤的肺转移病灶。腹部平片可见肿块阴影及有无钙化、骨化。

（2）B超　B超可作常规检查，可明确肿块与肾脏关系及肿块是囊性还是实性，可判断有无肿瘤内出血、肾静脉及下腔静脉有无瘤栓等，对诊断有重要意义。

（3）CT　CT检查可见肾内密度不等的占位性病变，对肿瘤的分期优于B超检查。

（4）MRI　同CT检查，可显示肿瘤范围、邻近淋巴结、器官、肾静脉、下腔静脉有无受累及。

（5）骨X线片和放射性核素骨扫描　可发现骨转移瘤。

（四）诊断

1. **诊断依据**

（1）症状　虚弱婴幼儿伴腹部肿块，增长迅速，尚可伴有发热、高血压、食欲不振、烦躁及消瘦无力等。

（2）体征　①腹部肿块：在上腹季肋部可触及表面光滑、中等硬度的肿块，多数无压痛，可超过中线，可活动。肿瘤巨大时常常固定，肿瘤内出血时常有明显触痛。②精索静脉曲张：少数患者阴囊内可触及曲张静脉，常与肿瘤压迫肾静脉或存在静脉瘤栓有关。

（3）影像学检查显示肾脏占位或破坏性改变。

2.肿瘤分期

Wilms分期。

Ⅰ期：肿瘤局限在肾实质内，肾被膜表面完整。在肿瘤被切除前其病灶保持完整，切除肿瘤后，周围组织无肿瘤残留。

Ⅱ期：肿瘤已穿破肾脏，可能有周围软组织浸润或肾血管受累，但病灶能够完全切除。

Ⅲ期：残留的肿瘤局限在腹腔并有下列一项或多项。①肾门淋巴结或主动脉旁淋巴结受累；②肿瘤在腹膜扩散；③肿瘤在腹膜表面种植；④肿瘤超过手术切除边界；⑤由于肿瘤已侵入重要脏器，肿瘤已无法完全切除。

Ⅳ期：血行转移至肺、肝、骨、脑。

Ⅴ期：就诊时发现两侧肾脏均有肿瘤病灶。

（五）鉴别诊断

1.原发性肾积水　出现腹部肿块及腹胀。但肿块有囊性感，随呼吸上下活动。无明显贫血和消瘦。尿路造影示肾盂、肾盏扩张。

2.多囊肾　表现腹部肿块。其发病年龄较晚，肾功能损害较重，双侧肾区可触及囊性肿块，随呼吸活动。尿路X线平片一般无钙化，尿路造影肾盂、肾盏有多个弧形压迹或因受压而伸直。

3.腹膜后神经母细胞瘤　多发生于婴幼儿，表现腹部肿块。但恶性度更大，病程进展迅速。尿路造影可见肾及输尿管移位，肾盂、肾盏形态正常。

4.腹膜后畸胎瘤　腹部肿块与本病相似，但肿瘤生长缓慢，全身状况较好。尿路X线平片常见不规则钙化斑。尿路造影示肾及输尿管移位，肾盂、肾盏形态正常。

三、治疗策略

（一）治疗原则

采用手术、化疗、放疗相结合的综合疗法。先依据肿瘤临床分期选择手术方式，术后视肿瘤病理类型和手术分期再选择辅助性放疗和（或）化疗。对于肿瘤过大或周围浸润、手术困难的患者可先行放疗和（或）化疗，待肿瘤缩小后再行手术。对于1岁以内的患儿，多数不需给予放疗和化疗。

（二）治疗方法

1.手术治疗

（1）手术方式

①根治性肾切除术　一般采用经腹入路。切除肾脏时最好先结扎肾蒂，如有静脉瘤栓则应取出瘤栓后再结扎肾蒂。切除淋巴结不能改善预后，但有助于肿瘤分期，故可单纯切除肿大淋巴结而无须进行淋巴结清扫术。肿瘤切除困难时可改行减瘤手术。

②减瘤手术　当肿瘤难以完整切除时可以选择性切除大部分肿瘤，进行减瘤手术。同时用银夹标记残存肿瘤的界限，以指导术后放疗。

（2）术后处理

1）一般处理

①术后密切监测生命体征变化。观察肾功能，维持水、电解质平衡。

②术后当日取平卧位，以后低坡半卧位。

③保持腹膜后引流管引流通畅，一般术后 3～5 日拔除。

2）并发症及处理

①内出血　可来自肾蒂或下腔静脉意外，腹膜外引流管可有较多血液引出，严重者可伴休克，需再次手术处理。

②感染　皮肤、皮下组织感染，可拆除缝线，保持引流通畅，数日可愈合。深部感染者，注意清除坏死物及线头等异物，并保持引流通畅，加用抗生素等治疗。

2. 放疗　肾母细胞瘤对放射线敏感。术前放疗应用较少，仅限于巨大肿瘤的术前准备。术后放疗主要用于晚期肿瘤和不良组织类型的肿瘤患者，以及减瘤手术的患者。放疗方案应视肿瘤的临床分期和病理类型具体确定。

3. 化疗　根据肿瘤的临床分期和病理类型选择联合化疗，原则上，良好组织类型的早期肿瘤仅需两联化疗，良好组织类型的晚期肿瘤及不良组织类型的肿瘤则需三联化疗或更多药物的联合化疗。最常用的两联疗法是联合应用长春新碱和放线菌素 D，三联疗法则再加用阿霉素。二线化疗药物有顺铂、足叶乙甙和环磷酰胺。其他可选药物有卡铂、鬼臼噻吩甙、表柔比星等。

四、疗效及预后评估

（一）疗效评估

1. 治愈　已行手术治疗，切口愈合，无肿瘤及转移灶残留。2～3 年无复发。

2. 好转　术后有转移灶残留或经放、化疗等综合治疗后症状改善。

3. 未愈　晚期肿瘤失去手术时机，虽经放疗、化疗等综合治疗，肿瘤未见缩小、症状无明显改善。

（二）预后评估

在手术、放疗和化疗联合应用下，肾胚胎瘤的长期生存率已有明显提高。如为早期患者，5 年生存率在 90% 以上。但对单纯手术或病程较晚的患儿，5 年生存率很不理想。治疗后 5 年不复发者以后复发的机会大为减少。

五、出院医嘱

1. 定期复查、评价疗效。

2. 根据患儿术后具体情况，选择不同化疗或放疗措施。

第四节　肾血管平滑肌脂肪瘤

一、疾病概述

肾血管平滑肌脂肪瘤亦称肾错构瘤、肌脂肪瘤、肌血管瘤、良性动脉平滑肌瘤、混合瘤、间叶瘤等，是由血管、平滑肌、脂肪混合组成的结缔组织良性肿瘤，表面无包膜覆盖。

二、诊断策略

（一）病史采集要点

1. **主诉**　多为体检发现，或肿瘤增大时出现压迫症状、破裂出血、疼痛就诊。

2. **现病史**　询问腰部有无肿块及发现时间，有无腰、腹部疼痛。一般疼痛呈间歇性，也可呈发作性疼痛。若肿瘤破裂出血，则引起突发性剧痛。疼痛主要由肿瘤出血所致。有无血尿。一般很少发生或仅为镜下血尿，若肿瘤破裂出血进入集合系统，可致严重血尿。有无高血压、发热及消化不良等表现。如双肾病变，则注意有无神经系统改变及结节性硬化症病变。

3. **既往史**　询问有无高血压，有无神经系统疾病，有无结节性硬化病等。

（二）体检要点

1. **全身情况**　注意有无贫血，注意神经系统有无阳性体征，四肢有无结节性硬化改变。急性腹痛就诊者，注意生命体征，有无休克表现。

2. **腹部检查**　注意肾区有无隆起、饱满，局部有无压痛、叩击痛，腰部或上腹部有无肿块，以及肿块大小、质地、活动度、有无触痛，表面是否光滑。

（三）辅助检查

1. **实验室检查**
（1）尿、血常规　部分患者出现血尿、贫血。
（2）血尿素氮、肌酐　双肾肿瘤可致肾功能不全。
2. **B超**　为许多均匀分布的强光点，其间形成无数的小界面。
3. **尿路X线平片**　肾影增大，有不规则低密度区。
4. **静脉尿路造影**　肾盂、肾盏变形或呈弧形压迹，但无破坏征。
5. **CT**　密度低于正常肾实质，病变区密度不均匀，与正常肾实质界限清晰。
6. **肾动脉造影**　肾动脉造影常用于拟行保肾手术或选择性肾动脉栓塞者。动脉期肾动脉主干增粗，肾实质内显示异常血管，表现粗细不匀，螺纹状迂曲或囊状扩张，有造影剂聚集；实质期可见不均匀性密度分布区，有的可呈葱皮样分层排列；静脉期肾静脉显影迟缓。

（四）诊断

1. 上腹部肿块，边界清楚，表面光滑，中等硬度且有一定弹性，可随呼吸上下活动。双侧病变者可伴有结节性硬化表现。25%的患者肿瘤自发性破裂，可出现疼痛、休克。

2. B超、CT等影像学检查示肾占位病变，无浸润破坏征。

（五）鉴别诊断

1. **实质性脏器破裂**　表现突发性腹痛、反跳痛及腹肌紧张，因严重出血而导致休克，易与肾血管平滑肌脂肪瘤破裂出血相混。但出血前已有原发脏器病变，如肝癌、肝海绵状血管瘤等；外伤或剧烈运动常为出血的诱因；无血尿表现；尿路造影肾盂、肾盏形态正常；超声检查肾脏为正常声像。

2. 肾细胞癌　也表现为腰痛、腰腹肿块及血尿。但无痛性间歇性肉眼血尿更明显，发现腰腹部肿块往往较晚，因肿瘤破裂出血所致休克和急腹症者很少见。B 超检查往往呈低回声或不均匀回声；肾动脉造影实质期可见肾影增大及造影剂积聚；尿路造影肾盂、肾盏多有破坏表现。

3. 肾胚胎瘤　其主要临床表现亦为进行性增大的腹部肿块。但多发生于儿童；病情发展迅速且伴有恶病质表现。B 超检查呈细小散在的低回声光点；尿路造影肾盂、肾盏有明显破坏或缺失；肾动脉造影实质期可见肾影增大及造影剂积聚。

4. 多囊肾　腹部肿块和腰痛与本病相似。但其病程进展缓慢；血尿、高血压及肾功能损害均较明显；尿路造影示双肾影增大，边缘不规则，肾盏伸长、变形；B 超检查肾实质内多发的圆形无回声暗区。

三、治疗策略

（一）治疗原则

根据临床表现及严重程度决定其治疗，无症状的小肿瘤（小于 3～5cm）可长期随访，不作处理。肿瘤较大且有增长趋势或伴有疼痛症状时，可选择手术治疗，并应争取多保留肾脏组织，危及生命的出血患者则需立即手术治疗。

（二）手术要点

肿瘤较大时可作单纯性肾切除；肿瘤较小或双侧病变时，可考虑作肾部分切除或肿瘤剜出术。

（三）术后处理

1. 一般处理　术后注意生命体征变化，保持腹膜后引流管引流通畅，肾部分切除术者至少卧床 2～3 周，应用抗生素预防感染。

2. 并发症及处理

（1）出血　可来自肾蒂，也可来自肾部分切除术时的肾实质伤口，表现为腹膜后引流管有较多的血液引流出，出血严重时须二次手术探查止血。

（2）感染　为较常见的并发症，应严格无菌操作，必要时围手术期应用抗菌药物预防感染。

（3）消化道瘘　如十二指肠瘘、结肠瘘、胰瘘等，术中注意解剖层次清楚，操作仔细，多可避免。

四、疗效及预后评估

（一）疗效评估

1. 治愈　已行手术治疗，切口愈合，无肿瘤残留。
2. 好转　术后症状改善。
3. 未愈　双侧肿瘤无法切除、症状无明显改善。

（二）预后评估

肾血管平滑肌脂肪瘤多为良性肿瘤，手术如无并发症，预后良好。

五、出院医嘱

1. 手术患者，出院后注意休息、加强营养。

2. 小肿瘤未手术者，定期随访观察，根据病情变化情况作相应处理。

第五节　输尿管肿瘤

一、疾病概述

输尿管肿瘤是指发生于输尿管黏膜上皮的肿瘤，有上皮性乳头状癌、乳头瘤、非乳头癌之分。1/3 发生于上段，2/3 发生于中下段；良性肿瘤多发生在 40 岁以下，恶性肿瘤多发生在 50 ～ 70 岁。在所有泌尿系统肿瘤中占 0.9% ～ 1.6%，男女之比为 2∶1。

二、诊断策略

（一）病史采集要点

1. 主诉　多以血尿就诊，可有腰背部隐痛、胀痛。

2. 现病史

（1）血尿情况　多表现为反复发作的无痛性肉眼全程血尿。

（2）疼痛性质　由于肿瘤引起输尿管梗阻，可出现患侧的肾积水，梗阻平面上段输尿管扩张可出现腰背部隐痛、胀痛。

（二）体检要点

1. 全身情况　注意有无贫血、消瘦及转移征象。

2. 腹部检查　注意双肾区有无饱满、隆起，有无叩击痛，双合诊是否触及肾脏；双输尿管径路有无压痛，患侧是否可触及肿块；下腹膀胱区域有无隆起，有无压痛，膀胱双合诊有无异常。

（三）辅助检查

1. 排泄性尿路造影　尿路造影时可显示肾脏、输尿管积水，充盈缺损呈圆形或半圆形，一般不超过 2cm，表面不光滑。

2. B 超检查　可观察输尿管肿瘤的位置，有无肾积水，有无腹主动脉旁淋巴结肿大。

3. CT、MRI 检查　可直接观察肿瘤的大小及周围浸润情况，亦可对肿瘤进行分期。

4. 尿脱落细胞学检查　反复多次尿脱落细胞学检查可找到癌细胞。

5. 膀胱镜和逆行尿路造影　膀胱镜下可观察输尿管口有无喷血，有无肿物从输尿管脱出，输尿管肿瘤的下方扩张，造影后呈"高脚酒杯"对诊断有重要意义。结石下方的输尿管则无此表现。输尿管插管时，导管可盘曲在肿瘤下方的输尿管，称 Bergman 征，造影后可收集尿液或用生理盐水冲洗取样做细胞学检查。

6. 输尿管镜检查　可直接观察肿瘤的位置、大小，同时可以取材活检确诊。

（四）诊断

1. 诊断依据

（1）反复发作无痛性、肉眼全程血尿，在肿瘤引起输尿管梗阻时，可引起腹部胀痛，有血块阻塞输尿管时引起肾绞痛。

（2）尿脱落细胞学检查找到癌细胞。

（3）影像学检查如尿路造影可见输尿管内充盈缺损，B超、CT、MRI检查可见输尿管内占位性病变。

（4）输尿管镜可直接观察肿瘤的位置、大小，同时可以取材活检，明确肿瘤类型。

2. 输尿管癌临床分期

O 期　肿瘤局限于黏膜层。

A 期　肿瘤侵犯固有层。

B 期　肿瘤侵犯肌层。

C 期　肿瘤穿透肌层或侵及邻近器官。

D 期　有淋巴结转移或远处器官转移。

3. TNM分期系统

T 为原发肿瘤　T_X：原发肿瘤无法确定；T_0：无原发肿瘤；Ta：乳头状非浸润癌；Tis：原位癌；T_1：肿瘤浸润上皮下结缔组织；T_2：肿瘤浸润肌层；T_3：肿瘤浸润超过肌层达输尿管周围脂肪；T_4：肿瘤侵犯邻近器官，或通过肾脏达肾周脂肪。

N 为区域淋巴结　N_X：区域淋巴结无法评估；N_0：无区域淋巴结转移；N_1：有单个的区域淋巴结转移，且最大径≤2cm；N_2：单个淋巴结转移，最大直径≥2cm，但≤5cm，或多个淋巴结转移，最大直径≤5cm；N_3：单个淋巴结转移，最大直径＞5cm。

M 为远处转移　M_X：远处转移无法评估；M_0：无远处转移；M_1：有远处转移。

0 a 期　TaN_0M_0

0 is 期　$TisN_0M_0$

Ⅰ期　$T_1N_0M_0$

Ⅱ期　$T_2N_0M_0$

Ⅲ期　$T_3N_0M_0$

Ⅳ期　$T_4N_0M_0$ 任何 TN_1M_0 任何 TN_2M_0 任何 TN_3M_0 任何 T 任何 NM_1

（五）鉴别诊断

1. 输尿管结石　输尿管阴性结石，可以引起结石平面以上梗阻，造影发现输尿管内有负影。输尿管结石多见于40岁以下青壮年，以绞痛为特点。肉眼血尿少见，多为镜下血尿，常与绞痛并存。X线检查、输尿管逆行造影输尿管肿瘤为充盈缺损，输尿管结石为负影。如用造影剂仍不能确诊，输尿管充气作双重对比造影，阴性结石多能显影。

2. 输尿管息肉　多见于40岁以下青壮年，病史较长，造影见充盈缺损，其表面光滑，范围较输尿管肿瘤大，多在2cm以上，甚至可达14cm。部位多在近肾盂输尿管交界处。反复在尿液中找癌细胞阴性。

3. 膀胱癌　位于壁段输尿管周围的膀胱癌，将输尿管口遮盖，需与下段输尿管癌突入膀胱者相鉴别。输尿管癌突入膀胱有两种情况：①肿瘤有蒂，瘤体在膀胱，蒂在输尿管；②肿瘤没有蒂，瘤体在膀胱和输尿管各一部分。鉴别主要靠膀胱镜检查。可用镜鞘前端推开膀胱肿瘤观察与输尿管的关系。如有蒂与输尿管内相连，则可明确输尿管内肿瘤。膀胱癌在输尿管口周围而不在输尿管内。

三、治疗策略

（一）治疗原则

输尿管癌以手术治疗为主，放疗、化疗及其他治疗疗效不佳。

（二）治疗方法

1.手术治疗

（1）手术方法

①根治性手术　为肾输尿管全程包括输尿管在膀胱的出口全部切除。腰切口作肾、肾上腺及周围淋巴结切除，游离但不切断输尿管上中段，然后作低位切口游离输尿管下段至膀胱壁段，围输尿管口作膀胱壁环形切除，将肾和全段输尿管完整取出。缝合膀胱，经尿道留置导尿管7～10日。

②保守性手术切除　即节段性输尿管切除或肿瘤局灶性切除。

③输尿管镜下治疗　输尿管镜下切除、电灼及激光烧灼治疗输尿管肿瘤是临床上用来治疗表浅的、分级较低的、体积较小的肿瘤。但有一定的并发症，如输尿管穿孔及肿瘤复发。

（2）术后处理

①一般处理　术后应卧床休息1周。

②术后5日拔除腹膜后引流管，术后7～10日拔除导尿管。

（3）并发症及处理

①出血　根治术手术创伤大，术后应密切观察生命体征及腹膜后引流管的引流情况，如有活动性出血，及时发现，及时处理。同时应警惕应激性溃疡的发生，适当应用抗胃酸制剂。

②肾功能不全　部分老年患者在行一侧肾、输尿管全切除后可能出现肾功能不全，应常规监测患者尿量、肾功能变化。避免使用对肾功能有害的药物。

③肿瘤复发　术后应定期复查、随访，密切观察整个尿路上皮的情况，如发现肿瘤复发，应根据复发的部位、大小、性质，再决定其治疗方法。

2.非手术治疗

（1）放疗　多用于术后防止高级、高期恶性病变的复发，尤其对某些鳞状上皮细胞癌患者是有益的，对转移性骨痛的治疗常常有效。

（2）化疗　可按膀胱上皮肿瘤的方案，如M-VAC方案治疗。

四、疗效及预后评估

（一）疗效评估

1.治愈　肿瘤已行手术切除，未发现转移病灶。

2.好转　原发肿瘤已切除，但残留转移病灶，或原发肿瘤未能切除，仅行尿流改道术。

3.未愈　晚期肿瘤无法切除，虽经放疗、化疗等治疗，疗效不明显。

（二）预后判断

输尿管上皮性肿瘤具有多中心特点，输尿管壁较薄易发生周围侵犯和转移，患者的生存率与肿瘤分期有密切关系。5年存活率：T_1期及以下91%，T_2期43%，T_3、T_4，N_1或N_2期23%。

五、出院医嘱

1. 对保守性手术或高级、高期的输尿管肿瘤术后可适当进行放疗、化疗或生物治疗。

2. 术后定期（3个月）作膀胱镜及尿脱落细胞学检查，以防膀胱发生肿瘤。亦应注意对侧上尿路发生肿瘤的可能。

第六节　膀胱肿瘤

一、疾病概述

膀胱肿瘤较常见，约占所有恶性肿瘤的20%，在我国发病率居泌尿系统肿瘤首位。本病男多于女，男女比例约为4∶1，发病年龄多在51～70岁，平均65岁。95%来源于尿路上皮，移行细胞癌占90%，腺癌和鳞癌占2%～3%。源于间叶组织的肿瘤如平滑肌肉瘤和横纹肌肉瘤等少见。本病在首次诊断时大多病变局限，但约有6%的患者已有远处转移。膀胱肿瘤治疗后复发率极高，一旦复发，其生物学行为也随之改变，往往向更高的病理级别及临床分期发展。

二、诊断策略

（一）病史采集要点

1. **主诉**　多以血尿或膀胱刺激症状就诊。

2. **现病史**

（1）主要症状特点　①血尿特点：是否为全程性、间歇性血尿，有无血块，血尿颜色，部分患者也可表现为初期或终末血尿。②膀胱刺激症状：肿瘤坏死、溃疡、合并炎症及形成感染时，患者可出现尿频、尿急、尿痛等膀胱刺激症状。肿瘤坏死脱落，尿中会混有"腐肉"组织排出。

（2）合并症　合并感染时可出现膀胱刺激症状。肿瘤晚期可在下腹部扪及包块，可堵塞尿道内口引起尿潴留。

（3）一般情况　有无贫血、近期消瘦、恶病质表现，骨转移的患者有骨痛，腹膜后转移或肾积水的患者还可出现腰痛。下肢有无浮肿情况。

3. **既往史**　询问患者有无尿路结石、肾结核、膀胱结核等病史。有无出血性疾病、保泰松和磺胺等药物应用史。

4. **家族史及个人史**　了解患者有无家族史，有无接触芳香胺类的化学致癌物史，有无吸烟史等。

（二）体检要点

1. **全身情况**　注意有无贫血、消瘦及转移征象。

2. 腹部检查 下腹膀胱区有无隆起，膀胱双合诊是否可扪及肿瘤。是否伴有尿潴留。双侧肾区是否饱满、有无压痛，双合诊是否可触及肾脏，了解是否有肾积水。

（三）辅助检查

1. 实验室检查

（1）尿液分析 尿液分析可以发现镜下血尿，但不能明确血尿是否由膀胱肿瘤引起，而且膀胱肿瘤的血尿是间歇性的。

（2）尿脱落细胞学检查 连续几次的尿脱落细胞检查可检出癌细胞或核异形细胞。

（3）肿瘤标志物检查 有条件可行 TAA、TPA、CEA、hCG、β_2-MG 检查。

（4）其他 有条件还可行流式细胞仪、细胞图像分析、癌基因及抑癌基因检测，用以反映肿瘤的生物学行为及判断肿瘤的预后。

2. 影像学检查

（1）B 超 可发现直径 0.5cm 以上的膀胱肿瘤，是临床上最方便的无创检查。

（2）排泄性尿路造影 可了解肾盂、输尿管有无肿瘤，以及肿瘤对肾功能影响，膀胱肿瘤可见充盈缺损，膀胱壁僵硬不整齐。膀胱肿瘤浸润输尿管口可出现肾盂积水或显影不良。

（3）CT、MRI 可观察到肿瘤大小、位置及肿瘤与膀胱壁的关系（对全面了解本病及排除上尿路有无肿瘤等都有一定价值。

（4）胸片 了解肺部是否有肿瘤转移。

3. 膀胱镜检查 可直接看到肿瘤所在部位、大小、数目、形态、蒂部情况和基底部浸润情况等，并可作活检。

（四）诊断

1. 诊断依据

（1）成年人，尤其年龄在 40 岁以上，出现无痛性血尿，特别是终末血尿表现。部分患者可伴有尿路刺激症状、排尿困难、尿潴留、贫血、下肢水肿等。

（2）肿瘤较大时，行双合诊检查可能触及肿物。如能触及肿块，即提示癌肿浸润已深，病变已属晚期。

（3）尿液脱落细胞检查见肿瘤细胞。

（4）影像学检查发现膀胱肿瘤或膀胱镜下肉眼所见或活检病理证实为膀胱肿瘤，即可明确诊断。

2. 膀胱癌临床分期 见表 2-2。

表 2-2 膀胱癌临床分期

病理特点	Jewett-strong-Marshall 临床分期	UICC 临床分期
原位癌	0	Tis
非浸润性乳头状瘤	0	T_a
浸润黏膜下固有层	A	T_1
浸润浅肌层	B_1	T_2

病理特点	Jewett-strong-Marshall 临床分期	UICC 临床分期
浸润深肌层	B_2	T_{3a}
浸润膀胱周围	C	T_{3b}
浸润邻近器官及区域淋巴结转移	D_1	$T_{4a}N_{1\sim2}$
远处淋巴结转移及远处器官转移	D2	$T_{4b}N_3M_1$

注：N_1：真骨盆区（髂内、闭孔、髂外、骶前）单个淋巴结转移；N_2：真骨盆区（髂内、闭孔、髂外、骶前）多个淋巴结转移；N_3：髂总淋巴结转移。

3. 膀胱癌病理分级

Ⅰ级：分化良好，Ⅱ级：分化中等，Ⅲ级：低分化。

（五）鉴别诊断

1. **肾、输尿管肿瘤**　膀胱癌的血尿与肾、输尿管肿瘤相似，均可为间歇性、无痛性血尿，且可同时存在，但膀胱肿瘤 90% 单独存在，膀胱肿瘤血尿可能伴有尿路刺激症状或影响排尿，血尿开始或终末加重，可能有血块或"腐肉"。肾、输尿管肿瘤无膀胱刺激症状，亦不影响排尿，血尿全程均匀，亦可能有条状或输尿管铸形血块，不含"腐肉"。一般通过 B 超、CT、MRI、尿路造影等不难鉴别。

2. **肾结核、膀胱结核**　血尿在长期的尿频以后出现，终末加重、尿量少，可伴低热、盗汗、贫血、消瘦等全身症状。尿中有结核杆菌。膀胱结核性肉芽肿有时可误诊为肿瘤，经活检可鉴别。

3. **非特异性膀胱炎**　多为女性，已婚，血尿突然发生，伴尿频、尿急、尿痛，血尿在膀胱刺激症状后出现。

4. **腺性膀胱炎**　临床表现与膀胱肿瘤相似，需经膀胱镜检查及活组织检查鉴别。

5. **尿石症**　一般血尿较轻，且常伴疼痛，劳动后加重，除膀胱及输尿管壁段结石外，一般无膀胱刺激症状。

6. **放射性膀胱炎**　盆腔脏器如子宫、卵巢、直肠、前列腺、精囊等癌肿，经放疗后可发生放射性膀胱炎。一般在放疗后 2 年内出现，但亦可经 10～30 年后才出现无痛性血尿，膀胱黏膜有放射状毛细血管扩张，有时出现溃疡和肉芽肿。

7. **前列腺增生**　由于排尿梗阻或继发结石、感染，其血、尿症状酷似膀胱肿瘤且可能两者同时存在，尿潴留可以是膀胱癌的诱因，经细胞学检查、膀胱镜检查可明确诊断，多数前列腺增生继发的血尿为一过性，间歇期尿常规正常，间歇期可达数月至数年。

8. **前列腺癌**　侵入膀胱前常有排尿困难，结合 B 超及直肠指诊可以明确诊断。

9. **输尿管囊肿**　合并感染时亦可有血尿，但较少见，也不如膀胱肿瘤血尿重。膀胱镜检查可作鉴别。

10. **膀胱息肉**　较少见，多发生于慢性炎症、寄生虫及异物刺激。继发感染时有膀胱刺激征，血尿较肿瘤轻，尿液中无瘤细胞，膀胱镜检查可作鉴别。

11. **子宫颈癌**　侵入膀胱亦可有血尿，一般先有阴道出血史，膀胱镜检查与膀胱浸润癌相似。阴道检查即可鉴别。

12. **其他**　如肾炎、出血性疾病、保泰松和磺胺等药物反应都可以有血尿，结合病史和其他症状可鉴别。

三、治疗策略

（一）治疗原则

膀胱癌以手术治疗为主，辅助以化疗、放疗、生物治疗等综合治疗。对表浅膀胱癌多行保留膀胱手术，术后采用膀胱灌注治疗；浸润性膀胱癌采用全膀胱切除手术，晚期膀胱癌采取综合治疗措施。

（二）治疗方法

1. 非手术治疗

（1）膀胱灌注治疗 用于原位癌、膀胱肿瘤电切术后或膀胱部分切除后患者。膀胱灌注化疗的开始时间、间隔时间、留置时间、剂量和疗程等具体实施细节常由经验决定，各种化疗药物之间相对统一。一般认为 TURBt 术后 6 小时内即应立即开始，或 TURBt 术后膀胱冲洗液转清后即可进行膀胱灌注化疗。膀胱灌注化疗常用药物有丝裂霉素 C、多柔比星、表柔比里、吡柔比星等，各种药物之间疗效相近。方案常用每周 1 次共 6～8 次，也有用 12 次的，但 6～8 次后改为每 2 周 1 次，膀胱内留置 2 小时。膀胱内灌注 BCG 免疫治疗不仅可以预防肿瘤复发，还可减少肿瘤进展风险以及降低死亡率，与灌注化疗相比疗效相当甚至更好。膀胱灌注 BCG 的开始时间、剂量和方案等大部分由经验决定，经尿道膀胱肿瘤电切术后至少 7～10 天后才能开始膀胱灌注 BCG，过早开始 BCG 膀胱灌注治疗易引起全身播散 BCG 败血症。对于多灶性或范围大的膀胱肿瘤，要等到 TUR 后至少 3～4 周，待血尿完全消失后才能开始 BCG 治疗。诱导期至少每周 1 次共 6 次，也有 8 次或 12 次方案。膀胱内留置 2 小时。BCG 初治失败后复发的膀胱肿瘤如未进展仍可用 BCG 治疗。BCG 维持治疗至少 1 年以上，常用维持治疗方法有两种：一是每月 1 次共 3 年，另一种是在 3 个月和 6 个月时用每周 1 次共 3 次的小循环，以后每 6 个月 1 次重复这样的小循环，最好时间达 3 年，当出现 BCG 不良反应患者不能耐受时，可以降低 BCG 剂量或延长间隔时间，如从间隔 1 周延长到 2 周来提高依从性。

（2）化疗 晚期膀胱癌。

（3）放疗 晚期膀胱癌。

2. 手术治疗

（1）手术方式

①经尿道膀胱肿瘤电切术（TURBt） 用于表浅性膀胱癌，是浅表性膀胱癌的标准治疗方法。

②膀胱部分切除术 用于单发、不愿行全膀胱切除或不能耐受全膀胱切除的浸润性膀胱癌患者，术后需进行膀胱灌注治疗。

③全膀胱切除、肠道膀胱术 适用于浸润性膀胱癌或反复复发、多发的 T1G3 膀胱癌及部分原位癌。膀胱切除后需行可控或非可控性肠道膀胱术。

（2）术后处理

1）一般处理

①抗感染 膀胱手术属于二类切口，常有细菌感染，以革兰阴性菌及厌氧菌为主，需应用抗生素预防感染治疗。

②维持水、电解质平衡及营养支持 全膀胱切除术、回肠代膀胱手术，手术较大，禁食时间长，

应注意维持水、电解质平衡及营养支持。

③预防应激性溃疡 根治性膀胱切除术创伤大，应激性溃疡有一定的发生率，应予以预防。如出现呕吐或黑便，应考虑发生了应激性溃疡，给予止血及抗酸药物，去甲肾上腺素加入冷生理盐水胃内灌注，大多能有效。

2）后续治疗 行保存膀胱手术者，术后常规行膀胱灌注治疗，预防肿瘤复发。

（3）并发症及处理

1）深静脉血栓、肺动脉栓塞 主要由于术后患者卧床时间太长所致，应根据栓塞部位、严重程度，再决定其治疗方法。应重在预防，术后2～3日之内就应鼓励患者下床适当活动。

2）肺炎、盆腔感染、败血症 临床上可出现体温持续升高、白细胞计数增多、中性粒细胞比例增高、局部疼痛。应根据胸部X线片、B超、血培养等检查结果处理。

3）膀胱容量过小 主要由于膀胱肿瘤较大，手术切除膀胱壁较多所致。临床上典型症状为尿频。症状严重可行扩增膀胱容量的手术。

4）尿流改道有关并发症

①贮尿囊漏 主要由于缝合不牢固或贮尿囊设计时血供不良引起边缘坏死所致，首先要保持贮尿囊处于低张状态，保持引流通畅，若仍然不能改善，再考虑手术修补。

②输尿管狭窄 输尿管游离不充分或长度不够，造成输尿管折曲受压发生梗阻。输尿管贮尿囊连接部狭窄或吻合口有张力，可发生输尿管梗阻，继发肾积水及肾盂肾炎、肾功能受限，必要时再次手术解除梗阻。

③输尿管反流 贮尿囊内高压和抗反流机制不全，必要时手术治疗。

④输出道狭窄 输出道出血、造口处张力过大、径路弯曲，可致输出道瘢痕化、退缩、成角或输出不平顺而造成导尿困难。

⑤尿失禁 输出道可控机制不全或贮囊内高压均可引起尿失禁。肠道去管重建或去带盲肠贮尿囊，3～6个月可扩张至足够容量，囊内压力降低，尿失禁会自行消失。对持久的尿失禁，可作输出道修复手术。

⑥高血氯型酸中毒 贮尿量过大，吸收增多，可引起肾功能不全，出现高血氯型酸中毒。表现为疲乏、厌食、体重减轻、多饮、昏睡。重者需输碱性药物纠正。手术设计应避免代膀胱过大，导尿间隔不宜太长，以免使贮尿囊过大及吸收增多。

⑦药物吸收异常 某些药物如苯妥英钠、甲氨蝶呤等经胃肠吸收，从尿液排泄，在贮尿囊内再吸收，可引起中毒反应。用药期间应留置尿管持续引流尿液。

⑧尿路感染 贮尿囊内黏液和残余尿液积存，是发生感染的重要原因，抗反流机制不全可导致肾盂肾炎。发生感染时可间歇性膀胱冲洗并使用有效的抗生素。

⑨结石 贮尿囊内黏液积存、尿液潴留、缝线异物等为结石发生的原因。

⑩肠膀胱肿瘤 多为腺癌、移行上皮癌等，良性可为腺瘤。肿瘤多于10年以上发生，可表现为血尿，肿瘤出现输尿管梗阻时可引起疼痛。确诊后施行根治术。

四、疗效及预后评估

（一）疗效评估

1. **治愈** 术后无肿瘤及转移灶残留。

2. **好转** 术后有转移灶残留，或仅行尿流改道术，或非手术治疗后症状有所缓解。

3. **未愈** 晚期肿瘤无法行手术治疗，放、化疗等疗效不佳，症状改善不明显。

（二）预后评估

膀胱癌的预后，取决于肿瘤的临床分期，病理分级及患者的自身免疫能力。Ta、T_1 期细胞分化 I 级者，5 年生存率 80%，浸润性膀胱癌 II～III 级者约 40%，保留膀胱手术患者 50% 复发，膀胱部分切除术 T_2 期 5 年生存率 45%，T_3 期 23%。全膀胱切除术 T_2、T_3 期 5 年生存率 16%～48%。根治性膀胱切除术，T_2 期 60%～87%，T_{3a} 期 25%～73%，T_{3b} 期 11%～61%，T_4 期如不做治疗，均 1 年内死亡。膀胱癌高龄患者居多，部分患者非癌症死亡，癌症死亡者多数死于癌转移和肾功能衰竭。

五、出院医嘱

1. 纠正不良生活习惯，改善生活环境。吸烟者应戒烟。

2. 遵医嘱正确服用抗癌药物，定时进行化疗，定期复查白细胞计数。

3. 行膀胱全切回肠代膀胱术后，保持造口周围皮肤清洁、干燥，每天用清水清洗，如出现湿疹，可涂氧化锌软膏，正确掌握换袋方法，换袋时，宜取坐位，防止尿液倒流致逆行感染，最好使用一次性尿袋每日更换，及时倾倒袋内尿液，防止感染。

4. 定期随诊、复查。正常情况下每 1～3 个月复查 1 次 B 超和尿常规。半年复查膀胱镜，如有肿瘤复发仍以手术治疗为主。

第七节　前列腺癌

一、疾病概述

前列腺癌的发病率不断上升，在我国大有升至泌尿系统肿瘤首位的趋势。前列腺癌目前是美国男性因肿瘤死亡的最常见的病因。前列腺癌的危险因素有年龄、种族、高脂肪饮食、输精管切除、遗传因素、吸烟、接触金属镉、不适当的性生活及性病、家族史等。其中年龄与发病率密切相关，50 岁男性隐匿性癌（指肿瘤在尸检时发现，而非因该肿瘤死亡）的发病率为 40%，临床前列腺癌为 9.5%。40 岁男性发生前列腺癌的可能性 1/10000，40～59 岁男性的可能性 1/103，60～79 岁男性则约 1/8。早期可不出现症状，晚期出现尿道阻梗阻症状，如尿频、尿痛、排尿困难、尿流变细等。癌肿转移至骨骼时出现腰骶部疼痛、坐骨神经痛、神经性瘫痪等，伴有消瘦、乏力、食欲不振等全身症状。

二、诊断策略

（一）病史采集要点

1. **主诉** 前列腺癌患者多数没有明显临床症状，往往在体检时发现，也有少数患者因排尿困难或有骨转移症状而就诊。

2. **现病史** 询问是否出现尿频、尿线变细、分叉等排尿梗阻症状，询问出现的时间、程度；

有无血尿，尤其是终末血尿的情况；是否出现腰部、骶部、髋部痛及坐骨神经痛；晚期患者是否出现大便变细及排便困难；是否出现咳嗽及咯血；病情进入晚期，是否出现食欲不振、消瘦、贫血及全身乏力等症状和体征。

3. 其他　　询问既往健康情况、饮食习惯、职业环境、家族遗传史等。

（二）体检要点

1. 全身情况　　有无消瘦、贫血、淋巴肿大、下肢水肿、下肢肌力减弱等情况。
2. 直肠指诊　　注意前列腺的大小、外形、有无不规则结节、腺体扩展程度、中央沟情况、腺体活动度、硬度及精囊情况。

（三）辅助检查

1. 实验室检查　　患者可出现氮质血症、贫血。骨转移者有血碱性磷酸酶（AKP）及酸性磷酸酶（ACP）升高。前列腺特异性抗原检查（PSA 升高，正常男性的血清 PSA 浓度应当＜ 4ng/ml，超过这个数值应当警惕前列腺癌。其他如尿道的器械检查、直肠指诊、感染、射精等都可使其升高，但这些情况 PSA 的升高一般是暂时的，可以过一定时间后复查 PSA。前列腺的大小、年龄也影响其浓度。如果血清 PSA 水平在前列腺癌根治术后持续的高，或开始低，但很快升高，提示前列腺癌已经有全身转移。如果血清 PSA 水平在前列腺癌根治术后很长一段时间后才缓慢升高，提示有前列腺癌局部复发。

2. 影像学检查
（1）B 超检查　　超声检查显示前列腺内低回声改变，经直肠 B 超（TRUS）优于经腹 B 超。TRUS 主要是用来进行超声穿刺定位，能够对前列腺癌进行较可靠的分期。
（2）CT 检查　　增强 CT 检查表现为癌灶呈现增强不明显的低密度区，被膜显示不清，并且也能够观察到前列腺周围的肿瘤浸润情况。CT 可以根据盆腔淋巴结群大小的改变，判断有无转移发生，有助于分期。
（3）MRI 检查　　MRI 可获得清晰的软组织影，对前列腺的检查优于其他影像学方法。
（4）全身骨扫描（ECT）　PSA ＞ 20ng/ml 时可行 ECT 检查，了解有无骨转移。
（5）椎骨及骨盆区平片　　了解有无骨转移。
3. 前列腺穿刺活检　　在超声引导下经直肠或经会阴进行穿刺取活组织进行病理检查。六针法穿刺活检在临床上的应用比较广泛。具体方法是在前列腺的两叶，从前列腺尖部、中部、基底部各穿一针，共六针。

（四）诊断

1. 诊断依据
（1）症状　　早期可不出现症状，晚期出现尿道阻梗阻症状，如尿频、尿痛、排尿困难、尿流变细等。癌肿转移至骨骼时出现腰骶部疼痛、坐骨神经痛、神经性瘫痪等，伴有消瘦、乏力、食欲不振等全身症状。
（2）直肠指诊　　前列腺有石样坚硬结节，其界限不清，肿块大小不一，或几毫米或很大且固定。
（3）实验室检查　　PSA ＞ 20ng/ml。骨转移者有 AKP、ACP 增高。
（4）影像学检查　　B 超检查发现前列腺内低回声占位。CT、MRI 扫描可显示前列腺形态改变、占位性病灶及转移灶。

（5）前列腺穿刺活检 可以作为确诊前列腺癌的方法。

2. 前列腺癌的临床分类 按病理学分：腺癌，占95%，其余的5%中，90%是移行细胞癌，10%为神经内分泌癌（也称小细胞癌）和肉瘤。

3. 前列腺癌病理分级

Gleason Score（Gleason 评分）系统根据前列腺腺体细胞和细胞核大小形态、腺体排列结构分为Ⅰ～Ⅴ级。Ⅰ级分化良好，Ⅴ级分化差。Gleason 评分的计算：主要分级区＋次要分级区。

Gleason Ⅰ 癌肿极为罕见。其边界很清楚，膨胀型生长，几乎不侵犯基质，癌腺泡很简单，多为圆形，中度大小，紧密排列在一起，其胞浆和良性上皮细胞胞浆极为相近。

Gleason Ⅱ 癌肿很少见，多发生在前列腺移行区，癌肿边界不很清楚，癌腺泡被基质分开，呈简单圆形，大小可不同，可不规则，疏松排列在一起。

Gleason Ⅲ 癌肿最常见，多发生在前列腺外周区，最重要的特征是浸润性生长，癌腺泡大小不一，形状各异，核仁大而红，胞浆多呈碱性染色。

Gleason Ⅳ 癌肿分化差，浸润性生长，癌腺泡不规则融合在一起，形成微小乳头状或筛状，核仁大而红，胞浆可为碱性或灰色反应。

Gleason Ⅴ 癌肿分化极差，边界可为规则圆形或不规则状，伴有浸润性生长，生长形式为片状单一细胞型或者是粉刺状癌型，伴有坏死，癌细胞核大，核仁大而红，胞浆染色可有变化。

4. 临床分期

（1）ABCD 分期系统

A 期：临床诊断为 BPH，术后病理检查发现癌；B 期：肿瘤局限于前列腺包膜内；C 期：肿瘤穿透前列腺包膜、侵犯精囊、膀胱颈或膜部尿道；D 期：淋巴结转移或远处器官转移。

（2）TNM 分期系统

T 为原发肿瘤

T_1：不能被扪及和影像学难以发现的临床隐匿肿瘤。T_{1a} 期：偶发肿瘤体积＜所切除组织体积的5%；T_1b：偶发肿瘤体积＞所切除组织体积的5%；T_{1c}：单纯 PSA 升高，穿刺活检发现的肿瘤。

T_2：局限于前列腺内的肿瘤。T_{2a}：肿瘤局限于单叶的1/2；T_{2b}：肿瘤超过单叶的1/2，但限于该单叶；T_{2c}：肿瘤侵犯两叶。

T_3：肿瘤突破前列腺包膜。T_{3a}：肿瘤侵犯包膜外（单侧或双侧）；T_{3b}：肿瘤侵犯精囊。

T_4：肿瘤固定或侵犯精囊外的其他临近组织结构，如膀胱颈、尿道外括约肌、直肠、肛提肌和（或）盆壁。

N 为区域淋巴结

N_0：无区域淋巴结转移；N_1：区域淋巴结转移。

M 为远处转移

M_0：无远处转移；M_1：远处转移。

（五）鉴别诊断

1. 前列腺结核 有前列腺硬结，与前列腺癌相似。但患者年龄小，有生殖系统其他器官如精囊、输精管、附睾结核性病变，或有泌尿系统结核症状，如尿频、尿急、尿痛、尿道内分泌物、血精等。前列腺结核结节为局部浸润，质地较硬。尿液、前列腺液、精液内有红、白细胞。X 线平片有时可见前列腺钙化阴影，前列腺活检组织病理学可见典型的结核病变。

2. 前列腺结石 前列腺结石作直肠指诊时，前列腺质韧，扪及结石质硬有捻发感。盆腔 X 线摄片可见前列腺部位有结石阴影；B超提示前列腺区有强光团伴声影。

3.非特异性肉芽肿性前列腺炎　此病的硬结发展较快，呈山峰样突起，软硬不一，但有弹性。抗生素治疗1～2个月，硬结变小。前列腺穿刺活检，在镜下有丰富的非干酪性肉芽肿，充满上皮样细胞，以泡沫细胞为主，周围有淋巴细胞、浆细胞、嗜酸性细胞，腺管常扩张破裂，充满炎症细胞。

4.前列腺结节性增生　前列腺呈弥漫性增大，表面光滑，可有结节感；PSA一般在正常范围；B超检查前列腺增大，其内光点均匀，前列腺包膜反射连续，与周围组织界限清楚。

5.前列腺肉瘤　发病率以青年人较高，其中小儿占1/3；病情发展快，病程较短。直肠指诊前列腺肿大，但质地柔软，软如囊性，多伴有肺、肝、骨骼等远处转移的临床症状。

三、治疗策略

（一）治疗原则

前列腺癌的治疗应根据患者的年龄、全身状况、临床分期及病理分级等综合因素考虑。前列腺增生手术标本中偶然发现的局限性（T_{1a}期）癌，可严密观察随诊。T_{1b}、T_2期癌可以行根治性前列腺切除术，T_3、T_4期癌以内分泌治疗为主。

（二）治疗方法

1.手术治疗

（1）手术方式

1）根治性前列腺切除术　前列腺癌手术的根治范围包括前列腺腺体及前列腺包膜。手术指征：①年龄70岁以下；②A期前列腺癌，肿瘤局限于包膜内，前列腺边缘可清楚摸到；③B1期前列腺癌，肿瘤局限于前列腺的一个侧叶，腺体不固定，双侧精囊正常未变硬，膜部尿道柔软。

2）扩大根治性前列腺切除术　将肿瘤广泛切除，包括膀胱基底部、精囊和输精管、膀胱后方的筋膜及围绕膜部尿道周围的尿生殖膈。主要适用于C期前列腺癌，应与间质照射治疗联合应用，如此广泛扩大手术，并没有取得令人满意的效果。

3）经尿道前列腺切除术　适用于老年体弱已发生排尿梗阻等并发症者，主要目的为缓解梗阻症状，无治愈意义。

（2）术后处理

根治性前列腺切除术后禁食1～2日，给予补液加强营养支持等治疗。耻骨后闭式负压引流管持续放置5日后拔除，Foley导尿管术后1～2日稍加牵引，14日后拔除。

（3）并发症及处理

①血栓栓塞　血栓性静脉炎及肺梗死是术后常见及最危险的并发症。处理：定期用压迫装置压迫下肢；以往有血栓栓塞病史者，术后1日晨即开始抗凝治疗；术中、术后均应防止静脉受压；术后患者取头低脚高位，利于下肢静脉充分回流。

②膜部尿道与膀胱颈吻合口破裂　是非常严重的并发症，可导致术后永久性尿失禁，往往发生于术后Foley管过早滑脱的情况下。一旦发生应尽快争取重新插入一小口径导尿管进入膀胱。

③膀胱颈狭窄　3%～12%的患者术后可能发生膀胱颈狭窄，常常由于尿道与膀胱颈之间黏膜对合不良所致，或膀胱颈部重建时缝合过紧造成。发生膀胱颈狭窄，先行1～2次尿道扩张，若疗效不好，可改用冷刀行膀胱内颈12点处切开。

④尿失禁　为预防发生术后尿失禁，术中必须防止损伤盆底肌肉并重建膀胱颈部。根治性前列腺切除术后控尿主要由尿道外括约肌控制，术后暂时的尿失禁，通过锻炼括约肌功能增强肛提肌收缩的力量和速度，一段时间后均可纠正。

⑤阳痿　阳痿的发生与患者年龄、肿瘤的临床和病理分期及手术操作（即术中神经血管束NVB 是否保留）等三个因素有关。

2. 内分泌治疗

大多数前列腺癌为激素依赖性，70% ～ 80% 的转移性前列腺癌对各种雄激素阻断治疗有效。LHRH 拟似剂（醋酸戈舍瑞林、醋酸亮丙瑞林等）和去势术是阻断雄激素治疗的主要方法。尽管睾丸产生绝大多数的体内循环雄激素，但肾上腺也分泌一些雄激素，如脱氢表雄酮、脱氢表雄酮硫酸盐、雄甾烯二酮等。一般认为，抑制睾丸雄激素和肾上腺雄激素（也称雄激素全阻断）比单纯阻断睾丸雄激素的临床效果更好些。无论是手术去势或药物去势，都要配合抗雄激素制剂，如比卡鲁胺、氟他胺等间歇治疗以提高生存率。内分泌治疗无效的患者，可进行放射治疗或化疗。

3. 放射治疗　传统的外照射可使前列腺的放射剂量达到 6500 ～ 7000cGy。三维适形照射技术使治疗视野更加精确，避免损伤正常的组织。局部进展性前列腺癌：对于 T_3（C）期的前列腺癌目前主张先给予新辅助激素治疗，然后进行外照射。其结果要好于单纯外照射。

四、疗效及预后评估

（一）疗效评估

1. 治愈　A、B 期前列腺癌已行根治性切除或有效放疗。PSA 降为正常。
2. 好转　C 期以上肿瘤，行内分泌等治疗后，肿瘤及转移灶缩小或稳定，PSA 下降。
3. 未愈　虽经治疗，肿瘤或转移灶继续发展，症状加重，PSA 不降或上升。

（二）预后评估

影响预后的因素有病理分期、组织分级、年龄、PSA、游离 PSA 的比例、手术切缘情况及DNA 位体情况等。PSA > 20ng/ml 患者死于前列腺癌的危险性明显增加。早期前列腺癌（Ⅰ期）预后良好，细胞分化良好者，10 年生存率为 91%。对于不能手术的患者，通过内分泌治疗和放射治疗，多数患者可获得 5 年以上的生存率。

五、出院医嘱

这类患者由于治疗方式的不同，其疗效和并发症可能不同，建议长期随访。随访计划为接受治疗后第 6 周和第 3 个月，然后每 6 个月一次。随访内容：血常规、尿常规、肝功能、肾功能、PSA、直肠指诊、B 超、CT、ECT 等。

第八节　睾丸肿瘤

一、疾病概述

睾丸肿瘤比较少见，占全身肿瘤的 1% ～ 2%，发病年龄多在 20 ～ 40 岁，右侧多于左侧，双侧同时发病者少见。睾丸肿瘤的病因尚不清楚，但是某些先天性和后天性的因素与其发生有重要的关系，如隐睾、睾丸创伤、内分泌障碍、遗传及感染等因素均可促使睾丸发生恶变。

二、诊断策略

（一）病史采集要点

1. **主诉** 发现睾丸肿大硬实或阴囊胀坠不适就诊。少数患者可为急性睾丸炎，发生睾丸红肿热痛、全身畏寒。

2. **现病史**

（1）注意发病年龄，一般以 20 ～ 45 岁多见。

（2）发现睾丸肿大，是否伴有疼痛、下坠或沉重感。

（3）病程进展快慢。是否有骨关节疼痛、咳嗽及消化道出血。

3. **既往史** 询问是否有睾丸外伤史、炎症史。有无隐睾病史及隐睾手术史。

（二）体检要点

1. **全身情况** 有无消瘦、贫血，注意锁骨上或腹部是否扪及包块，乳房有无女性化改变。

2. **局部检查** 检查睾丸肿块情况，肿块质地、表面光滑度、弹性度等，透光试验情况。肿瘤内出血坏死可出现急性疼痛，出现睾丸急性炎症的表现。

（三）辅助检查

1. **实验室检查**

（1）血常规、血生化检查 患者可表现为贫血、肝肾功能受损。

（2）肿瘤标志物 睾丸肿瘤的血生化标记物包括 AFP、hCG、LDH。这三种肿瘤标志物均与非精原细胞瘤有关。PALP（胎盘碱性磷酸酶）可以作为精原细胞瘤检测的一个参考指标，对精原细胞瘤的分期有一定参考价值。

2. **影像学检查**

（1）B 超 B 超可作为常规检查，能够辨别肿物是否在睾丸内，并与附睾肿物区别。同时，也能够发现鞘膜积液。

（2）胸部 X 线 检查有无肺转移。

（3）CT 盆腔 / 腹部 CT，怀疑有转移患者进行相应部位的 CT 检查。

（4）MRI、PET 检查 必要时可采用，以了解有无转移灶。

（四）诊断

1. **诊断依据**

（1）睾丸呈无痛性肿大，肿物一般呈实性，无压痛，与附睾有一定的界限。少数患者可有乳房增大（5% 的生殖细胞肿瘤）。

（2）肿瘤标志物，如 AFP 含量增高，尿内 hCG 含量明显增高。

（3）影像学检查 B 超、CT 等显示睾丸肿块大小及转移灶表现。

2. **临床分期**

（1）TNM 分期（UICC，2002 年，第 6 版）

分期			标准		
0	pTis	N_0	M_0	S_0	
I	任何 pT	N_0	M_0	S_x	
I A	pT_1	N_0	M_0	S_0	
I B	$pT_{2\sim4}$	N_0	M_0	S_0	
I S	任何 pT	N_0	M_0	$S_{1\sim3}$	
II	任何 pT	$N_{1\sim3}$	M_0	S_x	
II A	任何 pT	N_1	M_0	$S_{0\sim1}$	
II B	任何 pT	N_2	M_0	$S_{0\sim1}$	
II C	任何 pT	N_3	M_0	$S_{0\sim1}$	
III	任何 pT	任何 N	M_1	S_x	
III A	任何 pT	任何 N	M_{1a}	$S_{0\sim1}$	
III B	任何 pT	$N_{1\sim3}$	M_0	S_2	
	任何 pT	任何 N	M_{1a}	S_2	
III C	任何 pT	$N_{1\sim3}$	M_0	S_3	
	任何 pT	任何 N	M_{1a}	S_3	
	任何 pT	任何 N	M_{1b}	任何 S	

原发肿瘤（T）PTx：原发肿瘤无法评价（未行睾丸切除则用 Tx）；PT_0：无原发肿瘤的证据（如睾丸瘢痕）。PTis：原位癌（指曲细精管内生殖细胞瘤）。PT_1：肿瘤局限于睾丸和附睾，无血管或淋巴管浸润，肿瘤可浸润睾丸白膜但无鞘膜侵犯。PT_2：肿瘤局限于睾丸和附睾但伴有血管/淋巴管浸润，或者肿瘤通过睾丸白膜而侵犯鞘膜。PT_3：肿瘤侵犯精索，伴有或不伴有血管/淋巴管浸润。PT_4：肿瘤侵犯阴囊，伴有或不伴有血管/淋巴管浸润。

临床区域淋巴结（N）Nx：区域淋巴结转移情况无法评价。N_0：没有区域淋巴结转移。N_1：转移淋巴结最大径线≤2cm。N_2：转移淋巴结最大径线＞2 cm，但≤5cm。N_3：转移淋巴结＞5cm。

病理区域淋巴结（PN）PNx：区域淋巴结转移情况无法评价。PN_0：没有区域淋巴结转移。PN_1：转移淋巴结≤5 个，且最大直径≤2cm。PN_2：单个淋巴结转移，最大径线＞2 cm，但≤5cm；或者5 个以上阳性淋巴结但最大径线均≤5cm；或者肿瘤侵犯已超出淋巴结包膜。PN_3：转移淋巴结＞5cm。

远处转移（M）Mx：远处转移情况无法评价。M_0：无远处转移。M_1：远处转移。M_{1a}：区域外淋巴结或者肺转移；M_{1b}：他部位转移。

血清肿瘤标志物（S）S_x：无法评价标志物。S_0：标志物水平不高。S_1：AFP＜1000 ng/ml，且 hCG＜5000 IU/L，且 LDH＜正常值上限的 1.5 倍。S_2：AFP1000～10 000ng/ml，或 hCG 5000～50 000IU/L，或 LDH 正常值上限的 1.5～10.0 倍。S_3：AFP＞10000ng/ml，或 hCG＞50 000 IU/L，或 LDH＞正常值上限的 10 倍。

（2）临床简化分期

I 期 无转移。

I A 肿瘤局限于睾丸及附睾。

I B 肿瘤侵及精索或肿瘤发生于未下降的睾丸。

ⅠC　肿瘤侵及阴囊壁或腹股沟及阴囊手术后发现。

ⅠX　原发肿瘤的侵犯范围不能确定。

Ⅱ期　仅有膈以下的淋巴结转移。

ⅡA　转移的淋巴结均＜2cm。

ⅡB　至少一个淋巴结在2～5cm。

ⅡC　腹膜后淋巴结＞5cm。

ⅡD　腹部可扪及肿块或腹股沟淋巴结固定。

Ⅲ期　纵隔、锁骨上淋巴结转移和远处转移。

Ⅲ0　根治性手术后，无明确的残存病灶，但肿瘤标志物阳性。

ⅢA　有纵隔或（和）锁骨上淋巴结转移，但无远处转移。

ⅢB　远处转移仅限于肺。

ⅢC　任何肺以外的血行转移。

（五）鉴别诊断

1. 急性睾丸炎　睾丸肿大并有鞘膜积液时，临床上与睾丸肿瘤甚相似，但伴有寒战、发热、阴囊内疼痛、触痛明显。输精管受睾丸炎性疾病累及而增粗，称为"输精管征"阳性。因睾丸肿瘤不波及输精管，故"输精管征"常呈阴性。

2. 睾丸鞘膜积液　睾丸鞘膜积液有囊性感、质韧、有弹性，透光试验阳性。而睾丸肿瘤有时可发生少量鞘膜积液，但有沉重感，透光试验阴性。鉴别困难时，可穿刺吸出积液后再行检查，以明确是否伴有睾丸肿瘤。

3. 附睾炎　可与发病突然的睾丸肿瘤混淆。但有高热、畏寒、局部疼痛，压痛明显，"输精管征"阳性。血白细胞计数增高。

4. 附睾结核　可累及睾丸，产生结节，与睾丸肿瘤相混淆。但结核病变常累及输精管，形成串珠状结节；附睾尾部的浸润与硬结，可与阴囊粘连形成窦道；直肠指诊时，可扪及前列腺、精囊有浸润结节改变。

5. 白血病　异常的白细胞增生与浸润，发生于睾丸组织时，引起阴囊肿大，并可伴有睾丸鞘膜积液。可有发热、全身疼痛、进行性贫血及出血倾向，有淋巴结肿大、肝脾肿大等表现。周围血象及骨髓象检查可起鉴别作用。

6. 睾丸梅毒　睾丸肿大呈球形，或有硬结，表现可类似，但其结节较小且较轻，且睾丸感觉消失，常有冶游史，血清学检查（康、华氏反应阳性）可助鉴别

7. 精索和附睾肿瘤　阴囊肿大、坠胀，也可伴有鞘膜积液。但临床十分少见。检查睾丸正常。如附睾肿瘤累及睾丸或与睾丸肿瘤同时发生，则需活组织检查以证实。

三、治疗策略

（一）治疗原则

睾丸肿瘤的治疗决定于其病理性质和分期，治疗可分为手术、放疗和化疗。

1. 精原细胞瘤　精原细胞瘤对放射治疗比较敏感，治疗以肿瘤切除和放射治疗为主。

Ⅰ期　睾丸切除术后再加预防性主动脉旁、同侧的髂总及髂外淋巴结的放疗。

Ⅱ期　睾丸切除、腹膜后淋巴结清扫及术后辅助性放射治疗，照射野一般限于横膈以下的淋

巴结。对于较大的淋巴结转移灶，可先行放射治疗，使肿块缩小，再行腹膜后淋巴结清扫。

Ⅲ期 视肿瘤转移灶情况，睾丸切除后行放射治疗和（或）化学治疗。

2. 非精原细胞瘤 非精原细胞瘤对化疗比较敏感，治疗以肿瘤切除和化学治疗为主。

Ⅰ期 睾丸切除术后行预防性化学治疗，亦有人主张睾丸切除术后立即行腹膜后淋巴结清扫。

Ⅱ期 睾丸切除、腹膜后淋巴结清扫和辅助性化疗。

Ⅲ期 睾丸切除和化学治疗。

（二）治疗方法

1. 睾丸肿瘤的化学治疗

（1）化疗主要适应证

1）预后不良的Ⅰ期非精原细胞瘤，已侵及精索或睾丸切除后瘤标仍持续升高者。

2）ⅡA以上的非精原细胞瘤。

3）晚期难治的肿瘤复发或用药无效，采用挽救性化疗方案。

（2）常用化疗方案

1）PVB 顺铂（CDDP）20mg/（m²·d），第1～5日；长春碱（VLB）0.3mg/kg，第1～2日；博来霉素（BLM）30mg，第2、9、16日。每间隔3周重复一周期，一般3～4个疗程。

2）PEB CDDP 20mg/（m²·d），第1～5日；依托泊苷（VP-16）100mg/（m²·d），第1～5日；BLM 30mg，第2、9、16日。每间隔3周重复一周期，一般2～4个疗程。

3）EP方案 CDDP 20mg/（m²·d），第1～5日；VP-16 100mg/（m²·d），第1～5日；每间隔3周重复一周期，一般2～4疗程。

4）IVP（挽救性）方案 VLB 0.11mg/kg，第1～2日，或VP-16 75mg/（m²·d），第1～5日；异环磷酰胺1.2g/（m²·d），第1～5日；CDDP 20mg/（m²·d），第1～5日。每间隔3周重复一周期，一般3～4疗程。

2. 手术治疗

（1）手术治疗方法 ①根治性睾丸切除术：睾丸生殖细胞肿瘤均应行根治性睾丸切除术。②保留睾丸的手术：有人认为对于双侧睾丸生殖细胞肿瘤患者或者孤立睾丸的生殖细胞肿瘤患者，如果睾酮水平正常并且肿瘤体积小于睾丸的30%可考虑行保留睾丸组织手术。因有复发风险，必须在与患者及家属充分沟通后才能进行。③活检：可疑患者在行根治性睾丸切除术时可进行术中冰冻活检。

（2）手术要点

①高位睾丸切除 睾丸肿瘤的治疗，首先应尽早进行高位睾丸切除术。手术取腹股沟切口，游离精索到腹股沟管深环（内环）上方离断，然后沿精索向阴囊游离，将阴囊内容物一起切除，如阴囊有侵犯，将阴囊一并切除。送病理检查。

②腹膜后淋巴结清扫术 根据肿瘤病理性质及分期，行腹膜后淋巴结清扫，手术切口选择自剑突下绕脐达耻骨联合上的腹正中切口，清扫范围上起自双侧肾蒂上方2cm平面，下达病侧髂外动脉及内环口处的腹膜后淋巴结。

（3）术后处理

①一般处理 高位睾丸切除术后，局部可用沙袋加压，阴囊可用丁字带压迫及托起止血。

②腹膜后淋巴结清扫术的患者，需禁食，静脉补充水、电解质及营养物质。待3～4日肠蠕动恢复后才可进食。

（4）并发症及处理

①阴囊血肿　多由术中止血不彻底或结扎线脱落引起。出血少者可保持引流通畅、局部冷敷、加压包扎及应用止血药物。出血多、血肿大时，应及早手术探查止血。预防措施：切断精索时，精索血管和输精管要分别结扎，以免线结脱落出血。

②淋巴漏　少数患者可发生淋巴外漏并发淋巴囊肿或乳糜腹水。一般可自行吸收，必要时可经皮穿刺抽液。

③术后性功能减低　施行保留神经的局限性淋巴结清除术，可降低术后性功能减低的发生率。

④其他　腹膜后淋巴结清扫术后，可发生麻痹性肠梗阻、血容量不足和少尿。可给予胃肠减压，充分补液，调整电解质，给予利尿药等治疗。

四、疗效及预后评估

（一）疗效评估

1. **治愈**　肿瘤根治术后未发现转移灶残留。
2. **好转**　术后残留转移灶，或放疗、化疗后转移灶缩小，或肿瘤标志物下降但未正常。
3. **未愈**　晚期肿瘤放疗、化疗等效果不佳，转移灶缩小不明显甚至增大。

（二）预后评估

其预后与治疗方法、肿瘤病理性质、临床分期等因素有关。腹膜后淋巴结清扫、手术或化疗、放疗后肿瘤标志物指数迅速下降者，预后良好。睾丸肿瘤如不治疗，80% 在 2 年内死亡。

五、出院医嘱

1. **后续治疗**　睾丸肿瘤绝大多数是恶性肿瘤，在行高位睾丸切除术后，应根据不同类型而决定是否行腹膜后淋巴清扫术、化疗和放疗。对于清扫结果阴性者，可继续随访；若阳性，病理报告有非精原细胞成分，则需追加化疗，并继续密切随访。

2. **定期随访**　定期复查随访，必要时复查腹部CT，了解后腹腔情况；定期复查相关肿瘤标志物。

第八章　肾上腺疾病

第一节　皮质醇增多症

一、疾病概述

　　皮质醇增多症是最常见的肾上腺皮质疾病，系由于各种原因所致的皮质醇增多，引起体内蛋白质分解向糖原转化的代谢过程加快而产生的一系列临床症状。下丘脑及垂体病变，肾上腺皮质增生、腺瘤及皮质癌，异位产生的 ACTH 肿瘤如支气管燕麦细胞癌、肠道类癌等均是皮质醇增多症的病因。还有长期大量应用皮质激素也可产生药物性皮质醇增多症，停药后症状可逐渐消退。本病多见于 20 ～ 50 岁，女性多于男性，比例（2 ～ 3）：1。主要的临床表现为向心性肥胖、满月脸、水牛背、多血质、紫纹、多毛、痤疮、月经紊乱、高血压、骨质疏松及体癣等。单纯由肾上腺皮质病变引起者又称库欣综合征（CS），而由垂体病变引起的称为库欣病。

二、诊断策略

（一）病史采集要点

　　1. **主诉**　肥胖或伴头痛、头晕、胸闷、全身倦怠、失眠、记忆力减退等症状。

　　2. **现病史**　由糖皮质激素分泌增多引起的以下症状。

　　（1）向心性肥胖　肥胖是本病的主要症状，其特点为向心性，主要在头面部、后颈、锁骨上窝及腹部有大量的脂肪堆积，形成特征性的"满月脸""水牛背""罗汉腹"，但四肢并不见增粗。

　　（2）皮肤变化　患者面部、腹部等部位的皮肤菲薄、温暖、潮湿、油腻，皮下血管明显，呈多血质面容。同时在下腹部两侧，大腿前、内侧，股部及臀部、腋窝处常出现粗大的紫红色条纹，称之为紫纹。

　　（3）高血压和低血钾　皮质醇有明显的潴钠排钾作用，且部分患者还伴有盐皮质激素的分泌增加，导致水钠潴留、低血钾、高血压。高血压一般为轻至中度，血压多在 172.5/97.5mmHg 左右。

　　（4）糖尿病及糖耐量减低　过多的糖皮质激素促进糖原异生，同时又抑制组织利用葡萄糖，导致血糖升高甚至糖尿病。这种糖尿病所引起的血糖及尿糖都不甚高，但对胰岛素治疗不敏感。

　　（5）骨质疏松和肌肉萎缩　体内糖皮质激素的增高促进机体的蛋白分解，抑制蛋白合成，使机体处于负氮平衡；过多的糖皮质激素还抑制骨基质蛋白的形成，促进骨内蛋白分解，减少肠道钙的吸收和增加尿钙，从而出现骨质疏松、肌肉萎缩。患者诉腰背痛、骨痛、身高缩短，严重时可发生压缩性骨折。尿钙排出增多，易并发泌尿系统结石、胆道结石。

　　（6）性机能紊乱和副性征的变化　高皮质醇血症不仅直接影响性腺功能，还可抑制下丘脑促性腺激素释放激素的分泌。多数女性表现为月经不调、不育、男性性征，如妇女生胡须、体毛浓密、面部痤疮、阴蒂增大等；成年男性表现阳痿或性功能低下；少年儿童表现为腋毛和阴毛的提早出现。

（7）生长发育障碍　过量皮质醇可抑制垂体生长激素的分泌，少儿期患者表现为生长停滞，青春期延迟。

（8）对造血系统和机体免疫力的影响　雄激素水平升高可发生红细胞增多症，皮质醇本身也可刺激骨髓造血使红细胞和血红蛋白增多，患者表现为多血质。糖皮质激素抑制机体免疫系统对外来物、病菌产生抗体的能力，延迟免疫反应，使机体抵抗力下降，容易发生感染。

（9）精神症状　多数患者有不同程度的精神症状，但一般比较轻微，表现为失眠、注意力不集中、记忆力减退、忧郁、欣快等，严重的可表现为抑郁症、躁狂症和精神分裂症。

3. 既往史　询问近期是否长期大剂量应用糖皮质激素或 ACTH 制剂治疗某些疾病，如肾病综合征、风湿、肾移植等，有无肾上腺疾病史和手术史。

（二）体检要点

1. 全身情况　注意测量血压、是否多血质面容、有无皮肤紫纹、有无向心性肥胖、生长发育情况、副性征变化等。

2. 局部检查　皮质腺瘤常较小，一般不能触及肿块。

（三）辅助检查

1. 实验室检查

（1）血浆皮质醇测定　皮质醇增多症患者晨 8 时皮质醇明显升高，昼夜节律消失，甚至下午或夜间水平高于上午。正常值（放免法）：8 时 185～594nmol/L（6.7～21.5μg/dl）；16 时 99～345nmol/L（3.6～12.5μg/dl）；0 时 0～166nmol/L（0～5μg/dl）。

（2）24 小时尿游离皮质醇（UFC）测定　皮质醇增多症 UFC 常明显升高，且不被小剂量地塞米松所抑制。正常值：55～345nmol/d（20～120μg/d）。

（3）血浆 ACTH 测定　库欣病患者 ACTH 轻至中度增高或在正常高限，昼夜节律消失；库欣综合征患者 ACTH 减低或正常，昼夜节律消失；异位 ACTH 患者 ACTH 明显升高。正常值（放免法）：8 时 5.1～18.9pmol/L；16 时 4.7～16.2pnmol/L；0 时 0～10.2pmol/L。

（4）小剂量地塞米松抑制试验　库欣综合征和异位 ATCH 综合征患者服用小剂量地塞米松（0.5mg）后 UFC、ACTH 和皮质醇无明显下降。小剂量地塞米松抑制试验是诊断皮质醇增多症最有价值的指标。

（5）大剂量地塞米松抑制试验　用于鉴别库欣氏综合征的不同病因。方法同上，只是剂量加大到 2mg。

（6）CRH 兴奋试验　一般在晨 8 时进行，快速静脉推注（30 秒内）CRH 溶液 1.0μg/kg，采血测 ACTH 和皮质醇。大部分垂体性 ACTH 瘤患者的 ACTH 和皮质醇的反应高于正常，而产生皮质醇的肾上腺腺瘤和大部分异位 ACTH 综合征者无反应。

2. 定位诊断检查

（1）垂体　大部分垂体腺瘤为微腺瘤，2mm 的薄层 CT 扫描及 MRI 检查垂体可检出。

（2）肾上腺　超声是首选的检查方法，肾上腺腺瘤直径超过 1cm 的检出率达 90% 以上。CT 对肾上腺增生和占位病变检出率几乎为 100%，MRI 对肾上腺病变的检出率与 CT 相仿。也可用 [131]I 标记的胆固醇进行肾上腺同位素扫描，如一侧发现肿瘤，对侧肾上腺可能不显影；如两侧均有同位素密集，则提示肾上腺双侧增生性改变。

（3）异位 ACTH 综合征的原发肿瘤位置判断　异位分泌 ACTH 的肿瘤位于胸腔内的比例比较高，应常规行胸部正侧位片，胸部 CT 扫描，必要时还要探查腹腔、盆腔等。静脉插管分段取血测 ACTH 和相关肽也可用于异位分泌 ACTH 肿瘤的定位诊断。

（四）诊断

1. 诊断依据

（1）临床症状　高血压症状如头痛、头晕等，血压达 150/100mmHg；有时出现精神症状如记忆力减退、忧郁或躁狂等；患者具有典型的向心性肥胖征象如满月脸、水牛背、悬垂腹等，皮肤菲薄并伴宽大紫纹，女患者出现月经紊乱、闭经、面部痤疮、多毛等，男患者可出现性功能减退、阳痿等。

（2）内分泌检查　血、尿皮质醇水平均明显高于正常；24 小时尿 17- 羟皮质类固醇（17-OHCS）较高；小剂量地塞米松试验时患者不被抑制；胰岛素诱发低血糖试验时患者血中皮质醇无显著上升；血浆 ACTH 水平较低（腺瘤）或高于正常。

（3）影像学检查　B 超、CT、MRI 发现双侧肾上腺有明显占位性病变或明显增大；垂体发现较大的腺瘤或微腺瘤；全身骨骼 X 线检查亦可有全身骨质疏松，甚至伴有病理性骨折。

2. 病因分型　当皮质醇增多症诊断明确后，须进一步明确其病因分型。

（1）病史分析　病史超过 1 年而缓进者大多为皮质增生或腺瘤；男性多为增生，腺瘤少见；如骤起急进、发展迅速、女性男性化者，则提示肾上腺皮质癌可能；儿童及 50 岁以上皮质醇增多症患者多为肾上腺癌；色素沉着、闭经 – 溢乳综合征者多为下丘脑 – 垂体性肾上腺皮质增生或异源性 ACTH 综合征等。

（2）内分泌检查　①血浆 ACTH 测定：垂体性皮质醇症患者其血浆 ACTH 远高于正常；肾上腺肿瘤患者 ACTH 较低甚至测不出；异位 ACTH 综合征患者血 ACTH 明显升高。②大剂量地塞米松试验：可鉴别皮质增生或肿瘤。增生者可被抑制到基值 50% 以下，但肾上腺皮质腺瘤患者不受抑制。

（3）肾上腺及垂体（蝶鞍）影像学综合检查　肾上腺皮质肿瘤常显示肿瘤影块，增生常示双侧肾上腺皮质增大或增厚；亦可无异常发现。对蝶鞍采用特殊 CT 扫描和 MRI 扫描可显示绝大部分垂体腺瘤。

（五）鉴别诊断

1. 肾上腺皮质醛固酮瘤　可伴有高血压、低血钾等症状，影像学检查可发现肾上腺皮质有占位性病变或发现肾上腺皮质增生。该病患者高血压一般为良性进程，低血钾可导致肌无力、麻痹等临床症状，并出现水、电解质紊乱和酸碱失衡。内分泌检查示血尿皮质醇未见异常，但可发现血、尿醛固酮明显升高，血浆肾素活性降低，采用盐负荷试验可确诊。

2. 无功能性肾上腺腺瘤　极少数肾上腺肿瘤可经影像学检查发现，但内分泌检查不分泌具有生物活性的皮质激素，临床无内分泌影响。

3. 先天性肾上腺皮质增生　为先天性酶系缺陷性疾病。由于某种酶系的缺乏，皮质醇的正常合成障碍，皮质醇产生减少或缺乏，导致垂体分泌 ACTH 亢进，以致合成皮质醇的前身物质积聚和雄激素明显增加，临床上以男性化表现为主，可用糖皮质激素治疗。

4. 男性化肾上腺皮质肿瘤和增生　该病为后天性疾病，可表现为儿童肾上腺性征异常和成人型肾上腺性征异常症。儿童男性化肾上腺肿瘤的特点为：①女孩比男孩发病率高；②肿瘤为多功能性；③肿瘤恶性多于良性。成人型男性化其病因主要是肿瘤，起病后女性性征消失，出现男性性征，影像学检查 CT 双侧肾上腺扫描可发现肾上腺皮质占位性病变，与皮质醇症鉴别以临床症状和内分泌检查为主。

三、治疗策略

（一）治疗原则

根据不同的病因，选择不同的治疗方法。既要去除病因降低体内皮质醇水平，又要保证垂体、肾上腺的正常功能不受损害。

（二）治疗方法

1. ACTH 依赖性垂体性皮质醇症（CS）的治疗
（1）垂体肿瘤切除术　治疗垂体肿瘤的首选方法是进行垂体肿瘤切除术。
（2）垂体放疗　垂体放疗为库欣病的二线治疗，推荐用于垂体肿瘤手术无效或复发，并且不能再次手术者。由于 X 线刀和 γ 刀的应用使颅内手术操作简便、快速、安全而且疗效显著。
（3）肾上腺切除　肾上腺切除一般作为治疗 ACTH 依赖性皮质醇增多症的最后手段，目的在于快速缓解高皮质醇血症。对于经蝶鞍手术失败或无手术指征的患者，建议采用一侧肾上腺全切除和另一侧肾上腺大部分切除。

2. ACTH 非依赖性 CS 的治疗　对于明确诊断为肾上腺腺瘤的患者，可行腹腔镜或经腰切口切除腺瘤。对于肾上腺皮质腺癌也以手术治疗为主，对于肿瘤局限者行单侧肾上腺根治性切除术，附近淋巴结也应一并切除并逐一病理检查；对于已有远处转移者，原发肿瘤组织和转移灶均应尽量切除，这样可提高药物治疗和局部放疗的效果。

3. 药物治疗　应用药物治疗以减轻皮质醇增多症的临床症状。常用的药物有氨鲁米特、甲吡酮、酮康唑和密妥坦。密妥坦（O, P'-DDD）不仅可以抑制皮质醇的合成，还可作用于肾上腺皮质的正常细胞和肿瘤细胞，使束状带和网状带退变萎缩，对肾上腺皮质腺癌有一定的治疗作用。

（三）围手术期处理

1. 术前准备
（1）评估、改善心功能　皮质醇增多症患者均有体内水钠潴留和高血压等改变，从而加重了心脏的负担，造成心肌损害。因此，术前应充分了解患者的心功能状态，并应用有效药物降低血压并拮抗体内糖皮质激素的作用，调整血容量使之达到正常或接近正常；可应用少量保钾利尿药减轻心脏负担；也可应用一段时期的心肌极化治疗，营养心肌，改善心肌功能。
（2）纠正水、电解质、酸碱平衡紊乱　肾上腺皮质腺癌及异位 ACTH 综合征患者常伴有严重低血钾、碱中毒和钙磷的代谢异常。对于这类患者术前应予以补钾和纠正碱中毒，调整钙磷代谢异常。对于伴有醛固酮增高者，可予以醛固酮拮抗剂螺内酯治疗。
（3）控制血糖　合并糖尿病者，予以降糖药或胰岛素并采取饮食控制，使血糖和尿糖在术前调整到正常或接近正常水平。
（4）预防感染　皮质醇增多症患者抵抗力较低，组织愈合能力较差，易造成伤口感染和延迟愈合，通常在术前 1～2 日给予抗生素预防感染，体内如存在感染灶应完全控制后方可手术。
（5）预防肾上腺危象　对于肾上腺肿瘤患者，由于肿瘤自主性分泌大量皮质醇导致 ACTH 分泌被抑制,肿瘤以外的肾上腺组织和对侧肾上腺发生萎缩,为防止肿瘤切除后体内皮质醇骤然不足,应从术前 1 日予以糖皮质激素以备应激。

2. **术中处理**　术中应严密观察患者血压、脉搏、呼吸等生命体征,对于肾上腺肿瘤切除者,手术开始即应持续静脉滴注氢化可的松,避免肾上腺危象的发生。

3. **术后处理**　肾上腺肿瘤切除后,在一段时间内肾上腺皮质功能低下,需要相当一段时间(一般认为 4 个月)才能恢复,术后需行糖皮质激素的替代治疗。通常在手术后 24 小时内静脉滴注氢化可的松 200 ~ 300mg,以后逐渐减量,持续 6 ~ 12 个月。在恢复过程中,一旦出现创伤、高热、感染等应激反应时,需加大激素用量。

4. **肾上腺危象的处理**　肾上腺危象一般发生在术后 24 ~ 48 小时,是由于糖和盐皮质激素不足引起电解质紊乱及急性周围循环衰竭。主要表现为体温升高或低于正常、乏力、软弱、精神萎靡或嗜睡,也可表现为烦躁不安、神志不清或昏迷,心率可加快,有时可达 160 次 / 分,患者四肢厥冷、呼吸困难、血压下降甚至休克。处理方法:①快速补充皮质激素:1 小时内快速静脉滴注氢化可的松 300 ~ 400mg,同时肌内注射醋酸可的松 300mg。1 ~ 3 天内将皮质激素的剂量减至维持剂量。②纠正水、电解质紊乱:心、肾功能正常者,快速静脉输入生理盐水 2000 ~ 3000ml,补充钠的丢失;如出现代谢性酸中毒,可补充碳酸氢钠;每日的补钾量,应根据心电图及每日检查的血钾数据逐日调整。③预防和治疗低血糖:激素代谢紊乱的患者、糖尿病患者胰岛素使用不当或因高血钾症而大量使用胰岛素致低血糖时,应注意纠正,必要时可立即静脉推注 50% 的葡萄糖 60ml。术后应常规监测血糖水平。肾上腺危象若处理不及时或处理不当,后果十分严重,甚至危及患者生命。关键在于预防,正确的术前、术中和术后皮质醇的补充,将有效地预防肾上腺危象的发生。

四、疗效及预后评估

(一)疗效评估

1. **治愈**　症状消失,电解质、血糖等恢复正常;血皮质醇,尿 17- 羟类固醇、17- 酮类固醇正常;5 年内无复发,肾上腺皮质功能正常。

2. **好转**　症状减轻,电解质、血糖等基本正常;血皮质醇、尿 17- 羟类固醇正常,17- 酮类固醇下降。

3. **未愈**　肿瘤无法切除,症状无改善,电解质、血糖、血皮质醇、尿 17- 羟类固醇、17- 酮类固醇等未下降。

(二)预后评估

皮质醇增多症患者根据病因不同,疗效各异。单侧肾上腺腺瘤经手术切除后疗效最理想,病情一般在数月后逐渐好转至完全康复。腺癌患者如未转移即行完全切除,术后辅以化疗,疗效亦满意。垂体性皮质醇患者如垂体瘤切除,则大部分可获得满意疗效。异位 ACTH 综合征或肾上腺癌伴有转移者疗效较差,预后亦差。术后患者 5 年生存率仅为 25%。

五、出院医嘱

1. **肾上腺皮质腺瘤** 出院后仍需给予小剂量皮质激素，维持 6～12 个月，直至完全停止给予皮质激素，如 24 小时尿 17-OHCS、UFC 等检测均正常，表明已痊愈。

2. **肾上腺癌** 若有远处转移，术后应加化疗。密妥坦 2～6g/d，分 3 次服用；治疗 1 个月后如疗效显著改善则改为 3g/d，分 3 次服用，继续服用 4～6 个月。如症状继续缓解，寿命可延长 2 年以上。同时需适当补充皮质激素。

3. **垂体性皮质醇症** 行双侧肾上腺切除则需终身激素替代治疗；如行次全切除术者则需术后补充皮质激素，相当长时间后再逐步减少，直至完全撤出，部分症状较轻垂体性皮质醇症患者可行垂体放射治疗后再加药物治疗以取代手术，药物治疗有密妥坦、氨鲁米特等。

第二节 原发性醛固酮增多症

一、疾病概述

原发性醛固酮增多症（PA，简称原醛症）是由于肾上腺皮质球状带发生病变，分泌过量醛固酮，临床上表现为特征性高血压和低血钾的综合症候群。醛固酮分泌是自主性的，过多的醛固酮负反馈抑制肾素的分泌，因此在临床上又被称为低肾素性醛固酮增多症。原醛症可分为三种：醛固酮瘤（产生醛固酮的肾上腺皮质腺瘤，APA），占原醛症的 60%～80%；特发性肾上腺皮质增生（特醛，IHA），占原醛症的 20%～30%；临床少见的原醛症（包括产生醛固酮的肾上腺皮质腺癌、原发性肾上腺皮质增生、糖皮质激素可抑制的醛固酮增多症、肾上腺外分泌醛固酮的肿瘤等），占 1%～2%。

二、诊断策略

（一）病史采集要点

1. **主诉** 患者常因高血压症状就诊，常诉有头昏、头痛、视物模糊、乏力等。

2. **现病史**

（1）**高血压** 应注意询问患者高血压的初始情况和进程。

（2）**低血钾症状** 询问有无四肢肌肉乏力、头重脚轻、食欲不振、胃肠胀气等，有无便秘、麻痹及呼吸困难等；是否为一过性还是周期性。是否有低血钾心电图改变。有无烦渴、多尿等，有无手足抽搐或痛性肌痉挛，有无浮肿等。

（二）体检要点

1. **一般情况** 注重血压检查及生命体征如脉搏、呼吸、体温等的测量。原发性醛固酮增多症血压一般为（150～240）/（90～135）mmHg。少数患者为恶性急进性高血压。

2. **神经肌肉功能检查** 有无肌无力及肌麻痹，尤其是注意有无阵发性肌肉软弱及麻痹，四肢有无蚁行感、麻木或隐痛，有无阵发性手足抽搐和痛性肌痉挛。Trousseau 和 Chrostek 征是否阳性。

3. **心律失常** 可出现期前收缩或阵发性心动过速，严重者可因室性纤颤而发生心源性脑缺氧症候群。

4. 其他　有无生长发育迟缓，有无全身水肿或下肢浮肿。

（三）辅助检查

1. 血钠、血钾　血钠往往在正常值范围或略高于正常，一般＞140mmol/L。多数患者呈持续性低血钾，血钾常低于 3.0mmol/L，也有部分患者出现间歇性低血钾，少数患者血钾可正常或在正常的低限。

2. 尿钾　24 小时尿钾如果超过 25～35mmol/L，有临床意义。

3. 血醛固酮测定　醛固酮分泌呈间歇性节律，需多次测定，以检测清晨 8 时或下午 4 时为准。正常值：卧位 9.4～253.0pmol/L；立位 110～923pmol/L。原发性醛固酮增多症表现为血浆醛固酮明显增高。继发性醛固酮增多症与原发性醛固酮增多症的鉴别有赖于血浆肾素活性和血管紧张素 II 的测定。

4. 血浆肾素测定　正常值：卧位 0.07～1.47nmol/（L·h）；立位 1.5～5.0nmol/（L·h）。原发性醛固酮增多症血浆肾素降低，立位无分泌增加反应；继发性醛固酮增多症血浆肾素水平升高。

5. 肾素活性（PRA）测定　正常人在限盐的情况下，站立 4 小时后测定肾素多应超过 2.46nmol/L，如果低于此值，考虑肾素活性较低。但血浆肾素活性降低并非原发性醛固酮增多症所独有，大约有 30% 原发性高血压其肾素活性低于正常。

6. 血浆血管紧张素 II（Ag II）的测定　其临床意义同 PRA。正常值：卧位 11.8～95.0ng/L；立位 92.5～150.0ng/L。

7. 24 小时尿醛固酮的测定　正常值为 5.5～33.3nmol/24h（2.0～13.3μg/24h）。其临床意义同血醛固酮，但血醛固酮只反映某一点时的激素水平，尿醛固酮反映 24 小时分泌代谢的综合水平，故其是反映体内醛固酮更加敏感的指标。

8. 肾素活性刺激试验（醛固酮刺激试验）　对于原醛症患者，刺激试验不如抑制试验敏感和具特异性，只有当严重高血压不宜行抑制试验时方采用刺激试验。

9. 螺内酯治疗试验　本病的高血压及低钾，经一般降压药物及补钾治疗均不能改善，但经螺内酯治疗后，症状可很快改善，故螺内酯不仅有治疗作用，而且也是一种重要的试验诊断方法。

10. 心电图检查　心电图提示低钾，常有期外收缩，QRS 波增宽，ST 段低平。

11. 病因检查　原醛症诊断明确后，需作病因方面的鉴别。特别应区别 APA 和 IHA，因为前者手术治疗效果佳，后者可采用药物治疗。

（1）肾上腺 B 超　如果皮质腺瘤大于 1cm，B 超可以清楚显示。对于小腺瘤和特发性肾上腺皮质增生的结节则在 B 超下难以区分。

（2）CT 和 MRI　当发现肾上腺内实性肿物，肾上腺腺瘤诊断基本确定；如果大于 3cm，边缘不光滑，形态呈浸润状，结合病史需考虑皮质腺癌。MRI 效果不如 CT，但可用于孕妇肾上腺可疑病变的诊断。

（3）[131]I 胆固醇肾上腺扫描　如一侧肾上腺放射性碘浓集，提示该侧有醛固酮瘤的可能；如双侧肾上腺放射性碘浓集，提示为双侧增生或双侧腺瘤可能；如一侧放射性碘浓集一侧淡，则需行地塞米松抑制试验：醛固酮瘤，瘤体侧放射性碘浓集；IHA，双侧肾上腺均有轻度放射性碘浓集。

（4）肾上腺静脉导管术　超选择性双侧肾上腺静脉插管，并收集每侧导管的血液标本进行醛固酮测定。如果一侧是对侧的两倍，或者两者浓度相差 5.0mol/L 以上，数值高的一侧为醛固酮瘤。如果两侧均升高但浓度相差 20%～50%，可诊断为 IHA。该方法诊断率可达 100%，但由于为有创性，且技术要求高，不作为常规检查。

（四）诊断

1. 高血压症状，患者可有头昏、头痛、视物模糊等。

2. 患者出现低血钾、酸碱平衡失调和低钙、低镁血症，如四肢乏力、周期性麻痹、手足抽搐等。

3. 内分泌实验室检查　血浆醛固酮大于 5.54pmmol/L，24 小时尿醛固酮大于 27.7mmol/L，血浆肾素活性低于每小时 2.46mmol/L，盐负荷试验或醛固酮刺激试验阳性。

4. 影像学检查如 B 超、CT 扫描提示肾上腺一侧有明显圆形肿块或双侧肾上腺明显增大者。

5. 除外具有上述症状的其他肾上腺疾病和垂体疾病。

（五）鉴别诊断

1. 原醛与原发性高血压的鉴别　原发性高血压血浆肾素及醛固酮含量均正常。

2. 原醛与继醛的鉴别　肾上腺以外的某些疾病，如肝硬化、充血性心力衰竭、肾病综合征及肾性高血压等，亦可引起肾上腺分泌过多的醛固酮产生类似原醛的症状，称为继发醛固酮增多症，简称为继醛。继醛血浆肾素或血管紧张素均增高而肌无力及低钾症状较轻。

3. 腺瘤与增生的鉴别　如术前能明确诊断，对指导治疗有极大帮助，如经 B 超、CT 等检查仍不能明确诊断则有赖手术探查。

4. 其他　有些疾病可致高血压低血钾，但肾素血管紧张素活性不高，血浆醛固酮含量正常，常见者有：①久服甘草制剂者，可有钠潴留，高血压，低血钾，血浆醛固酮含量不高。②柯兴征，特别是异位分泌 ACTH 肿瘤患者，可表现为高血压、低钾、血浆皮质醇增高而醛固酮定量正常。③ 17-α 羟化酶缺少症，致使肾上腺皮质醇合成障碍，从而促使垂体 ACTH 分泌增加，造成肾上腺皮质增生和醛固酮分泌增多。此症称为先天性醛固酮症，罕见。予地塞米松抑制 ACTH，可使血钾上升，血压下降。

三、治疗策略

（一）治疗原则

根据病因选择手术或药物治疗。如醛固酮瘤、腺瘤等首选手术切除，药物治疗适用于术前准备和 IHA 的治疗。

（二）治疗方法

1. 药物治疗　IHA 手术疗效欠佳，一般以药物治疗为主。常用螺内酯，它与醛固酮拮抗起到排钠、潴钾和降压的作用；常用剂量为 120 ～ 480mg/d。

2. 手术治疗　IHA 以外的原醛症以外科治疗为主，其中肾上腺皮质腺瘤应首选手术切除；原发性肾上腺皮质增生可作一侧（一般为右侧）肾上腺全切除和对侧肾上腺次全切除；对于肾上腺皮质腺癌需作肿瘤根治性切除，必要时行周围淋巴结清扫术。

（1）术前准备

①纠正电解质紊乱　螺内酯具有潴钾排钠作用，短期内可使多数患者血钾恢复正常。电解质紊乱较重者，还需心电图低钾表现消失，方可考虑手术治疗。一般电解质紊乱需纠正 2 周。

②降血压　服用螺内酯 1 周后血压不降者应辅以降压药，可同时应用血管紧张素转化酶抑制剂，必要时使用利尿药或钙离子拮抗剂。

③补充激素　少数肾上腺皮质醛固酮瘤的同侧及对侧肾上腺皮质存在轻度萎缩现象，因此，

肾上腺皮质醛固酮瘤患者手术前可适当补充糖皮质激素。

（2）术后处理

①监测血、尿醛固酮水平及血压变化。

②监测电解质并作为术后补液的依据。

（3）并发症及处理

肾上腺危象 肾上腺切除或次全切除术时，如术后忽视皮质激素的补充或补充不足，则可能发生肾上腺危象。须注意在术中、术后补足量皮质激素。

四、疗效及预后评估

（一）疗效评估

1. 治愈 ①血压正常、症状消失；②血、尿醛固酮水平正常；③血浆肾素、血管紧张素活性正常。
2. 好转 ①血压下降、症状好转；②血、尿醛固酮降低。
3. 未愈 ①症状无好转；②血、尿醛固酮未降低。

（二）预后评估

原醛症患者因其病因不同，治疗方法各异，治疗效果亦不同。醛固酮瘤（皮质腺瘤）行手术切除腺瘤后疗效较为理想，一般在数周至数个月后血压逐渐降至正常或明显下降，电解质紊乱纠正，血钾恢复正常；特醛症患者手术疗效较差，术后血压恢复降低不明显或不下降，需配合药物治疗；皮质癌患者因发现已基本晚期，疗效不佳，术后 5 年生存率极低，术后需辅以化疗和放疗。

五、出院医嘱

1. 醛固酮瘤患者 出院后注意血压及血钾变化，可不服用药物，或适当服用降压药物，补充钾盐，6 个月后复查，如生化指标均正常可停止用药。

2. 特醛症患者 行手术治疗后部分患者病情可缓解，病情不能缓解，或一度好转又复发者，可用药物治疗。应用螺内酯加阿米洛利，作标准治疗，早期血压不降时辅以降压药物，待血压正常后可停用降压药物，血钾过低可适当补充钾盐，直至血压、血钾正常后应用药物维持量直至终身。

第三节 儿茶酚胺症

一、疾病概述

由于肾上腺嗜铬细胞瘤、肾上腺外嗜铬细胞瘤及肾上腺髓质增生分泌过量的儿茶酚胺，引起阵发性或持续性高血压和代谢紊乱症候群，统称为儿茶酚胺症。儿茶酚胺的最终代谢产物为 3- 甲氧基 4- 羟基苦杏仁酸，简称 VMA。嗜铬细胞瘤主要发生在肾上腺髓质，但交感神经系统及其他部位亦可发生，如颈动脉体、主动脉旁的交感神经节和嗜铬体；嗜铬细胞瘤也可发生在膀胱等处。嗜铬细胞瘤多为良性肿瘤，恶性肿瘤发生率为 5% ～ 10%。恶性肿瘤可迅速生长，并能局部浸润和远处转移，预后极差。

二、诊断策略

（一）病史采集要点

1. 主诉　头痛、头晕等高血压症状或畏寒、多汗、消瘦、疲乏等代谢紊乱症状。

2. 现病史

（1）有无高血压症状　阵发性或持续性高血压是本病的典型症状，血压突然升高或在持续高血压基础上血压突然再升高，患者常表现为头痛、出汗、心动过速、紧张焦虑、面色苍白、四肢厥冷、恶心、呕吐、腹痛、呼吸困难、头晕、视力模糊等；部分患者会出现心律失常、心肌缺血性损害。体位突然变化、拿重物、咳嗽、大便和腹压增加等可成为诱发的原因。发作时间常持续 15～30 分钟，亦有长达数小时不缓解者。开始发作时次数较少，间隙期患者如常人，随后发作日渐频繁，发作后患者感周身乏力，极度疲劳萎靡。有些患者会并发脑出血或肺水肿，甚至猝死。

（2）有无代谢紊乱症状　①基础代谢率增高：可有消瘦、发热等类似甲状腺功能亢进症状。②血、尿糖增高：由于肝糖原分解加速抑制胰岛素的分泌，可出现高血糖、糖尿及糖耐量试验呈糖尿病样改变。③脂肪代谢紊乱：由于脂肪代谢加速可使血中胆固醇升高、体重下降并可诱发血管硬化或合并视网膜血管出血等。④电解质代谢紊乱，如低钾血症。

（3）其他少见症状　如膀胱嗜铬细胞瘤可出现排尿时血压突然升高，同时伴有头痛、头晕，大约半数患者可有无痛性肉眼血尿。

（二）体检要点

1. 全身情况　注意患者呼吸、脉搏、体温等生命体征的变化，尤其要注意血压的测量。有无高血压并发症体征如左心室增大、心力衰竭、肺水肿等。少部分患者病情发展迅速，呈急进性高血压。病程进展迅速，有严重高血压改变，伴急剧进展的心、肾、脑损害，产生氮质血症、心力衰竭、脑出血等，有时可导致急性心肌梗死。

2. 局部检查　一般肿瘤小，不能触及肿块。

（三）辅助检查

1. 实验室检查

（1）血浆肾上腺素和去甲肾上腺素测定　嗜铬细胞瘤血浆肾上腺素和去甲肾上腺素水平比正常人高 5 倍以上，但结果正常者或轻度偏高者不能排除嗜铬细胞瘤的可能，腔静脉分段取血测定肾上腺素和去甲肾上腺素有助于诊断。

（2）尿儿茶酚胺、香草扁桃酸（VMA）测定　正常值：儿茶酚胺 10～40μg/24h；VMA 1.7～15.1mg/24h。嗜铬细胞瘤患者尿儿茶酚胺和 VMA 水平升高，单项升高的诊断率达 70%，两者均升高诊断率可达 80%～90%。注意收集尿标本前停止服用所用药物。

（3）酚妥拉明试验　酚妥拉明为 α 受体阻滞剂，可使因儿茶酚胺水平升高引起的高血压迅速下降。

（4）胰高血糖素试验　胰高血糖素能兴奋肾上腺髓质和嗜铬细胞瘤释放儿茶酚胺，使处于未发作间期的嗜铬细胞瘤出现人工诱导发作。

2. 定位诊断检查

（1）B超　在肾上腺占位性病变中可作为初始检查手段，但对于占位小于 1.0cm 者检出率很低。

（2）CT 与 MRI　诊断肾上腺疾病的首选方法，诊断准确率可达 90% 以上。

（3）¹³¹碘－间碘苄胍（¹³¹I-MIBG）放射性核素检查　¹³¹I-MIBG 是一种标有放射碘的肾上腺素能神经阻滞剂，其结构与去甲肾上腺素相似，易被嗜铬细胞瘤所摄取，因此，该试验既可定性也可定位。对小的嗜铬细胞瘤和恶性嗜铬细胞瘤转移灶具有较高的诊断价值。

（四）诊断

1. 临床表现　①无肾病等的阵发性或持续性高血压青年患者；②阵发性或持续性高血压，血压波动幅度大，发作时伴有心悸、面色苍白、出汗、四肢厥冷等表现；③持续性高血压伴有糖代谢紊乱；④高血压、高代谢而无甲亢典型症状；⑤不明原因的心力衰竭、休克、心律不齐、阵发性腹痛又伴有高血压者。

2. 内分泌实验室检查　血、尿儿茶酚胺水平均增高，24 小时尿 VMA 多次检测明显高于正常。酚妥拉明试验阳性等。

3. CT、MRI 扫描　提示肾上腺区域或肾上腺外区域有明显占位性病变或肾上腺明显增大、肥厚或伴有结节状增生。¹³¹碘－间碘苄胍（¹³¹I-MIBG）放射性核素检查明确显示嗜铬细胞瘤位置、大小等。

（五）鉴别诊断

1. 与原发性高血压的鉴别　原发性高血压血、尿儿茶酚胺及其代谢产物含量正常。

2. 嗜铬细胞瘤与肾上腺髓质增生的鉴别　①病史：肾上腺髓质增生患者一般高血压病程较长，多年无进展，无家族史，降压药物无效，而肾上腺素能 a 受体阻滞剂治疗有效。②实验室检查：肾上腺髓质增生患者血、尿中儿茶酚胺及其代谢产物增多，以肾上腺素含量增加为主。嗜铬细胞瘤患者血、尿中儿茶酚胺及其代谢产物增多，以去甲肾上腺素含量增加为主。③影像学检查：肾上腺髓质增生患者 B 超、CT 检查偶可发现肾上腺体积增大或有小结节，但无肿瘤影像。④¹³¹I-MIBG 放射性核素肾上腺髓质扫描：可反映肾上腺髓质的形态，双侧肾上腺髓质增生可见双侧放射性浓集，其程度较嗜铬细胞瘤为淡。

三、治疗策略

（一）治疗原则

行肿瘤或肾上腺切除。

（二）术前准备

儿茶酚胺症的手术前准备非常重要，必须给予足够重视。

1. 控制血压　①肾上腺素能受体阻滞剂的应用：α受体阻滞剂常用药物为酚苄明 10～20mg/ 次，一日 2～3 次；或哌唑嗪，2～4mg/ 日，一日 2 次；至血压正常并平稳。心率快的患者可加用 β受体阻滞剂，如普萘洛尔、阿替洛尔或艾司洛尔。肾上腺能受体阻滞剂的应用一般应不少于 14 天。对于单用 α受体阻滞剂降压效果不佳者，合用钙离子阻断剂多能取得较好的临床效果。②血管紧张素转化酶抑制剂：常用药物有卡托普利 12.5～25.0mg/ 次，一日 2 次；依那普利 10mg/ 次，一日 2 次。

2. 补充血容量　体内高水平儿茶酚胺可使患者周围血管收缩，血容量减少，切除肿瘤或肾上腺，上述影响突然消失，患者可发生严重的、难以纠正的低血容量休克。因此手术前 3 天，在使用降压药物的同时注意补充血容量，常用血浆代用品、血浆或全血来补充血容量。

3.手术时机　①术前 24～48 小时连续血压监测在正常水平或稍高；②直立性血压不应低于 90/60mmHg；③心电图 ST 段与 T 波的改变恢复到正常。

（三）术后处理

1.密切观察血压，防止低血压出现，必要时仍需使用升压药维持血压平稳，并注意血容量的补充。

2.对于双侧肾上腺手术的患者，应注意皮质激素的补充，防止出现肾上腺功能不全或肾上腺危象。激素维持一段时间后，再逐步撤除。

（四）并发症及处理

1.麻醉方法的选择　一般选用气管内插管全身麻醉，术中麻醉方法及药物的应用不应增加患者血压的波动。

2.手术路径　应根据肿瘤的确切位置、肿瘤大小、肿瘤与周围脏器的关系而定。应保证充分的暴露，从而避免损伤其他脏器或重要血管。术中操作要轻柔，尽量避免挤压瘤体。

3.术中加强血压监测及控制　术中应至少开放两条专用静脉输液通道，以便升压与降压药物的及时使用。最好术中连续监测中心静脉压和桡动脉压。根据患者的中心静脉压、动脉压、心电监测结果补充容量。如在手术中肿瘤切除后血压仍未下降或降而复升，应考虑多发性肿瘤的可能，宜再行仔细探查。

四、疗效及预后评估

（一）疗效评估

1.治愈　症状消失，血压稳定于正常范围，血、尿儿茶酚胺及其代谢产物含量正常。
2.好转　症状减轻，血压有所下降，血、尿儿茶酚胺及其代谢产物含量下降。
3.未愈　症状未改善，血压未控制，血、尿儿茶酚胺及其代谢产物含量仍高于正常。

（二）预后评估

嗜铬细胞瘤，如能手术切除并安全度过围手术期，则临床效果良好。一般手术后 1 个月，约半数患者血压及代谢紊乱症状完全消失；部分患者可因高血压心血管病变已久且不可逆转，可伴有部分高血压征象，但阵发性高血压征象消失。早期诊治可使大部分儿茶酚胺症患者获得痊愈，癌肿如未转移且能切除者预后良好。

五、出院医嘱

1.终身随访。
2.定期检测相应生化指标如术后 3～6 个月检查血、尿中儿茶酚胺及其代谢产物（VMA），必要时复查 B 超、CT 和 MRI 扫描。

第三篇

神经外科疾病

第一章　颅脑损伤

一、疾病概述

颅脑损伤是一类常见的头颅和脑组织的创伤，它仅次于四肢损伤而居第二位，占全身损伤的10%～20%，但其死亡率居各类损伤之首。

二、诊断策略

（一）病史采集要点

1. **主诉**　外伤后意识障碍或头痛、出血等就诊。
2. **现病史**　重点询问以下情况：①致伤时间；②致伤原因；③受伤部位；④受伤后意识状态的变化；⑤伤后出现的症状和体征；⑥处置措施。
3. **既往史**　有无高血压史、心脏病史、糖尿病史、排尿性晕厥及精神病史等。

（二）体检要点

①生命体征（呼吸、血压、脉搏、体温）检查；②意识状态的评估，GCS评分法。③瞳孔大小及对光反射情况；④头颅检查有无开放性伤口，伤口的范围、深度及有无异物残留，颅骨有无凹陷，眼、耳、鼻、口腔有无出血和脑脊液样液体溢出；⑤有休克表现者应注意有无合并伤的存在；⑥生理反射是否消失，病理反射是否出现，有无锥体束征；⑦有无偏瘫、截瘫及单瘫情况出现。有无脊柱损伤。

（三）辅助检查

头颅CT扫描及头颅MRI扫描能确定颅脑损伤的性质、范围。

（四）诊断

1. **有无颅脑损伤**　根据受伤史、体格检查、CT及MRI扫描，颅脑损伤的诊断不难做出。
2. **临床类型**　根据损伤性质分类，分为闭合性颅脑损伤和开放性颅脑损伤。
3. **损伤程度分级**　根据GCS评分，颅脑损伤分为：
（1）轻型　13～15分。
（2）中型　9～12分。
（3）重型　3～8分（其中3～5分为特重型）。

4. 按解剖部位分类

（1）头皮损伤　又可分为头皮擦伤、头皮挫伤、头皮裂伤和头皮撕脱伤。①头皮擦伤：由轻的钝性外力切线方向致伤，是表皮层的损伤，表现为表皮少许出血或血清渗出，创面不规则。②头皮挫伤：由较重钝性外力垂直作用于头皮所致，损伤延及皮下层。除表层局部擦伤外，尚有皮下肿胀、淤血和压痛。③头皮裂伤：由较重的钝力斜行或刃器致伤，头皮组织断裂，深浅程度不一，帽状腱膜完整者，头皮裂口小而浅，否则深而宽，可达骨膜，出血常凶猛。④头皮撕脱伤：当暴力近似于切线作用于头部或头发被机器卷入致头皮伤时，常见大块头皮自帽状腱膜下撕脱，甚至整个头皮连同额肌、颞肌或骨膜一并撕脱。可因大出血而发生休克。暴露的颅骨可因缺血引起感染或坏死，后果严重。

（2）头皮血肿　按临床特点又可分为皮下血肿和骨膜下血肿。①皮下血肿：血肿体积小，位于头皮损伤中央，中心硬，周围软，无波动感，帽状腱膜下血肿，血肿范围广，可蔓延全头，张力低，波动感明显。②骨膜下血肿：血肿范围不超过颅缝，张力高，大者可有波动感，常伴有颅骨骨折。

（3）颅骨骨折　可分为颅盖骨折和颅底骨折。①颅盖骨折：多为外力直接作用颅骨所致，可单发或多发，发生率高，一般需要依靠 X 线摄片确诊。颅盖线形骨折一般不需特殊处理。②颅底骨折：临床表现为脑脊液漏、迟发性的局部淤血及相应的颅神经损伤症状。

（4）颅内血肿

1）按颅内结构分类

①硬膜外血肿　血液聚积于硬膜外间隙。临床特点：伤后清醒—昏迷；伤后昏迷—清醒—昏迷；伤后持续昏迷（无中间清醒期）。

②硬膜下血肿　出血聚积于硬膜下腔，常合并脑挫裂伤，表现为意识障碍进行性加重，无中间清醒期。

③脑内血肿　血肿位于脑实质内，相似于硬膜下血肿。

④复合血肿　多种血肿混合存在。

⑤脑室内出血与血肿　多见于脑室邻近的脑内血肿破入脑室或外伤致室管膜下静脉破裂出血形成血肿。

2）按血肿出现时间分型

①急性型　3 日内。

②亚急性型　3 日～3 周。

③慢性型　3 周以上。

（5）脑损伤

1）脑震荡　①短暂的意识障碍（＜30 分钟）。②逆行性健忘。③神经系统无阳性体征，CT 检查颅内无异常。

2）弥漫性轴索损伤　①受伤当时立即出现昏迷、时间较长。② CT 示大脑皮髓质交界处、胼胝体、脑干、内囊区域、三脑室周围多个点状或小片状出血灶，MRI 能提高小出血灶的检出率。影像标准：确诊标准（符合任一条即可）：a. 大脑半球白质内单发或多发小出血灶（直径＜2cm）；b. 第三脑室周围小出血灶（直径＜2cm）；c. 胼胝体出血；d. 脑干出血；e. 脑室内出血。诊断参考指征：弥漫性脑肿胀。

3）脑挫裂伤　①意识障碍伤后立即出现，意识障碍的程度与时间及损伤程度、范围直接相关。轻者可无原发昏迷，重者深昏迷，一般以＞30 分钟为参考时限。②局灶性症状与体征，依损伤部位和程度而定，有偏瘫、肢体抽搐、失语等。③头痛、呕吐，与颅内高压、蛛网膜下腔出血有关，要注意排除血肿。④生命体征多有明显改变。⑤颅内高压引起脑疝。⑥脑膜刺激，蛛网膜下腔出血所致，头痛、畏光、脑膜刺激征（＋）。⑦CT可显示脑挫伤的部位、范围、脑水肿程度、脑受压、中线移位情况。

4）原发性脑干伤　①意识障碍，受伤当时立即昏迷，昏迷程度深、时间长。②瞳孔大小多变、不等或极度缩小，眼球位置不正或同向凝视。③交叉性瘫痪，同侧颅神经瘫，对侧肢体瘫，根据损伤平面不同，受损的颅神经有别。④病理反射阳性，肌张力增高，去大脑强直等。⑤生命体征严重紊乱，累及延髓可出现严重的呼吸、循环紊乱。

5）下丘脑损伤　①临床表现复杂，如伤后早期意识和睡眠障碍、高热、低温、尿崩症、水电解质紊乱、消化道出血、急性肺水肿等。②治疗和预后与原发性脑干损伤基本相同，但更复杂更困难。

三、治疗策略

（一）治疗原则

对颅脑外伤昏迷的患者应注意有无复合伤，有无胸、腹腔损伤及脊柱四肢的损伤。未出现脑疝而出现休克时，应在最短时间内查明休克原因，扩容抗休克治疗。严密观察颅内病情变化，如出现脑疝，及时手术治疗。

（二）治疗方法

1. 非手术治疗

（1）非手术治疗指征　①原发性脑干伤；②弥漫性轴索损伤；③脑挫裂伤中无脑疝形成；④挫裂伤面积较小，继发脑水肿不明显，中线结构无移位，脑室受压不明显；⑤颅内血肿，CT扫描显示除颞区外，血肿量30ml，无明显占位效应（中线结构移位小于5mm，环池和侧裂池大于4mm），颞区血肿量小于20ml，颅后窝血肿小于10ml，无明显意识进行性恶化者；⑥非功能区，位于上矢状窦中后1/3，无明显颅高压征，以及凹陷深度小于1cm的颅骨骨折；⑦颅底骨折。

（2）非手术治疗方法

1）体位　头部抬高15°～30°，以利颅内静脉回流。

2）脱水疗法　①20%甘露醇：治疗脑水肿首选药物，用量0.25～2.00g/kg快速静脉滴注，根据脑水肿严重程度选择每6小时1次、每8小时1次或每12小时1次，不宜超过2周。②甘油：是一种高渗脱水剂，可口服也可静脉注射。不引起水和电解质紊乱，降颅内压作用迅速而持久，无"反跳现象"；能供给热量，能改善脑血流量和脑代谢。口服较大剂量的甘油后，其脱水降压作用较静脉注射甘露醇更加明显，且作用持续时间更长；③甘油果糖高渗脱水剂：与甘露醇相比显效时间稍缓慢，但维持时间长久。适用于有心功能障碍不能耐受快速静脉输注甘露醇、伴有肾功能损害者；④高渗葡萄糖：有脱水和利尿作用。注射后15min起效，维持时间约1h，可提供热量且具有解毒作用，无明显不良反应。但葡萄糖可透过血脑屏障，有"反跳现象"。

3）适度通气　肺泡通气量增加，致$PaCO_2$降至正常水平以下，使脑血管收缩，减少脑血流量，从而降低ICP。

4）糖皮质激素　糖皮质激素抑制脂质过氧化、稳定细胞膜、减少Ca^{2+}内流、减轻脑损伤后颅内炎性反应和减轻脑水肿，降低ICP，对脑损伤患者有保护作用。但是，由于糖皮质激素既能加重机体的高代谢状态，又可能诱发应激性溃疡，不宜长期应用。近年来大量资料表明，糖皮质激素不能降低重型颅脑损伤患者的ICP，也不能改善其预后。建议不在重型颅脑损伤治疗中常规应用。此外，还有研究发现糖皮质激素在治疗过程中可能引起神经元丢失、抑制神经营养因子和其他生长因子的作用。

5）检测并控制血糖　颅脑外伤后最佳血糖浓度为 5～6 mmol/L，既不引起低血糖又可阻止高血糖损害，危重患者血糖大于 11.1mmol/L 时加用胰岛素可改善预后。

6）应用抗自由基及钙离子通道阻滞剂，如尼莫地平等。

7）高压氧治疗　对颅脑损伤和各种原因引起的脑缺氧、脑水肿，高压氧治疗具有降低颅内压和提高脑组织氧分压的作用，有利于阻断脑水肿的恶性循环。对颅脑损伤患者，只要病情稳定，条件允许，应尽早行高压氧治疗。

8）亚低温治疗　亚低温治疗，俗称冬眠疗法，主要通过药物和物理的方法使患者温度降低，通常降为 32～35℃，根据病情需要维持 2～14 天，以达到治疗脑外伤的目的。主要方法包括全身降温和局部降温。

9）抗癫痫药的使用　以伤后 7 天为界，早期癫痫的发生率为 4%～25%，一周后发生率为9%～42%。早期癫痫可以导致血压和颅内压的激烈波动、呼吸异常及脑内各种神经递质的异常释放，加重原有的脑损伤。目前多主张伤后早期对高危患者预防性使用苯妥英钠＋苯巴比妥或卡马西平。对已进入恢复期的患者，如无癫痫发作，则不必用药。迟发性癫痫发作时，可按抗癫痫原则用药治疗。

10）营养支持　脑外伤后患者处于高代谢、负氮平衡状态。单纯颅脑损伤昏迷患者的能量代谢率平均为同样年龄、性别、体表面积的正常人的 140%（120%～250%），使用肌松剂或大剂量巴比妥可以使代谢率下降到正常人的 100%～120%，部分瘫痪患者的代谢率仍可升高 20%～30%。对重型颅脑损伤患者，未用肌松剂的应按正常人代谢需要量的 140% 补充热卡，已用肌松剂的按 100% 补充，其中 15%～20% 的热卡来源应是蛋白质 [0.3～0.5g 氮/（kg·d）]。补充途径可以经静脉滴注，也可以经胃管或十二指肠管给予，能量的补充应从伤后 3 天左右逐渐增加，争取在伤后 7 天达到预计的补充量。

11）维持水、电解质平衡　术后使用脱水剂患者每天补充氯化钠 9～16g、氯化钾 4.5～6.0g，酌情补充葡萄糖酸钙，基本能保持血清电解质的稳定。

2. 手术治疗　术前明确诊断，严格掌握手术指征；根据 CT 扫描制定正确、合理的手术入路。

（1）手术适应证　①开放性颅脑损伤需清创术者；②凹陷性颅骨骨折，凹陷程度大于颅骨厚度或凹陷程度＞1 cm；③颅内血肿较大（幕上大于 40ml、幕下大于 10ml），血肿虽不大但伴有中线结构移位大于 1cm、脑室或脑池受压明显者，或颅内压大于 273mmH₂O 并进行性升高者。

（2）术后处理

1）一般处理

①同非手术治疗措施。

②对术后持续意识障碍，估计 24 小时内不能恢复意识者应及早行气管切开术，保持呼吸道通畅，及时清除呼吸道内分泌物。应用敏感抗生素防治肺部感染。

2）并发症的处理

①术后再出血　术后意识无好转或一度好转后再度恶化，CT 扫描证实为术后再出血者，应及时再次手术清除血肿并仔细寻找出血源。

②消化道出血　是其常见而严重的并发症，预后较差。重型颅脑损伤后消化道出血的原因：a. 颅内压升高，体内儿茶酚胺类物质、糖皮质激素及胃泌素增高；b. 胃的防御机制减弱，损伤因子增多；c. 激素的应用；d. 伤后患者的凝血机制障碍等。治疗：输血补充血容量、应用质子泵抑

制剂、停用激素等。

③外伤性脑梗死（TCI） TCI 是 TBI 的常见并发症之一，也是脑梗死的一种特殊类型，常引起预后不良。外伤引起的低血压或休克、蛛网膜下腔出血、脑挫裂伤、硬膜下血肿、并发脑疝等造成血液浓缩、血管受压、血管痉挛、血管内皮细胞受损、血管闭塞或血栓形成，从而导致脑梗死。头颅 CT 或 MRI 是诊断本病的主要方法。单纯灶状梗死内科综合治疗疗效可靠。对重型颅脑损伤颅内血肿、脑挫裂伤合并大面积梗死，有手术指征者应积极手术减压，及时改善微循环，并发重型 TBI 以及老年人的大面积脑梗死预后差。小儿外伤性脑梗死多有明确轻微头外伤史，多发生于一侧基底核区，以保守治疗为主，早期发现和治疗是成功的关键。

④低钠血症 在重型颅脑损伤患者中，低钠血症的发生率为 31.5%，多发生在伤后 5 ~ 7d，平均持续时间为 5d，平均血清钠浓度为（122.1±9.7）mmol/L。包括抗利尿激素不适当分泌综合征（SIADH）、脑盐耗综合征（CSWS）两种类型。治疗：SIADH 限水，重症患者给予高渗盐水或呋塞米治疗。CSWS 者补充血容量，补充生理盐水或高渗盐水，使用醋酸氟氢松 0.2mg 静脉注射或尿素 0.5g/kg 静脉滴注。低钠血症预后与病情轻重有密切关系，病情越重，即格拉斯哥昏迷量表评分越低，低钠血症发生率越高，低钠血症越严重，病死率越高。早期发现并鉴别低钠血症的类型，及时而有针对性地治疗低钠血症，对改善预后具有重要意义。

⑤尿崩症 为下丘脑受损所致，尿量每日大于 4000ml，可达 5 ~ 6L，甚至高达 10L，尿比重小于 1.005。与脑损伤程度呈正相关，伤情越重，尿崩症出现概率越高，持续时间越长；颅底骨折可增加尿崩症发生的概率；年龄、TBI 性质、致伤因素、视神经损伤等不是 TBI 后尿崩症有显著意义的危险因素；TBI 后中枢性尿崩症一般为短暂性、部分性。也有迟发性尿崩症的个案报道，预后较差。

⑥其他并发症 包括外伤性原发性脑室内出血、外伤性迟发性大脑半球间硬膜下血肿、脑外伤后帕金森综合征等。少见的并发症如儿童重度 TBI 后缄默症、TBI 后外地口音综合征合并癔症样发作、额颞叶脑挫伤后食欲异常、脑外伤致"美食者综合征"等。

3. 注意事项

（1）头皮损伤，出血不易自止，极小的裂伤亦需缝合。应将帽状腱膜层同时缝合。由于头皮抗感染能力较强，一期缝合的时限可较其他部位延长，可延长至 48 ~ 72 小时。

（2）颅底骨折如有脑脊液漏时应以抗感染为主，注意三忌（忌填塞、忌冲洗、忌滴药），数周以上仍不愈合者应考虑手术修补。

（3）颅内血肿治疗效果取决于原发性脑损伤的轻重、脑受压的程度和机体的全身情况、手术时间早迟。有继发性脑干损害者常已不可逆转，即使再行手术清除血肿，解除压迫，脑干功能亦难完全恢复，病死率显著增高。幸存者也常因严重后遗症而丧失劳动能力。

四、疗效及预后评估

（一）疗效评估

1. 治愈 患者神志清楚，症状、体征消失，颅内压正常；无神经功能缺失征象，能恢复正常生活和工作；有伤口及颅骨折者，骨折及伤口愈合，无并发症。

2. 好转 症状好转，遗有神经、精神症状，生活尚不能自理。

（二）预后评估

TBI 的急性期预后与很多因素密切相关，如年龄，病因，病情轻重程度，损伤部位、性质和范围，其他器官组织损伤情况，并发症，伤后救治是否及时得当等等。伤后 1 个月的死亡率主要与原发性损伤、继发脑水肿和接受的治疗是否及时得当有关。目前常用 GCS 评分判断患者的病情严重程度。GCS 得分是影响预后的最主要因素，GCS 5 ～ 8 分者 88.9% 存活，而 < 5 分者仅 14.3% 存活，伤后 6 个月时的致残率为 23.1%。除病情严重程度外，年龄、是否合并癫痫和康复治疗是否及时等因素都会影响 TBI 患者的长期预后。

五、出院医嘱

1. 随访 3 ～ 6 个月。
2. 对有颅骨缺损或外伤性脑积水者确定再次手术时间。
3. 对有偏瘫、失语等脑功能受损者，行康复治疗。

第二章　颅内肿瘤

一、疾病概述

颅内肿瘤包括原发性和继发性肿瘤，前者来源于颅内各种组织，后者为全身其他部位恶性肿瘤转移或直接侵犯至颅内。原发性颅内肿瘤良恶性各占一半，任何年龄均可发生，但以 20～50 岁多见，儿童及青少年以后颅窝及中线部位的肿瘤多见，如髓母细胞瘤、颅咽管瘤、松果区肿瘤等。成年患者多为胶质细胞瘤、脑膜瘤、垂体瘤、听神经瘤等。老年患者以胶质瘤及转移瘤多见。颅内肿瘤主要表现为颅内压增高或局灶性神经功能障碍。

二、诊断策略

（一）病史采集要点

1. **主诉**　多以颅内压增高或局灶性神经功能障碍表现就诊。

2. **现病史**

（1）病程特点　由于肿瘤恶性程度、生长部位不同，病程的长短不同。恶性肿瘤患者多数病程较短，症状、体征进展快。良性肿瘤生长慢，病程长，部分人，特别是老年患者，肿瘤可能生长很长时间而无症状、体征出现。

（2）颅内压增高症状　颅内压增高的主要症状：头痛、呕吐、视力减退、复视和精神症状等。症状常呈进行性加重。引起颅内压增高的原因：①肿瘤体积超过颅内的空间代偿能力。②肿瘤周围脑水肿。③脑脊液循环通路受阻。④肿瘤压迫使颅内静脉回流障碍。

（3）局灶症状　由于肿瘤刺激、压迫或破坏有关脑组织或脑神经使其功能遭受损害，可以出现不同的局灶性症状，如刺激性症状可表现为癫痫、疼痛、肌肉抽搐等。神经组织受压迫或破坏可出现功能丧失，表现为麻痹性症状，如偏瘫、失语、感觉障碍等。最早出现的局灶性症状具有定位意义，因为首发症状或体征表明了脑组织首先受到肿瘤损害的部位。根据肿瘤类型和生长部位不同，可以出现不同的局灶性症状。幕上肿瘤多表现为感觉和运动功能的异常，幕下肿瘤多表现为平衡、共济方面异常，脑室内胶质细胞瘤可以无局灶症状。

1）额叶肿瘤

①精神症状和进行性智能障碍　患者智力低下，表情淡漠，反应迟钝，衣着不整，不修边幅，随地大小便。

②运动障碍　对侧单瘫或轻偏瘫。

③运动性失语　为左侧（优势侧）半球受损所致。

④额叶性共济失调。

⑤强握及摸索反射、同向偏斜。

⑥ Foster Kennedy 综合征，即额叶底面病变，出现同侧视神经萎缩和对侧视盘水肿。

2）顶叶肿瘤

①感觉障碍为主。如为刺激性病变，则出现对侧局限性感觉性癫痫，如为破坏性病变，则为对侧肢体皮层复合感觉障碍。

②左侧顶叶病变可引起失读、失写、失认，左右分辨不能，称 Gerstmann 综合征。

3）颞叶肿瘤

①马钩回发作，即发作性不自主咀嚼、吞咽、嗅幻觉、味幻觉等。

②精神运动性癫痫，表现为自动症，记忆障碍，情感障碍。

③感觉失语及视野改变（对侧同向偏盲或象限盲）。

4）枕叶肿瘤　主要表现为视觉障碍，可为对侧同向偏盲或以视幻觉为先兆的癫痫发作。

5）脑干肿瘤　出现典型和交叉性感觉障碍和（或）交叉性运动障碍及同侧颅神经损害表现。

6）小脑肿瘤　主要症状为共济失调，小脑半球肿瘤表现为同侧肢体共济失调；小脑蚓部肿瘤以躯干共济失调为主，下肢较重。

7）桥小脑角肿瘤　Ⅷ脑神经受累及小脑症状，此区听神经瘤最常见。

8）蝶鞍部肿瘤　引起视交叉受压和内分泌症状，表现为双颞侧偏盲，视力减退和原发性视神经萎缩。内分泌症状主要有闭经不孕、肢端肥大或巨人症、侏儒症、肾上腺皮质功能亢进等，多见于垂体肿瘤和颅咽管瘤。

（二）体检要点

1. 全身情况　注意有无反应淡漠，性格改变，注意力、记忆力的障碍等。

2. 神经系统检查　幕上肿瘤多表现为感觉和运动功能的异常，幕下肿瘤多表现为平衡、共济方面异常，脑室内胶质细胞瘤可以无局灶症状。

3. 颅内压升高的体征　表现为视神经乳头水肿，眼底血管改变、出血，晚期表现为继发性视神经萎缩、视力减退或失明；儿童颅内压增高表现为颅缝裂开、头颅增大等。有无血压增高、脉搏徐缓体征。

（三）辅助检查

1. 头颅 X 线片　可发现颅内压增高的征象和肿瘤直接侵犯所致颅骨骨质改变及肿瘤的病理性钙化等。

2. 头颅 CT 检查　对颅内肿瘤的定位与定性均有重要价值。CT 诊断颅内肿瘤主要通过直接征象即肿瘤组织形成的异常密度区，以及间接征象即脑室脑池的变形移位来判断，肿瘤组织与周围正常脑组织对比有等、低、高三种密度。低密度代表脑水肿或某些低密度病变，如水瘤、上皮样囊肿等，肿瘤有出血或钙化时为高密度。静脉滴注造影剂后可使颅内结构的密度反差更为明显，从而增强它的分辨力，图像更清晰。由于三维 CT 的问世，使颅内病变定位诊断更加精确。

3. MRI 检查　对诊断颅内肿瘤具有高度敏感性，在显示组织学改变方面优于 CT，所显示的解剖学关系在多层面多方位上均十分清晰，在形态学改变之前即可显示组织异常。

4. 脑血管造影（DSA）　有助于了解肿瘤血运状况及其与颅内重要血管的相对关系，对设计手术方案有重要参考价值。

5. 脑电图检查　浅在的肿瘤易出现局限性异常，而深部的肿瘤则较少出现局限性异常。

（四）诊断

1. 临床表现

（1）颅内压增高的症状和体征　头痛、呕吐和视神经乳头水肿。

（2）局灶性症状和体征　有两种类型：①刺激性症状，如癫痫、疼痛、肌肉抽搐等。②神经功能丧失症状，如偏瘫、失语、感觉障碍等。

2. 影像学检查　显示肿瘤的部位、大小和肿瘤的性质。

（五）鉴别诊断

1. 脑脓肿　体内常有各种原发感染灶，如耳源性、鼻源性或外伤性感染灶。小儿常患有先天性心脏病。脑脓肿起病时发热，并有脑膜刺激征阳性。周围血象呈现白细胞增多。CT 图像显示典型环状增强的脓肿灶，呈单个或多发。

2. 脑结核瘤　肺或身体其他部位的结核病灶有助于诊断。常为单发性，中心有干酪样坏死，CT 显示为高密度圆形或卵圆形病变，中心为低密度，有时与脑肿瘤鉴别诊断十分困难。

3. 脑寄生虫病　肺型血吸虫病常有疫区生活史，可引起颅内肉芽肿。脑包虫病可引起巨大囊肿。猪囊虫病如为脑室型与脑室肿瘤相似，鉴别主要依据疫区生活史、病史及检查证实有寄生虫感染、嗜酸性粒细胞增多、脑脊液补体结合试验阳性等。头颅 CT 常呈多发病灶，可有钙化。

4. 慢性硬膜下血肿　此类血肿由于头外伤轻微且时日较远，易被忽略或遗忘，多见于老年人。临床表现以亚急性或慢性颅内压增高为主要特征，并逐渐加重，少数可有局灶症状。诊断需结合年龄、头外伤史及头颅 CT 扫描确定。

5. 脑血管意外　老年脑瘤患者，若肿瘤恶性程度高，生长迅速，肿瘤卒中、坏死或囊性变可呈脑卒中样发病。鉴别诊断主要依靠高血压病史，起病前无神经系统症状，发病常有明显诱因。CT 扫描可鉴别肿瘤卒中与高血压脑出血。肿瘤卒中除有高密度血肿外尚有可被造影剂增强的肿瘤阴影。

6. 良性颅内压增高　亦称假性脑瘤。有颅内压增高、视神经乳头水肿，但神经系统无其他阳性体征。主要病因可能为颅内静脉系统阻塞、脑脊液分泌过多、神经系统中毒或过敏反应或内分泌失调等。

三、治疗策略

（一）治疗原则

首选手术治疗，原则上尽可能手术全切除肿瘤。根据肿瘤切除的范围可分为肿瘤全切除或肿瘤部分切除术，根据切除的程度又可分为次全（90% 以上）切除、大部（60% 以上）切除、部分切除和活检。手术切除原则是在保留正常脑组织的基础上，尽可能彻底切除肿瘤。当肿瘤不能完全切除时，可将肿瘤周围的非功能区脑组织大块切除，使颅内留出空间，降低颅内压，延长寿命。对于不能手术者选用放疗及化疗。

（二）治疗方法

1. 放射治疗　适应证：①肿瘤位于重要功能区或部位深在不宜手术者；②患者全身情况差，

不能耐受手术者；③对放射治疗较敏感的颅内肿瘤患者；④术后辅助治疗。

放射治疗分为内照射法和外照射法。

（1）内照射法：又称间质内放疗，将放射性同位素植入肿瘤组织内放疗，可减少对正常脑组织的损伤。可通过 Ommaya 囊经皮下穿刺，将放射性同位素 ^{90} 钇、^{198} 金、^{192} 铱等适量直接注入瘤腔，或用吸附同位素的明胶海绵，术中插入肿瘤实质内达到放疗目的。

（2）外照射法

1）普通放射治疗　常用 X 线机、^{60} 钴和加速器，在颅外远距离照射，因对正常头皮、颅骨、脑组织有损伤已很少单独应用，但有时用于术后辅助治疗。

2）伽玛刀（γ-knife）放射治疗　利用立体定向技术和计算机辅助将 201 个小孔中射出的 γ 射线聚集于颅内某一靶点，聚焦精度为 0.1mm，聚焦后产生的能量很大，足以使肿瘤细胞变性、坏死，对周围正常脑组织血管不会造成明显损伤。适用于脑实质性肿瘤（直径＜3cm），如听神经瘤、脑膜瘤、垂体微腺瘤、转移瘤；范围较局限的脑动静脉畸形，以及脑内神经核团或神经通路的定向毁损。

3）等中心直线加速器治疗　等中心直线加速器又称 X- 刀。在计算机辅助下利用立体定向技术将 X 线聚焦于肿瘤靶点，造成靶点组织变性坏死而周围组织所受辐射剂量不大。适应证类似于伽玛刀，照射精度不如伽玛刀。

2. 化学治疗　化学治疗在颅内肿瘤的综合治疗中已成为重要的治疗方法之一。常用化疗药物有卡莫司汀、洛莫司汀、司莫司汀、丙卡巴肼、博来霉素、多柔比星、长春碱、替尼泊苷等。

3. 手术治疗

（1）术前准备

1）手术指征　①生长于可以用手术摘除部位的肿瘤，一般首先考虑手术治疗。②有脑疝征象的病例，应紧急手术。③对特殊部位的肿瘤，如脑干肿瘤，可采用姑息手术，如减压术、脑脊液分流术、脑室引流术等，以缓解颅内压增高。

2）常规准备　①通过有关影像检查，尽可能准确地确定肿瘤的部位、范围及其与周围组织的关系，以指导手术。②对重要器官的功能应充分了解，纠正水、电解质紊乱等情况。有颅内压升高者降低颅内压。③控制癫痫发作。

（2）手术要点

①肿瘤切除术　在保存神经功能的前提下尽可能多地切除肿瘤，肿瘤位于非重要功能区，应争取完全切除；肿瘤位于功能区，且术前无神经功能完全丧失或肿瘤和深部结构关系密切，仅做部分切除，并结合减压手术；脑室内肿瘤应根据肿瘤所在部位从非重要功能区切开脑组织进入脑室，尽可能切除肿瘤，以解除梗阻。

②内减压手术　当肿瘤不能完全切除时，可将肿瘤周围的非功能区脑组织大块切除，使颅内留出空间，降低颅内压，延长寿命。

③外减压术　去除颅骨骨瓣，敞开硬膜而达到降低颅内压目的。

④脑脊液分流　肿瘤造成脑脊液循环通路受阻又无法切除时，可做分流术，如侧脑室 - 枕大池分流术、终板造瘘术及三脑室底部造瘘术、侧脑室 - 腹腔分流术。

（3）术后处理

①防止脑水肿、脑缺血　肿瘤切除术后会出现不同程度的脑水肿，术后一般应用脱水剂 5～7 天以减轻脑水肿。由于血性脑脊液的刺激及手术对颅内血管的刺激均可导致脑血管痉挛，故放置引流管和应用尼莫地平类药物，有利于减轻脑缺血。

②出血　少数患者可发生术后颅内出血，除术后适当应用止血药物预防发生外，应密切观察病情，早期发现，及时处理。

③防止颅内感染　根据手术时间长短或手术部位，术前、术中、术后预防性使用抗生素预防颅内感染的发生。

④抗癫痫治疗　术后常规应用抗癫痫药物预防癫痫。对术前有癫痫发作的患者，术后更需及时给予抗癫痫药物。

⑤脑脊液漏的处理　经颅底手术者往往会造成颅腔和鼻腔相通，术后出现脑脊液耳漏、鼻漏。需应用抗生素预防感染。多数可自行停止，少数需二期手术行硬脑膜修补术。

4. 综合治疗　胶质细胞瘤多呈浸润性生长，除少数偏良性的胶质细胞瘤外，手术难以根治，因此，术后给予放疗、化疗防止肿瘤复发。

四、疗效及预后评估

（一）疗效评估

1. 治愈　肿瘤全部切除，颅内压基本正常；神经系统症状明显好转或基本消失。
2. 好转　肿瘤部分切除，颅内压增高好转；神经功能障碍改善或症状稳定。

（二）预后评估

多数颅内胶质细胞瘤术后存在复发倾向，手术治疗的效果主要与肿瘤的恶性程度有关。临床上一般把胶质瘤分为Ⅰ、Ⅱ、Ⅲ、Ⅳ四个级别，级别数低则肿瘤偏良性，级别数高则恶性程度亦高，Ⅰ、Ⅱ级的胶质细胞瘤预后较好，结合放疗、化疗，患者可较长时间生存，Ⅲ、Ⅳ级肿瘤常在术后短时间内复发，预后较差。另外，患者的全身情况、手术切除范围等也对其预后有一定影响。

五、出院医嘱

1. 定期进行头颅 CT、MRI 检查，了解肿瘤是否复发。
2. 采取放疗、化疗等综合治疗，防止肿瘤复发。
3. 半球表面肿瘤、运动区肿瘤或手术前后有癫痫发作的患者，术后应抗癫痫治疗 1 年以上。
4. 有神经功能障碍者应行康复治疗及功能锻炼。

第三章　颅脑先天性畸形

第一节　脑积水

一、疾病概述

脑脊髓液循环与分泌吸收障碍，过多的脑脊液积于脑室内，或在颅内蛛网膜下腔积存，称为脑积水。多有颅内压增高。根据脑脊液循环通路，脑积水分为交通性脑积水与阻塞性脑积水。交通性脑积水病变在蛛网膜下腔或脑脊液产生过剩，脑室系统普遍扩大，且与蛛网膜下腔之间仍保持通畅。阻塞性脑积水病变位于脑室系统内或附近，导致脑室系统某一通道上发生狭窄或阻塞，出现梗阻部位以上脑室系统扩大。

二、诊断策略

（一）病史采集要点

1. 主诉　颅内压增高症状如头痛、呕吐等或婴幼儿头颅增大突出，囟门扩大隆起，颅缝分离等症状体征就诊。

2. 现病史　对患儿应询问有无吵闹或嗜睡，有无原因不明的发热，有无生长发育障碍、视力下降、癫痫、肢体瘫痪，有无含糊不清的头痛、个性改变、精神障碍。对成人，主要询问是否有颅内压增高症状，如头痛、呕吐、视神经乳头水肿等。

（二）体检要点

1. 头部望诊　前额前突，头皮变薄，头皮静脉怒张。
2. 囟门触诊　囟门扩大隆起，张力较高，颅缝分离。
3. Maceroen 征　颅骨叩诊呈破壶音。
4. 头围测量　可见进行性头围增大。
5. 落日征　眼球倾向下旋，上部巩膜外露。是由于眼眶上方受压及第三脑室的松果体上隐窝扩大，压迫四叠体所致。
6. 检查生长发育情况，有无生长发育迟缓、智力差、视力减退、癫痫、肢体瘫痪、意识障碍等。

（三）辅助检查

1. 透光试验　方法简单，先天性脑积水脑实质厚度小于 1cm 者，表现全头颅透光，硬脑膜下积液为病灶透光，硬膜下血肿则不透光。

2. 颅骨 X 线平片　可显示头颅增大，头面比例不对称，颅骨变薄，颅缝分离及前、后囟延迟闭合或明显扩大等。

3. **头颅 CT 扫描**　可显示扩大的脑室系统及脑实质性质，有助于鉴别是否有脑瘤等病。

4. **头颅 MRI**　较 CT 敏感，可显示脑室系统扩大及梗阻部位。

5. **前囟穿刺**　借以排除硬脑膜下血肿或水瘤，这两种情况也常引起头颅增大。还可了解脑皮质的厚度及脑室内压力高低（正常婴儿为 50 ~ 60mmH$_2$O）。

6. **脑室造影**　对判断有无导水管、第四脑室的梗阻，脑室扩大程度及有无脑室畸形，排除硬膜下血肿、水瘤，以及区别交通性及非交通性脑积水有较大的意义。常选用脑室内注入水溶性碘剂。

7. **放射性核素脑扫描**　可了解脑脊液循环和吸收功能。

（四）诊断

1. **诊断依据**
（1）出现颅内压增高症状或婴幼儿头颅增大突出，囟门扩大隆起，颅缝分离等症状体征。
（2）CT、MRI 等影像学检查显示脑室扩大及梗阻部位。

2. **临床类型**
（1）根据时间分类　①先天性脑积水：出生时就存在的脑积水；②后天性脑积水：出生后发生的脑积水。
（2）根据解剖部位分类
1）交通性脑积水　病变在蛛网膜下腔或脑脊液产生过剩，脑室系统普遍扩大，且与蛛网膜下腔之间仍保持通畅。
2）阻塞性脑积水　病变位于脑室系统内或附近，导致脑室系统某一通道发生狭窄或阻塞，出现梗阻部位以上脑室系统扩大。
（3）正常脑压脑积水　临床特点为：①成年人虽有脑室扩大，但颅内压正常；② NPH 三联征，即进行性痴呆、起步困难、小便失禁；③经脑脊液分流术后症状可显著好转。

（五）鉴别诊断

本病应与婴儿硬脑膜下血肿或积液、颅内肿瘤、佝偻病等相鉴别。慢性硬膜下血肿和硬膜下积液、蛛网膜囊肿可以透光试验鉴别：脑积水的脑实质在 1cm 左右时，透光试验可见全颅透光；慢性硬膜下血肿透光试验示不透光；硬膜下积液、蛛网膜囊肿透光试验示病灶部位透光。

三、治疗策略

（一）治疗原则

主要采用外科手术治疗，药物为辅助治疗。治疗药物有脱水剂、利尿药（呋塞米）或抑制脑脊液分泌的药物（乙酰唑胺）。手术治疗适用于脑室内压力较高（超过 250mmH$_2$O）或经非手术治疗失败的病例。

（二）手术方案

1. **去除病因的手术**　恢复脑脊液循环是对阻塞性脑积水最理想的治疗方法。如切除阻塞脑脊液流通的肿瘤、囊肿等。

2. **脑脊液循环通路重建术**　如中脑导水管成形术或扩张术、第四脑室正中孔切开术、枕大孔先天性畸形者后颅窝及上颈椎椎板减压术。

3. 脑脊液分流术 将脑脊液循环通路改道，使脑脊液利于吸收。可分颅内脑脊液分流术（如侧脑室 - 小脑延髓池分流术即 Torkildson 术、第三脑室造瘘术等，主要用于脑室系统阻塞而大脑表面蛛网膜颗粒吸收正常的脑积水）和颅外脑脊液分流术（如脑室 - 腹腔分流术、脑室 - 心房分流术等）。

4. 减少脑脊液分泌的手术 如切除或电凝脑室内脉络膜丛。

5. 合并畸形的治疗 伴有和脑室不相通的蛛网膜囊肿时，可同时作囊肿开窗术、囊肿与腹腔分流术。如为 Dandy-Walker 综合征时，需分别作脑室 - 腹腔及 Dandy-Walker 囊肿与腹腔分流术。

（三）术后处理

1. 一般处理 教会患者使用分流管之减压泵，使引流通畅，防止堵管。

2. 预防感染 术后继续应用抗生素 1～2 天。

（四）并发症及处理

1. 颅内感染 常见并发症为颅内感染，一旦发生颅内感染，应立即将分流管取出，并积极抗感染治疗。

2. 分流装置功能障碍 应判断梗阻的具体部位，再酌情做分流矫正术或更换分流术式。

3. 颅内血肿 多继发于颅内压过低，因此，术中放脑脊液不宜过多或选用高压泵型分流管。

四、疗效及预后评估

（一）疗效评估

1. 治愈 颅内压恢复正常，脑室系统缩小。

2. 好转 颅内压增高症状减轻，神经系统症状稳定。

（二）预后评估

未治的先天性脑积水 20% 可停止发展，脑脊液的分泌和吸收趋于平衡，成为静止性脑积水，约 50% 患儿在一年半内死亡。脑积水患者的神经功能与脑积水的严重程度成正比，未经治疗的先天性脑积水患儿仅 15% 智商接近正常。如大脑皮质厚度小于 1cm，即使脑积水得到控制，也会有神经功能障碍和智能低下。手术治疗可提高脑积水患者的生存率，1/3 患儿术后智商可得到改善。

五、出院医嘱

1. 定期门诊随访，测量头围。

2. 学会正确使用分流管之减压泵。

第二节 脊柱裂

一、疾病概述

脊柱裂为胚胎期神经管闭合时，中胚叶发育发生障碍致椎管闭合不全引起的先天畸形。最常见的形式为棘突及椎板缺如，椎管向背侧开放，以骶尾部多见，颈段次之，其他部位较少。病变可涉及一个或多个椎骨，有的同时发生脊柱弯曲和足部畸形。脊柱裂常与脊髓和脊神经发育异常或其他畸形伴发，少数伴发颅裂。

二、诊断策略

（一）病史采集要点

1. **主诉** 囊性脊柱裂以背部中线有皮肤缺损或囊状肿物就诊。隐裂可以腰痛、遗尿、下肢无力或下肢神经痛等症状就诊，但是大多数无任何症状。

2. **现病史** 询问胚胎发育期母亲是否有病毒感染、放射线接触和毒性化学物接触史。背部中线皮肤缺损或囊状肿物的出现时间，包块是否随年龄增大，是否伴有下肢感觉、运动和自主神经功能障碍表现，如青紫、怕冷、水肿、溃烂等，是否出现神经源性肌肉失平衡所引起的脊柱和关节畸形，有无肢体瘫痪等表现。

（二）体检要点

检查有无脊柱畸形、腰骶部包块、藏毛窦和颅颈交界畸形等。注意脊髓神经功能检查。

（三）辅助检查

1. **X线检查** 脊柱X线平片可显示脊柱后裂、中线骨性中隔、半侧椎体和狭窄的椎间盘等。
2. **CT、MRI检查** 脊柱CT和MRI扫描能清楚地显示脊柱与脊髓的畸形改变。

（四）诊断

1. **诊断依据**
（1）**病史** 患者母亲在孕期曾有病毒感染、外伤和服药史。患者可合并脑积水和Arnold-Chiari等畸形。
（2）背部中线有皮肤缺损或囊状肿物，可有腰痛、遗尿、下肢无力或下肢神经痛等症状，但是大多数无任何症状。
（3）体格检查见背部中线有皮肤缺损或囊状肿物，有搏动感，有时可压缩，压迫时前囟可有波动，根部可触及脊椎的缺损。囊底周围常有血管瘤样皮肤和黑发。下肢有感觉、运动和自主神经功能障碍，并出现神经源性肌肉失平衡所引起的脊柱和关节畸形。
（4）脊柱X线平片显示脊柱后裂、中线骨性中隔、半侧椎体和狭窄的椎间盘等。脊柱CT和MRI显示脊柱与脊髓的畸形改变。

2. 临床类型　根据病变的程度不同，大体上可将有椎管内容物膨出者称为显性或囊性脊柱裂，反之则称隐性脊柱裂。

（1）囊性脊柱裂　多发生于脊柱背面中线部位，少数病变偏于一侧。根据膨出物与神经、脊髓组织的病理关系分为以下 3 种类型。

①脊膜膨出　单纯脊膜膨出者的囊腔内壁为硬脊膜及蛛网膜构成，囊内充满脑脊液，其特点是脊髓及其神经根的形态和位置均正常，囊腔通过椎板缺损处形成较细的颈，有时此颈被粘连封闭。

②脊髓脊膜膨出　此型较多。特点是有的脊髓本身畸形，脊髓和神经根在骨裂处向背侧膨出，并与囊壁及周围组织发生程度不等的粘连，同时还具备脊膜膨出的特点。

③脊髓膨出　又称脊髓外露、开放性或完全性脊柱裂，此型最为严重，也较少见。特点是除椎管和脊膜均敞开外，脊髓本身有时也完全裂开成为双重脊髓畸形。脊髓中央管也随脊髓裂开者，病区常有脑脊液从裂隙或脊髓四周漏出。由于脊髓本身发育畸形，所以神经系统症状极重，多为完全性瘫痪，大小便失禁。患儿出生时局部尚平坦，随后则随颅内压增高而隆起，但不成为囊状。

（2）隐性脊柱裂

①无肉眼膨出的隐性脊柱裂　隐裂在背部虽没有包块，但病区皮肤上常有片状多毛区或细软毫毛，或有片状血管痣等。有的病区皮肤颜色甚浓，或棕色，或黑色，或红色，有时在脊椎轴上可见潜毛孔，或为一窦道口，压之有黏液或豆渣样分泌物挤出来，椎管内多存在皮样或上皮样肿瘤。隐裂可引起腰痛、遗尿、下肢无力或下肢神经痛，但是大多数无任何症状。

②胸内脊膜膨出　可无临床症状，也可出现肋间神经痛、背痛和肺功能不全等，但一般无脊髓压迫症状。胸椎 X 线发现有后纵隔包块的椎间孔扩大或椎体后缘有骨缺损。脊髓造影、CT 或 MRI 扫描可显示"后纵隔包块"与椎管相连，有造影剂进入其内。

③盆腔内脊膜膨出　可出现便秘、泌尿系统功能障碍，常有难产；少数病例平片显示骶神经分布区轻度感觉减退。直肠指诊或盆腔检查可触及囊性包块。X 线平片显示骶骨前缘有镰刀状骨缺损。脊髓造影、CT 或 MRI 扫描可显示"盆腔肿块"与骶管相连或造影剂进入其内。

三、治疗策略

（一）治疗原则

无症状的隐性脊柱裂可不需手术。下列为手术适应证：①有症状和伴有脊髓拴系症的隐性脊柱裂；②脊膜膨出；③脊髓脊膜膨出。手术原则是解除脊髓拴系，分离和回纳脊髓和神经根，切除膨出的囊，取硬膜移植片关闭硬膜下腔。伴发脑积水或术后脑积水进行性加重者，应行脑脊液分流术。

（二）手术时机

在生后 1～3 个月内手术。如囊壁破溃已有感染或有脑脊液漏者，应积极抗感染，争取创面清洁或接近愈合时再实施手术。

（三）术后处理

1. 术后取俯卧或侧卧位，臀部略抬高。
2. 切口敷料小沙袋加压，促进切口愈合，防止脑脊液漏。

四、疗效及预后评估

（一）疗效评估

1. 治愈　治疗后，膨出肿块消失，肢体运动、感觉和大小便功能有明显恢复，切口愈合。
2. 好转　治疗后，膨出肿块缩小，神经系统症状稍有好转，可仍有轻微大小便障碍。

（二）预后评估

出生后双下肢已完全瘫痪、大小便失禁者，术后通常不能满意恢复。神经功能障碍轻者术后都有所恢复。

五、出院医嘱

1. 定期随访。
2. 后续治疗为神经营养和功能锻炼。

第四章　脑脓肿

一、疾病概述

脑脓肿是化脓菌侵入脑内引起的化脓性炎症和局限性脓肿。可发生于任何年龄，以青中年占多数。脑脓肿多单发，也有多发，可发生在脑内任何部位。按病因和感染源不同分为四类：①邻近感染灶侵入颅内，如耳源性与鼻源性脑脓肿。②血源性脑脓肿：身体其他部位感染，细菌栓子经动脉血行播散到脑内而形成脑脓肿。③外伤性脑脓肿：多继发于开放性脑损伤，尤其是脑穿透性伤或清创手术不彻底者，致病菌经创口直接侵入或异物、碎骨片进入颅内而形成脑脓肿。可伤后早期发病，也可因致病菌毒力低，伤后数月、数年才出现脑脓肿的症状。④隐源性脑脓肿：原发感染灶不明显或隐蔽，机体抵抗力弱时，脑实质内隐伏的细菌逐渐发展为脑脓肿。隐源性脑脓肿实质上是血源性脑脓肿的隐蔽型。

二、诊断策略

（一）病史采集要点

1. **主诉**　以发热、头痛、呕吐等就诊。

2. **现病史**　询问有无慢性化脓性中耳乳突炎、鼻旁窦炎病史，有无开放性颅脑损伤病史；发病初期有无畏寒、发热、头痛、脑膜刺激征；有无一度好转的头痛、呕吐再次出现或加重。

3. **既往史**　询问有无肺、胸膜、支气管化脓性感染，先天性心脏病，细菌性心内膜炎，皮肤疖痈，骨髓炎，腹腔及盆腔脏器感染等。有无长期使用激素等病史。

（二）体检要点

有无急性全身感染、颅内压增高和局灶性体征三类征象。脑部局灶性体征常与脓肿所在部位有关：①颞叶脓肿常有感觉性失语（优势半球）、对侧视野偏盲、轻度偏瘫等；②小脑脓肿易出现水平眼球震颤、肢体共济失调、强迫性头位等；③额叶脓肿常有性格改变、表情淡漠、局限性癫痫发作、偏瘫、运动性失语（优势半球）等；④顶叶脓肿可有深浅感觉障碍，出现失读、失写、失认症或计算不能。

（三）辅助检查

1. **腰穿检查**　腰穿脑脊液检查在急性期、化脓期有意义。

2. **X线检查**　X线平片可显示颅骨与副鼻窦、乳突的感染灶。偶见脓肿壁的钙化或钙化松果体向对侧移位。外伤性脑脓肿可见颅内碎骨片和金属异物。

3. **CT、MRI 检查**　CT 可显示脑脓肿周围高密度环形带和中心部的低密度改变。MRI 对脓肿部位、大小、形态的显示更准确。由于 MRI 不受骨伪影的影响，对幕下病变检查的准确率优于 CT。CT 和 MRI 能精确地显示多发性和多房性脑脓肿及脓肿周围组织情况。

4. **脑血管造影**　颈动脉造影对幕上脓肿定位诊断价值较大。根据脑血管的移位及脓肿区的无血管或少血管来判断脓肿部位。

（四）诊断

1. **病史**　患者可有原发化脓感染病史、开放性颅脑损伤史，随后出现急性化脓性脑膜炎、脑炎症状及定位症状，伴头痛、呕吐或视乳头水肿。

2. **腰穿脑脊液检查**　①脑脊液压力高；②白细胞轻至中度升高，经抗生素治疗后症状体征消失，脑脊液恢复正常；③脑脊液中抗特异性病原体的 IgM 达诊断标准，或 IgG 呈 4 倍升高；④脑脊液涂片找到细菌或真菌。

3. **影像学检查**　头颅 CT 和 MRI 有特征性改变：脓肿周围高密度（信号）环形带和中心部的低密度（信号）区。病灶外周水肿反应重。

（五）鉴别诊断

1. **化脓性脑膜炎**　脑局部定位体征缺乏，影像学检查有助于鉴别诊断。
2. **硬膜外或硬膜下脓肿**　主要依靠影像学检查进行鉴别。
3. **血源性静脉窦炎、耳源性脑积水、化脓性迷路炎**　都无明显的脑膜刺激征。
4. **脑肿瘤**　易与隐源性脑脓肿相混淆，甚至只能在手术时区别。

三、治疗策略

（一）治疗原则

在脓肿尚未完全局限以前，应进行积极的抗感染和控制脑水肿治疗。脓肿形成后，手术是唯一有效的治疗方法。

（二）手术方案

1. **穿刺抽脓术**　适用于脓肿较大，脓肿壁较薄，脓肿深在或位于脑重要功能区，婴儿、年老或体衰难以忍受手术者，以及病情危急，穿刺抽脓作为紧急救治措施者。

2. **导管持续引流术**　为避免重复穿刺或炎症扩散，于首次穿刺脓肿时，脓腔内留置一内径为 3～4mm 软橡胶管，定时抽脓、冲洗、注入抗生素或造影剂，以了解脓腔缩小情况，一般留管 7～10 天。目前 CT 立体定向下穿刺抽脓或置导管引流技术更有其优越性。

3. **切开引流术**　外伤性脑脓肿、伤道感染、脓肿切除困难或颅内有异物存留，常于引流脓肿同时摘除异物。

4. **脓肿切除术**　最有效的手术方法。对脓肿包膜形成完好，位于非重要功能区者；多房或多发性脑脓肿者；外伤性脑脓肿含有异物或碎骨片者，均适于手术切除。脑脓肿切除术的操作方法与一般脑肿瘤切除术相似，术中要尽可能避免脓肿破溃，减少脓液污染。

（三）术后处理

1. 合理、有效使用抗生素，术后应用抗生素 2～4 周。

2. 根据病情，定期行腰穿测压和脑脊液检验。

3. 脑脓肿术后癫痫的发生率高，术后应预防性应用抗癫痫药物。

4. 对可能引起脑脓肿的原发炎性病灶应积极治疗。

（四）并发症及处理

对出现偏瘫、失语和癫痫等术后并发症的患者，积极给予各种药物、针灸、理疗等处理。

四、疗效及预后评估

（一）疗效评估

1. 治愈　临床症状、体征消失，脓肿吸收，切口愈合良好，无神经系统并发症或后遗症。

2. 好转　临床症状、体征消失，脓腔造影或 CT 显示脓腔缩小。

3. 无效　患者死亡或脓肿持续存在或形成窦道，长期不愈。

（二）预后评估

由于脑成像技术的改进、使用抗生素治疗增加，以及引进微创神经外科手术治疗，过去的 50 多年中脑脓肿患者的预后已大大改善。死亡率从 1960 年的 40% 下降至目前的 15%。目前来看，70% 的脑脓肿患者预后较好，没有神经系统后遗症状，或者症状很轻。

五、出院医嘱

1. 加强体育锻炼，增强体质和抗病能力。

2. 对耳鼻慢性炎症、胸部和其他部位感染性疾病，尽早彻底治疗。

第四篇

胸部疾病

第一章　胸部损伤

第一节　肋骨骨折

一、疾病概述

肋骨骨折是最常见的胸部损伤，可由直接暴力和间接暴力引起。以第 4 ～第 7 肋多见，可单根或多根肋骨骨折；同一根肋骨可发生一处或多处骨折。老年人因骨质疏松较易发生。

二、诊断策略

（一）病史采集要点

1. 主诉　以外伤后胸痛、呼吸困难等就诊。
2. 现病史
（1）询问受伤原因、时间、受伤时患者处于何种姿势。
（2）受伤后胸部疼痛的部位、范围、性质，疼痛与呼吸的关系，有无腰背或肩部放射痛。
（3）受伤后有无呼吸困难、咯血、休克等症状。
（4）有无其他部位的合并损伤，如颅脑、腹部、骨骼等。
3. 既往史　询问既往有无胸廓外伤史、呼吸系统的慢性疾病，有无心脏病史，有无凝血异常疾病。

（二）体检要点

1. 一般情况　注意血压、脉搏、呼吸等生命体征是否平稳。面色、口唇有无发绀，有无鼻翼扇动和呼吸困难。
2. 胸部检查
（1）胸廓有无畸形，局部有无隆起或塌陷，有无反常呼吸，有无呼吸道阻塞，皮肤、胸壁有无破损，有无外出血。创口是否与胸膜腔相通。
（2）呼吸频率，静脉是否怒张，气管是否移位。
（3）胸部局部压痛情况，胸廓挤压试验，有无皮下气肿。
（4）对比检查两侧胸膜腔的叩诊音响，呼吸音情况。

（三）辅助检查

1. 实验室检查　血常规检查有无红细胞比容、血红蛋白下降。尿常规注意有无血尿。必要时检查肌钙蛋白、CK-MB、LDH1，注意有无合并心脏损伤。
2. X 线检查　胸部 X 线检查可发现肋骨骨折情况，有无血气胸，心脏有无移位，有无金属异物等。

3.CT 检查　发现肋骨骨折情况，有无血气胸，有无合并肺挫裂伤等情况。

（四）诊断

1.胸部外伤史。

2.胸部局部疼痛，且与呼吸有关。

3.骨折处明显压痛，有时可感到骨擦音，胸廓挤压试验阳性。

4.X 线胸片、CT 可见骨折线。

（五）鉴别诊断

诊断肋骨骨折时注意和胸腹腔内脏合并伤鉴别。

三、治疗策略

（一）治疗原则

固定、止痛、防止并发症。

（二）治疗方法

1.闭合性单处肋骨骨折

（1）止痛　可给予镇痛和镇静药、肋间神经阻滞等。

（2）固定　多用胸带或胶布固定胸廓。

（3）鼓励患者咳嗽排痰，早期下床活动，防止呼吸系统并发症。

2.闭合性多根多处肋骨骨折

（1）保持呼吸道通畅、止痛、包扎固定。

（2）外固定牵引、机械通气固定、手术复位固定、控制反常呼吸。

3.开放性肋骨骨折

（1）彻底清创、手术复位固定肋骨断端。

（2）胸腔闭式引流　适于胸膜已破者。

（3）预防感染治疗。

（三）术后处理

1.保持胸带及胶布固定可靠，及时进行调整。

2.观察肋骨牵引情况，及时进行调整。

3.观察切口及胸腔闭式引流情况，预防感染治疗。

四、疗效及预后评估

（一）疗效评估

1.治愈　骨折愈合，症状消失，局部压痛减轻，无其他并发症。

2.好转　骨折对位满意，固定适当。症状、体征减轻。

（二）预后评估

单纯肋骨骨折治疗后一般预后良好，极少数多肋多处严重骨折愈合后可遗留胸廓轻微塌陷现象。需要注意的是，单纯肋骨骨折，伤后 3 周之内，骨折愈合前，有随时发生大出血的可能。

五、出院医嘱

休息 1 ～ 2 个月。门诊定期 X 线复查。

第二节　创伤性血气胸

一、疾病概述

胸壁或胸内脏器受损出血，血液积聚在胸膜腔内，称为血胸，胸膜腔内积气称为气胸。胸部损伤严重时血胸和气胸常合并存在。胸膜腔积血来源：肺组织破裂，肋间动脉破裂，心脏、大血管破裂，膈肌穿透伤致膈动脉破裂出血或腹内脏器破裂出血流入胸膜腔内。胸壁小血管及肺组织损伤出血，一般出血量少，且可自行停止。肺门、心脏和大血管破裂出血，出血量大而迅猛，常因来不及抢救致死，尚有少数患者在胸外伤后 24 小时或更长时间发生，称延迟性血气胸，约占 5%。

二、诊断策略

（一）病史采集要点

1. **主诉**　以外伤后胸痛、呼吸困难等表现就诊。
2. **现病史**　询问外伤的原因，异物刺伤胸部的部位、深度；受伤后呼吸困难的程度；是否伴有休克表现等。
3. **既往史**　询问既往有无胸廓外伤史、呼吸系统的慢性疾病。有无心脏病史。有无凝血异常疾病。

（二）体检要点

1. **全身检查**　呼吸、心率、血压、脉搏、有无发绀、神志情况。
2. **胸部检查**
（1）胸廓有无畸形，局部有无隆起或塌陷，有无反常呼吸，有无呼吸道阻塞，皮肤、胸壁有无破损，有无外出血。创口是否与胸膜腔相通。
（2）呼吸频率，静脉是否怒张，气管是否移位。
（3）胸部局部压痛情况，胸廓挤压试验，有无皮下气肿。
（4）对比检查两侧胸膜腔的叩诊音响，呼吸音情况。

（三）辅助检查

1. **实验室检查**　血常规检查有无红细胞比容、血红蛋白下降。尿常规注意有无血尿。必要时检查肌钙蛋白、CK-MB、LDH1，注意有无合并心脏损伤。重症患者还应行血气分析、肝肾功能等检查。

2. 影像学检查

（1）B超检查　可发现胸腔积液并定位。

（2）X线检查　胸部X线检查可发现肋骨骨折情况，有无血气胸，心脏有无移位，有无金属异物等。

（3）CT检查　发现有无肋骨骨折情况，有无血气胸，有无合并肺挫裂伤等情况。

3. 心电图检查　有胸骨骨折、心脏挫伤者心电图可能出现心律失常表现。

4. 胸腔穿刺　如抽出血很快凝固，提示仍有活动性出血，若抽出血不凝固，则短时间内已无活动性出血。

（四）诊断

1. 诊断依据

（1）胸部外伤史。

（2）胸部疼痛，患者出现内出血的症状，如面色苍白、呼吸困难。严重者出现休克，呼吸、循环功能障碍表现。

（3）检查见气管移位，患侧胸廓呼吸运动减弱，触觉语颤减弱，叩诊呈鼓音或浊音，听诊呼吸音减弱或消失。可有颈静脉怒张、皮下气肿等。开放性损伤可发现胸背部伤口，甚至可出现气体进出胸腔的吸吮伤口。

（4）影像学检查如X线胸片、胸部CT等检查提示血胸或气胸的存在。

2. 临床类型　根据胸壁胸膜腔是否与外界相通，可分为开放性和闭合性气胸。胸内脏器损伤，创口形成单向活瓣，可形成张力性气胸。根据胸膜腔积气多少、肺萎陷程度分为少量气胸（肺萎陷＜30%者可无症状）和大量气胸（肺萎陷＞30%，可有胸闷、胸痛、气促，气管移位、叩诊鼓音、呼吸音减弱或消失等表现）。根据出血量的多少，可分为少量血胸（500ml以下，无明显症状，X线示肋膈角变钝或消失），中量血胸（500～1000ml）和大量血胸（1000ml以上）。

（五）鉴别诊断

1. 气胸和肺大泡鉴别　位于周边部位的肺大泡有时在X线下被误认为气胸，尤其是巨型肺大泡，但肺大泡患者无外伤史，无急性呼吸困难，从不同角度作胸部透视，可见肺大泡或支气管源囊肿为圆形或卵圆形透光区，在大泡的边缘看不到发线状气胸线，泡内有细小的纹理，为肺小叶或血管的残遗物。肺大泡向周围膨胀，将肺压向肺尖区、肋膈角和心膈角。气胸侧呈胸外侧透光带，其中无肺纹可见。

2. 血胸和其他胸腔积液鉴别　一般血胸患者有明确的外伤史，胸穿一般可明确诊断。

三、治疗策略

（一）治疗原则

恢复胸腔内负压、止血、防治休克，预防胸膜腔内积血感染。

（二）治疗方法

1. 气胸的治疗

（1）闭合性气胸　少量气胸（＜10%）患者自觉症状不明显，可观察1～2天。中等量以上者，尽早安置闭式引流管排气，促使肺复张。置管 72 小时后，无气泡排出，X 线胸片证实患侧肺完全复张，可考虑拔除胸管。

（2）开放性气胸　立即封闭伤口，加压包扎，恢复胸膜腔内负压，及早安放闭式胸腔引流，清创及修补胸壁伤口。如合并胸内脏器损伤，则开胸探查作相应处理，包括清除异物，术后应用抗生素预防感染。

（3）张力性气胸　在伤侧锁骨中线，经第 2 肋间紧急穿刺排气。并置胸腔引流管排气减压，如引流后呼吸症状不改善，疑有严重肺裂伤或支气管破裂，应考虑剖胸探查。

2. 血胸的治疗

（1）少量血胸　可在床旁 B 超监测下，尽量抽出积血，以防感染。

（2）中量和大量血胸　应尽量在腋中线经第 6 肋间安置闭式引流管，排出积血，并严密观察胸内出血是否停止。如放出血液超过 1000ml 以上，此后连续 3 小时内每小时引出血量超过 200ml，检查其血红蛋白大于 60g/L，伤员经输血补液后脉搏仍快，血压不回升，血红蛋白仍持续降低；X 线胸片发现胸膜腔内有大量血块阴影并继续增大，即使胸管引出血液不多（可能为凝血块堵塞），也应考虑急诊开胸探查止血。有些伤员即使胸内出血已停止，但 X 线胸片或胸部 CT 仍发现胸膜腔内积存大量凝固血块，待病情平稳后，在 2 周内及早用胸腔镜或剖胸清除血块，以防感染或机化。对机化性血胸，也应在伤后一个月内剖胸清除血块和剥除肺表面及胸壁的纤维组织。对有感染的血胸，应按急性脓胸处理。

（三）术后处理

1. 术后继续输液，补充血容量，防治休克。
2. 吸氧，止痛，保持胸腔引流管引流通畅。
3. 适当应用抗生素防治感染。

（四）并发症及处理

注意观察漏气情况及引流液量，鼓励患者咳嗽、深吸气、咳痰，促进肺膨胀。

四、疗效及预后评估

（一）疗效评估

1. 治愈　症状消失，胸腔积血或积气已抽净或引流排出，影像检查胸膜腔无积液、积气，肺扩张良好。
2. 好转　症状、体征改善。

（二）预后评估

积极治疗，一般不留后遗症，预后良好。

五、出院医嘱

休息 1～3 个月，门诊定期复查，不适随诊。

第二章　胸部肿瘤

第一节　食管癌

一、疾病概述

食管癌是最常见的恶性肿瘤之一，病因复杂，国外认为吸烟、喝酒是主要病因。国内认为不注意口腔卫生、暴食、粗食和过热食物使食管黏膜受损后引起慢性炎症，导致上皮增生而易癌变。*C-myc*、*Int-2*、*Cyclin*、*Her-1* 等基因的过度表达和扩增，可能与食管癌的发生密切相关。食管鳞癌约占95%，起源于食管腺体或异位胃黏膜的食管腺癌约占4%，小细胞癌、腺棘癌、癌肉瘤和黑色素瘤较少见。食管癌发生在中段较多，占50%，下段食管癌占30%，上段食管癌占10%～20%。

二、诊断策略

（一）病史采集要点

1. **主诉**　早期咽部异物感、胸骨后疼痛、进食哽噎感、饭后剑突下或上腹部饱胀不适；中晚期进行性吞咽困难或伴有胸骨后疼痛、饱胀不适。

2. **现病史**　询问患者吞咽时有无胸骨后烧灼感或针刺样轻微疼痛感、异物感或有无轻度哽噎感，有无进行性吞咽困难；吞咽困难发生病程与食物种类及精神因素的关系；有无长期吞咽疼痛、反酸、烧心等症状；有无持续性胸痛或背痛、声音嘶哑、剧烈呛咳、骨性疼痛、肝区疼痛等；有无食欲减退、消化不良、恶心、呕吐和腹泻，有无呕血、便血等消化道症状；有无乏力、消瘦等症状。

3. **既往史**　询问有无消化道疾病史，有无胃镜检查病史。

4. **个人史**　询问有无长期吸烟、饮酒史。

5. **家族史**　询问家庭成员有无肿瘤病史。

（二）体检要点

观察患者有无消瘦、营养不良、贫血、黄疸等。观察有无脱水体征，如眼球凹陷、皮肤弹性差等。有无颈部及锁骨上淋巴结肿大，有无Horner综合征。肝有无肿块，有无腹水，胸水等远处转移体征。

（三）辅助检查

1.X线钡餐检查　早期病例宜用稀钡检查食管黏膜，可见到：①黏膜皱襞紊乱、粗糙、中断；②小的充盈缺损；③食管壁僵硬，蠕动中断。中、晚期病例可见到：①不规则狭窄、管壁僵硬，以髓质型多见；②壁内龛影的溃疡型预后差，容易出血；③伞型呈伞状充盈缺损；缩窄型呈管腔局限性高度狭窄，近侧食管明显扩张。早期食管癌X线钡餐的诊断率为74.7%，误诊率为25.3%。

2.拉网细胞学检查　适合于普查筛选诊断。阳性率可达90%以上，早期食管癌的发现率高达80%。

3.食管镜检查　早期食管癌的镜下表现：①食管黏膜局限性充血，黏膜内小血管模糊不清，触之易出血。②黏膜局限性糜烂，可呈点片状分布，界清而边缘不整，形如地图。③食管黏膜表面粗糙不平，呈小颗粒状或大小不等的斑块，色潮红。④癌肿呈息肉状或小蕈伞形向腔内生长，偶有短蒂间糜烂。中、晚期食管癌的镜下表现：肿块呈菜花样或结节状，食管黏膜水肿充血或苍白发硬，但触之易出血。晚期肿瘤形成溃疡或造成管腔狭窄。

4.CT检查　胸部CT可观察食管腔是否变形，管壁变厚程度，肿瘤大小，与周围脏器如气管、支气管、主动脉弓、心包、心房和降主动脉粘连或侵犯情况，更可确定肝脏、上腹淋巴结及双肺有无转移灶，气管旁、主动脉窗及双锁骨上有无肿大淋巴结，但CT判断食管癌淋巴转移的敏感度只有45%。CT可对食管癌进行分期。Ⅰ期：食管腔内有肿块，但食管壁不增厚；Ⅱ期：壁厚小于5mm，无纵隔浸润；Ⅲ期：管壁增厚大于5mm，直接浸润邻近组织，有局部或区域淋巴结肿大；Ⅵ期：有远处转移。

5.MRI　食管癌MRI可表现为食管内肿物；食管壁增厚；肿瘤上方食管扩张；与邻近结构之间的脂肪组织消失；食管腔不规则，呈偏心状；形成食管、气管瘘；远处转移。

6.食管内超声及体表超声检查（EUS）　EUS用于判断癌肿浸润食管壁的深度，其准确率可达90%，还可测出食管壁外肿大的淋巴结及判断肿瘤位于食管腔内或壁外。也可采用体表超声诊断高位食管癌及判断颈部、腹部淋巴结转移及腹内脏器转移，在体表超声引导下用细针行颈淋巴结穿刺活检，以明确其病变性质。

7.PET-CT　PET-CT预测食管癌淋巴结转移的敏感度为76%，用PET对食管癌进行分期，对淋巴结性质的判断更准确和具体，对选择手术方案、术中指导切除有转移的淋巴结、选择放疗方案及判断术后疗效有较大的价值。

8.其他检查　肿瘤标志物检查如CEA、CA50、CA199等，可用于术后随访监测。如食管癌并发脱水时行血气分析、血生化等检查。

（四）诊断

1.诊断依据

（1）早期特征性症状　①食物通过缓慢，咽下食物哽噎或停滞感或异物感；②吞咽时胸骨后出现烧灼感或针刺样、牵拉摩擦样疼痛。③哽噎或停滞感咽水后缓解或消失。

（2）中、晚期食管癌的典型症状，即进行性吞咽困难。

（3）X线钡餐检查　早期病例见到：①黏膜皱襞紊乱、粗糙、中断；②小的充盈缺损；③食管壁僵硬，蠕动中断。中、晚期病例可见到：不规则狭窄、充盈缺损、管壁僵硬，管腔局限性高度狭窄的缩窄型，近侧食管明显扩张。

（4）食管脱落细胞学检查阳性。

（5）食管镜检查　早期食管癌镜下表现为局限性糜烂、局部黏膜充血、粗糙小颗粒。中、晚期食管癌的镜下表现为结节或菜花样肿物，食管黏膜充血水肿或苍白发僵，触之易出血，还可见到溃疡、管腔狭窄。

2. 食管癌分期及食管癌的分段

（1）食管癌的分段　一般分为四段：①颈段：自环状软骨（食管入口相当于颈椎Ⅵ水平）到胸骨上切迹（距上门齿约18cm左右）。②胸上段：从胸骨上切迹到气管分叉水平（距上门齿约24cm）。③胸中段：气管分叉水平到食管胃交界处（贲门口），全长分为二等段的上半段（下界距上门齿约32cm）。④胸下段：为此二等分之下半段（下界距门齿40～42cm）。

（2）食管癌分期　正确评估食管癌的分期，对于制定合理的治疗方法、提高生存率和生活质量有重要意义。

1）我国食管癌临床病理分期

①早期　0级：不拘长度，病变限于黏膜（即原位癌），无转移。

　　　　Ⅰ级：病变长度小于3cm，侵及黏膜下层，无转移。

②中期　Ⅱ级：病变长度3～5cm，侵及部分肌层，无转移。

　　　　Ⅲ级：病变长度大于5cm，侵透肌层，局部淋巴结转移。

③晚期（即Ⅳ级）　病变长度大于5cm，明显外侵，远处淋巴结转移或器官转移。

2）国际抗癌联盟（UICC，1997年）食管癌分期

0期　　　$Tis\ N_0\ M_0$

Ⅰ期　　　$T_1\ N_0\ M_0$

ⅡA期　　$T_2\ N_0\ M_0$

　　　　　$T_3\ N_0\ M_0$

ⅡB期　　$T_1\ N_1\ M_0$

　　　　　$T_2\ N_1\ M_0$

Ⅲ期　　　$T_3\ N_1\ M_0$

　　　　　T_4 任何 $N\ M_0$

Ⅳ期　　　任何 T 任何 $N\ M_1$

Tis：原位癌，T_1：肿瘤只侵及黏膜下，T_2：侵入肌层，T_3：侵透肌层达外膜，T_4：癌肿侵犯食管邻近器官。N_0：区域淋巴结无转移，N_1：区域淋巴结有转移。颈段食管癌的区域淋巴结有颈部和锁骨上淋巴结，胸段食管癌的区域淋巴结包括纵隔和胃周淋巴结。M_0：无远处转移，M_1：有远处转移。

3. 分型

（1）早期食管癌分型　①隐伏型：食管黏膜局部充血，呈粉红色。②斑块型：局部黏膜水肿增厚，表面粗糙不平。③糜烂型：病变黏膜轻度糜烂。④乳头型：病变部黏膜呈乳头或息肉状，表面光滑。

（2）中晚期食管癌的病理分型　①髓质型：又称巨块型，肿瘤较大，常累及食管壁全层，引起明显的梗阻症状。食管造影可见充盈缺损和软组织影，占60%。②蕈伞型：瘤体向腔内突入，呈蘑菇状，食管造影显示局部食管壁呈不对称的蝶形充盈缺损，占15%。③溃疡型：食管壁有大小不等的溃疡，食管造影可见溃疡龛影，梗阻症状轻，占10%。④缩窄型：又称硬化型，肿瘤环形侵犯全层食管壁，造成狭窄，狭窄上段食管高度扩张，占10%。⑤腔内型：肿瘤呈息肉状突入腔内，有短蒂，病变段食管扩张，可见椭圆形阴影，占5%。

（五）鉴别诊断

1. 食管良性肿瘤　有平滑肌瘤、腺瘤、息肉、纤维瘤、血管瘤、囊肿等。食管良性肿瘤患者

的症状和体征主要取决于肿瘤的解剖部位和体积大小。较大的肿瘤可以不同程度地堵塞食管腔，出现咽下困难、呕吐和消瘦等症状。很多患者有吸入性肺炎、胸骨后压迫感或疼痛感。血管瘤患者可发生出血。食管良性肿瘤患者，不论有无症状，均须经 X 线检查和内镜检查，方可做出诊断。

2. 食管炎　多由于滑动性食管裂孔疝引起。有类似食管癌的刺痛，也可以大量呕吐。倒立位 X 线钡餐检查可见突入胸腔的胃组织，食管镜检查食管下段有弥漫性食管黏膜糜烂，细胞学检查阴性。

3. 食管静脉曲张　患者多有门静脉高压症的其他体征。X 线检查示食管呈串珠样改变，食管蠕动及扩张良好。

4. 贲门痉挛（贲门失弛）　贲门失弛多见于青壮年，病程较长，吞咽不畅时轻时重，有时吃硬食反而比进流质容易通过，以后呈持续进食困难。X 线钡餐检查可见食管下端和贲门部收缩呈鸟嘴样，边缘整齐、光滑。其上端食管明显扩张，钡剂不能通过。纤维胃镜检查见到黏膜光滑，食管测压检查显示食管无正常蠕动波，食管下括约肌有高压带，肌注乙酰胆碱则食管强烈收缩，而正常食管无此反应。

5. 食管憩室　食管壁局限性膨出，形成与食管腔相通的囊袋，称为食管憩室。按发病机制分为膨出性和牵引性两种。膨出性多见于颈部，当吞咽时，环咽肌松弛不及时，黏膜及黏膜下层经咽下缩肌斜纤维与环咽肌横纤维之间的薄弱三角区膨出，这种憩室不包括食管全层，故又称为假性憩室，也可发生在膈上食管处。牵引性又称真性憩室，约占食管憩室总数的 90%，大多发生在气管分叉处及附近的食管壁上，多因淋巴结炎症导致粘连及瘢痕收缩而向外牵拉食管壁全层。其特点是：①进食后颈部有压迫感，可呕吐憩室内的陈旧性食物，查体左颈部可扪到质软的包块，压迫有咕噜声，发展到第三期，往往有吞咽困难。膈上憩室出现如呃逆、呕吐、胸背痛、嗳酸，甚至呕血等反流性食管炎症状，牵引性憩室有胸骨后疼痛；② X 线钡餐显示沿食管后壁向外突出的憩室，较大憩室可压迫食管，食管腔呈线状从憩室侧面通过，一般憩室内壁光滑，如有恶变则内壁不规则；③食管镜检查可见到憩室开口，但病程达三期时（即巨大憩室压迫食管使之狭窄时）不宜检查，以免引起憩室穿孔，少数病例可合并食管癌。

6. 食管瘢痕狭窄　其特点是：①可以发生在任何年龄，而食管癌多在 40 岁以上；②主要是误服强酸或强碱，或企图自杀所致，食管癌病例则无此病史；③吞咽困难出现于食管化学灼伤后 6 周左右，然后症状逐渐加重，若早期行空肠或胃造瘘术以维持营养，病程可以较长，而食管癌病程较短，容易出现恶病质；④ X 线钡餐食管造影显示不规则细线状狭窄。

三、治疗策略

（一）治疗原则

以手术为主的综合治疗。

（二）手术治疗方法

1. 手术指征　①全身情况良好，各主要脏器功能可耐受手术。②无远处转移，局部病变估计能切除。

2. 禁忌证　① UICC 分期中的 Ⅲ 期及 Ⅳ 期。②病变侵犯范围大，已有明显外侵及穿孔征象，如已出现声音嘶哑或已有食管气管瘘者。③全身情况不能耐受手术者。

3. 常规准备

（1）纠正脱水、低蛋白血症、贫血，增强患者体质。

（2）术前戒烟，注意口腔卫生，练习咳痰及床上小便。

（3）术前2日给予抗生素。

（4）肠道准备，术前3日少渣饮食。若利用结肠时需要肠道准备。

4. 手术要点　手术径路常为左胸切口。中段食管癌切除术可行右胸切口。联合切口可行胸腹联合切口或颈、胸、腹三切口。原则上应切除食管大部分。切除的长度应距癌瘤上、下5～8cm以上。切除的广度应包括肿瘤周围的纤维组织及所有淋巴结（特别注意颈部、胸顶上纵隔、食管气管旁和隆凸周围、胃小弯、胃左动脉及腹主动脉周围等处）。

5. 术后处理

（1）吸氧12～24小时。

（2）胸腔持续引流24～48小时。

（3）持续胃减压2～3日。

（4）术后4～6小时取半卧位，鼓励咳痰，雾化吸入每日2～3次。

（5）胸内胃食管吻合者，术后1～5日禁食，禁食期间补液营养支持治疗，根据病情输血或白蛋白。术后6日开始口服糖水，每小时60ml共10小时，减少补液量；术后7日半量流质饮食；术后8日全量流质饮食；术后10日无渣半流质饮食。颈部胃或结肠与食管吻合者，延长2～3日开始进食。如留置营养管，手术结束48小时即可经营养管缓慢滴入营养液1000～1500ml，如无不良反应，术后第4日以后营养支持全量可经营养管滴入。

（6）术后继续应用抗生素1～3天。

（7）颈部吻合口，术后24小时拔除橡皮引流条，密切观察颈部切口愈合情况，一旦有炎症表现，立即敞开引流。有吻合口瘘时，及时换药，酌情给无渣半流质饮食。

（8）术后5日常规摄胸部X线，观察有无肺炎或胸腔积液，必要时胸腔抽液。

6. 并发症及处理

（1）吻合口瘘　手术后持续发热、突然呼吸困难（表示有张力性气胸存在）、胸腔引流瓶内有胃液，且口服亚甲蓝试验阳性等证实胸内吻合口瘘；颈部切口有炎症，敞开之后有唾液外溢证实颈部吻合口瘘。胸内吻合口瘘一旦出现，宜在12小时内重新开胸手术修补瘘口及大网膜包盖。

（2）吻合口狭窄　发生吻合口狭窄后，可行扩张术、激光环形切开或纵行切开狭窄环横行吻合。

（3）急性胃扩张　患者可突然发生气急、心慌、胸胀痛、烦躁不安，甚至血压下降；X线检查示胃极度扩张，有大液平面。插胃管后症状迅速缓解。

（三）肺不张及肺炎

应积极鼓励和协助患者咳痰、雾化吸入和应用抗生素。个别患者要做支气管镜吸痰或紧急气管切开，用人工呼吸机扩肺。

四、疗效及预后评估

（一）疗效评估

1. 治愈　肿瘤根治性切除，食管重建术后恢复良好。

2. 好转　肿瘤切除，仍残存转移淋巴结，术后情况尚好。

（二）预后评估

食管癌手术切除率为 80%～92%，5 年生存率 I 期为 85%～94%，IV期为 25%～40%。

五、出院医嘱

（一）后续治疗

1. 放疗　适用于姑息性切除和残端残留癌者，放射量为 30～40Gy。
2. 术后辅助化疗　常用化疗方案有 ECF、PFC、DCF、奥沙利铂＋希罗达、伊立替康＋5-Fu、伊立替康＋顺铂等。

（二）门诊随访，不适随诊

1. 随访时间　第一年每 4 个月进行一次病史询问和体格检查，第二年每 6 个月一次，以后每年一次。
2. 随访检查项目　包括血常规，血生化，肿瘤标志物（CEA、CA50、CA199），胸片等检查，根据需要行内镜或其他影像学检查。

第二节　肺癌

一、疾病概述

肺癌大多数发生于各级支气管黏膜及其腺体的上皮细胞，亦称支气管肺癌，临床上则通称为肺癌，是肺部最常见的恶性肿瘤。肺癌的发生与环境污染和吸烟密切相关，肺部慢性疾病、人体免疫功能低下、遗传因素、癌基因的变异等也有一定影响。病理上可分为鳞状上皮细胞癌（鳞癌）、腺癌、大细胞未分化癌、小细胞未分化癌、混合型肺癌。根据肿瘤的位置分为中心型肺癌及周边型肺癌。

二、诊断策略

（一）病史采集要点

1. 主诉　多以咳嗽、咯血、气短、胸痛和消瘦等症状就诊。
2. 现病史　询问咳嗽发生的时间，是否为刺激性咳嗽，有无发热。咳嗽的同时是否伴有血痰，量多少，持续时间有多长，是否伴有胸痛、胸闷。询问年龄、烟龄，是否有其他慢性肺病史。
3. 既往史　询问职业，是否长期接触致癌物质，如石棉、无机砷化物、二氯甲醚、煤烟、焦油和烟草加热产物、放射性铀、镭衰变产生的氡和氡子体、微波辐射等。

（二）体检要点

1. 一般状况　是否有贫血、消瘦、气喘、发绀、发热。声音是否嘶哑，是否有头昏、乏力、呕吐及精神症状，有无颈静脉怒张。
2. 胸部检查　锁骨上及腋下淋巴结是否肿大，胸部有无压痛，胸部听诊是否有湿啰音、胸膜摩擦音及呼吸音减低或消失区。肝脏是否肿大、触痛；肢体骨骼有无压痛、杵状指及骨性关节。

（三）辅助检查

1. 实验室检查　血清肿瘤标志物如癌胚抗原（CEA）、神经元特异性烯醇化酶（NSE）、细胞角蛋白 19 片断（CYFRA21-1）、铁蛋白（SF）、CA153 等对肺癌的监测和提示预后有一定意义。

2. X 线检查　对怀疑有肺癌的病例，应首先作胸部 X 线的正、侧位片，如发现肺部结节或肿块影，应观察其位置、密度、边界、胸膜改变情况，有无中心液化等。

3. CT 检查　能比较准确地判断病变的部位、小的胸膜种植和少量积液、节段性肺不张、肺门及纵隔淋巴结肿大及肺内微小病灶。早期周围性肺癌常呈小斑片状影或 1～2cm 的小结节影，边缘模糊有毛刺，密度较低。中心型肺癌显示肺门有不规则的球形影，其外周可见阻塞性肺炎或肺不张阴影，可见肿瘤结节突入支气管腔内及肺内、纵隔淋巴结肿大。X 线胸片及胸部 CT 的阳性检出率可高达 90%。

4. MRI　MRI 能显示出大血管的解剖，分辨肿瘤与大血管的关系，以决定是否切除肿瘤，并能发现肺门及纵隔内肿大的淋巴结和肿瘤侵犯胸壁软组织的严重程度，以便更好地进行临床分期。

5. ECT　肺癌转移至骨骼时，骨的转移灶血流增加，新陈代谢旺盛。给患者注射入亲骨的 ^{99m}Tc-MDP（二甲基二磷酸），经 γ 骨扫描，可发现同位素在骨转移灶浓聚，在普通 X 线骨相片呈阳性之前 3 个月，即可发现骨转移灶。

6. PET-CT　可以发现早期原发性肺癌、转移癌灶，在肿瘤临床分期及疗效判断等方面，PET 优于任何影像学检查方法。

7. 痰细胞学检查　肺癌表面脱落的癌细胞可随痰咳出，痰细胞学检查找到癌细胞可明确诊断，准确率可达 80% 以上。特别是伴有血痰的病例，痰中找到癌细胞的机会更多，应连续数次重复送痰检查。

8. 支气管镜检查　对中心型肺癌可在支气管腔内直接看到肿瘤，并可采取小块组织作病理切片检查，亦可经支气管刷取肿瘤表面组织或吸取支气管内分泌物进行细胞学检查。

9. 纵隔镜检查　可直接观察气管前隆凸下及两侧支气管区淋巴结情况，并可取活组织行病理切片检查，明确肺癌是否已转移到肺门和纵隔淋巴结。阳性者，说明病变范围广，不宜手术治疗，中心型肺癌阳性率较高。

10. 胸水检查　抽取胸水离心处理后，取其沉淀行涂片检查找癌细胞。

11. 经胸壁穿刺活组织检查　在 CT 引导下，用细针穿刺肺部病灶，取活组织行病理学或细胞学检查，此方法适用于周围型、大于 1cm 的肺部病灶，患者又不能耐受支气管镜检查或开胸活检的病例，其阳性率可达 80%。但极少数可能产生气胸、胸膜腔感染或出血、癌细胞沿针道播散等并发症。

12. 胸腔镜检查　周边型肺部病灶经各项检查均阴性而又不能排除肺癌诊断时，可采用电视胸腔镜技术，经胸壁行小切口插入胸腔镜或纤维支气管镜直接观察病变范围或取活组织行病理切片检查。

13. 转移病灶活组织检查　晚期肺癌病例已有锁骨上、颈部、腋下等处淋巴结转移或出现皮下结节者可切取病灶组织病理切片检查，或穿刺取组织行涂片检查，以明确病理类型及转移情况，为选择化疗或放疗提供证据。

14. 开胸探查　经各种方法检查，仍未能明确病变的性质，而肺癌可能性又不能排除时，如患者全身情况允许，应作开胸探查。术中根据病变行活检或相应治疗，以免延误病情。

（四）诊断

1. 诊断依据

（1）40岁以上，久咳不愈、痰中带血者都应怀疑肺癌。特别是长期吸烟者。

（2）影像学检查如胸部X线片及CT检查示肺部肿块边缘有小毛刺，呈分叶状、圆形或椭圆形，中央型肺癌常伴有肺段、肺叶不张。

（3）痰脱落细胞学检查或纤维支气管镜检查找到癌细胞，或见到腔内肿瘤，活检阳性者可确诊。

2. 临床类型

（1）中心型肺癌　肿瘤位于主叶段支气管部位，以鳞癌及未分化癌多见。临床表现为早期出现刺激性咳嗽、痰中带血、胸痛、哮喘等。又可因肿瘤阻塞支气管而引起继发性感染，受累的肺段及肺叶出现肺炎征象，也可产生相应的肺叶或一侧肺不张，断层X线可见到突入支气管腔内的肿块影，管腔狭窄或阻塞。纤维支气管镜检查的诊断阳性率高，可直接看到肿瘤，并可活检行病理检查。痰细胞学检查，特别有血痰者的阳性率更高。

（2）周围型肺癌　肺癌位于段支气管远端部位，以腺癌及细支气管癌为多见，早期往往无症状或症状较轻，有痰血、咳嗽、胸部不适等。故多在体检时发现。早期常表现为周围肺野孤立性的球形病灶，并逐渐长大，边缘不整，有短毛刺，呈分叶状或脐样切迹。癌肿中心液化坏死可形成厚壁凹凸不平的偏心性空洞。脱落细胞学检查及支气管镜检查癌细胞阳性可确诊，但这两项检查都比中央型肺癌阳性率低。

3. 肺癌的分期　TNM分期法。

隐性癌	$T_X N_0 M_0$
0期	$Tis N_0 M_0$
ⅠA期	$T_1 N_0 M_0$
ⅠB期	$T_2 N_0 M_0$
ⅡA期	$T_1 N_1 M_0$
ⅡB期	$T_2 N_1 M_0$
	$T_3 N_0 M_0$
ⅢA期	$T_1 N_2 M_0$
	$T_2 N_2 M_0$
	$T_3 N_2 M_0$
ⅢB期	任何 $T N_3 M_0$
	T_4 任何 $N M_0$
Ⅳ期	任何 T 任何 $N M_1$

T为原发肿瘤。T_X：原发肿瘤无法评估，或是痰中、支气管冲洗液中发现恶性细胞而证明有癌，但是影像学或内镜检查未发现肿瘤。T_0：无原发肿瘤证据。Tis：原位癌。T_1：肿瘤最大直径3cm以下，周围包以肺组织或脏层胸膜，支气管镜检查肿瘤尚未侵出叶支气管（即肿瘤未达主支气管）。T_2：肿瘤最大直径超过3cm，累及主支气管但距隆突2cm或更远，累及脏层胸膜，伴有延及肺门区的肺不张或阻塞性肺炎，但尚未包括全肺。T_3：不论肿瘤体积大小，凡直接侵犯胸壁（包括肺上沟瘤）、膈肌、纵隔胸膜、壁层心包；或肿瘤在主支气管内距隆突不足2cm但尚未累及隆突，伴有全肺不张或阻塞性肺炎。T_4：任何肿瘤凡侵及纵隔、心脏、大血管、气管、食管、椎体、隆突，或同一叶内有其他肿瘤结节，肿瘤伴恶性胸腔积液。

N为区域淋巴结，包括胸内、前斜角肌及锁骨上。如判定pN则肺门或纵隔切除淋巴结标本中必须包含6个以上淋巴结。N_x：区域淋巴结无法评估。N_0：无区域淋巴结转移。N_1：同侧支气管周围淋巴结转移。N_2：同侧纵隔内及/或隆突下淋巴结转移。N_3：对侧纵隔、对侧肺门、同侧或对侧前斜角肌或锁骨上淋巴结转移。

M为远处转移。M_x：远处转移不能确定。M_0：无远处转移。M_1：远处转移，包括同侧或对侧其他肺叶内肿瘤结节。

（五）鉴别诊断

1. 肺炎　当肺癌组织堵塞支气管，并发远端阻塞性肺炎、肺不张，甚至发展成肺脓肿时，患者常伴高烧，咳大量黄痰或咯血，易被误诊为肺炎。一般肺炎，经2～4周抗感染治疗后，肺部阴影吸收较快，而肺癌并发的肺炎，抗炎1个月也难以吸收。

2. 肺结核　90年代以来，肺结核病可累及任何肺叶，但仍以右肺上叶尖后段多见，大多数患者症状不典型，血沉不快，肺癌也可来源于肺尖后段的支气管或肺泡。

①肺结核球　孤立的肺结核球有时难以区别于周围型肺癌。肺癌多见于老年患者，病程相对短，影像学显示球形结节边缘不整，有小毛刺影，呈分叶状。有些慢性肺结核病例，可在结核瘢痕周边发生瘢痕癌。因此，当肺部团块状阴影长大，特别是呈分叶状，肺门阴影增大的老年病例，结核病症状不典型和实验室检查阴性时，应高度怀疑肺癌。

②浸润性肺结核　有些周围型肺腺癌病例，特别是右上肺叶孤立型肺泡细胞癌，其早期肿瘤组织体积小，呈小片浸润或条索状，生长缓慢，常被误诊为浸润性肺结核。

③肺门淋巴结结核　中央型肺癌的影像学形态与并发感染融合成团的肺门淋巴结结核类似，但肺癌常合并咯血，肿瘤组织易堵塞支气管引起肺不张。支气管镜检查可鉴别。

④粟粒型肺结核　急性粟粒型肺结核除全身中毒症状较肺癌严重外，其影像学的形态与弥漫型肺泡细胞癌无异，应及早行痰细胞学检查，弥漫型肺泡细胞癌患者的痰较易找到癌细胞。粟粒型肺结核经1个月严格的抗结核治疗后，中毒症状多可逐渐缓解，肺内阴影开始吸收。

3. 肺部良性肿瘤　肺部良性肿瘤年轻患者常见，病程较长，一般无症状，影像学形态为圆形块影，边缘整齐，无毛刺影和胸膜皱缩，也不呈分叶状。病灶内可见钙化影，钙化位于圆块影中心，或以中心钙化为核心，形成同心圆（称公牛眼症），或如爆米花样，类似核桃内的结构，上述表现均为错构瘤的特征。

4. 纵隔恶性淋巴瘤　纵隔影增宽，呈分叶状，并发上腔静脉压迫综合征的病例，极难与中央型肺癌（纵隔型、肺上沟瘤）鉴别。恶性淋巴瘤常伴发热，血象以淋巴细胞增加为主，全身淋巴结肿大，可摘取肿大的淋巴结活检，或经前胸壁行前纵隔肿瘤穿刺活检。纵隔淋巴肉瘤对放疗较敏感，可试用小剂量放疗（5～7Gy），如肿瘤影明显缩小，则可鉴别于肺癌。

三、治疗策略

（一）治疗原则

以手术为主要措施的综合治疗。

（二）治疗方法

1. 手术治疗

（1）术前准备

1）手术指征　①临床分期为Ⅰ期、Ⅱ期及ⅢA期的非小细胞肺癌；②小细胞肺癌只限于Ⅰ期及Ⅱ期；③对尚未定性的小结节影，即使观察10年以上，如影像学诊断偏向于肺癌，也应积极手术探查，术中作冰冻切片定性再决定手术方式；④对晚期病例，$T_4 N_3$，甚至有少量恶性胸腔积液，中、大量心包积液的病例，为解除梗阻性肺炎、癌性高热和呼吸困难、低心排、低氧血症，也应考虑作姑息性切除，肺内孤立的转移性或复发性病灶应积极手术；⑤对肺癌合并孤立脑转移的病例，应先行脑转移灶手术，再考虑原发肺癌切除；⑥肺癌合并心律失常或冠心病的病例，可同期或分期射频消融，安置临时心脏起搏器，冠脉搭桥或冠脉球囊扩张及安放支架，然后行肺癌切除；⑦肿瘤已侵犯上腔静脉，引起上腔静脉压迫综合征，为解放上腔静脉，争取切除肿瘤，有条件时行静脉搭桥或部分切除肿瘤，缓解症状。

2）禁忌证　①T_4肿瘤已侵犯心脏、大血管、气管、食管、隆突或有大量恶性胸腔积液，N_3对侧已有淋巴结转移，锁骨上、腋下已有淋巴结转移；②M_1肝、肾上腺及骨骼已有转移；③以下肺通气功能指标为手术禁忌：最大通气量＜预计值的50%或FEV_1＜1升。血气分析：PaO_2＜70mmHg，$PaCO_2$＞43mmHg。当FEV_1＞2.5升时才可考虑全肺切除，FEV_1在1.0～2.4升的病例，即使行肺叶切除也应慎重；④3个月内有心绞痛发作或心肌梗死、心力衰竭及3个月内有脑血管意外均禁止行肺癌切除术。

3）常规准备

①一般准备　术前禁烟。合并感染者应给予有效的抗感染治疗，不能排除肺结核者，要抗结核治疗。训练咳嗽排痰，锻炼呼吸，术后促进恢复。认真治疗和控制其他系统疾病，以保证手术安全。

②估测切除可能性　通过肺癌X线片、断层片、胸部CT扫描等检查综合分析病变切除可能性。支气管镜检查能直接判断肿瘤部位、范围，以及距支气管、主支气管、隆突的距离，以指导手术切除范围。胸部透视下患者咳嗽时隆突固定不动，则手术切除的可能性不大。周围型病变容易切除或根治，但对靠近胸膜的肿瘤，特别是肺尖癌，要考虑有胸膜及胸壁转移的可能。

（2）手术要点

手术治疗的目的是彻底切除肺原发肿瘤和局部的转移淋巴结，并尽可能保留健康肺组织。肺切除术的范围决定于病变的部位和大小。对周围型肺癌，一般施行肺叶切除术；中心型肺癌，一般施行肺叶或一侧全肺切除术。有的病变主要位于一个肺叶内，但已侵入局部主支气管或中间段支气管，可以切除病变的肺叶及一段受累的支气管，再吻合支气管上下切端，即袖状切除。

（3）术后处理

①一般处理　保持呼吸道通畅，鼓励患者咳嗽排痰，防止肺不张。

②胸腔引流　胸部手术后常规放置胸腔闭式引流管，以便及时排除积气、积液，促使余肺尽快膨胀，消除残腔。观察引流管水柱波动情况和引流量的多少，经常挤压，保持引流通畅，防止扭曲、受压和管腔阻塞。术后24～48小时以后，当胸腔引流量少于50ml/24h，引流管水柱不波动，胸透或胸X线片证实余肺膨胀完全时，可以拔管。

③抗生素应用　手术后常规应用有效的抗生素，防止术后早期发生肺或胸腔感染。

④镇痛　由于术后切口痛，患者呼吸浅而短促，影响肺气体交换，易发生缺氧。故术后24～

72 小时以内，应给予镇痛治疗，以减少伤口疼痛，利于深呼吸及咳痰，同时也利于患者休息。

（4）并发症及处理（注意事项）

①出血 肺血管较多，特别是有胸膜粘连者，术后渗血较多。术后应密切观察引流量、血压及脉搏情况。若出血较多，给予止血药物、输血治疗后血性胸腔积液每小时超过 150 ~ 200ml，连续观察 5 小时无好转，并伴有血压下降，脉搏增快、细弱，应及时再剖胸止血。

②肺炎、肺不张 由于气管插管、术中肺组织挤压、肺门气管的剥离损伤和气管残端的渗血凝块，再加上术后伤口疼痛、患者无力咳嗽等因素，均可导致气管内分泌物增多。痰液堵塞气管，造成肺不张，并继发肺炎。除应用抗生素外，最有效的办法是早期协助患者排痰，必要时行纤维支气管镜吸痰。

③支气管胸膜瘘 术后 7 ~ 10 日出现支气管残端瘘，主要原因是支气管残端缝合不好、残端缝合面张力过大、血供不良、缝线结扎过紧或过松等，术后并发脓胸，特别是伴有支气管内膜结核的肺手术，最易并发支气管胸膜瘘。临床特征是刺激性咳嗽、咳痰、痰中带血或咳出与胸液一样的脓性血痰，伴气急、发热等。胸腔穿刺注入亚甲蓝由痰中咳出可明确诊断。治疗：如发生在术后 1 ~ 2 日内，可急诊手术行瘘口修补术或重新缝合，胸腔闭式引流，选用有效抗生素，全身营养支持疗法。如瘘口长时间不愈，可考虑行胸改术，消除残腔或游离大网膜，带蒂肌瓣修补堵塞瘘口。

2. 放射疗法

在各型肺癌中，小细胞肺癌对放射疗法敏感性较高，鳞癌次之，腺癌和细支气管肺癌最低。单独应用放疗，3 年生存率约为 10%。通常是将放疗、手术、药物疗法综合应用，以提高治愈率。临床上采用的是术后放疗，对未能切除的肿瘤，手术中在残留的癌灶区放置小的金属环或银夹作标记，便于放疗时准确定位。一般在术后一个月左右，患者健康情况改善后开始放疗，剂量为 40 ~ 60Gy，疗程为 6 周。为了提高肺癌切除率，有的病例可行术前放疗。晚期肺癌病例，有阻塞性肺炎、肺不张、上腔静脉阻塞综合征或骨转移引起剧烈疼痛及癌肿复发的病例，也可进行姑息性放射性治疗，以减轻症状。

放疗可以引起倦怠、乏力、食欲减退、低热、骨髓造血功能抑制、放射性肺炎、肺纤维化和癌肿坏死液化形成空洞，以及局部皮肤损伤等反应和并发症，在治疗中应注意。

下列情况一般不宜放疗：①健康情况不佳，呈现恶病质。②高度肺气肿，放疗将会引起呼吸功能不全。③全身或胸膜、肺广泛转移者。④癌变范围广泛，放疗将引起广泛肺纤维化和呼吸代偿功能不全。⑤癌性空洞和巨大癌肿，后者放疗会促进空洞形成。

3. 药物疗法

（1）化学疗法 低分化的肺癌，特别是小细胞肺癌疗效较好。化疗可以单独用于晚期肺癌病例，以缓解症状，或与手术、放疗综合应用，以防止癌转移、复发，提高治愈率。

①非小细胞肺癌 常用化疗方案有 GP、NP、EP、VP、TP、DP 等。

②小细胞肺癌 常用化疗方案有 EP、CE、IC、CAV、IP、TP 等。

（2）中医中药疗法 根据患者症状、脉象、舌苔进行辨证论治，部分患者的症状得到改善，寿命延长。

4. 免疫疗法

（1）特异性免疫疗法 用经过处理的自体肿瘤细胞或加用佐剂，作皮下接种进行治疗。

（2）非特异性免疫疗法 用卡介苗、短小棒状杆菌、转移因子、干扰素、白细胞介素 II 等进行治疗，以激发人体免疫功能。

四、疗效及预后评估

（一）疗效评估

1. 治愈　病灶根治性切除，情况良好。
2. 好转　治疗后症状改善，或肿瘤缩小。

（二）预后评估

肺癌的预后与肿瘤组织病理类型、疾病分期、治疗方法有关。鳞状上皮细胞癌发展较慢，转移也局限，手术效果好，5 年生存率为 35% ～ 40%；小细胞肺癌恶性程度较高，发展快，转移早且广泛，手术效果差，5 年生存率不到 10%。Ⅰ 期肺癌（$T_1N_0M_0$、$T_2N_0M_0$）根治术后及辅助化疗后 5 年生存率可达 60% ～ 80%；Ⅱ 期肺癌（$T_1N_1M_0$、$T_2N_1M_0$）手术切除加广泛淋巴结清扫，术后 3 周开始化疗，术后 5 年生存率在 40% 左右；Ⅲ A 期（$T_3N_0M_0$、$T_3N_1M_0$、$T_{1～3}N_2M_0$）手术及综合治疗后 5 年生存率为 20% ～ 40%；Ⅲ B 期、Ⅳ 期预后差，一般不考虑手术。

五、出院医嘱

1. 戒烟。
2. 注意随访。门诊定期复查，检查锁骨上及腋下淋巴结是否转移，胸片或 CT 检查观察两肺情况。
3. 术后需放疗或化疗，应定期进行。同时注意患者全身情况，加强支持疗法，纠正化疗药物的不良反应，治疗放射性肺炎。

第五篇

骨科疾病

第一章　骨折

第一节　锁骨骨折

一、疾病概述

锁骨骨折在肩部创伤中最为常见，其发生率约占全身各种骨折的6%。锁骨骨折按解剖部位分为三型。①锁骨中1/3骨折：此型最多见，约占锁骨骨折的80%，有典型的骨折移位和畸形。②锁骨内（近）1/3骨折：最少见，骨折多无明显移位。③锁骨外（远）1/3骨折：为较强暴力所引起，如骨折发生在喙锁韧带外侧方，该韧带完好则骨折无显著移位；如骨折发生在该韧带止点处，损伤了韧带则骨折出现移位。

二、诊断策略

（一）病史采集要点

1. **主诉**　肩部外伤后疼痛、肿胀、畸形，肩关节活动受限。
2. **现病史**　询问骨折发生时间，跌倒时肩部的姿势；受伤后治疗经过；有无复位，有无麻醉；外固定情况，固定时间及范围。

（二）体检要点

1. **一般情况**　为减缓疼痛，伤者常处于自然保护体位，健手托扶伤肢，伤肩低于健肩，头颈部向伤侧倾斜。注意呼吸、血压、脉搏、体温等生命体征变化，神志是否正常，除伤肢外，身体其他部位是否受伤。
2. **局部检查**　肩部肿胀的程度及范围、畸形情况，疼痛的部位，肩关节活动受限程度，可见锁骨上凹肿胀、骨折处可触及压痛及骨擦音，伤者拒绝做伤肢的活动。应检查伤肢的血运及感觉、运动，以免遗漏神经、血管的合并损伤。

（三）辅助检查

拍正位X线片可以确定诊断，并明了骨折的详细情况。

（四）诊断

1. 有明确外伤史，以间接暴力多见。
2. 检查锁骨上凹肿胀，骨折处压痛，有骨擦音，伤者拒绝做伤肢的活动。
3. X线片显示骨折及移位情况。

三、治疗策略

（一）治疗原则

非手术治疗为主，非手术治疗虽然复位率不高，但其功能多无影响。

（二）治疗方法

1. 非手术治疗

治疗方法有"8"字绷带固定、T形板固定、各种锁骨带固定等。捆扎"8"字绷带的方法是：令伤者坐于凳上，双手叉腰、挺胸、双肩后伸；医师立于其后，以膝部顶住伤者背部并以双手向后上方牵拉伤者双肩，此时骨折多已复位；在此位置将伤者双侧腋下垫好棉垫，绷带绕过双肩前并在背侧交叉呈"8"字形。绷带固定后应注意观察是否有腋下压迫，如有疼痛、手部青紫、麻木等现象，应及时放松绷带；随诊过程中如发现绷带固定过松，可及时调紧。固定时间以3～4周为宜。

2. 手术治疗

（1）手术指征　①骨折端间有软组织嵌夹，X线片上折端间隙很宽，不能相互接触，这将导致不愈合，应行切开复位内固定；②合并神经血管损伤，此时合并损伤手术处理后，可行锁骨骨折内固定；③骨折不愈合，患肢无力、疼痛，应行内固定植骨术；④外1/3骨折合并喙锁韧带损伤，骨折移位明显，不易愈合，为相对手术适应证；⑤职业特殊需要，如演员、模特需保持形体美观者。

（2）手术方案　手术内固定方法甚多，如钢板、螺纹钉、Knowles钉、克氏针等，比较而言，克氏针内固定不愈合率最高，且易发生并发症。

四、疗效及预后评估

（一）疗效评估

1. 治愈　骨折愈合，功能恢复正常。
2. 好转　骨折复位，固定良好。
3. 未愈　8个月X线片检查骨折线仍未消失。

（二）预后评估

锁骨骨折经正确的治疗和积极的功能锻炼，骨折均能愈合，疗效满意。

第二节　肱骨外科颈骨折

一、疾病概述

肱骨外科颈指肱骨解剖颈以远2～3cm处，此处松质骨移行为皮质骨，是骨结构的薄弱处，极易发生骨折，故称之为外科颈。有臂丛神经、腋血管在内侧经过，骨折时可合并神经血管损伤。肱骨外科颈骨折可发生于任何年龄，但以中青年为多见，老年人因骨质疏松更易发生肱骨解剖颈骨折。其发生率约占各种骨折的2%。

二、诊断策略

（一）病史采集要点

1. 主诉　外伤后肩部疼痛、肿胀、畸形、活动受限。
2. 现病史　询问骨折发生时间，跌倒时肩部的姿势；受伤后治疗经过；有无复位，有无麻醉；外固定情况，固定时间及范围。

（二）体检要点

1. 一般情况　注意生命体征变化及神志是否正常，除伤肢外，身体其他部位是否受伤。
2. 局部检查　肩部肿胀的程度及范围、畸形情况，疼痛的部位，肩关节活动受限程度，有无血管神经损伤的临床表现。

（三）辅助检查

肩关节正位 X 线片及穿胸位 X 线片可明确骨折的类型和移位程度。

（四）诊断

1. 诊断依据
（1）外伤后肩关节疼痛、肿胀、畸形、活动受限。
（2）肩关节 X 线片可证实骨折类型和移位情况。
2. 临床类型　①裂隙骨折：骨折无移位；②外展型：骨折远近折端呈外展关系；③内收型：骨折远近折端呈内收关系；④粉碎型：肩部的直接打击、碰撞亦可造成骨折，此时骨折多呈粉碎型。

（五）鉴别诊断

1. 肱骨解剖颈骨折　肱骨解剖颈骨折罕见，多为老年人，跌倒后掌心着地传达暴力所致，临床症状和体征不能与外科颈骨折鉴别，X 线片可区别，解剖颈位置较高，距肱骨大结节不足 1cm，而外科颈骨折为肱骨大结节下 2～3cm，不难鉴别。
2. 病理性骨折　少见，外力小，伤前可能有慢性疼痛、肿胀，X 线片上可以看到骨破坏现象。
3. 肩关节脱位　可有典型的方肩畸形；肩峰下空虚，腋下可扪及脱位的肱骨头；直尺试验阳性；Dugus 征阳性；X 线检查可明确诊断。

三、治疗策略

（一）治疗原则

首选闭合复位治疗。对无移位骨折、外展型骨折，用三角巾悬吊或石膏固定。内收型骨折手法复位后外展位固定。粉碎型骨折如移位不大也可保守治疗。骨折移位明显，手法复位困难或有软组织嵌入，应手术复位内固定治疗。

（二）术前准备

肱骨外科颈骨折，于伤后 7 日左右，局部肿胀减轻，即可手术。老年人应注意全身情况，如有内科疾病，特别是糖尿病患者，应进行相应治疗。

（三）手术要点

切口选择肩关节前内侧弧形切口，切开皮肤、皮下组织，注意保护头静脉。于三角肌前缘外侧 0.5cm 处切开三角肌，向外向上牵开，切开骨膜，剥离，即可显露肱骨近端。显露骨折端，局部清理，复位内固定。根据具体情况，以螺钉、钢丝、Hook 钢板、髁钢板等内置物固定。

（四）术后处理

术后注意末梢循环，鼓励患者手腕活动，必要时服用止痛药，术后 10 ～ 14 日拆线。维持颈腕悬吊。若固定坚强，术后 1 周可开始作钟摆式功能锻炼。若患者有骨质疏松症，固定不牢，应推迟到术后 3 周活动。一般患者可于 3 ～ 4 周进行轻度被动前屈和内外旋转锻炼，4 ～ 6 周拍片复查，骨折愈合后作肩关节主动活动。

四、疗效及预后评估

（一）疗效评估

1. 治愈　骨折愈合，肩关节功能完全或基本恢复。
2. 好转　对位及固定良好，或手术复位良好，伤口愈合。
3. 未愈　超过 8 个月 X 线片检查骨折线仍清晰或遗留关节功能障碍。

（二）预后评估

肱骨外科颈骨折经正确的治疗和积极的功能锻炼，骨折均能愈合，疗效满意。老年患者由于骨质疏松，内固定不坚强，外固定时间长，因疼痛惧怕功能锻炼，将导致肩关节不同程度的功能障碍，应注意预防。

五、出院医嘱

1. 维持绷带固定和悬吊牵引，主动进行手指屈曲和伸直活动，肩关节进行钟摆活动。
2. 4 ～ 6 周复诊，视骨折愈合情况，去除外固定。肩关节活动受限者，行理疗或体疗，骨质疏松者，除活动外，补充钙制剂。

第三节　肱骨干骨折

一、疾病概述

肱骨干骨折是指肱骨外科颈下 1 ～ 2cm 至髁上 2cm 范围内发生的骨折，以中段多见。在各种骨折中仅占 1% ～ 2%，在长骨骨折中居第四位。可发生于各种年龄阶段，但好发于青壮年。肱骨中段后方有桡神经沟，有桡神经紧贴骨面伴行，肱骨中、下段骨折易合并桡神经损伤。

二、诊断策略

（一）病史采集要点

1. **主诉**　外伤后上臂疼痛、肿胀、畸形、活动受限。

2. **现病史**　询问骨折发生的原因、时间、姿势，伤后有无作任何处理，具体处理方法，包括外固定种类、时间及固定范围，有无手法复位，何地施行，是否麻醉。

（二）体检要点

1. **一般情况**　首先观察生命体征是否正常，除患肢外，身体其他部位有无损伤。

2. **局部检查**　上臂肿胀的程度、范围、畸形情况，疼痛部位有无骨擦音或假关节。腕关节能否背伸，拇指指间关节、其余四指掌指关节是否能完全伸直。虎口区感觉情况（正常、减退、消失）。检查运动、感觉时，应与健侧对比。

3. 检查中有时可感知骨擦音，但不必特意去检查，以免增加痛楚和损伤桡神经。应检查脉搏、血运及手腕、手指的运动和感觉。不能背伸腕、背伸掌指关节及虎口区的感觉障碍是桡神经损伤的表现。

（三）辅助检查

正、侧位 X 线片可明确骨折的类型及移位情况。

（四）诊断

1. **诊断依据**
（1）有外伤史。
（2）上臂疼痛、肿胀、畸形，皮下淤斑，上肢活动障碍。
（3）假关节活动、骨擦感、骨传导音减弱或消失。骨折端有明显压痛、纵向叩痛。
（4）X 线片确定类型、移位方向。

2. **常见并发症**　桡神经损伤：伸腕、伸指、前臂旋后障碍及手背桡侧和桡侧 3 个半手指背侧皮肤，主要是手背虎口区皮肤麻木。典型的畸形：三垂，垂腕、垂拇、垂指。

（五）鉴别诊断

1. **肱骨远端或肱骨近端骨折**　X 线片检查可明确诊断并与肱骨远端或肱骨近端骨折鉴别。
2. **病理性骨折**　少见，外力小，伤前可能有慢性疼痛、肿胀，X 线片上可以看到骨破坏现象。

三、治疗策略

（一）治疗原则

根据骨折的部位、类型、有无桡神经损伤选择非手术治疗或手术治疗。

（二）治疗方法

1. 非手术治疗

骨折移位不显著或虽有移位，经整复后能达到 2cm 以内的短缩，20° 内的成角或旋转畸形者均可使用各种外固定方法，固定 8～10 周。固定期间应进行上臂肌肉的等长收缩练习，以防止肌肉的萎缩和折端的分离，并适当活动肩关节以免僵硬。拍摄 X 线片证实骨折愈合后，去除外固定并积极进行肩、肘关节功能锻炼。

2. 手术治疗

（1）手术指征　①开放骨折，清创后复位骨折端，使用内固定或外固定架稳定骨折端；②折端间距大，复位困难，考虑有软组织嵌夹，将影响骨折愈合应行切开复位内固定；③合并血管、神经损伤需手术探查处理者；④移位明显的多段骨折、严重粉碎骨折，创伤反应重，软组织肿胀明显，不宜非手术治疗，应行手术复位内固定或外固定架固定；⑤多发损伤或同一肢体的多发骨折，为便于护理及进一步的处置，可行切开复位内固定。

（2）手术要点　钢板内固定适用于肱骨干横形、短斜形、楔形和粉碎不严重的骨折，肱骨上段的骨折可使用 Hook 钢板增加对近折端的固定力。交锁髓内钉防止折端的旋转并使骨折保持固定的长度，可以顺行或逆行打入，因而适用于各类骨折，包括多段骨折和粉碎骨折。逆进钉是由肱骨后侧髁上部位进钉，操作时需小心谨慎，因极易发生骨质破碎等并发症。外固定架治疗肱骨干骨折，以单臂架为宜，适用于开放骨折、粉碎骨折和多段骨折。穿针时避免损伤桡神经，使用中注意防止针孔的感染。

（3）术后处理

术后注意末梢循环，鼓励患者手腕活动，必要时服用止痛剂，术后 10～14 日拆线。根据骨折类型、内固定牢固程度，决定是否加用石膏外固定。固定期间，坚持手指屈伸活动。

（4）并发症及处理

①桡神经损伤　预防措施，术中应常规先解剖桡神经并加保护，术中尽可能避免牵拉或压迫桡神经，以避免损伤。手术时，尽可能使用气囊止血带，使术野无血，解剖层次清楚。肱骨干骨折合并桡神经损伤，大多为挫伤或瘢痕粘连压迫，多数在 3～6 个月能自行恢复，或经粘连松解后恢复。神经断裂则需行神经吻合术，少数患者修复效果较满意，修复不良时，可采用屈肌代伸肌也能获得满意效果。

②骨折不愈合　肱骨干骨折不易愈合，非手术治疗的不愈合率为 2%～5%，而各种手术治疗的不愈合率可高达 25%。有时，应考虑手术同时一期植骨。

四、疗效及预后评估

（一）疗效评估

1. 治愈　骨折愈合，功能完全或基本恢复。
2. 好转　对位、对线及固定良好。
3. 未愈　超过 8 个月 X 线片检查骨折线仍清晰。

（二）预后评估

肱骨干骨折经及时正确的治疗，骨折均能愈合且功能满意。

五、出院医嘱

1. 石膏固定者，鼓励进行手指伸屈活动。
2. 术后 10～12 周复查，根据骨折愈合情况，决定去除外固定。
3. 外固定拆除后，主动锻炼患肢各关节。
4. 并发桡神经麻痹，应用神经营养药物。

第四节　肱骨髁上骨折

一、疾病概述

肱骨远端是骨折的好发部位，发生率占所有骨折的 15%，肱骨髁上骨折好发于儿童，居儿童肘部骨折的首位。

二、诊断策略

（一）病史采集要点

1. **主诉**　外伤致肘部疼痛、肿胀、畸形伴功能障碍。
2. **现病史**　询问骨折发生时间，跌倒时肘部的姿势，伤后经过何种处理。

（二）体检要点

1. **一般情况**　注意生命体征是否正常，有无其他部位的损伤。
2. **专科检查**　肘部肿胀的程度及范围、畸形情况，有无张力性水疱。肘后三角关系是否正常。疼痛及压痛的部位，肘关节活动受限程度。有无反常活动。移位严重者可于肘前发现骨折近端穿入皮下形成的皮肤皱褶，并可触及骨折端。应注意检查桡动脉的搏动及手部血运，并应检查有无正中神经、桡神经损伤的体征。

（三）辅助检查

肘关节的正侧位 X 线片可以明确骨折的类型和移位情况。

（四）诊断

1. **诊断依据**
（1）伤后肘部迅速肿胀、疼痛。肘关节畸形，局部有压痛及异常活动。肘后三点关系正常。关节主、被动活动均因疼痛而受限。
（2）X 线　肘关节正侧位片可准确判断骨折的类型和移位情况。
2. **临床类型**
（1）伸直型　伸肘位跌倒手部撑地致伤，此种损伤占 95%，X 线片可见骨折线由前下斜向后上方，骨折近端穿通肱前肌，可损伤正中神经和肱动脉。
（2）屈曲型　为跌倒时肘关节屈曲着地，此种损伤仅占 5%，骨折远端向前移位，骨折线与伸直型相反，常由后下方斜向前上方，很少发生血管神经损伤，但屈曲型骨折移位严重者有时可损伤尺神经。

（3）粉碎型　多见于成年人，骨折远端向两侧分离移位，另有旋转或前后移位。

（五）鉴别诊断

肱骨髁上骨折主要与肘关节脱位鉴别。婴幼儿肱骨髁上骨折位置较低，相当于骨骺线水平，使肱骨小头与滑车骨骺一起与肱骨干分离，称为肱骨远端骨骺分离，因发生机制、治疗与肱骨髁上骨折完全相同，临床又称为低位肱骨髁上骨折，此型易误诊为肘关节脱位。但低位肱骨髁上骨折，肘后三角关系保持正常，X线片可明确诊断。肱骨远端骨骺分离时，桡骨干的纵轴线通过肱骨小头骨骺中心，而肘关节脱位，桡骨干的纵轴线不通过肱骨小头骨骺中心。

三、治疗策略

（一）治疗原则

根据骨折损伤程度、时间、有无合并血管神经损伤等选择非手术和手术治疗。

（二）治疗方法

1. 非手术治疗

（1）手法复位外固定　适用于骨折时间较短，局部肿胀不严重者。复位应在血肿内麻醉后透视下进行，首先伸肘位牵引，纠正重叠移位，然后根据骨折类型，纠正旋转和侧方移位。伸直型骨折宜屈肘90°前臂旋后位超关节石膏托固定，屈曲型则固定肘关节于半伸直位。外固定后密切观察患肢血运和手指活动情况。若血运良好，手指活动佳，一般2～3日复诊1次，及时调整外固定松紧程度，摄X线片复查，以观察骨折复位后的稳定情况。一般伤后1周、骨折无移位，可维持固定2～3周后去除外固定，作主动功能锻炼。若固定后，疼痛剧烈、手指麻木、指端发绀，应立即去除外固定，根据具体情况采取不同措施。

（2）骨牵引　对骨折时间偏长、软组织肿胀严重、不宜手法整复或手法复位失败，特别是有张力水疱者，可采用尺骨鹰嘴牵引，重量1～2kg，一般5～7日，肿胀缓解后再行手法复位外固定或行手术治疗。

（3）闭合复位经皮克氏针固定　一般采用两枚克氏针交叉固定。3周后去除外固定及克氏针，并逐渐行主动性功能锻炼。

2. 手术治疗

（1）手术适应证　①开放骨折，清创后复位骨折以克氏针内固定；②合并神经血管损伤者，探查处理的同时将骨折复位，克氏针内固定；③折端明显分离，或肘前皮肤出现皱褶并于皮下触及骨折端，疑有软组织嵌夹，应切开探查并复位，克氏针内固定；④整复失败，或整复后折端不稳定难于维持者，应行经皮交叉克氏针固定。

（2）常规准备　肱骨髁上骨折伴血管神经损伤，经积极处理无改善者应行切开减压、行血管神经探查术。一般情况下，伤后5～7日，肿胀消退即可行手术。

（3）手术方法、手术要点

1）切开减压、血管探查术　对肘部高度肿胀、疼痛剧烈、有张力性水疱、桡动脉搏动减弱或消失、手指麻木、毛细血管反应减慢、被动牵拉试验阳性、筋膜室压力大于4kPa时，应立即手术探查。探查骨折断端与血管神经的关系，解除血管痉挛，可分解神经，骨折作钢针内固定，术后外固定3周。若临床出现脉搏消失、疼痛消失、麻痹、皮肤苍白现象时，表明为时已晚，失去手术探查时机，不可避免地发生前臂屈肌缺血性肌挛缩，导致手腕功能受限。

2）切开复位内固定　伴有桡神经损伤时，可用肘关节外侧切口，术中解剖桡神经并保护，骨折复位后用两枚克氏针交叉固定。术后肘关节固定于功能位。

（4）术后处理

①术后注意末梢血液循环，如出现循环不良，应查明原因，必要时作血管探查术。

②抬高患肢，促进静脉回流。按期进行功能锻炼、鼓励患者做患肢手部主动屈伸活动。

③7～10日拆线，继续石膏外固定。

④X线片证实骨折临床愈合，即可去除石膏，儿童为3周，成人4～6周。外固定去除后，坚持肘关节功能锻炼，直至屈伸功能恢复正常。

（5）并发症及处理

1）肘内翻畸形　对明显内翻畸形影响关节功能者，应行肘内翻畸形纠正术，手术分三种：外侧闭合楔形截骨术，内侧张开楔形截骨术及植骨术、斜形截骨及消除旋转。手术取后侧纵形切口，在骨组织截断前，拧入两枚螺丝钉，钻孔标志之间切除一楔形骨块，肱骨内侧骨膜相连，使具有铰链作用，将两枚螺丝钉头用钢丝环形扎紧。

2）前臂Volkmann缺血性肌挛缩　是肱骨髁上骨折最严重的并发症，一旦发生，治疗困难，预后不良。治疗方法：①前臂屈肌起点下移术；②前臂深浅肌腱交叉缝合术；③肌腱移植和延长术；④带蒂肌皮瓣移植术。

四、疗效及预后评估

（一）疗效评估

1. 治愈　术后伤口愈合，骨折愈合，肘关节功能完全或基本恢复。

2. 好转　骨折对位满意，固定良好，术后伤口愈合。

3. 未愈　超过8个月X线片检查骨折线仍清晰或遗留关节功能障碍。

（二）预后评估

肱骨髁上骨折经过及时正确的手法复位及外固定或切开复位内固定治疗，大多数功能良好。若未及时治疗或骨折整复不良，将遗留并发症。肘内翻最常见，其发生率可达20%～30%，若肘内翻大于15°以上者，应行肱骨下段截骨矫形术。Volkmann缺血性肌挛缩是肱骨髁上骨折最严重的并发症，发生率为0.5%，一旦发生，后果严重，疗效差。重在预防。肱骨髁上骨折合并神经损伤者多为挫伤，神经断裂者少见。神经挫伤患者在骨折正确整复后，多能自行恢复，时间为1～3个月。少数患者完全恢复需6个月左右。若在规定的时间内未恢复，临床检查该神经支配的感觉、运动完全丧失，肌电图检查显示失神经支配，应手术探查，行神经松解或神经吻合术。

五、出院医嘱

1. 维持肘关节功能位石膏固定，外固定时间自手术日起共2～3周，2～3周后拍肘关节正侧位X线片，根据临床和X线骨折愈合情况，决定是否去除石膏。内固定之钢针一般术后3周拔除。

2.外固定去除后，即开始肘关节主动屈伸，可辅以热敷、理疗。禁忌强力被动活动肘关节，以免加重损伤，导致骨化性肌炎发生。

3.并发桡神经损伤，宜将腕关节制动在功能位。

第五节　前臂双骨折

一、疾病概述

前臂由尺、桡骨组成，两骨以骨间膜相连，两骨的近端形成上尺桡关节，远端形成下尺桡关节，主司前臂的旋转。尺、桡骨骨折较为常见，占各种骨折的 11.2%，好发于青壮年。前臂的旋转功能对手部灵巧功能的发挥至关重要，因此，前臂骨折后应最大限度地恢复其功能。

二、诊断策略

（一）病史采集要点

1.主诉　外伤后前臂疼痛、肿胀、畸形、活动受限。

2.现病史　询问骨折发生的原因、时间、伤后作过何种处理；了解处理方法，包括固定种类及范围；有无手法复位，处理效果。

（二）体检要点

1.一般情况　注意全身情况，生命体征是否正常，除患肢外，其他部位有无损伤。

2.局部检查　前臂肿胀的程度及范围、畸形情况；疼痛部位有无骨擦音或假关节，骨擦音和异常活动不必特意检查，因为有可能造成附加损伤；患肢远端血液循环如何，有无桡动脉搏动或减弱，手指毛细血管充盈情况；手指主动屈伸活动及感觉是否正常；手指被动牵拉试验，前臂掌侧有无疼痛。

（三）辅助检查

前臂正侧位 X 线片能确定骨折部位、类型、移位方向及是否合并桡骨头或尺骨小头脱位。

（四）诊断

1.明确的外伤史。

2.伤后前臂肿胀、疼痛、活动受限，主、被动旋转前臂均引起剧烈疼痛。可出现成角畸形、旋转畸形。尺、桡骨骨干有触压痛，并可感知异常活动和骨擦音。

3.前臂正侧位 X 线片能确定骨折部位、类型、移位方向及是否合并桡骨头或尺骨小头脱位。

（五）鉴别诊断

前臂双骨折应与孟氏骨折和盖氏骨折鉴别，尺骨上1/3骨折可合并桡骨小头脱位称为孟氏骨折。桡骨干下1/3骨折合并尺骨小头脱位称为盖氏骨折。拍摄标准的正侧位 X 线片，并应包括上、下尺桡关节，以免遗漏合并脱位损伤。

三、治疗策略

（一）治疗原则

根据骨折的类型、软组织条件，有无血管神经损伤、前臂筋膜间隔综合征等选用非手术或手术治疗。

（二）治疗方法

1. 非手术治疗　手法复位外固定治疗，可在臂丛麻醉和 X 线透视下进行整复。复位后以外固定制动 8 周，直至 X 线片证实骨折愈合。制动期应活动手指、练习握拳及肩关节活动。去外固定后，积极进行功能康复训练。如外固定使用小夹板，应于骨间放置分骨垫，但应注意不要造成压迫坏死；如使用 U 形石膏，也应在骨间部位塑成双凹形，起到分骨作用，与分骨垫目的相同，保持骨间膜的张力以稳定复位的骨折。桡骨近 1/3 骨折或其他不稳定骨折（斜形、楔形、粉碎或多段），闭合复位困难，不应强求复位。反复多次整复只会加重创伤，导致严重肿胀，甚至出现水疱，既未达到整复目的又失去了早期手术机会。前臂双骨折可接受的整复标准是桡骨旋转畸形不能大于30°，尺骨旋转畸形不能大于 10°，尺、桡骨的成角畸形不得大于 10°。整复达不到此种标准，应进行手术切开复位内固定。

2. 手术治疗

（1）手术指征　①非手术治疗不能达到满意的对位对线；②尺、桡骨骨折合并肘关节或肱骨骨折；③尺、桡骨骨折合并 Volkmann 缺血性肌挛缩；④尺、桡骨一骨或两骨多段骨折；⑤尺、桡骨开放性骨折；⑥尺、桡骨陈旧性骨折。

（2）常规准备　术前摄片检查，明确骨折的部位、类型及移位方向，选择不同的内固定材料。尺桡骨开放性骨折，应立即行清创外固定支架或内固定治疗。合并 Volkmann 挛缩应急诊行筋膜切开减压术，同时行外固定支架或内固定治疗；择期手术应在伤后 7～14 日。

（3）手术要点　前臂双骨折治疗的目的是恢复肱桡、桡尺、尺肱、桡腕和远侧尺桡关节的正常解剖关系和骨间膜的完整，应根据骨折部位和类型，选择不同的内固定材料。手术使用的内固定包括髓内固定和钢板螺钉固定。①髓内固定：髓内固定可用于某些尺骨骨折，如粉碎性或多段骨折。但对桡骨而言是不适宜的，因为桡骨有旋转弓，使用髓内固定不仅造成旋转弓的消失，也会引起尺骨骨折端分离而造成不良后果。此外，留置于桡骨远端的针尾，也会引起腕关节功能障碍。②钢板螺钉固定：是前臂骨折最多选用的方法，手术内固定后不使用外固定，可早期进行康复活动以获得良好功能结果。

（4）术后处理

①术后注意患者末梢血液循环情况，鼓励患者作手指活动。

②术后 10～14 天拆线。

③若骨折稳定、固定坚强，可不需外固定，肘、腕及手部各关节进行主动活动。

④术后 10～12 周复诊，骨折愈合，加强功能锻炼。

四、疗效及预后评估

（一）疗效评估

1. 治愈　骨折愈合，前臂旋转功能完全或基本恢复。

2.好转　对位、对线及固定良好，术后切口愈合。

3.未愈　超过 8 个月 X 线片检查骨折线仍清晰，骨折端骨质硬化。

（二）预后评估

1.闭合复位外固定治疗前臂双骨折，其结果并不理想，不愈合率可达 4.4% ～ 6.3%，而功能不满意率可高达 41% ～ 71%（旋转功能受限超过 20°）。

2.手术治疗：如手术指征掌握不好，内固定材料选择不当，不能防止骨折端的旋转，将引起骨折的畸形愈合，甚至骨不连，导致前臂旋转功能障碍。

五、出院医嘱

1.石膏固定者，鼓励进行手指伸屈活动。

2.术后 10 ～ 12 周摄 X 线片复查，根据骨折愈合情况，决定是否去除外固定，并进行前臂旋转活动。

3.无外固定者，主动活动肘、腕及手部各关节。

第六节　桡骨远端骨折

一、疾病概述

桡骨远端骨折系指发生于距桡骨远端关节面 3cm 以内的松质骨骨折，分为不影响桡骨关节面和影响关节面两种。未进入关节的桡骨远端骨折向掌侧成角及背侧移位的称为 Colles 骨折，向背侧成角及掌侧移位的为 Smith 骨折。影响关节的骨折中，桡骨关节面背侧缘骨折称为背侧 Barton 骨折，桡骨关节面掌侧缘骨折称为掌侧 Barton 骨折。

二、诊断策略

（一）病史采集要点

1.主诉　外伤致腕关节疼痛、肿胀、畸形伴功能障碍。

2.现病史　询问骨折发生的原因、时间、姿势，伤后有无处理，具体处理方法，包括外固定种类、时间及固定范围，有无手法复位，何地施行，是否麻醉。

（二）体检要点

1.一般情况　除患肢外，身体其他部位有无损伤。

2.局部检查　腕部肿胀程度、范围，畸形类型，是否有典型的"银叉"样畸形；疼痛部位，腕关节活动受限程度；桡侧三个半手指的感觉有无减退。

（三）辅助检查

腕关节正侧位 X 线片可明确骨折的移位情况、类型。

（四）诊断

1. 诊断依据

（1）患者有明确的跌伤史。

（2）腕部肿胀、畸形、疼痛、功能障碍。

（3）腕关节正侧位片证实骨折的类型和移位方向。

2. 临床类型

（1）伸直型骨折（Colles 骨折）　①有跌倒用手掌撑地的病史。②伤后腕部肿胀，并出现"餐叉"样畸形。③X 线片上有三大特征：骨折远端向背侧及桡侧移位；桡骨远端关节面改向背侧倾斜，向尺侧倾斜的角度亦消失；桡骨长度缩短，桡骨茎突与尺骨茎突处于同一平面。

（2）屈曲型骨折（Smith 骨折）　①受伤机制与 Colles 骨折相反，为腕关节掌屈着地而受伤。②临床表现与 Colles 骨折相似，但骨折远端向掌侧及尺侧移位，腕关节畸形不显著。③X 线片示骨折向背侧成角，骨折远端向掌侧移位。

（3）巴通（Barton）骨折背侧型　①多为间接暴力引起，跌倒时，腕背伸而前臂旋前着地。②X 线片见骨折位于桡骨远端背侧缘，楔形，累及关节面的 1/3，且向背侧及近侧移位，腕关节呈半脱位。

（4）巴通（Barton）骨折掌侧型　①多为跌倒时手背着地。应力沿腕骨冲击桡骨远端的掌侧缘，造成骨折。②X 线片示骨折块位于桡骨远端掌侧缘，向近侧及掌侧移位，腕骨半脱位。

三、治疗策略

（一）治疗原则

Colles 骨折、Smith 骨折多采用手法复位外固定治疗。复位失败或不稳定性骨折、陈旧性骨折畸形愈合、前臂旋前功能障碍则行手术治疗。Barton 骨折闭合复位不易保持对位，可行切开复位内固定。

（二）治疗方法

1. 非手术治疗

①手法复位外固定　无移位的 Colles 骨折可用小夹板或石膏托外固定，时间 4～6 周。有移位的骨折，应立即行手法复位。复位方法：患者取坐位或卧位，局部血肿内麻醉或臂丛麻醉，助手握住前臂近端，术者握住手掌及拇指作持续对抗牵引，纠正重叠移位，同时术者用力使腕关节掌屈，并轻度尺偏，助手维持牵引，术者用拇指在骨折远端背、桡侧向掌侧及尺侧挤压，待畸形纠正后，用石膏托或小夹板掌屈尺偏位固定，石膏托固定 2 周后改中立位固定。固定期间注意手指血液循环情况，若出现剧烈疼痛、手指麻木，应及时来院复诊。一般伤后 3 日复查，调整外固定松紧度，每周摄片 1 次，直至骨折不再移位时止。判断复位标准是桡骨茎突比尺骨茎突长 1.0～1.5cm、桡骨关节面掌倾角 10°～15°、尺偏角 20°～25°。

②Smith 骨折手法复位外固定，置前臂旋后、腕关节背伸或腕关节中立位，固定 4～6 周。

③外固定支架　不稳定的粉碎性 Colles 骨折，合并下尺桡关节脱位者，亦可采用外固定支架固定治疗。

2. 手术治疗

（1）手术指征　①手法复位失败；②桡骨骨折不愈合或畸形愈合；③骨折伴迟发性正中神经

受压。

（2）手术方法　根据骨折类型选用手术方法。Colles 骨折可选用微型 T 形钢板、微型螺钉、克氏针等内固定物。Smith 骨折可用托状钢板或 T 形钢板固定。Barton 背缘骨折可行细螺钉、克氏针内固定，Barton 掌缘骨折可行托状钢板或 T 型钢板内固定。

（3）术后处理　术后注意末梢循环情况，鼓励患者活动手指，抬高患肢，有助静脉回流。术后 10～14 日拆线，术后 4～6 周拆除石膏，并行功能锻炼。

（4）并发症及处理（注意事项）Colles 骨折经及时正确的手法复位、外固定后，即可抬高患肢，进行手指主动屈伸活动。一般可获得满意的治疗效果。如处理不当，也可导致骨折畸形愈合，如下尺桡关节分离、前臂旋转功能障碍、迟发性正中神经麻痹等。

四、疗效及预后评估

（一）疗效评估

1. 治愈　骨折愈合，畸形不明显，腕关节功能完全或基本恢复。
2. 好转　对位及固定良好。
3. 未愈　超过 8 个月 X 线片检查骨折线仍清晰或遗留关节功能障碍。

（二）预后评估

无移位的 Colles 骨折，功能位短臂石膏托或小夹板固定 3～4 周，去除固定后进行康复练习，其预后良好。有移位的骨折经整复后，使用短臂石膏夹固定 4 周即可。其优良率可达 58%～76%。外固定架治疗的优良率为 61%～94%。

五、出院医嘱

1. 抬高患肢，鼓励患者活动手指。
2. 术后 4～6 周复查，若骨折愈合，去除外固定，继续功能锻炼，同时活动肩关节、肘关节。
3. 女性患者，特别是患骨质疏松者，服用钙制剂。

第七节　股骨颈骨折

一、疾病概述

股骨颈骨折多发生于老年人，女性发生率高于男性，与骨质疏松引起骨质量下降有一定的关系。多数老年人股骨颈骨折外力并不十分严重，常于站立、行走、身体扭转时或滑倒时发生骨折，而青少年骨折则多为高能量损伤。股骨颈骨折可继发股骨头缺血性坏死。

二、诊断策略

（一）病史采集要点

1. 主诉　外伤致髋部疼痛、髋关节活动受限。

2.**现病史**　询问发病原因、场所、经过、治疗过程。如系陈旧性骨折，应询问时间、地点、治疗方法及效果。

3.**既往史**　询问以往健康状况，伤前有无髋部肿胀、疼痛、不适等。询问有无其他疾病，如甲状旁腺疾病、糖尿病、肿瘤、结核、骨质疏松症、骨髓炎等。

（二）体检要点

1.**一般情况**　注意神志、血压、脉搏、心肺功能，有无其他部位损伤。

2.**髋部检查**　受伤髋部不能站立与行走；腹股沟中点稍下方部位压痛，大粗隆部有叩击痛；伤肢呈屈髋、屈膝、外旋畸形或肢体短缩畸形；但有时伤后由于骨折无移位，较为稳定，患者仍可坚持站立及行走，短缩与外旋畸形均不明显，应注意防止漏诊。自髂前上棘至大转子之间做一连线，再自髂前上棘向大转子近侧之沿大腿长轴之延长线做一垂线，形成一个三角，称之为Bryant 三角，当骨折有移位时，由于大转子向近端移位，该三角形之底边与健侧相比较则变短，临床称之为 Bryant 三角底边变短。自髂前上棘至坐骨结节之间的连线称 Nelaton 线，正常大转子顶点位于此线上，骨折后由于大转子上移，其顶点则超越此线，临床上常以大转子位于 Nelaton 线上多少厘米表示。如系完全移位骨折，髋关节活动则明显因疼痛而受限，如临床从畸形、压痛等体征已明确骨折之存在，则不应再做功能活动及叩击痛等检查，以避免加重患者疼痛及骨折移位。

（三）辅助检查

1.**X 线检查**　髋关节正、侧位片可以明确诊断。

2.**CT、MRI 检查**　对临床检查可疑骨折的患者，也可进行 CT 和 MRI 以进一步明确诊断，CT 还可以显示股骨颈后侧粉碎程度，对决定治疗方法有一定意义。

（四）诊断

1.**诊断依据**

（1）有外伤史，伤后髋部疼痛，患侧下肢活动受限，不能站立及行走。

（2）体检时可发现患侧下肢出现外旋畸形，压痛点位于腹股沟中点稍下方部位，患肢可有短缩，大粗隆及足跟部有叩击痛。

（3）影像学检查可确定骨折的形状及移位程度。

2.**分类**

（1）依骨折解剖部位分型　如头下型、经颈型、头颈型和基底型。

（2）按 X 线表现　依骨折线方向分型（Pauwells 分型）。Ⅰ型：骨折线与水平线夹角（Pauwellse 角）＜30°；Ⅱ型：Pauwells 角 30°～50°；Ⅲ型：Pauwells 角＞50°。Pauwells 角＞50°为内收型，＜30°为外展型。夹角越大则骨折线越垂直，骨折端所受到的剪式应力越大，骨折亦越不稳定。

（3）按移位程度　不完全、完全骨折。

（4）Garden 分型　根据骨折移位程度分为 4 型：Ⅰ型为不完全骨折；Ⅱ型为完全骨折但无移位；Ⅲ型为完全骨折，部分移位且股骨头与股骨颈有接触，股骨头有旋转，其旋转可由股骨头至颈部头颈骨小梁束的方向改变判断；Ⅳ型为完全骨折并完全移位，股骨头因与股骨颈无接触而处于自然之中立位，不发生旋转。Ⅰ型、Ⅱ型愈合率较Ⅲ型、Ⅳ型高，股骨头缺血性坏死发生率也低。

（五）鉴别诊断

1. 与外伤有关的髋部骨折　如与股骨头骨折、髋臼骨折、髋脱位、粗隆间骨折等鉴别，经 X 线片或 CT 检查不难区别。

2. 病理性骨折　股骨颈区域可有溶骨性改变，常见的有骨囊肿、骨纤维异常增殖症及某些转移性肿瘤。

三、治疗策略

（一）治疗原则

股骨颈骨折应根据患者的年龄、骨折部位、移位程度来选择治疗方法。治疗骨折的同时，应注意并发症的防治、全身骨质疏松的治疗。注意恢复颈干角和前倾角。颈干角、成人平均为 125°～135°（110°～140°）。前倾角：此角度在儿童偏大，为 20°～30°，而在成人则为 10°～15°。

（二）治疗方法

1. 非手术治疗　牵引或防旋转鞋治疗。适用于无移位骨折，有多系统并发症的高龄、高危患者及存在手术禁忌证者。

2. 手术治疗

（1）手术治疗方法

①内固定治疗　为避免老年人长时间卧床，尽快恢复伤前之生理与生活状态，如果没有其他全身禁忌证，对 Garden Ⅰ 型、Ⅱ 型骨折仍主张行中空加压螺钉内固定治疗，以便于患者早日离床下地活动，对有移位的股骨颈骨折，如 Garden Ⅲ 型与 Ⅳ 型，如患者年龄小于 60～65 岁可首选闭合复位中空加压螺钉内固定术或动力髋螺钉内固定术（DHS）。

②全髋关节置换术　适用于 65 岁以上老年人移位型股骨颈骨折，以利于术后患者尽快开始肢体活动及部分负重，减少和防止骨折并发症的发生，降低死亡率，避免由于内固定术后发生骨折不愈合或股骨头缺血性坏死后进行二次手术。但是人工关节置换术与内固定术相比较，手术相对较大，出血也多，易发生感染、假体松动、脱位等并发症。全髋关节置换术后患者可在 1 周内负重。

③人工股骨头置换术　70 岁以上老年人移位型股骨颈骨折也可选择人工股骨头置换术，与全髋关节置换相比手术相对较小，出血也少，如患者全身情况对手术耐受较差，人工股骨头置换术相对更为安全。儿童股骨颈骨折无移位者可行牵引或经皮穿针治疗，有移位者则行闭合复位 3 枚骨圆针内固定，骨圆针对股骨头骨骺损伤较小，不会对骺生长板造成永久性损伤而导致骺早闭。对年龄超过 12 岁又发育较早的患儿可采用 2～3 枚细中空加压螺钉固定。

（2）并发症及处理

①深静脉血栓　老年人髋部手术，术后易并发深静脉血栓。可给予肠溶阿司匹林、低分子右旋糖酐、尿激酶、肝素等治疗。

②髋部骨折内固定失败　常见原因为感染、内固定不足、骨折不愈合、缺血性坏死。

③股骨头缺血性坏死　多发生于伤后 6～18 个月，可用 MRI、核素扫描协助检查。

④骨折不愈合　骨折不愈合有时合并股骨头坏死，行骨折不愈合手术时应查 MRI 了解血运情况。对骨折不愈合的年轻患者在行内固定时可同时行单纯植骨或带血管蒂植骨，年轻患者之股骨

头缺血性坏死，根据坏死与塌陷的程度可分别采用髓芯减压加植骨术、股骨头表面置换术等。对老年患者骨折不愈合或股骨头缺血性坏死则可采用人工关节置换术。

四、疗效及预后评估

（一）疗效评估

1. 治愈　骨折愈合，或人工股骨头置换术、全髋关节置换手术后位置良好，术后切口愈合，患肢髋关节功能完全，无并发症。

2. 好转　骨折对位及固定良好，术后切口愈合，人工股骨头置换术、全髋关节置换手术后位置良好。

3. 未愈　骨折未愈合、股骨头坏死、髋关节功能障碍。

（二）预后评估

股骨颈骨折的并发症主要为骨折不愈合与股骨头缺血性坏死。近年来，应用内固定治疗股骨颈骨折的愈合率已达 85%～95%。

五、出院医嘱

1. 单纯内固定治疗者，出院后仍需卧床休息 3 个月，6 个月后可坐起，不要盘腿、侧卧。

2. 骨水泥型人工关节假体，伤后 1 周可用双拐下地活动，以后逐渐加大负重量。

3. 非骨水泥假体（表面长入或 HA 涂层）下地活动至少在术后 10 周，以防过早负重导致假体松动。

4. 每 1～2 个月门诊复查，拍 X 线片并随访 3～5 年。

5. 治疗骨质疏松、糖尿病。

第八节　股骨转子间骨折

一、疾病概述

股骨转子间骨折是指股骨颈基底至小转子水平以上范围发生的骨折。多发生于老年人。女性发生率为男性的三倍。老年患者致伤原因多为摔伤，年轻患者致伤原因多为高能量损伤，如交通伤、高处坠落伤等，需注意其他骨骼、胸部及腹部损伤情况。

二、诊断策略

（一）病史采集要点

1. 主诉　外伤致髋部疼痛、髋关节活动受限。

2. 现病史　询问外伤发生的时间、场所、原因、体位，何处着力，受伤机制。伤后肢体有无疼痛、功能受限、畸形，以及如何搬运、能否行走。

3. 既往史　询问有无其他慢性疾病，患肢伤前有无肿痛及功能活动情况。

（二）体检要点

1. **一般情况** 注意神志、血压、脉搏、心肺功能，有无其他部位损伤。出血较多、严重者可发生休克。

2. **髋部检查** 不能站立与行走；下肢外旋、短缩畸形，大转子上移。骨折移位明显者局部剧痛，压痛明显。局部及纵向叩击痛。

（三）辅助检查

X线检查可显示骨折部位、骨折线走向、骨折粉碎程度及移位情况。

（四）诊断

1. **诊断依据**
（1）**症状** ①外伤后引起髋部剧烈疼痛。②髋关节活动受限。③不能站立、行走。
（2）**体征** ①伤肢呈外旋、短缩移位。②患髋肿胀、局部压痛及肢体纵向叩击痛。
（3）**辅助检查** X线确诊骨折及类型。

2. **骨折分型** 按股骨矩（股骨颈、干连接内后方致密纵行骨板）的完整性分为稳定型与不稳定型。参照Evans和AO分型，将股骨转子间骨折分为五型：I型：为单纯转子间骨折，骨折线由外上向内下，无移位。Ⅱ型：在I型骨折的基础上发生移位，合并小转子骨折，复位后内侧骨质能附着，骨折稳定。Ⅲ型：合并小转子骨折，骨折累及股骨矩，常伴有转子间后部骨折，复位后内侧骨质不能附着，骨折不稳定。Ⅳ型：经转子的粉碎性骨折，内侧和后方骨皮质在数个平面上破裂，大小转子成为单独骨块，但外侧骨皮质完好，骨折不稳定。Ⅴ型：为逆转子骨折，骨折线由内上斜向外下，可伴有小转子骨折，外侧骨皮质也有破裂。

（五）鉴别诊断

1. **股骨大粗隆骨折** 多系直接暴力或臀中肌强力收缩致牵拉性骨折。X线可明确诊断。

2. **股骨小粗隆骨折** 单纯小粗隆骨折少见，青少年运动员多见，因髂腰肌猛力收缩所致撕脱性骨折。X线可明确诊断。

3. **病理性股骨转子间骨折** X线片可见密度增高或降低的病灶影。

三、治疗策略

（一）治疗原则

股骨转子间是松质骨，故骨折较易愈合，治疗的重点是预防髋内翻，防治并发症及骨质疏松的治疗。

（二）治疗方法

1. **非手术治疗** 多为骨牵引治疗，采用胫骨结节或股骨髁上外展位骨牵引。

2. **手术治疗**
（1）**术前准备**
1）术前胫骨结节骨牵引，重量4～6kg外展牵引。治疗并存的其他疾病。

2）评估手术风险

①年龄　年龄越大，体质越弱，各种脏器耐受力及人体免疫力越低，应激能力降低。

②内科病　有下列情况不宜手术。a.心血管疾病：半年内有心肌梗死史，3个月内有频繁心绞痛、心律失常、失代偿性心力衰竭。b.脑血管疾病：较重老年痴呆，神志不清，不能配合治疗。c.呼吸性疾病：严重支气管炎、哮喘、肺功能差。d.其他疾病：糖尿病，空腹血糖 10mmol/L 以上，肝肾功能差。e.重度骨质疏松：长期激素治疗、贫血、营养不良或乙醇中毒等引起的骨质疏松，髋部骨密度降低，内固定植入起不到固定骨折作用。

③伤前的活动能力　如长期卧床不起，即使手术也达不到下地活动目的。

（2）手术方法及手术要点

①手术目的　尽可能达到解剖复位，恢复股骨矩的连续性，矫正髋内翻畸形，坚强内固定。

②内固定方法　可采用 Gamma 钉、角形接骨板、动力髋螺钉（DHS）等。

（3）术后处理

①骨牵引　通常需 8～12 周，注意牵引重量。

②注意防治卧床引起的肺部感染、泌尿系统感染及褥疮。

（4）并发症及处理

①骨折不愈合　不愈合发生率在 10% 以下，如发生不愈合，需取出内固定，外翻位重新固定、植骨。

②内固定物失败　如钉板松动、断裂。

③髋内翻畸形　以外展截骨矫正。

④其他如感染、股血管损伤应注意预防。

四、疗效及预后评估

（一）疗效评估

1. **治愈**　骨折愈合，髋关节功能基本恢复。
2. **好转**　对位及固定良好，手术后伤口愈合。
3. **未愈**　超过 8 个月 X 线摄片检查骨折线仍清晰或合并髋关节畸形、功能障碍。

（二）预后评估

股骨转子间骨折不愈合少见，低于 2%，主要并发症为髋内翻引起患肢短缩畸形，以及由于大转子上移导致髋外展肌力弱；其次为内固定失效。

五、出院医嘱

1. 定期门诊复查，指导功能锻炼。
2. 1 年后取出内固定物。
3. 下床需在医生指导下，拄双拐以 15～20kg 负重行走，以后逐渐增大负重量。

第九节　股骨干骨折

一、疾病概述

股骨是人体最长和最坚强的长管状骨，被丰厚的肌肉组织包裹，有良好的血供。股骨干有一个向前、向外 $5° \sim 10°$ 的弧形生理弯曲。股骨干骨折多由高能量损伤所致，多见于少儿和青壮年，常伴创伤性休克或其他部位损伤。应注意整体治疗。

二、诊断策略

（一）病史采集要点

1. 主诉　外伤后大腿局部剧烈疼痛伴肿胀、畸形、功能障碍。

2. 现病史　询问受伤原因、时间、经过，伤肢是否临时固定，如何转送及治疗情况。伤后有无面色苍白、心悸、出冷汗、神志改变；有无其他不适，伤口有无出血及出血量。

（二）体检要点

1. 一般情况　观察神志变化、有无贫血，注意血压、脉搏、呼吸、体温等生命体征是否平稳及伤后尿量改变。注意有无其他部位损伤。多数骨折由于高能量损伤所致而常合并其他损伤，所以进行全面体检非常重要，注意合并的头、胸、腹等脏器损伤。不应漏诊同侧髋关节脱位和膝关节韧带损伤及合并的神经血管损伤，必须在术前进行详细检查。股骨干骨折后可以发生低血容量性休克，其出血量平均为 $800 \sim 1200ml$，所以，不论股骨干骨折是否合并其他损伤，术前均有必要检查血流动力学的稳定性。脂肪栓塞综合征（FES）是股骨干骨折的严重并发症，若检查发现有不明原因的呼吸困难和神志不清，需考虑发生脂肪栓塞综合征的可能，应进行血气分析等进一步的检查。

2. 伤肢的检查　注意伤肢是否畸形、肿胀程度、有无伤口渗血及渗血情况，皮肤感觉有无异常，足趾能否活动及足背动脉搏动、足趾末端血液循环情况等。

（三）辅助检查

1. X 线检查　股骨 X 线正侧位片可以明确骨折的类型及移位方向。在进行 X 线检查前，肢体应进行临时制动，以免进一步损伤软组织，但不能影响全部股骨的拍照。X 线投照应包括骨盆正位、膝关节正侧位和整个股骨的正侧位。

2. 实验室检查　血、尿常规，血型，红细胞比容等。

3. 根据患者是否有其他部位的损伤，决定其他检查项目

①血气分析　多用于休克、呼吸衰竭及胸部损伤者，了解血氧情况。

②CT、MRI 检查　多用于合并颅脑损伤、腹腔内脏损伤患者及脊髓神经损伤者。

③B 超　多用于检查腹腔内脏有无损伤。

（四）诊断

1. **诊断依据**

（1）患者有明显外伤史。有时合并休克。

（2）局部剧烈疼痛、肿胀、肢体畸形、功能障碍，甚至有骨擦音或假关节。

（3）X线检查可确定骨折类型及移位程度。

2. **分类**　股骨干骨折按照部位可分为近1/3、中1/3和远1/3骨折，也可根据主要骨折线的形态分为横形、斜形、螺旋形、粉碎形和节段形骨折。直接暴力多发生横断或蝶形骨折，间接暴力则发生螺旋形或斜形骨折。儿童可以发生青枝骨折。

（五）鉴别诊断

注意检查髋关节和膝关节情况，以免漏诊这些部位同时存在的损伤，如髋关节脱位、股骨颈骨折、股骨髁骨折及韧带损伤等。

三、治疗策略

（一）治疗原则

根据患者年龄，骨折部位、类型及患者全身情况决定治疗方法。由于非手术治疗卧床时间较长，并发症较多，多倾向手术治疗。内固定方法以交锁髓内钉固定较好。

（二）治疗方法

1. **急救处理**　治疗合并伤和防治休克。

2. **非手术治疗**

（1）牵引治疗　皮牵引适用于较小的儿童，2岁左右可行Bryant牵引，双下肢屈髋伸膝垂直向上牵引，臀部需离开床面，使体重形成反牵引，牵引过程中应注意下肢血供情况。3岁以上儿童可选用Russell皮牵引。对年龄较大且体重较重之儿童可用Russell胫骨结节骨牵引。对于成年人，目前牵引治疗多为暂时性过渡性治疗措施，如因全身情况或其他内脏、部位损伤而不允许急诊行手术治疗，以及陈旧性股骨干骨折或合并感染等情况，可行骨牵引治疗。

（2）闭合复位外固定。

3. **手术治疗**

（1）手术适应证　①非手术治疗失败；②同一肢体或其他部位多处骨折；③合并神经血管损伤；④老年人的骨折，不宜长期卧床者；⑤陈旧性骨折不愈合或有功能障碍的畸形愈合；⑥无污染或轻污染的开放性骨折。

（2）固定方法　①外固定架：外固定架固定股骨干骨折最常用于高能量损伤，其主要适应证是开放性骨折，能够提供适当的骨性稳定，还可以方便清创和换药。②钢板：钢板应有足够的长度，以保证骨折两端有8～10层的骨皮质被螺钉贯穿（即骨折远近端各有4～5枚螺丝钉），骨质疏松者或股骨远端可用松质骨螺丝钉以增加把持力。利用模板将钢板塑形，钢板应置放在股骨的后外方，位于股骨粗线的前侧并平行于股骨粗线。在骨折内侧有骨缺损时应行植骨，股骨粗线可作为判断旋转的标志。对较大的骨折块应进行解剖复位，小骨折块则没必要获得解剖复位。③髓内针：股骨干大致呈直管状结构，是进行髓内针固定的理想部位。位于中部的峡部能够把持髓内针的远、近端。而且骨折之远、近端可用锁钉锁定，从而可以维持股骨之长度，并控制骨折端不发生旋转。带锁髓内针可闭合复位穿针，也可行切开复位穿针。

（3）术后处理

①一般处理 石膏固定后可行股四头肌练习，石膏拆除即进行关节功能锻炼。卧床期多饮水，防止泌尿系统结石及褥疮的发生。

②钢板髓内钉固定后，应在拐杖的保护下逐步负重，同时进行关节肌肉的锻炼；静力性交锁钉 12～14 周取出一端锁钉，使之成为动力性锁钉。

（4）并发症及处理

并发症的类型与骨折严重程度和治疗的方法有关。近年，随着治疗的改进，特别是闭合带锁髓内针的出现，并发症明显减少。

①神经损伤 多数股骨干骨折不伤及股神经和坐骨神经。神经损伤主要发生在穿通伤（如枪伤），骨牵引治疗的患者小腿处于外旋状态，腓骨近端受到压迫，腓总神经有可能损伤。

②血管损伤 股动脉损伤并不常见，而穿动脉破裂较常见。

③脂肪栓塞综合征（FES） 多发生于长管状骨、髓内钉术后、多发骨折，多在损伤急性期内发生。病情凶险，对没有颅脑损伤的昏迷者及没有胸部损伤的呼吸困难者，需考虑发生脂肪栓塞综合征的可能，应进行血气分析等进一步的检查。

④感染 股骨干骨折钢板术后感染率约为 5%，高于闭合带锁髓内针方法。术前麻醉开始后应用抗生素预防感染，术中注意无菌及精细操作。

⑤迟延愈合和不愈合 骨折端缺少稳定的力学环境、骨缺损、原始损伤致骨折端血运障碍等可发生迟延愈合和不愈合。应及时植骨，必要时更换内固定物。

⑥畸形愈合 多见于闭合牵引的患者。股骨干短缩 1cm 患者可以接受，但大于 2cm 就可能产生症状。严重畸形需手术纠正。

⑦再骨折 可以发生在愈合不牢固时，以及内固定物取出后。

四、疗效及预后评估

（一）疗效评估

1. 治愈 局部无疼痛，功能完全或基本恢复，X 线检查示骨折愈合。
2. 好转 对位及固定良好，有初期骨痂，功能复位，术后伤口愈合。
3. 未愈 超过 8 个月 X 线片检查骨折线仍清晰或遗留功能障碍。

（二）预后评估

股骨干骨折大部分愈合良好，骨折不愈合率较低。

五、出院医嘱

1. 注意功能锻炼，定期门诊复查，不适随诊。
2. 康复治疗，如连续被动膝关节活动器（CPM）练习。
3. 定期摄 X 线片复查，了解骨折愈合情况。X 线显示骨折愈合后才能逐渐完全负重。

第十节　股骨远端骨折

一、疾病概述

　　股骨远端骨折及股骨髁部骨折，多见于膝关节屈曲位时遭受强烈的直接暴力，如交通事故或工伤，常累及膝关节及股四头肌伸膝结构，造成后期功能障碍。如骨折累及关节面，要求尽可能解剖复位坚强内固定，以达到早期不负重关节功能锻炼的目的。

二、诊断策略

（一）病史采集要点

　　1. 主诉　外伤后膝部剧烈疼痛、肿胀，膝关节活动受限。
　　2. 现病史　询问受伤原因、时间、经过，伤肢是否临时固定，如何转送及治疗情况。伤后有无面色苍白、心悸、出冷汗、神志改变；有无其他不适，是否伴有血管神经损伤。

（二）体检要点

　　1. 一般情况　注意神志、血压、脉搏、体温等生命体征变化，检查有无其他部位损伤。
　　2. 局部检查　注意伤肢是否畸形、肿胀程度、有无伤口渗血及渗血情况，皮肤感觉有无异常，足趾能否活动及足背动脉搏动、足趾末端血液循环情况等。

（三）辅助检查

　　1. X线检查　正侧位X线片有助于明确诊断和确定类型。
　　2. CT　CT扫描及三维重建有助于明确矢状面及冠状面骨折和粉碎性骨折。

（四）诊断

　　1. 有外伤史。
　　2. 膝关节上方明显疼痛、肿胀、成角畸形或短缩畸形，关节功能障碍。
　　3. 影像学检查明确骨折及类型。

（五）鉴别诊断

　　与膝关节韧带损伤和胫骨平台骨折鉴别。

三、治疗策略

（一）治疗原则

根据骨折类型、移位情况、患者全身情况选择治疗方法。

（二）治疗方法

1. 非手术治疗

适用于骨折无移位或嵌插骨折，包括牵引和石膏固定。

2. 手术治疗

（1）手术适应证　有移位的外髁、内髁骨折或内髁后部骨折，有移位或同时伴有髁间骨折或粉碎性骨折的股骨髁上骨折，可采用手术治疗，恢复正常的解剖关系，固定骨折端。

（2）术后处理　术后尽早开始膝关节和股四头肌功能锻炼，预防股四头肌粘连或膝关节内及周围粘连引起膝关节伸屈受限。

（3）并发症及处理

膝关节伸屈受限：膝关节伸屈受限的主要原因是股四头肌在骨折部粘连、股中间肌瘢痕化、膝关节两侧隐窝部粘连、髌上囊粘连、股骨髁间窝部粘连、髌股关节粘连等。功能障碍严重者需要手术松解。手术不宜过早，最好在伤后 1 年以后进行。

四、疗效及预后评估

（一）疗效评估

1. 治愈　局部无疼痛畸形，X 线检查示骨折愈合。
2. 好转　骨折对位对线良好，手术后伤口愈合。
3. 未愈　超过 8 个月 X 线片检查骨折线仍清晰或遗留膝关节功能障碍。

（二）预后评估

股骨远端骨折常累及膝关节及股四头肌伸膝结构，造成后期功能障碍，为了获得好的治疗效果，早期活动、功能锻炼至关重要。

五、出院医嘱

1. 注意功能锻炼，定期门诊复查。
2. 康复治疗，如连续被动膝关节活动器（CPM）练习。
3. 定期摄 X 线片复查，了解骨折愈合情况。

第十一节　髌骨骨折

一、疾病概述

髌骨是人体内最大的籽骨，位于股四头肌腱内。髌骨外形呈三角形，下端为顶点，上极宽厚，有股四头肌腱附着。内、外侧缘分别接纳来自股内侧肌和股外侧肌的纤维，并形成内侧和外侧的伸膝支持带，称之为扩张部，下极是髌腱起点。髌骨后 3/4 有关节软骨覆盖，与股骨远端的滑车形成关节。髌骨骨折主要发生于 20 ～ 50 岁的患者。男性大约是女性的 2 倍。可为直接或间接暴力所致。跌伤时股四头肌强烈收缩发生间接暴力髌骨骨折，股四头肌继续作用，将内侧或外侧的股四头肌扩张部撕裂，骨折近端和远端分离的程度与股四头肌扩张部撕裂的范围有关，而直接暴力所致髌骨骨折，其骨折分离程度与股四头肌扩张部撕裂程度均较轻微。髌骨骨折是一种关节内骨折，治疗应力争使骨折解剖复位，给予较强内固定，早期功能锻炼，防止创伤性关节炎的发生。

二、诊断策略

（一）病史采集要点

1. 主诉　外伤后膝部剧烈疼痛、肿胀伴膝关节活动受限。

2. 现病史　询问发生外伤的时间、受伤方式，分析受伤机制。伤后膝部有无肿胀、皮肤淤血及功能活动情况。伤后有无处理，具体处理方法，包括外固定种类、时间及固定范围，有无手法复位，何地施行，是否麻醉。

（二）体检要点

1. 一般情况　注意神志、血压、脉搏、体温等生命体征变化，检查有无其他部位损伤。

2. 局部检查　检查膝部有无肿胀、淤血，压痛是否明显，膝关节能否完全伸直，若有移位可扪及骨折分离间隙，局部有时可看到骨折凹陷区。

（三）辅助检查

1. X 线检查　应常规拍摄斜位、侧位及轴位 X 线相。采用斜位可避免髌骨与股骨远端髁部相重叠，以便于显示髌骨骨折情况。侧位 X 线相能够显示骨折块移位和关节面出现"台阶"的程度。轴位 X 线检查可除外边缘纵形骨折，因为它多无移位而常被漏诊。

2. CT 或 MRI 检查　有助于诊断边缘骨折或游离的骨软骨骨折。

（四）诊断

1. 诊断依据

（1）有明显的膝部外伤史。

（2）膝关节局部疼痛，有压痛，不能活动，伸直活动障碍。

（3）关节局部肿胀淤血，浮髌试验阳性；如骨折移位大，可触及完整性及连续性遭破坏的髌骨。

（4）X 线检查有典型的骨折表现。必要时 CT 检查可明确诊断。

2. 骨折分类　一般分为六种：横断骨折、星状骨折、粉碎骨折、纵形或边缘骨折、近端或下极骨折、骨软骨骨折。横断骨折最多见，占所有髌骨骨折的 50%～80%，大约 80% 的横断骨折位于髌骨中部或下部 1/3。星状和粉碎骨折占 30%～35%，纵形或边缘骨折占 12%～17%。边缘骨折常为直接暴力所致，累及髌骨的侧方关节面，极少是间接暴力所致。

（五）鉴别诊断

1. 髌骨的变异　髌骨通常只有一个骨化中心，如髌骨有两个或两个以上骨化中心不愈合，以及形成二分髌骨、三分髌骨，多余的髌骨多位于外上方或正极处。X 线显示骨质缺损、裂缝等，有时可宽达数毫米。髌骨畸形变异多无外伤史，有时与骨折难区分，应摄对侧 X 线片，髌骨骨化中心不愈合多为双侧同时发生。

2. 股四头肌腱断裂　其损伤机制与髌骨骨折类似，膝部剧痛和伸膝功能障碍也与髌骨骨折相似。多为老年男性，股四头肌腱退变、变性而断裂。肿胀、压痛在膝关节上方。如断端分离较远可触及，X线片髌骨完整可资鉴别。

3. 髌韧带断裂　损伤机制与髌骨骨折相似，多见于儿童及青少年，常和髌韧带一起撕下小片胫骨结节或髌骨下缘。触诊及X线片可鉴别。

三、治疗策略

（一）治疗原则

恢复伸膝装置的连续性，尽可能保留髌骨，充分恢复关节面的平整，修复股四头肌扩张部的横行撕裂，早期进行膝关节活动和股四头肌肌力练习，减少与关节骨折有关的并发症。

（二）治疗方法

1. 非手术治疗　若骨折无移位或移位小于1～2mm，关节面仍平滑，一般用前后长腿石膏托制动4～6周，并早期开始在石膏内练习股四头肌肌力。

2. 手术治疗

（1）手术适应证　关节面移位超过2mm或折块间分离大于3mm，粉碎骨折合并关节面移位，骨软骨骨折移位至关节腔，边缘或纵形骨折同时有移位或粉碎者。

（2）手术要点

①切口选择　采用髌骨中部的横切口，此切口暴露充分，能够对内侧或外侧扩张部进行修补。

②复位和内固定　髌骨张力带固定是采用钢丝环绕结合克氏针或拉力螺丝钉固定，适用于横断骨折和粉碎骨折。用2枚克氏针或2枚4.00mm的松质骨螺丝钉控制骨折块的旋转和移位，有利于钢丝环的打结固定，也增加了骨折固定的稳定性。对于粉碎骨折，亦可考虑将小的骨折块去除，然后对大的骨折块行张力带固定术。术中应对内固定的稳定性进行检查，通过膝关节被动活动，观察骨折块是否有异常活动，内固定是否牢固等。若复位固定满意，术后可早期进行主动的膝关节功能锻炼。

③髌骨部分切除术　若髌骨骨折后不可能再重建一个平滑的关节面，或一个大的髌骨骨折块合并有粉碎的上、下极骨折，不能采用内固定稳定时，可以考虑进行髌骨部分切除和伸膝装置修补术。

④全髌骨切除术　严重粉碎、无法保留较大的髌骨折块时，或髌骨原已存在病变时，可行全髌骨切除术。缺点是远期疗效不佳，并发症较多，包括伸膝力弱、髌前摩擦痛等，因此应尽可能保留髌骨，不做全切除术。

（3）术后处理

①一般处理　2周后进行股四头肌的锻炼，3周后在外固定的保护下可下地练习步行，6周后开始伸屈功能练习。

②如采用聚髌器、张力带钢丝固定，通常术后不用石膏固定。术后反应减轻便可进行股四头肌及伸屈功能锻炼。如选用部分下极切除或局部骨折固定不稳定者，可用石膏固定4～6周，进行有控制的逐渐推进的膝关节功能锻炼。

（4）并发症及处理

①骨不连或再骨折　复位良好者骨不连接极少见。2个月后无骨小梁通过骨间隙者为延迟愈合，3～4个月后仍未愈合者为骨不连。再骨折发生率为1%～5%，因此6个月内不应进行剧烈的功

能练习。

②股四头肌萎缩或伸膝无力　多见于髌骨全切除术者，其他术式亦应进行股四头肌功能练习。

③膝关节功能障碍　多由于术后感染、石膏固定时间过长、髌上囊粘连及支持带挛缩所致，术后应主动练习，后期无改善者可行伸膝装置粘连松解术。

④创伤性关节炎　多因术后骨折对位不良、机械性磨损、软骨面损伤所致，因此治疗应最大限度地恢复其原关节面的形态，力争使骨折解剖复位，关节面平滑，给予较强内固定，早期活动膝关节，恢复其功能，防止创伤性关节炎的发生。

⑤术后感染　有皮下感染和关节内感染，原因有术中污染、术后积血、局部皮肤损伤等。应注意严格无菌技术、术前术中足量早期使用抗生素、无创伤操作、止血彻底等。

⑥内固定失效　如钢针、钢丝松动、滑移、弯曲、断裂，聚髌器断爪等。可因内固定器材质量不合格及术后早期过量的功能锻炼所致。应指导患者进行正确的功能锻炼。

四、疗效及预后评估

（一）疗效评估

1. 治愈　X线显示骨折线消失，骨折愈合，膝关节无积液，功能良好。
2. 好转　对位及固定良好，手术后伤口愈合，膝关节无积液。
3. 未愈　超过8个月X线片检查骨折线仍清晰或遗留膝关节功能障碍。

（二）预后评估

髌骨骨折大多愈合良好，鲜有骨折不愈合者。部分患者可能遗留创伤性关节炎。影响髌骨骨折预后的因素：①髌骨关节面复位不佳，不平滑，环形固定或"U"形钢丝固定的固定力不够坚强，在活动中不易保持关节面平滑，如固定偏靠前部，则可使关节面骨折张开，愈合后易发生髌骨关节炎。②内固定不坚强者，尚需一定时间外固定，如髌骨骨折愈合较慢，则外固定时间需长达6周以上，关节内可发生粘连，妨碍关节活动。因此，髌骨骨折的治疗原则应当是关节面复位平滑、内固定适当有力、尽早活动关节。

五、出院医嘱

1. 术后坚持股四头肌及膝关节伸屈练习，防止股四头肌及关节内粘连。
2. 定期门诊复查，指导患者康复训练。
3. 定期行膝关节X线检查，了解骨折愈合情况，如有内固定通常半年后取出。
4. 对少数膝关节功能欠佳者，在二次手术取内固定时行伸膝装置粘连松解术。

第十二节　胫骨平台骨折

一、疾病概述

胫骨平台骨折又称为胫骨髁骨折。胫骨平台由透明软骨覆盖，内侧平台呈凹面，较大；而外侧平台呈凸面，较小。每一平台的周边部分均由半月板纤维软骨覆盖。外侧半月板覆盖的区域比内侧多，胫骨平台边缘和半月板之间有半月板胫骨韧带相联系。胫骨平台主要由松质骨组成。可因撞击、膝内外翻或旋转致伤，造成胫骨髁劈裂或塌陷，骨折常累及关节面，可伴韧带或半月板损伤。因属关节内骨折，治疗应最大限度地恢复其原关节面的形态，力争使骨折解剖复位，关节面平滑，给予较强内固定，早期活动膝关节，恢复其功能，防止创伤性关节炎的发生。

二、诊断策略

（一）病史采集要点

1. **主诉**　外伤后膝关节疼痛、肿胀、畸形、活动受限。

2. **现病史**　询问发生外伤的时间、受伤方式，分析受伤机制。伤后膝部有无肿胀、皮肤淤血、畸形及功能活动情况。治疗及效果。

（二）体检要点

1. **一般情况**　注意神志、血压、脉搏、心肺功能、有无其他部位损伤。

2. **膝部检查**　体检可发现主动活动受限，被动活动时膝部疼痛，胫骨近端和膝部有压痛。应注意检查软组织情况、筋膜室张力、足背动脉搏动和下肢神经功能状态。

（三）辅助检查

1. **X 线检查**　膝关节正位和侧位 X 线片常可以清楚地显示平台骨折。若怀疑有骨折，但上述 X 线片未能显示，可以拍摄内旋 40° 和外旋 40° X 线片。内旋斜位片可显示外侧平台，而外旋斜位片可以显示胫骨内髁。

2. **CT 检查**　当不能确定关节面粉碎程度或塌陷的范围时，可行 CT 检查。

（四）诊断

1. 诊断依据

（1）外伤后膝部疼痛，膝关节活动受限，不能站立、行走。

（2）膝关节肿胀，胫骨近端和膝部有压痛，关节不稳定，内外翻畸形。

（3）关节液穿刺检查可抽得带脂肪滴的血液。

（4）辅助检查 X 线、CT 明确骨折移位、塌陷方向及程度。

2. 临床分型

Ⅰ型　单纯胫骨外髁劈裂骨折。

Ⅱ型　胫骨外髁劈裂骨折伴关节面塌陷骨折。

Ⅲ型　单纯中央型塌陷骨折。

Ⅳ型　内髁骨折，可单纯劈裂，也可为粉碎或塌陷性骨折，常累及胫骨棘。

Ⅴ型　双髁骨折，胫骨内外髁同时劈裂，但其下部的干骺端与骨干仍保持连续。

Ⅵ型　胫骨髁骨折，同时伴干骺端与骨干分离。

（五）鉴别诊断

与股骨远端骨折、髌骨骨折等鉴别，通过膝关节 X 线片可鉴别。

三、治疗策略

（一）治疗原则

按关节内骨折处理，要求解剖复位、恢复关节的力线和稳定性，早期不负重关节功能锻炼。最大限度地恢复关节功能。

（二）治疗方法

根据骨折分型，选择不同的治疗方法。

Ⅰ型骨折　单纯的髁骨骨折若能手法整复，可用石膏固定，否则宜切开复位，内固定。

Ⅱ型骨折　若骨折片塌陷超过 8mm 或不稳定，应切开复位，内固定治疗。

Ⅲ型骨折　如中央塌陷区不超过 10mm，外侧皮质仍完整，关节稳定，可采用石膏、支具等固定。若下陷超过 10mm，或有明显外翻不稳定，应手术复位，骨折片下填塞植骨片，并用螺钉或接骨板固定。

Ⅳ型骨折　常累及胫骨棘，伴有交叉韧带或侧副韧带损伤，治疗原则与前几型类似，尽量在关节镜辅助下一并修复。

Ⅴ型骨折　往往是高能量损伤，软组织损伤严重，骨折极不稳定，应切开整复内固定，并做植骨。内髁固定，关节镜下恢复关节面平整。

Ⅵ型骨折　常需手术复位，采用螺钉或接骨板固定。

四、疗效及预后评估

（一）疗效评估

1. 治愈　骨折愈合，膝关节功能完全或基本恢复，步行无困难。
2. 好转　骨折复位良好，手术后伤口愈合。
3. 未愈　超过 8 个月 X 线片检查骨折线仍清晰或遗留膝关节功能障碍。

（二）预后评估

胫骨平台骨折为关节内骨折，骨折类型多种多样，治疗上如果不能恢复软骨面的平滑，再加上损伤软骨的再生能力极低，后期常遗留骨关节炎改变或关节稳定性差。

五、出院医嘱

1. 注意功能锻炼，定期门诊复查。
2. 康复治疗。
3. 定期摄 X 线片复查，了解骨折愈合情况。
4. 骨折牢固愈合后方可负重。
5. 对严重粉碎性骨折，未能恢复关节面平整者，可择期行人工关节置换术或膝关节融合术。

第十三节　胫、腓骨骨干骨折

一、疾病概述

胫、腓骨骨干骨折是常见的损伤之一。因胫骨位于皮下，常见开放性骨折，可伴骨髓炎、骨不连等并发症。骨折部位以中下 1/3 较多见，由于营养血管损伤、软组织覆盖少、血运较差等特点，延迟愈合及不愈合的发生率较高。

二、诊断策略

（一）病史采集要点

1. 主诉　小腿外伤后局部剧烈疼痛、肿胀、畸形、异常活动。开放性者伴有伤口及出血。

2. 现病史　询问受伤原因、时间及经过，伤肢是否临时固定，如何转送及治疗情况。伤后有无面色苍白、心悸、出冷汗、神志改变；有无其他不适，伤口有无出血及出血量。如系陈旧性骨折，需询问过去治疗情况，包括时间、地点、治疗方法及效果。

3. 既往史　了解以往健康状况，伤前小腿有无肿胀、疼痛等不适。

（二）体检要点

1. 一般情况　观察神志变化，有无贫血，测血压、脉搏、呼吸及伤后尿量改变。注意是否处于休克状态。有无其他部位损伤。

2. 伤肢的检查　注意伤肢是否畸形、肿胀程度、有无伤口及渗血情况，皮肤感觉有无异常，足背动脉、胫后动脉搏动，足趾能否活动及足趾末端血液循环情况等。髋、膝、踝关节能否活动，有无其他损伤。

（三）辅助检查

小腿正侧位 X 线片可明确骨折部位、形态及移位情况。

（四）诊断

1. 诊断依据
（1）外伤后局部疼痛、肿胀、畸形，甚至有骨擦音或假关节，不能站立、行走。
（2）辅助检查　X 线、CT 明确骨折及类型。

2. 骨折分类　开放性骨折采用 Gustilo 分类法。

Ⅰ型　伤口不到 1cm，一般为比较干净的穿刺伤，骨尖自皮肤内穿出，软组织损伤轻微，无碾挫伤，骨折较简单，为横断或短斜行者，无粉碎。

Ⅱ型　伤口超过 1cm，软组织损伤较广泛，但无撕脱伤，亦未形成组织瓣，软组织有轻度或中度碾挫伤，伤口有中度污染，中等程度粉碎骨折。

Ⅲ型　软组织损伤甚广泛，包括肌肉、皮肤及血管、神经，有严重污染。

ⅢA型　尽管有广泛的撕裂伤及组织瓣形成，或为高能量损伤，不管伤口大小，骨折处有适当的软组织覆盖。

ⅢB型　广泛的软组织损伤和丢失，伴有骨膜剥脱和骨暴露，这种类型的开放性骨折常伴有严重污染。

ⅢC型　伴有需要修复的动脉损伤。

（五）鉴别诊断

注意鉴别有无合并血管、神经的损伤，是否存在小腿急性骨筋膜间隔综合征。

三、治疗策略

（一）治疗原则

恢复肢体长度，纠正成角、旋转畸形，并使关节面与水平面平行。具体治疗方法应根据骨折类型和软组织损伤程度选择外固定或开放复位内固定。内固定治疗以交锁髓内钉固定为首选。

（二）治疗方法

1. 非手术治疗

（1）手法复位外固定　闭合复位时患者屈膝90°，将小腿悬垂于床旁以放松腓肠肌，并利用重力作牵引力，也可屈膝位行纵向牵引复位。通过与健侧进行对比调整旋转畸形，也可以比较髂前上棘至第一、第二趾间连线与髌骨的关系判断是否有旋转或内外翻畸形。闭合复位后用长腿前后石膏托或短腿U形石膏固定。患肢膝关节固定在屈曲10°～20°的功能位。患者3～4周内应每周复查X线片了解骨折的复位情况，如果石膏因肢体消肿而松动应及时更换。长腿石膏可于6周后改为短腿石膏。成人固定10～12周，儿童固定6～8周。

（2）跟骨结节牵引　跟骨结节牵引法治疗胫、腓骨骨折易使骨折端分离，患者需卧床，不能早期活动，所以牵引治疗已较少临床使用，它仅作为一种临时的治疗措施，如当患肢皮肤条件不好等待手术治疗时可使用跟骨牵引。

（3）外固定架治疗胫、腓骨骨折　外固定架在治疗胫骨骨折中较为常用，特别是Gustilo Ⅱ型或Ⅲ型开放性骨折，或骨折后有严重骨缺损需维持肢体长度时，以及不稳定骨折又不能及时手术治疗时。

2. 手术治疗

（1）手术方法

1）髓内针内固定　多选用带锁髓内针，为了增加骨折固定后的稳定性，在髓内针远、近端横穿螺钉，将其与骨干锁定在一起，从而增加了稳定性。临床使用的带锁髓内针分为扩髓和不扩髓两种。禁忌证为：①感染性骨折不愈合。②近端1/4胫骨骨折。③Gustilo ⅢA型开放性骨折。

2）钢板螺丝钉内固定　胫骨远、近干骺端部，以及膝、踝关节内有移位的骨折，可使用加压钢板和螺钉做内固定。

3）小腿开放性骨折的治疗　①早期清创，根据软组织损伤、污染情况可选择Ⅰ期或Ⅱ期关闭伤口，但尽可能在4～7天内以各种方法关闭伤口。②适当选择内固定或外固定架：在Ⅰ型、Ⅱ型及ⅢA型开放性骨折中可使用不扩髓带锁髓内针。钢板螺钉固定主要应用于Ⅰ型、Ⅱ型和近关节部位的开放性骨折中。在Ⅲ型开放性骨折中使用外固定架较为安全。

（2）并发症及处理　常见并发症有骨折延迟愈合和不愈合、感染、骨缺损、皮肤缺损、血管损伤、筋膜室综合征、关节僵硬和强直、爪形趾畸形、再骨折等。胫、腓骨骨折一般骨性愈合期较长，长时间的石膏外固定对膝、踝关节的功能必然造成影响。另外，由于肌肉萎缩和患肢负重等因素，固定期可能发生骨折移位。因此，对胫、腓骨骨折多采用开放复位内固定，应首选交锁髓内钉内固定。胫骨交锁髓内钉固定坚强，可以不切开骨折端闭合穿钉，术后无须外固定。不影响膝、踝关节功能，患肢负重时间早，因此，骨折平均愈合时间较单纯外固定短，患肢功能恢复较快。对小腿急性筋膜室综合征应及时彻底减压，同时给予骨折内固定。感染的发生极易导致骨不连、畸形愈合、肢体功能障碍、骨髓炎、骨缺损、骨外露，处理十分棘手。

四、疗效及预后评估

（一）疗效评估

1. 治愈　局部无疼痛、畸形，X线检查示骨折愈合。
2. 好转　对位及固定良好，手术后伤口愈合。
3. 未愈　超过8个月X线片检查骨折线仍清晰。

（二）预后评估

胫骨干骨折，尤其是中下1/3骨折，由于血供较差，骨折不愈合率很高。此外，有些患者由于石膏外固定时间较长，可出现膝、踝关节功能障碍。

五、出院医嘱

1. 定期摄X线片复查，股四头肌功能锻炼。
2. 胫骨钢板内固定术后18～24个月方可取内固定，交锁髓内钉固定通常术后3～4个月取出远端内交锁螺钉，变静力交锁为动力交锁，同时定期随访患者骨折愈合情况。

第十四节　踝关节骨折

一、疾病概述

踝关节骨折多数由间接暴力引起，除引起骨折外，常伴韧带和软组织损伤。踝关节骨折属关节内骨折，治疗需解剖复位、坚强内固定，早期关节功能锻炼。

二、诊断策略

（一）病史采集要点

1. 主诉　踝关节外伤后局部疼痛、肿胀、畸形，踝关节活动受限。
2. 现病史　询问骨折发生的时间、受伤方式，分析受伤机制。伤后踝部有无肿胀、皮肤淤血及功能活动情况。如系陈旧性骨折，需询问过去治疗情况，包括时间、地点、治疗方法及效果。

（二）体检要点

1. 一般情况　除患肢外，身体其他部位有无损伤。

2. 局部检查　踝关节肿胀程度、范围，畸形类型，关节功能情况。踝部压痛点及内、外翻时疼痛是否加重。足背动脉搏动及末梢血运，皮肤有无张力性水疱。

（三）辅助检查

X线检查：踝部正侧位片、前后位片（伤足内旋10°拍摄）了解骨折及下胫腓关节情况。对合并踝韧带伤者，必要时摄双侧应力片。小腿全长片，防止漏诊腓骨近端骨折及上胫腓分离。

（四）诊断

1. 诊断依据

（1）有外伤史，伤后踝部疼痛、肿胀、淤斑、畸形，踝关节活动受限。

（2）X线检查提示踝部骨折形状、位移或下胫腓关节分离等。

2. 临床类型

（1）根据骨折部位分　①单踝骨折，如内踝骨折或外踝骨折；②双踝骨折，内外踝均有骨折，常合并踝关节脱位或半脱位；③三踝骨折，包括内、外踝和后踝骨折。

（2）Lauge-Hansen分类　依据受伤时足所处的位置以及距骨在踝穴内受到外力作用的方向而分型。

①旋后-内收型（SA）　足于受伤时处于旋后位（内翻内收位），距骨在踝穴内受到强力内翻的外力，外踝部位受到牵拉、内踝部位受到挤压。Ⅰ度：外踝韧带断裂或外踝撕脱骨折。Ⅱ度：为Ⅰ度加内踝骨折，内踝骨折多位于踝关节内侧间隙与水平间隙交界处，即在踝穴之内上角，骨折线多呈斜形向内上方，常合并踝穴内上角关节软骨下方骨质的压缩或软骨面的损伤。

②旋前-外展型（PA）　受伤时足处于旋前位，距骨在踝穴内受到强力外翻的外力，内踝受到牵拉外踝受到挤压的外力。Ⅰ度：内踝撕脱骨折或三角韧带断裂。Ⅱ度：Ⅰ度加下胫腓韧带部分或全部损伤，其中下胫腓前韧带损伤也可表现为骨附丽的撕脱骨折，如胫骨前结节或腓骨下端的撕脱骨折，而下胫腓后韧带损伤也可表现为后踝之撕脱骨折。Ⅲ度：Ⅱ度加外踝在下胫腓联合稍上方之短斜形骨折，或伴有小蝶形片的粉碎骨折，蝶形骨折片常位于外侧。

③旋后-外旋型（SE）　受伤时足处于旋后位，距骨在踝穴内受到外旋外力或足部固定而小腿内旋，距骨受到相对外旋的外力，距骨在踝穴内以内侧为轴向外后方旋转，迫使外踝向后移位。Ⅰ度：下胫腓前韧带断裂或胫骨前结节撕脱骨折（Tillaux骨折）。Ⅱ度：Ⅰ度加外踝在下胫腓联合水平位于冠状面自前下向后上的斜形骨折。Ⅲ度：Ⅱ度加后踝骨折，下胫腓后韧带之撕脱骨折其骨折片较小，但如合并有距骨向后上方之外力时，后踝骨折片则较大，可以波及胫骨远端关节面矢状面的1/4甚或1/3。Ⅳ度：Ⅲ度加内踝骨折或三角韧带断裂。

④旋前-外旋型（PE）　足于受伤时处于旋前位，距骨在踝穴内受到外旋的外力或小腿内旋之相对外旋外力，踝关节内侧结构首先损伤而失去稳定作用，距骨则以外侧为轴向前外侧而后向后侧旋转移位。Ⅰ度：内踝撕脱骨折或三角韧带断裂。Ⅱ度：Ⅰ度加下胫腓前韧带、骨间韧带断裂，如下胫腓前韧带保持完整，也可发生胫骨远端前结节撕脱骨折。Ⅲ度：Ⅱ度加外踝上方6～10cm处腓骨中下1/3部位短螺旋形或斜形骨折。Ⅳ度：Ⅲ度中下胫腓后韧带断裂，导致下胫腓分离，如下胫腓后韧带保持完整，也可发生后踝撕脱骨折。

⑤垂直压缩型（PD） 可分为单纯垂直压缩外力与复合外力两种不同骨折。单纯垂直压缩外力骨折依受伤时踝及足所处位置不同分为：a.背伸型损伤：胫骨下端前缘压缩性骨折。b.跖屈型损伤：胫骨下端后缘压缩性骨折。c.垂直损伤：胫骨下端粉碎骨折，常同时有腓骨下端的粉碎骨折或斜形骨折。

（3）AO（ASIF）系统的分类法 主要依据腓骨骨折的高度及腓骨骨折与踝穴水平间隙、下胫腓联合之间的关系，将踝关节骨折分为A、B、C三型。

①A型 外踝骨折低于踝关节水平间隙，可为外踝撕脱骨折（外踝顶端小骨折片撕脱或外踝较大骨折片撕脱），也可为外踝韧带断裂，内踝在踝穴内上角较为垂直的斜形骨折。严重者再加上胫骨下端后内侧骨折。

②B型 腓骨骨折位于下胫腓联合水平，在冠状面呈自前下向后上之斜形骨折，依不同损伤阶段和程度可有后踝和内踝骨折，在B型损伤中下胫腓分离发生的可能为50%。

③C型 腓骨骨折位于下胫腓联合以上，常见为腓骨中下1/3部位，但也可高达腓骨中上1/3甚或达到腓骨颈部位。内侧结构为三角韧带损伤或内踝骨折，也可存在后踝骨折，C型损伤下胫腓分离100%发生，而且最为严重。对于垂直压缩型踝关节骨折在AO分类中列入胫骨远端骨折，称之为Pilon骨折。

（五）鉴别诊断

与踝关节脱位及踝关节周围韧带损伤鉴别。

三、治疗策略

（一）治疗原则

因属关节内骨折，应尽可能解剖复位、恢复关节面的完整性，牢固的内固定，早期功能锻炼。

（二）治疗方法

1. 非手术治疗

无移位的骨折，可用小腿石膏或支具固定。一般的移位骨折均可采用闭合复位，如证实复位良好，石膏固定患踝于复位后位置，2周后更换功能位石膏。某些骨折，如垂直压缩骨折可做跟骨牵引以维持骨折稳定性。

2. 手术治疗

（1）手术指征 ①骨折对位不良；②外踝和腓骨干骨折移位，骨折不稳定者；③下胫、腓韧带联合分离大于5mm；④内踝骨折和后踝骨折块大于20%者；⑤踝部垂直压缩性骨折，如Pilon骨折；⑥陈旧性踝关节骨折畸形愈合者。

（2）手术要点 一般先显露外踝，复位要保持腓骨的长度。外踝骨折，如为横断骨折，可用螺丝钉或克氏针固定，如果腓骨骨折面高于胫腓联合平面及骨折面呈斜形，可用钢板固定。内踝骨折块则以螺丝钉或克氏针与张力钢丝固定。后踝骨折可用螺丝钉内固定。对下胫腓联合分离，内外踝骨折内固定后如果稳定，下胫腓可不再内固定，如胫腓骨骨折无法内固定或内侧三角韧带断裂又不易修复时，可用加压螺钉或螺栓固定下胫腓联合，于10周后取出内固定物。对垂直压缩骨折则需恢复完整的踝穴结构，以延长器复位，常规植骨充填缺损。

（3）术后处理 骨折复位后小腿石膏固定6～8周，此期间定期摄X线片复查，了解有无移位，

8周后解除固定，予以康复理疗、热敷，伸屈活动踝关节，逐渐负重。

（4）并发症及处理

①伤口感染　术后一旦感染，易发生钢板裸露，关节活动功能障碍，多数系局部皮肤条件差或水肿高峰期手术等情况，要及时处理。

②骨折对位不良　踝穴增宽或变窄，行走痛，关节不稳定，及早手术治疗。

③创伤性踝关节炎　对严重 Pilon 骨折或踝关节距骨损伤难以恢复，可行踝关节融合术。

④伤后踝关节持续性肿胀　畸形愈合后的踝关节可导致 2 年以上的持续肿胀，需采取康复治疗等综合措施。

四、疗效及预后评估

（一）疗效评估

1. 治愈　局部无疼痛畸形，X 线检查示骨折愈合。
2. 好转　对位及固定良好，手术后伤口愈合。
3. 未愈　超过 8 个月 X 线片检查骨折线仍清晰或遗留踝关节功能障碍。

（二）预后评估

骨折后如果关节面稍有不平或关节间隙稍有增宽，均可发生创伤性关节炎。踝关节长期石膏固定亦可能造成踝关节僵硬。严重的踝部骨折脱位还可能影响距骨血供，造成距骨坏死。

五、出院医嘱

1. 术后 1 个月即可进行踝关节功能练习。
2. 术后 3 个月取出下胫腓间隙螺钉。
3. 定期摄 X 线片复查，并予理疗等康复治疗。

第十五节　跟骨骨折

一、疾病概述

跟骨骨折是一种很常见的骨折，多见于高处跌下后跟着地，垂直暴力自距骨传导致跟骨，使跟骨压缩或劈开，亦可引起粉碎性骨折。跟骨骨折经常作为多发骨折的一部分，常常合并脊柱及下肢的骨折。在跟骨侧位片上可以测量跟骨结节关节角（Bohler angle）。Bohler 角由两条线相交而成，一条线是后关节面最高点到跟骨结节最高点的连线，另一条线是后关节面最高点到跟骨前突的最高点连线，两者组成的锐角范围是 25°～40°。跟骨前后关节面形成 Gissane 交叉角，为 125°～145°。常需与对侧对照，它反映骨折时跟骨畸形和塌陷的程度，对评价复位效果有重要参考意义。

二、诊断策略

（一）病史采集要点

1. **主诉** 外伤后跟部疼痛、肿胀、畸形，踝关节或距下关节活动受限。

2. **现病史** 询问骨折发生的时间、受伤方式，分析受伤机制。伤后跟部有无肿胀、皮肤淤血及功能活动情况。有无下肢感觉运动障碍。

（二）体检要点

1. **一般情况** 除患肢外，身体其他部位有无损伤。应注意有无脊柱骨折。

2. **局部检查** 足跟部有无肿胀、压痛或叩痛，踝关节或距下关节活动是否受限，足跟能否着地，有无足跟增宽、足跟内外翻畸形、足弓塌陷等。检查时应注意是否合并足筋膜室综合征。

（三）辅助检查

1. **X线检查** 应当摄双跟骨侧位片、轴位片，患侧踝正位片，患侧足正位片。侧位X线片对识别骨折线、跟骨结节关节角和Gissane角，明确关节面塌陷及骨折片旋转程度有一定帮助。斜位片能清楚显示距骨下关节。跟骨轴位片能清晰显示距下关节载距突解剖形态和跟骨宽度。

2. **CT检查** 对可疑骨折者可行CT检查，CT加三维重建检查对诊断有重要参考价值。

（四）诊断

1. 患者有外伤史。

2. 跟部疼痛、肿胀、畸形，踝关节或距下关节活动受限。

3. X线片提示骨折部位、骨折移位、骨折塌陷方向及程度。

（五）鉴别诊断

坠落伤引起跟骨骨折，外力可沿下肢向骨盆、脊柱传导，引起髋部及脊柱的损伤，也可发生足筋膜间隙综合征，应注意鉴别。

三、治疗策略

（一）治疗原则

治疗以恢复跟骨结节关节角和Gissane角、恢复跟骨宽度及争取距下关节面的平整为原则。不累及距骨下关节面的跟骨骨折，可手法复位，小腿管形石膏固定4～6周。累及距骨下关节面的跟骨骨折，多需手术治疗。

（二）手术治疗

1. **手术指征** 明显移位的跟骨关节内骨折，明显压缩和增宽的跟骨关节外骨折。

2. **手术要点** 波及距骨下关节面的跟骨骨折，可分不同情况处理：粉碎性骨折有人主张早期不做任何处理，仅用棉垫绷带包扎，防止水肿发生。肿退后石膏固定。对有关节面塌陷，骨片有移位的跟骨骨折可在X线透视下经皮撬拨复位，并用骨圆钉固定。但有主张切开复位＋植骨术者，以求恢复关节面之角度及跟骨的大致形态。陈旧性跟骨骨折如距下关节痛，症状严重，诊断明确者，单纯行跟距关节固定术即可得到治疗；但如跟骰关节受侵犯，可行三关节固定术。

3.并发症及处理　并发症有足跟增宽、腓骨长短肌腱嵌压综合征、距下关节及跟骰关节创伤性关节炎、创伤后平足、创伤后足内翻、肢体变短及跟腱短缩、手术感染等。

①手术感染　感染比较浅表局限，则充分引流，内固定保留。如为弥漫性深部感染，则取出内固定、彻底清创、抗感染治疗。

②腓骨长短肌腱嵌压综合征　多发生于非手术治疗患者，增宽的跟骨、膨隆的外侧壁撞击腓骨远端及腓骨肌腱，或因 Kocher 入路手术，显露距下关节，破坏了腓骨肌腱引起。治疗：抗炎、理疗，必要时行手术松解治疗。

③距下关节炎　原因：关节面复位不良或螺钉穿入关节、关节软骨面损伤。治疗：非甾体消炎镇痛药、辅助支具治疗，严重者行距下关节融合术治疗。

④跟骰关节炎　多见于非手术治疗，及跟骨前外侧累及跟骰关节面的粉碎性骨折。治疗：手术清除关节面骨赘及关节内粘连瘢痕，必要时行关节融合术。

⑤创伤后平足　穿矫正鞋或者矫正鞋垫，能够改变脚在运动时的受力点，缓解疼痛。对畸形严重者，如果非手术治疗失败，可根据病变类型选择相应的手术治疗。

四、疗效及预后评估

（一）疗效评估

1.治愈　跟骨结节关节角基本恢复，骨折线消失，无明显踝关节功能障碍。
2.好转　对位及固定良好，或骨折愈合但遗留残余病、功能障碍等后遗症。
3.未愈　超过 8 个月 X 线片检查骨折线仍清晰或遗留关节功能障碍。

（二）预后评估

不波及跟距关节面及结节关节角正常者，骨折愈合后功能恢复较好。波及跟距关节面者往往有创伤性关节炎的后遗症。其他后遗症包括腓骨长肌腱鞘炎、骨刺等。

五、出院医嘱

1.门诊定期摄 X 线片复查，并予理疗等康复治疗。
2.石膏固定者，4～6 周开始锻炼。

第十六节　骨盆骨折

一、疾病概述

骨盆骨折是一种严重的外伤，多由较强暴力引起，半数以上伴有并发症或多发伤。骨盆盆壁的血管和静脉丛很多，骨盆骨折常合并腹膜外大量出血，休克发生率很高，处理时必须注意。

二、诊断策略

（一）病史采集要点

1. 主诉　外伤致骨盆处疼痛、活动受限，严重时伴有休克。

2. 现病史　询问骨折发生的时间、受伤方式，分析受伤机制。伤后有无面色苍白、心悸、出冷汗、神志改变；有无血尿或会阴部出血，有无便血，有无下肢感觉运动障碍，伤口有无出血及出血量等。

（二）体检要点

1. 一般情况　观察神志变化，有无贫血，测血压、脉搏、呼吸是否平稳及伤后尿量改变。

2. 骨盆的检查　骨盆局部有无肿胀、淤血、疼痛，骨盆挤压及分离试验是否阳性。会阴、腹股沟区有无皮下淤斑。下肢感觉运动情况等。

（三）辅助检查

1. X 线平片　通常拍摄前后位 X 线片即可确定骨折部位、程度和类型。对可疑骶、尾骨骨折或脱位者，应拍摄该部位侧位片。对于骨盆环两处以上断裂骨折，除常规骨盆正位片，还需拍摄骨盆入口和出口位片，以便对骨盆骨折进行分类，并判断稳定性。

2. CT　CT 检查及三维重建检查可明确骨盆骨折类型并避免遗漏。它能清楚地显示骨盆环后结构和髋臼的损伤情况，判断关节面的平整性，确定骨折碎片的大小及其相互关系，对骨盆骨折进行更加完善的评估。

3. MRI　伴有神经损伤症状时，可行腰、骶部 MRI 检查，以排除脊髓神经损伤、压迫。

（四）诊断

1. 诊断依据

（1）有明确的外伤史，且多为高能量暴力损伤所致，常合并全身多发损伤。

（2）局部可有固定的疼痛、肿胀、软组织擦挫伤或皮下血肿。表浅部骨折如髂骨、耻骨支或耻骨联合等部位有时可摸到骨折的断端或移位。骨盆骨折后发生扭转、变形时骨盆可有倾斜，双下肢不等长，一侧髂后上嵴或耻骨支特别突出等。

（3）X 线、CT 等影像学检查明确骨折及类型。

2. 分类

Tile 分型　根据骨折的稳定程度及其移位方向分为三型。

A 型骨折　没有累及骨盆环的撕脱骨折，属稳定骨折。

A1　不累及骨盆环，骨盆边缘骨折，如单棘及结节的撕脱骨折。

A2　不累及骨盆环或无移位的单支、双支骨折。

A3　不累及骨盆环，骶骨或尾骨骨折无移位。

B 型骨折　旋转不稳、垂直稳定的骨盆环损伤。

B1　外旋损伤，翻书样损伤。

B2　骨盆单侧的侧方挤压损伤或髂骨内旋损伤，内旋不稳定。

B3　双侧 B 型损伤。

C 型骨折　旋转和垂直不稳定的骨盆环损伤。

C1 单侧损伤。

C2 骨盆双侧不稳定，多为侧方挤压性损伤，受力侧髂骨后部骨折及耻骨支骨折，骶髂关节脱位，一侧旋转不稳，一侧旋转和垂直不稳。

C3 骨盆环破裂合并髋臼骨折。

3. 常见的并发症

（1）腹膜后血肿　骨盆主要由松质骨构成，盆壁附着较多的肌肉，邻近又有许多血管，因而血供十分丰富，骨折后可引起广泛的、难以控制的出血，它可沿腹膜外疏松结缔组织间隙蔓延、渗透并形成血肿。当患者出现腹痛、腹胀及腹肌紧张等腹膜刺激症状时，表明失血较多，严重时可出现休克。为了与腹腔内出血鉴别，可做腹腔诊断性穿刺。

（2）膀胱尿道损伤　骨盆骨折时常发生尿道损伤，且以下尿道损伤居多。当有双侧耻骨支骨折及耻骨联合分离时，既要考虑尿道损伤的可能性，还要考虑膀胱损伤及子宫损伤。

（3）直肠损伤　骨盆骨折伴发直肠损伤的并不多见，骨盆骨折伴发会阴部开放性损伤时才会造成直肠破裂。如果直肠损伤位于腹膜折返点以上，可出现弥漫性腹膜炎症状，如果在折返点以下则可发生直肠周围感染。

（4）神经损伤　骶骨骨折可损伤其前外侧的骶神经丛，出现相应区域内的感觉及运动功能障碍。

（五）鉴别诊断

在诊断骨盆骨折时，不可只满足于骨折本身的诊断，应同时确定有无并发症或多发伤。因为骨盆骨折常伴有严重的并发症，如内出血休克、膀胱破裂、直肠破裂和男性尿道损伤等，而且它们较骨折本身更为危险与严重。

三、治疗策略

（一）治疗原则

由于骨盆骨折多为高能量暴力损伤，常合并全身多发损伤。治疗时应根据全身情况决定治疗的顺序。优先处理危及生命的损伤及并发症，其次进行骨折妥善处理。在进行腹腔手术时，应注意切勿打开后腹膜血肿。

（二）治疗方法

1. 治疗休克　明确休克的原因，属腹腔内脏破裂出血者应及时剖腹探查。对腹膜后出血应密切观察，同时大量快速输血补液。如果经积极抢救休克仍未被控制、血压继续下降时，应尽快施行髂内动脉结扎术。有条件时，可行选择性一侧或两侧髂内动脉造影及栓塞术。该方法操作方便、干扰小。

2. 治疗并发症　膀胱破裂可行修补术，同时行耻骨上膀胱造瘘术。对于尿道断裂者宜先放置导尿管，防止尿液外渗引起感染，如果导尿管插入有困难，可进行耻骨上膀胱造瘘及尿道会师术。对直肠损伤者应及时剖腹探查行结肠造口术，使粪便暂时改道，同时缝合直肠伤口。

3. 对骨盆骨折本身的处理

（1）骨盆环连接性未受影响的骨折　包括髂骨翼骨折、骶尾骨骨折、髂前上棘或髂前下棘撕脱骨折、耻骨支骨折、坐骨支骨折等，此类骨折虽有破坏但不在负重部位，对骨盆稳定性影响不大，一般不需复位固定，卧床休息 4～8 周即可。

（2）骨盆环连接性被破坏、两处或两处以上的骨折　多数有移位和变形，对骨盆影响较大，均属不稳定性骨折，应尽快复位以纠正骨盆变形，同时给予持久的固定。

1）外固定架治疗　适用于 Tile B 型及旋转不稳定骨折，如分离型或压缩型损伤，无骶髂关节向上脱位者。固定 6 周，带外固定架可移动躯干，稳定后可下地活动，需注意防止针孔感染。

2）手术治疗

①手术适应证　骶髂关节脱位＞1cm，髂骨、骶骨骨折移位明显，耻骨联合分离＞3cm，均应手术复位；对耻骨支骨折，除巨大移位外，不做内固定。常用动力加压钢板（DCP）、加压螺丝钉及骶骨棒等内固定治疗骨盆环联合损伤，其优点是使不稳定骨折迅速获得稳定，对耻骨联合分离和骶髂关节脱位效果较好，而对于骨盆后段骨折仍有较大的困难。

②术前准备及手术时机　耻骨联合分离可急诊手术固定，多数骨盆后侧损伤的复位固定常需在病情稳定后 3～5 天，甚至 2～3 周。手术时机依据患者一般情况决定，原则上应尽早固定不稳定的骨盆骨折。对血流动力学稳定者，手术治疗应在 14 天内进行，最好在伤后 7～8 天手术。

③术后处理

a. 留置引流管者，保持引流通畅。

b. 预防深静脉血栓形成：评估并排除血栓形成的潜在因素，必要时使用预防性药物治疗。

c. 预防感染治疗。

四、疗效及预后评估

（一）疗效评估

1. 治愈　临床症状消失，X 线片显示骨折已愈合，活动正常。
2. 好转　骨折对位良好，症状基本消失，功能部分恢复。
3. 未愈　超过 8 个月 X 线片检查骨折线仍清晰。

（二）预后评估

单纯骨盆骨折无并发症者，预后良好。如骨盆骨折合并内脏与血管损伤，在处理骨折的同时及时处理内脏与血管损伤，预后一般也较好；如骨盆骨折合并神经损伤，多半会留下不同程度的后遗症。

五、出院医嘱

1. 预防便秘、尿路结石、尿路感染，多饮水，多吃蔬菜、水果。
2. 门诊定期摄 X 线片复查，术后 1 个月、3 个月、6 个月、12 个月复查，了解骨折愈合情况及功能恢复情况。
3. 注意休息，适当按期进行功能锻炼。B 型骨折术后 6 周开始部分负重，C 型骨折术后 8～10 周开始部分负重，双侧骨盆不稳定性骨折 12 周后损伤较轻侧开始部分负重。
4. 内固定拆除　耻骨联合及骶髂关节内固定可于术后 6～12 个月拆除。其他部位的内固定可不拆除。

第十七节　髋臼骨折

一、疾病概述

髋臼骨折，通常由高能量的创伤引起，且常伴髋关节中心性脱位。髋关节中心性骨折脱位，是指任何合并有股骨头中心性脱位的髋臼骨折，是一种不常见损伤，常需急诊处理。

二、诊断策略

（一）病史采集要点

1. **主诉**　髋关节外伤后疼痛、肿胀、活动障碍。

2. **现病史**　询问骨折发生的时间、受伤方式，分析受伤机制。伤后有无面色苍白、心悸、出冷汗、神志改变；有无血尿或会阴部出血，有无便血，有无下肢感觉运动障碍，伤口有无出血及出血量。诊治情况等。

（二）体检要点

1. **一般情况**　观察神志变化，有无贫血，测血压、脉搏、呼吸是否平稳及伤后尿量改变。

2. **髋关节检查**　髋关节局部有无肿胀、淤血、疼痛及压痛。髋关节活动情况，患肢有无短缩，下肢感觉运动情况等。

（三）辅助检查

1. **X线检查**　常规摄4张X线平片：骨盆前后位、患髋前后位、髂骨斜位、闭孔斜位，可确定髋臼骨折类型。

2. **CT**　CT检查及三维重建可清晰显示髋臼损伤后的立体形状。

（四）诊断

1. 诊断依据

（1）明确的外伤史。

（2）患侧髋部疼痛、肿胀、皮下淤血，活动障碍。股骨头突入盆腔明显者，有患肢短缩。

（3）X线及CT检查有明确的骨折征象。

2. 分型诊断

（1）**按损伤部位分**　①后壁骨折；②后柱骨折；③前壁骨折；④前柱骨折；⑤横骨折；⑥后柱和后壁骨折；⑦横形和后壁骨折；⑧T形骨折；⑨前柱和后柱半横形骨折；⑩完全双柱骨折等。

（2）**AO分型**

①A型　骨折仅包括髋臼双柱中的一个柱；A1型：后壁骨折及其变异；A2型：后柱骨折及其变异；A3型：前壁和前柱骨折。

②B型　横形骨折，臼顶部仍附着于完整的髂骨；B1型：横骨折和横形加后壁骨折；B2型：前壁或前柱骨折加后柱半横形骨折。

③C 型 前柱和后柱骨折，髋臼顶部与完整髂骨分离；C1 型：前柱骨折延至髂骨嵴；C2 型：前柱骨折延至髂骨边缘；C3 型：骨折进入骶髂关节。

（五）鉴别诊断

髋臼骨折应与髋关节脱位鉴别，根据 X 线及 CT 检查情况可与髋关节脱位鉴别。

三、治疗策略

（一）治疗原则

无移位髋臼骨折可采用非手术治疗。有移位者，切开复位内固定为首选。陈旧性复杂多发骨盆骨折者，需行人工全髋关节置换术，以恢复髋关节运动功能，避免创伤性关节炎。

（二）治疗方法

1. **非手术治疗** 无移位或轻微移位少于 3mm 的骨折，不适于进行开放复位的高龄骨质疏松患者，有手术内科禁忌证的患者，局部软组织条件不好，如术野有开放性伤口可采用骨牵引 8～12 周治疗。

2. **手术治疗**

（1）适应证 ①无闭合复位指标；②髋关节脱位闭合复位后骨折块落入髋臼内；③多发或合并同侧肢体其他损伤，患者或肢体需恢复活动；④预防骨不连和为后期手术保留足够骨质。

（2）手术时机 髋臼骨折的手术复位和内固定在损伤后 5～7 天内进行，超过这个时限，由于血肿机化、软组织挛缩和随后早期骨痂的形成，均妨碍骨折复位的操作。

（3）手术要点

①后壁骨折 经 Kocher-Langanheck 入路，沿坐骨结节至髂骨外侧应用重建钢板和螺丝钉固定骨折。术中禁止由后关节囊上剥离后壁骨折块，以防止发生后壁骨折块的缺血性坏死。术中应行多方位的透视，以确保所有螺丝钉均位于关节外。

②后柱骨折 手术采用后入路，根据需要决定是否采用转子截骨。必须矫正移位和旋转畸形，常规采用松质骨螺丝钉结合加强钢板固定。

③前壁和前柱骨折 孤立的前壁骨折较少见，常伴有髋关节前脱位。需行手术治疗的骨折可经髂腹股沟或髂股入路，以加强钢板固定。前柱骨折可采用类似入路，沿髂耻线使用与之匹配的钢板固定。

④横骨折 多采用 Kocher-Langanheck 入路或外侧直切口及延长的髂股入路。横形骨折或髋臼底窝上方的骨折预后最差，准确复位十分必要。顶盖附近的骨折是指发生于髋臼底窝和关节面交界处的骨折，通常需要复位。髋臼顶盖下的骨折，则常采用非手术治疗。

⑤横骨折伴后壁骨折 选择 Kocher-Langanheck 入路，根据需要决定是否行转子截骨，首先对后壁骨折进行复位，沿后柱后缘的后方放置一块短重建钢板，于后壁骨折部另用一单独的钢板，在钢板上拧入螺丝钉以确保后柱骨折块的旋转复位。后壁骨折块较小时，可用弹力钢板代替单独的后壁钢板。

⑥后柱伴后壁骨折 这种常见骨折复位较为困难。这类损伤通常需采用可延长或联合的入路，通常的固定方法是先对前方和后方的骨折块予以螺丝钉固定，而后采用一后方钢板，必要时辅以弹力钢板固定后壁骨折。

⑦前柱和后柱半横形骨折　T形骨折伴轻微后方移位者类似于前柱、后柱半横形骨折，通常仅有轻微的后方移位。可通过髂腹股沟入路治疗这两类骨折，沿骨盆边缘选择相配的钢板固定，并将拉力钉拧入后柱。T形骨折后移位严重但前移位较小时，单纯后入路就足以显露，通常术中需行大转子截骨以安放前柱的拉力钉。骨折的前后两部分均有明显移位时，则需采用广泛或联合入路。这类骨折和双柱骨折有时伴有分离、移位和粉碎的内壁骨折块，当其太靠近近端而影响稳定性时，则需将弹力钢板弯曲，安放于前柱钢板下，以保持骨折块的复位。

⑧完全双柱骨折　多可选择髂腹股沟前入路，但对于涉及骶髂关节损伤、明显的后壁骨折或需要在直视下复位的关节内压缩骨折，则需行后方或可延伸的切口显露。前后联合入路可减少扩大入路的病残率。复位应从骨折的最近端开始，逐渐向关节方向进行，每个小骨折块均应解剖复位，固定的方式根据骨折类型和入路而定。

（4）术后处理　术后应用闭式负压引流，抗生素持续使用48～72小时，术后第2～3天开始髋部被动活动，3～4周开始不负重的主动关节活动。注意观察及预防深静脉血栓形成。

（5）并发症处理　髋臼骨折尽量恢复解剖对位，否则将会引起创伤性关节炎及股骨头坏死。注意并发症的处理，特别是髋臼后壁骨折多合并坐骨神经损伤，在处理骨折的同时须探查坐骨神经。术后要早期功能锻炼，以求最大限度地恢复髋关节功能。

四、疗效及预后评估

（一）疗效评估

1. 治愈　临床症状消失，患侧髋关节功能恢复正常。
2. 好转　骨折对位良好，症状基本消失，功能部分恢复。
3. 未愈　超过8个月X线片检查骨折线仍清晰或遗留关节功能障碍。

（二）预后评估

髋臼骨折总的死亡率为0～2.5%。双柱骨折和横形、后壁骨折的预后比其他类型骨折差，主要是由于不完全复位所致。后壁骨折的创伤后关节炎高达17%。髋臼骨折伴后脱位时，缺血性坏死的发生更为常见。Betoumel报告，后脱位中缺血性坏死的发生率为7.5%，而同组中其他骨折缺血性坏死的发生率为1.6%。大多数患者受伤后两年内可于X线片上明显显示出缺血性坏死，后壁骨折块的缺血性坏死可因损伤本身或骨折部位过分显露引起，因为这些骨折块唯一的血供来源为髋臼部受损的后关节囊。

五、出院医嘱

1. 每隔1～2个月门诊复查，检查骨折愈合情况。
2. 8～12周可开始扶拐暂不负重行走，12周后完全负重行走。

第十八节　脊柱骨折

一、疾病概述

脊柱骨折占全身骨折的 5%～6%，由于脊髓与脊柱的特殊解剖关系，脊柱骨折可以并发脊髓或马尾神经损伤，能严重致残甚至危及生命。

二、诊断策略

（一）病史采集要点

1. **主诉**　外伤致脊柱某个区域的疼痛和运动功能障碍，或伴有双下肢完全或不完全瘫痪或大、小便功能障碍。

2. **现病史**　①询问受伤经过，患者均有严重外伤史，以高处坠落、交通事故为多，损伤可发生在颈椎和骶骨之间的任何部位，但以颈椎和胸腰段脊柱（胸 11 至腰 2）为多见。骨折脱位大多由间接暴力引起，少数可由重物直接撞击脊柱所致，极少数为火器、枪击、刀刺伤造成的开放性创伤。②临床症状特点：可有骨折段处严重疼痛，不能行走，翻身困难，胸、腰段脊柱骨折时有明显的后突畸形，可有不同程度的神经损害症状。注意询问有无下肢瘫痪或大、小便功能障碍，伤后有无面色苍白、心悸、出冷汗、神志改变，有无血尿或会阴部出血，有无便血。注意有无合并休克，有无颅脑、胸、腹和其他部位脏器损伤。

（二）体检要点

1. **全身情况检查**　对重要生命体征如神志、血压、脉搏、呼吸、心率等应进行细致、全面、准确的检查。密切观察中枢神经系统、呼吸系统、心血管系统等各系统的变化，注意水、电解质、酸碱平衡和可能的伴发伤、伴发疾病和并发症。观察有无休克及胸、腹腔脏器，脑的损伤。

2. **脊柱**　脊柱骨折处可有皮下血肿、畸形（包括后凸和凹陷畸形）、棘突处压痛，部分患者可触及棘上韧带、棘间韧带断裂后的凹陷中断。

3. **神经系统**　检查意识情况、精神状态、运动功能、感觉、各种反射、自主神经状况等，并准确记录，对神经系统的功能状况作出客观评价。

4. **临床常用的神经功能评价分级**　目前各国有许多不同的分级方法，其中 Frankel 法被多数采用，该法依据损伤平面以下感觉和运动存留情况分为五个级别，其中 Frankel B～E 属于不完全损伤。A 级：完全性截瘫，损伤平面以下运动、感觉和括约肌功能完全丧失。B 级：损伤平面以下残存部分感觉功能，无自主运动。C 级：损伤平面以下残存部分运动功能，肌力呈 1～3 级，即肌肉运动不能完成肢体的运动（称无用运动）。D 级：存在有用的运动功能，肌力呈 4～5 级。E 级：运动和感觉基本正常。

（三）辅助检查

1. **X 线片检查**　对临床上怀疑有脊柱、脊髓损伤的伤员，均应进行 X 线检查。常用的是颈、胸、腰椎正、侧位片，必要时加拍左右斜位及颈椎张口位片。对陈旧性损伤者在病情允许情况下可行颈、腰椎伸屈动力性侧位摄片，怀疑枕颈部损伤者应拍颅颈侧位片。拍片时应注意保护患者，避免加重损伤。在X线平片上可观察椎体及附件有否骨折、移位及椎旁阴影有无增宽等，对于确定骨折或脱位、损伤的部位、范围、类型及稳定程度都有很大帮助。

2. **脊柱分层摄片**　可更精确了解脊椎骨折情况，尤其是骨折块突入椎管、寰椎齿突及侧块骨折、关节突骨折等，一般在普通X线片不能明确诊断时进行。

3. **CT扫描**　可从脊柱横切层判断椎管容积，有无骨折或骨折块突入椎管，有无椎间盘突出或脊髓损伤情况，为治疗提供可靠依据。

4. **MRI检查**　可清晰显示脊椎、椎间盘、黄韧带、椎管内出血及脊髓信号的改变，显示损伤或压迫脊髓的因素（包括骨性和软组织）及部位，显示椎管狭窄程度与脊髓损伤变化相关关系。

5. **脊髓造影**　判断脊髓是否遭受骨块、突出之椎间盘或血肿等压迫，提示脊髓损伤平面和范围。但对急性颈椎损伤者进行脊髓造影有一定危险性。

6. **腰椎穿刺**　在确定无颅内高压情况下行腰椎穿刺，若脑脊液内含有血液或脱落的脊髓组织，说明脊髓有实质性损伤，至少蛛网膜下腔有出血。若奎肯试验提示梗阻，则说明脊髓受压。

（四）诊断

1. **诊断依据**

（1）严重的外伤史。

（2）检查局部疼痛和肿胀、压痛，特别是伤部脊椎棘突的局限性压痛、畸形（包括后凸和凹陷畸形），或同时合并下肢瘫痪或大、小便功能障碍。

（3）影像学检查提示骨折征象。

2. **临床类型**

（1）脊柱损伤

（2）脊髓损伤

①脊髓休克（脊髓震荡）　脊髓损伤后脊髓神经细胞出现短暂性功能抑制状态，其原因主要系脊髓内的神经细胞受到强烈的刺激而引起超限抑制。大体无明显器质性改变，仅有少许水肿，显微镜下神经细胞和神经纤维未见破坏现象。临床表现为损伤平面以下的弛缓性瘫痪，伤后数小时或数日开始恢复，通常经2～3周，脊髓的感觉和运动功能逐渐得到恢复，常不残留神经功能损害症状。

②脊髓挫伤（包括挫伤、撕裂伤和碾挫伤）　主要病理表现为髓内点片状出血、血肿或血管痉挛，神经细胞水肿、破坏，神经纤维变性等。

③脊髓断裂缺损　这是脊髓最严重的一种损伤，脊髓断裂数小时后灰质中央出现片状出血、坏死，并逐渐被巨噬细胞吞噬，24小时后完全损坏，并开始出现白质坏死，3天后达到高峰。这一过程约需3周时间，最后断端形成空腔，并为瘢痕组织所填充。损伤下端功能很难恢复。

④脊髓血管损伤　动脉、静脉和毛细血管的断裂立即导致脊髓损伤区的广泛出血，经过一段时间的恢复可见血管再生现象。

（五）鉴别诊断

主要与各种病理性脊柱骨折相鉴别。

1. **骨质疏松性脊柱骨折**　常由轻微暴力所致，更年期后女性多见，X线片示骨质疏松，可有多个椎体连续或跳跃压缩，椎体常呈双凹型，椎间隙高度常维持不变。

2. 肿瘤性脊柱骨折 除有骨折的特征性 X 线表现外，可见椎弓板、椎体的破坏，CT 和 MRI 检查可帮助鉴别。

三、治疗策略

（一）治疗原则

有其他严重多发伤者，应优先治疗处理其他危及生命的损伤。在搬运脊柱脊髓损伤患者时，注意纵向牵引或制动，避免加重病情。对稳定性骨折可行外复位。对不稳定性骨折和伴有脊髓损伤的患者应手术治疗。

（二）治疗方法

1. 颈椎骨折的治疗

（1）稳定型骨折治疗 对各种类型的稳定型骨折可分别采取卧床休息、Glisson 枕颌带牵引、头颈支具、石膏固定及功能锻炼等方法治疗。如单纯椎体压缩骨折通常取头颈中立位行枕颌带牵引，重量 2～3kg，维持 3 周后改头颈胸石膏或颌颈石膏固定，维持 2～3 个月，待骨、韧带组织愈合后方可拆除。而单纯棘突或横突骨折不需牵引，可直接使用支具或石膏固定，维持其稳定。

（2）不稳定型骨折的治疗 不稳定型骨折以恢复并维持颈椎稳定性为原则。治疗方法包括牵引复位、支具固定、开放复位、前后路减压、植骨融合、内固定及功能锻炼等。

1）颅骨牵引 牵引器材以 Crutchfield 钳最为常用。不同类型损伤，牵引方向及重量亦有所差别。下颈椎骨折或骨折脱位则需根据损伤类型选择不同的牵引复位方式。牵引重量根据年龄、体型和体重酌情考虑。牵引过程中密切观察伤员全身情况及神经系统改变，一旦出现呼吸困难或神经症状、体征加重则应终止牵引复位。一经复位，牵引重量逐渐减至 3～4kg，维持 3 周～3 个月。牵引力的方向对复位至关重要，其轴线应与要复位的节段轴向一致。

2）Halo 装置 主要有 Halo 头盆环牵引装置和 Halo 背心两种，后者应用较多，但应严格把握适应证。

3）石膏固定 颈椎骨折复位后为避免再脱位一般维持牵引 3～4 周，待软组织和骨性结构初步愈合后再行头颈胸石膏固定。如果合并脊髓损伤则应持续牵引制动至骨性愈合，不宜行石膏固定。

4）手术治疗 颈椎骨折的手术治疗包括开放复位、减压、植骨融合及内固定术。目的在于解除脊髓和神经根压迫、恢复颈椎的解剖结构、维持颈椎稳定功能。

①颈后路手术 最早用于颈椎损伤的脊髓减压，后路手术的特殊适应证限于颈椎单侧或双侧小关节脱位或骨折脱位、急性期未行复位或复位失败，以及关节突分离性骨折严重不稳者。复位后颈椎稳定性不能维持者则需行内固定或内固定加植骨融合术。后路内固定方法包括：a. 棘突间钢丝内固定术，可加用两侧棘突旁、椎板和关节突上植骨术。该法适用于屈曲型损伤，对伸展型损伤效果差，且不能控制旋转不稳。b. 侧块钢板螺丝钉固定，有 AO 钢板及 Atlas 钢板和 Peak 钢板等，还有 Cervifix 钉棒系统等，可加关节突间和棘突间植骨术。侧块钢板固定可使损伤的颈椎即刻获得稳定，并维持安全可靠的固定。此法的缺点是螺丝钉打入方向要求较高，技术难度大，稍有不慎即可引起神经、血管损伤。c. 寰枢椎融合内固定术，常用的有 Gallie 法和 Brooks 法及其改良技术、寰枢椎侧块经关节螺钉内固定术等。d. 枕颈融合内固定术等。

②颈前路手术 颈前路减压、植骨融合加内固定术广泛应用于治疗颈椎损伤。手术要点：a. 切除脊髓前方致压物，达到减压目的；b. 纠正颈椎后凸畸形；c. 植骨维持前柱高度；d. 维持颈

椎稳定性。适应证：a.主要累及椎体和椎间盘的损伤，包括压缩或楔形压缩骨折，粉碎性骨折，泪滴状骨折，前纵韧带、前侧纤维环和椎间盘完全破裂（过伸性损伤）；b.后侧韧带断裂伴有椎间盘突出、椎体后缘骨赘或骨折者；c.无骨折和不稳的颈椎损伤，发现有椎间盘突出伴有神经损伤者；d.三柱损伤，颈椎严重不稳者；e.其他以后结构损伤为主的颈椎损伤亦可采用前路手术，但不是绝对适应证。

2. 胸、腰椎骨折的治疗　　胸、腰椎稳定型骨折不伴神经损伤者一般采取非手术治疗，不稳定型骨折或伴有神经损伤者多采取手术治疗，以解除脊髓神经压迫，纠正畸形并维持脊柱的稳定性。

（1）非手术治疗

1）适应证　　胸、腰椎稳定性骨折，如单纯椎体压缩骨折，压缩程度小于50%，不伴神经症状者，或单纯胸、腰椎附件骨折，如横突骨折、棘突骨折等。

2）方法　　包括卧床休息、外固定和背伸肌锻炼等。单纯胸、腰椎屈曲型压缩性骨折，伤后仰卧硬板床，腰背后伸，在伤椎的后侧背部垫软枕。根据椎体压缩和脊柱后凸成角的程度及患者耐受程度，逐步增加垫枕的厚度，于12周内恢复椎体前部高度。X线片证实后凸畸形已纠正，继续卧床3周。早期行床上腰背肌锻炼，并循序渐进，争取在伤后3～6周内，即骨折畸形愈合前完全达到功能锻炼要求。即使是稳定型损伤患者亦不宜过早下地负重，以免畸形复发，遗留慢性腰背痛，尤其是伴有骨质疏松的老年患者。

（2）手术治疗

1）手术治疗目的　　骨折脱位的复位减压；恢复并维持脊柱的稳定性；为损伤脊髓的功能恢复创造条件；减少并发症。

2）复位要求　　纠正脱位；后凸畸形小于10°；压缩椎体高度恢复至正常的80%以上。

3）手术方法　　胸、腰椎骨折的减压方式一般根据脊髓致压物的来源、方向和位置决定，椎板陷入椎管压迫脊髓或马尾神经者采用后路椎板切除减压术。一侧椎弓根、关节突和椎体后外侧碎骨块突入椎管者，可采取侧前方减压术。椎间盘或椎体后方骨片突入椎管前方致神经受压者则采取前路减压术。目前后路内固定多采用椎弓根螺钉系统，常见的有CD装置、AO通用脊柱固定装置（USS系统）、Moss-Miami系统等。前路内固定包括人工椎体、Ventro-Fix系统和Z形钢板等。前路内固定因创伤大，操作复杂，故应严格把握适应证。其适应证主要包括：①胸、腰椎骨折或骨折脱位不全瘫痪，影像学检查（X线、CT、MRI、椎管造影）证实硬膜前方有压迫存在，就骨折类型来说，最适用于爆裂骨折；②陈旧性胸、腰椎骨折，后路减压术后，仍残留明显的神经功能障碍且有压迫存在；③胸、腰椎骨折全瘫者可酌情采用。

3. 脊髓、脊神经损伤的治疗

（1）脊髓、脊神经的手术治疗

1）脊髓切开术　　脊髓切开的目的是在脊髓挫伤解剖结构存在时减低其中央压力，减少中央坏死及囊腔形成而造成的从内部对脊髓的压迫和损害。此种技术已极少应用。

2）硬脊膜及软脊膜切开术　　目的是解除对脊髓肿胀的约束，减低脊髓内压，改善其血运。临床较少应用。

3）马尾缝合术　　对有马尾断裂、断端整齐者可在显微镜下施行缝合，术后功能可能获得部分恢复。

4）脊髓冷疗　　脊髓损伤后局部冷疗可以减少出血及水肿，从而减轻或延缓脊髓损伤病理的进展。

（2）药物治疗

1）皮质类固醇激素　此类药物可以维持细胞膜和溶酶体的稳定性，防止细胞受损、溶酶体释放，保持血管的完整性；防止和减轻脊髓水肿，减少神经组织损害。但伤后超过8小时及长时间的使用无效，易产生一些并发症，如水肿、抵抗力降低、易感染、骨坏死甚至死亡。使用要点：①早期开始，一般不迟于8h；②静脉给药，迅速达到有效浓度；③大剂量使用，甲泼尼松30mg/kg体重剂量，15min内静脉滴入，停用45分钟，从第2小时起，5.4mg/（kg·h），共维持23h。

2）利尿剂　减少水、钠潴留，减轻脊髓水肿，保持脊髓功能。

①呋塞米　20mg静脉滴注，每日1～2次，持续6～10天。

②20%甘露醇　1～2g/kg，快速静脉滴注，每6小时一次，持续7～10天。

（3）高压氧治疗　高压氧治疗可以增加血氧含量，改善组织供氧，使受伤脊髓的缺氧得以缓解或改善，减轻脊髓的充血和水肿。脊髓损伤后早期4～6小时开始以2.5大气压的高压氧治疗，每天1～2次，每次90～120分钟。在伤后前3天可增加到每日2～3次。

（三）术后处理

1.一般处理

（1）肢体神经功能观察　由于手术对脊髓的干扰，或内固定使用不当，术后可出现神经损害加重。

（2）支持疗法　卧床及颈髓损伤后高热、感染等可使患者在短时间内严重消耗，应使用合适的支持疗法。

2.术后康复治疗　康复治疗可提高脊髓损伤患者的生存质量，延长寿命，应自脊髓损伤后立即开始，贯穿治疗的全过程。包括心理康复，护理康复，理学康复（如理疗、按摩、被动运动训练和医疗体育等），生活和社会活动训练等内容。应遵守循序渐进原则，有计划有步骤地进行。

（四）并发症的防治

1.脊髓损伤的并发症　脊髓损伤后其功能部分或全部丧失，由于人体感觉、运动和自主神经系统不同程度的损害，将导致各系统并发症的发生，有些并发症可成为脊髓损伤的致死原因。因此，并发症的防治意义重大。

（1）心血管系统并发症　颈髓损伤后常出现心血管功能紊乱，表现为体位性血压变化及脉搏减慢，治疗上应在提高中心静脉压和肺动脉楔压后给予增强心血管收缩力的药物。脊髓损伤患者因缺少运动，可发生深静脉血栓。一旦血栓形成，应避免剧烈活动以防血栓脱落引起肺栓塞，但可作少量被动运动，治疗上可采用尿激酶、双嘧达莫、阿司匹林或低分子右旋糖酐等药物。

（2）呼吸系统并发症　呼吸困难者治疗主要措施有人工呼吸和机械呼吸，防治呼吸道感染，注意排痰。呼吸道感染包括上呼吸道感染、吸入性肺炎等，可导致肺栓塞和肺不张，主要防治措施包括提高机体抵抗力，定时翻身排痰，鼓励患者做深呼吸及咳痰动作，适当应用祛痰药或雾化吸入，抗感染治疗等。

（3）消化系统并发症　应激性溃疡多发生在脊髓损伤后2～3周，表现为无疼痛性出血，可反复发作，对此并发症重点在于预防，应清除一切可能破坏胃黏膜屏障的潜在因素，一旦发生可对症处理，并适当给予抑酸剂。另外，出现腹胀、便秘时，可服用缓泻剂，如番泻叶、果导，以及中医药调理等。

（4）泌尿系统并发症　主要是排尿障碍及尿路感染。目前多用留置导尿管解决排尿困难，为防止逆行尿路感染应注意：①严格无菌导尿，定期更换导尿管；②选择粗细、软硬合适的导尿管，一般选用内径为 1.5～2.0mm 导尿管，每隔 1～2 周更换一次，更换前排尽尿液可使膀胱尿道休息 3～4 小时，并观察试行排尿情况；③定期清洗尿道口、会阴及外生殖器，使之保持干燥，无分泌物；④膀胱冲洗，用无菌生理盐水，如果发生炎症，可用 1:5000 呋喃西林液冲洗，每日 1～2 次；⑤鼓励患者多饮水，增加排尿量，起机械冲洗作用；⑥患者可自行排尿时应及时拔除导尿管。

（5）体温调节障碍　高位脊髓损伤，特别是颈髓完全性损伤四肢瘫痪患者，常因各种因素导致机体产热和散热失衡，出现体温异常，多数为高热，少数为低体温，导致机体生理功能紊乱，严重者可致死亡。高热可采用物理降温、输液、药物降温等治疗。低体温偶可见于颈脊髓损伤，一般在 32～36℃之间，当体温降至 30～32℃时，可发生心血管、呼吸和内分泌功能紊乱，肝、肾功能受损，基础代谢障碍，水、电解质平衡紊乱，注意纠正水、电解质紊乱，监测心、肺功能，保持足够供氧，及时处理异常情况。

（6）褥疮　褥疮是截瘫患者最常见的并发症之一，可发生于伤后任何时期，多在骨突起或受压部位，如骶部、坐骨粗隆、股骨大粗隆、背部、足跟部等。应重点加强预防，患者卧气垫床或水床，分散受压部位的压力；定时翻身，每 2 小时翻身一次；保持身体干燥、清洁，经常清洗，酒精擦洗可促进血液循环。如已发生褥疮，应积极治疗。勤换敷料，红外线照射，加强营养，及时清除坏死组织，中药外敷以促进创面早日愈合。如创面大或深，自行愈合困难时，可创造条件，掌握手术时机进行植皮或皮瓣转移，以消除创面。

（7）异位骨化　脊髓损伤后，在损伤平面以下关节周围骨化组织形成，这种骨化不同于软组织钙化，可有骨髓和皮质骨。其发生率约占脊髓损伤患者的 5%。骨化组织位于肌肉组织和结缔组织中，发病机制尚不清楚。骨化的发生常给关节功能恢复和重建带来严重影响。早期或骨化较轻者可采用被动活动肢体和关节按摩、理疗或药物治疗等方法，对严重影响功能和压迫静脉的骨化可采取手术治疗，但必须经放射核素扫描确定骨化已静止方可手术。

（8）肢体挛缩　截瘫后，肢体常发生膝关节屈曲和脚下垂畸形。除应每天按摩和治疗瘫痪的肢体外，及时用枕头或夹板维持踝关节于功能位。

2. 手术并发症及处理

（1）神经并发症　表现为术后神经损害加重，可适当使用脱水剂或激素，如损害呈进行性加重或认为与内固定不当有关，应再次手术。

（2）植入物并发症　可发生断钉、断棒、钉拔出等，一般需手术取出。

（3）假关节　如无临床症状，可不处理，如发生腰痛、内固定并发症等则需再手术，行假关节修补，再融合。

（4）纠正丢失　表现为后突畸形复发、椎体塌陷等，如无症状可不处理，轻度腰痛可对症处理，严重者如发生顽固性疼痛后突畸形则需手术治疗。

四、疗效及预后评估

（一）疗效评估

1. 治愈　临床症状消失，X 线片显示骨折已愈合，合并截瘫者，其运动、感觉及大小便功能恢复正常。

2. 好转　症状及体征减轻，脊柱功能有改善。

3. 未愈　超过 8 个月 X 线片检查骨折线仍清晰。

（二）预后评估

单纯脊柱骨折，经保守治疗或手术治疗预后较好，若合并脊髓损伤，预后根据脊髓损伤情况而定，脊髓完全损伤者，预后不良，脊髓不完全损伤则有部分功能恢复。若单纯脊髓受压，去除压迫后，脊髓功能可有部分或完全恢复。

五、出院医嘱

1. **外制动** 对于复位不佳，内固定不稳定的患者，应用支架或石膏，甚至仍需卧床，直至植骨融合，以免过度活动影响愈合，发生椎体塌陷、后突畸形等。

2. **排尿训练** 对于有残存排尿功能的患者，可进行辅助排尿训练，包括按压、寻找刺激排尿敏感区等；对于完全丧失排尿功能的患者，应培养自行或家庭内间歇性清洁导尿，尽可能避免长期留置导尿管。

3. 预防褥疮发生。

4. **呼吸练习** 对颈髓损伤者尤为重要。

5. 康复与功能锻炼。

第二章　关节脱位

第一节　肩关节脱位

一、疾病概述

由于肩关节的解剖特点，如关节盂小而肱骨头相对较大、肩关节活动范围大、关节周围肌肉和韧带相对薄弱，肩关节受暴力作用容易发生脱位。创伤性肩关节脱位主要分为前脱位和后脱位，后脱位极少见。

二、诊断策略

（一）病史采集要点

1. **主诉**　肩关节外伤后疼痛、肿胀、畸形、功能障碍。
2. **现病史**　询问脱位发生的原因、时间、受伤姿势，伤后治疗措施。

（二）体检要点

1. **一般情况**　注意全身情况，生命体征是否平稳，除患肢外，有无其他部位损伤。
2. **局部检查**　肩关节肿胀、疼痛、畸形、功能障碍的程度。有无典型的方肩畸形：肩峰下空虚，腋下可否扪及脱位的肱骨头；直尺试验是否阳性；Dugas 征是否阳性；有无臂丛神经损伤表现，尤其是腋神经；肢体远端血运情况。

（三）辅助检查

肩关节 X 线片及穿胸位 X 线片可明确诊断脱位的方向、类型及骨折情况。

（四）诊断

1. **诊断依据**
（1）外伤病史。
（2）肩部疼痛、肿胀，肩关节不能活动。
（3）肩胛盂处空虚，方肩畸形，可在锁骨下、喙突下或腋窝部触及脱位的肱骨头。
（4）Dugas 征阳性，患肘紧贴胸壁时手掌不能搭到健侧肩部，或手掌搭于健侧肩部时，肘部不能贴近胸壁。
（5）少数患者可出现并发症，包括腋神经支配区感觉减退，或可出现臂丛神经、血管的压迫症状。

（6）X线检查肩关节正位或轴心位片显示脱位并确定有无伴发骨折。

2. 临床类型

（1）肩关节前脱位

①喙突下脱位　肩关节固定，肩关节空虚，喙突下可触及脱位的肱骨头，X线片示肱骨头位于喙突下。

②锁骨下脱位　上臂固定于外展位，锁骨下可触及脱位的肱骨头，X线片示肱骨头在锁骨下。

③盂下脱位　上臂呈上举外展45°位，前臂置于头顶，盂下可触及脱位的肱骨头，X线片示肱骨头位于盂下。

④胸腔内脱位　外力较大可致肱骨头戳断肋骨而进入胸腔，此型临床罕见。

（2）肩关节后脱位　①可出现关节前方空凹，喙突异常突起；②肩关节被交锁于内旋位不能外旋；③前后位X线片可见肱骨头与肩胛盂重叠影像破坏，穿胸位X线片可确认后脱位。

（五）鉴别诊断

X线片可确诊肩关节脱位，检查有无合并骨折。

三、治疗策略

（一）治疗原则

尽早行闭合手法复位治疗，对复位失败者，可行手术切开复位。

（二）治疗方法

1. 非手术治疗　急性、新鲜的肩关节脱位可在血肿内麻醉下手法复位，外固定治疗。

（1）Hippocratic法　麻醉状态下，患者仰卧，术者站在患肢方向牵引，同时用足跟蹬患侧腋窝处，向外上方用力牵引，逐渐增加牵引力，牵引一段时间后肩部肌肉逐渐松弛，此时内收、内旋上肢。感到有弹跳及听到响声，肩部恢复饱满外形，表示脱位已整复。

（2）Kocher法　麻醉情况下，患肢屈肘90°位，沿上臂畸形方向牵引，维持牵引并轻柔缓慢外旋上臂，在肩外旋位，内收上臂，使肘关节贴近胸壁并横过胸前达身体中线，再内旋上臂，使患肢手放于对侧肩上即可复位。复位成功后摄X线片复查，进一步证实。用颈腕吊带固定，腋窝内置一软垫，将肩关节固定于内收、内旋、屈肘90°位3周。固定期间患者进行手指和腕关节活动。

2. 手术治疗

（1）手术指征　①闭合复位失败；②肩关节脱位合并肱骨外科颈骨折；③肩关节脱位复位后，肱骨大结节撕脱骨块不能复位；④肩关节脱位，合并神经血管断裂伤者；⑤陈旧性脱位影响上肢功能。

（2）手术要点　于肩关节内侧作"L"形切口，显露三角肌、胸大肌和头静脉，于三角肌前缘外侧0.5cm处分开三角肌，将头静脉牵向内侧，切断三角肌在锁骨的部分附丽点，显露关节囊前方并切开，清除关节内瘢痕，然后用杠杆力量予以复位，若为单纯前脱位，可行克氏针固定；合并骨折，则选用钢板螺钉固定。

（3）术后处理　①术后用颈腕带悬吊，使肩部与躯干固定，进行手指、腕关节活动。单纯的肩关节脱位，悬吊3周；合并骨折，悬吊4～6周。去除外固定后进行肩关节功能锻炼。②术后10～14日拆线。

四、疗效及预后评估

（一）疗效评估

1. 治愈　局部无疼痛、无畸形，肩关节活动自如，X 线检查肩关节解剖复位。
2. 好转　复位后固定良好，X 线检查肩关节在位。

（二）预后评估

预后良好，多数患者关节复位后无后遗症。少数患者可能出现习惯性脱位或肩关节活动受限，甚至关节僵直。

五、出院医嘱

1. 出院后继续维持颈腕带悬吊，单纯性肩关节脱位，3 周后去除悬吊。
2. 肩关节脱位合并骨折，一般需悬吊 4 ～ 6 周，摄 X 线片复查，骨折愈合，去除外固定。
3. 外固定去除后，加强肩关节各个方向活动练习。

第二节　肘关节脱位

一、疾病概述

肘关节脱位在全身四大关节脱位中居首位，约占脱位总数的 50%。可发生于任何年龄，但以青壮年多见。由肘关节骨性结构的特点所决定，易于发生后脱位，而发生前脱位少见。肘关节后脱位多为传导暴力所致，治疗应及时复位。

二、诊断策略

（一）病史采集要点

1. 主诉　肘关节外伤后疼痛、肿胀、畸形、功能障碍。
2. 现病史　询问脱位发生的原因、时间、受伤姿势，伤后治疗措施。

（二）体检要点

1. 一般情况　注意全身情况，除患肢外，有无其他部位损伤。
2. 局部检查　肘关节肿胀、疼痛、畸形、功能障碍的程度。肘关节是否呈近似伸直位畸形，肘后三角关系是否改变，肘前皮下是否扪及肱骨远端，肢体远端血运情况，检查桡神经有无损伤。

（三）辅助检查

肘关节 X 线正侧位片可明确诊断脱位的方向、类型及骨折情况。

（四）诊断

1. 患者有明确的外伤史。

2.受伤肘部疼痛、肿胀、畸形、功能障碍。

3.肘后三角关系失常，肘窝前方可触及肱骨下端、肘后方空虚感、前臂弹性固定等。

4.X线片示肘关节后脱位。

（五）鉴别诊断

1.**肱骨髁上骨折**　肱骨髁上骨折多见于儿童。肘后三角关系不变，肘关节可部分活动，可有骨擦音及异常活动。肘关节脱位多见于青壮年，肘后三角关系异常，有弹性固定。

2.**肱骨内上髁骨骺分离**　内上髁骨骺可位于肘关节腔内；伴肘关节脱位时，常合并尺神经损伤。肘关节正位X线片可见正常部位肱骨内上髁消失，而关节腔可见一骨块影。

三、治疗策略

（一）治疗原则

尽早手法复位外固定治疗，复位失败或复位后不稳定者行手术切开复位治疗。

（二）治疗方法

1.**手法复位外固定治疗**　沿畸形位牵引，固定住肱骨下端并向脱位反方向推挤桡骨头和鹰嘴突，即可整复脱位。复位后以长臂石膏后托中立位制动3周，以利于损伤的软组织愈合，避免遗留关节不稳定。

2.**手术治疗**

（1）手术指征　①手法复位失败；②肘关节后脱位合并肘部其他骨、关节损伤；③陈旧性肘关节脱位。

（2）常规准备　术前摄肘关节正侧位X线片，了解脱位程度，有无骨与关节损伤，判断有无桡神经损伤，其他常规检查判断有无手术禁忌证。

（3）手术要点　取肘关节后方纵行切口，切开深筋膜，向两侧游离，于尺神经沟内解剖出尺神经予以保护。肱三头肌腱行舌形切断，显露肘关节，切开肱骨下段后方骨膜，剥离清除关节内纤维组织瘢痕。充分显露肱桡、肱尺关节，予以复位，内固定。

（4）术后处理　术后患肢石膏托固定，进行手指与腕关节活动，10～14日拆线。术后3～4周去除外固定，若有克氏针同时拔除，去除外固定后肘关节进行主动锻炼。

四、疗效及预后评估

（一）疗效评估

1.**治愈**　局部无疼痛、无畸形，肘关节活动自如，X线检查肘关节解剖复位。

2.**好转**　复位后固定良好，X线检查肘关节在位，但功能受限。

（二）预后评估

预后良好，多数患者关节复位后无后遗症。但如肘关节脱位合并肘部骨与关节损伤，或陈旧性脱位术后可能遗留不同程度的功能受限。若锻炼方法不当，强力被动牵拉肘关节，加重其损伤，可发生骨化性肌炎。

五、出院医嘱

1. 门诊随访，不适随诊。

2. 继续石膏外固定，进行手指与腕关节活动，3～4周去除外固定。合并骨折时，待骨折愈合后，去除外固定。外固定去除后，积极主动进行肘关节屈伸活动，应避免强力被动牵拉肘关节，防止骨化性肌炎。

第三节　髋关节脱位

一、疾病概述

髋关节是典型的杵臼关节，有坚强的韧带连接，其周围又有强大的肌群包绕，十分稳定。因此，髋关节脱位和骨折脱位是一种高能量创伤，常见致伤原因为车祸伤和压砸伤，好发于青壮年，可合并其他骨骼或内脏损伤，甚至发生创伤性休克。髋关节脱位根据脱位后股骨头的位置常分为后脱位、前脱位及中心脱位，以后脱位常见。

二、诊断策略

（一）病史采集要点

1. 主诉　髋关节外伤后疼痛、肿胀、畸形、功能障碍。

2. 现病史　询问脱位发生的原因、时间、受伤姿势，伤后治疗措施。有无休克表现，中心脱位可伴有创伤性、出血性休克。

（二）体检要点

1. 一般情况　注意全身情况，生命体征是否平稳，除患肢外，有无其他部位损伤。

2. 局部检查　患髋关节肿胀、疼痛、功能障碍的程度。患髋畸形类型。注意有无坐骨神经损伤。

（三）辅助检查

1. 髋关节 X 线片及穿胸位 X 线片可明确诊断脱位的方向、类型及骨折情况。

2. CT 检查可以发现关节内的碎骨块。

（四）诊断

1. 有明确外伤史。患肢剧烈疼痛，髋关节活动受限。

2. 前脱位　患肢外展、外旋、屈曲畸形，闭孔或腹股沟附近可摸到股骨头。

3. 后脱位　患肢短缩，患髋内收、屈曲、内旋畸形，于臀部可摸到股骨头，大转子上移。

4. 中心脱位　无特殊位畸形，如移位明显，可伴有患肢短缩、大转子内移。

5. X 线片明确脱位及是否合并骨折，CT 检查可以发现关节内的碎骨块。

（五）鉴别诊断

1. **股骨颈骨折**　髋关节脱位有弹性固定，往往可触及脱位的股骨头。股骨颈骨折髋关节可部分活动，X 线片可明确诊断。

2. **其他合并伤**　因髋关节解剖结构稳定，脱位需强大外力，因此，脱位时多合并其他部位损伤，易被漏诊、误诊。

三、治疗策略

（一）治疗原则

早期复位、固定，必要时手术。定期摄片检查有无股骨头缺血性坏死。

（二）治疗方法

1. **非手术治疗**

（1）前脱位　良好麻醉，牵引复位，术后牵引 3～4 周，不负重锻炼 2 个月。

（2）后脱位　良好麻醉，Allis 法或 Bigelow 法复位，术后牵引 3～4 周，不负重锻炼 2 个月。

（3）中心脱位　早期行大重量牵引，争取在复位同时将髋臼骨折片一起复位，X 线显示复位后，维持牵引 3 个月。对移位明显，累及髋臼顶点、后壁、后柱，伴有股骨头骨折及关节内有游离碎骨片的骨折脱位应手术治疗。术后继续牵引。

2. **手术治疗**

（1）手术指征　①闭合复位失败；②合并髋臼骨折不稳定；③合并股骨头骨折，关节腔有小碎片；④合并坐骨神经麻痹；⑤髋关节陈旧性后脱位。

（2）术前准备　髋关节脱位手法复位失败或复位后髋臼骨折不稳定，应尽早切开复位内固定。全身情况许可，宜 1 周内手术，效果好。术前行髋关节正侧位 X 线片、CT 等检查，进一步了解髋臼、股骨头骨折、移位情况，决定内固定材料。合并髋臼骨折、股骨头骨折者，根据骨折片大小、类型选择不同的内固定材料，如松质骨螺钉、弯的重建钢板、可吸收螺钉等。

（3）术后处理

①术后患肢皮牵引，鼓励患者进行股四头肌练习，4～6 周去除皮牵引，主动进行髋关节活动，3 个月内不负重。

②术后预防感染，观察及预防深静脉血栓形成。

③术后 10～14 日拆线。

（4）并发症及处理

①坐骨神经麻痹　多见于后脱位及合并骨折者，坐骨神经麻痹往往不完全，常常影响腓总神经，大多数患者在伤后逐渐恢复，若单纯脱位不须手术，可观察 3～6 个月，无恢复者行手术探查。

②股骨头缺血坏死　髋关节脱位时发生关节囊损伤、圆韧带断裂，可影响股骨头血运，10% 的患者可发生股骨头缺血性坏死，在 12 个月左右 X 线片检查可有改变。一经明确诊断，早期钻孔减压治疗。

③创伤性关节炎　与关节内骨折复位不良、关节受损及关节周围组织损伤有关。另外，股骨头缺血坏死亦可继发创伤性关节炎。

四、疗效及预后评估

（一）疗效评估

1. **治愈** 局部无疼痛、无畸形，髋关节活动自如，X 线检查髋关节解剖复位，关节腔内无异物。
2. **好转** 复位固定良好或治疗后功能不同程度受限。

（二）预后评估

预后良好，多数患者关节复位后无后遗症。少数患者可能出现股骨头缺血性坏死。

五、出院医嘱

1. 维持皮肤牵引，进行股四头肌锻炼。单纯髋关节后脱位，6 周后去除皮肤牵引，3 个月内不负重。
2. 半年后每 3～6 个月拍 X 线片复查，观察股骨头有无缺血性坏死，并采取相应措施。

第四节　膝关节脱位

一、疾病概述

膝关节结构相当稳定，需较强暴力才会发生脱位，是一种极为严重的损伤，常伴有韧带或血管、神经的损伤。

二、诊断策略

（一）病史采集要点

1. **主诉** 外伤后膝关节疼痛、肿胀、畸形、活动受限。
2. **现病史** 询问脱位发生的原因、时间、外力作用部位，伤后治疗措施。

（二）体检要点

1. **一般情况** 注意全身情况，生命体征是否稳定，除患肢外，有无其他部位损伤。
2. **局部检查** 伤膝肿胀、疼痛、畸形、功能障碍的程度。有无膝关节韧带损伤及损伤程度。注意有无腓总神经损伤。肢体远端血运情况，如足背动脉搏动是否减弱或消失、甲床毛细血管充盈的快慢。

（三）辅助检查

1. **X 线检查** 膝关节正侧位 X 线片可明确诊断脱位或骨折的类型。
2. **CT、MRI 检查** 有助于膝关节脱位合并韧带、半月板、关节软骨损伤、撕脱性骨折的诊断。

（四）诊断

1. 患者有明确的外伤史。
2. 膝关节肿胀、疼痛、功能障碍。
3. X线片显示膝关节脱位。

（五）鉴别诊断

1. 股骨髁骨折、胫骨嵴撕脱骨折、半月板损伤　X线片、MRI 等检查可明确诊断。
2. 其他合并伤　因膝关节解剖结构稳定,脱位需强大外力,因此,脱位时多合并其他部位损伤,易被漏诊、误诊。

三、治疗策略

（一）治疗原则

尽快行手法复位。若复位失败,则行手术复位。合并血管损伤者应立即手术探查、修补。关节内不稳定骨折或韧带损伤,可在脱位整复后 7 ~ 10 日手术。

（二）治疗方法

1. 手法复位　麻醉下,使肌肉充分放松,轴向对抗牵引,使膝关节复位,复位后用大腿石膏固定膝关节屈曲 15° ~ 20° 位 6 周。固定期间进行股四头肌功能锻炼。
2. 手术治疗
（1）手术指征　①闭合复位失败;②合并关节内不稳定骨折;③急诊复位后,需二期修复韧带损伤者;④膝关节脱位合并血管损伤;⑤开放性损伤。
（2）术前准备　术前摄膝关节正侧位片,了解脱位类型,有无关节内骨折,腓总神经有无损伤,腘动脉有无损伤,术前检查无手术禁忌证。
（3）手术方法　从一内侧入路,切开复位,修复破损的关节囊及韧带。
（4）术后处理
①患肢石膏托固定 6 周,鼓励患者进行股四头肌锻炼。解除外固定后逐步屈伸锻炼。
②术后 10 ~ 14 天拆线。
③拆除石膏后,膝关节进行主动功能锻炼,辅助理疗,促进关节功能恢复。
（5）并发症及处理
①血管损伤　腘动脉在膝关节前脱位时易损伤,可为挫伤、牵拉伤或撕裂伤。挫伤后 3 ~ 4 日可出现血管栓塞。撕裂伤立即出现下肢缺血症状。血管损伤后须立即手术探查,根据损伤程度,采用血管吻合、静脉移植或人造血管移植。
②神经损伤　腓总神经损伤多见于膝关节侧脱位。预后取决于损伤的程度,约半数为永久性神经麻痹,广泛损伤者,在半年左右行胫后肌腱外移,以恢复足的主动背伸。

四、疗效及预后评估

（一）疗效评估

1. 治愈　局部无疼痛、无畸形，膝关节活动自如，X 线检查膝关节解剖复位。
2. 好转　复位固定良好或膝关节治疗后关节功能稳定性差，功能受限。

（二）预后评估

膝关节脱位如无血管神经损伤，及时处理，一般预后良好。如伴有腓总神经麻痹、腘血管损伤，处理不及时，则效果差。

五、出院医嘱

1. 出院后坚持功能锻炼，定期门诊随访。
2. 合并腓总神经严重损伤者半年左右行胫后肌腱外移术，以恢复足的主动背伸。

第三章　颈及腰痛疾病

第一节　颈椎病

一、疾病概述

颈椎间盘退变，以及钩椎关节、关节突关节等结构继发退变，累及神经根、脊髓、椎动脉与交感神经，引起相应的临床症状与神经功能障碍统称为颈椎病。根据受累结构的不同及临床表现特点，一般将颈椎病分为四型，即神经根型颈椎病、脊髓型颈椎病、椎动脉型颈椎病及交感型颈椎病。C_4 以上神经根受累时，主要症状为颈痛，称为颈型。椎体前缘骨质增生，有时引起食管梗阻，称之为食管型颈椎病。后两者很少见。一般而言，脊髓型多需手术治疗，而其他类型多数可取保守治疗。

二、诊断策略

（一）病史采集要点

1. 主诉　颈部不适伴四肢麻木、无力或伴放射痛。
2. 现病史　询问颈肩部、枕后部疼痛时间、疼痛性质，颈部活动是否受限。颈肩部、枕后部疼痛是否伴有上肢放射痛，有无细小动作失灵现象，有无手无力、沉重感或持物不稳等。是否伴有头痛、头晕、耳鸣、眼花、记忆力减退；头颅旋转是否引起眩晕发生；有无突然转颈发生猝倒病史。

（二）体检要点

1. 一般情况　注意患者步态，手部动作，有无瞳孔缩小、眼睑下垂、霍纳综合征。
2. 颈部活动度　颈部肌肉紧张程度、压痛部位，鱼际肌、骨间肌有无肌萎缩，上肢感觉减退或亢进，有无肌腱反射减退或消失。
3. 牵拉试验　检查者站在患者侧方，一手扶患者头颅，一手握患者手臂外展，同时两手向相反方向分开使臂丛受牵拉。若患者感到放射痛或疼痛加重为阳性。
4. 压颈试验　患者正坐，头部向患侧稍偏，检查者双手于患者头顶加压，病变部位神经根因受压而出现放射性疼痛为阳性。
5. 下肢肌张力　检查髌阵挛、踝阵挛、巴宾斯基征。有无下肢感觉减退或消失。

（三）辅助检查

1. X 线平片　包括正位、侧位、左右斜位片，可显示颈椎生理前凸消失、椎间隙变窄，椎体前后缘骨质增生，钩椎关节、关节突关节增生及椎间孔狭窄等退行性改变征象。

2. CT、MRI　可见椎间盘突出、椎管及神经根管狭窄、脊神经受压情况等。

3. 神经电生理检查　肌电图（MEG）、体感诱发电位（SEP）等神经电生理检测方法常用来区别神经损伤的部位。有时脊髓前角细胞或神经根损伤需要与上肢神经卡压综合征鉴别；颈脊髓损伤需要与颅内神经疾病相区别，此时可以有选择地应用这些方法。

（四）诊断

1. 诊断依据

（1）临床表现与影像学检查所见符合，可以确诊。

（2）具有典型颈椎病临床表现，而影像学检查所见正常者，应除外其他疾患后方可诊断为颈椎病。

（3）仅有影像学异常，而无颈椎病临床症状者，不应诊断为颈椎病。

2. 临床类型

（1）神经根型　具有典型的根性症状（麻木、疼痛），且范围与颈脊神经所支配的区域相一致；影像学检查所见与临床表现相符合；痛点封闭无显效；除外颈椎外病变，如胸廓出口综合征、网球肘、腕管综合征、肩周炎、肱二头肌腱鞘炎等所致，以上肢疼痛为主的疾患。

（2）脊髓型　临床上出现颈脊髓损害表现；X线片显示椎体后缘骨质增生、椎管狭窄；影像学检查证实存在脊髓压迫；除外肌萎缩侧索硬化症、脊髓肿瘤、脊髓损伤、继发性粘连性蛛网膜炎、多发性末梢神经炎。

（3）椎动脉型　曾有猝倒发作，伴有颈型眩晕；旋颈试验阳性；X线片显示节段性不稳定或钩椎关节骨质增生；多伴有交感症状；除外眼源性、耳源性眩晕；除外颈动脉口段（进入颈椎横突孔以前的椎动脉段）受压所引起的基底动脉供血不足；手术前需行椎动脉造影或数字减影椎动脉造影（DSA）。

（4）交感神经型　临床表现为头晕、眼花、耳鸣、手麻、心动过速、心前区疼痛等症状，X线片显示失稳或退行性改变，椎动脉造影阴性。

（5）食管压迫型　颈椎椎体前鸟嘴样增生压迫食管引起吞咽困难（经食管钡剂检查证实）等。

（6）混合型　有两种或多种类型的症状同时出现。

（五）鉴别诊断

1. 需与神经根型颈椎病鉴别的疾病

（1）肩周炎　神经根型颈椎病可因颈 5、颈 6 神经根受到刺激出现肩部疼痛，长时间的疼痛、肌痉挛又可导致慢性损伤性炎症。故颈椎病可有肩部症状，也可继发肩周炎。两者主要鉴别点是颈椎病单根神经损害少，往往有前臂及手的根性疼痛，而且有神经定位体征。此外，头颈部体征多于肩周体征。

（2）胸廓出口综合征　包括前斜角肌综合征、肩锁综合征及肋锁综合征等。是由先天性畸形、外伤瘢痕、骨痂或肿瘤等在上述解剖部位压迫臂丛神经或锁骨下血管而表现出神经、血管症状。在使斜角肌收缩、增大胸腔压力（挺胸深吸气）及改变患侧上肢位置（过度外展肩部或向下牵引上肢）时，可诱发或加重症状。X线片发现颈肋、锁骨下血管造影有助于诊断。

（3）腕管综合征　腕管综合征症状、体征都在腕关节以远，而神经根型颈椎病的神经损害除手指外，还有前臂屈肌运动障碍，屈腕试验、腕部 Tinel 征均阴性。电生理检查两者有明显的区别。

（4）肌萎缩侧索硬化症　是一种原因不明的运动神经原疾病。表现为进行性肌萎缩，从手向近端发展，最后可侵入舌肌和咽部。与颈椎病不同点为：对称性发病；感觉正常，感觉神经传导速度亦正常；无神经根性疼痛。

（5）颈部软组织损伤　单纯颈部软组织损伤主要表现为颈肩痛，虽然可能出现颈肩臂或手部的牵扯性疼痛，并且容易与颈椎病混淆，但是不会出现神经根功能障碍的体征。

（6）急性颈椎间盘突出症　急性颈椎间盘突出症有轻重不等的颈部外伤史，影像学检查证实有椎间盘破裂或突出而无颈椎骨折或脱位，并有相应临床症状。

2. 需与脊髓型颈椎病鉴别的疾病

（1）脊髓压迫症　脊髓型颈椎病需与颈椎骨折、脱位、结核、肿瘤所致的脊髓压迫症相鉴别，借助于 X 线片、CT、MRI 等检查可鉴别。

（2）后纵韧带骨化症　病因不明，可能与劳损、韧带退行性变有关。骨化的后纵韧带可分为节段性或连续性。当骨化的后纵韧带厚度超过颈椎椎管的 30% 时，即可出现脊髓压迫症状。在侧位 X 线片及 CT 片上可明确显示，诊断较容易。

（3）发育性颈椎管狭窄症　椎管中矢状径与椎体中矢状径的比值≤ 0.75 为发育性颈椎管狭窄，出现相应的脊髓受累症状者为发育性颈椎管狭窄症。

3. 需与椎动脉型颈椎病鉴别的疾病

（1）能引起眩晕的疾病　眩晕可分为脑源性、耳源性、眼源性、外伤性及神经官能性等。颈椎病所致眩晕属脑源性。常见耳源性眩晕有梅尼埃病，眩晕发作多与情绪变化有关，前庭蜗器官功能减退，发作时有水平性眼震颤，神经系统无异常。链霉素致内耳前庭损害常在用药后 2 ～ 4 周出现眩晕，伴平衡失调、口唇及肢端发麻。无眼颤。眼源性眩晕多由眼肌麻痹或屈光不正引起，当遮蔽病眼时眩晕可消失。头部外伤所致眩晕常伴有大脑皮质功能障碍及头痛等症状。神经官能症性眩晕者常有多样表现，但检查时却无明显客观体征。其发作也无一定规律性，易受情绪影响。

（2）锁骨下动脉缺血综合征　有椎基底动脉供血不足表现，患侧上肢乏力、沉重、疼痛、麻木。检查可发现患侧上肢血压低于健侧，桡动脉搏动减弱及患侧锁骨处可闻及血管杂音。此病与椎动脉型颈椎病的鉴别方法主要是行椎动脉造影。如发现锁骨下动脉起始段狭窄或闭塞，伴血液向患侧椎动脉逆流，则诊断成立。

4. 其他　多神经根受累的颈椎病并不常见。此时，常常需要与胸廓出口综合征、臂丛神经炎相鉴别。C₅ 神经根受累的颈椎病，疼痛放射至肩部，有时需与肩袖损伤、肩周炎等鉴别。后者一般都有肩关节活动受限与肩袖部位的压痛，容易区别。但在老年人中有时颈椎病与肩周炎并存。脊髓型颈椎病患者，当临床检查发现肢体力弱，肌张力增高，腱反射亢进与 Hoffmann、Babinski 等病理反射阳性时，常常需要与原发性肌萎缩侧索硬化症、运动神经元病、脑梗死、多发硬化等神经内科疾病进行鉴别。结合病史、神经系统检查、影像学检查可鉴别。

三、治疗策略

（一）治疗原则

多数病例可采取保守治疗，需要手术治疗者占少数。颈椎病手术治疗主要达到减压与重建稳定的目的，对于脊髓本身不可逆转的病变无治疗意义，在选择手术治疗时应考虑患者的职业、年龄，患者机体状况对手术的耐受性，以及患者对手术的态度等。根据不同的病情选择不同的手术方式。

（二）治疗方法

1. 非手术治疗

（1）颈托和围领　可以限制颈部的活动，减轻颈椎的载荷。对颈椎不稳定的病例尤其适用。但不宜长期使用，以免颈部肌肉萎缩。

（2）卧床休息　适当卧床休息2～3周，减少颈椎载荷，利于局部损伤的修复，对多数病例都可以采用。

（3）枕颌带牵引　对于单纯椎间盘突出的病例可以试用。对老年病例，或合并脊髓受损者不宜采用。牵引重量一般2～3kg，不宜太重，牵引方向以患者感觉舒适为准。

（4）物理治疗　可以缓解颈部肌肉痉挛，改善血液循环，作为一种配合疗法可以有选择的应用。

（5）按摩　颈肩部肌肉按摩可使肌肉放松，患者感觉轻松。但手法应轻柔，不宜采用所谓"旋转复位"手法，用力扭动颈椎可能加重椎间关节损伤。

（6）药物治疗　包括使用解痉镇痛药物如布洛芬等，神经营养药物如维生素 B_1 等，血管扩张药物如地巴唑等。颈椎硬膜外腔封闭疗法对疼痛剧烈、非甾体类药物止痛无效的病例可以应用，但高血压病、糖尿病患者禁用。

2. 手术治疗

（1）手术指征　①正规的保守治疗长达半年以上不能缓解，影响正常工作者；②颈肩痛严重，保守治疗无效，不能正常睡眠与生活者；③脊髓型颈椎病诊断明确者；④手内在肌明显萎缩者。

（2）手术方式　根据手术途径不同，可分为前路手术、前外侧手术及后路手术。

①前路及前外侧手术　切除突出之椎间盘、椎体后方骨赘，以解除对脊髓、神经根和椎动脉的压迫。同时进行椎体间植骨融合，以稳定脊柱。

②后路手术　主要是通过椎板切除或椎板成形术达到对脊髓的减压。减压后应辅以后方脊柱整合术。

③手术要点　以前路手术为例，前路椎间盘、骨刺切除椎体间植骨融合术适用于一个或两个节段脊髓腹侧压迫为主的脊髓型颈椎病，以及神经根型、交感型与椎动脉型颈椎病。一般采取全身麻醉，或颈丛神经阻滞麻醉，或局部浸润麻醉。仰卧位，颈前右侧横切口。横向切开皮肤、皮下组织与颈阔肌。在颈阔肌深面向上、下游离皮瓣。沿胸锁乳突肌内侧切开颈深筋膜，切断肩胛舌骨肌，在颈动脉鞘内侧钝性分离，向内侧推开甲状腺、气管与食管，进入椎前间隙。此间可能遇见甲状腺中静脉、甲状腺上下动脉，如影响显露，可分别结扎切断。应注意不要误伤喉上神经或喉返神经。纵行切开椎前筋膜，可见左、右颈长肌与其间的前纵韧带在颈椎的前表面纵向排列。摄取颈椎侧位 X 线片或 C 形臂 X 线机透视下确定手术节段。在病变的椎间隙采用锐利骨刀、刮匙切除椎间盘与后缘骨刺，实现减压。也可以用环锯或磨钻完成减压。根据椎间隙骨缺损的形态与大小，在髂嵴取相应的皮质－松质骨块，嵌入椎体间。必要时附加钢板螺钉内固定（明显节段不稳定者、颈椎后凸者或多节段减压植骨者）。冲洗创面，放置引流条，间断缝合皮下与皮肤。

④术后处理　一般术后24～48小时拔除引流。术后5天与术后10天分别拆除颈部与髂部伤口缝线。颈围领制动2～3个月，术后3～7天可离床活动。术后应用脱水治疗，防治神经水肿。

⑤并发症及处理（注意事项）　喉返神经、喉上神经损伤，神经根或脊髓损伤，植骨块脱落，伤口内血肿，伤口感染，植骨不愈合等并发症都有可能发生。但是细致与规范的手术操作可减少或避免并发症发生的可能。多数病例手术疗效良好，在脊髓功能的恢复方面优良率可达80%以上，

并发症发生率很低。

四、疗效及预后评估

（一）疗效评估

1. 治愈 症状消失，功能完全或基本恢复，手术后伤口愈合。
2. 好转 症状基本消失或好转，功能部分恢复，手术后伤口愈合。

（二）预后评估

1. 无反应型 手术后某些症状轻微改善，无感觉和运动改善，术后 3～6 个月仍无改善者，则可能神经组织已变性，恢复无望。
2. 缓慢反应型 术后 1 周内可有某些症状改善，以后长期内稍有改善，但不明显，超过 3 个月或 6 个月再有进步，此类预后差。
3. 一过反应型 手术后数日症状明显减轻，并有部分功能进步，1 周后突然停止恢复，或已经改善的症状又复原，回到术前的状况。预后差。
4. 即刻反应型 术后数日症状、体征明显改善，而且这些变化继续进展，表示致压物解除后脊髓血供恢复，脊髓变性不严重，预后良好。
5. 延迟反应型 术后短期内无明显改善，而术后 1～2 个月症状缓慢改善，表示神经组织尚未变性，有望恢复。

五、出院医嘱

1. 术后 3 个月拆除固定石膏，摄 X 线片，明确前路手术植骨融合情况、后路手术情况。
2. 避免长时间低头姿势，改变不良的工作和生活习惯，如躺在床上阅读、看电视等

第二节　腰椎间盘突出症

一、疾病概述

因腰椎间盘纤维环断裂，髓核与纤维环突出或膨出，压迫与刺激神经根或马尾神经引起相应的临床表现，称为腰椎间盘突出症。椎间盘退变与异常承载是椎间盘突出的基本原因。椎间盘退变程度的不同、损伤病理的差异往往导致不同的临床表现。椎间盘突出可以发生在不同的部位与方向。通过软骨终板突向椎体时称为 Schmorl 结节，一般没有临床症状；在椎管腹侧正中部位的椎间盘突出称为中央型突出，有可能累及马尾神经；在后纵韧带两侧突出的为后外侧椎间盘突出，$L_{4\sim5}$ 与 $L_5\sim S_1$ 的后外侧椎间盘突出常常分别累及 L_5 与 S_1 神经根；在椎间孔内或以外的突出称极外侧或椎间孔内椎间盘突出，有可能累及上一节段的神经根。

二、诊断策略

（一）病史采集要点

1.**主诉** 腰痛伴一侧或双侧臀部及下肢的放射性疼痛、麻木。

2.**现病史**

①发病诱因 有相当多的腰椎间盘突出症患者有外伤史，应了解外伤的时间，外伤到腰腿痛出现的时间。

②询问腰痛性质 了解突发腰痛或逐渐腰痛，腰痛呈钝痛、酸痛、锐痛等。腰痛与休息的关系；腰痛与体位的关系；腰痛与坐骨神经痛的关系；腰痛是否影响入睡等。

③下肢痛的性质 下肢痛是否为放射痛，下肢痛的部位；下肢痛与体位的关系；下肢痛与咳嗽、排便等腹压增加的关系；下肢痛与卧床休息的关系；下肢痛与步行的关系；下肢痛与骑自行车的关系。

④有无其他伴随症状 如询问有无肢体发凉、下肢水肿、麻木、无力、关节僵硬、步态不稳、大小便习惯变化，有无发热、盗汗、体重减轻、食欲下降等。

（二）体检要点

1.**步态** 患者症状重者可有行走时姿态拘谨，喜欢在身体前倾而臀部凸向一侧的姿态下跛行，患肢负重时间明显减少。

2.**脊柱外形** 检查有无"坐骨神经痛性脊柱侧弯"。腰部的侧弯可凸向患侧，也可凸向健侧，侧弯的凸向与突出髓核与神经根的相邻关系有关，患者腰侧弯以减轻疼痛。如果突出髓核在神经根的内侧（腋部），腰凸向健侧，减轻神经根受压。相反，如果突出髓核在神经根的外侧（肩部），腰凸向患侧，使神经根离开髓核，而减轻神经根受压。部分患者脊柱侧弯的方向出现交替性改变。

3.**腰部压痛点** 检查腰椎各棘突旁有无压痛点，以及压痛是否向小腿及足部放射。

4.**腰部活动度** 检查腰椎活动度，腰椎间盘突出症症状期腰椎各方向的活动都会受到限制。

5.**神经系统检查** 注意有无下肢肌肉萎缩，有无下肢肌力改变、感觉减退、反射改变。行直腿抬高试验、直腿抬高加强试验、拉塞格征、股神经牵拉试验。

6.**其他检查** 髋关节检查，注意关节有无肿胀、畸形，肢体长短，关节活动度。周围血管检查，注意下肢皮温、皮肤色泽、足背动脉搏动情况。腹部及直肠检查，注意腹部及腹膜后有无肿块，直肠指诊有无异常。

（三）辅助检查

1.**X 线平片** 需要时拍摄腰椎正侧位片，必要时加拍左、右斜位片。常有脊柱侧凸，有时可见椎间隙变窄，椎体边缘唇状增生。X 线片可以发现有无结核、肿瘤等骨病，有鉴别诊断意义。

2.**CT** 可显示骨性椎管形态，黄韧带是否肥厚及椎间盘突出的大小、方向等，有较大诊断价值。

3.**MRI** MRI 可显示椎间盘的质子密度、纤维环撕裂情况和椎间盘退变的多个阶段。

4.**椎间盘造影** 诊断椎间盘源性腰痛的金标准。目前为止，椎间盘造影术仍是诊断椎间盘源性腰痛相对可靠和准确的方法。椎间盘造影术应用指征：①系统保守治疗失败；②MRI 等无创检查手段不能提供足够的诊断信息；③患者症状严重，适于手术治疗。椎间盘造影后 CT 检查有助于诊断纤维环损伤，在两个以上椎间盘均异常而无神经受压时，椎间盘造影是唯一可用的方法。

（四）诊断

1. 腰、背痛和（或）坐骨神经痛，疼痛多呈放射痛，可放射至臀部、大腿后外侧、小腿外侧至跟部或足背，活动或腹压增加时放射痛加重。

2. 查体在棘突旁有压痛，并时有患肢放射痛。小腿前外或后外侧皮肤感觉减退，踇肌力减退，患侧跟腱反射减退或消失。患肢直腿抬高试验、加强试验阳性。

3. CT、MRI 提示腰椎间盘突出，突出髓核压迫神经根硬膜囊。

4. 除外其他类似临床表现的疾病，如腰椎管狭窄症、腰扭伤、椎体结核或肿瘤。

（五）鉴别诊断

1. **腰椎椎管狭窄症** 椎管狭窄症是指多种原因所致椎管、神经根管、椎间孔的狭窄，并使相应部位的脊髓、马尾神经或腰神经根受压的病变。间歇性跛行是最突出的症状，患者自诉步行一段距离后，下肢酸困、麻木、无力，必须蹲下休息方能继续行走。骑自行车可无症状。患者主诉多而体征少也是重要特点。少数患者有根性神经损伤的表现。严重的中央型狭窄可出现大、小便失禁，脊髓造影、CT 扫描、MRI 等特殊检查可帮助鉴别诊断。

2. **腰部慢性劳损** 腰部慢性劳损多数继发于急性损伤后未完全恢复，或畸形未能纠正，部分虽无明显急性损伤史，但因工作姿势不良，或长期处于某一特定姿势，或过度劳累，亦可产生慢性劳损性腰痛。患者每日劳累时感腰部钝痛或酸痛，可牵涉到臀部及大腿后，不能弯腰久立，不能胜任弯腰工作，甚至连刷牙、洗脸都困难，卧床可减轻疼痛。病程中可时轻时重，但不能完全缓解。检查时腰部无畸形，屈伸侧弯无明显障碍，在骶棘肌、髂后上棘、腰骶棘间、臀肌等处可有压痛点，直腿抬高试验、4 字试验常为阴性，不出现典型的坐骨神经痛症状。

3. **腰椎结核** 早期局限性腰椎结核可刺激邻近神经根，造成腰痛及下肢放射痛。腰椎结核腰痛较剧烈，可有结核病的全身反应，X 线片上可见椎体或椎弓根的破坏。CT 检查对早期局限性病灶有诊断价值。

4. **腰椎小关节紊乱** 相邻椎体的上下关节突构成腰椎小关节，为滑膜关节，有神经分布。当小关节上、下关节突关系不正常时，急性期可因滑膜嵌顿产生疼痛，慢性病例可产生后关节创伤性关节炎，出现腰痛。此种疼痛多发生于棘突旁 1.5cm 处，可有向同侧臀部或大腿后的放射痛，易与腰椎间盘突出症相混。该病的放射痛一般不超过膝关节，且不伴有感觉、肌力减退及反射消失等神经根受损体征。对鉴别诊断困难的病例，可在病变的关节附近局部封闭，如症状消失，可排除腰椎间盘突出症。

5. **第三腰椎横突综合征** 第三腰椎横突常较第二、第四腰椎横突长，又居于腰椎中部，成为腰部活动的力学杠杆支点，容易受到损伤。该病疼痛主要在腰部，少数可沿骶棘肌间向下放射。检查可见骶棘肌痉挛，第三腰椎横突尖压痛，无坐骨神经损害征象。局部封闭疼痛可缓解。

6. **椎体转移肿瘤** 疼痛较剧烈，夜间加重，患者体质衰弱，可查到原发肿瘤。X 线平片可见椎体溶骨性破坏。

7. **脊膜瘤和马尾神经瘤** 为慢性进行性疾患，无间歇性好转或自愈现象，常有大、小便失禁。脑脊液蛋白增高，奎氏试验显示梗阻。脊髓造影检查可明确诊断。

8. **梨状肌综合征** 坐骨神经从梨状肌下缘或穿过梨状肌下行。如梨状肌因外伤、先天异常或因炎症而增生、肥大、粘连均可在收缩过程中刺激或压迫坐骨神经而出现症状。以臀部和下肢痛为主要表现，疼痛出现或加重与活动有关，休息即明显缓解。体检可见肌萎缩、臀部深压痛及直腿抬高试验阳性，但神经的定位体征多不太明确。髋关节外展、外旋位抗阻力时（梨状肌强直性收缩）可诱发症状。

9.盆腔疾病　早期盆腔后壁的炎症、肿瘤等，当其本身症状尚未充分表现出时，即可因刺激腰、骶神经根而出现骶部痛，或伴单侧或双侧下肢痛。常规进行直肠、阴道检查及B超检查可帮助鉴别。

三、治疗策略

（一）治疗原则

腰椎间盘突出症的治疗包括非手术治疗与手术治疗，治疗方法的选择取决于病情轻重及病程。大部分腰椎间盘突出症的患者通过非手术治疗可好转或治愈。

（二）治疗方法

1.非手术治疗

（1）适应证　①年轻、初次发作或病程较短者；②休息后症状可自行缓解者；③X线检查无椎管狭窄者。

（2）非手术治疗方法

①卧床休息　卧位的姿势以患者感觉舒服为准，屈髋屈膝往往可以减轻腿痛。卧床时间由3～8周不等。少数病例卧床3～5周以后症状明显改善，直腿抬高试验与健侧相差无几。此时可开始练习离床活动。卧床8周，直腿抬高试验仍无改善，直立后疼痛依然者，表明卧床治疗无效。

②牵引治疗　牵引的方法有多种，其中骨盆牵引与卧床相结合比较常用。骨盆牵引时应抬高床脚，头低脚高仰卧位，以体重为反牵引力，可减轻椎间盘与椎间关节的压力，解除肌肉痉挛。牵引重量应根据患者的体格而定，一般每侧肢体5～10kg，并依据治疗的反应适当调整牵引方向与重量。每日上、下午与晚间各1次，每次持续30～60分钟。3周为一疗程。

③硬膜外腔封闭治疗　是急性剧烈腰腿痛患者常用的方法。泼尼松25mg或地塞米松5mg与2%利多卡因20ml混合，经皮腰椎或骶管硬膜外腔穿刺，将药液注入硬膜外腔，封闭病灶，达到消炎、消肿与止痛的目的。封闭后需卧床1小时。多数患者可获得即刻止痛效果。

2.手术治疗

（1）手术指征　①规范的保守治疗3个月无效；②剧烈腰、腿痛急性发作，保守治疗不能缓解，严重影响生活与睡眠；③出现神经根或马尾神经麻痹的临床表现，较常见的表现为麻痹性足下垂，排尿功能障碍，应视为急诊手术的指征；④合并明显的腰椎椎管狭窄症状者。

（2）手术方式　手术治疗着眼于解除神经的压迫。通常需要切除突出或膨出的椎间盘。有些病例，因合并节段性不稳定，或切除椎间盘后发生不稳定，此时尚需考虑植骨融合或附加内固定，以重建稳定。

①单纯椎间盘切除术　根据手术径路的不同可分两种。经后方入路椎板间开窗椎间盘切除术比较常用。术后80%～85%的患者腰腿痛消失。前方经腹膜外或腹腔椎间盘切除术治疗效果与后方径路的相近，但少被采用。椎间盘切除术后尚有少数病例效果不好。除外科手术的一般并发症外，还可发生神经根或马尾神经损伤、脑脊液漏、神经根粘连、椎间隙感染（椎间盘炎）、腹腔大血管损伤等并发症。

②微创减压术与人工椎间盘置换术　目前，临床应用的经皮穿刺化学溶核术、经皮穿刺椎间盘切吸术，或经皮穿刺髓核激光汽化术、椎间盘镜下髓核切除等一类的治疗方法被称为微创减压术。

临床报道表明有半数以上的有效率。人工椎间盘是以维持椎间隙高度、保持一定活动为目标而设计的一种内植假体。

（3）术后处理　术后卧床3～4周，行腰背肌锻炼，下地练习活动，3个月后可恢复一般轻体力工作。

（4）并发症及处理

①感染　患者术后发热，腰部切口疼痛明显，原下肢坐骨神经痛术后不见减轻甚至较术前加重，或表现为腹痛、下腹部放射痛。检查手术切口处肿胀、皮肤略红，周围软组织水肿，拆线后可有脓液流出。但多数患者表现不典型，局部炎症不明显，但有深压痛，血沉明显增快。X线检查一般在术后1～3个月才有改变，表现为相应椎间隙变窄，椎体破坏、硬化，椎体前后缘有骨刺形成，最终椎体融合。CT可见早期为椎间隙密度减低，后期可出现椎间隙狭窄和硬化。MRI诊断椎间盘炎较敏感，表现为T1加权像椎间盘及其临近椎体的信号减低，T2加权像侧信号增强。

②血管损伤　多发生在经后路摘除椎间盘手术中，由于髓核钳伸向前方摘除椎间盘组织过深，穿透前侧纤维环及前纵韧带，钳夹了大血管而造成血管撕裂。椎间盘手术并大血管损伤，要及时剖腹探查修补血管止血。

③神经根损伤　可为神经牵拉伤、手术器械误伤、严重挫伤或神经裂伤神经功能难以恢复，牵拉伤一般术后数日或数个月恢复。术后神经根周围瘢痕形成，亦可产生神经压迫症状。表现为原神经症状明显减轻，不久又复加重。原因：手术时操作不仔细，损伤组织较多，止血不严密，血肿机化形成瘢痕压迫神经。预防措施：手术操作细致，术中采用防粘连措施，术后放置引流，防止血肿形成。

④脊柱不稳　术后脊柱不稳，表现为坐骨神经痛消失而腰痛持续存在。腰椎前屈时出现异常活动。对腰痛症状严重，功能性运动腰椎X线摄片有明显脊柱异常活动的患者，可行脊柱融合术。

四、疗效及预后评估

（一）疗效评估

1. 治愈　腰腿痛基本消失，无间歇性跛行，恢复原工作。
2. 显效　腰腿部疼痛部分消失，连续步行1000m以上，基本恢复工作。
3. 有效　有轻微腰腿痛，步行400m须弯腰休息，部分恢复工作。
4. 无效　腰腿痛无好转，不能继续工作。

（二）预后评估

腰椎间盘突出症的疗效与病变的程度、患者的选择、手术方法及患者心理因素有关。病史中具有典型坐骨神经痛，疼痛放射至膝关节以下，无力、感觉减退、麻木，诊断明确者，疗效良好。反之，主诉腰痛而无典型坐骨神经痛，预示疗效不佳。

五、出院医嘱

1. 术后患者卧床休息3～20日。卧床时间与术中切除椎板关节突多少有关，切除椎板多，卧床时间长。

2. 积极进行腰背肌锻炼，逐步下地活动。术后3个月可恢复一般体力工作，禁止重体力劳动。

3.非手术治疗病情好转后，应避免长时间弯腰。积极进行腰背肌锻炼，宜从事轻体力劳动。

第三节 腰椎椎管狭窄症

一、疾病概述

腰椎椎管狭窄症是指椎管因某些骨性或纤维性结构异常导致一处或多处管腔狭窄，压迫马尾神经或神经根引起的临床症状。

二、诊断策略

（一）病史采集要点

1.**主诉** 腰背部疼痛或伴间歇性跛行。

2.**现病史** 询问腰痛的时间、性质，演变趋势，是否逐渐发展到骶尾部、臀部及下肢。是否有放射痛，是否伴有间歇性跛行。腰痛缓解或加重因素，如行走、站立时是否加重，前倾坐位、蹲位时是否减轻。

（二）体检要点

1.**步态** 观察有无跛行步态。

2.**脊柱外形**有无改变，检查腰椎各棘突旁有无压痛点，及压痛是否向小腿及足部放射。检查腰椎活动度，腰椎各方向的活动是否受到限制。腰部过伸试验阳性为重要体征，脊柱后伸受限，过伸时可出现下肢症状。

3.**神经系统检查** 注意有无下肢肌肉萎缩，有无下肢肌力改变、感觉减退、反射改变。行直腿抬高试验、直腿抬高加强试验、拉塞格征、股神经牵拉试验。

4.**其他检查** 髋关节检查有无肿胀、畸形。肢体有无长短不等，关节活动度。周围血管检查，注意下肢皮温、皮肤色泽、足背动脉搏动情况。

（三）辅助检查

1.**X线平片** 见腰椎弧度改变、关节突肥大、椎间隙变窄、椎体滑脱等。

2.**脊髓造影** 可出现完全或不完全梗阻。

3.**CT、MRI检查** CT在显示侧隐窝的变化和神经根受压变形或移位方面有优势，而MRI可显示蛛网膜下腔受压的程度，直接观察到椎间盘纤维环膨出，在显示病理变化及周围关系方面具有优势。

（四）诊断

1.腰背痛伴间歇性跛行。

2.腰部过伸试验阳性，脊柱后伸受限，过伸时可出现下肢症状。

3.X线、CT、MRI显示阳性结果。

（五）鉴别诊断

有时需排除血栓闭塞性脉管炎等下肢血管疾病。仔细询问病史与下肢动脉搏动检查后往往可以做出区别，很少需要下肢动脉造影。

三、治疗策略

（一）治疗原则

症状较轻，对生活影响不严重的患者，年老体弱或有其他手术禁忌者，或拒绝手术治疗者均可采取保守治疗。一些因腰椎退变性不稳定而发病的患者，可能随着时间的推移，经过若干年月，腰椎稳定重建之后间歇跛行不再出现。多数患者需手术治疗。手术治疗原则：对脊髓、神经根彻底减压，使其有一定活动范围，而不影响脊柱稳定性。

（二）治疗方法

1. 非手术治疗　包括药物治疗、改变生活方式、应用支具和硬膜外激素封闭等。腰围保护可增加腰椎的稳定性，减轻疼痛，但应短期应用，以免发生腰肌萎缩。卧床休息 2～3 周或改变行走姿势往往可以减轻症状，但往往因过度劳累而出现反复。

2. 手术治疗

（1）手术指征　①患者疼痛不能耐受、生活质量降低，且经保守治疗无效。②患者症状和体征与影像学检查结果一致。

（2）手术方式　腰椎椎管减压术式分为广泛减压和有限减压两类。同时根据情况附加内固定与植骨融合术。

1）植骨融合适应证　①伴退行性变性椎体滑脱。②伴有脊柱侧凸或后凸，对椎管行广泛减压，有造成脊柱失稳或畸形加重的可能者。③同一平面复发性椎管狭窄，当确定再次手术时，应考虑同时行关节整合术，因再次手术需增加小关节的切除，以扩大侧隐窝和中央管，关节突切除超过 50% 会导致节段性不稳。复发性椎管狭窄伴有医源性滑脱时，再次手术要考虑植骨融合，以增加脊柱的稳定性。④小关节切除过多，由于手术时小关节切除或切除超过 50% 会引起不稳定，应同时行脊柱融合术，以防术后脊柱不稳或疼痛。

2）脊柱内固定适应证　①稳定或纠正侧凸或后凸畸形；②2 个或 2 个以上平面行较为广泛的椎板切除；③复发性椎管狭窄且伴有医源性椎体滑脱；④动力位 X 线片示椎体滑移超过 4mm。上、下终板成角大于 10°。

（3）术后处理

①术后留置负压引流并确保引流管引流通畅，以免伤口内积血，引起感染或神经根粘连。

②术后 3 天开始进行直腿抬高锻炼，早期腰背肌及腹肌锻炼，预防腰背肌萎缩。

（4）并发症及处理（注意事项）术后并发症主要有血肿、感染、神经根粘连。术后预防感染，保持引流管引流通畅，防止伤口内发生血肿、感染、机化、粘连。

四、疗效及预后评估

（一）疗效评估

1. 治愈　手术治疗后伤口愈合，功能完全或基本恢复。

2. 好转 症状大部分消失，功能改善。

（二）预后评估

90% 以上病例手术后可获得满意效果，症状消失，恢复正常生活，部分患者可能无效，或残留不同程度腰痛。

五、出院医嘱

1. 门诊随访，不适随诊。
2. 术后卧床休息 2～3 个月，加强腰背肌及腹肌锻炼。

第四节　脊柱滑脱症

一、疾病概述

脊柱滑脱是指一个脊柱的某个部分或整个脊椎向某方向滑移，失去与邻椎的正常解剖关系。虽可发生于脊柱的任何部位，但以腰部为最常见（$L_3 \sim S_1$），且绝大部分为脊柱向前滑脱，可由多种原因引起。

二、诊断策略

（一）病史采集要点

1. 主诉 间歇性发作下腰痛或腰腿痛。
2. 现病史 询问发病时间或年龄，根据滑脱的不同原因，发病年龄不同。先天性滑脱常在青少年发病，崩裂可在中年发病，而退变型则在中年后发病。绝大部分患者以下腰痛发病，伴或不伴下肢酸痛，少数患者因其他原因摄 X 线片时偶然发现。询问患者有无长期间歇性发作的下腰痛病史，是否伴有间歇性跛行，症状加重或缓解的因素，如站立、行走、弯腰、劳累时加重，休息则减轻。严重的滑脱患者可产生其他神经症状，如足无力、膀胱直肠括约肌功能障碍等。

（二）体检要点

1. 步态 观察有无跛行步态。
2. 躯干 站立位下观察躯干形态，滑脱轻者常无躯干形态学的改变，滑脱明显时可出现腰椎前凸、臀部后倾、腰骶部凹陷、背伸肌痉挛。L_5 椎体棘突后突，常有压痛或叩击痛。
3. 神经系统 大多数无合并症的滑脱患者无神经系统症状，直腿抬高试验阴性，严重滑脱或病程较久者可产生神经根体征，如肌力减弱、感觉和腱反射改变。

（三）辅助检查

1. X 线检查 站立位下摄正、侧位片，左、右斜位片。
2. CT、MRI 可观察神经根及椎间盘退行性改变的程度，有助于确定融合节段范围。

3. ^{99}Tc 扫描　对新近有外伤史而下腰痛的年轻滑脱患者，^{99}Tc 扫描对诊断脊椎崩裂有帮助。

4. 滑脱衡量　根据滑脱椎体后下角与下位椎体的关系，可将滑脱的程度分为五度：Ⅰ度滑脱为脊椎向前移位 0 ～ 25%，Ⅱ度为 26% ～ 50%，Ⅲ度为 51% ～ 75%，Ⅳ度为 76% ～ 100%，Ⅴ度为脊柱完全滑脱。

（四）诊断

1. 诊断依据

（1）长期反复下腰痛或腰腿痛，间歇性钝痛，腰部活动偶有移动感及不稳感。

（2）检查见腰椎前凸，臀部后倾，腰骶部凹陷，背伸肌痉挛。第五腰椎棘突后突，常有压痛或叩击痛。

（3）影像学检查发现脊椎滑脱表现。

2. 临床类型

（1）崩裂性脊椎滑脱　由于椎弓峡部断裂所致，椎弓峡部断裂多发生于青少年，中青年时症状明显，滑脱少于 10% 不易有临床症状。X 线斜位片可见椎弓峡部断裂分离，边缘硬化。少数患者的椎弓峡部仍然连接，但变细拉长。X 线侧位片示椎体滑脱征象。

（2）退行性脊椎滑脱　退变造成的节段性不稳为主要发病机制，多在 40 岁后发病，女性多见，常发生在 $L_{4\sim5}$，滑脱很少超过 30%，腰痛常伴有下肢的间歇性跛行痛或放射痛。X 线片除显示滑脱外，可见多种退行性病变 X 线征，如椎间隙狭窄、关节突增生变形，或内聚成矢状面、腰前突减小、椎管狭窄等，但椎弓峡部无崩裂骨折。

（五）鉴别诊断

1. 椎管狭窄　容易发生在有双水平退变性滑脱的病例，临床有退变性椎管狭窄的神经源性跛行，偶有根性下肢痛，借助 CT 检查不难鉴别。

2. 椎间盘突出　在很少情况下，脊柱滑脱可以伴有椎间盘突出，一般易发生在 $L_{4\sim5}$，伴有下肢根性疼痛，此时神经根的受压可由椎间盘突出引起，但也可发生在神经孔水平或椎弓峡部崩裂处。

三、治疗策略

（一）治疗原则

以保守治疗为主，特别是Ⅰ度、Ⅱ度崩裂型滑脱和退变性滑脱。少数患者因保守治疗无效才需行神经根减压和滑脱固定融合手术。

（二）治疗方法

1. 非手术治疗　对于症状轻微的腰椎峡部裂和Ⅰ～Ⅱ度滑脱或病程较短者，尤其是儿童、青少年患者，宜首选以下非手术治疗方法。

（1）休息　适用于腰痛、下肢痛的发作期，但卧床休息时间不宜超过 1 周，如起床后有疼痛，可适当使用外支架。

（2）理疗和药物　各种理疗手段可用于缓解疼痛，有时可配合使用镇痛剂和肌松剂。

（3）骨盆牵引　如牵引后疼痛加重，可以停止牵引。

（4）腰背肌功能锻炼　肌肉功能的增强可以增加脊柱的稳定性。

（5）功能再教育　改变日常生活中腰椎负重的形式，如提物、坐姿等。

2.**手术治疗**　手术的目的是解除疼痛，矫正畸形，缓解或消除神经压迫，加强脊柱稳定性。

（1）手术指征　①持续顽固的腰、腿痛，且经保守治疗无效者；②进行性滑脱且滑脱超过40%，并处于生长发育期的青少年；③滑脱超过50%；④腰骶部后凸＞25%，滑脱致矢状面失平衡或伴姿态或步态异常者；⑤马尾综合征必须复位恢复椎管序列，松弛牵张于骶骨后上缘的马尾神经。

（2）手术方法　包括椎板切除减压术、复位内固定术、峡部缺损修复植骨内固定术等。

（3）术后处理

①两下肢神经功能观察　由于术中对神经根的刺激，术后早期可能有下肢轻度麻木，一般不需特殊处理，可适当使用神经营养药物，但如出现明显的根性疼痛，可能为神经损伤，严重时需取出内固定。

②轴心位翻身　可减少腰骶部扭转力对内固定的不良作用。

③外制动。

（4）并发症及处理

①神经并发症　大多表现为神经根的刺激症状（疼痛、麻木等），常与术中减压时牵拉神经根有关，一般只需对症处理，短期内可恢复。少数出现较重的神经根麻痹，甚至马尾综合征、括约肌功能障碍等。临床经短期观察，对症处理之后，如无好转应考虑手术。

②假关节　如无症状和滑脱加重，可以不手术，否则需再手术行假关节修补、植骨融合。

③植入物并发症　最常见的为骶骨钉松动、拔出，与此处骨质疏松有关。也可发生断钉、断棒。

④症状不缓解或复发　常与手术减压不彻底、邻椎退变不稳定、忽略假关节等有关，根据病因进行相应处理。

四、疗效及预后评估

（一）疗效评估

1.**治愈**　腰腿痛基本消失，无间歇性跛行，恢复原工作。

2.**显效**　腰腿部疼痛部分消失，连续步行1000m以上，基本恢复工作。

3.**有效**　有轻微腰腿痛，步行400m须弯腰休息，部分恢复工作。

4.**无效**　腰腿痛无好转，不能继续工作。

（二）预后评估

脊柱滑脱非手术治疗，症状缓解消除有效率可达90%。需手术治疗者，只要减压彻底，无假关节形成，临床治愈率达95%。

五、出院医嘱

1.**外制动**　防止患者过度活动骨盆而影响融合，至少3个月。

2.**功能再教育**　腰骶融合有较高的假关节发生率，应指导患者术后的日常生活运动（如何翻身、下地、坐立、上厕所等），直至坚固骨融合。

第四章　骨关节感染性疾病

第一节　化脓性骨髓炎

一、疾病概述

化脓性致病菌引起的骨膜、骨质和骨髓的炎症称为化脓性骨髓炎。致病菌多为金黄色葡萄球菌，约占 75%，其次为溶血性链球菌，约占 10%。本病的感染途径有三：①血源性感染；②开放性骨折或骨科手术后创口感染；③邻近软组织的感染病灶直接蔓延至邻近的骨骼。从迁延时间上划分为急性与慢性感染。致病途径不同，病变程度、治疗方法也有差异。

二、诊断策略

（一）病史采集要点

1. 主诉　局部肿胀、疼痛，肢体活动受限或伴发热等表现。

2. 现病史　询问发病前的健康情况，前驱表现和诱因、发病方式、首发部位、演变过程、病变范围、加剧或缓解因素。有无全身表现，如发热、寒战、头痛、咽痛、食欲下降、恶心、呕吐、腹痛、腹泻、尿频、尿痛等。

（二）体检要点

1. 全身检查　注意体温、脉搏、呼吸、血压变化，注意有无脓毒血症表现。慢性期是否有消瘦、贫血、慢性病容。

2. 局部检查　早期有局部肿胀、压痛；当形成骨膜下脓肿后，肿胀及压痛加重。骨膜下脓肿破入软组织后，疼痛减轻，压痛及肿胀更重，皮肤红、热，可有波动感。脓肿穿破皮肤后，肿胀及疼痛减轻。慢性骨髓炎，可有经久不愈或时愈时发的窦道。窦道不断排脓，可排出小死骨。

（三）辅助检查

1. 血常规　白细胞计数增高，一般在 $10 \times 10^9/L$ 以上，中性粒细胞可超过 90%。

2. 血沉和 C 反应蛋白　血沉可达 100mm/h 以上，血沉的减慢和 C 反应蛋白阴性往往提示疾病停止活动，但在骨科感染上无特异性。C 反应蛋白是反映炎症的良好指标，比血沉增快出现早。

3. 脓肿分层穿刺　选用穿刺套针，于压痛、肿胀最显著部位先穿入软组织内，如未抽得脓液，再穿至骨膜下，仍未获脓液，可直达骨髓腔。如在软组织内已抽得脓液，则勿再深入穿刺，以免将脓液的细菌带入骨内。抽出的脓液或混浊液应行涂片检查、细菌培养及药物敏感试验。

4. 血液细菌培养　在起病初期抽血行细菌培养，以期查出致病菌。由于抗生素的普遍应用，细菌培养的阳性率低，所以，在初诊时应连续行三次培养，每次间隔2小时，以获得较高的阳性率。

5. X线片　起病两周内骨质无明显改变，软组织可见肿胀，肌肉间隙模糊。两周后因炎症充血水肿，出现骨质吸收、骨小梁模糊、纹理欠清晰，继而骨质破坏，常在骨干皮质出现溶骨性透亮区，在髓腔内出现斑片状或条状破坏区。3～4周可见密度较高的骨坏死。骨膜呈反应性增生，形成密度不匀的新生骨。

6. B型超声检查　对早期诊断深部软组织脓肿及骨膜下脓肿有较大实用价值。

7. CT检查　早期干骺端的深部软组织呈局限性肿胀，髓腔密度增高；干骺端的骨质破坏呈低密度减低区，边缘不规则，病灶内可见低密度的脓液。骨皮质的破坏表现为骨皮质中断。

8. 放射性核素骨扫描　^{99mm}锝可浓聚于干骺端的炎性病变区，可在发病后48小时发现骨感染病灶，如出现假阳性或假阴性，则难以做出准确的诊断。

9. MRI检查　有极高的组织分辨率，对骨髓炎早期和四肢小脓肿的识别明显优于普通X线和CT，在早期发现骨皮质破坏和死骨方面不及X线和CT。

（四）诊断

1. 急性血源性骨髓炎
（1）发现感染灶的存在。
（2）症状和体征　寒战、发热，局部肿胀、发热、疼痛、骨压痛与肢体活动受限。
（3）实验室检查　白细胞可增高、血沉增速，脓细胞细菌培养阳性，早期血培养也多为阳性。
（4）X线检查　早期可见软组织肿胀，10～14日后出现骨密度减低，干骺端模糊及骨膜反应阳性，病情发展均可见骨膜下脓肿及骨质破坏。
（5）CT检查　征象有骨髓腔密度高，偶见小灶性骨小梁缺如区。周围软组织肿胀，肌间隙模糊，急性期常无骨膜反应。
（6）MRI　异常影像出现早于X线、CT，表现为T1、T2加权像骨髓腔内均可出现无特异性的低信号区。

2. 慢性化脓性骨髓炎
（1）有急性化脓性骨髓炎反复发作不愈史。
（2）患肢有久治不愈窦道、瘢痕或色素沉着。
（3）X线检查有骨质硬化或密度增高，病骨增粗畸形或病理骨折，死骨及死腔形成等。
（4）CT检查见骨质破坏呈低密度区，其间夹杂大小不等高密度死骨影。骨髓腔内有时有气体影。骨质反应征表现为皮质周围高密度影，周围软组织呈液性低密度影。慢性修复期皮质增厚，髓腔密度高，甚至闭塞。

（五）鉴别诊断

1. 急性血源性骨髓炎　早期诊断需与软组织深部脓肿、蜂窝织炎等鉴别，还需和急性风湿热、化脓性关节炎和骨恶性肿瘤鉴别。
（1）软组织炎症　①软组织炎症全身中毒症状不太严重，而局部红、肿较明显，压痛较浅，但急性血源性骨髓炎最早期全身中毒症状严重，局部虽痛，但红、肿轻而压痛较深。②蜂窝织炎或丹毒对青霉素等一般抗生素较敏感，较易控制全身中毒症状，也易较早形成软组织脓肿。③病变部位，早期骨髓炎常发生于长骨干骺端，但软组织炎症常不局限于干骺端。④骨扫描，蜂窝织炎病灶区血池内立即显出很高放射性，注射3小时后局部骨骼也只摄取很少放射性，但骨髓炎骨显像随时间浓度渐增，立即显像很少。⑤必要时可局部分层穿刺。

（2）急性化脓性关节炎　特点为迅速出现关节肿胀、积液，关节穿刺阳性；红、肿、热、痛及压痛位于整个关节部而非干骺端；早期关节活动障碍及各方向活动疼痛明显。

（3）风湿热　特点为多发性，常同时侵犯多个关节，呈对称性，局部红、肿、热、痛及压痛位于关节部而在干骺端；常侵犯大关节，如膝、髋、肘、肩关节；呈游走性；炎症消退后，关节功能完全恢复正常。

（4）恶性肿瘤　鉴别要点：局部肿块迅速增大；明显夜间痛；皮肤不红，有怒张血管，有时局部有血管搏动感；早期一般不影响关节功能；尤文肉瘤常发生于长管骨的骨干，范围较广，全身症状不及骨髓炎剧烈；局部穿刺活检可协助确诊。

2. 慢性化脓性骨髓炎

（1）骨结核　与长骨骨干结核和扁骨结核的鉴别要点：骨干结核临床少见，仅占 1%～2%，且常合并其他部位结核；无混合感染时白细胞计数正常；脓肿、死骨及窦道形成少见，即使形成也较骨髓炎窦道容易治愈；窦道排出物不同，均为稀薄的结核性脓液，细菌学检查有时有帮助，必要时病理检查。

（2）骨肿瘤

1）硬化性骨肉瘤　鉴别要点：骨肉瘤无感染病史，进展远比骨髓炎快，且呈进行性加重，最终会表现恶性特征；疼痛较剧烈，夜间疼痛较白日重；血清碱性磷酸酶多高于正常。X线特点：一是骨膜反应，骨肉瘤的骨膜大多由层次清楚、均匀、光滑变为模糊、残缺不全或厚薄不匀，不是趋于修复，而是继续破坏，显示肿瘤对骨膜新生骨的侵犯，而骨髓炎骨膜反应总是由轻变重，由模糊变光滑；二是破坏与成骨的关系，骨肿瘤两种病理过程互不关联，即骨破坏周围无成骨，或成骨区内无破坏，但骨髓炎破坏与成骨却相互联系而共存，边破坏，边增生硬化，以成骨为主，X线片显示破坏区周围一定有新生骨，或新生骨内有破坏；三为软组织包块，骨肉瘤常有迅速增大的包块，出现放射状骨针，Codman 三角征和绒毛样骨膜增生影像，软组织内可见肿瘤骨；骨髓炎则不出现软组织肿块，亦无瘤骨产生；必要时穿刺病检可供鉴别。

2）骨样骨瘤　鉴别要点：①骨皮质，骨干病变部位呈局部较广泛的骨皮质增厚，较光滑，一般为一侧性皮质增厚，髓腔不对称地变窄；②瘤巢，骨增殖区中心的瘤巢呈圆形或卵圆形透明区，1cm 以内，罕见超过 2cm 者；③阿司匹林制剂有良好止痛作用，而骨髓炎则不然。

3）未分化网状细胞肉瘤（Ewing 瘤）　也需与慢性化脓性骨髓炎鉴别，因为 X 线片均有洋葱皮样骨膜增生，易混淆。鉴别要点：Ewing 瘤无骨感染史；疼痛特点，肿瘤开始为间歇性疼痛，渐转为持续性疼痛，而骨髓炎除急性发作外很少疼痛；穿刺及窦道，Ewing 瘤穿刺无脓液，细菌培养阴性，也无窦道形成；骨膜反应，Ewing 瘤的增生仅限于骨外膜，量也较少，常有一定形态，如葱皮样或放射状骨针状，无死骨，而骨髓炎则骨内膜、骨外膜均有增生，故髓腔变窄，且往往有死骨和骨腔并存。

三、治疗策略

（一）治疗原则

1. 急性骨髓炎的治疗原则是早期诊断和早期治疗，迅速控制中毒症状，制止炎症扩散，防止向慢性骨髓炎发展。

2. 慢性骨髓炎的治疗原则是消除骨腔感染、摘除死骨或存留异物、切除硬化瘢痕及窦道。

（二）急性骨髓炎的治疗

1. 全身治疗　卧床休息，补充热量、维生素和蛋白质。重症者先输低分子右旋糖酐，降低血液黏稠度，纠正酸碱平衡，少量多次输新鲜血液，增强抗病能力。

2. 抗生素治疗　足量、有效、联合应用抗生素，控制全身中毒症状。应选用β-内酰胺类、头孢菌素、氨基糖苷类抗生素联合使用。待血液细菌培养及药敏试验出结果后，及时调整用药。

3. 手术治疗　目的：引流脓液，减轻毒血症症状，防止病变迁延成慢性骨髓炎。

（1）手术指征　①已明确骨膜下或髓腔有脓液；②正确应用抗生素治疗3～4天，高热不退，肢体症状加重，X线片显示患部骨膜毛糙、增宽，骨质疏松。

（2）手术方式　钻孔减压引流术。在患肢压痛最明显处作4～5cm纵形切口，直达骨膜下，尽量清除骨膜下脓液，用直径4mm的骨钻向干骺端及髓腔方向钻孔，确认脓液流出洞口，再在其周围按方形或长方形排列间隔钻多个孔道，然后用骨凿凿去骨皮质，进入脓腔，充分吸出脓液、脓栓及炎性坏死组织。术中不宜搔刮髓腔，以防感染扩散。脓腔引流方式：①闭式冲洗引流。在脓腔内置入两根硅胶管，一根较细用于注液冲洗，另一根较粗用于引流液体，然后缝合伤口，立即进行冲洗，务使伤口不漏水，引流管通畅。24小时内可连续滴注液体，开始滴注时速度宜快，以防脓栓及坏死组织堵塞引流管。待2～3周引流液清亮，患者全身症状及局部情况好转后才可停止冲洗，然后拔管。②单纯闭式引流。脓液不多者经术中充分吸引冲洗干净后，置单根硅胶管行负压引流。③脓腔内填塞含抗生素溶液的纱条或其他引流物。5～7天更换敷料，如伤口分泌物少再行伤口延迟缝合。

4. 患肢固定　持续皮肤牵引或石膏托固定肢体于功能位，以缓解肌肉痉挛、减轻疼痛，防止病理性骨折与脱位。

（三）慢性骨髓炎的治疗

彻底病灶清除术是治疗慢性骨髓炎的主要方法。病灶清除术包括清除死骨、炎性肉芽组织及消灭感染死腔。

1. 病灶清除术　清除死骨和炎性物质。

（1）手术指征　死骨残留、包壳坚固、窦道长期不愈合或时愈时患。

（2）手术禁忌证　①包壳欠坚固时不宜行大块死骨清除术，以免发生病理性骨折；②急性发作期行死骨清除术，易引起炎症扩散。

（3）术前准备　①应用抗生素：术前2天开始，选两种有效的药物联合应用，以制止致病菌因手术操作而播散；②增加营养、补充能量及蛋白质，增强患者对手术的耐受力和术后的愈合能力。

（4）手术要点

①手术切口选择　认真阅读X线片，在患肢选择到达死骨最便捷、安全的径路做切口。只有一个窦道，且与死骨直接相通者，可将窦道口周围瘢痕组织切除并适当延长切口；多个窦道，其中有的窦道弯曲潜行、远离死骨者，不宜沿此窦道做切口；由于慢性炎症的影响，窦道周围解剖关系改变、层次不清，如邻近有重要神经血管经过时，应另选他处做切口。

②清除死骨、炎性肉芽组织　显露骨壳后即能见到死骨者，不必再凿开骨壳，直接将死骨取出，再用刮匙刮尽死腔及窦道内的炎性肉芽组织及坏死物质，然后用含抗生素的生理盐水冲洗干净。如死骨较大，或死骨虽不大却被骨壳包裹者，应"开窗"式凿开骨壳，骨壳较薄者开窗范围宜小，骨壳坚实者要将死骨充分显露，必要时术中拍X线片，以确定凿开骨壳的位置和范围。

③消灭感染死腔 对清除死骨、炎性肉芽组织后的死腔，可选邻近肌瓣填塞。对病变部位肌肉欠丰富，不适行肌瓣填充者，可在死腔内放置两根硅胶管行闭合冲洗引流术。

2. **病灶切除术** 对不重要部位如腓骨中上段、髂骨、肋骨、股骨大转子、桡骨小头、尺骨下端、肩胛骨等部位的慢性骨髓炎，可将病变部位大块切除，不影响功能，疗效也较好。

3. **截肢术** 应用极少。指征：①长期不愈的窦道伴有皮肤癌变者；②破坏广泛，肢体功能丧失者；③严重感染不能控制，必须截肢才能保存生命者。

4. **急性发作时的处理** 首先是应用抗生素治疗，用药原则与急性骨髓炎相同。已闭合的窦道口周围红肿、疼痛时，表示死腔内脓液增多不能排出，应将窦道口切开，将脓液尽量吸尽，并置硅胶管保持引流通畅。

（四）术后处理

1. **一般处理**

（1）足量全身抗生素治疗；全身支持治疗；及时换药，更换敷料。

（2）行肢体石膏托外固定。

（3）行闭式灌注及负压引流法者，注意全身情况并保持引流管通畅，持续 2～4 周拔管。

（4）病灶清除和带蒂肌瓣或肌皮瓣填塞术，重点观察血运，一旦出现血管危象，及时处理。如放置引流，24～48 小时拔除。

2. **并发症及处理**

（1）**病理性骨折或脱位** 股骨较多见，约占 15%。原因：手术切除病骨时，病骨范围较大，切除较多，骨干容易发生骨折。预防：先钻洞，再沿洞开凿皮质骨。凡大块骨切除术，术后肢体应制动 1 个月，起床时尚不宜完全承重。治疗：在治疗骨髓炎的同时，用石膏或牵引固定肢体，治疗骨髓炎与治疗骨折同时进行。制动有利于炎症消灭，也能更好地促进骨折早期愈合。

（2）**败血症** 早期大量敏感抗生素使用及早期或恰当时机切开引流、病灶刮除为重要治疗措施。

（3）**术后渗血** 骨腔渗血，可予以填塞、加压包扎及抬高患肢，静脉使用止血药物等。

（4）**肌肉瓣坏死** ①切取肌肉瓣宽度要求不得超过供肌的 1/2，长度不得超过 15cm；②填塞肌瓣不能旋转扭曲，以防影响血循环，且须填满骨腔，如一个肌瓣不够，可从另一肌肉上切取第二个肌瓣，以防残留骨腔积血感染；③一旦出现感染，可拆除部分或全部缝线，敞开创口引流，如肌瓣坏死，应切除坏死部，向髓腔内填塞凡士林纱条引流。石膏托固定时间一般为 3 周。

四、疗效及预后评估

（一）疗效评估

1. **治愈**

（1）**急性骨髓炎治愈** ①早期应用抗生素、患肢制动，体温下降、症状消失，血常规、特殊检查转为正常。②切开引流及骨开窗术后脓液排出，引流通畅，体温下降、症状体征消失，X 线无死骨形成。

（2）**慢性骨髓炎治愈** 经手术治疗死骨彻底摘除，死腔消灭，窦道切除，感染控制，症状、体征消失。

2. **好转** 全身情况好转，体温、血象接近正常，局部炎症基本消退，X 线片可有蜂窝状骨破坏，但无死骨形成。

（二）预后评估

1.急性骨髓炎经过早期药物治疗、及时适当的局部治疗和支持疗法，炎症可消退，病变可吸收而痊愈。急性期未得到及时正确的治疗或病菌毒力大者，可引起严重的败血症或脓毒血症，甚至可危及生命。如不能彻底根除病灶，常复发而转为慢性骨髓炎。

2.病程较长的慢性骨髓炎受累骨质广泛，肢体严重畸形，患肢废用或周围皮肤可恶变。

五、出院医嘱

1.抗生素使用期要足够长，急性感染期继用 3～4 周，慢性感染续用 3 个月以上。

2.每日或隔日换药，保持引流通畅。

3.增加营养，继续采用综合支持疗法。

4.定期摄 X 线片检查，及时解除外固定。

第二节　化脓性关节炎

一、疾病概述

由化脓性细菌所引起的关节内感染称为化脓性关节炎。致病菌以金黄色葡萄球菌最为常见，占 70%～86%，其次为溶血性链球菌，约占 20%，其他如肺炎球菌、大肠杆菌等占 5%～10%。感染途径：①血源性，致病菌由身体各处的化脓灶经血流（或先入淋巴道再经血流）在滑膜形成化脓病灶后直接进入关节腔。②邻近关节附近的化脓灶直接蔓延至关节内，如干骺端的化脓灶可由位于关节囊内的干骺端进入关节腔；③医源性，消毒不严的关节内药物注射、关节穿刺、关节镜检查及关节手术后引起的感染；④锐器直接损伤关节，将致病菌带入关节内。根据病程的进展，可将本病分为浆液渗出期、浆液纤维素性渗出期和脓性渗出期三个阶段。早期为浆液渗出期，表现为滑膜充血、水肿，白细胞浸润，渗出液增多呈淡黄色。炎症继续发展进入浆液纤维素性渗出期，滑膜增厚并有纤维蛋白斑块和肉芽组织形成，关节软骨尚未受累。关节液呈絮状，愈合后关节内有粘连形成，关节功能部分受损。当渗出液转为脓性则进入脓性渗出期，脓液内含大量细菌和中性粒细胞。炎症破坏了软骨并侵犯软骨下骨质；关节周围软组织亦受炎症浸润、损害，致关节腔变狭、融合，关节变形、脱位。脓液穿溃形成一个或数个窦道，关节长期肿胀，关节功能完全丧失。

二、诊断策略

（一）病史采集要点

1.主诉　受累关节红、肿、热、痛伴活动受限。

2.现病史　询问发病前健康情况，前驱表现和诱因、发病方式，演变过程。首发症状，如肿痛、晨僵、活动障碍等；单发或多发，固定或游走，症状持续性；短暂发作或经常复发，缓解方式，有无残疾。如为多关节炎需了解受累关节波及顺序，两侧是否对称，以及上、下肢是否均累及，接受过的检查和治疗，对治疗的反应。有无全身表现，如发热寒战、全身不适、食欲下降等。

（二）体检要点

1. 全身检查　注意体温、脉搏、皮肤、黏膜等改变，有无全身中毒症状。全身检查及皮肤特征有助于鉴别诊断，如环形红斑与风湿性关节炎相关。有慢性游走性红斑的关节炎应怀疑 Lyme 病。

2. 关节检查　①肿胀：肿胀应区分软组织水肿、滑膜增生、关节腔积液或骨性隆起。②触痛：轻压关节局部即引起明显疼痛或防卫，说明触痛程度重；反之，重压才有轻度痛感或无痛苦表情，表明触痛程度较轻。另外，应区别关节触痛和关节周围软组织触痛。③畸形：表示关节排列不齐，可由于关节软骨或软骨下骨破坏，骨增大，韧带破坏，组织挛缩，或半脱位所致。④骨摩擦感：正常关节也可触到粗糙的摩擦感，仅反映软组织活动擦过骨突部位。细微的摩擦感则提示软组织与纤维化的骨之间的摩擦，见于重度骨性关节炎。⑤关节活动度：当关节结构受到破坏时则出现关节活动范围缩小，甚至不能活动。⑥皮温增高、静脉怒张：脓性关节炎局部皮温增高、静脉怒张。

（三）辅助检查

1. 实验室检查

（1）白细胞计数　急性期白细胞计数增多、中性粒细胞比例增高。

（2）血沉和 C 反应蛋白　C 反应蛋白是反映炎症的良好指标，比血沉增快出现早，血沉的减慢和 C 反应蛋白阴性往往提示病症停止活动。

（3）血培养　应早期进行。

（4）免疫学检查　抗 O、类风湿因子、抗核抗体和血尿酸异常对与链球菌感染有关的风湿性关节炎、类风湿性关节炎、红斑狼疮和痛风性关节炎的诊断有参考意义。

（5）关节液检查　对诊断与鉴别诊断有重要意义。化脓性关节炎特点：①白细胞总数可达 $50 \times 10^9 \sim 100 \times 10^9/L$，多核白细胞占 90% 以上（正常总数为 $0.2 \times 10^9/L$ 以下，多核白细胞为 70% 左右）。②糖含量减低，与血糖含量相差超过 2.0mmol/L（正常关节液糖量与血糖量差不超过 0.55mmol/L）。③涂片可发现细菌。

2. X 线检查　早期关节周围软组织肿胀、关节积液、间隙增宽，关节邻近骨质疏松；中期软骨下骨质出现虫蚀状、斑块状破坏，关节间隙狭窄；晚期骨质密度增加，关节间隙消失，重者骨性强直。

3. 关节镜检查　多用于膝关节，对膝关节的化脓性病变可直接观测，还可取滑膜进行病理检查，吸取关节液进行涂片革兰染色、细菌培养、药物敏感试验等检查。

（四）诊断

1. 起病急骤，有寒战、高热、全身不适等菌血症表现。

2. 受累关节红、肿、热、痛。

3. 肌肉痉挛，关节屈曲畸形，久之可发生关节挛缩甚至半脱位或脱位。

4. 关节穿刺关节液涂片可发现大量白细胞、脓细胞和细菌。

5. 血液检查白细胞计数增高，血培养阳性。

6. X 线早期关节间隙增宽。以后关节间隙变窄，软骨下骨质疏松破坏，晚期有增生和硬化。关节间隙消失，有时可见关节脱位。

（五）鉴别诊断

1. **长骨急性血源性骨髓炎** 病变起于干骺端，可向髓腔、骨膜下等处扩散，亦可侵犯关节，应结合 X 线表现、脓液穿刺等资料来鉴别。

2. **结核性关节炎** 病变关节发生混合感染时，局部炎症反应明显，出现高热等全身症状时，可与本病混淆。鉴别要点：结核性关节炎起病缓慢、病程较长，可有肺结核病史，关节液中可找到抗酸杆菌。

3. **类风湿性关节炎** 急性期病变关节疼痛、发热、白细胞计数及中性粒细胞升高、血沉加快，但肿痛的关节可超过 3 个以上，关节液无脓性改变，血清及关节液的类风湿因子常为阳性，X 线表现为软骨和软骨下骨破坏，激素治疗效果明显。

4. **风湿性关节炎** 常为多关节游走性肿痛，其关节液内白细胞及中性粒细胞计数较低，无脓细胞，无细菌。抗 O 试验常阳性，抗风湿药物治疗有明显效果。

5. **痛风性关节炎** 通常以急性关节炎发病，75% 的患者以踇趾关节、跖趾关节为首发部位，具有特征性。病变关节及其周围软组织表现为红、肿、热和剧痛及拒按，常被误诊。痛风性关节炎呈自限性和复发性。反复发作可转变为多关节发作，且可在病变关节或耳郭等处出现痛风结节，甚至破溃涌出白色石灰样物质。在滑液或痛风结节中查出尿酸盐结晶可确诊。

三、治疗策略

（一）治疗原则

早期确诊、尽早治疗是关节功能恢复的关键。给予全身治疗和局部治疗相结合的综合治疗。

（二）治疗方法

1. 一般治疗

（1）加强支持治疗的同时，早期大剂量联合应用抗生素，并根据关节液细菌培养、药敏结果，及时调整抗生素。

（2）应用石膏、夹板或牵引等方法固定患肢于功能位，可减少感染的扩散，减轻疼痛及肌肉痉挛，防止发生病理性脱位及畸形。

2. 关节穿刺抽液 适用于浆液渗出期或浆液纤维素性渗出期，关节液尚未黏稠时。

（1）方法 在准确的穿刺部位做局部麻醉后，用 20ml 或 50ml 的注射器连接 14 号或 16 号针头直接刺入关节腔内，进行液体抽吸。此法优点：①损伤小，可以反复穿刺抽液；②即使液体抽出不多，也可供涂片查脓球、找细菌，有助于诊断；③确认系感染性疾患，可每天或隔天穿刺抽液后注入有效的抗生素，以提高疗效。注意事项：①严格遵循无菌操作原则；②选穿刺点，应在压痛与肿胀最明显处，也应避开主要血管、神经，慎勿损伤；③抽液量由多转少时，应移动针头方向，或由助手从关节周围轻轻按压，使脓液向针头集中；④确定注入抗生素时，先将关节液抽尽、无菌生理盐水冲洗后保留穿刺针头，另将配好的抗生素溶液从保留的穿刺针头注入；⑤如脓液太黏稠，抽吸困难时应行切开排脓。

（2）四肢主要关节的穿刺点

1）髋关节 有三条途径：①前方，腹股沟韧带下 2cm，股动脉搏动外方 1.5cm 处为穿刺点，垂直进针，是最便捷、最常用的穿刺途径。②侧方，在股骨大粗隆前下方，针头与肢体呈 45°，向上、向内方推进。③后方，在股骨大粗隆中点至髂后下嵴连线中外 1/3 交界处垂直刺入。

2）膝关节　在髌骨内缘或外缘，屈曲 90°关节间隙最清晰处进针。选髌骨内缘进针时，针尖宜偏外推进，选髌骨外缘进针时，针尖稍偏内行进。

3）踝关节　有两条途径：①外踝尖上方 2cm 与胫骨外缘相交处，在踝关节跖屈、内翻位进针；②内踝尖上方 1.5cm 与胫骨下缘相交处，在踝关节跖屈位进针。

4）肩关节　有三条途径：①前方，在喙突与肱骨头之间进针；②侧方，在肩峰下方进针；③后方，肩峰后下缘与肱骨头后方相交处进针。以前方及侧方途径较常采用。

5）肘关节　有前、后两条途径，后侧途径常用肘关节屈曲 90°位，在鹰嘴内或外侧间隙进针。

6）腕关节　进针点在腕关节背侧鼻烟壶尺侧与示指固有伸腱之间。

3. 关节镜灌洗术　关节镜除可用于检查外，还可用于灌洗治疗。

4. 手术治疗　关节切开引流术。

（1）适应证　①足量、有效抗生素治疗 2～4 天，全身症状无明显改善，且病变关节抽出混浊或脓性液体；②脓液黏稠，穿刺抽脓易堵塞针头者。

（2）手术要点　根据不同病变关节，选择进入该关节最便捷、引流最满意的手术切口，切开皮肤、皮下组织后，按解剖层次从肌间隙分离，并将肌肉向两侧牵开，充分显露关节囊。如关节囊饱满，表示关节腔内脓液多、张力高，应先穿刺吸脓，待关节内张力降低时再切开关节囊和滑膜，吸尽关节内脓液、清除脓苔及坏死组织，再用含抗生素液体冲洗，然后行闭式冲洗引流，方法同慢性骨髓炎的治疗。

5. 并发症及处理

（1）关节僵直　①局部炎症消退后，及早开始肌肉收缩锻炼。可早期应用关节持续被动活动器（CPM）锻炼；②已有畸形者，应用牵引方法逐步矫正。

（2）关节强直　关节强直于非功能位者，关节炎症消退 1 年左右才能进行手术治疗。多采用截骨矫形术、关节切除整合术、关节成形术、人工关节置换术或关节移植术治疗。

（3）病理性脱位　根据关节活动情况及疼痛情况选择手术方式。如肘关节可行关节成形术，髋关节、膝关节、肩关节等则考虑关节融合术。

四、疗效及预后评估

（一）疗效评估

1. 治愈　局限性病灶彻底清除，无复发，关节功能基本恢复。

2. 好转　全身及局部情况好转，血象接近正常，关节功能部分受损或僵直于功能位。

（二）预后评估

化脓性关节炎浆液性渗出期关节软骨没有破坏，如治疗及时，渗出物可以完全被吸收而不会遗留任何关节功能障碍，本期病理改变为可逆性。浆液纤维素性渗出期，病变继续发展，出现了不同程度的关节软骨损毁，部分病理已成为不可逆性。脓性渗出期炎症已侵犯至软骨下骨质，滑膜和关节软骨都已破坏，关节周围亦有蜂窝织炎。渗出物已转为明显的脓性。修复后关节重度粘连甚至纤维性或骨性强直，病变为不可逆性，关节后遗症明显。

五、出院医嘱

1. 抗生素使用期要足够长，急性感染期继用 3 ～ 4 周，慢性感染续用 3 个月以上。
2. 每日或隔日换药，保持引流通畅。
3. 增加营养，继续采用综合支持疗法。
4. 参加理疗及系统康复训练。

第三节　骨与关节结核

一、疾病概述

骨与关节结核是继发于全身结核病的局部表现，原发病变通常在肺、支气管或肠系膜淋巴结，通过血液循环感染骨与关节。在少数情况下可由邻近软组织结核累及骨与关节。当营养不良、卫生条件差、酗酒、吸毒，以及患有使人体免疫力低下的疾病，如流感、麻疹和 HIV 感染及艾滋病时，易发生结核病。骨与关节结核患者发病部位常因局部负重大、活动多而易遭受慢性劳损。常有局部外伤史，使骨内发生渗出或形成小的血肿，血流减缓，结核菌滞留繁殖。骨与关节结核可发生于任何年龄，好发于儿童和青少年。好发部位首先为脊柱，其次为髋关节，再次为膝关节。其中，脊柱结核占骨与关节结核发病率的 25% ～ 50%。

二、诊断策略

（一）病史采集要点

1. **主诉**　病变部位疼痛、肿胀，有寒性脓肿、窦道，肢体肌肉痉挛、活动受限等，或伴有低热、消瘦、贫血等表现。
2. **现病史**　（1）询问可能的诱发因素，如有无营养不良、卫生条件差、酗酒、吸毒，以及患有使人体免疫力低下的疾病，如流感、麻疹和 HIV 感染及艾滋病情况。（2）询问起病形式，发病过程是隐渐的，还是急骤的。骨关节结核发病缓慢，早期症状不明显。（3）病变区疼痛变化情况，早期疼痛为间歇性发作，对症治疗可缓解，后期才出现定位明显的疼痛。（4）有无食欲不振、乏力、低热、盗汗等表现。
3. **既往史**　询问过去是否患过结核病或结核病接触史。

（二）体检要点

1. **全身情况**　有无消瘦、贫血等表现，常规检查胸部和全身淋巴结情况。
2. **病灶部位**　一般均为单发，多发者为少数。
（1）**关节肿胀**　肿胀的严重程度因部位和病期不同而异，可见于关节周围，也可局限于一侧。
（2）**寒性脓肿与窦道**　检查有无肿块及肿块是否有波动感，脓肿破溃后是否有窦道形成。
（3）**关节功能**　检查关节受限程度和受限方向，关节活动受限程度与病变阶段有关，而受限的方向则是鉴别关节内或关节附近病变的要点，关节内病变关节各方向的活动皆受限，而关节外病变仅某一方向运动受限，如腰大肌脓肿则只有后伸受限，屈曲与旋转均无障碍。

（4）脊柱检查　观察生理弯曲度，有无侧弯和后凸畸形。注意脓疡的部位和流向。

3. 神经系统检查　如出现脊髓和神经根受压，可引起相应部位运动、感觉、反射异常及大小便功能紊乱。对主诉行动不灵活的患者，应警惕是否为并发截瘫的早期征象。

（三）辅助检查

1. 实验室检查

（1）血常规检查　可发现血红蛋白降低，白细胞计数可正常，当有骨结核合并混合感染，白细胞计数可升高。血沉增快，超过正常值（男性 16mm/h 和女性 20mm/h）。

（2）结核菌素试验（TB）　3 岁或 4 岁儿童的结核菌素试验阳性有诊断意义。超过此年龄 50% 的人群此试验呈阳性。患者虚弱、营养不良或 HIV 感染者，结核菌素试验呈阴性时，不能排除活动性骨与关节结核。一般 5 岁以下未接种过卡介苗，如结核菌素试验阳性并具有结核症状和体征者，可认为有活动性结核。结核菌素试验阳性而无结核症状或体征者，可给予预防性抗结核化疗。

（3）结核菌培养　结核菌培养依据不同的培养方法，需 3 ～ 8 周后才有结果，一般阳性率为 50%。抗结核药物应用时间短，培养阳性率相对较高。结核菌培养阴性，不能排除骨与关节结核。

（4）Ziehl-Neelsen 染色　对穿刺或切除的组织进行此染色，可检查嗜酸杆菌。

（5）豚鼠接种试验　将结核病灶的穿刺液接种在 2 只豚鼠上，当呈阳性时可确定为结核病，但阴性结果不能排除结核。

（6）聚合酶链反应（PCR）　PCR 技术具有敏感、快速、高效、特异等优点。

2. 影像学检查　骨与关节结核的影像学检查甚为重要，依据结核病理呈不同表现。

（1）X 线　发病后 2 ～ 3 个月才在 X 线上出现明显改变。脊柱结核常在半年以后，有些病例在 1 ～ 2 年后才有表现。如机体抵抗力加强，早期治疗，可无骨破坏。

（2）CT 检查　显示全关节结核关节面不平整，关节间隙狭窄，骨质破坏。寒性脓肿时，CT 呈低密度区，增强扫描示脓肿边缘可强化。

（3）MRI　MRI 检查软组织对比度明显高于 CT，可显示关节囊肥厚、积液、软骨下骨呈不均匀信号等。

（4）B 超检查　对脊柱结核并疑有椎旁或腰大肌脓肿者可行 B 超检查。

3. 病理检查　对诊断困难的病例，可将关节滑膜、骨病灶送病理检查，或病理与 TB 培养和抗酸染色同时进行，以提高确诊率。如取材部位不合适，通常表现为慢性炎性组织，并无朗格罕结节和干酪样物质发现，诊断困难，可进一步做免疫组化检查鉴别。

（四）诊断

1. 病史　骨与关节结核起病缓慢，病程较长。做出诊断常需出现症状以后半年至 1 年，部分患者既往可有结核病史，常见为肺结核或消化道结核。妇女可有月经失调或闭经。

2. 全身症状　主要为结核病的中毒症状，患者可有低热、盗汗、体重下降、食欲减退。

3. 局部症状　病变部位的疼痛、肿胀、局部压痛和关节运动受限。关节挛缩、关节畸形、关节严重破坏者出现关节强直。疾病发展可出现病变周围或远隔部位的脓肿。有时脓肿自行破溃，长期不愈形成窦道。当经窦道继发其他细菌感染，患者可有发热，局部红、肿、热、痛。

4. X 线检查　早期 X 线片可无明显改变，以后有骨质疏松、关节间隙变窄、骨质破坏和寒性脓肿，但少有新骨形成。

5. **实验室检查**　红细胞沉降率多增速。儿童有可疑感染时，可行结核菌素试验，如 48 小时内 1：1000 结核菌素试验阴性，可排除结核感染。

6. **结核菌培养或活组织检查**　结核菌培养或活组织检查阳性。

（五）鉴别诊断

1. **类风湿性关节炎**　为四肢多关节病变，发病首先在手、足小关节，然后可向近端发展，累及腕、肘、肩或膝关节。关节可肿胀、疼痛，随病程发展出现关节软骨和骨质破坏，关节畸形或关节强直，但关节无脓肿、死骨或窦道形成。80% 病例血清类风湿因子呈阳性。X 线和 CT 检查关节间隙变窄，骨质边缘破坏，小关节脱位，大关节骨性融合。

2. **强直性脊柱炎**　早期为腰背痛，发病时疼痛较重，以后由脊柱远端向近端发展为脊背痛或颈项痛，可同时伴有双侧髋关节疼痛。脊柱及髋关节运动受限，脊柱呈弧形，腰椎和颈椎运动完全消失，两侧髋关节可分别强直于屈曲内收或屈曲外展位。90% 病例检查 HLA-B27 呈阳性。X 线和 CT 检查脊柱椎骨骨桥形成和韧带骨化，骨盆示骶髂关节和髋关节间隙减小或融合。

3. **化脓性骨髓炎**　多为血源性金黄色葡萄球菌感染所致。患者发病急骤，早期出现高热，发病于四肢者，疼痛剧烈，肢体活动受限。发生于脊椎的化脓性脊柱炎少见，多有脊背疼痛或腰背痛，白细胞和中性粒细胞增高。当骨髓炎穿破骨皮质，软组织呈现红热现象，压痛重。X 线检查早期骨质无改变，发病 3 周后可出现骨膜反应，松质骨出现虫蚀样改变。

4. **化脓性关节炎**　发病率较化脓性骨髓炎低。多为血源性链球菌或金黄色葡萄球菌感染。膝关节与髋关节系好发部位，患者常有全身高热、患部关节疼痛剧烈、关节运动受限，为缓解疼痛，多呈屈曲状态。浅表关节如膝、肘和肩关节可打到波动感，穿刺可抽出混浊的关节液，镜检细胞数增多，可见大量的白细胞或脓细胞。深部关节如髋关节无明显肿胀，呈屈曲痉挛状态。行髋关节穿刺涂片检查发现有炎症改变，可明确诊断。由于化脓性关节炎症状重，早期 X 线片可示正常或关节囊增宽。MRI 检查可发现关节腔积液和关节滑膜增厚征象。

5. **强直性脊柱炎**　青少年多见，早期表现为疼痛，伴有晨僵现象，四肢关节可正常，X 线片早期可见骶髂关节模糊不清，后期可见到脊柱的"竹节样"改变。无骨质破坏，最终可导致脊柱强直。患者 HLA-B27 抗体多阳性。

6. **骨肿瘤**　主要与脊椎肿瘤鉴别。脊椎肿瘤可为原发或继发，继发者有不少找不到原发灶。一般肿瘤的病程较短，疼痛重，可出现明显消耗性改变。X 线检查见椎体、椎弓根同时受累，CT 片见骨破坏多为溶骨性，无死骨，可出现椎旁影，但多为实质性肿块。原发性脊椎肿瘤多局限于椎体，很少多个椎体同时发病。病理检查可提供确诊依据。

7. **神经性关节病**　即 Charcot 关节病。常见于肩、肘、髋、膝等大关节。部分患者继发于脊髓空洞症或脑脊膜膨出，关节可明显肿胀，关节内可有血性液体。X 线片可见骨质大量吸收或关节面破坏严重，支离破碎，伴有不规则反应性致密骨，骨增生，大量骨块进入关节内，关节可呈半脱位畸形，关节活动范围较正常明显加大，但关节不痛。少部分患者可同时伴皮肤感觉障碍。

8. **嗜伊红肉芽肿**　多见于儿童或青年，男性较多。常侵犯颅骨、肋骨、椎体、椎板或长骨干。手、足骨则不受累。X 线片以溶骨性破坏为主，溶骨区周围有致密骨反应，边界清楚，在骨干有丰富的骨膜性新骨。病理检查为确诊依据。

9. **色素绒毛结节性滑膜炎**　病程较长，多见于膝、髋和踝关节，受累关节明显肿胀，有积液关节的活动稍受限，全身无症状，血沉不快。X 线片早期仅见软组织肿胀，晚期可见边缘骨性破坏。关节穿刺液为咖啡色。

三、治疗策略

（一）治疗原则

全身治疗和局部治疗相结合的综合治疗，包括加强营养、休息、抗结核化学药物治疗及手术治疗等。

（二）治疗方法

1. 抗结核化学药物治疗　药物治疗应遵循早期、联用、适量、规律和全程用药的原则。

（1）常用抗结核药物　常用的抗结核药物为链霉素、异烟肼、利福平、对氨基水杨酸钠和乙胺丁醇等。

（2）化学药物治疗方法

1）联合用药　联合用药可为 2～3 种药物联合应用。通常为链霉素、异烟肼和利福平。治疗时间为 6～9 个月。

2）两阶段用药　开始化疗 1～3 个月内，每天用药，称为强化阶段。以后每周 3 次用药，即间隔 1 日用药，称为巩固阶段。抗结核药物应用时间至少半年，一般需应用至 1 年，少数需长达 1 年半。

2. 骨与关节结核的局部治疗

（1）局部制动　临床用于关节结核急剧发展、疼痛和肌痉挛严重病例。制动可减轻疼痛，防止病灶扩散，有利于组织修复。可使用石膏、牵引、夹板等方法。

（2）脓肿穿刺　适用于大脓肿有明显压迫症状，而又不宜立即行病灶清除术者。可先行穿刺吸脓减压。

（3）局部注射药物　常用于单纯滑膜结核早期和手、足短骨结核。如异烟肼 100～200mg，每周 1～2 次，或链霉素每次 0.5～1.0g，3 个月为一疗程。

3. 手术治疗　即病灶清除术。

（1）病灶清除术适应证　①有明显死骨；②有明显脓肿；③结核窦道形成并混合感染；④滑膜结核经全身综合治疗不能控制；⑤脊柱结核合并脊髓或神经损害症状。

（2）病灶清除术禁忌证　①全身状况差，不能耐受手术；②抗结核药物不敏感或未进行抗结核药物治疗；③多发性结核或结核活动期。

（3）手术要点　①清除病灶：将结核性脓肿、死骨、干酪样物质和结核性肉芽组织及窦道等彻底清除，在结核病灶处造成一相对新鲜健康创面。②矫正畸形、功能重建或固定：在进行结核病灶清除的同时，需依据骨与关节结核破坏的严重程度及病理情况，作相应的骨与关节畸形矫正、结构稳定或功能重建手术。如脊柱结核行病灶清除并脊柱融合术，膝关节结核合并屈曲畸形者行病灶清除并膝关节融合等。

（4）术后处理

1）术后需继续抗结核治疗，加强营养和休息，定期复查，直到病变修复，结核稳定。一般术后疗程 6～9 个月。

2）定期复查血常规、肝肾功能。

3）肢体外固定。

4）关节结核无植骨手术需卧床休息 3～4 周后进行功能锻炼；有植骨手术者，需经 X 线片证实发生骨融合后才能下地活动，一般需 2～3 个月。脊柱结核需卧床休息 4～6 个月，植骨融合，症状缓解，血沉恢复为起床条件。

四、疗效及预后评估

（一）疗效评估

1. 治愈　①全身情况良好，体温正常，食欲良好。②局部症状消失，无疼痛，窦道闭合。③X线表现脓肿缩小乃至消失，或已经钙化；无死骨，病灶边缘轮廓清晰。④连续3次血沉检查正常。⑤起床活动已1年，仍能符合上述4项指标。

2. 好转　全身情况及局部症状均好转，血沉下降，X线摄片显示病变好转，但未痊愈。

（二）预后评估

单纯性结核阶段因关节面软骨完整无损，故关节功能多无明显障碍和后遗症；全关节结核阶段，关节软骨面破坏越大，功能障碍和后遗症就越严重。脊柱结核合并瘫痪的发生率大约在10%，以胸椎结核发生截瘫最多见，颈椎结核发生四肢瘫痪的次之。脊椎附件结核少见，一旦发病，容易发生截瘫。

五、出院医嘱

1. 继续服抗结核药物，3～6个月内坚持二联使用。
2. 定期换药，摄X线片检查及功能恢复检查等。
3. 截瘫患者重视翻身、咳痰，加强泌尿系统感染及褥疮的防护。
4. 指导康复训练。
5. 高蛋白、高维生素饮食。
6. 给予抗结核药物治疗时，要定期复查血常规、肝功能。了解是否有听力下降、耳鸣、视力下降等并发症，若出现并发症及时停药，及时处理。

第五章 骨关节非化脓性疾病

第一节 类风湿性关节炎

一、疾病概述

类风湿性关节炎（RA）是一种常见的能引起全身性关节损害的慢性结缔组织疾病。目前多认为本病是一种自身免疫性疾病，主要病理变化为关节滑膜的慢性炎症，血管翳形成，软骨和软骨下骨破坏，最终导致关节畸形、强直和功能丧失，大部分患者的血清类风湿因子阳性，并可有关节外其他器官与组织受累的表现。

二、诊断策略

（一）病史采集要点

1. 主诉　关节肿胀、疼痛反复发作或伴功能受限。
2. 现病史　询问关节疼痛的程度，是否有明显触痛、活动痛与自发痛，是否受情绪、气候、环境等因素的影响。肿胀发生部位，关节周围是否为均匀性肿胀，局部皮肤有无发红或发热，手指近端指间关节有无梭形肿胀。受累关节的数目、部位，有无游走性，是否呈对称性，有无关节内积液、关节脱位的发生。有无晨僵现象。有无活动障碍，是否出现关节畸形、强直和功能丧失。

（二）体检要点

1. 检查关节活动情况，有无活动障碍。畸形情况，如有无 "类风湿手" "类风湿足" 等。
2. 关节外表现，注意有无类风湿结节、肌肉萎缩、腱鞘炎、类风湿性血管炎、心肌炎、肺损害、眼损害等表现。

（三）辅助检查

1. 实验室检查　患者有轻度贫血，白细胞计数及分类多为正常，但嗜酸性粒细胞可增多，其他可有高丙种球蛋白血症、低补体血症。病变活动期血沉加快、C反应蛋白增高。类风湿因子（RF）试验阳性者占 70% ～ 80%。
2. 关节液检查　关节液混浊，白细胞数增多，中性粒细胞占 50% ～ 70%，关节液中类风湿因子阳性率较高。
3. X线检查　早期仅见软组织肿胀，以后出现骨质疏松、关节间隙变窄、关节面边缘侵蚀及骨质内小囊状破坏，可发生关节畸形和骨性强直。
4. CT　对颈椎受累者有助于了解齿状突骨质侵蚀情况、脊髓椎管内受压情况或关节脱位等征象。此外，腕关节 CT 扫描有助于早期发现骨质侵蚀、破坏。

5. MRI　对显示关节渗出液敏感，可以显示关节内软骨、肌腱、韧带等软组织情况。

（四）诊断

1. 中国标准　具备以下症状和体征的患者，或兼有类风湿因子阳性、典型 X 线表现者均可确诊。

（1）症状　以小关节为主，多为多发性肿痛或小关节对称性肿痛及晨僵。关节症状必须持续 6 周以上（单发者须注意和其他疾病鉴别）。

（2）体征　受累关节肿胀、压痛、活动功能受限，部分病例可有皮下结节。晚期出现畸形和关节强直。

（3）实验室检查　类风湿因子阳性，血沉多增快。

（4）X 线检查　重点受累关节有典型的类风湿性关节炎的表现。

2. 美国风湿病协会1988年制定的标准　具备以下 4 项或 4 项以上（1～4 项须持续 6 周以上），可确立诊断。①晨僵 ≥ 1h（≥ 6 周）；②3 个或 3 个以上关节肿胀（≥ 6 周）；③腕、掌指关节的近侧指间关节肿胀（≥ 6 周）；④对称性关节肿胀（≥ 6 周）；⑤手的 X 线片有典型 RA 改变，并包括糜烂和明确的骨质脱钙；⑥类风湿结节；⑦类风湿因子阳性。

（五）鉴别诊断

1. 风湿热　临床上可见到四种基本症状，即关节炎、心肌炎、舞蹈病和皮下结节或多形性红斑。其中最常见的是关节炎，占 72%～92%。其典型表现是游走性关节痛，多侵犯膝、踝、肘、腕四肢大关节，游走性强，偶尔累及手足小关节。常为急性发作的红、肿、热、痛，但每个受累关节的炎症症状不过数日，数日后即不留痕迹而治愈。常伴发热、白细胞计数增高、扁桃体炎、心肌炎（心律不齐、充血性心力衰竭等）。抗 O 滴度升高。X 线片除软组织肿胀外，无特殊发现。

2. 强直性脊柱炎　常为男性青年，有家族遗传倾向。初发部位常为骶髂关节、腰椎和膝关节。如病变初发于膝则与本病难鉴别，如系男性青年，不应疏忽强直性脊柱炎。类风湿因子常为阴性，而组织相容抗原 HLA-B27 常为阳性。滑膜病理仅呈中度增生，但无明显炎症改变及肉芽肿形成。

3. 骨性关节炎　鉴别要点为 40 岁以上中老年人，年龄越大越多见，病变主要限于经常负重的大关节，如膝、髋、踝及脊柱与末节指间关节。X 线示关节边缘呈唇样增生或骨刺形成，但无骨性强直。血沉大多正常，类风湿因子阴性。关节疼痛的特点是活动后加重，休息后，尤其早晨减轻。早晨无晨僵现象，即使有也不超过 1 小时，无关节红肿及关节畸形；无全身症状及肌肉萎缩。

4. 痛风　系嘌呤代谢障碍引起，多见于中年男性，有家族遗传倾向。初发时起病急骤，以足踇趾趾关节红、肿、热、痛多见，夜间发作，似刀割难忍，可不治自愈，3～7 日症状消退，间歇期安然无恙。由于尿酸沉积在耳轮、尺骨鹰嘴、胫骨结节或足部，可出现特征性痛风石，或溃疡形成，穿刺抽出白色乳状物。具备下列之一者可确诊为痛风：①滑液囊中的白细胞有吞噬尿酸盐结晶的现象；②关节腔积液穿刺或结节活检有大量尿酸盐结晶；③有反复发作的急性关节炎和无症状间歇期、高尿酸血症及秋水仙碱治疗有特效者。

5. 假性痛风性关节炎　大都为老年性膝、踝等关节发作性炎症，X 线片可见软骨钙化，关节液中如检出焦磷酸盐或碳灰石结晶，即可确诊。

6. 系统性红斑狼疮　本病出现手部关节炎时应注意与类风湿性关节炎鉴别。系统性红斑狼疮特点：①多有面部的蝶形红斑；②伴多系统受累的表现，如肾脏受损出现蛋白尿；③X 线检查关节及骨质无侵蚀性破坏；④骨髓涂片中可有红斑狼疮细胞（LE 细胞）；⑤血清抗核抗体（ANA）

多阳性。

7. 银屑病性关节炎 是银屑病关节损害的一种亚型，其临床特点：①多有皮损存在，一般皮肤病变在关节损害之前出现；②多见于男性；③关节炎只累及少数手足小关节，大多不对称；④远端指（趾）间关节为好发部位，且以拇指（姆趾）最常见；⑤约80%有指（趾）甲的损害，X线片末节指骨远端变光或吸收。

8. 结核性关节炎 结核性关节炎是全身结核的一种表现，特点：①多有肺结核、淋巴结核、肠结核等病史；②好发于脊柱、髋关节、膝关节，大多为单关节受累；③X线表现为骨质疏松、关节间隙变窄、关节边缘有骨破坏等表现，且不伴有骨质增生和硬化；④结核性滑膜炎的早期即可形成关节囊增厚，呈苍白色面团样，所谓"苍白肿"；⑤结核菌素试验呈强阳性反应，而RF阴性。

9. 化脓性关节炎 化脓性关节炎特点：①多为单关节发病；②急性起病，关节红、肿、热、痛明显；③全身感染中毒症状明显；④血白细胞和中性粒细胞计数明显增高；⑤关节穿刺可抽出脓液。

10. 瑞特综合征 是指非特异性尿道炎、关节炎和结膜炎的三联征。本病特点：①男性青年多见；②关节炎以多关节、反复发作为特征，常不对称；③主要累及下肢关节（膝、踝、跖趾及趾间关节），骶髂关节及脊柱；④多呈急性发病，病程短，3～4日内自行消退；⑤类风湿因子阴性，HLA-B27多阳性。

11. 风湿寒性关节痛 患者主诉关节或肌肉长期酸痛、沉重等。但关节既无红、肿、热、痛等炎症表现，也无实验室检查特异性阳性指标、X线片典型表现。

三、治疗策略

（一）治疗原则

类风湿性关节炎的治疗目的：①缓解疼痛；②减轻炎症；③减少不必要的不良反应；④保护肌肉和关节功能；⑤尽可能恢复日常的生活能力。急性期及亚急性期以全身药物治疗为主，局部物理治疗为辅。慢性期可根据病情选择药物治疗、康复及手术治疗。

（二）治疗方法

1. 非手术治疗
（1）休息 急性期卧床休息，严重者用石膏或支具制动，保持功能位置。
（2）理疗 与功能锻炼相配合使用，可保持和增进关节功能，防止畸形。
（3）药物治疗 症状明显时可选用水杨酸制剂、非甾体消炎镇痛类药物，以减轻炎症、缓解症状。严重者可考虑应用激素。

2. 手术治疗 全身情况稳定，药物已将急性炎症控制，亚急性反复发作，病情稳定持续1年以上，且非手术疗法无效，开始出现软骨、骨破坏，关节活动受限者，可酌情使用滑膜切除术、关节清理术、截骨矫形术、关节成形术或人工关节置换术。
（1）滑膜切除术 即切除病变关节大部分滑膜组织，适用于严重进行性滑膜炎，关节软骨尚未破坏者。
（2）关节清理术 滑膜切除＋清除软骨和骨质腐蚀病变＋凿除增生骨刺。适用于四肢关节中期病变、病期较长、关节破坏已较严重的患者。临床应用最多的是髋关节，其次是膝关节和肘关节。
（3）截骨术 主要用于后期畸形矫正。在急性期，负载关节不行截骨术。如关节内翻或外翻畸形，可行楔形截骨术。

（4）关节成形、假体置换术　对晚期关节已有严重破坏，或已有骨性强直而影响功能者。手术有助于缓解疼痛，恢复功能。

3. 术后处理

（1）一般处理

①术后应尽早进行功能锻炼，包括肌肉收缩练习、呼吸练习、关节活动等，尽早起床活动。

②关节滑膜切除术后 3 日开始理疗，以助手术疗效。

③全髋置换术后当晚，术侧肢体下置适当软垫，使髋、膝关节稍屈曲，同时在术侧大转子外下方垫入软垫，以防下肢外旋。术后 1 日，撤除软垫，尽量伸直术侧下肢，以防屈髋畸形。术后24 ～ 48 小时拔除引流管。术后 3 ～ 5 日可下床不负重活动。

（2）并发症及处理

①软组织感染　由于许多患者长期服用免疫抑制剂和激素，使伤口愈合能力和抗感染能力下降，类风湿性关节炎患者本身皮下组织萎缩、皮下淤斑等，再加上类风湿性关节炎疾病本身引起血管炎，使肢体远端血供障碍。因此，类风湿关节炎患者术后感染率高。术中对软组织操作应轻柔、无创，暴露关节时，皮下游离范围不宜过大，否则会造成皮肤及软组织坏死、延迟愈合、感染，甚至剥脱。

②出血及应激性溃疡　因患者术前接受非甾体药物治疗，其中阿司匹林对血小板功能影响较大。如使用阿司匹林者，术前 10 日停用阿司匹林或术前 2 周换用对血小板影响不大的药物，术中仔细止血。对长期大量应用阿司匹林类药物的患者，应注意预防胃肠道应激性溃疡，围手术期应用甲氰咪胍等药物治疗。

③内脏功能障碍　类风湿性关节炎有时可累及心脏，在大手术应激状态下表现为心律失常等症状。术中及术后给予心电监护。对伴有弥漫性肺纤维化患者，术后常引起肺弥散功能异常，应注意监测呼吸功能，维护呼吸道通畅。类风湿性关节炎患者因长期使用激素，肾上腺皮质激素分泌功能受抑制，如术后再遇剧痛、低血压或缺氧等，易出现肾上腺皮质危象，应注意防治。

④骨折　类风湿性关节炎本身即可引起全身骨质疏松性改变，长期应用激素和 NSAIDs 药物、长期卧床、生活不能自理等也可引起骨质疏松。此类患者术中小心操作，以防发生骨折，术后功能锻炼时注意发生骨折。

⑤假体脱位　正确安放假体位置是手术置换成功的关键。指导患者术后康复锻炼活动范围只限于术中假体关节所能达到的范围。

四、疗效及预后评估

（一）疗效评估

1. 治愈　临床症状消失，关节活动功能恢复，实验室检查结果全部恢复正常。

2. 好转　关节疼痛减轻，功能基本恢复，血沉正常或略偏高，类风湿因子转阴。

（二）预后评估

本病为自身免疫性疾病，需长期服药治疗，且部分患者需要长期口服激素治疗。通过关节成形及重建手术，使肢体恢复到正常或接近正常的状态，并长久保持，但病情仍有进一步发展的可能性。

五、出院医嘱

1. 保持健康的精神状态，良好的生活习惯，避免居住在潮湿、寒冷等不利环境中。

2. 术后康复锻炼。术后仍需长期中西医内科药物治疗。

3. 定期复查　如定期复查白细胞计数及分类、血红蛋白、免疫球蛋白血清抗体、类风湿因子、血沉等，了解病情变化。

4. 抗骨质疏松治疗。

第二节　骨关节炎

一、疾病概述

骨关节炎（OA）指由多种因素引起关节软骨纤维化、皲裂、溃疡、脱失而导致的关节疾病，是一种慢性、渐进性、退行性关节病变。病因尚不明确，其发生与年龄、肥胖、炎症、创伤及遗传因素等有关。其病理特点为关节软骨变性破坏、软骨下骨硬化或囊性变、关节边缘骨质增生、滑膜增生、关节囊挛缩、韧带松弛或挛缩、肌肉萎缩无力等。患者有关节肿痛、活动受限、晨间关节僵硬等表现。

二、诊断策略

（一）病史采集要点

1. 主诉　关节肿痛、活动受限、晨间关节僵硬。

2. 现病史　询问关节疼痛的性质、特征、程度、部位，有无诱发疼痛因素及缓解办法。有无关节肿胀、晨僵、关节摩擦感及休息痛。本病关节疼痛逐渐起病，一般都有运动后加重，休息则轻的特点。疼痛性质或为持续性钝痛，或活动时突然刺痛，活动刺痛常伴有关节发软欲跌的滑落感。受累关节常有胶着现象，即关节在某一位置停留较久，开始活动时比较困难，疼痛也较重，经过短时间活动后才缓解。关节疼痛最初为发作性，常以轻微扭伤为诱因。每次发作时间较短，间歇期无明显症状，随病情加重，间歇期逐渐缩短，发作时间逐渐延长，最终疼痛变为持续性。

3. 既往史　询问有无过度使用及关节创伤史、既往炎症疾病史、代谢及内分泌疾病病史。职业及遗传倾向。

（二）体检要点

1. 关节肿胀　因骨赘或积液引起。

2. 肌肉萎缩　常出现在关节肿的早期废用。

3. 关节压痛　多见于早期，在急性期常伴有轻度滑膜炎。

4. 关节运动受限　多因骨赘阻挡，滑膜肿胀，关节囊挛缩和保护性肌痉挛所致。

5. 骨擦音　见于大关节，出现粗糙、碎裂样或捻发样摩擦感。

6. 关节畸形　见于晚期患者。

（三）辅助检查

1. 实验室检查　血、尿常规检查均正常。少数患者血沉稍快。关节液检查白细胞少于$1.0 \times 10^9/L$，偶见红细胞和软骨碎片。C反应蛋白轻度升高。

2. X线检查　非对称性关节间隙变窄，软骨下骨硬化和（或）囊性变，关节边缘增生和骨赘形成或伴有不同程度的关节积液，部分关节内可见游离体或关节变形。

3. CT检查　关节间隙狭窄，两侧不对称，可造成关节半脱位，关节面骨质硬化和变形。关节面下可有囊性变。可见关节内游离体。

4. MRI　可以观察软骨、软组织改变及关节液的改变。

5. 同位素检查　如^{99m}锝磷酸盐，可以对软骨活性进行评价，对退行性骨关节炎的早期诊断有帮助。

6. 关节镜检查　可见关节软骨剥脱，关节内游离体。

（四）诊断

1. 多见于50岁以上女性，65岁以上男性；为退行性病变；好发于负重大、活动多的关节，如髋、膝、踝、颈椎、腰椎等关节。

2. 关节疼痛、僵硬、活动受限，活动时有摩擦响声，可有关节腔积液和畸形。

3. 影像学检查可见关节间隙变窄，关节面硬化，关节边缘骨质增生形成骨赘，关节端松质骨囊性变等改变，关节内可有游离体。

（五）鉴别诊断

1. 风湿寒性关节痛　常有明显的受风、潮湿、寒冷等环境因素接触史，疼痛与天气变化关系密切，游走性明显。X线检查多无异常。

2. 风湿性关节炎　有链球菌感染史，并常于再次接触链球菌后复发，也表现出游走性，活动期血沉增快，抗O阳性。X线检查多无异常发现。

3. 类风湿性关节炎　可发作于任何年龄，女性多于男性。受累关节疼痛剧烈，伴游走性，多有肌肉萎缩，晨僵明显，至少1小时，好发于四肢小关节。活动期血沉增快，类风湿因子多为阳性，X线检查常见骨质疏松及不同程度骨质破坏。滑液呈黄色或绿色浑浊，黏度低，白细胞计数可增多，RF可呈阳性。

三、治疗策略

（一）治疗原则

解除疼痛症状、维持或改善关节功能、保护关节结构。

（二）治疗方法

1. 非手术治疗

（1）一般疗法　休息、理疗、减肥和适当运动。

（2）药物治疗　可选中药及消炎镇痛类药物。

（3）关节腔注射

1）透明质酸钠注射　透明质酸钠是滑液的正常成分。除了具有关节润滑作用外，其对关节软骨有营养作用。如口服药物治疗效果不显著，可联合关节腔注射透明质酸钠类黏弹性补充剂，注射前应抽吸关节液。

2）糖皮质激素注射　对 NSAIDs 药物治疗 4～6 周无效的严重 OA 或不能耐受 NSAIDs 药物治疗、持续疼痛、炎症明显者，可行关节腔内注射糖皮质激素。但若长期使用，可加剧关节软骨损害，加重症状。因此，不主张随意选用关节腔内注射糖皮质激素，更反对多次反复使用，一般每年最多不超过 3～4 次。

2. 手术治疗

（1）手术方法

1）关节镜清理术　关节镜清理术的效用在于切除或修整引起关节机械性障碍的软骨碎片、半月板碎片以及骨赘，并通过术中、大剂量关节灌洗，清除致滑膜炎的炎性因子。

2）人工关节置换术　关节症状较严重的患者，若发现有导致力学改变的畸形存在，应行截骨矫形或其他矫形术矫正力线不正，年龄较大而又较重病例可行人工关节置换术。

（2）术后处理

1）关节镜清理术　①术后弹力绷带加压包扎；②术后 2 日练习股四头肌收缩；关节腔积血较多时，应抽吸；③术后 5～7 日可扶拐下床，并充分进行关节主动运动；④如缺损较大，且累及关节负重面时，允许关节运动范围操练，但 3 个月后方可负重，以促进纤维软骨修复。

2）截骨矫形术后，患肢石膏固定 4～6 周，并功能锻炼。根据 X 线片截骨愈合情况，决定负重步行时间。

3）髋关节与膝关节假体置换术　参阅类风湿性关节炎章节。

（3）并发症及处理

1）感染　原因：①手术无菌技术不严；②局部软组织血运不良，术后皮肤坏死或创口裂开；③手术操作粗暴，损伤过多软组织，止血不彻底形成血肿等。

2）关节周围截骨术与关节固定术后骨不愈合　原因：①骨质本身因素，如与骨缺损植入骨块的大小、是自体骨或异体骨等有关。②骨端间接触不良，骨端间只有良好接触，才有利于建立正常的血运，完成愈合过程。③固定不良，因植骨后爬行替代需时较长，必须有良好内固定加以保护，保证愈合。一般外固定 2～3 个月以上才能移除。负重时间应等植骨块被 X 线证实完全替代后，方可负重行走。④血运不良，对于骨质疏松、骨端硬化及大量瘢痕结缔组织形成的病例，术时切除硬化骨质，凿开髓腔和切除瘢痕组织，可应用带血管蒂骨块移植。

3）骨吸收　密质骨或异体骨移植多见。一般多为术后感染，局部血液循环不良，固定松动等。当早期不愈合症状出现时，及时分析，加以纠正。

4）术后功能受限　术后如不注意功能训练，肢体血运不足、肌萎缩、关节僵直并影响骨质愈合。术后创伤反应恢复后，应尽早进行系统康复训练。

5）关节转换术后假体脱位　正确安放假体位置是手术置换成功的关键。指导患者术后康复锻炼活动范围只限于术中假体关节所能达到的范围。

6）深静脉栓塞　85%～90% 血栓发生在腘静脉分叉的远端，10%～15% 为双侧性。术后早期活动，必要时用抗凝药物预防。

四、疗效及预后评估

（一）疗效评估

1. 治愈　疼痛等症状消失，畸形矫正，功能基本恢复。
2. 好转　疼痛等症状减轻，畸形基本矫正，关节功能有改善。

（二）预后评估

骨关节炎病因不明，大多属对症治疗，不易达到根治效果。各种截骨手术对年龄较轻、症状较重的骨关节炎有效。全髋及全膝关节置换术后 10 年优良率可达 90% 以上，其主要问题是远期松动和晚期感染。

五、出院医嘱

1. 门诊定期复查，每月 1 次以上随访。定期摄 X 线片，了解骨质愈合及关节结构现状。
2. 继续服用必要的对症治疗药物，康复功能锻炼，及时拆除石膏或各种牵引。
3. 减肥、戒烟、保护心血管，治疗糖尿病、骨质疏松等。

第六章 骨肿瘤

一、疾病概述

骨肿瘤是发生在骨骼系统的肿瘤，有原发和继发两类。原发骨肿瘤的发生率为 2 ～ 3 人 /10 万人口一年，约占全部肿瘤的 2%，其中又分良性、恶性肿瘤和瘤样病变。继发性肿瘤是身体其他组织或器官的肿瘤转移到骨骼，其发生率可以是原发恶性骨肿瘤的 30 ～ 40 倍。

二、诊断策略

（一）病史采集要点

1. 主诉　疼痛、肿块或肿胀、功能障碍等。

2. 现病史采集要点

（1）主要症状特点

①疼痛特点　疼痛是恶性骨肿瘤的主要症状，疾病开始时疼痛为间歇性，后来发展为持续性，夜间明显。晚期疼痛加重，影响工作和休息，需服用强镇痛剂。良性肿瘤病程缓慢，疼痛不重或没有疼痛。骨样骨瘤的疼痛可以用阿司匹林缓解，这个特点有诊断意义。发生在脊柱的肿瘤可以引起放射性疼痛，依部位的不同可有肩臂痛、肋间神经痛和腰腿痛。

②肿块或肿胀　恶性肿瘤常在疼痛之后逐渐发生肿胀或肿块。肿瘤部位较浅在，肿胀或肿块出现早而明显，部位较深则出现较晚。良性肿瘤肿块生长缓慢，早期常不被发现。

③功能障碍　邻近关节的肿瘤，常在疼痛、肿胀之后出现功能障碍。

（2）其他伴随症状　恶性骨肿瘤生长迅速，病史短，增大的肿瘤可有皮温增高和静脉曲张。位于盆腔的肿瘤可引起机械性梗阻，有便秘与排尿困难。位于长管状骨骨骺内的成软骨细胞瘤可以引起关节肿胀、积液，血沉及外周血白细胞的改变，需与急、慢性关节炎鉴别。位于扁平骨的尤文肉瘤可有局部红、肿、热、痛，发热，外周血白细胞增高，临床上很像急性血源性骨髓炎。

3. 既往史、家族史　应详细询问既往史、手术及外伤史。家族史有助于鉴别多发性骨软骨病和神经纤维瘤病。

（二）体检要点

1. 全身情况　良性骨肿瘤与恶性肿瘤早期缺乏全身表现，随肿瘤增长逐渐出现食欲不佳、乏力、消瘦、贫血，甚至发热等。晚期出现恶病质。

2. 局部检查有无以下体征

（1）皮肤　骨肿瘤早期体积较小时，多无皮肤改变。肿瘤增大时，尤其是恶性肿瘤，可出现皮肤紧张发亮、红肿、发绀、血管怒张、温度增高、不正常的搏动或与皮下组织粘连等。

（2）肿块或肿胀　良性骨肿瘤肿块常为最早出现的表现，呈膨胀性生长，边缘较清楚，质硬，无压痛，较固定，表面光滑。恶性肿瘤多以肿胀为主，边缘不甚清楚，范围广泛，质地较软或呈韧性，压痛明显，有的有搏动或波动。

（3）畸形　影响骨骼发育的良性骨肿瘤或病理性骨折均可造成各种类型的畸形。

（三）辅助检查

1. 实验室检查　大多数骨肿瘤的化验检查都是正常的。碱性磷酸酶（ALP）升高可帮助诊断骨肉瘤和肿瘤切除后的复发。ALP升高，钙磷代谢障碍可以帮助诊断棕色瘤。血沉增快，血、尿中球蛋白增高（Bence-Jones蛋白）可提示骨髓瘤的存在，但必须行骨髓穿刺才能明确诊断。广泛溶骨性病变，血钙往往升高。各系统肿瘤标志物，对骨转移癌寻找原发灶有帮助，如血清PSA增高对前列腺癌骨转移诊断有意义。

2. 影像学检查

（1）X线检查

1）良性骨肿瘤的主要X线征象　①骨皮质完整：生长于髓内的肿瘤，皮质膨胀变薄但完整。生长于皮质的肿瘤，皮质骨破坏的同时，有骨内、外膜新生骨形成，皮质增厚。②骨破坏边界清晰锐利，多数有硬化环包绕，病变与正常骨分界清晰。③大部分没有骨膜反应。④多数无骨外的软组织肿块阴影。

2）恶性骨肿瘤的主要X线征象　①恶性骨肿瘤在皮质或髓内均呈浸润状骨破坏，被破坏的骨皮质在肿瘤内，没有膨胀，边缘不规则。X线片较髓内骨破坏更容易发现骨皮质的破坏。②恶性骨肿瘤无确切的破坏边界，无硬化环包绕，肿瘤与正常骨间逐渐移行。③恶性骨肿瘤多数有形态各异的骨膜反应，如葱皮样、梳状、多层状等。④恶性骨肿瘤生长迅速，皮质极易被突破而向软组织内浸润，形成软组织肿块影，并与周围界限不清。

（2）CT和MRI检查　CT和MRI都是诊断骨肿瘤的重要检查方法，特别是检查脊柱、骨盆等特殊部位的骨与软组织肿瘤，CT、MRI能够清晰准确地显示肿瘤的范围、血供情况、侵袭性和与邻近组织的关系，从而为骨肿瘤的诊断提供依据，帮助制定治疗方法和手术切除方法。

（3）DSA检查　通过DSA肿瘤被染色，可以显示新生血管的形态和血供的丰富程度，从而了解骨肿瘤的侵袭性，帮助诊断肿瘤的良、恶性。DSA检查可以向肿瘤的主干血管注入化疗药物，或者术前进行栓塞减少术中出血。对比术前化疗前后的DSA检查，新生肿瘤性血管是否减少与消失，可以判断化疗的效果。

（4）ECT检查　ECT可以先于其他影像学检查几周或几个月显示病骨的异常信号，提示骨肿瘤发生的可能性。由于假阳性率很高不能作为单独的诊断依据，必须有X线平片、CT等其他影像学检查阳性结果证实。ECT可以早期发现可疑的骨肿瘤病灶或骨转移灶，提示医生注意随诊，从而不易漏诊。

（5）超声检查　超声检查可检查软组织肿瘤和破出骨外的肿瘤情况，也是骨转移癌寻找原发病灶的重要检查方法。

3. 活体组织病理检查

（1）穿刺活检　包括抽吸和取芯两种。前者使用粗针抽吸取材，对骨髓源性肿瘤、转移癌或细胞成分丰富的肿瘤活检阳性率较高。对实质性，含纤维、骨或软骨的肿瘤取材困难。使用取芯活检从套管针内深入肿瘤取材，能得到较大块实质组织进行活检。

（2）切开活检　切开活检由于能在直视下切取肿瘤组织，可获得准确、可靠的最后诊断。

（四）诊断

1.诊断依据

（1）局部疼痛、肿胀、功能障碍，体检发现肿块。

（2）影像学检查发现肿块。

（3）组织病理检查明确肿块性质。

2.外科临床分期（Enneking 外科分期）　外科分期是将肿瘤良恶性程度分级（G）、肿瘤解剖定位（T）、区域性或远处转移（M）结合起来综合评价。

G_0 为良性，G_1 为低度恶性，G_2 为高度恶性。T_0 表示囊内，T_1 表示间室内，T_2 表示间室外。M_0 为无转移，M_1 为转移。

良性肿瘤外科分期用阿拉伯数字 1、2、3 表示。1 期为静止性病变：临床上无症状，影像学、病理组织学为良性（G_0），位于囊内（T_0），没有转移（M_0）；2 期为活动性病变，病理组织学为 G_0，位于囊内（T_0），没有转移（M_0）；3 期为侵袭性病变，病理组织学良性（G_0），超出囊外（T_1），有时扩展到间室外（T_2），一般无转移（M_0），偶尔可发生转移（M_1）。恶性肿瘤的外科分期用罗马数字 Ⅰ、Ⅱ、Ⅲ 表示，每一期又分为 A（间室内）、B（间室外）两组。以区分位于自然屏障的内与外。Ⅰ A 期病变是低度恶性（G_1），间室内（T_1）和无转移（M_0）；Ⅰ B 期病变是低度恶性（G_1），间室外（T_2），无转移（M_0）；Ⅱ A 期病变是高度恶性（G_2），位于间室内（T_1），无转移（M_0）；Ⅱ B 期病变是高度恶性（G_2），位于间室外（T_2），无转移（M_0）；Ⅲ 期是指发生了区域或远处转移（M_1）。

（五）鉴别诊断

1.与非肿瘤疾病鉴别

（1）先天性发育异常　如软骨发育障碍（Ollier 症）和干骺端续连症，皆有肿块形成，类似软骨瘤和骨软骨瘤。特点：这些先天性发育异常都合并肢体的短缩和弯曲畸形，而且到发育成熟，骺线闭锁之后，肿块不再发展。但有的肿块仍继续发展，或是在骺线闭锁之前，肿块的发展超出骨骼生长的速度，即属肿瘤，称之为多发性软骨瘤或多发性骨软骨瘤。

（2）内分泌紊乱　如甲状旁腺功能亢进，多表现为多发性骨质囊样变，有时需与骨巨细胞瘤、骨囊肿等鉴别。但该症骨囊样变常为多发，且血清钙高、磷低、碱性磷酸酶高为其特征。

（3）嗜酸性肉芽肿　属骨的瘤样病损中组织细胞增生症三病症之一，其中嗜酸性肉芽肿占 60%～80%。诊断依据：①好发于儿童和青少年，常见部位是颅骨、脊柱、肋骨、肱骨和股骨上段，发生于长骨者见于骨干和干骺端。②临床症状变异较大，可以无任何症状，也可出现疼痛、肿胀和功能障碍，或出现病理性骨折。③血液学检查可见血细胞和嗜酸性粒细胞增多。④X 线片见边界清楚，但不整齐的圆形或椭圆形密度减低区，发生于骨干者骨皮质可以受侵犯、变薄、稍膨胀，并可出现反应性骨膜新骨形成，发生于椎体者可见椎体压缩，形成扁平椎，有时向后凸，并进入椎管产生脊髓或神经压迫。⑤病理检查，主要病变为增生的组织细胞，其间混杂嗜酸粒细胞、淋巴细胞、浆细胞、中性粒细胞和成纤维细胞等，常伴有继发的出血、坏死、囊性变和病理性骨折。

（4）畸形性骨炎　是一种多发骨骼变形的疾病，骨小梁呈镶嵌结构为其病理特征。发病情况有区域性倾向，我国少见。患者多为成年人及老年人，主诉头颅逐渐增大，伴耳聋、下肢弯曲畸形。X 线发现颅骨肥厚，其他骨骼受累时，骨干不规则肥厚，骨小梁粗糙，排列紊乱。血浆 ALP 显著增高，而钙、磷值不变，其本身可恶变为肉瘤。

（5）骨自溶症（Gorham病）　系一骨或相邻数骨的自发性、进行性、吸收消失现象，病变骨可部分或全部消失。无明显原因，患者主诉患处疼痛，肢体萎缩，活动受限。X线检查受累骨骼阴影消失，无肿块形成。病理检查乃吸收的骨小梁为纤维组织所代替，并有血管瘤样结构。

（6）感染性疾病

1）急性血源性骨髓炎　有高热，局部剧痛、红肿。白细胞计数显著增多。X线片见受累骨骼广泛溶骨，有骨膜反应，在亚急性期多有死骨形成趋势，有时需同未分化网状细胞肉瘤相鉴别。在慢性期，骨质增生，死骨已形成。

2）原发性慢性骨髓炎　如Brodie脓肿，表现干骺端局限性破坏和周围骨质致密现象，有时需同成软骨细胞瘤、非骨化性纤维瘤等相鉴别。

3）骨结核　特别是骨干结核，表现为局限性的溶骨和骨膜反应性成骨。

4）骨梅毒　有时表现为硬化性骨炎现象，或呈局限性不规则破坏。梅毒螺旋体血凝试验阳性。

5）布氏杆菌病　多发生在牧区，有波浪热病史，游走性关节痛和神经根炎等症状。骨病变表现为不规则溶骨和成骨，骨骼变形。血清补体试验阳性。

6）寄生虫病　骨骼包囊虫病少见，在包囊虫流行地区可发生，骨骼破坏无一定规律，以溶骨和变形为主要X线表现。Gasoni试验阳性。

（7）神经性关节炎　多因脊髓神经病变引起，患者无痛，关节肿大，骨端广泛破坏、变形，也有成骨现象。

（8）外伤　骨化性肌炎、疲劳骨折、肿瘤样钙质沉着等。

2.良性骨肿瘤和恶性肿瘤鉴别　鉴别要点：①年龄：良性多为成年人；恶性多为青少年。②生长速度：良性生长缓慢；恶性生长迅速。③生长方式：良性者呈膨胀性生长，不发生转移；恶性者呈浸润性生长，常发生转移。④症状：良性者多无全身症状，一般状况好，疼痛较少；恶性肿瘤者可出现消瘦、贫血、疼痛等表现，晚期多有明显的恶病质。⑤体征：良性肿块坚实无压痛，界限清楚，皮肤表面无改变，无浅表静脉怒张。皮温不高，一般不影响关节功能；恶性肿块常呈弥漫性肿胀、压痛、边界不清，皮肤表面光亮、表浅静脉怒张，皮温高，累及关节功能。⑥X线检查：良性肿瘤的界限比较清楚，与正常骨质之间常有明确的分界线，一般无骨膜反应，如有反应，骨膜新骨也比较规则、整齐。恶性肿瘤边界不清楚，与正常骨质之间分界不清，骨膜反应紊乱，甚至呈曝光放射状。

三、治疗策略

（一）治疗原则

保存生命，切除肿瘤，保存肢体，重建功能，争取部分或完全恢复劳动与工作能力。采用以手术为主的综合治疗方法。辅助治疗包括术前、术后化疗，放射治疗，免疫疗法，中药治疗等。手术治疗应按外科分期来选择手术界限和方法，尽量达到既可切除肿瘤，又可保全肢体的目的。

（二）治疗方法

1.化疗　恶性骨肿瘤的治疗由于化疗的开展，特别是新辅助化疗概念的形成及其法则的应用而取得很大的进展。现在采用新辅助化疗，骨恶性肿瘤的预后有了实质性的提高，不仅生存率大大提高，而且能够成功地为患者保留肢体。临床实践证明多种药物的联合化疗比单药化疗效果好。

骨肉瘤化疗的基本药物主要有阿霉素（ADM）、顺铂（DDP）、大剂量－氨甲蝶呤－四氢叶酸（HD-MTX-CF）、异环磷酰胺（IFO）和长春新碱（VCR），还包括环磷酰胺（CTX）、鬼臼乙甙（VP-16）、达卡巴嗪（dacarbazine）、放线菌素-D 及紫杉醇等。

2. **放疗** 放射治疗是利用放射线或放射线同位素对肿瘤的直接杀伤作用达到治疗目的。

（1）对放射治疗敏感的骨肿瘤 良性者有椎体血管瘤、动脉瘤性骨囊肿、嗜酸性肉芽肿等；恶性肿瘤有未分化网状细胞肉瘤、骨原发性网状细胞肉瘤、多发性骨髓瘤的单发病灶。

（2）术前后辅助放疗 ①对难以彻底切除的某些肿瘤如脊椎骨巨细胞瘤、骶尾部脊索瘤，术后辅助放疗可减少复发可能性。②术前对 Ewing 肉瘤、恶性淋巴瘤等肿瘤所在骨行全照射治疗，另对肿瘤边缘 2cm 范围内集中照射或术前化疗，然后施行挽救肢体截除术。术后继续化疗＋肿瘤所在骨全骨照射与区域淋巴结照射。可提高治愈率，减少复发与转移。

（3）姑息性放疗 骨肉瘤对放疗不敏感，只用于姑息治疗，控制肿瘤生长、减轻痛苦。

（4）放疗禁忌证 软骨母细胞瘤、软骨瘤、骨瘤、骨样骨瘤、牙釉质瘤及广泛转移的恶性肿瘤。

（5）放疗不良反应 一般不良反应有乏力、头晕、恶心、食欲不振、白细胞计数下降、骨髓生长抑制、放射性骨坏死及骨炎。最严重的是放射后骨肉瘤，预后不良。

3. **良性骨肿瘤的外科治疗**

（1）肿瘤刮除与植骨或骨水泥填充 刮除术是进入病灶内切除肿瘤，属于囊内切除。刮除术适用于良性骨肿瘤及瘤样病变等局限性病灶，并可用于脊柱与骶骨的原发肿瘤，以及转移癌的治疗。刮除后可以植入自体骨、异体骨、人工骨或骨水泥。

1）手术要点 ①于骨膜外或骨膜下切除一侧皮质骨，充分暴露髓腔内肿瘤。②刮匙刮尽肉眼所见肿瘤，对骨间隔需凿除。或先凿除肿瘤大部，再刮除边缘残存肿瘤组织。③灭活：用硝酸银、纯乙醇、石炭酸等涂骨壳内层，再用生理盐水冲洗干净，或用甲基丙烯树脂充填（骨水泥），利用聚合热灭活。④植骨：取自体或异体骨切成小条状，紧密排列植于骨壳内，填满内腔。

2）术后处理 ①常规镇痛、防治感染；②瘤腔小者，术后即可活动关节，拆线后下床活动；③瘤腔大者，可用石膏或夹板固定关节，3～4 周后去除外固定，下床练习活动。

（2）肿瘤边缘性切除 骨软骨瘤的边缘性切除应包括突出皮质外的骨质、软骨帽和纤维膜。生长在骨干皮质内的良性肿瘤，如骨样骨瘤、骨化性纤维瘤的边缘性切除应根据肿瘤的生物学特性决定切除肿瘤的范围。

4. **恶性骨肿瘤的外科治疗**

（1）肢体恶性骨肿瘤的保肢治疗 由于有效化疗的实施使得某些恶性骨肿瘤，如骨肉瘤的 5 年生存率由过去的 10%～20% 提高到大于 60%，恶性骨肿瘤的保肢治疗已经在国内外普遍应用，但是实施保肢术必须具备以下条件：①实施系统化疗是保肢治疗的前提，没有化疗条件的截肢优于保肢。②保肢必须要有安全性，局部复发率（5%～10%）与生存率不比截肢术差。③肿瘤能够获得完整切除，也就是肿瘤能在最佳边界切除。切除肿瘤范围应包括肿瘤实体、包膜、反应区及周围正常组织。④对于化疗敏感的病理骨折的患者，经化疗后可以进行保肢术。⑤部分肺转移者经化疗也可行保肢治疗，5 年生存率可以达到一定的效果。

手术的关键是采用合理外科边界完整切除肿瘤，广泛切除的范围应包括瘤体、包膜、反应区外 1～5cm。保肢手术肿瘤切除后骨缺损的重建方法包括人工假体置换术、异体骨半关节移植术、关节融合术和瘤骨骨壳灭活再植术等。

（2）截肢术 尽管对恶性骨肿瘤已能成功地进行保肢治疗，但对就诊较晚、破坏广泛、对其他辅助治疗无效或没有条件进行化疗的骨与软组织恶性肿瘤（ⅡB 期），为了挽救生命，解除患者痛苦，截肢术至今仍是一种重要有效的治疗方法。主要截肢形式有四种。①囊内截肢：当肿瘤病变近端不易确定时，选择经包膜截肢术。②边界截肢：截肢的近端经肿瘤的反应区。③广泛性截肢：经反应区外的正常组织截肢，但可能遗留部分受累的瘤室内组织，适用于Ⅰ期病变（$G_1T_1M_0$，瘤室内或瘤室外），Ⅱ期病变者必须增加其他辅助治疗。④根治性截肢：自受累的瘤室外截肢，适用于ⅡA期病变（高度恶性 $G_2T_1M_0$，瘤室内），对化疗不敏感的ⅡB期病变（高度恶性 $G_2T_2M_0$，瘤室外）可行关节离断术。高度恶性肿瘤，原则上应超过患部上一个关节。例如，前臂恶性肿瘤，施行上臂中段截肢；上臂肿瘤行肩关节或肩胛胸壁间离断术。考虑有利装配假肢的平面，尽量保存最长的有效残端。前臂保留肘下 8～18cm，上臂保留肩峰以下 13～20cm，小腿保留胫骨平台以下 5～15cm，大腿保留大转子以下 15～25cm。

（3）术后处理　小腿中上段以上截肢，术后用夹板固定膝或髋关节于伸直位，防止关节挛缩。其他部位截肢，原则上将患肢垫高，减轻残肢水肿。术后 24～48 小时拔除引流条或负压吸引管，2 周后拆线。残端用力包扎 1～2 个月，保证残端软组织能很好收缩，减少肿胀，有利于安装假肢。鼓励活动患肢。上肢截肢患者可在拔除引流条后下地活动，下肢截肢者可在术后 4～5 日扶拐下地活动。

5. 相关并发症及处理

（1）骨肿瘤活检

1）出血　恶性肿瘤血供丰富，活检时易出血。防治：术前进行凝血检查，并使用抗凝剂。局部加压包扎。

2）肿瘤细胞扩散　对临床与 X 线检查疑为恶性而进行活检时，一旦病理报告为恶性，应立即进行进一步治疗，如立即手术等。

（2）肿瘤切除术　肿瘤复发或恶变的原因：①手术方式选择错误，如有恶性倾向的骨巨细胞瘤错误地选择了刮除术；②手术不彻底，如有恶变倾向的骨软骨瘤，没有切除足够的正常骨组织，或损伤、残留了肿瘤软骨帽盖或纤维包膜。

（3）骨移植术

1）感染　原因：①手术无菌操作技术不严；②植骨处原有感染未控制；③手术创口潜伏病灶复燃；④局部软组织血运不良；⑤手术粗暴，过多损伤软组织或止血不彻底形成血肿等。治疗：已有感染者，尽早引流，使用有效抗生素。注意保持创面干燥。

2）不愈合　原因：①大块骨缺损未采用多种骨合理移植或密质骨成分多于松质骨成分；②骨端间填充太松，无良好接触；③固定不良；④血运不良。处理：制定合理植骨措施。

3）骨吸收　骨移植后有坏死吸收和新骨形成，异体骨还存在排斥反应，如出现不愈合因素应及时纠正，如及时处理术后感染、局部血液循环不良、固定松动等。

4）再骨折　植入骨块缺乏保护。处理：延长外固定时间或再次行松质骨移植术，同时根据情况使用内固定。

5）术后功能受限　应尽早练习患肢肌肉主动收缩和肢端主动活动。骨质未愈合时可用支架保护。

（4）截肢术

1）局部血肿　止血不完善，术后引流不畅引起。处理：抽吸和热敷，或切开引流。

2）局部感染　间断拆线，使伤口减压或引流，外敷高渗盐水。有脓肿时切开引流，已有坏死组织者，采用搔刮术。

3）残端痛　原因有炎症、骨端增生、神经瘤等。处理：消炎，手术修整骨刺，切除神经瘤或神经束间松解，并将神经阻断埋于肌肉内。

4）幻肢痛　多数能逐渐消失，也可用一般止痛药物、区域性封闭或暗示疗法等。

5）溃疡和窦道　溃疡形成多见于局部血液循环不良、机械压迫或神经营养障碍。可对因治疗。窦道形成多见于深部炎症、异物或残端骨髓炎，应采用搔刮术，经久不愈者，可行病灶清除术或植骨术。

6）滑囊炎　不适合假肢或不平整截肢端引起。

7）皮炎　残端皮肤过长，形成皱褶，局部潮湿等引起。

8）残端水肿或萎缩　由于残端过短或肢槽不合所致，应配制服帖假肢，局部按摩，主动运动功能练习。

四、疗效及预后评估

（一）疗效评估

1. 良性骨肿瘤疗效评估

（1）良性骨肿瘤治愈标准　肿瘤全部切除或切除肿瘤植骨术后，植骨愈合良好，手术伤口愈合，外形明显改善。无复发。

（2）良性骨肿瘤好转标准　肿瘤仅行部分切除，外形及功能有改善。

2. 恶性骨肿瘤疗效评估

（1）近愈标准　手术后，伤口愈合，近期无复发及转移。

（2）好转标准　经综合治疗后，症状好转。

（二）预后评估

骨肿瘤良性者预后良好，恶性者预后差，死亡率可达80%～90%，继发性肿瘤预后极差。实性肿瘤行肿瘤刮除术与局部切除复发率可超过80%，广泛切除则低于10%，根治的复发率可低至1%～2%，但功能丧失率很高。

五、出院医嘱

1.定期随访，进行临床检查、实验室检查及影像学检查，如X线检查，动态观察病情变化，严防恶变或肿瘤复发。

2.及时去除石膏、夹板等外固定。

3.练习主动肌肉收缩及关节活动。X线片证实骨愈合后可从支具保护下的锻炼逐渐过渡到弃拐步行。

4.术后继续化疗及对放疗敏感的肿瘤行放疗。

5.截肢者及时装配假肢，并进行持重及步行训练。